Herbalogy Research, Review and Identification of Chinese
Medicinal Materials, the non-Authorization Species in
Guangdong, Guangxi, Hongkong and Macau

粤桂港澳

中药材习用品

编著 ◉ 罗集鹏

中国医药科技出版社

内 容 提 要

中药材习用品是指来源与正品不同，但在某地区使用历史较久、沿用成习的品种，常被归于混淆品种。其所含化学成分、生物活性均与正品明显不同，严重地影响中药的安全性与有效性。

本书系统、深入地介绍了广东、广西、香港与澳门的常见中药材习用品 54 种类。从本草考证入手，考究古今用药的渊源及其合理性，并从来源、化学成分、药理作用（包括毒性）、功效及临床疗效等方面，比较习用品与正品在上述诸方面的差异。每个品种包括考证、述评、比较与鉴别等内容，系统介绍正品与习用品的历史渊源、应用变迁，对习用品应用的合理性从本草考证结果、原植（动）物来源、化学成分、现代药理学研究结果、功效等方面进行评论，详细介绍正品与习用品的原植（动）物形态、化学成分、生药及饮片性状、显微特征、紫外光谱鉴别、药理作用（毒性）及功效。

本书取材严谨，图文并茂，有珍贵的彩色照片 310 幅、紫外光谱鉴别图谱 183 幅，具有学术价值及实际指导意义。可供中医师、中药师、中药从业人员和中医药教学、研究及管理人员学习、参考。

图书在版编目（CIP）数据

粤桂港澳中药材习用品/罗集鹏编著 . —北京：中国医药科技出版社，2014.10
ISBN 978 – 7 – 5067 – 7010 – 1

Ⅰ. 粤⋯ Ⅱ. ①罗⋯ Ⅲ. ①中药材 Ⅳ. ①R282

中国版本图书馆 CIP 数据核字（2014）第 209837 号

美术编辑　陈君杞

出版　中国医药科技出版社
地址　北京市海淀区文慧园北路甲 22 号
邮编　100082
电话　发行：010 – 62227427　邮购：010 – 62236938
网址　www. cmstp. com
规格　787 × 1092mm¼₆
印张　34½
字数　680 千字
版次　2016 年 1 月第 1 版
印次　2016 年 1 月第 1 次印刷
印刷　北京盛通印刷股份有限公司
经销　全国各地新华书店
书号　ISBN 978 – 7 – 5067 – 7010 – 1
定价　**246. 00 元**

本社图书如存在印装质量问题请与本社联系调换

广西及香港、澳门使用的中药材习用品54种类，对每一品种从本草考证入手，考证该种中药的正品应是哪一种原植（动）物，历史上的应用概况及其变迁，古今应用是否一致，习用品形成的可能原因；目前各地区的使用现状；习用品与正品在来源、化学成分、药理作用（包括毒性）及功效等方面的差异；正品与习用品的鉴别［包括原植（动）物形态、药材性状、显微特征及紫外光谱鉴别］。其中【述评】是作者对本草考证的概括、古今用药合理与否的评论、习用品形成的可能原因以及建议。【紫外光谱鉴别】均为作者的研究工作总结。原植（动）物及药材性状均附有彩色照片，以资鉴别。希望本书能对我国中医药的规范化、科学化有所裨益，也祈望中医药界同仁能对中药材习用品种问题进行有益的切磋，共同为我国中医药事业的繁荣与发展、人民的健康做一些贡献。

本书编写过程中，王天志、赵奎君、张保国、陈柳蓉、桑彤、饶伟文等赠送中药材及习用品样品，原广东药学院应届毕业生米果、卢穗宾及研究生张岗参加了部分实验工作，高鹏来也给予了大力支持，在此一并致谢。

谨以此书作为对我的恩师、中国工程院院士、著名生药学家楼之岑教授的深切怀念。

罗集鹏

2015 年 8 月 18 日　于广州

▌前　言▐

中药材之同名异物、同物异名混乱现象古已有之，现今中药商品中亦普遍存在。特别是地区习用品种，由于其使用历史较久，且又多是与正品不同科、属的植（动）物，所含化学成分多与正品迥异，故其对中药疗效的影响是显而易见的。目前，对中药材习用品尚缺乏系统、深入的实验研究，特别是与正品在药效学及临床疗效等方面的比较研究；对习用品的认定，亦缺乏足够认识和充分的科学研究依据，因此，大多数习用品至今仍在我国各地区使用。

作者自 20 世纪 80 年代中期从原北京医科大学调入广东工作以来，即发现广东的用药习惯与其他地区有许多不同，同名异物品种较多，在得到广东省中医药管理局的支持后，得以对中药材习用品予以立项并开展调查研究，广东药学院房志坚、刘基柱、王焕星等老师亦参加此项调查。1997 年以来，作者多次应邀到香港大学讲学，特别是 2001~2003 年在香港大学工作期间，对香港及澳门地区使用的中药材习用品种进行了广泛而深入的调查，收集了样品。其间得到了香港大学医疗中心陈思思小姐与香港中药学会徐锦全、邝炳南等及澳门中医学会的许多帮助，在此致以诚挚的谢意。本书在 2003 年春完成书稿，并在香港大学开设了专修课程班，有数十名香港人士参加。是年秋返回广东药学院后，即着手收集正品与广西等其他地区的相关样品，并着手习用品与相关正品的鉴定、彩照拍摄、紫外光谱鉴别等实验工作。

本书试图通过对广东、广西及香港、澳门中药材习用品种的调查和论述，特别是对习用品形成的历史原因及其对中药质量和疗效的影响、与正品在来源、化学成分、药理作用及功效等方面比较，引起社会各界及各级政府管理部门的高度重视，保证中药的安全性与有效性。广西及香港、澳门，由于地域、人文和历史等原因，其用药习惯与广东很相似，又有些不同。香港至今仍有逾 60 种、澳门与广西亦有逾 30 种的中药材习用品在使用，而多数中医师并不了解其使用的中药是正品还是习用品，两者之间又有什么差异；不少香港中药铺甚至认为内地使用（《中国药典》收载）的品种是错误的，他们卖的才是正确的。由此可见，中医药界对影响中药质量和疗效的各种因素，特别是习用品对中药疗效影响的认识是多么地缺乏。本书全面、系统地介绍广东、

▌作者简介 ▌

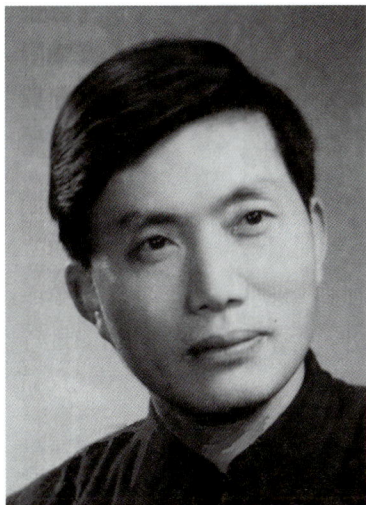

罗集鹏教授,是我国首位生药学博士(1984年),师从著名生药学家、原北京医科大学教授、中国工程院院士楼之岑先生。1988年以高级研究学者身份赴英国伦敦大学药学院研修;1991～2003年间,多次应邀赴香港中文大学和香港大学从事合作研究与讲学。罗集鹏教授先后对多种中药,特别是广东道地药材,进行了生药鉴别、有效成分、品质评价方法及中药材道地性的深入研究,先后荣获1992年国家科委"科学技术进步奖"一等奖(龙胆),1991年国家中医药管理局"科技进步奖"二等奖(败酱草)及"广东省科学技术奖"三等奖(广藿香)。在国家核心刊物发表研究论文50多篇,参加编著8部书籍,主编全国高等医药院校规划教材《生药学》与《中药分析学》。罗集鹏教授具有深厚的学术造诣,对中药生产、质量评价和管理以及中药现代化有独到见解,在国内有较高的知名度和学术地位,受聘于原国家食品药品监督管理局及广东省食品药品监督管理局药品评审专家、国家自然科学基金委员会、广东省科委、广东省中医药管理局及广州市经济委员会专家库专家及顾问,广州药学会与广东中药学会常务理事,《中国药学》(英文版)、《药学教育》及《中药材》等杂志编委。自1992年以来终身享受国务院政府特殊津贴。

追本溯源 潛心考評

圖文并茂 鋭意鑒別

肖瓊振
二〇一七年
正月

目　录

第一章 中药材习用品的定义及其对质量的影响

第一节 中药材习用品的定义

世界上各民族历史上传统应用的医药学理论或知识，统称为"传统医学"。我们的祖先在长期与疾病作斗争的过程中，积累了丰富的医药学知识，并形成了一套完整的医药学体系，它既有丰富的实践经验，又有独特的理论，这就是我们引以为自豪的中医药学。古书记载："神农氏（公元前约 2700 年）尝百草之滋味……一日而遇七十毒"。那些记载我国古代药物应用知识的著作，大多称为"本草"，也就是我国古代的药物学。它是中医药学宝库的重要组成部分。所谓"中药"，是指收载于我国历代诸家本草中，并依据中医药学理论和临床经验用于医疗保健的天然药物。其中绝大多数是植物药，少数是动物药和矿物药。中药又包括中药材、饮片和中成药（成方制剂）。中药材是指供切制成饮片用于调配中医处方或磨成细粉直接服用或调敷外用，以及供中药厂生产中成药或制药工业提取有效成分的原料药。明代、清代又称其为"生药"或"生药材"。每一种中药材都有其特定的生物来源，它包括原植（动、矿）物的科名、种名、学名和药用部分。例如，人参是五加科植物人参 *Panax ginseng* C. A. Mey. 的干燥根；麻黄是麻黄科植物草麻黄 *Ephedra sinica* Stapf. 、中麻黄 *E. intermedia* Schrenk et C. A. Mey. 或木贼麻黄 *E. equisetina* Bge. 的干燥草质茎；牛黄是牛科动物牛 *Bos taurus domesticus* Gmelin 的干燥胆结石等等。它们都是经过千百年或数千年临床应用检验认为具有可靠疗效并安全的品种。我们称其为"正品"。所谓"正品"是指《中国药典》收载的或古代多数本草（或重要本草）记载的品种。中药材在长期应用过程中会出现一些与正品来源不同的品种，统称其为"混淆品种"，它又包括"伪品"和"地区习用品种"。地区习用品种（简称"习用品"）是指来源与正品不同，但在某地区使用历史较久、沿用成习的品种。大多数是与正品来源于不同科、属的植（动）物。例如，败酱草是败酱科植物黄花败酱 *Patrinia scabiosaefolia* Fisch. 或白花败酱 *P. villosa* Juss. 的干燥带根全草，但我国北方多数地区则使用菊科多种植物，主要是苦荬菜属和苦苣菜属植物（多为带根幼苗），如中华苦荬菜 *Ixeris chinensis*（Thunb.）Nakai、抱茎苦荬菜 *I. sonchifolia* Hance、苦荬菜 *I. denticulata*（Houtt.）Stebb. 、苣荬菜 *Sonchus arvensis* L. 、

苦苣菜 *Sonchus oleraceus* L. 和圆耳苦苣菜 *S. asper*（L.）Hill.，个别地区（山西）使用山莴苣属植物紫花山莴苣 *Lactuca tatarica*（L.）C. A. May；而华东、华中和华南多数地区则以十字花科植物菥蓂 *Thlaspi arvense* L. 的带果全草作败酱草入药。白头翁是毛茛科白头翁 *Pulsatilla chinensis*（Bge.）. Regel 的干燥根；但南方地区多使用蔷薇科委陵菜 *Potentilla chinensis* Ser. 和翻白草 *Potentilla discolor* Bge.；少数地区还使用菊科毛大丁草 *Gerbera piloselloides* Cass.（云南）、鼠曲草 *Gnaphalium multiceps* Wall.（粤东）和石竹科白鼓钉 *Polycarpaea corymbosa*（L.）Lam.（香港）；香港将委陵菜的带根幼苗又作"北紫草"或"紫草茸"使用。早期，广东、广西也曾以白鼓钉作白头翁使用，20 世纪 50 年代已下文纠正。升麻是毛茛科升麻属植物大三叶升麻 *Cimicifuga heracleifolia* Komar.、兴安升麻 *C. dahurica*（Turcz.）Maxim.、升麻 *C. foetida* L. 的干燥根茎，统称"绿升麻"，但福建、广东、香港则使用菊科植物华麻花头 *Serratula chinensis* S. Moore 的根，习称"广东升麻"；甘肃、陕西和云南个别地区另以虎耳草科植物落新妇 *Astilbe chinensis*（Maxim.）Fr. et Sav. Cimicifuga 的根茎或全草作"红升麻"使用。……，例子很多，几乎每个地区都存在着上述"同名异物"的品种混乱现象，不同地区的使用习惯又各不相同，总数不下 200 余种，严重地影响中药的临床疗效。有的一种同名异物中药材包括来源于数个科的数十种植物。例如，各地使用的贯众有 11 科 18 属 58 种蕨类植物；鸡血藤的同名异物品亦有 6 科 30 多种。据我们调查统计，广东曾经有逾 60 种地区习用品种，过去 50 年已有一部分被纠正不再使用，但至今仍有约 36 种习用品。香港、澳门与广西，由于其地域、人文、历史等方面与广东有千丝万缕的联系，香港、澳门应用的中药材又多从广东输入；因此，两地的用药习惯亦多与广东相似。由于历史原因，香港的中药材习用品至今仍有 60 多种。广西、澳门也有逾 30 个习用品种。习用品大多收载于地方中药志或药物志中。某一地区的习用品种只能在该地区暂时使用；如输入到其他地区使用，则被视伪品，不得使用。

第二节　中药材习用品形成的历史原因

中药材普遍存在的品种混乱现象，古已有之。晋·张华《博物志》卷七载："魏文帝（曹丕，公元 220～226 年）所记诸物相似乱者：武夫怪石似美玉，蛇床乱蘼芜，荠苨乱人参，杜衡乱细辛……"古代应用的三棱品种较为混乱，至唐代已有三四种，到宋代则至少有五种，已到了"虽太医亦不以为谬"的地步。究其原因，皆因"流习既久，用根者不识其苗，采药者莫究其用，因缘差失，不复辨别。"至宋代，已"今举世所用三棱，皆淮南红蒲根也（即黑三棱科植物）"（《图经本草》）；但重要的本草《图经本草》《证类本草》和《本草纲目》的作者皆认为莎草科植物才是三棱的正品。在古代，五加皮已存在品种混淆情况，如《图经本草》所述："一说今有数种：汴京、北地者，大片类秦皮、黄檗辈，平直如板而色白，绝无气味，……吴中乃剥野椿根皮为五加，柔韧而无味，殊为乖失。"及雷敩称"五加皮树本是白楸树。其上有叶如蒲叶，三花者是雄，五花者是雌。"，均不是五加属植物。狼毒，在古代亦存在品种混乱现象，李时珍曾说："今人往往以草蔄茹为之，误矣。"按草蔄茹以"蔄茹"之名始载于《神农本草经》，列为下品，主蚀恶肉败疮死肌、杀疥虫、排脓恶血、除大风热气、善忘不乐。《本草经集注》载："今第一出高丽，色黄，初断时汁凝黑如漆，故云漆头。次出近道（今江苏），名草蔄茹，色白，皆烧铁烁头令黑，以当漆头，非真也。"《图经本草》亦载："蔄茹生代郡（河北蔚县西南，山西大同市）川谷。今河阳、淄、齐州亦有之，二月生苗，叶似大戟，而花黄色，根如萝蔔，皮赤黄，肉白……"李时珍亦在"蔄茹"条下云："草蔄茹出建康，白色。今亦处处有之，生山原中。春初生苗，高二、三尺，根长大如萝蔔，蔓青状，或有歧出者。皮黄赤，肉白色，破之有黄浆汁。茎叶如大戟，而叶长微阔，不甚尖，折之有白汁。抱茎有短叶相对，团而出尖。叶中出茎，茎中分二三小枝。二、三月开细紫花，结实如豆大，一颗三粒相合，生青熟黑，中有白仁如续随子状。今人往往皆呼其根为狼毒，误矣。"由此可见，古代本草记载之"蔄茹"（草蔄茹）为大戟科植物月腺大戟等，至少在明代已有以草蔄茹作狼毒入药的现象。但李时珍认为，那是误用。鹤虱的原植物应为今之菊科植物天名精 *Carpecium abrotanoides* L. 。但在清代就已有以胡萝蔔子混充的现象，如《本草求真》在鹤虱条下曰"鹤虱……，但药肆每以胡萝蔔子代之。"清《本草崇原》眉批指出："苏州药肆，误以白前为白薇，白薇为白前，相沿已久。"寥寥数例，古代用药之混乱已可窥其一斑矣。

我国幅员广阔，物种繁多。每一个物种对其生存环境都有一定的要求，因此，每一种中药材均有其特定的分布区域。这就产生了中药材生产与商品流通之矛盾。古代，各地交通极不方便，南北阻隔；或者由于战乱等原因造成两地交通隔阻。当一个地区的某种中药材的资源（包括本地的天然资源与商品来源）缺乏时，多以形似、性似或效似的品种代替之，久而久之，沿用成习，便成了地区习用品，也就是同名异物品。同一种植（动）物或中药材，不同的地区又有不用的称呼，这又形成了复杂的同物异名品。纵观我国古今中医药史，造成中药材品种混乱及产生地区习用品种的原因可能有下述诸方面。

一、形似而误用

这是造成中药材品种混乱的最主要原因。白头翁的同名异物品有 4 科 20 多种植物，造成品种混乱的原因可能与陶弘景《名医别录》称"近根部有白茸，状似白头老翁，……"有关。目前各地使用较多的白头翁混淆品种，如蔷薇科翻白草 *Potentilla discolor* Bge. 和委陵菜 *Potentilla chinensis* Ser. 等，皆因其根头部的叶基上有多数白色毛茸。香港以蔷薇科植物委陵菜 *Potentilla chinensis* Ser. 的带根幼苗，既作"白头翁"使用，又作"北紫草"供药用，均属误用。究其原因，可能与《本草纲目》记载"紫草……其根头有白毛如茸"有关。又如木通的同名异物品逾 10 个科 40 多种植物。古今应用之木通品种如此混乱，其原因之一可能与本草谓"有细细孔，两头皆通，故名通草"有关，故许多具有上述特征的木质藤本类植物均被当做木通使用。历代本草记载的冬葵子，应是锦葵科植物野葵 *Malva verticillata* L. 或冬葵 *M. crispa* L. 的干燥成熟种子，但上述两种仅在河南、吉林、江西及四川等少数地区使用，并以果实入药。目前，全国大多数地区使用的冬葵子均为同科植物苘麻 *Abutilon theophrasti* Medic. 的干燥成熟种子。究其原因，皆因它们的种子外形相似之故。目前，全国各地使用的海桐皮品种极其复杂，包括 4 科数种植物的树皮：浙江使用芸香科植物樗叶花椒 *Zanthoxylum ailanthoides* Sieb. et Zucc. 及朵椒 *Z. molle* Rehd. 的树皮；安徽、湖南、湖北及广西部分地区使用五加科植物刺楸 *Kalopanax septemlobus*（Thumb.）Koidz. 的树皮；广东、福建使用木棉科植物木棉 *Bombax malabaricum* DC. 的树皮；广西多以豆科植物刺桐 *Erythrina variegata* L. 、云南以乔木刺桐 *E. arborescens* Roxb. 的树皮入药。究其原因，皆因本草记载"海桐皮有巨刺"有关，上述 4 科植物树干（小枝）表面均有巨刺。

二、性类而误用

目前，全国各地使用的大青叶包括 4 科多种植物，主要是十字花科植物菘蓝 *Isatis indigotica* Fort. 、蓼科植物蓼蓝 *Poligonum tinctolium* Ait. 、爵床科马蓝 *Baphicacanthes cusia* Bremek. 和马鞭草科植物大青 *Clerodendrum cyrtophylum* Turcz. 。前 3 种都是古代本草称之为"蓝"的植物，谓："其茎叶可以染青……，其汁抨为淀甚青"。缘何称之为"蓝"的植物会被用作"大青"呢？这是因为它们都含有相似的化学成分吲哚醇及其苷类，其汁均会产生沉淀，此沉淀可用来染布，其色深蓝。

三、效近而误用

马鞭草科植物大青 *Clerodendrum cyrtophylum* Turcz. 虽然是古代本草最早记载的"大青"，但它与现今使用最多的其他 3 种：十字花科植物菘蓝 *Isatis indigotica* Fort. 、蓼科植物蓼蓝 *Poligonum tinctolium* Ait. 和爵床科马蓝 *Baphicacanthes cusia* Bremek. ，性不似而效类。马鞭草科植物大青所含化学成分与上述 3 种不同，含黄酮苷类山大青苷，但临床应用结果证明亦有清热解毒作用；故今在海南省等地亦作大青叶和板蓝根使用。造成木通品种混乱的另一原因，可能与吴其濬谓："按俗间木通多种，以木通本功通利九窍，故藤本能利水者，多以木通名之。"（《植物名实图考》）有关。目前，全国多数地区多以昆布科昆布 *Laminaria japonica* Aresch. 及翅藻科鹅掌菜 *Ecklonia kurome* Okam. 、裙带菜 *Undaria pinnatifida*（Harv.）Sur. 作昆布入药。而广东、福建、河南则以石莼科石莼 *Ulva lactuca* L. 作昆布入药，福建尚使用同属藻类孔石莼 *U. pertusa* Kjellm. 。后两种之被当做昆布入药，可能与李时珍对昆布的记述和认识有关。李氏认为："盖海中诸菜性味相近，主疗一致。虽稍有不同，亦无大异也。"石莼即可能是李时珍谓"出闽、浙者，大叶似菜"之"昆布"。虽然海中藻类所含化学成分有一些相似之处，如昆布与鹅掌菜、裙带菜均含多糖类褐藻酸及其盐类、昆布淀粉和碘，但上述成分的含量在此 3 种中也可能不同，其他成分亦有差异。络石藤的同名异物品多达 6 科 10 多种，全国多数地区使用夹竹桃科植物络石 *Trachelospermum jasminoides*（Lindl.）Lem. 及桑科植物薜荔 *Ficus pumila* L. 的不育枝叶；络石变种石血 *Trachelospermum jasminoides*（Lindl.）Lem. var. *heterophyllum* Tsiang 在山东及浙江温州地区亦作络石藤使用。广东多数地区则以茜草科植物穿根藤 *Psychotria serpens* L.，粤东地区亦以薜荔不育枝叶，江苏淮阴以卫矛科扶芳藤 *Euonymus radicans* Sieb.，江苏徐州和连云港一带以葡萄科地锦藤 *Parthenocissus tricuspidata*（Sieb. et Zucc.）Planch.，四川部分地区以豆科山鸡血藤 *Milletia dielsiana* Harms 作络石藤入药。在古代，络石就常与石血、地锦等药相混淆，亦可能与陈藏器《本草拾遗》载："在石者良，在木者随木性有功，与薜荔相似。更有石血、地锦等十余种藤，并是其类，大略皆主风血，暖腰脚，变白不老。"有关。

四、俗名相同而误用

我国幅员辽阔，人口众多，各地语言又各不相同。同一植（动）物在不同地区有不同的称谓，而不同的植（动）物在不同地区又有相同的称谓，这也是造成中药材品种混乱的重要原因。全国各地使用之败酱草品种极为复杂，且多与本草记载不符。北方多数地区多使用菊科植物，多达 7 种，主要是苦荬菜属和苦苣菜属植物（多为带根幼苗），如中华苦荬菜 *Ixeris chinensis*（Thunb.）Nakai、抱茎苦荬菜 *I. sonchifolia* Hance、苦荬菜 *I. denticulata*（Houtt.）Stebb.、苣荬菜 *Sonchus arvensis* L.、苦苣菜 *Sonchus oleraceus* L. 和圆耳苦苣菜 *S. asper*（L.）Hill.，个别地区（山西）使用山莴苣属植物紫花山莴苣 *Lactuca tatarica*（L.）C. A. May；而华东、华中和华南多数地区则以十字花科植物菥蓂 *Thlaspi arvense* L. 的带果全草作败酱草入药。造成败酱草品种如此混乱原因，可能与李时珍曾将"苦菜"作为"败酱"的释名有关。上述菊科多种植物在我国北方均俗称"苦菜"，菥蓂在某些地区民间亦称"苦菜"（安徽）或"苦稽（甘肃）"。广东等地以木兰科植物夜合 *Magnolia coco*（Lour.）DC. 的干燥花作"合欢花"入药，亦与《图经本草》、《证类本草》及《本草衍义》等称："合欢，夜合也。"、"……至夜则合，又谓之夜合花"有关。谷芽古代称之为蘖米，又名粟蘖、粟芽，以禾本科植物粟 *Setaria itarica*（L.）Beauv. var. *germanica*（Mill.）Schred. 或粱 *Setaria itarica*（L.）Beauv. 的颖果发芽后入药。因为粟及稻等均属五谷之列，南方人称"稻"为"谷"；故南方地区所用"谷芽"多为"稻芽"。盖因南人称稻之果实为"谷"；李时珍是湖北人氏，故李氏亦称"稻蘖一名谷芽"也。萹蓄为蓼科植物萹蓄 *Polygonum aviculare* L. 的干燥全草。广东、广西曾将鸢尾科植物射干 *Belamcanda chinensis*（L.）DC. 的干燥根茎作"萹蓄"入药，可能与《本草纲目》称"射干"释名"扁竹"及《生草药性备要》称"射干"为"黄花萹蓄"、《图经本草》亦谓"萹蓄亦名萹竹"等有关。香港至今仍以"射干"用作"萹蓄"。此类例子很多，不胜枚举。

五、本草记述不清而误用

我们祖先对药物知识的认识也是随着历史的发展及实践的不断深入而逐渐深化的。《神农本草经》（汉代）主要记述药物的性味、功能与主治，《本草经集注》（梁代）开始有了产地、采收时间和加工方法，唐《新修本草》开创了图文对照的先例，宋《图经本草》的每一药物均有较准确附图，明《本草品汇精要》则有精美的彩色绘图，清《植物名实图考》之绘图可与现代的中药著作或植物学著作的绘图相媲美，许多药物

（植物）的绘图准确到可以鉴定到种（species）。但多数本草对药物的原植（动）物的形态描述过于简单，附图也很不准确，甚至有不少错误，这就给后人对药物的认识和采集带来了很大的困难，也是造成古今中药材品种混乱的主要原因之一。例如，白前与白薇之混淆和错用现象古已有之。正如苏恭所说"白前……，今用蔓生者味苦，非真也。"（可能是蔓生白薇）《图经本草》之"越州白前"图亦与白薇相似。《植物名实图考》另有"滇白前"，是石竹科植物瓦草 *Melandrium viscidulum*（Bur. et Franch.）Willians var. *szechuanens*（Willians）Hand. – Mazz.。清《本草崇原》眉批指出："苏州药肆，误以白前为白薇，白薇为白前，相沿已久。"而现代全国各地白前与白薇之混淆和错用现象更为严重。例如，浙江杭州、兰溪、建德之白前（芫花叶白前与柳叶白前）在江苏南京、镇江则称为白薇，而苏州却又称之为白前，安徽安庆也叫白前，而芜湖则又称为白薇；在江西称柳叶白前为白前，而称芫花叶白前为白薇；北京、山东的白前多来自浙江，称谓亦与浙江相同，广西全县则相反。此外，尚有将同属多种植物的地下部分称为白薇供药用，如江苏泗洪、江西九江、黑龙江泰来均以合掌消用作白薇，陕西汉中与河南郑州以徐长卿根用作白薇，黑龙江的宁安却又称为白前。更有甚者，有以其他科属的植物用作白薇或白前，如广东、广西和福建以菊科植物兔耳风（毛大丁草）的全草用作白薇（常讹称白眉）；四川峨眉及贵州贵阳则以百合科植物宝铎草用作白薇，河南林县、禹县，山西晋城则以天门冬属植物的根用作白前，而旅顺、大连、河北的邢台与湖南的长沙、湘潭、益阳又以此属植物的根用作白薇；云南尚以石竹科植物瓦草用作白前，此亦是《植物名实图考》之滇白前；江苏徐州更以鸢尾科植物白射干（扁蒲扇）的地下部分作白前药用。以上用药混乱情况近年虽然有所纠正，但仍然相当严重。例如，广东多数地区仍以毛大丁草用作白薇（商品称白眉草），普宁、饶平又作白前药用。古今白前与白薇混淆及错用现象多与本草对两者的植物形态和生药性状描述不详有关，并常将两者的药用部分与细辛、牛膝相比拟，或以根之黄、白、柔、脆、粗、细、曲、直为别，言多简略，难得要领，并以讹传讹。

六、本草记载错误而误用

古代交通不便，文化交流亦缺乏，本草著作的作者所居不同（陶弘景是江苏人，唐慎微是四川人，李时珍是湖北人……），对药物的认识难免有地域性和局限性，本草记载错误或以讹传讹的现象亦在所难免。李时珍及其巨著《本草纲目》之伟大在于李氏虽是医生，但能长期亲自上山采药，对药物进行实地考察和整理研究，力辟迂儒之谬论，痛斥方士之邪说，纠正了古代本草中不少药物品种和药效方面的错误，使《本草纲目》一书达到了前所未有的水平。不足之处是其子所绘药图过于简单，多不准确，且有错误。其他本草记载的错误更是多见。例如，雷敩称"五加皮树本是白楸树。其上有叶如蒲叶，三花者是雄，五花者是雌。"显然不是五加科植物。《证类本草》之"滁州升麻"图与菊科植物相似，现今广东、福建以菊科植物华麻花头根作升麻药用，亦可能与此有关。四川、湖北及云南部分地区以萝藦科牛皮消属数种植物，如耳叶牛皮消 *Cynanchum auriculatum* Royle（四川）、隔山消 *C. wilfordii* Hemsl.（湖北恩施）及青

羊参 *C. otophyllum* Schened.（云南昆明）作白薇入药。其中青羊参即为《滇南本草》记载之白薇，该植物在云南称"白薇"或"小白薇"。广东误以茺蔚子作地肤子入药已有多年历史。陈仁山《药物出产辨》谓："地肤子，产广东肇庆，以益母草仁为真。"可见陈氏并不明地肤子之真伪。益母草仁即茺蔚子，自《神农本草经》始即明确为另一药物，其功效亦与地肤子迥异。豆科植物喙荚云实 *Caesalpinia minax* Hance 的种子，商品称为"苦石莲"，今广东、广西、四川、云南、贵州等地多以苦石莲作"石莲子"使用。均与《生草药性备要》所载之"石莲子"、《增订伪药条辨》所谓之"苦石莲"有关。亦可能即是李时珍所谓"今药肆一种石莲子，状如土石而味苦"者。

七、本草记载混乱而误用

由于各本草的作者对药物认识水平不同及其所居地域的局限性，即使是同一药物，不同朝代、不同本草对其记述可能不尽相同，从而造成中药材品种的混乱。海风藤虽是不常用中药，但其同名异物现象极为严重，全国各地用作海风藤的计有 9 科 19 种之多。福建、浙江、湖南等地以胡椒属风藤 *Piper kadsura*（Choisy）Ohwi、山蒟 *Piper hancei* Maxim.、毛蒟 *P. puberulum*（Benth.）Maxim.、石南藤 *P. wallichi*（Miq.）Hand. - Mazz.，西北、中南及西南部分地区以松萝科植物松萝 *Usnea diffracta* Vain、长松萝 *U. longissima* Ach.、花松萝 *U. florida*（L.）Wigg. 等（叶状体），江苏、四川以木通科植物五叶木通 *Akebia quinata*（Thunb.）Decne、白木通 *A. trifoliata* var. *australis*（Diels）Rehd.，广东、广西和内蒙古以木兰科植物异型南五味子 *Kudsura heteroclita*（Roxb.）Craib. 的藤茎作海风藤药用。上述数种胡椒属植物的带叶茎枝在广东、广西、浙江、福建、云南、贵州及四川等地又作"石南藤"入药。海风藤之名晚近才见于清《本草再新》，谓："行经络，和血脉，宽中理气，下湿除风，理腰脚气，治疝，安胎。"今人多用作宣痹化湿、通络舒筋药，用于风寒湿痹、关节疼痛。其后，《岭南采药录》亦有记载，但均无形态描述和附图。古代应用之海风藤究竟是何种植物？据考证认为，现今使用的胡椒属海风藤，即是《名医别录》所载之"风藤"、《开宝本草》《图经本草》及《本草纲目》所载之"南藤"，《本草纲目》又释其名为"石南藤"，实乃是一物。上述胡椒属海风藤，又是《图经本草》所附之台州石南藤图。而石南藤（即今之胡椒属植物石南藤 *Piper wallichi*（Miq.）Hand. - Mazz.），《名医别录》称"丁公寄"，唐·陈藏器《本草拾遗》又称"丁公寄，即丁公藤也。气味辛烈。"《图经本草》又称"南藤，即丁公藤也。"《图经本草》另载有"石南"，即今之蔷薇科植物石楠 *Photinia serrulata* Lindl.。而今世人只知有石南藤，而不知尚有石南为何物矣？自唐代始，昆布与海藻及海带即存在混淆现象。其中，翅藻科鹅掌菜 *Ecklonia kurome* Okam. 应是李时珍所描述及《植物名实图考》附图所载的昆布，今中药界称"黑昆布"。但不是古代应用的昆布正品，亦不是当今药用昆布的主流品种。李时珍所描述的昆布则与今之石莼科石莼 *Ulva lactuca* L. 相近，今在广东、福建、河南用作昆布。清《植物名实图考》则将当时民间俗称的"海带"和昆布相混淆，其海带附图即为昆布 *Laminaria japonica* Aresch.；而昆布附图则为生长于我国东海沿岸的鹅掌菜 *Ecklonia kurome* Okam.。古代使用的刘寄奴亦存在同名异物现象，多数本草记载之刘寄奴与今之菊科植物奇蒿 *Atemisia anomala* S. Moore 基本吻合，本种应视为刘寄奴之正品。而《蜀本草》所载可能是指同属植物白苞蒿 *A. lactiflora* Wall. ，该种在广东作"刘寄奴"入药。《图经本草》所述，据日本学者考证，认为是一枝黄花属植物一枝黄花 *Solidago virga - aurea* L. 。《植物名实图考》所附"刘寄奴二"图，日本学者小野兰山认为是千里光属植物羽叶狗舌草 *Senecio palmatus* Pall. 。而吴其濬在其《植物名实图考》称"湖南连翘"为"黄花刘寄奴"，为今之金丝桃科植物 *Hypericum ascyron* L. ，今在安徽、湖北、湖南用作"刘寄奴"。明《本草原始》所附刘寄奴图则为今之玄参科植物阴行草 *Siphonostegia chinensis* Benth. ，该种今在北方多数地区用作"刘寄奴"。由此可见，目前使用之"刘寄奴"品种之混乱，亦与古代本草记载之混乱有关。

八、品种变迁而误用

药物在长期使用过程中，一些疗效确切的被一直延续下来，如人参、当归、麦冬、天冬、葛根、玄参、黄芩、射干、丹参、五味子、猪苓等等；一些药物的品种发展了，如甘草、龙胆、黄连、贝母等，但一般都是亲缘关系相近的品种，所含化学成分相似，故药效相同；而另一些疗效不确切品种或因资源问题，则被淘汰了或被其他品种取代了。如鹤虱，最早本草记载的是"生西戎，子似蓬蒿子而细，合茎叶用之。"、"出波斯者为胜。"的菊科植物山道年花 *Artemisia cina* Berg. 。由于五代战乱，交通阻隔，此种鹤虱已不再输入。宋代以后鹤虱的原植物即为今之菊科植物天名精 *Carpecium abrotanoides* L. 。天名精果实经药理与临床试验研究证实，对蛔虫、绦虫、钩虫等肠道寄生虫均有驱除作用，与山道年花相似，可以说是其时鹤虱的代用品，也应该是今之鹤虱的正品。但野胡萝卜子则纯属误用。唐代以前，本草记载之通草为木通科植物木通 *Akebia quinata*（Thunb.）Decne. 及三叶木通 *Akebia trifoliata*（Thunb.）Koidz. 。李时珍虽然将木通作为通草之别名，但他亦认为"通草，即今所谓木通也。今之通草，乃古之通脱木也。"因此，中药品种在历代本草中不同时期的变迁，直接影响到古代医方的继承、正确应用和固有疗效的发挥。如前所述，唐《新修本草》以前医药文献所述之"通草"，皆木通科木通，而非五加科之通脱木。因此，汉·张仲景《伤寒论》"当归四逆汤"方中之通草及唐·孙思邈《备急千金要方》卷十八方中治暴嗽失声、语不出之"通声膏"方中之通草均是木通科木通无疑。核诸方义，亦相吻合。而清代乾隆年间《沈氏尊生书》治诸淋之"通草汤"，方中通草、木通并用。显然，该方所用之通草应是五加科之通脱木、木通亦是木通科之木通。但现今一些中医药书籍中仍将"当归四逆汤"及"通声膏"方中之通草依旧照抄，殊不知当今使用之通草已是五加科之通脱木，实为失之考核之误也。按"当归四逆汤"由当归、桂枝、芍药、细辛、炙甘草、通草（今为木通）和大枣组成，全方有温经散寒、养血通脉之功效，主治寒伤厥阴、血脉凝滞、手足厥寒、舌淡苔白、脉沉细或脉细欲绝诸证。方中木通能助诸药通利血脉，使寒邪得散，血脉流通，阳气畅行于四肢而手足自温，脉象自和。而五加科通脱木（今之通草）则不能代木通奏其功效也。

九、名称相近而误用

香港以"白附片"作"白附子"入药，完全是因为两者名称相近的缘故。自唐代始，古代应用之白附子均为毛茛科植物黄花乌头 *Aconitum coreanum*（Le'vl.）Raipaics 的块根，并未见有混淆现象。本种应视为白附子的正品。《中国药典》（1995 年版）曾以"关白附"之名收载，其后不再收载。本种仅在广东、浙江等地作白附子使用；而今全国大多数地区使用的天南星科植物独角莲未见本草记载。其本是民间药物，治淋巴结核有良效。缘何被用作"白附子"？尚无从考证。其与白附子来源于不同科的植物，亲缘关系相距甚远，所含化学成分亦迥异。《中国药典》（1995 年版）以前将本种称作"禹白附"收载，而《中国药典》（2000 年版）则将其作"白附子"收载，其所述主要功效亦多是历代本草及医书关于"白附子"（即黄花乌头的块根）的记载，如"祛风痰、定惊搐、止痛"及"用于中风痰壅、口眼㖞斜、语言涩謇、痰厥头痛"等，均不符合历代本草之记载；亦缺乏科学依据，故独角莲作"白附子"使用可能是近代出现的误用。白附片被用作"白附子"亦纯属误用。虽然其与黄花乌头均含二萜类生物碱，但两者结构不同；白附子主要含关附素类生物碱，不具乌头碱类的毒性结构，且两者之功效亦迥然不同：白附片回阳救逆、补火助阳、逐风寒邪湿；用于亡阳虚脱、肢冷脉微、阳痿、宫冷、心腹冷痛、虚寒吐泻、阴寒水肿、阳虚外感、寒湿痹痛；而白附子祛风痰、定惊搐、解毒散结止痛；用于中风痰壅、口眼㖞斜、语言涩謇、痰厥头痛、偏正头痛、破伤风。因此，白附片不宜作"白附子"入药。

第三节　中药材习用品对中药疗效的影响

从上述中药习用品的形成原因看，习用品几乎都是历史上或近代误用而延续下来、并在某一地区沿用成习的品种。绝大多数均是与正品来源于不同科、属的植（动）物，因此，除极少数品种（如十字花科植物菘蓝、蓼科植物蓼蓝与爵床科植物马蓝）外，其所含化学物质均与正品不同。众所周知，中药中所含化学物质是中药治病的物质基础，所含化学物质不同，其生物活性多不相同，因此，临床疗效亦不相同。故中药习用品对中药质量及临床疗效的影响是显而易见的。

一、原植（动）物的科属来源不同，化学成分殊异，药效难同

中药中所含化学物质是其治病的物质基础。中药的品种不同，其所含的化学成分就不相同；因此，生物活性和医疗作用也就不同。临床上应用白头翁治疗阿米巴痢疾，发现有的有效，而有的则无效。经研究发现是由于所用的中药品种不同。全国各地用作"白头翁"的原植物多达 4 科 21 种，其中只有毛茛科植物白头翁 *Pulsatilla chinensis*（Bge.）Rgl. 含抑制阿米巴原虫的皂苷类成分，其余的均不含有；因此，在临床上出现上述问题也就不足为奇了。败酱草的原植物也多达 3 科 15 种。经考证，败酱科植物黄花败酱 *Patrinia scabioaefolia* Fisch. 和白花败酱 *P. villosa* Juss. 应为败酱之正品，均含有

皂苷和挥发油；而十字花科植物菥蓂 *Thlaspi arvense* L. 与菊科多种植物在本草中多有记载，已明确与败酱并非一物，它们所含成分也与败酱明显不同：菥蓂含芥子苷等，苣荬菜等菊科植物主要含黄酮类。目前使用的山慈菇商品主要有两类：一类是兰科植物杜鹃兰 *Cremastra appendiulata*（D. Don）Makino，商品称"毛慈菇"，它是宋代以前使用的山慈菇，应视为山慈菇的正品。《中国药典》（2000 年版，一部）收载本种及同科植物独蒜兰 *Pleione bulbocodioides*（Franch.）Rolfe 和云南独蒜兰 *P. yunnanensis* Rolfe 作为山慈菇的正品，符合历史及现实情况。后两种为本品的新资源。另一类是百合科植物老鸦瓣 *Tulipa edulis*（Miq.）Baker 和伊犁郁金香（伊犁山慈菇）*Tulipa ilieansis* Regel，商品称"光慈菇"，它可能即是宋《证类本草》所谓"零陵间又有团慈菇，根似小蒜，所主与此略同。"者及李时珍所述"山慈菇"，但不是其时山慈菇的正品。其他如《植物名实图考》所载之"山慈菇"（今之薯蓣科植物黄独 *Dioscorea bulbifera* L.）及广东、广西和香港使用的马兜铃科植物广西山慈菇、大花细辛、红金耳环、长茎金耳环等，华中和西南地区使用的防己科植物金果榄和青牛胆，均属误用。以上四科植物所含化学成分迥异，其中百合科植物老鸦瓣和伊犁郁金香（伊犁山慈菇）*Tulipa il-ieansis* Regel 均含秋水仙碱，有较大毒性。现今使用的白附子的主流商品是天南星科植物独角莲 *Typhonium giganteum* Engl.，商品称为"禹白附"；而自唐代始，古代应用之白附子均为毛茛科植物黄花乌头 *Aconitum coreanum*（Le′vl.）Raipaics 的块根，而今仅在少数地区使用，商品称"关白附"。以上两类"白附子"，所含化学成分迥异："禹白附"块茎含 β - 谷甾醇及其葡萄糖苷、内消旋肌醇、胆碱、尿嘧啶、琥珀酸等，"关白附"含二萜类生物碱关附素（guanfubase）A ~ I、Z 及下乌头碱等。

二、本为两种药物，功效不同，疗效有别

有不少习用品在古代本草中已有记载，药名及功能主治已很明确，且多与其相对应的正品记载的功效明显不同。上述各地使用的败酱草习用品，如十字花科植物菥蓂 *Thlaspi arvense* L. 及菊科多种植物在本草中多有记载，已明确与败酱并非一物，功效亦有区别：败酱为清热解毒、活血排脓药，多用于肠痈、肺痈、痈肿、痢疾、产后瘀血腹痛，张仲景"薏米仁附子败酱汤"以及单味败酱草用于治疗肠痈（阑尾炎）均有良效；而菥蓂为和中益气、利肝明目药，用于目赤肿痛、消化不良、肾炎水肿、肝硬化腹水等。北方用作"败酱草"的菊科多种植物即为历代本草所收载的"苦菜"、《嘉祐本草》收载的"苦荬"和"苦苣"、《救荒本草》《植物名实图考》收载的"山苦荬"、"苦荬菜"、"野苦荬"等。它们的功效相近，虽均有清热解毒、凉血止血功效，但与败酱仍有差别。从《名医别录》《唐本草》等本草记载看，白头翁应是毛茛科植物白头翁 *Pulsatilla chinensis*（Bunge）Regel 的干燥根。翻白草和委陵菜在《救荒本草》始有记载，与白头翁显然不是一个药物。功效亦有差异，白头翁主要用于止毒痢，而翻白草主要用于止血。委陵菜仅作为救荒植物，未见有药用的记载。石竹科植物白鼓钉亦未见记载。近代中医药界皆以豆科植物密花豆 *Spatholobus suberectus* Dunn 作为鸡血藤的正品，符合本草记载"剖断流汁，色赤若血"及"以刀割断，则汁出如血"之特征。

《中国药典》亦收载此种作为鸡血藤的正品。大血藤又称"红藤"。据考证，为《图经本草》之血藤及《植物名实图考》之大血藤，均为木通科植物大血藤 *Sargentodoxa cuneata*（Oliv.）Rexb. et Wils.。其功效与鸡血藤有别：鸡血藤补血，活血，通络；大血藤清热解毒，活血，祛风。现代研究结果也表明，两者所含化学成分及药理作用也不相同，故两者不应颠倒错用。对于本草已有记载的习用品应恢复其本来药名，区别应用。

第四节　中药材习用品的研究方法

全国各地使用的中药材均存在着习用品的问题。习用品本身就是"同名异物"混淆品种，它严重地影响中药材质量及中药的临床疗效，是目前亟待解决的问题。中药材习用品的研究是一项复杂而艰巨的工程，它涉及到多学科的全面合作与交叉渗透，必须应用现代的科学技术和方法进行系统、深入的研究，最后做出科学而又符合实际的综合评价。

一、本草学与植物学方法

本草考证是习用品研究的首要任务。通过本草考证，弄清古今应用品种是否一致，以便正本清源，拨乱反正。自秦、汉至清代，本草著作逾百部，但早期的本草多已亡佚或仅留部分残卷，幸赖《证类本草》全面、如实地记录了宋代及以前的重要本草对中药的记载。今世人又从证类本草摘录各本草对药物的记载，编辑成书，称其为"揖复本"或"重揖本"，如《神农本草经》《名医别录》《本草经集注》《新修本草》等均为揖复本。药物的本草考证中，必须查考的著作主要有《神农本草经》《本草经集注》《新修本草》《证类本草》《本草纲目》《本草纲目拾遗》等，尤应以《证类本草》《本草纲目》为核心，旁及其他。有时还必须查考地方药物志如《滇南本草》《生草药性备要》等及地方志。本草考证的方法主要是应用植物学知识，根据本草对药物的形态、产地、采收加工等的记述，确定不同时期、不同本草记载的药物是哪一种植（动）物以及其品种的变迁，哪一种是古代应用历史最久的主流品种，与现今使用的品种是否相同。确定中药品种时，特别要注意本草对植物形态、药材性状（即形、色、气、味、质地等）、采收与加工、产地及分布、生态与习性、名称及药效的记述以及药图的比较。同一地方，不同朝代有不同的地名，地名的考证可查阅《中国古今地名大辞典》。

二、现代化学方法

中药中所含化学成分是中药治病的物质基础。化学成分相似，药效可能相近，因此，可以应用中药化学和分析化学的知识和方法，通过比较正品与习用品所含化学成分异同，以评价习用品的应用是否合理。正品的化学成分，特别是有效成分清楚的，可以通过对习用品进行成分的系统预试验，初步了解习用品所含化学成分的类型是否与正品相似。如果两者的化学成分的类型相同，则可以进一步应用色谱技术，特别是薄层色谱（TLC）方法，比较正品与习用品的色谱图是否相似。相似者则药效可能相近，但习用品多是与正品来源于不同科、属的植（动）物，其所含化学成分多与正品迥异；因此，必须应用药理学方法用于比较正品与习用品在药效学方面的差异。

三、药理学方法

根据正品中药的功效，设计能比较科学反映其药效的药理学实验模型，比较习用品与正品在药效方面的差异，用于评价习用品的应用是否合理。一味中药的功能主治通常有几方面，可以根据其主要功效设计一些实验模型。例如，清热解毒药一般设计抗病原微生物、抗炎及对免疫功能的影响等实验，解表药设计解热、抗病原微生物、抗过敏、镇静、镇痛及免疫调节作用等实验，活血化瘀药设计对心血管系统、对血液系统及微循环作用等实验。比较习用品与正品在上述药效（包括毒性）方面的差异，用于评价习用品的应用是否合理。例如白头翁主要用于止毒痢，即今之阿米巴痢疾，因此，可以通过比较正品及其混淆品（习用品）蔷薇科植物委陵菜、翻白草与石竹科植物白鼓钉对阿米巴原虫的杀灭作用，用于评价上述习用品的应用的合理性。

四、临床疗效比较法

上述实验研究结果及对中药习用品的评价，最终必须落实到临床疗效比较，但中药的应用多使用复方，一味中药在其中的作用有时很难从疗效上反映出来；而且中医临床疗效的评价方法和指标的设计亦不容易。故应用临床疗效比较来评价习用品的应用的合理性，尚存在不少困难，但目前亦有不少研究报道，应用生物化学或免疫学方法观察中药煎液或提取物或有效成分对生化酶或受体的作用来评价药物的作用并阐明其作用机制。可以预见，中药药效研究及其机制的阐明，将极大地加快中药现代化的步伐。

第五节　中药材习用品的综合评价及开发

中药材习用品经过上述系统、深入的比较研究之后，可以明了某一中药的应用历史及其变迁，可以确定哪一个是应用历史最悠久、经得起临床疗效检验的品种，该品种就是该中药的正品。此外确定它在生物界所处的地位，即它是生物分类系统中哪一科、哪一属、哪一种植（动）物；与现今应用的品种是否一致？如果古今应用相一致，则无混淆品种可言，其他品种均属伪品。如人参、天麻等均曾发现多种不同科属来源的伪品，如人参的常见伪品有商陆科植物商陆和美商陆的根、茄科植物华山参的根、马齿苋科植物锥花土人参的根、豆科植物野豇豆的根等。如果古今应用品种不一致，并在现今不同地区使用历史较久、沿用成习且形成商品，即形成地区习用品种，则有必要考究其产生的历史原因，并应用现代化学、药理学方法比较习同品与正品在化学成分、药理作用等方面的异同，可能的话进行临床疗效的比较，以评价习用品的应用是否合理。据作者对香港、澳门、广东、广西的地区习用品种的调查研究，绝大多数习用品均是错误使用所造成的。其原因如本章第二节所述。欲纠正中药材的品种混乱现象，并不是一件容易的事情。除了应提供上述本草学、化学、药效学、毒性等研究资料外，更重要的是说服卫生行政管理部门，特别是省级与中央的卫生行政管理部门，下决心取缔习用品种的生产与使用。切断了习用品的生产和商品流动渠道，并以正品取代之，中药材的品种混乱的问题就解决了，中药的质量和临床疗效就有了基本的保障。

许多中药材习用品种的应用历史较久，应注意总结其药效及临床适应证。如广东使用的升麻为菊科植物华麻花头 *Serratula chinensis* S. Moore 的根，谓其对咽喉肿痛有较好疗效。有一些习用品本为民间药物，则应深入基层调查其应用情况，并加以总结、提高。根据民间或临床用药经验，进一步对它们进行药效学与临床应用研究，有可能发现其新作用、新用途，开发成新的药物资源。如云南昆明使用的白薇为萝藦科植物青羊参 *Cynachum otophyllum* Schened.，本为民间药物，有祛风除湿、解毒镇惊功效，临床试验已证明其对癫痫（特别是大发作型）和迁延型肝炎有较好疗效。目前全国各地应用的"金钱草"本来都是民间药物，来源于不同科的植物，它们之间所含的化学成分与生物活性均有较大的不同。经实验研究和临床应用证实，它们在治疗结石病的疗效和适应证也各不相同。例如，报春花科植物过路黄 *Lysimachia christinae* Hance 对胆结石疗效较好，豆科植物广金钱草（龙鳞草）*Desmodium styracifolium*（Osbeck）Merr. 和唇形科的活血丹 *Glechoma longituba*（Nakai）Kupr. 治疗泌尿系统结石的疗效较好，而伞形科的天胡荽 *Hydrocotyle sibthorpoides* Lam. 则主要用于"湿热黄疸"。其中过路黄和广金钱草分别是中药成方制剂"胆石通""石淋通"等的主要药物，应用很广，疗效较佳。

第二章　中药质量的主要影响因素

　　药物是人类与疾病作斗争的武器，是用于预防和治疗疾病这一目的。如果没有质量好、疗效高的药物，即使医生的医术再高明，要实现上述目的也是不可能的。中医临床经常出现疗效不稳定或无效的情况，究其原因主要是由于所用中药的质量不稳定或质量不好所造成。中药与人工合成的化学药品（西药）不同，它是取自植物、动物或矿物的天然药物。一种中药中含有少则 10 余种、多则 100 余种化学成分，更不用说用多种中药组成的复方。因此，在医疗上发挥作用的常常不是其中某一个化学物质，而是多种成分综合作用的结果。植物性中药的有效成分贮存于植物细胞中，植物体内还含有多种生化酶，这些酶既可以合成某种化学物质，在适当条件下又可分解该种物质。这种生化反应既受遗传基因控制，同时又受外界环境的制约。因此，中药材生产、供应的整个过程，包括选种、栽培、采收、加工以及包装、运输、贮藏等，均可影响其质量优良度。从现代科学观点来看，决定中药质量的主要因素是其中所含有效成分的种类和含量；而影响中药材中有效成分的种类和含量的因素主要是品种、产地、采收加工和贮藏等。

第一节　品种（生物的内部因素）对中药质量的影响

　　目前中药材商品中同名异物、同物异名现象极为普遍，严重地影响了中药的质量。"同名异物"（或称"异物同名"）自古有之，它是指一种中药名称下有多种不同来源的植物（或动物）作相同的药物使用。例如，白头翁有 4 科 20 多种，败酱草有 3 科 10 余种，贯众有 6 科 35 种等等。它们常常是与正品中药不同科属来源的植物（或动物）。它们和多来源的生药如秦皮、龙胆、黄连、甘草、大黄等有着本质的不同。多来源中药大多数是来源于同属植（动）物，并经长期的应用证实具有相同的药效；只有少数是例外，如大青叶、蓼蓝叶、马蓝叶虽来源于不同科属的植物，但却含有相似的化学成分，有相似的药效。所谓"同物异名"，是指同一药用材料在不同地区称呼不同的名字，作不同的中药使用。例如玄参科植物阴行草 *Siphonostegia chinensis* Benth 在华北和东北地区用作"刘寄奴"，而南方则作"土茵陈"使用。又如大血藤科植物大血藤 *Sargentodoxa cuneata*（Oliv.）et Wils. 的藤茎既作大血藤使用，有的地区亦作鸡血藤使用。

同名异物及同物异名品均应通过本草学、药效学和临床应用研究后予以纠正，冠以正确的药名。例如阴行草即《滇南本草》之"金钟茵陈"，其所载功效与茵陈相近，故应正名"金钟茵陈"，不应作"刘寄奴"使用。造成中药品种混乱的原因主要有：历史原因造成的各地用药习惯不同；由于当地资源缺乏而从形态相似的近缘种或功效相似的药物作为代用品使用。至于伪品是指来源和药效均与正品不同的品种。它主要是由于采药人员认识上的错误或者是故意以假充真造成的。一些名贵药材如人参、天麻、麝香等均曾发现过多种伪品。

中药中所含化学物质是其治病的物质基础。中药的品种不同，其所含的化学成分就不相同；因此，生物活性和医疗作用也就不同。临床上应用白头翁治疗阿米巴痢疾，发现有的有效，而有的则无效。经研究发现，是由于所用的中药品种不同。全国各地用作"白头翁"的原植物多达 4 科 21 种，其中只有毛茛科植物白头翁 *Pulsatilla chinensis*（Bge.）Rgl. 含抑制阿米巴原虫的皂苷类成分，其余的均不含有；因此，在临床上出现上述问题也就不足为奇了。败酱草的原植物也多达 3 科 15 种。经考证，败酱科植物黄花败酱 *Patrinia scabioaefolia* Fisch. 和白花败酱 *P. villosa* Juss. 应为败酱之正品，均含有皂苷和挥发油；而十字花科植物菥蓂 *Thlaspi arvense* L. 与菊科多种植物在本草中多有记载，已明确与败酱并非一物，它们所含成分也与败酱明显不同：菥蓂含芥子苷等，苣荬菜等菊科植物主要含黄酮类。因此，《中国药典》（1990 年版）已将上述 3 类药物分别列条"败酱""菥蓂"（苏败酱）"北败酱"予以收载。原植（动）物来源于不同科属的中药习用品和伪品在化学成分和药效方面与正品不同，这一点容易被人们所理解。

一般说来，亲缘关系相近的植物，含有化学结构相似的成分，因此，可以从近缘植物中寻找和发现新的药用植物资源。值得注意的是，亲缘关系相近的植物也常常在化学成分和生物活性方面表现出极大的差异。例如，八角茴香是木兰科植物八角茴香 *Illicium verum* Hook. f. 的干燥成熟果实，应用极广；全国各地曾发生多起因误食八角茴香伪品而中毒的事件。经调查研究发现，这些误用品均为同属植物莽草 *I. lanceolatum* Smith、红茴香 *I. henryi* Diels、野八角 *I. majus* Hook. f. et Thorms 或短柱八角 *I. brevistylum* Smith 等的果实，它们均含有莽草毒素，不可供药用或食用。厚朴由于生长缓慢、更新时间长、产量低、需求量大，长期市场供应紧张，因而经常发现有以同科木兰属、木莲属（Manglietia）甚至樟科植物的树皮混充厚朴使用。经研究发现，厚朴的主要有效成分厚朴酚与和厚朴酚主要分布于木兰亚属皱皮木兰组，如厚朴 *Magnolia officinalis* Rehd. et Wils. 、凹叶厚朴 *M. officinalis* Rehd. et Wils. var. *biloba* Rehd. et Wils. 及滇缅厚朴 *M. rostrata* W. W. Smith；而玉兰亚属和木莲属植物树皮中，除个别种外，均不含厚朴酚，因此不可供药用。我国有甘草属植物 14 种，《中国药典》收载 3 种，有药用价值的还有 5 种。甘草的主要有效成分甘草酸和乌拉尔甘草皂苷乙只存在于乌拉尔甘草 *Glycyrrhiza uralensis* Fisch. ex DC. 、胀果甘草 *G. inflata* Bat. 、光果甘草 *G. glabra* L. 、黄甘草 *G. eurycarpa* P. C. Li 和粗毛甘草 *G. aspera* Pall. （前 3 种为《中国药典》收载品种）中，云南甘草 *G. yunnanensis* Cheng f. et T. K. Tai、刺果甘草 *G. pallidiflora* Maxim. 和圆果甘草

G. squamulosa Franch. 中均未检出上述成分而不可供药用。我国有柴胡属（Bupleurum）植物 40 种 17 变种，其中 10 多种含有相似的成分和药效；但大叶柴胡 *Bupleurum longiradiatum* Turcz. 虽然皂苷含量高，却含有挥发性毒性成分而不可供药用。麻黄属植物我国有 13 种 3 变种，其中有的种几乎不含生物碱，如膜果麻黄 *Ephedra przewalskii* Slapf 和斑子麻黄 *E. lepidosperma* C. Y. Cherlg。有的马钱属（Strychnos）植物的种子也不含生物碱。因此，不能简单地认为，同属植物均含有相似的化学成分和具有类似的医疗作用；而应该通过严格的化学成分、药理作用（包括毒性）和临床试验等研究工作，正确加以评价。

造成不同种间化学成分差异的原因主要是由生物本身的遗传因素决定的，即物种不同，控制生物体内生理生化过程的基因（DNA）是不同的；因此，次生代谢产物（常常是有效成分）的合成、转化和积累亦可能不同，最终造成种间化学成分的差异。即使在同一个种内，也可因植物的基因突变或染色体数目的改变造成不同种群具有不同的化学成分，常把那些具有一定地理分布和特定生态环境的不同化学种群，称为化学型（chemotypes）。甚至在同一种群内也存在着个体间的化学成分差异。这些遗传学因素造成药用植物化学成分的种内变异，在此不再予以叙述。

第二节 产地（生物生长的环境因素）对中药质量的影响

自然环境不仅对植物的生长发育有极其密切的关系，而且对植物体内化学物质的生物合成、代谢和积累过程也有显著的影响，从而影响中药材中有效成分的种类和数量，影响中药的质量。我国幅员广阔，自然条件复杂多样，因此形成了许多与产地相关联的"道地药材"。所谓道地药材（亦称地道药材）是指应用历史悠久、某一地区主产、传统经验认为质量优良的中药材。一般在药材名称前冠以产地，如川贝母、川黄柏、西宁大黄、宁夏枸杞、杭麦冬、亳白芍、关龙胆等。道地药材的形成，除了优良品种的遗传基因和优良的栽培、加工技术外，还与特定的生长环境密切相关。

大量的研究工作证明，中药材的产地不同，其中所含化学成分在种类和数量方面均可能存在显著的不同，尤其对挥发油成分的影响最为显著。例如，安徽合肥产薄荷 *Mentha haplocalyx* Briq. 的挥发油主要含薄荷醇（80.10%），而新疆塔城和阿尔泰产的主要含氧化胡椒酮（分别为 68.47% 和 76.34%），吐鲁番产的则主要含胡薄荷酮和薄荷酮（50.06% 和 26.05%）；不同产地的丹参 *Salvia miltiorrhiza* Bge. 中丹参酮 IIa 的含量也明显的不同：山东产的含 0.32%，而江西、湖南、安徽、河北、辽宁产者仅含 0.02% ~ 0.07%，相差 5 ~ 15 倍；山东产金银花 *Lonicera japonica* Thunb. 中绿原酸（氯原酸）含量高达 5.87%，而四川天全县产的仅含 0.125%，相差近 50 倍；山西产乌拉尔甘草 *Glycyrrhiza uralensis* Fisch. ex DC. 中甘草酸含量为 6.58% ~ 8.17%，而甘肃产的为 2.57% ~ 3.14%，相差 1 倍以上。例子很多，不胜枚举。

不同产地中药材质量存在差异的原因是复杂的。对于野生品种来说，同种植物在不同的地理条件下产生的遗传变异也会成为其原因，如环境温度的骤变、天然雷电、射线与土壤中微量元素引起的突变以及种间杂交等。但大量的研究证明，自然条件也是不可忽视的重要原因。不同植物品种要求的生态环境不同，有的以光或温度为主导因素，有的则以土壤等为主导因素。这些生态因素随着地理区域的不同而改变，且常常是综合起作用的。

自然条件包括气候（光照、温度、降水量）、土壤和海拔，它们对药用植物有效成分的影响分别举例说明如下。

一、气候

1. 光照　光线不但为绿色植物进行光合作用所必需，而且对植物体内某些生物化学反应也有一定影响。一般而言，光线能促进植物的生长和化学物质的积累，尤其是光波较长的光线，如红色光线和红外线。例如，露天栽培的颠茄 *Atropa belladonna* L. 含阿托品 0.70%，而荫蔽条件下栽培的仅含 0.38%；栽培在向阳地方的曼陀罗、莨菪、罂粟、金鸡纳树，其生物碱含量都比栽培在荫蔽地方的要高得多；阳光充足可使薄荷叶上的腺毛密度增加，挥发油含量增高，油中薄荷醇含量亦增加，而薄荷酮含量减少。光照强度，特别是紫外光照射，能增加洋地黄 *Digitalis purpurea* L. 叶中强心苷的积累。相反，荫生植物则需在荫蔽条件下才能生长良好，有效成分含量才高。

2. 温度　温度能影响植物体内酶的活动和生化反应速度，从而影响植物的生长发育和有效成分的形成。例如，颠茄、秋水仙、紫花洋地黄、欧薄荷等植物中有效成分含量均与年平均气温呈正比。而对性喜阴凉的植物，影响显然是不同的。

3. 降水量　包括降雨量和降雪量，它与环境的湿度和土壤含水量密切相关。虽然植物对水分的吸收和排出有一定的调节能力，但降水量的多少仍然对有效成分的形成和含量有影响。在温暖的大陆干旱自然条件下，有利于植物体内生物碱的积累。例如，生长在克里米亚的颠茄叶中生物碱可达 1.29%，而在列宁格勒则仅有 0.4%～0.6%；欧洲莨菪 *Scopolia carniolica* Jacq. 在高加索含阿托品高达 1%，而栽培在瑞典只有 0.3%～0.5%。同一地区不同年份，洋地黄叶中强心苷的积累变化，很大程度上与降水量有关：没有过高的湿度是强心苷积累和产量提高的先决条件之一。薄荷栽培在雨量少的地区，其挥发油的旋光度比栽培在雨量多的地区的低，而油的相对密度和折光率却较高。

二、土壤

土壤是影响药用植物有效成分积累的因素之一。土壤的性质、pH 值、无机盐和微量元素对植物生长和有效成分积累均有一定影响，也是形成道地药材的因素之一。甘草是钙质土壤的指示植物，其次生代谢产物甘草酸亦以钾、钙盐的形式存在，称为甘草甜素。曼陀罗在碱性土壤中生长，其生物碱含量高；土壤中氮素供应量的增加，能使茄科植物的产量和生物碱含量增加；适量的氮肥可使薄荷的产量和挥发油含量增加，而油的组成没有显著的变化。中药材中微量元素的种类及其含量与产地土壤中的微量元素密切相关。例如，黄芪的补中益气作用可能与其硒含量有关，而其硒含量又与产地土壤中硒的含量呈正相关，优质黄芪都出产于土壤富含硒的地区。因此，可以根据中药中微量元素来鉴定药材的产地。此外，适当地施用微量元素可以提高药用植物中有效成分的含量。例如，施锰后蛔蒿中山道年的含量增加20%，叶中含量增加2倍以上；施用钼肥后，洋地黄中强心苷含量增加。

三、海拔

海拔愈高，则气温、气压和空气密度都相应降低，而降水量和光照则相应增加；因而影响植物的生长和有效成分的形成和积累。海拔高度增加可使金鸡纳属、萝芙木属和茄属植物中生物碱含量增加。例如，生长在海拔2400m、2600m和2800m的山莨菪 *Anisodus luridus* Link et Otto 中莨菪碱含量分别为0.109%、0.146%和0.196%。生长在海拔3100m的唐古特莨菪 *A. tanguticus*（Maxim.）Pascher 中山莨菪碱的含量是生长在海拔1870m的4~7倍。栽培在高海拔的龙胆，其龙胆苦苷含量也比栽培在低海拔的高。而长春花属和薯蓣属的某些药用植物则适宜于低海拔生长。

中药的质量与其生长的自然环境的关系如此密切，因此，中药材的引种栽培工作必须注意当地的自然条件（如气候、土壤、海拔等）是否与原产地相近，并尽可能使栽培条件有利于植物的生长和有效成分的积累。同时，还必须应用现代的分析手段或通过药效学试验对栽培产品的质量进行科学的评价。

第三节　采收对中药质量的影响

中药材的合理采收对保证中药质量，保护和扩大药物资源，具有重要意义。在药用植物的不同器官、不同生长发育阶段，其有效成分的种类和含量常常是不同的；因此，中药的质量与其采收的药用部分、采收时间和采收方法密切相关。

一、药用部分

有效成分在植物体的不同器官，甚至同一器官的不同部位的分布是不同的。例如有效成分含量，蛔蒿、除虫菊、槐树以花中最高，颠茄、曼陀罗、洋地黄以叶中最高，黄柏、秦皮、金鸡纳、石榴以皮部最高，黄花夹竹桃、秋水仙、猪屎豆以种子最高，贝母、石蒜以鳞茎中最高，黄连以根茎最高；苦木生物碱以木部含量最高，麻黄碱以麻黄茎的髓部含量最高；人参根中人参皂苷的含量以韧皮部含量最高，栓皮次之，木质部几不含有。不同的药用部分不仅有效成分含量有较大差异，而且化学成分的种类也可能有明显的不同。例如，麻黄草质茎中主要含麻黄碱，有升高血压等作用；而麻黄根中则不含麻黄碱，而含大环精胺类麻黄根碱A、B、C，有降压作用。柴胡药用其根，含多种三萜皂苷和少量挥发油，有解热、镇静、镇痛、护肝和抗病毒等作用，但在华东、华中地区习惯以柴胡或其同属植物的带根幼苗或地上部分入药，称为"竹叶柴胡"或"春柴胡"。据分析，柴胡的地上部分不含皂苷，而含黄酮类和较多的挥发油，且挥发油组成亦与根中不同。显然，这种用药习惯是不合理的。

二、采收时间

药用植物中有效成分的含量可因其生长发育阶段或季节的不同而有不同。芦丁在槐花花蕾期（槐米）含量最高；花开放后，芦丁减少43%。金银花开放后，绿原酸含量降低，而挥发油含量略有增加。穿心莲 *Andrographis paniculata*（Burm. f.）Nees 的有效成分穿心莲内酯和新穿心莲内酯的含量在8月（营养期）分别为6.5%和9.0%，在9月（花蕾期）为13.6%和18.5%，在10月（开花结果期）为13.2%和8.5%。显然，以9月份采收，其质量最佳。内蒙古西部产草麻黄 *Ephedra sinica* Stapf 中总生物碱含量在春天很低，到了夏季突然增加。7~8月间最高，随后又降低；而内蒙古东部产草麻黄的总生物碱含量高峰期为9~10月，其麻黄碱和伪麻黄碱的含量也因生长季节不同而变化（图2－1）。降雨量和相对温度对麻黄生物碱含量影响很大，凡遇雨季后，生物碱含量急剧下降。因此，合适的采收期还应根据当年的气候条件度时掌握。

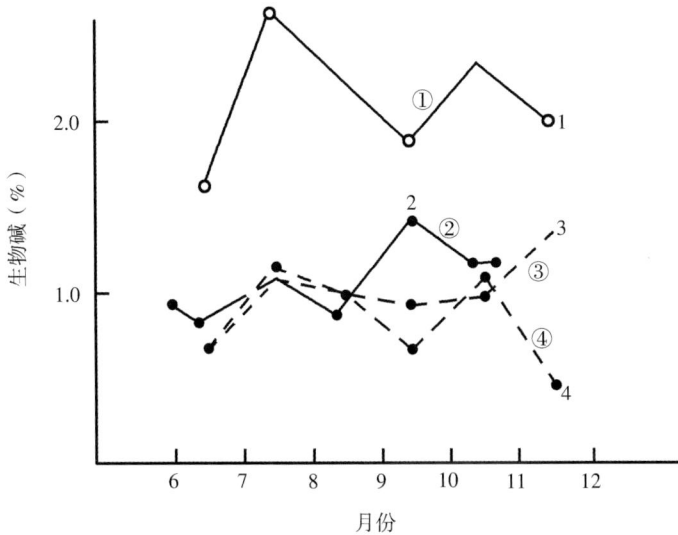

图2－1 内蒙古西部和东部产草麻黄中生物碱的积累动态（1988）
①，②总生物碱 ③伪麻黄碱 ④麻黄碱
1. 内蒙古西部伊克昭盟毛乌苏沙地
2~4. 内蒙古东部哲里木盟开鲁县南关村

由于季节或生长期不同，植物中有效成分不但会有量的不同，也会有质的变化。鼠李 *Rhammus davurica* Pall. 树皮在春季植物开始萌芽时，蒽醌苷的含量远较游离蒽醌为高，随着植物长叶开花，树皮中蒽苷的含量逐渐降低，而游离蒽醌的含量则逐渐增加，到花盛期蒽苷的含量低于游离蒽醌；因此，鼠李皮应在春季采收。茵陈是利胆退黄要药，对于其采收期，本草记载不一，我国和日本的使用习惯也不相同。为此，做了大量的研究工作。日本学者认为，茵陈的利胆有效成分茵陈二炔酮等以花序含量最高，果穗次之，在幼苗中均含量极微；利胆作用也以花穗较为明显。上述研究结果成为日本使用其带花实的枝梢的依据。但近年，我国学者从茵陈幼苗中分得对羟基苯乙酮和绿原酸，并证明它们和幼苗煎剂均有利胆作用。因此，究竟茵陈以何时采收质量最好，尚有待继续深入研究。

植物中有效成分的含量在一天之内也会有显著的差别。例如，洋地黄叶中强心苷的含量以清晨最低，傍晚最高；曼陀罗中生物碱含量，叶中以清晨最高，根中则以傍晚最高。

植物的生长年龄或栽培年限与有效成分含量也有密切关系。一般而论，有效成分的积累是与年俱增的。例如喜马拉雅东莨菪根中生物碱含量在第 7 年达到顶峰，其后逐渐下降；龙胆根中龙胆苦苷含量以栽培第 3 年最高，以后略有降低；但有些多年生植物的有效成分含量反而以 1 年生的为高。例如，柴胡根中总皂苷以及柴胡皂苷 a 和柴胡皂苷 d 都是 1 年生的比 2 年生的高，这是因为柴胡皂苷主要分布在根的皮层和木栓组织中，虽然 2 年生根的长度、直径和分枝数均超过 1 年生的，但上述组织在根中所占的比例相对较小。

中药材的最佳采收期选择，既要考虑有效成分含量，也要兼顾药材的产量，对同时含有毒性成分的中药还要注意以毒性成分含量较低时采收，以期获得优质高产的中药材。要确定中药材的适宜采收期，必须把有效成分的积累动态与植物生长发育阶段这两个指标综合考虑：①有效成分含量有显著的高峰期而药用部分产量变化不显著的，则含量高峰期即为其适宜采收期；②有效成分含量高峰期与药用部分产量不一致时，则考虑有效成分的总含量，即有效成分总量 = 单产量 × 有效成分百分含量，总值最大时，即为适宜采收期。亦可利用绘制有效成分含量和产量曲线图，由两曲线的相交点直接找到适宜采收期（图 2-2）。

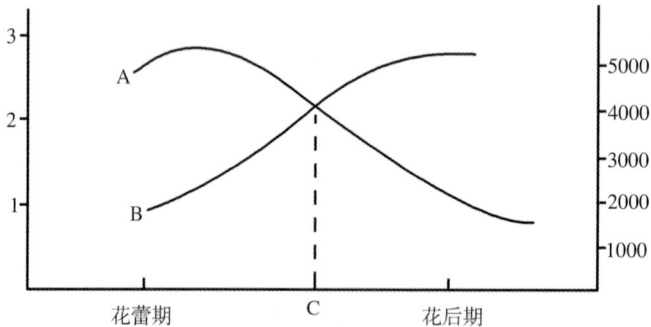

图 2-2　薄荷的适宜采收期曲线图

A. 挥发油含量（%）　　B. 薄荷叶产量（kg/亩）　　C. 适宜采收期

用有效成分含量或总量来指导中药材的采收，虽然比较合理，但需做大量的研究工作。同时还有许多中药的有效成分尚未明了，因此，还需根据传统的采药经验及各种药用部分的生长特点，分别掌握合理的采收季节，以保证中药材的质量。

1. 根与根茎类　宜在植物生长停止、花叶萎谢的休眠期，或在初春发芽前采集。但也有例外，如柴胡、明党参在春天采收较好，太子参则在夏季采收较好。

2. 叶和全草类　宜在植物生长最旺盛时，或花蕾将开放时，或花盛开而果实、种子尚未成熟时采收。但桑叶需经霜后，枇杷叶、银杏叶需落地后采收。

3. 树皮和根皮　树皮多在春夏之交采收，根皮多在秋季采收。

4. 木类　宜在秋冬采收。此时，侵填体形成，有效成分含量高，如油松节、沉香、檀香等。

5. 花类　一般在花刚开放时采收。有些宜于花蕾期采收，如金银花、槐米、丁香；红花宜在花冠由黄色变橙红色时采收。

6. 果实与种子类　果实宜在已成熟或将成熟时采收，少数用未成熟果实（如枳壳）或幼果（如枳实）。种子类宜在完全成熟后采收。

7. 动物类　视其入药部分适时采收。以卵鞘入药的桑螵蛸宜在三月收集，以成虫入药的宜在活动期捕捉，两栖动物如中国林蛙则于秋天当其进入冬眠期时捕捉并采收其输卵管，鹿茸须在清明后适时采收，过时则角化。

三、采收方法

正确的采收方法能保持中药的有效成分和外形美观。要求在花蕾期采收的中药，如槐米、金银花等，手工摘取较之用机器采收更能保证获得质量良好而一致的花朵。地下器官采挖时应注意避免损伤。花类或叶类中药采收时可能混有非药用部分，则宜在干燥前挑拣除去。含鞣质的树皮类中药如肉桂、川楝皮，忌用铁器剥离，以免引起树皮内表面变色，还要注意切割和剥离的方法。

第四节　产地加工对中药质量的影响

除少数中药如鲜地黄、鲜石斛、鲜芦根等鲜用外，绝大多数均需在产地进行一些简单的加工处理，如挑拣、清洗、干燥以及某些特殊的加工处理，以便保持中药的质量不变，亦有利于中药材的运输和贮藏。

一、挑拣与清洗

挑拣除去混入或夹杂于中药原料中的杂草和非药用部分，以保证中药的纯净。如花中夹杂的叶片、花梗，叶中夹杂的茎枝、黄叶，根和根茎类带有的地上茎残基，麻黄的木质茎和根，以上杂质均会降低中药的质量。新鲜挖出的地下器官必须立即用水冲洗，除尽泥沙；否则，干燥以后表面皱缩，泥沙很难去尽，这样就增加了中药的灰分含量。对于含苷类或生物碱类成分的中药，如人参、龙胆、黄芩、黄连等，水洗的时间不宜过长，否则造成有效成分的损失。

二、干燥

中药原料的及时干燥，对于保证中药质量至关重要。采来的新鲜药材如不迅速摊开干燥，就会因植物细胞的呼吸作用和蒸腾作用而自行发热，使温度上升，这样就给细胞中存在的酶的活动创造了有利条件，导致有效成分被酶分解；而且中药的颜色也会改变。例如，洋地黄叶含有的酶可使强心作用有效成分洋地黄苷水解生成次级苷洋地黄毒苷，强心作用大大地降低，甚至可以完全水解成洋地黄毒苷元而失去强心活性；颠茄叶采收后于32℃贮藏10d，总生物碱含量降低20%；槐米如不经过蒸以破坏酶的活性而直接干燥，则其芦丁含量由7%降为4%，损失43%；龙胆根中的龙胆苦苷在干燥过程中也可因酶的作用而分解。为了减少和防止干燥期间由于酶的活动而造成有效成分的损失，可采用以下3种办法：①及时迅速干燥。因为有效成分被酶分解的量是与时间呈正比的，干燥得愈快，有效成分被分解就愈少。②采用不适于酶活动的温度干燥。酶活动的最适温度一般在20~45℃之间，离此温度愈远，则酶的活动愈难进行。由于低温不利于水分的蒸发，故一般采用较高温度。但温度愈高，则挥发性成分和对热敏感的有效成分的损失就愈多。一般以55~60℃比较适宜，这样的温度既足以抑制酶的活动，对一般中药成分又没有很大的破坏作用。③在干燥之前先用适当方法将酶彻底破坏。经济而有效的方法有水煮法和水蒸气法，尤以后一种方法为佳。它既可以破坏酶，又可减少水溶性有效成分的损失，如天麻、槐米、红参在干燥前均用水蒸气加热，以破坏酶的活性。

目前，通常采用的中药干燥方法有下述4种。

1. 晒干法　是最经济而方便的干燥方法。多数中药可用本法，但需注意：①含挥发油中药，因日晒可造成挥发油损失，油中成分产生氧化、聚合等化学反应，故不宜采用本法，如薄荷、金银花等。②中药的色泽和有效成分可因日光照射后变色变质者，亦不宜采用本法，如花类、叶类以及白芍、龙胆等。晒干的龙胆，其龙胆苦苷含量比阴干的低1倍。③有些中药经烈日曝晒后易爆裂，如郁金、厚朴等，故亦不宜采用晒干法。④中药晒干后，要凉透后才能包装贮藏，否则将因内部温度高而发酵，或因部分水分未散净而造成局部水分过多，导致发霉。但晒干法常受天气变化的影响，如遇阴天或下雨则需改用烘干法。

2. 烘干法　利用人工加温的方法使药材干燥，可在通风的烘房或焙坑上进行。烘干温度以55~60℃为宜。含维生素的多汁果实可用较高的温度（70~90℃），以利迅速干燥；而含多量脂肪油的或需保留酶活性的药材，如杏仁、芥子等，则不宜用烘干法，以免油分渗出和酶被破坏。含挥发油的药材亦不宜用烘干法，以免挥发油损失。

3. 阴干法　将药材放在或悬挂于通风的室内或荫棚下，避免阳光直射，利用空气流动使药材中水分自然蒸发而达到干燥的目的。主要适用于含挥发油的花类、叶类和全草类药材，如薄荷、玫瑰、桉叶、荆芥等。此法的缺点是温度低、干燥慢，并需经常翻动，以防霉坏。

4. 真空冰冻干燥法　利用真空低温冰冻干燥设备，在低温下使药材内部水分冻结，然后在低温减压条件下利用冰的升华性质而除去其中水分，使药材干燥。此法干燥的中药材能保持其新鲜时固有的色泽和形状，且有效成分几无损失，是最理想的干燥方法。但因其设备和费用昂贵，目前仅用于名贵药材人参的干燥，称其为"冻干参"或"活性参"。

三、特殊加工

有些药材在产地需进行某些特殊的加工，使易于干燥、便于贮藏、外形美观以及提高中药的质量。常见的方法有以下 4 种。

1. 蒸、煮或烫　一些富含浆汁、淀粉或糖类的药材，如百合、天冬、地黄、天麻、白芍、五味子等，用一般的方法不易干燥，需先经蒸、煮或烫后再干燥。有的经蒸、煮后能杀死虫卵，以保存药效，如桑螵蛸、五倍子等。有的熟制后，能起滋润作用，如黄精、玉竹、熟地、女贞子等。有的经蒸、煮或烫后可破坏酶的活性，保持有效成分不被分解，如天麻、槐米等。

2. "发汗"　有些药材在加工过程中为了促使变色、增强气味或减少刺激性，或有利于干燥，常将药材堆积放置，使其发热，内部水分向外挥散，这种方法称为"发汗"，如厚朴、杜仲、玄参、续断等。在"发汗"过程中也存在着有效成分的酶解以及成分的一系列变化。一般说来"发汗"也是提高中药材质量的一种加工方法。而茯苓的"发汗"则主要是利于干燥。

3. 加工成一定形状　某些药材需加工成一定形状，主要是为了外形美观，也便于形成特定的商品规格，易于鉴别。如肉桂、厚朴。

4. 去除非药用部分　如知母、香附之去毛，桔梗、北沙参之去栓皮，远志、麦冬之去心，都是为了提高中药的品质。远志和麦冬之去心还基于中医认为"心可使人烦"的理论。但据研究，远志和麦冬的木心，除有效成分含量较低外，并无明显毒副作用。由于去心操作繁琐、费时，故目前多不去心。

第五节　炮制对中药质量的影响

中药炮制是我国的一项传统的制药技术，是中医药学的重要组成部分，也是中医药学的一大特色。它是在中医药理论的指导下，根据临床用药的需要和药物的性质以及调剂、制剂的不同要求而进行的一类特殊加工方法和技术。中药炮制历史悠久、理论深博、方法独特。正如陈嘉谟在《本草蒙筌》所述："凡药制造，贵在适中，不及则功效难求，太过则气味反失……匪故弄巧，各有意存。"因此，中药炮制必须遵循传统的或科学的方法进行，才能保证产品的质量和临床疗效。

一、中药炮制的目的

中药炮制的目的是多方面的，主要可归纳为以下各点。

1. 降低或消除毒性或副作用，确保用药安全　有些中药的药性峻烈，毒性很大，如川乌、附子；有些中药的毒性成分又是有效成分，如马钱子、巴豆；有些中药虽有较好疗效，但有某些副作用，如半夏、天南星等；还有一些含挥发油类成分的中药，如苍术、白术、木香、肉豆蔻，挥发油中的某些成分或油脂对胃有刺激或有较明显的副作用。上述药物均需炮制，以去除毒性成分，保留有效成分（川乌、附子、半夏等）；或者降低有效成分含量，使其既能发挥一定的医疗作用，又确保用药的安全性（马钱子、巴豆）；或者减少药物的副作用（苍术、木香等）。

2. 缓和或改变药物的性质和作用，以适应临床治疗的需要　不同的中药各有其不同的性质和作用，通过适当的炮制，可改变其药性，以适应临床的治疗目的。例如，生大黄有峻泻作用，经酒制后就缓和了泻下作用，增强了清热和活血化瘀作用；炒炭后则可用于止血。栀子苦寒之性甚强，经辛温的姜汁制后，能降低其苦寒之性，可免伤中。又如生地黄性味甘寒，为清热凉血药；经过炮制的熟地黄，药性变为甘温，为滋阴补血药。生首乌功能解毒、消痈、润肠通便，熟制后擅长于补肝肾、益精血、乌须发。蒲黄生用活血化瘀，炒用则止血。黄柏原是清下焦湿热，酒制后作用向上，兼清上焦之热；黄芩酒炒后亦可增强其上行清头目之热的作用。上述药性和治疗作用的改变都是因为经过适当方法炮制后，去掉或减少了中药中某些化学物质，保存或增加了另外一些成分，或者产生了新的成分，因而突出了某一方面的作用。

3. 增强药物的作用，提高疗效　中药炮制过程中常加入一些辅料，可与药物起协同作用，以提高某一方面的疗效。例如，醋制柴胡、延胡索以增加疏肝、镇痛作用，姜制半夏、竹茹以加强止呕作用，胆汁制南星以增强解痉作用，蜜制款冬花、紫菀以增强润肺止咳作用，酒制仙茅以增强其温肾壮阳作用，酒炒当归、川芎以增强其温经活血之功。种子类中药经炒制后，有利于有效成分煎出，故有"逢子必炒"之谓。矿物类、甲壳类中药经煅、淬后亦有利于有效成分煎出，而药效提高。

4. 改变药物的性状，便于调配和制剂　中药材在产地仅经过简单的加工、干燥处理，往往形大个粗，不利于调配及炮制，故均需切制成不同形状、不同规格之饮片。矿物、甲壳类与种子类中药质地坚硬，很难粉碎，经过煅、淬、炒、轧、捣等方法处理后，不仅便于调配和制剂，也有利于有效成分溶出。

5. 纯净药物，提高药物的质量　中药材经过净选，除去泥沙、非药用部分、质量低劣以及虫蛀、霉变的药物，提高了中药的品质，保证临床用药剂量的准确。如除净根和根茎类中药的芦头和残茎、皮类中药的栓皮以及远志去心 、麻黄去节等。

6. 利于贮藏　有些中药如桑螵蛸蒸后可杀死虫卵，白僵蚕炒后可杀死白僵菌，某些含苷类中药经加热处理以破坏酶的活性，均有利于久藏，保持药效不变。

7. 除臭矫味　动物类或其他有特殊臭味的中药，常用酒制、蜜制、醋制、水漂、麸炒、炒黄等处理以达到除臭矫味的效果，有利于服用。

二、炮制对中药化学成分与药效的影响

中药含有的各种化学成分是治病的物质基础。不同的炮制方法均可能使中药中各种化学成分发生量变和质变，从而影响或改变了药物的作用，达到某种医疗效果。因此，研究和比较炮制前后中药的化学成分和药理作用的变化以及这些变化的临床意义，对于阐明中药炮制的原理及方法的合理性，推动炮制工艺改革，提高炮制水平和产品质量均有重要意义。

1. 加水处理对化学成分与药效的影响　中药炮制过程中常采用水洗、漂、浸、泡、

煮等方法，用于除去泥沙等杂质和细菌，或用于软化药材以利切制。但中药的许多有效成分，是可溶于水的，如生物碱盐类、苷类、鞣质、糖类、氨基酸等。如果浸泡时间过长，则水溶性成分溶解于水而流失。例如，黄柏经水浸泡后切片，小檗碱含量从1.39%减少为0.71%，损失近50%；甘草水浸泡48h后，水溶性浸出物损失49.84%，甘草酸损失48.40%。如果是含苷类中药，则由于酶的存在而发生水解，从而影响药效。例如，黄芩的炮制有冷浸、烫、煮、蒸等方法，并有两种截然不同的观点：有的认为"黄芩有小毒，须用冷水浸泡至绿色以去毒"；而有的则认为"黄芩遇冷水变绿色影响质量，必须以热水煮后切片，以色黄为佳"。黄芩的有效成分主要是黄芩苷。实验证明，黄芩经冷水浸泡后，黄芩苷损失近50%，而黄芩素增加约50%，说明有一半的苷被酶水解生成苷元。由于黄芩素具6，7-邻二酚羟基结构，易进一步被氧化生成绿色的邻二醌类化合物而失去药效。抑菌试验亦证明，冷浸黄芩的抑菌作用均较烫、煮、蒸后切片的黄芩为弱。

此外，中药中常含有蛋白质、糖类等营养物质，在浸泡过程中易发霉变质。因此，中药饮片的生产，应尽量采用少泡多润、开水焯或蒸的方法，少数质坚、个大难于软化的中药材如槟榔、大黄，可采用直接打碎供配方用，以减少有效成分的损失以及酶解等反应的发生。

2. 炒与蒸对化学成分及药效的影响　炒与蒸均是加热处理，可以起到下述作用。

（1）破坏酶的活性　某些含苷类成分的中药如黄芩、槐花、杏仁、人参等，经蒸或炒后，破坏了酶的活性，可避免有效成分的分解。用加热破坏酶的方法有蒸、炒、焙。炒的温度较低，对有效成分影响较小，但却破坏了酶的活性。如炒槐花的总浸出物含量和芦丁含量分别为29.70%和5.07%，明显高于生槐花（19.10%和1.86%）。但有效成分是酶的中药，则蒸或炒等加热处理都是不适宜的。例如，雷丸的驱虫有效成分是蛋白酶，当60℃加热30min，则失去大部分活性。

（2）使苷类成分分解或产生新成分，改变药物作用　蒽醌苷类、黄酮苷类和强心苷类中药均可因蒸、炒而失去原有的药效。例如，大黄有泻下、抑菌抗炎、收敛止血等作用，其中结合蒽醌番泻苷类是泻下的主要有效成分，游离蒽醌大黄素和大黄酸有抑菌作用，大黄酚、大黄素甲醚和鞣质则有止血作用。大黄炮制成酒大黄和熟大黄后，上述成分均有所减少，但以结合蒽醌减少最多；因此，泻下作用缓和，而抑菌抗炎、收敛止血作用较强，适用于体弱和上消化道出血患者。大黄炒炭后，番泻苷类几乎破坏殆尽，但大黄酚和大黄素甲醚含量分别为生大黄的2.7倍和4.1倍，并生成了2个新成分，故有较强的止血作用。

何首乌亦有泻下作用，随着蒸制的时间延长，泻下作用逐渐减弱，直至消失；同时外表颜色逐渐加深，游离蒽醌含量递增，而结合蒽醌减少。何首乌炮制后，总磷含量增加36.9%，总糖量由5.80%增至10.84%，给去肾上腺的饥饿小鼠口服制首乌的温水浸液，能使其肝糖原的积累量升高6倍，而生首乌及其所含还原糖和非还原糖均不能使肝糖原升高。

人参经蒸制成红参后，生成红参特有成分人参皂苷 Rh_2，并使部分 S 构型的人参皂苷转变成 R 构型的人参皂苷，上述成分均可能与红参由性平变为性温、偏于补血益气的功效有关。

（3）使挥发油含量降低　炒制可使中药中挥发油含量降低，炒炭约减少 80%，炒焦约减少 40%，清炒约减少 15%。为了去除苍术的"辛燥"之性，常采用清炒、麸炒、土炒、米泔水炙等方法。上述方法均使苍术中挥发油含量减少，尤以麸炒和米泔水炙苍术减少更多，分别减少 39% 和 47%。苍术挥发油既是有效成分，又是其"燥性"物质；因此，炮制必须适度。

3. 制炭对化学成分与药效的影响　中药制炭有炒炭和闷煅炭两种方法，后一种方法适用于质地疏松、炒炭易飞扬、易放出刺激性气体的中药。制炭主要用于止血，此外，尚有止痢、利尿等作用。西医学认为，鞣质有收敛止血作用；因此，对炭药的研究主要集中在比较制炭前后鞣质含量的变化以及对凝血时间的影响。多数研究结果表明，中药制炭后，鞣质含量增高，凝血时间显著缩短，支持了"制炭止血"的理论。例如，槐米炒炭后，芦丁含量显著降低，而槲皮素含量则较生品高 10 倍，鞣质含量也较生品约高 7 倍。制炭温度和时间对鞣质含量有影响，在 190～230℃ 范围内制炭，则槐米炭中鞣质含量增高 3 倍以上，当温度超过 230℃，鞣质含量显著减少，250℃ 以上，鞣质几乎全部分解。大多数有止血作用的中药制炭后止血效果增强，也有少数反而降低，如蒲黄、地榆、大蓟等。多数中药制炭后抑菌作用减弱，但大黄对大肠埃希菌和铜绿假单胞菌仍保持与生大黄相似的抑制效能。

中药在制炭过程中，一些原有的成分被破坏了，另外一些成分的含量增加了，同时产生了新成分。鞣质的增加只能部分解释"炭药止血"的机制，有些炭药止血似有其他成分参与。例如，大黄制炭后，所含鞣质虽有部分损失，但大黄酚含量增加 1.7 倍，大黄素甲醚增加 3.1 倍，这两种成分均有明显的促血凝作用；同时，大黄炭中还比生大黄多了 2 个苷类成分。又如，荆芥炒炭后，挥发油含量显著降低，原有的 8 个成分也未能检出，但检出了 9 个新成分。进一步的研究证实，2% 的荆芥炭挥发油乳剂有明显的止血作用，而生荆芥挥发油则无止血作用。

4. 煅淬对化学成分与药效的影响　煅与淬主要用于动物甲壳、骨骼、化石及矿物类中药，其目的有三。

（1）失去结晶水，成为无水化合物，增强收敛燥湿、去腐生肌等作用。如石膏（$CaSO_4 \cdot 2H_2O$）、白矾 [$KAl(SO_4)_2 \cdot 12 H_2O$]、硼砂（$Na_2B_4O_7 \cdot 10 H_2O$）等。煅制温度一般在 300～700℃。白矾在 120°C 失去结晶水，260°C 脱水基本完全，300°C 则开始分解，至 750°C 无水硫酸铝钾（枯矾）脱硫过程大量发生，产生硫酸钾、三氧化铝和三氧化硫。枯矾药液对铜绿假单胞菌、金黄色葡萄球菌、肺炎链球菌、溶血性链球菌及真菌均有高度敏感性。

（2）增加有效成分溶出，或生成新化合物。赭石（Fe_2O_3）、磁石（Fe_3O_4）经火煅醋淬后，不仅易于粉碎，且所含铁质转化为氧化亚铁，部分转变为乙酸铁，增大了亚铁离子与其他非铁成分的溶出量。炉甘石主含碳酸锌，煅制后可生成氧化锌而具消炎、止血、生肌作用。钟乳石、鹅管石、牡蛎、石决明、龙骨等，经煅制后，所含碳酸钙一部分或全部变为氧化钙，使易于粉碎，并有利于钙质及其他成分的溶出。

（3）去除有毒物质　赭石经煅淬后砷含量显著降低；磁石经火煅醋淬后，减少了锶、铅、铬等有害元素；皂矾煅淬后减少其对咽喉黏膜的刺激性。

5. 醋制对化学成分与药效的影响　醋是易得之物，又是有机物质的良好溶剂，同时还有多方面的作用。醋制的目的主要有二。

（1）增加有效成分的溶出，增强药效。中药中所含生物碱类成分常与有机酸（如苹果酸、枸橼酸、草酸、鞣酸等）结合成盐，有的结合成不溶性复盐。由于生物碱与小分子有机酸生成的盐较大分子有机酸盐的溶解度大；因此，此类中药经醋制（醋炒、醋煮、醋蒸）后，使其中的生物碱盐转变成乙酸盐，因而增大了水溶性，有利于有效成分的煎出。例如，醋制延胡索的水煎液中总生物碱含量比生延胡索增加1倍，延胡索乙素的煎出量也增加，而且其叔胺碱含量增高，季铵碱含量降低。小鼠镇痛试验证明，醋制能增强药物的镇痛作用。醋制五味子能增加有机酸和总木脂素的煎出量。醋制香附在解除大鼠子宫肌痉挛和提高小鼠痛阈方面均明显优于生香附。

（2）降低有毒中药的毒性。醋制甘遂、芫花的目的，主要是为了降低它们的毒性和副作用。动物试验结果表明，醋制甘遂的刺激性较生甘遂约小6倍，水煎液的刺激性，前者也比后者小1~2倍；且醋制甘遂的泻下作用和毒性均比生品小。芫花经醋制后，其毒性也明显降低，LD_{50}提高1倍以上。

6. 特殊炮制方法对化学成分与药效的影响　乌头类中药（川乌、草乌、附子等）是一类重要的药物，由于含双酯型二萜类生物碱（乌头碱、中乌头碱、下乌头碱）而具强烈毒性。乌头碱能麻痹呼吸中枢和血管运动中枢，致心律不齐，对人的致死量为3~5mg，与0.5~1g中药材相当；因此，必须炮制减毒后方可服用。乌头碱类生物碱的毒性与其分子结构中C_8位乙酰化和C_{14}位苯甲酰化有关。如果乌头碱水解失去C_8位乙酰基生成相应的单酯型生物碱苯甲酰乌头胺（苯甲酰乌头原碱）、苯甲酰中乌头碱、苯甲酰下乌头碱，则其毒性明显降低，仅为乌头碱的1%~1‰；如果进一步水解为乌头胺，则几无毒性，也不引起心律失常。乌头炮制减毒主要通过加水、加热的方法使极毒的双酯型生物碱的酯键水解生成毒性小得多的单酯型生物碱或无毒的非酯型生物碱。常用的方法有水浸泡、水煮（常加甘草、黑豆等共煮）、常压或高压蒸等。多数研究结果表明，辅料并不能增加炮制解毒的效果。川乌和附子中尚含有水溶性强心有效成分去甲乌药碱和去甲猪毛菜碱，前者的强心有效浓度为10^{-9}，后者还兼有弱的升压、镇痛作用；尚含升压成分棍掌碱。上述3种成分的作用能较合理地解释附子回阳救逆的功效。它们都是水溶性生物碱，对热稳定；因此，在炮制过程中不被破坏。但若用水长时间浸泡或煮，上述成分会因溶出而损失，故以蒸法，特别是热压蒸制的方法较好。《中国药典》对制川乌的安全性和有效性是通过测定酯型生物碱含量（以乌头碱计算，不得高于0.15%）和总生物碱含量（以乌头碱计算，不得少于0.20%）来控制。前者用于保证用药的安全性；后者用于保证用药的有效性，以防炮制过度而失效。

半夏是常用的止咳祛痰、降逆止呕药。但生半夏对黏膜有强烈刺激作用，可刺激声带黏膜发炎水肿而失声，刺激消化道黏膜而引起呕吐或腹泻，故必须经炮制去毒后服用。初步研究认为，半夏的刺激性成分是3，4－二羟基苯甲醛、2，5－二羟基苯乙酸（尿黑酸）及它们的苷和半夏蛋白。前者具邻二酚羟基，后者具邻位羟基和羧基，均可与金属离子作用生成难溶性络合物。目前使用的各种半夏炮制方法中，均离不开白矾（清半夏、姜半夏）和石灰水（法半夏）。因此推测，在半夏炮制过程中，上述2种毒性成分与铝离子或钙离子作用生成难溶性络合物而失去毒性。加热亦可使半夏蛋白失活。生姜对半夏并无解毒作用，只是可加强其降逆止呕作用而已。

天南星的炮制方法及解毒机制与半夏相似。胆南星之炮制目的是取胆汁之中枢抑制和抗惊厥作用，以增强南星的祛风止痉之功效。

第六节　包装与贮藏对中药质量的影响

一、包装

中药材经加工干燥以后，要及时包装，以利运输和贮藏。药材包装不好，在运输和贮藏过程中容易发生药材散落，污染泥土等，甚至吸水返潮，直至霉烂变质。包装材料应该是清洁的，同时应具有较好的密闭性和遮光性，不易破损。包装好的药材包件上应标明药材名称、规格、重量、包件号码、发货单位和收货单位的名称，以利识别。

二、贮藏

中药材经加工、干燥以后以及购进的药材均应妥善贮藏起来，以备应用。药材的贮藏应选择高爽、干燥、空气流通的房间，搭架分层放置，经常打扫，定期检查，注意晾晒。容易受潮、走油、跑味的药材最好存放在密闭的容器内。中药在贮藏期间，因受保存条件和自然环境的影响，常会发生虫蛀、生霉、变色、走油、跑味等现象，导致中药材及饮片变质，影响或失去药效。因此，贮藏和保管好中药，也是保证中药质量的重要环节。以下叙述中药材及饮片在贮藏期间常见的变质现象及其预防措施。

1. 虫蛀　含多量脂肪油（杏仁、桃仁、酸枣仁）、淀粉（大黄、山药、白芷等）或蛋白质（多数动物药）的中药容易发生虫蛀，而含辛辣成分和含挥发油的中药则不易发生虫蛀。适宜的温度（18~32℃）和湿度（空气相对湿度在70%以上）及药材或饮片含水量（13%以上）均有利于害虫的繁殖。中药经虫蛀后，产生虫粉，不但破坏了外形，而且造成有效成分损失，因而降低了药效，甚至完全失去药用价值。过去中药界"蛀药不蛀性"或"虫蛀存性"的说法是不正确的。主要预防措施：①仓库在存货前先进行清扫、修补、粉刷和空仓消毒；②药材入库前，应当检查，凡发现虫蛀的，应拣出或进行灭虫处理；③按药材性质及易虫蛀与否分类存放，对易虫蛀药材定期检查，并保持仓库干燥通风；④定期消毒。常用的杀虫剂有氯化苦、二氧化硫气体、磷化铝和环氧乙烷。氯化苦的化学名为三氯硝基甲烷（CCl_3NO_2），它的杀虫效力确实可靠，对害虫和虫卵均有很大杀灭效果，且渗透力强，不燃烧；缺点是在室温20℃以下不易挥发，它的气体能腐蚀金属器材，散毒缓慢，有强烈的催泪作用，对人畜有剧毒。通常密闭熏蒸 2～3 昼夜，用药量为 35～50g/m³。二氧化硫通称亚硫酸气，把硫黄点燃时就可得到。它能杀灭害虫和虫卵，但对成虫作用较强，渗透力较氯化苦小，故熏蒸时间要长，一般需密封熏蒸 4～5 昼夜。二氧化硫气体用于生药的消毒或漂白是一种沿用已久的传统方法，但它对金属有侵蚀作用，对有色药材有漂白作用；而且，生药经二氧化硫气体消毒或漂白后，造成二氧化硫及其他有害元素残留，对人体有害，故已不再提倡使用。磷化铝防治虫害的效果亦较好，但应注意用量，操作人员需注意防毒措施，戴口罩、手套、防毒面罩等。环氧乙烷可与细菌、霉菌及害虫的蛋白质分子中之氨基、羟基、酚基及巯基中的活泼氢起加成反应，生成羟乙基衍生物而失活。有较强的扩散性和穿透力，对各种细菌、霉菌及昆虫、虫卵均有十分理想的杀灭作用。但环氧乙烷易燃、易爆。通常与氟里昂组成混合气体应用，具有灭菌、杀虫效果可靠、安全、操作简便等优点。

目前，一些用于粮食和食品贮藏的新技术也可用于中药的贮藏。常用的有：①气调贮藏，其原理是通过调节仓库内气体成分，充氮或充二氧化碳以降低氧含量，使仓库内含氧量低于 2%，害虫因缺氧窒息而死亡，从而保证仓库内贮藏的中药不生虫、长霉而变质。这是一种既安全又经济的方法。②应用除氧剂，其原理是在包装袋内添加除氧剂，利用其能与袋内氧产生化学反应，生成一种稳定的氧化物，从而使袋内始终保持低氧状态而不利于害虫生长繁殖。除氧剂及其生成的氧化物应该是安全、无毒的。它与真空包装和充气包装一样，主要用于小体积或贵重中药的保存。③辐射灭菌，钴（⁶⁰Co）γ 射线有极强的杀菌能力，在安全的辐射剂量范围下，即可达到彻底灭菌，而对人类无致癌性。辐射灭菌可用于中药饮片及粉末的处理。

预防中药虫蛀还有一些经验的方法，如陈皮与高良姜同放，可免生虫；泽泻与牡丹皮同放，泽泻不易虫蛀；有腥味的动物药如海龙、海马、蕲蛇等放入花椒或细辛，全蝎和大黄中放入大蒜，蛤蚧与肉桂同放，虫草与丹皮同放，均可防虫，称为对抗贮藏法。

2. 生霉　空气中的霉菌孢子落在药材表面，在适当的温度和湿度时，就会萌发菌丝，分泌酶（又称酵素），溶蚀中药的内部组织，引起化学成分的分解失效。黄曲霉菌分泌的黄曲霉毒素还是强烈的致癌物质。引起药材生霉的主要环境因素是温度和湿度。所以防霉的主要措施是保持药材干燥和仓库内较低的温度。一般药材的含水量应控制在 13% 以下，有效成分易水解的药材，如洋地黄、麦角等，则含水量应低于 6.0%。仓库的相对湿度应保持在 70% 以下，温度在 25℃ 以下。

3. 变色、走油、跑味　有鲜艳颜色的中药材，如花类、叶类，如果长期受日光的照射，就会变色；有些中药的有效成分结构中含有酚羟基，如黄酮类、羟基蒽醌类、鞣质类，则可在酶和空气中氧的作用下，发生氧化、聚合作用，生成有色物质。含有上述成分的中药均易在贮藏过程中变色，如黄芩、大黄、贯众等。中药的变色常同时伴随着有效成分的分解、氧化和聚合，因而影响中药质量，影响药效。

含有多量脂肪油的中药材，如杏仁、桃仁、柏子仁等，在温度较高的情况下，其中油分容易往外渗出，而使药材表面出现油样光泽，称为"走油"，也常同时伴随着中药的变色和变质。含有黏性糖类的中药，如麦冬、天冬、枸杞子等，在贮藏过程中，由于受潮、温度较高或长期接触空气，某些成分发生变化，表面出现油样光泽，也称为"走油"。

含有挥发油的中药，如薄荷、紫苏等，在温度较高的情况下，挥发油容易散失而香气减弱，称为"跑味"，药效亦降低。防止上述变质现象发生的有效措施是低温、干燥、密闭地贮藏中药。

此外，有的中药由于化学成分自然分解、挥发、升华而不能久贮的，应注意贮藏期限。如松香久贮，在石油醚中溶解度降低；明矾、芒硝久贮而风化失水；洋地黄、麦角久贮成分易分解等。

第三章 中药及习用品的鉴定

第一节 中药及习用品鉴定的目的和意义

如前所述，中药材商品中自古以来就存在着同名异物与同物异名的混乱现象，严重地影响到中药的品质；同时，中药材的品质又受产地以及中药材整个生产过程的各个环节（如选种、栽培、采收、产地加工、炮制和贮藏等）的影响，即使是同一来源的生药，也可因批次不同而其品质存在着差异。这样就很难保证临床应用、药厂生产以及科学研究工作所用中药材的正确性和质量。因此，有必要对所用中药材进行生药学鉴定，确定其是否符合医药上应用的要求，以保证用药的安全性与有效性。为实现上述目的，必须对中药进行真伪鉴定、纯度鉴定与品质鉴定。

一、真伪鉴定

中药的真伪鉴定（也称真实性鉴定）就是鉴定所用的药材是否与规定的或实际需要的品种相符。例如，《中国药典》规定人参是五加科植物人参 *Panax ginseng* C. A. May. 的干燥根，有大补元气、复脉固脱、补脾益肺、生津安神之功效。它是人参的正品。所谓"正品"是指原植（动）物和药用部分（即来源）均与《中国药典》规定或古代多数（或重要）本草著作记载相符的中药；反之，则为混淆品。现代研究表明，人参含人参皂苷、挥发油、有机酸、多糖等多种活性成分，对人体的中枢神经系统、心血管系统、内分泌系统、物质代谢、免疫功能等均有调节和促进作用，是目前国际上应用最为广泛的天然药物。从多年来各地发现的人参伪品看，它们与人参的来源不同，都不是五加科植物，如野豇豆（豆科）、栌兰（马齿苋科）、华山参（茄科）、商陆（商陆科）、紫茉莉（紫茉莉科）、山莴苣（菊科）、桔梗（桔梗科）、野萝菔（伞形科）等；因此，均不含有人参的活性成分，也没有人参的药理作用和功效，而且有的伪品还有一定毒性，如华山参、商陆。目前广泛用于治疗结石症的金钱草，其原植物包括5科6种，其中报春花科过路黄 *Lysimachia christinae* Hance （又称四川大金钱草）有利胆和松弛胆管括约肌的作用，因此适用于胆结石症，其他品种：旋花科马蹄金 *Dichondra repens* Forst （四川小金钱草）、豆科广金钱草 *Desmodium styracifolium*

（Osb.）Merr.（广金钱草）、唇形科连钱草 *Glechoma longituba*（Nakai）Kupr.（江苏金钱草）和伞形科天胡荽 *Hydrocotyle sibthorpioides* Lam.、破铜钱 *H. sibthorpioides* Lam. var. *batrichium*（Hance）Hand. – Mazz.（江西金钱草）多只具利尿、抑菌、使尿液变酸等作用，因而适用于泌尿道结石。但是临床中医生并不知道金钱草品种的复杂性以及不同品种间药效的差异，在处方上可能都写"金钱草"。这时，就有必要鉴定其所用中药是否与实际需要的品种相符。如果治疗对象是胆结石患者，使用过路黄是正确的，其余均属错误的品种。由于历代本草记载、各地资源与地区用语等的不同所造成的各地用药习惯不同，形成了地区性习惯用药，即"习用品"。它是与正品不同的，但在某地区使用历史较久、沿用成习的品种，实际上也属于混淆品种。习用品形成的历史原因及其对中药质量的影响如第一章所述；故亦有必要经过系统的化学成分、药理作用和临床疗效的比较研究，以明确其药用价值和应用范围，冠以正确的名称，做到一物一名。在此之前，习用品均收载在地方药物志或地方药品标准中，只限于在该地区使用。所以，某地区的习用品在其他地区则视为伪品，不得与正品混用。代用品则与习用品不同，它虽然在来源上与正品不同，但已经过系统的化学、药理和临床的研究，证明有与正品相似的化学成分、药理作用和临床疗效，并经卫生行政部门批准使用的品种，如人工牛黄代牛黄，水牛角代犀角等。进口药材的国产资源，如西藏胡黄连、白木香、新疆阿魏等也都属于代用品范畴。中药的真伪鉴定是确保临床用药安全、有效之最重要的工作。近年来多次发生因服用龙胆伪品（鬼臼）所造成的中毒事件，足以说明中药真伪鉴定的重要性。

二、纯度鉴定

生药的纯度鉴定就是检查药材中可能混入的各类杂质以及杂质的数量是否超过规定的限度。生药中存在的杂质大多数是在采收、加工、干燥、运输或贮藏等过程中混进的。例如采收时将杂草同时割取，加工时未将杂质去净，或运输过程中发生散包，导致混入泥土等杂质。有些杂质是人为地故意掺杂造成的，多见于贵重药材。例如，麝香中掺入干燥的动物肌肉、肝粉和肉桂、锁阳等粉末，番红花中掺入切成丝状的花瓣，冬虫夏草中插入草梗或竹签，羚羊角中灌铅等。进口番泻叶中也曾发现掺杂有多量的耳叶番泻叶，后者仅含极少量的番泻苷类。上述杂质的存在不仅降低了生药的品质和药效，而且杂质如果是有毒物质，还可危及病人生命。由此可见，生药的纯度鉴定同样具有重要的意义。

三、品质鉴定

生药的品质鉴定就是确定所用中药材是否符合药用标准。它包括两方面内容：①生药的有效性鉴定，即生药中所含有效成分或主要成分的含量是否符合规定；②生药的安全性鉴定，即生药中可能存在的有害物质含量是否超过规定限度。

中药的临床疗效是由其中所含有的化学物质的种类和数量决定的。因此，生药的品质优劣主要取决于有效成分（或主要成分）的含量，而有效成分的含量又受产地、采收、加工、干燥和贮藏等一系列因素的影响，尤以产地和采收时间不同所造成的影响最大。因此，即使是同一来源的生药，其有效成分含量也常常各批不同。例如，同是 9 月采收的草麻黄，山西大同产的含总生物碱 2%，而内蒙古赤峰产的仅含 1.5%；同是山西大同产的草麻黄，5 月份采收的生物碱总量为 1.25%，9 月采收的则高达 2.0%。值得注意的是，中药的品种和纯度符合规定，但不一定符合药用标准。例如，洋地黄叶中强心苷可因干燥、贮藏不当或贮藏时间过长而发生水解，导致强心作用降低，甚至完全丧失。因此，规定洋地黄叶应测定其强心效价，以确定其是否符合药用标准。由此可见，生药品质优良度鉴定是保证药物有效性的关键。

药物的安全性与有效性是同等重要的。中药材在种植、采收、加工及贮藏等过程中均可能混入某些有害物质，例如剧毒农药（有机氯类、有机磷类及拟除虫菊酯类）、重金属（Pb、Hg）及某些有害元素（As、Cd、Cu、SO_2）、黄曲霉菌及黄曲霉毒素、有害微生物等。为了保证用药的安全性，必须对上述有害物质进行检测，并规定其含量限度。《中国药典》（2015 年版）明确规定以下重金属或有害元素的含量限度：Pb≤5.0mg/kg、Hg≤0.2mg/kg、Cd≤0.3mg/kg、As≤2.0mg/kg、Cu≤20.0mg/kg；对人参、西洋参、白芍、甘草、丹参、金银花、黄芪等均增加了重金属或有害元素的测定；还增加了 SO_2 残留量测定；对陈皮、僵蚕、胖大海、桃仁等增加了黄曲霉毒素的检测，规定黄曲霉毒素 B_1≤5μg/kg，黄曲霉毒素总量≤10μg/kg。《美国药典》（USP–NF，2005）规定银杏叶中微生物污染限度为：细菌数 <10 000 个/克，霉菌及酵母菌数 <100 个/克。《中国药典》（2015 年版）对中药制剂及中药提取物和辅料亦规定了微生物污染限度。

第二节　中药及习用品鉴定的依据以及《中国药典》收载的中药材与饮片的标准

一、国家药典

药品标准是对药品的质量规格和检验方法所作的技术规定，具有法律约束力，是药品生产、供应、使用、检验部门遵循的法定依据。制定和颁发药品标准是加强药品管理，保证人民用药安全有效的一项重要措施。

药典是国家对药品质量标准及其检验方法所作的技术规定，是药品生产、供应、使用、检验、管理部门共同遵循的法定依据。《中华人民共和国药典》（Pharmacopoeia of the People's Republic of China，以下简称《中国药典》）是我国的国家药品标准，其记载的药品所规定的各个项目，对于保证药品的真实性、质量和正确应用，具有法定依据和重要参考意义。除此之外，我国曾有地方性标准，它是由省、自治区、直辖市审批、颁发的地方药品标准。这些曾经都属于法定标准，但大多数在内部发行。对本地区的药品生产等具有一定指导作用和约束力。1999 年，开始对地方标准的药品进行规一化审查工作，符合要求者上升为国家级标准，不合格者予以淘汰。2001 年 12 月，《中华人民共和国药品管理法》（简称《药品管理法》）经修订并颁布、实施，取消了地方标准。所有化学药品与生物制品标准均收载于原国家药品监督管理局（今改为国家食品药品监督管理总局）《国家药品标准》中，所有中成药及中药制剂标准均收载于原国家药品监督管理局《国家中成药标准汇编》中，该汇编共 13 册，按中医临床分类，有 1518 个品种，均为地方标准上升为国家标准的品种。今天，只有《中国药典》和《国家药品标准》及《国家中成药标准汇编》是法定标准，具有法律效力，地方标准不再执行。所有药品均必须符合《中国药典》和国家药品标准的有关规定。《日本药局方》以及一些欧美国家的药典中也记载生药或生药制剂的质量标准及其鉴定方法。这些都是作为鉴定中药真实性和质量的依据。凡《中国药典》收载的品种一律按药典规定的项目和方法进行检验，地方习用品按该地区的药品标准检验，进口药材则按输出国家的药典或其他有关标准进行检验。临床试验药品标准及企业内部执行标准均不是法定标准。

《中国药典》自 1963 年版开始，分一部和二部，一部收载中药材和成方制剂，二部收载化学药品、抗生素、生物制品和各类制剂。《中国药典》1985 年版以后，每 5 年修订 1 次。现行执行的药品标准是《中国药典》2010 年版，本版药典分一部、二部、三部。一部收载中药材、饮片与成方制剂，二部收载化学药品、抗生素，三部收载生物制品。

《中国药典》2005 年版在质量控制的严格性、科学性以及检验技术水平等方面，均较以前各版药典有了较大的提高，达到了国际先进水平。中药材普遍增加了杂质、水分、灰分、酸不溶性灰分等检查项目；增加了安全性控制指标，例如，西洋参、白芍、甘草、丹参、金银花、黄芪等增加了重金属或有害元素的测定，并采用原子吸收或电感耦合等离子体质谱等先进的测定方法，其中电感耦合等离子体质谱法（ICP - MS）是目前世界上最先进的元素分析方法，可多元素同时测定，灵敏度高，并可进行同位素分析等。明确规定以下重金属或有害元素的含量限度：$Pb \leqslant 5.0mg/kg$、$Hg \leqslant 0.2mg/kg$、$Cd \leqslant 0.3mg/kg$、$As \leqslant 2.0mg/kg$、$Cu \leqslant 20.0mg/kg$；还增加了 SO_2 残留量测定，并删除了山药、葛根等中药材或饮片"硫黄熏"的传统加工方法，以防止 SO_2 残留及 As、Hg 等有害元素的污染。新增加的测定方法有：毛细管电泳法，铅、镉、砷、汞、铜测定法，粒度测定法，可见异物检查法（原澄明度检查法），电感耦合等离子体质谱法，膏药软化点测定法，贴膏剂黏附力测定法，细菌内毒素检查法，灭菌法，以及中药质量标准分析方法验证指导原则、中药注射剂安全性检查法应用指导原则。对某些中药材的药用部位进行了合理的修订，例如，细辛茎叶含微量马兜铃酸，具肾脏毒性，而根则不含此类成分；因此，删除了地上部分，细辛仅允许以根与根茎入药。青木香亦未收载。该版《中国药典》提高了许多检验方法的专属性，例如，新增专属性 TLC 鉴别 513 项，新增专属性显微鉴别 54 项，人参的 TLC 鉴别中增加人参皂苷 Rf 这一人参特征性成分的鉴别，地肤子由齐墩果酸改为地肤子特有成分地肤子皂苷鉴别；该版《中国药典》更强调使用标准药材作对照鉴别，以增强整体专属性，新增的 513 个 TLC 鉴别中，使用标准药材对照的占 61.6%。《中国药典》2000 年版以前，山茱萸均采用 TLCS 测定熊果酸含量，缺乏专属性，《中国药典》2005 年版改为 HPLC 法测定马钱苷这一专属性成分；六味地黄系列中成药也均由过去测定熊果酸改为测定马钱苷，从而解决了六味地黄丸系列中成药的山茱萸假冒问题。该版《中国药典》更加重视检验方法的科学性、先进性与实用性。例如，满山红，由分光光度法测定芦丁含量改用 HPLC 测定止咳有效成分杜鹃素含量，可防止以添加价廉易得的芦丁来制造假药的可能；续断，由显色反应改为测定其补肝肾、强筋骨的主要有效成分川续断皂苷Ⅵ；胡黄连由有机酸显色反应改为测定其环烯醚萜苷类有效成分胡黄连苷Ⅰ与胡黄连苷Ⅱ；护肝片的原料药为北五味子，原方法是测定五味子乙素，但该成分在南、北五味子中均含有，今改为测定北五味子的特征性有效成分五味子醇甲，提高了方法的专属性与产品的有效性。该版《中国药典》强调中医药理论的整体观念，突破单一成分控制质量的模式，采用多成分或特征色谱峰群来综合控制质量。例如，丹参，过去只测定丹参酮ⅡA 的含量，该版《中国药典》增加了药材与成药中水溶性主要有效成分丹酚酸 B 的含量测定，使丹参水溶性、脂溶性有效成分全面得到控制，确保药品质量。百令胶囊，采用 HPLC 指纹图谱鉴别，以 6 个强峰与腺苷、尿苷对照品定位鉴别，整体上反映出其所含成分。此外，对 340 个显微鉴别进行全面审核和修订，选择易见、稳定、专属的显微特征，对于不同成方制剂中出现的同一药材品种，尽可能采用统一的显微特征，制剂项下已有药材薄层色谱鉴别者，删去有干扰、难判断的显微特征，而处方中有干扰、难于用理化鉴别方法鉴别的药材，则增加了显微特征鉴别。删除偶见、少见的显微特征，规范、统一了显微鉴别用名词与术语。

《中国药典》（2010 年版）一部收载中药材与饮片、植物油脂与提取物、成方制剂与单味制剂等共 2165 种，新增 1019 种（包括 439 个饮片标准），修订 634 种。在中药材及饮片项下，新增中药材品种 65 种、新增饮片 439 种，修订 359 种，收载中药饮片标准 822 个，并将功能主治等转至饮片项下，中药材不能直接用于配方及制剂。在植物油脂与提取物项下，收载共 47 种，其中新增品种 16 种，修订 22 种，基本上是制剂处方中涉及的有批准文号的提取物。在成方制剂和单味制剂项下，收载 1069 种，其中新增 499 种，修订 253 种，检验项目中鉴别项以显微鉴别和 TLC 鉴别为主，含量测定项目多改为专属性较强的 HPLC 含量测定。本版药典加强了新技术、新方法的应用，加强活性成分多成分测定，增加了指纹图谱的测定，从整体上提高中药质量控制水平。大部分品种增加 TLC 鉴别及 HPLC 含量测定，检查项增加安全性控制指标及杂质检查指标。

《中国药典》（2010 年版）一部在鉴定方法上逐步由单一指标性成分定性定量向活性成分、有效成分及生物测定的综合检测过渡，向多成分及指纹或特征图谱整体质量控制模式转化。加强了中成药活性成分的测定和整体性质量控制。新增各项鉴别 2112 项，其中显微鉴别 259 项、薄层色谱鉴别 1818 项、液相色谱鉴别 25 项、气相色谱鉴别 9 项、特征图谱 1 项；新增检查 628 项，除通则项目检查外，新增重金属及有害元素检查 8 项、毒性成分检查 32 项、其他检查 162 项；收载指纹图谱或特征图谱 7 项；新增各项含量测定 754 项，其中高效液相色谱法 709 项、薄层扫描法 12 项、紫外分光光度法 8 项、气相色谱法 24 项。禁用苯作溶剂，对所有采用苯为溶剂的分析方法均进行了修订。

此外，《中国药典》（2010 年版）一部采用了《日本药局方》的命名方法，全面更改了中药材拉丁名。其命名方法与《中国药典》（2005 年版）以前各版药典以及欧美国家药典相反，即中药材拉丁名的属名或属名＋种加词在前，药用部位在后。原植物的科名、拉丁学名主要参照《Flora of China》和《中国高等植物》。

《中国药典》（2010 年版）一部在标准项目设置中将功能主治转至饮片项下，并规范了饮片的临床标准。功能要体现治法治则，表述以中医术语为主，一般不得使用西医术语。主治病证要与功能相呼应，体现中医辨证用药的理法特色。

《中国药典》（2015 版）将在 2015 年 12 月 1 日起实施。本版药典一部收载 2598 种，其中新增品种 440 种，修订品种 517 种，不收载品种 7 种。本版药典还将上版药典的附录整合为通则，与药用辅料单独成卷作为《中国药典》四部。

二、《中国药典》（2015 年版）一部收载中药材与饮片的标准

《中国药典》（2015 年版）一部收载中药材与饮片的记载格式和规定项目如下。

中药材：

中文名

汉语拼音

拉丁名

原植（动）物的中文科名、种名及拉丁学名、药用部分、采收和产地加工。

〔**性状**〕生药的外部形态、色泽、质地、断面特征和气、味。

〔**鉴别**〕显微鉴别（组织、粉末、显微化学反应）与理化鉴别（薄层色谱等）。

〔**检查**〕杂质及其含量限度，包括有机杂质以及水分、总灰分、炽灼残渣、酸不溶性灰分、色度（如白术）、酸值与羰基值（如桃仁）、重金属与有害元素（铅、镉、砷、汞、铜等）或有机氯农药残留量（如六六六、滴滴涕、五氯硝基苯等）等。

〔**浸出物**〕水、醇或醚溶性浸出物含量。

〔**含量测定**〕挥发油、浸出物或生物碱、苷类等有效成分的测定方法与含量限度。

饮片：

〔**炮制**〕加工、切制、炮炙、炮制品及方法。

〔**含量测定**〕多与中药材相同。

〔**鉴别**〕〔**检查**〕〔**浸出物**〕与中药材相同。

〔**性味与归经**〕四气五味，有无毒性，归经。

〔**功能与主治**〕使用中医术语表达。

〔**用法与用量**〕

〔**注意**〕用药注意事项。

〔**贮藏**〕

第三节   中药及习用品鉴定的一般程序

在药品检验常规工作中，中药鉴定就是依据国家药典或有关资料规定的药品质量标准，对商品中药材、饮片或中成药进行真实性、纯度和品质优良度的检定。中药鉴

定的一般工作程序包括下述几个方面。

一、检品登记

需要检定的中药可能来自生产、供应、使用单位或行政管理部门、下一级药品检验机构，在开始检定工作之前，首先必须认真做好检品登记工作，包括送检单位、日期、送检目的、样品数量、状态与包装等。

二、取样

取样是指选取供检定用生药样品的方法。取样的代表性直接影响到检定结果的正确性。因此，必须重视取样的各个环节。

（1）取样前，应注意品名、产地、规格等级及包件式样是否一致，检查包装的完整性、清洁程度以及有无水迹、霉变或其他物质污染等，并详细记录。凡有异常情况的包件，应单独检验。

（2）从同批生药包件中抽取检定用样品的原则：中药材总包件数在100件以下的，取样5件；100~1000件按5%取样；超过1000件的，超过部分按1%取样；不足5件的逐件取样；贵重中药，不论件数多少均应逐件取样。

（3）对破碎的、粉末状的或大小在1cm以下的中药材，可用采样器（探子）抽取样品，每1包件至少在不同部位抽取2~3份样品，包件少的抽取总量应不少于实验用量的3倍；包件多的，每1包件的取样量一般规定：一般生药100~500g，粉末状生药25g，贵重中药5~10g，个体大的生药根据实际情况抽取代表性的样品。

（4）将所取样品混合拌匀，即为总样品。对个体较小的生药，应摊成正方形，依对角线画"×"字，使分为四等分，取对角两份；再如上操作，反复数次至最后剩余的量足够完成必要的实验以及留样为止，此为平均样品。个体大的样品可用其他适当方法取平均样品。平均样品的量一般不得少于作真实性、纯度和品质优良度等实验所需用的3倍，即1/3供实验室分析鉴定用，另1/3供复核用，其余1/3则为留样保存，保存期至少1年。

三、杂质检查

生药中混存的杂质包括有机杂质和无机杂质，前者是指来源相同而不符合药用要求的部分和来源不相同的有机物质，后者主要是泥土、沙石等。杂质检查的目的就是确定杂质的种类及其数量。如生药中混有的杂质与正品相似，难于从外观鉴别时，可进行显微和理化鉴别试验，证明其为杂质后，计算其含量。对个体大的生药，必要时可破开，检查有无虫蛀、霉烂或变质情况。杂质检查所用的样品量，一般按生药取样法称取。

四、真实性鉴定

中药的真实性鉴定，包括性状、显微、理化鉴别等项目，在有条件时应与标准生药作对照比较。依据生药的性状特征去鉴定生药的真伪仍然是最常用、简便而有效的方法，但中药材的外部形态也可因产地、加工方法的不同而多少有些差异，而药典及其他文献描述的均是典型样品的性状特征，此时可结合显微或理化的方法予以鉴定。对于某些多来源的生药，由于不同种间的药材性状、显微特征和化学成分均十分相似，如黄芪、甘草等，则只需确定其是否为正品就足够了。如遇到不能确定样品的原植（动）物来源时，则必须从中药材的商品流通渠道深入到产地做进一步的调查研究。

五、有效性鉴定（有效成分含量测定）

生药中有效成分、浸出物或挥发油的含量是评价生药品质优良度的主要依据。对有效成分（或主要成分）明确的中药材，《中国药典》一般都规定了含量测定方法和品质标志；但大多数生药的化学成分，特别是有效成分，目前都还不十分清楚，对于此类生药多规定其浸出物含量；对于含挥发油的生药则一般规定了挥发油的含量测定。对于少数生药中有效成分尚无适当的理化分析方法或理化分析结果不能真实反映其药效的，如洋地黄叶，则规定用生物学的方法测定其药理作用强度（效价）。

六、安全性鉴定（有害物质检查）

药物的安全性与有效性是同等重要的。中药材在种植、采收、加工及贮藏等过程中均可能混入某些有害物质，例如剧毒农药（有机氯类、有机磷类及拟除虫菊酯类）、重金属（Pb、Hg）及某些有害元素（As、Cd、Cu、SO_2）、黄曲霉菌及黄曲霉毒素、有害微生物等。为了保证用药的安全性，必须对上述有害物质进行检测，并规定其含量限度。《中国药典》（2010 年版）明确规定以下重金属或有害元素的含量限度：Pb≤5.0mg/kg、Hg≤0.2mg/kg、Cd≤0.3mg/kg、As≤2.0mg/kg、Cu≤20.0mg/kg；对常用中药西洋参、白芍、甘草、丹参、金银花、黄芪等均增加了重金属或有害元素的测定；还增加了 SO_2 残留量测定。《美国药典》（USP－NF，2005）规定银杏叶中微生物污染限度为：细菌数＜10000 个/g，霉菌及酵母菌数＜100 个/g。《中国药典》（2010 年版）对中药制剂及中药提取物和辅料亦规定了微生物限度。

七、报告

按照送检目的，完成了上述有关项目的检验后，必须根据实验结果对检品的真实性、纯度或品质优良度下"合格或不合格""符合或不符合规定"以及"能否供药用"的结论。上述各项检定项目均必须有完整的、真实的和原始的检验记录，以备审核。经部门主管审核后，签发报告书，并做好检品留样工作。药品检验机构签发的报告书具有法律责任。如果送检单位对该检验结果有疑问或经检定合格的中药在使用过程中发生了中毒、死亡等医疗事故，则需将留样观察之样品送上一级药品检验机构作仲裁检验。

第四节　中药及习用品鉴定的方法

中药鉴定的任务包括真伪鉴定、纯度鉴定和品质鉴定。不同的鉴定目的、不同类型和状态的中药样品，所采用的方法也不尽相同，现分述于后。

一、真伪鉴定

真伪鉴定就是确定所使用的中药材是否与规定的或实际需要的品种相符。对于完整的中药材或典型的饮片，可依据其性状特征予以鉴定；对于不完整或粉末状的中药材则必须采用显微的或理化的方法予以鉴定。不管是哪一种方法都有其一定的局限性；所以，上述三种方法必须互相结合、相互补充，以达到准确鉴定的目的。近年来研究报道较多的生药鉴别方法"DNA 分子遗传标记法"，虽然有其优点和特色，但还不是法定方法。

（一）性状鉴别

又称宏观鉴别法或直观分析法，它主要是利用人体的感觉器官，去观察中药材的外部形态和性质（即性状）去鉴定中药的真伪。中药材的性状，是指中药材的原植（动）物鉴定清楚以后，根据标准药材（即经过简单加工的药用部分）的形性而制定或描述的鉴别特征，包括药材的形状、大小、色泽、表面特征、质地、折断现象、断面特征以及气、味等。

植物药以种子植物占多数，依据药用部分可分为根、根茎、藤茎、木、皮、叶、花、果实、种子及全草等类。各类中药材在外形上有一定的共同点，即具有一般形态规律；但各类中药材由于植物来源不同及中药材本身所含化学成分不同等因素，在外形和气味上又各有一定的特异点。通过实践，掌握各类生药的一般形态规律和各生药的形性特异点，并参照药典、地方药品标准或有关专业书籍所描述的性状，就能较正确地鉴别生药。

中药材的性状鉴别，主要是利用感官眼、手、鼻、口，通过看、摸、嗅、尝等方法，去观察完整的中药材及饮片。所谓"看"，就是仔细观察中药的形状、大小、色泽、表面和断面特征等，并以一些简单的词语来形容。例如观察外形时，常用头（根、根茎的上端）、芦（根端缩短的根茎）、身（主根部分）、梢（根下部或分枝）、须（须根或小根）、纹、皱、槽、沟、连珠（根、根茎膨大部成连珠状）等描述；观察断面特征或饮片时，常用心（中心部）、菊花纹、车轮纹、云锦纹、网纹（均指断面呈现的各种纹形）、朱砂点（红棕色油室）、粉尘（指淀粉）、霜（指析出的结晶）等词形容。所谓"摸"，就是用手触摸生药，以判断生药的质地及折断现象，通常用硬软、结松、轻重、韧脆、弹柔以及粉质、角质、油润、绵性、柴性、黏性等词来形容。"嗅"是直接嗅闻完整的生药，或于剥碎、搓揉、折断时所能闻到的气感。"尝"是用舌尖接触生药表面，或取少量入口咀嚼能感觉到的味感（剧毒药尝味要小心，尝后立即吐出并漱口），包括甘、酸、苦、辣、咸、涩、淡 7 味。舌头的不同部位对不同味道的味感灵敏度是不同的，舌尖对甜的、舌根对苦的、两前侧对酸的、两后侧对咸的较为敏感，口尝时应注意让不同味感的药液充分与上述部位接触。广大药工在长期实践中，用感官识别中药材积累了丰富的经验，所以，性状鉴别法又称为"经验鉴别法"。例如，党参"皮松肉紧有狮子头"，海马"马头蛇尾瓦楞身"，何首乌断面有云锦纹，粉防己断面有车轮纹，苍术断面有朱砂点，均能生动地表现出鉴别特征。由于生药气味的浓淡常与其所含化学成分的多寡有关，故性状鉴别有时也能粗略地评价生药的品质优劣。例如，丹皮以皮细肉厚、亮银星（牡丹酚结晶）多者为佳，甘草、党参以味甜为佳，乌梅、木瓜、山楂以味酸（含有机酸）者为佳，黄连、黄柏以色愈黄、味愈苦（含小檗碱）为佳，肉桂以富油性、香气浓、味甜辣（含挥发油）为佳，荜茇、黑胡椒以味辛辣为佳等，都有一定的科学道理。此外，对于动物类、矿物类和树脂类生药还常利用火烧、水试等方法鉴别其真伪。对于传统鉴别经验应加以重视，并与现代科学方法结合起来，不断提高鉴定水平。

（二）显微鉴别

生药的显微鉴别又称微观鉴别法，主要是利用显微镜观察植（动）物中药材内部的组织构造和表面的微观特征以鉴定真品、类似品或代用品的一种方法。原植（动）物亲缘关系相近的生药，其内部组织构造有着一定的共同点，即相同科属来源的中药材有一些共同的组织构造特征；而生药的原植（动）物品种不同，其组织构造特征又总是存在着某些差异，而且这种差异相对地是比较稳定的。因此，通过观察和比较生药的内部组织构造以及细胞的形状、大小和排列状况、细胞壁和细胞内含物的性质、各种晶体及其分布，可以准确地鉴别生药。显微鉴别法通常应用于单凭性状不易识别的中药材，性状相似不易区别的多来源中药材，破碎中药材，饮片以及用粉末中药制成的丸、散、片、丹等中成药和蜜源的鉴定。

显微鉴定是一门专门技术，需要有植物解剖、植物显微化学的基本知识和显微标本片的制作技术，其一般方法如下。

首先要根据观察的对象和目的，选择具有代表性的生药，制作不同的显微标本片。一般用徒手、滑走或石蜡切片法制作标本片。对于植物性中药材，如根、根茎、藤茎、皮、叶等类，一般制作横切片观察，必要时做纵切片；果实、种子类需制作横切片及纵切片观察；木类需制作横切、径向纵切和切向纵切三个切面。鉴定叶、花、果实、种子、全草等类生药，可取叶片、花萼、花冠、果皮、种皮制作表面片，以观察各部位的表面（皮）特征；也可将生药或切碎的生药经粉碎后（或直接取粉末）制作粉末片进行观察。有时为了观察某些细胞、组织如纤维、石细胞、导管、乳管等，可按不同部位（如皮部、木质部、髓等）分别制作解离组织片，以确定其存在的部位及细胞的完整形状与大小等。常用的组织解离液有 5% 氢氧化钾溶液和硝酸 - 铬酸溶液（又称硝铬酸），前者适用于薄壁组织的解离，后者适用于木化厚壁组织的解离。经硝酸 - 铬酸处理后，细胞内含物不复存在，也不适于做木化反应。对于粉末生药或由粉末生药制成的中成药，可直接取目的物，选用不同的试液制片，观察粉碎的、具有鉴别意义的组织、细胞及细胞内含物等显微特征。

观察生药组织切片或粉末中的细胞内含物（又称后含物）时，一般用甘油 – 醋酸试液或蒸馏水装片观察淀粉粒，并利用偏光显微镜观察未糊化淀粉粒的偏光现象；用甘油装片观察糊粉粒；如欲观察菊糖，可用水合氯醛液装片不加热立即观察。为了使生药组织切片或粉末的细胞、组织能观察清楚，需用水合氯醛液装片加热透化，以使收缩的细胞壁恢复原状并溶解和除去细胞中含有的色素、油脂、多糖等物质以及气泡。方法是：取切片或粉末少许，置载玻片上，滴加水合氯醛液，在小火焰上微微加热透化，并注意续加水合氯醛液防止蒸干，至透明清晰为度。为避免放冷后析出水合氯醛结晶，可在透化后滴加稀甘油少许，再加盖玻片。

观察细胞和内含物时，常需测量其直径、长度（以微米计），作为鉴别依据之一。测量可用目镜测微尺进行。先将目镜测微尺用载台测微尺标化，计算出每 1 小格的微米（μm）数，应用时将测得目的物的小格数乘以每 1 小格的微米数，即得欲测定物的大小。测量微细物体宜在高倍镜下进行，测得的结果比较准确；测量较大的物体也可在低倍镜下进行。测量数值必须在观察一定数量的标本后，用最小值～常见值～最大值表示，有时候在最小值和最大值前后用括号表示偶见的最小值和最大值，如（5）10～35～80（120）μm。

为了鉴定某些亲缘关系相近、组织构造差别甚微的中药材，可以测定一些显微常数，如气孔指数、栅表比和脉岛数等。

此外，尚可利用适当的化学试剂进行显微化学反应，鉴定细胞壁和细胞内含物的性质，如纤维素性、木质化、木栓化、角质化与淀粉粒、糊粉粒、草酸钙结晶还是碳酸钙结晶等；还可对生药中主要化学成分进行定性，并确定其存在部位及含量多寡的次序。

（三）理化鉴别

利用物理的或化学的方法对生药中所含的主要化学成分或有效成分或特征性成分进行定性分析，用于生药的真伪鉴定，应用日益广泛。近年来，现代分析仪器迅猛发展，为中药鉴定提供了许多快速、简便而准确的方法。特别对不同科属来源的生药与同名异物混淆品，由于所含化学成分类型往往不同，理化鉴别是一种简便、快速、有效的方法。即使是相同科属来源的近缘品种或类似品，虽然种间所含主要化学成分类型相同，但在化学成分的结构和含量方面均可能存在差异，通过比较它们的薄层色谱、高效液相色谱、气相色谱和紫外吸收光谱等图谱间的差异，也可用于这些生药的鉴别。必须注意的是，生药中所含化学成分易受产地和采收时间的影响，同一生药的不同样品间，上述理化鉴别特征可能会有一些差异；因此，生药的理化鉴别方法仍必须与性状鉴别和显微鉴别等方法互相结合，全面比较，综合评价，才能得到正确的结论。现扼要阐述生药理化鉴别的各种方法。

1. 化学定性反应　可将适当的试剂直接加到药材表面或切片上。例如，加碱液到大黄表面可显红色（蒽醌类反应），加1%钒酸钠的硫酸溶液于马钱子胚乳切片上迅显紫色（番木鳖碱反应）。但大多数情况，是用适当溶剂和方法将生药中的某类成分提取出来，再将提取液置于试管中，加入适当的试剂使产生颜色反应或沉淀反应。例如含生物碱类成分中药材的酸水提取液，加入生物碱沉淀剂应产生相应的沉淀反应。也可将生药提取液滴于白瓷点滴板、滤纸片或薄层板上，加入1滴试剂观察其颜色反应。这种方法远较试管法灵敏，也节约试剂和样品。化学定性反应所选用的方法应有较好的专属性和较高的灵敏度，还应注意杂质的干扰和假阳性反应的产生。例如，生物碱类成分的碘化铋钾沉淀反应，常可因蛋白质、甾体或具 α，β 不饱和酮结构等类成分的存在而产生假阳性反应，故需将生物碱提取液进一步纯化后再进行。

2. 微量升华　利用生药中含有的某些化学成分，在一定温度下能升华的性质获得升华物，在显微镜下观察其形状、颜色以及化学反应。例如，大黄的游离蒽醌、牡丹皮的牡丹酚、薄荷中薄荷醇、斑蝥中斑蝥素、儿茶中儿茶素、茶叶中咖啡碱均可用微量升华方法得到不同形状的升华物。升华物的结晶形状与升华温度有关。具体方法如下：取金属片安放在有圆孔（直径约2cm）的石棉板上，金属片上放一小金属圈（高度约0.8cm）对准石棉板上的圆孔，圈内加入中药粉末使成一薄层，圈上放一载玻片。在石棉板下圆孔处用酒精灯徐徐加热（火焰距板约4cm）数分钟，至粉末开始变焦，去火待冷。可见有升华物附着在上面的玻片。将玻片取下反转，在显微镜下观察结晶形状，并可加适当试剂，观察其反应。必要时亦可用显微熔点测定器测定结晶的熔点。由于升华物的结晶形状与升华温度有关，所以同一升华反应可得到不同晶形的升华物。为此，可采用熔点测定器的加热台代替酒精灯火焰加热方式，以载玻片代替金属片，其余按上述方法进行。这样，就可准确控制升华温度，比较不同温度下升华物的结晶形状，并可提高结果的准确性和重现性，亦可同时进行数个样品的微量升华反应。

3. 荧光分析　利用生药中所含某些化学成分，在紫外光或日光下能产生一定颜色荧光的性质，作为生药真伪鉴别的一种简易方法。通常可直接取生药的切片、断面或粉末在紫外光灯下观察荧光反应，例如黄连断面木部显金黄色荧光，大黄粉末显深棕色荧光。也可取生药的适当溶剂浸出液置白瓷点滴板上，或将浸出液点于滤纸片上，待溶剂挥干后，置紫外光下观察，例如秦皮的水浸液显天蓝色荧光（可见光下亦明显）。有些生药本身不产生荧光，但以酸或碱，或经其他化学方法处理后，可使某些成分在紫外光下产生荧光。例如芦荟溶液与硼砂共热，所含芦荟素即起反应而显黄绿色荧光；枳壳的乙醇浸液点于滤纸片上，干后喷0.5%乙酸镁-甲醇溶液，烘干后显淡蓝色荧光。当生药表面附有地衣或霉菌时，也可能有荧光出现，因此荧光分析还可用于检查生药的变质情况。此外，尚可利用荧光显微镜观察生药的荧光以及化学物质存在的部位。

4. 色谱法　又称层析法，是分离天然化学物质和合成有机物质的一种重要方法。由于不同生药中所含化学成分的种类和数量存在差异，故可通过比较不同生药间或待鉴定生药与标准对照生药间的色谱图，或通过鉴定生药中主要化学成分的存在，用于生药的真实性鉴定。根据色谱分离的原理可分为吸附色谱、分配色谱、离子交换色谱、排阻色谱（凝胶渗透色谱）等，按照色谱方法不同又可分为柱色谱、纸色谱、薄层色谱、气相色谱、高效液相色谱等，中药鉴定中应用较多的是后4种方法。

（1）纸色谱与薄层色谱法　纸色谱（paper chromatography，PC）是以色谱滤纸为载体，以纸上所含水分或其他物质为固定相，以单一或混合有机溶剂为流动相进行展开的一种分配色谱法。主要用于糖类、苷类、氨基酸类等水溶性成分的分离。常用的展开剂是正丁醇-醋酸-水（BAW）系统。由于纸色谱所需的展开时间较长，分离效果较差，斑点易扩散和拖尾，亦不能使用腐蚀性显色剂等缺点，现已较少应用。

薄层色谱（thin layer chromatography，TLC）是将吸附剂或载体涂布于大小适宜的玻璃板或铝箔上，使成一均匀薄层，色谱过程在薄层上进行。它是目前应用最为广泛的色谱方法，其中又以硅胶薄层色谱法应用最为普遍。近年来，由于高效吸附剂和薄层扫描仪以及仪器化的自动薄层涂布器、点样器、摄像装置等的应用，极大地提高了分离效果、检出灵敏度、准确性和重现性，使薄层色谱法已成为生药真伪鉴定和品质评价不可缺少的手段。

纸色谱和薄层色谱中被分离成分在色谱图中的位置是定性的基础，通常用比移值（R_f）来表示。

$$R_f = \frac{原点中心至斑点中心的距离}{原点中心至流动相前沿的距离}$$

由于层析过程中影响比移值的因素较多，例如吸附剂性质与展开剂极性、薄层厚度、展开方式（垂直或倾斜）、展开距离、色谱容器内溶剂蒸气的饱和程度、环境温度、点样量等。为了得到重复的比移值，就必须严格控制层析条件。但在不同实验者之间进行对照是困难的，因为他们的实验条件不可能完全一致。因此，可采用相对比移值（R_{st}）来表示。

$$R_{st} = \frac{原点中心至斑点中心的距离}{原点中心至参考物质斑点中心的距离}$$

参考物质可以是另外加入的标准物质，也可直接以样品混合物中的一个组分作参考。相对比移值可消除不少系统误差，具有较好的可比性。

在生药鉴定中，通常采用在相同的实验条件下，与对照物（标准化学物质或标准生药）比较，以确定其异同。首先要根据生药中所含主要化学成分的性质，选择适当的方法将生药制备成点样溶液，再选择适当的吸附剂和展开剂，经层析获得斑点圆正、清晰，分离度好和 R_f 值适中、稳定的色谱图。同时选用已知的主要成分化学纯品或标准生药的相同提取物，与待鉴定生药的样品溶液点样于同一块薄层板上，经展开后，用一定的方法显色，样品应与对照品或标准生药有相同的斑点，且斑点的颜色（或荧光）和 R_f 值也应相同。如果将主要成分斑点刮取，经适当溶剂洗脱后，测定两者的紫外吸收光谱，也应完全相同。人参、西洋参和三七均来源于五加科人参属植物，三者的化学成分和显微特征均极相似。但人参含人参皂苷 R_f，西洋参不含；西洋参含伪人参皂苷 F_{11}，人参不含；三七主要含人参皂苷 Rb_1、Re 和 Rg_1，且以 Rg_1 含量最高，故应用薄层色谱法可准确鉴别三者及其制剂（图3-1）。薄层色谱图也可选用适当的条件用薄层扫描仪绘制薄层扫描图谱（图 3 - 2）。

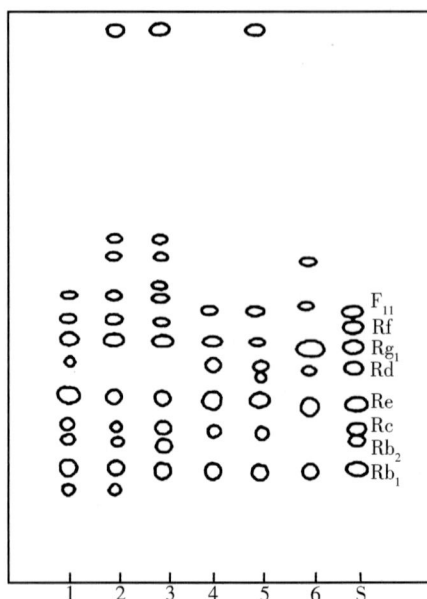

图 3 - 1　人参、西洋参与三七的硅胶薄层色谱图

1. 生晒参　2. 红参　3. 朝鲜红参　4. 西洋参（进口）　5. 西洋参（国产）　6. 三七

S. 对照品：由下而上依次为人参皂苷 Rb$_1$、Rb$_2$、Rc、Re、Rd、Rg$_1$、Rf 和伪人参皂苷 F$_{11}$

展开剂：三氯甲烷 - 乙酸乙酯 - 甲醇 - 水（体积比 15：40：22：10，5 ~ 10℃放置 12h 以上）下层液

显色剂：10% 硫酸乙醇溶液，105℃加热数分钟至斑点清晰，置紫外灯（λ_{365nm}）下观察

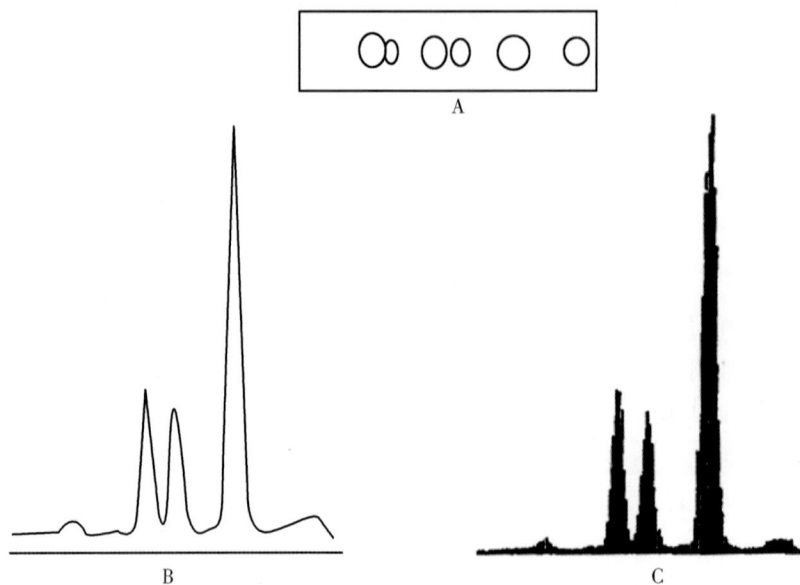

图 3 - 2　金银花（忍冬）的薄层色谱图与薄层扫描图

A. 薄层色谱图　B. 线性扫描　C. 锯齿扫描（λ_s 324nm，λ_R 400nm）

（2）气相色谱法（gas chromatography，GC）　本方法主要用于含挥发性成分的生药的鉴定，其分离效果、精密度和重现性均较薄层色谱法好。可用于生药鉴定的数据主要是保留时间（t_R）和相对百分峰面积。应用气相色谱－质谱联用仪则可同时对被分离的色谱峰进行分析，通过计算机检索，可快速鉴定成分，是含挥发油生药真伪鉴别和品质评价不可缺少的手段。例如，对各种砂仁及其混淆品的气相色谱－质谱分析发现，正品砂仁如阳春砂仁、绿壳砂仁和缩砂所含挥发油成分相似，主要成分均为乙酸龙脑酯、樟脑，还发现豆蔻属（*Amomum*）果实的外部形态与挥发油的主要成分有相关性：果皮具软刺的，主要含乙酸龙脑酯，如阳春砂仁、绿壳砂仁、缩砂、海南砂仁、长序砂仁等；果皮无软刺而仅具纵条纹或狭翅的，主要含桉油精，如山姜；果实形态介于二者之间的，含油率一般较低，主要含橙花叔醇、金合欢醇等，如红壳砂。（图3-3）上述结果不但可作为砂仁类生药真伪鉴定的依据，还可指导寻找新的药物资源。

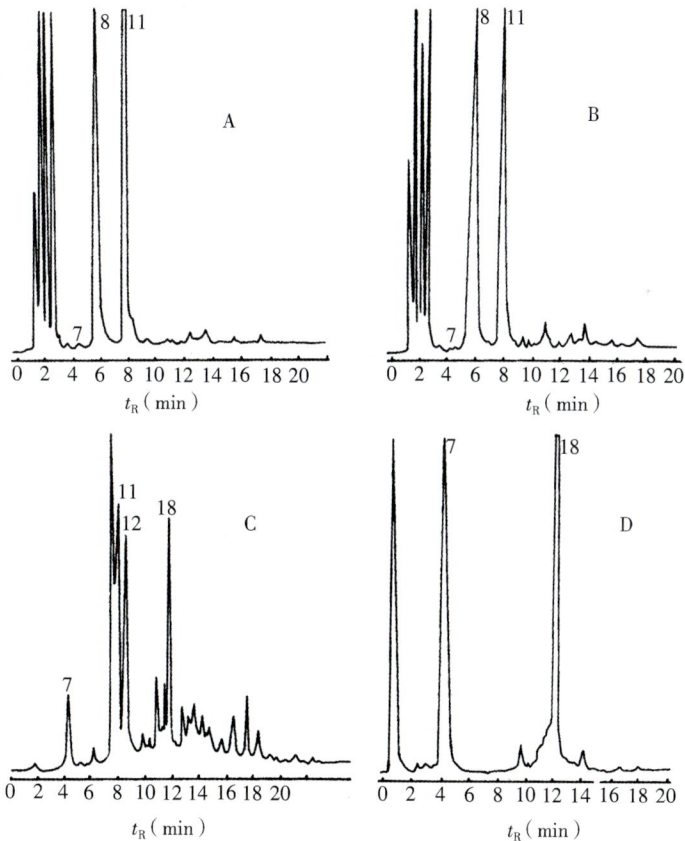

图3-3　砂仁及其混淆品的气相色谱图
A. 阳春砂仁　B. 绿壳砂仁　C. 海南砂仁　D. 红壳砂仁
7. 芳樟醇　8. 樟脑　11. 乙酸龙脑酯　12. α-胡椒烯　18. 苦橙油醇

（3）高效液相色谱法（high performance liguid chromatography，HPLC）　本方法不仅具有快速、分离效率高、仪器化等特点，而且其适应范围广，流动相可选择范围宽，色谱柱可反复使用以及组分易收集等优点，已成为天然药物成分分离和定性、定量分析不可缺少的工具。根据生药中主要化学成分的性质，制备适宜的样品溶液，选择适当的色谱柱和分析条件即可进样分析。其中以反相液相色谱的应用尤为广泛，可用于分离非极性、弱极性和极性化合物。高效液相色谱图中各色谱峰的保留时间、相对百分峰面积以及主要色谱峰的紫外吸收光谱等，均可作为生药真实性鉴定的指纹资料。例如，人参、西洋参与三七均为五加科人参属植物，三者所含皂苷类成分也极相似；但人参含人参皂苷 Rf，西洋参与三七均不含有；而西洋参另含伪人参皂苷 F_{11}，三七另含三七皂苷 R_1等（图 3－4）。将主要组分收集后进行光谱分析，则可确定该组分的化学结构，也可加入已知标准品进行共色谱分析，用于鉴定各色谱峰的化学组成。高效液相色谱也是中药材及其制剂质量分析的常用方法。

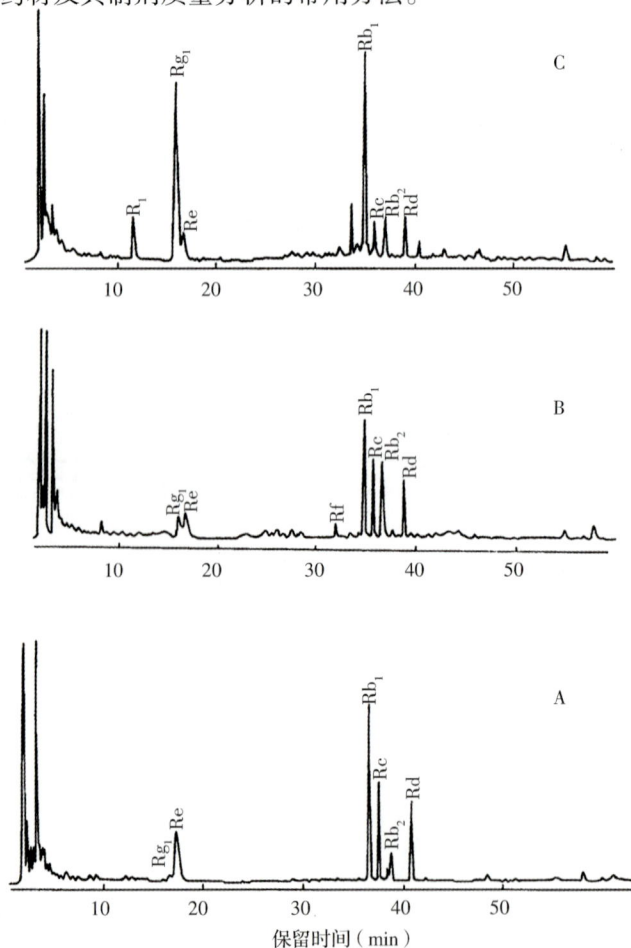

图 3－4　人参、西洋参和三七的高效液相色谱图

A. 西洋参　B. 人参　C. 三七

5. 电泳法　带电质点（分子、离子或胶体颗粒）在电场作用下，向与其所带电荷相反的电极移动，称为电泳（electrophoresis）。由于不同物质所带电荷性质、大小以及分子量和形状的不同，故在一定的电场作用下，它们的移动速度也不相同，因而得到

分离。常用迁移率（或泳动度）来表示。迁移率的定义是带电质点在单位电场强度下的泳动速度，即：

$$迁移率 = \frac{质点的泳动距离 \times 支持物的有效长度}{加在支持物两端的实际电压 \times 通电时间} \left[cm^2/(V \cdot s) \right]$$

有鉴于纸色谱和薄层色谱中关于比移值的概念，有人将其引用于电泳法中，将迁移率改写成：

$$迁移率 = \frac{质点移动距离}{指示剂移动距离}$$

并根据谱带染色深浅（即含量高低）将谱带分为一级（深）、二级（中等）、三级（浅）和四级（扩散）谱带，按各谱带在电泳图谱中所处的位置，将电泳图谱三等分为 A、B、C 三区，泳动最快的在 C 区（图3-5，图3-6）。如采用凝胶成像紫外分析仪进行检测，则可以得到与薄层扫描图与高效液相色谱图相类似的电泳图谱，大大地提高了方法的灵敏度、准确度与可重复性（图3-7）。影响迁移率的主要因素有：各成分所带电荷的性质和电荷的数目、分子的大小和形状、电场强度、缓冲液的离子浓度、电渗等。电泳法具有设备简单、操作方便、样品用量少、分辨率高、专属性强、重现性好等特点，广泛应用于生物学和生物化学领域。

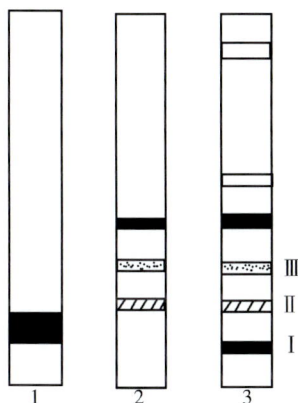

图3-5　蛤蚧及其伪品的乙酸纤维素薄膜电泳图谱
1. 蛤蚧　2. 壁虎　3. 马鬃蛇
Ⅰ. 一级带　Ⅱ. 二级带　Ⅲ. 三级带

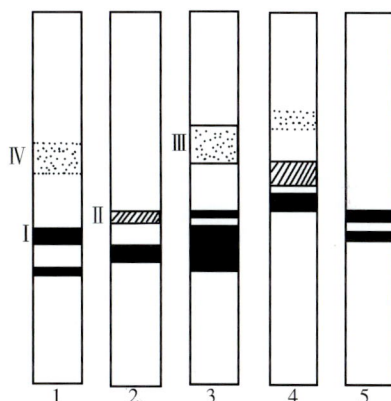

图3-6　5种胶类的聚丙烯酰胺凝胶电泳图谱
1. 龟板胶　2. 鹿角胶　3. 海龙胶　4. 阿胶　5. 杂皮胶
Ⅰ. 一级带　Ⅱ. 二级带　Ⅲ. 三级带　Ⅳ. 四级带

由于生药中也含有带电荷成分，如氨基酸、多肽、蛋白质和核酸等，不同品种间上述成分的组成、分子量、电荷性质和电荷大小均存在差异；因此，在同一电场作用下，它们的泳动速度不同。不同的生药有不同的电泳图谱，结合谱带数目、迁移率和染色的深浅，可用于生药的真实性鉴定和原植（动）物的品种鉴定，尤适用于种子类、果实类和动物类生药的鉴定。其中以乙酸纤维素薄膜电泳和聚丙烯酰胺凝胶电泳应用较为广泛。近年来，对杏仁、桃仁、车前子、沙苑子、砂仁、蛇床子等数十种种子类和果实类生药及其混淆品的电泳分析结果表明，电泳法是此类生药真伪鉴定的有效方法，其电泳图谱亦不受产地和贮藏时间的影响。动物类生药的鉴别目前仍主要依靠传统的形态学方法。由于动物药富含蛋白质，而不同动物又含有不同的遗传物质 DNA；因此，由 DNA 控制合成的蛋白质也就不同。据此，可应用电泳法对其进行品种鉴定。已对蛤蚧、水蛭、熊胆、白花蛇、乌梢蛇、蜈蚣、地龙等以及动物胶类进行过电泳法鉴别研究（图 3 - 5，图 3 - 6）。不同生药，正品与混淆品之间，电泳图谱存在明显的差异，易于鉴别，且重现性好。对根类和根茎类的电泳法鉴别也展示了良好的应用前景。（图 3 - 7）

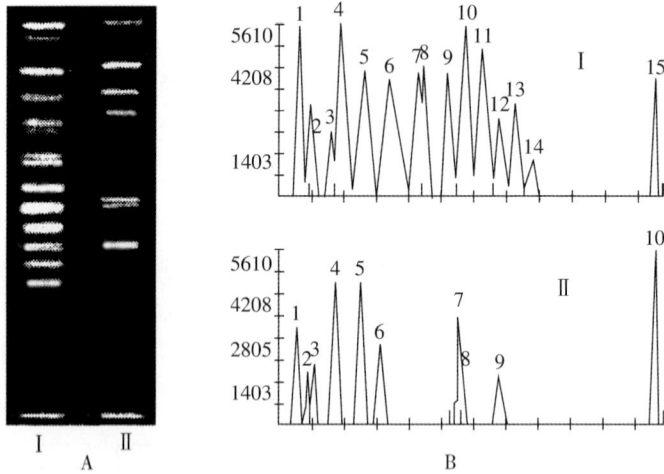

图 3 - 7　黄精与玉竹的蛋白质电泳图谱
A. 染色电泳图谱　B. 紫外分析电泳图谱　Ⅰ. 黄精　Ⅱ. 玉竹

6. 光谱法　物质溶液对于不同波长的光线的吸收能力是不同的，利用分光光度计将不同波长的单色光连续通过该溶液，就可得到该物质的吸收光谱。每种物质都有其特定的吸收光谱，是天然化合物结构鉴定的重要依据之一。不同科属来源的生药所含化学成分的类型常常不同，而同属不同种间所含化学成分的分子结构和含量也可能存在差异；因此，它们的各种提取物测得的吸收光谱在峰数、峰位、相邻峰高比和肩峰等方面均可能存在一定差异。中药中所含成分一般都很复杂，一种中药少则含数种，多则数十种甚至百余种成分，因此，一种中药提取物所测得的吸收光谱应是各种成分吸收光谱的叠加。但对于每种中药来说，只要它所含各种成分的种类和含量基本相同，则这些成分的叠加光谱应该是稳定的。因此，可用于中药的真伪鉴别，尤适用于不同科属来源的同名异物混淆品种的鉴别（图 3 - 8）。

在中药真伪鉴定中，目前应用最多的是紫外吸收光谱。可以通过比较样品和标准中药的甲醇提取液或一定浓度乙醇的中药提取液的紫外吸收光谱异同，用于中药真实性鉴定。对于亲缘关系相近的中药材，则可能要通过比较几种不同极性的溶剂（如石油醚、乙醚或三氯甲烷、甲醇或乙醇、水）的中药材提取液的紫外吸收光谱才能得到准确鉴别。由于紫外光谱峰形简单，可供鉴别的特征少，一些中药材的紫外光谱相似而难于鉴别时，则可通过比较上述提取液的一阶或二阶导数光谱。由于导数光谱能排除光谱间的干扰，检出重叠的吸收峰和肩峰，在中药真伪鉴别和有效成分含量测定方面的应用日渐增多（图3-9）。

红外光谱的专属性较高，几乎没有2个有机化合物的红外光谱是完全相同的。如测得的红外光谱完全相同，则可认为是同一化合物。因此，红外光谱用于确证中药中的已知成分无疑是有用的。近年来，人们对红外光谱法在中药鉴定中的应用也进行了许多研究，结果表明，生药的适当溶剂提取物（或粉末）的红外光谱在种内是比较稳定的，而种间差异又是显著的。因此，可用于中药材的真实性鉴定。例如，应用红外光谱法可鉴定进口血竭及其加工时的掺伪物质，如达玛树胶和松香。血竭的红外光谱特征吸收峰是$1610cm^{-1}$和$1120cm^{-1}$，后者为第一强峰；达玛树胶的特征峰为$1707cm^{-1}$，松香的特征吸收峰是$1692cm^{-1}$。从手牌血竭和皇冠牌血竭的红外光谱可以看出，两种规格的血竭的特征吸收峰一致，同时均出现达玛树胶的特征峰，表明两种血竭在加工时均掺入了

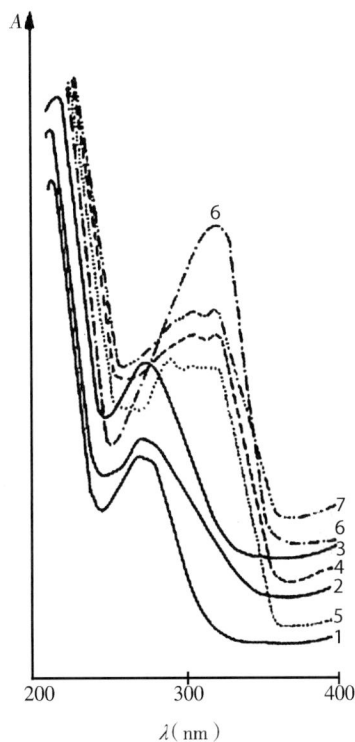

图3-8　大黄及其伪品的紫外吸收光谱图

1. 掌叶大黄　2. 唐古特大黄　3. 药用大黄
4. 河套大黄　5. 藏边大黄　6. 华北大黄
7. 天山大黄

达玛树胶（图3-10）。人参和西洋参均含人参皂苷 Ro、Rb_1、Rb_3、Rc、Rd、Re、Rg_1和Rg_2，但人参中以Rg_1的含量最高，且含有西洋参不含有的皂苷 Ra、Rf 和20-glc-Rf；而西洋参中含量最高的是Rb_1，且含人参不含有的伪人参皂苷F_{11}。因此，人参和西洋参的乙醇（或水）提取物的红外光谱极为相似，但又存在一些差别，主要表现在：人参的$1070cm^{-1}$吸收峰强度小于或等于$1720cm^{-1}$吸收峰，而西洋参$1070cm^{-1}$吸收峰强度明显大于$1720cm^{-1}$吸收峰。据此，可以鉴别是西洋参还是人参（图3-11）。上述结果与薄层色谱法鉴定结果完全吻合。即使对同一植物来源的白芍和赤芍，由于生长条件和加工方法不同，两者的石油醚、乙醚和水提取物的红外光谱既有许多相似之处，又存在着一定的差异，因而可以得到鉴别（图3-12）。必须注意的是：紫外光谱法和红外光谱法只能作为中药鉴定的辅助方法，仍必须与其他鉴别方法相结合，才能得出正确的结论。

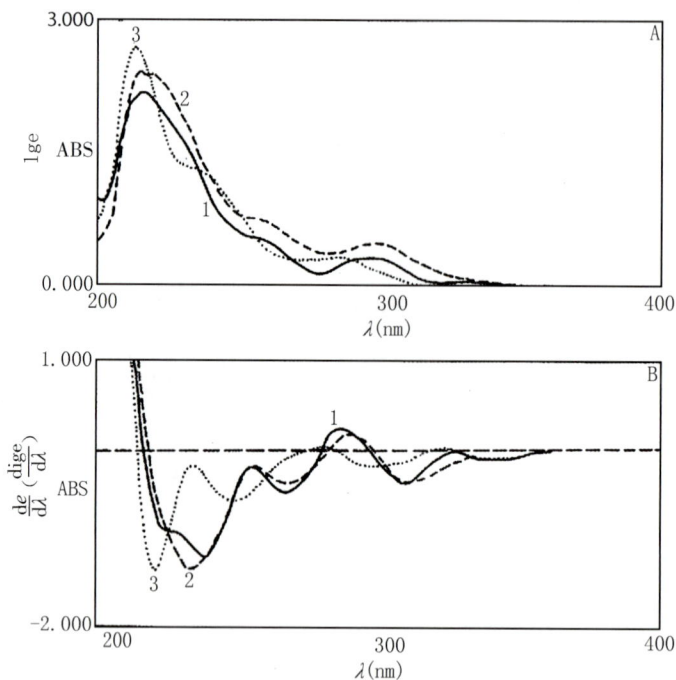

图 3-9　厚朴及其混淆品的紫外光谱（A）和一阶导数光谱（B）图

1. 厚朴　2. 滇缅厚朴　3. 滇藏厚朴

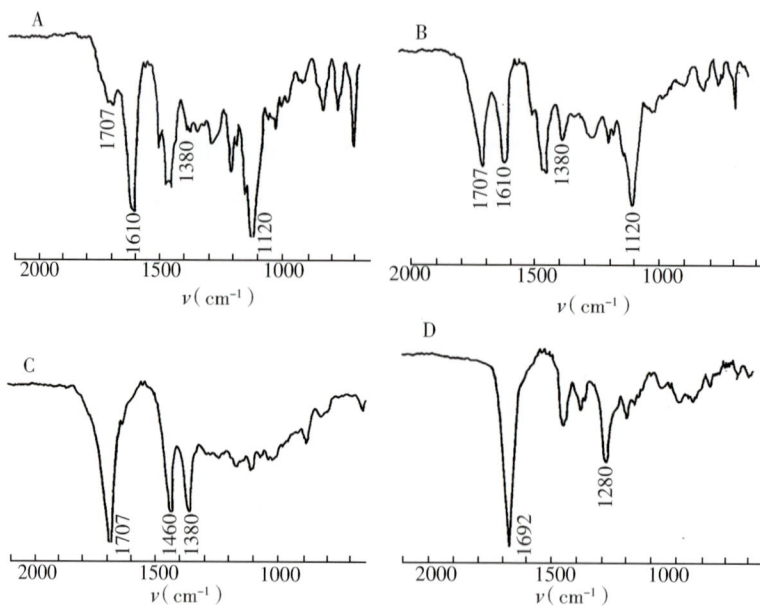

图 3-10　血竭及其掺杂品的红外光谱

A. 手牌血竭　B. 皇冠牌血竭　C. 进口达玛树胶　D. 松香

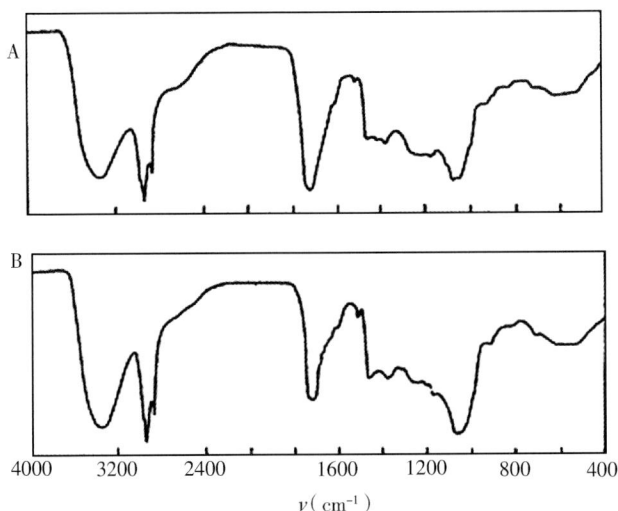

图 3 – 11　人参和西洋参乙醇提取物的红外光谱

A. 人参　B. 西洋参

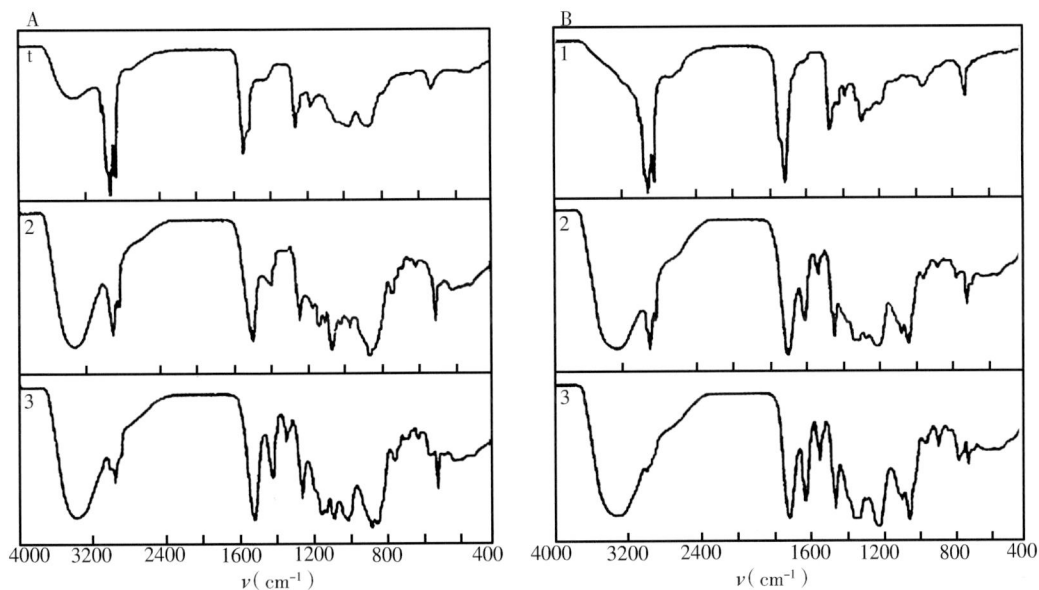

图 3 – 12　白芍和赤芍的红外光谱

A. 白芍　B. 赤芍

1. 石油醚提取物　2. 乙醚提取物　3. 水提取物

　　此外，人们还试图应用核磁共振光谱法、X 射线衍射法与差热分析法用于中药的真伪鉴别；应用原子吸收光谱法测定中药材中微量元素的含量及其分布规律，以此作为真伪鉴别和道地药材产地鉴别的依据，均取得一些可喜的进展。例如，应用核磁共振光谱法研究了 8 个不同产地的天麻和 4 种常见伪品的 ^{1}H – NMR 图谱，结果表明，正品天麻在 δ 6.98 和 7.25 出现天麻苷芳环的 AA′BB′共振峰，天麻苷元对羟基苯甲醇芳

环的 AA′BB′共振峰中低场一侧的峰被前者 AA′BB′共
振峰淹没，而右侧峰则为 δ6.71，酚羟基配糖后，其
邻位质子产生了 0.28ppm 的配糖位移（δ6.98）。伪
品因不含天麻苷，均无上述特征峰。因而，可以作为
鉴别天麻真实性的一种方法（图 3-13）。

从上述各种色谱和光谱分析结果中，获取能反映
该生药本质的特征数据，并解析成计算机能接受的数
量化矩阵，应用化学模式识别法（chemical pattern
recognition）建立判别函数和计算机识别程序，用于
生药的真伪鉴别和品质评价。这种把模式识别与色谱
学和光谱学分析方法相结合的生药鉴定方法对黄芩、
厚朴、龙胆、威灵仙、大黄、牡丹皮和人参的应用研
究已取得了一些突破性的进展。可以预见，生药鉴定
的科学化、标准化和计算机化将在不久的将来成为
现实。

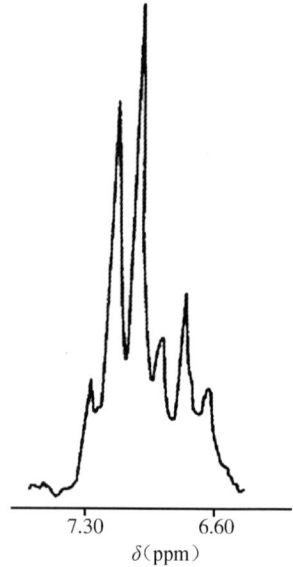

图 3-13　天麻的核磁共振光谱

（四）DNA 分子遗传标记法

生药 DNA 分子遗传标记鉴定，是一种通过比较生药间 DNA 分子遗传多样性差异
用来鉴定生药的原植（动）物来源的分子生物学方法。动、植物依靠细胞分裂繁衍后
代，在细胞分裂的过程中遗传物质将由亲代遗传给子代；而遗传物质存在于细胞核中，
细胞核中的染色体是遗传基因的载体，染色体的数目和形态是动物和植物体内比较稳
定的重要特征。染色体由 DNA、RNA 和蛋白质组成，DNA 则是绝大多数生物（除少
数病毒外）的遗传物质。

DNA 分子是由 G（鸟嘌呤）、A（腺嘌呤）、C（胞嘧啶）、T（胸腺嘧啶）4 种碱
基构成，为双螺旋结构的长链状分子，不同物种遗传上的差异表现在这 4 种碱基排列
顺序的变化，这就是生物的遗传多样性（genetic diversity）。比较物种间 DNA 分子遗传
多样性的差异来鉴别物种就是 DNA 分子遗传标记鉴别（identification by DNA molecular
genetic marker）。在 DNA 分子中，存在着编码与物种存活密切相关的基因区域、编码
与物种存活关系不十分密切的基因区域和非编码基因区域。基因组 DNA 的这些不同区
域在生物进化过程中所受到的选择压力不同，前者所受选择压力大，表现出高度保存，
后者所受选择压力小，表现出较大的变异。正是由于这种 DNA 分子不同区域承受的选
择压力不同，使 DNA 分子的不同区域有不同程度的遗传多样性。因此，可选择适当的
DNA 分子遗传标记，在属、种、亚种、居群或个体水平上对研究对象进行准确的鉴别。

DNA 分子遗传标记鉴定技术，首先必须从有限的材料中提取总 DNA，并应用琼脂
糖凝胶电泳对 DNA 片段进行分离、纯化、聚合酶链反应（PCR）扩增与鉴定。

1. 特点

应用形态学、组织学、化学等物种特异性遗传标记（genetic marker）特征鉴别生

药真伪的方法存在着明显的不足：①特征的稳定性欠佳，上述特征均是生物表现型，它们既受遗传因素影响，同时还与生物体的发育阶段和生长环境对生物体的作用有着密切关系。②有一定局限性，对同属不同种（如多来源生药）、种内的一些变异（道地药材与非道地药材）及动物药等难于准确鉴别。

DNA 分子遗传标记法是直接分析生物的基因型，与上述方法比较，具有以下特点：①遗传稳定性，DNA 分子作为遗传信息的直接载体，不受外界因素和生物体发育阶段及器官组织差异的影响，每一个体任何一个体细胞均含有相同的遗传信息。因此，利用 DNA 分子特征作为遗传标记进行物种鉴定，结果更为准确可靠。②遗传多样性，DNA 分子是由 G（鸟嘌呤）、A（腺嘌呤）、C（胞嘧啶）、T（胸腺嘧啶）4 种碱基构成，不同物种遗传上的差异表现在这 4 种碱基排列顺序的变化，因此，可选择适当的 DNA 分子遗传标记，在属、种、亚种、居群或个体水平上对研究对象进行准确的鉴别。③化学稳定性，DNA 分子作为遗传信息的载体，除具有较高的遗传稳定性外，在诸多生物大分子中，比蛋白质、同工酶等具有更高的化学稳定性。不像蛋白质、同工酶那样，在生物体死亡后，很快就失去生物活性，并迅速降解。即使在陈旧标本中保存下来的 DNA 仍能够用于 DNA 分子遗传标记的研究。

2. 主要方法与原理

（1）限制性内切酶切片段长度多态性（restriction fragment length pollymorphism，RFLP）　其基本原理是：物种的基因组 DNA 在限制性内切酶的作用下，在特定的核苷酸顺序上切割，产生许多大小不等的 DNA 片段，用放射性同位素标记的 DNA 探针检测被标记 DNA 相关片段，构建多态性图谱。物种间甚至品种间在同源染色体的 DNA 序列上呈现多态现象。但该方法试验步骤繁琐（包括 Southern 转移、探针标记、杂交、检测等），又受探针来源的限制，且所需 DNA 样品量大（因未对 DNA 进行扩增）。

（2）聚合酶链式反应（polymerase chain reaction，PCR）　PCR 技术是 20 世纪 80 年代中期发展起来的 1 种仿真体内 DNA 复制过程的体外酶促合成特异性核酸片段技术，又称无细胞分子克隆技术。它以待扩增的两条 DNA 链为模板，由 1 对人工合成的寡核苷酸引物（为两条与被检测 DNA 片段的正链和负链末端互补的寡核苷酸链，其最适长度为 15～25 个碱基之间）介导，通过 DNA 聚合酶促反应，在体外进行特异 DNA 序列扩增。PCR 过程在经过变性、复性、延伸等约 30 个循环后，能在 2h 内，将痕量的靶 DNA 扩增数百万倍。该方法具有操作简便、快速、特异、灵敏等特点，不需提纯 DNA，不需同位素标记，省去了基因克隆步骤，对植物材料要求不严（新鲜、快速干燥、干药材、化石均可），用量少（>50mg）。但该技术所需的 1 对引物设计，需要知道物种的遗传信息，有一定局限性。

（3）随机扩增多态性 DNA（random amplyfied polymorphic DNA，RAPD）和任意引物 PCR（AP–PCR）　这两种技术是在 20 世纪 90 年代初几乎是同时发明的。其主要优点是适用于未知序列的基因组 DNA 的检测。RAPD 技术的基本原理是采用合成的较短的单个随机引物（10 个核苷酸），利用中药材的总 DNA 为模板，在 DNA 聚合酶作用下，进行非特异性的 PCR 扩增反应，可获得一组不连续的 DNA 片段，进一步分析扩增产物的电泳图谱在不同类群中的变异，就可找出不同样品间的差异。每个扩增产物代表基因组上的一个位点。个体间的多态性主要是引物结合点的序列变化，表现为有或无某特定的扩增谱带。扩增片段具有种、品种、品系及单株特异性。一套随机引物便可用于任何物种，不需已知的基因序列，也无需物种特异的探针和引物。但结果的重复性较差，多态性检测的灵敏度较低。AP－PCR 技术是用 20～30 个碱基的任意引物，以未知序列的基因组 DNA 为模板，进行 PCR 扩增。

（4）PCR 扩增的特定片段的限制性位点分析（PCR－RFLP）、RAPD－RFLP 及 AFLP   PCR 技术使目的基因容易获得，使进行 RFLP 分析亦成为可能，由此产生了 PCR－RFLP、RAPD－RFLP 及 AFLP 等方法。与 RAPD 的主要区别在于，PCR－RFLP 技术由于引物的合成具有特异性，从而使扩增产物也具有特异性，利用多种不同的限制性内切酶的单或双酶反应产物，构建物理图谱，分析限制性位点变异在分类群中的发生。这些技术既有 RFLP 的准确性，又兼有 PCR 的高效性。与经典的 RFLP 比较，具有不需要提纯 DNA、不需使用同位素、不需经过测序却能得到相似结果等特点。

（5）DNA 测序方法   由于 DNA 直接测序技术是以 PCR 扩增引物作为测序引物，使 DNA 分子鉴定技术取得了突破性进展。目前用于 DNA 测序的基因主要有叶绿体基因组的 *rbcL*、*matK* 与核基因组的 rRNA、ITS 等（植物类），线粒体基因组的 cty－b（动物类）。*rbcL* 基因分辨率高，变异较均一分布，进化速率差异大，常用于科级以上分类群的研究。*matK* 位于 *trnK* 基因的内含子中，长约 1500bp，是叶绿体基因组蛋白编码基因中进化速率最快的基因之一，其变异较均一，适用于种一级分类群亲缘关系的研究。rRNA 是编码核糖体 DNA 的基因，在植物中以重复连续排列方式存在，包含进化速率不等的编码区、非编码转录区和转录区，常选择较保守的片段如 18S、5S 的 rRNA 进行各种亲缘关系的研究。ITS（内转录间隔区）在核糖体 DNA 中位于 18S 与 26S 基因之间，由 5.8S 基因分为两段 ITS_1 和 ITS_2。由于被子植物的 ITS 存在于高重复的核糖体 DNA 中，进化速率快且片段长度仅 700bp（ITS_1 和 ITS_2 各为 350bp），同时协同进化使该片段在基因组的不同重复单元间非常一致，等位基因间甚至 ITS 的不同拷贝之间均可能存在序列上的差异，故常用于种下一级分类群亲缘关系的研究。因核基因是双亲遗传，不同于叶绿体基因是单亲遗传，故能反映真正的进化历程。

3. 应用

（1）在植物进化及分类鉴定中的应用   应用分子遗传标记技术研究属间、种间的 DNA 变异情况，从而揭示物种的亲缘关系，为物种鉴定及植物系统学研究提供依据。例如，采用 RAPD 分子标记方法比较了 4 种甘草属植物乌拉尔甘草 *Glycyrrhiza uralensis*、光果甘草 *G. glabra*、刺甘草 *G. echinata* 和刺果甘草 *G. pallidiflora* 的遗传关系，结果发现富含甘草甜素的品种乌拉尔甘和光果甘草的亲缘关系非常接近，与不含甘草甜素或含量极低的品种刺甘草和刺果甘草的亲缘关系则较远，与形态分类学的研究结果相吻合。采用 PCR－RFLP 方法对人参属植物人参、西洋参和竹节参进行了 18S rRNA 基因片段分析，结果发现 *Ban* Ⅱ和 *Dde* Ⅰ酶解的指纹图谱可将三者区别开来。对人参属 12 种植物的 ITS 区和 5.8S rRNA 基因区进行了序列分析，结果表明美洲东北部产的西洋参与三叶人参 Panax trifolius，西洋参与东亚种人参、竹节参和三七的亲缘关系更为密切。

（2）在中药材鉴别上的应用　采用 RAPD 分子标记方法成功地鉴定了人参、西洋参、三七、竹节参、4 种人参伪品以及 2 种人参制剂。应用该方法亦可以准确鉴定乌梢蛇、金钱白花蛇及它们的伪品。通过对海马和龟板的线粒体 DNA 部分基因片段的序列分析，可以准确鉴定不同的近缘种。应用 DNA 测序方法，成功地鉴定了鸡内金与鸭内金、紫河车、鹿鞭及其伪品牛鞭、驴鞭。

（3）在药材道地性研究中的应用　同一物种在不同地区、不同生态条件下，其质量存在着较大的差异；因此，形成了与产地密切相关的"道地药材"。道地药材与非道地药材的原植物是同一个种，种内多样性是道地药材品质形成的生物学基础。道地药材的形成除了优良品种的遗传基因外，特定的生长环境及优良的栽培、加工技术也是其形成的重要原因。在特定的生长环境因子的长期作用下，引起的遗传基因的变异是道地药材形成的主要原因。因此，应用 DNA 分子遗传标记技术，比较道地药材与非道地药材的基因差异，将有助于阐明道地药材的成因，也是道地药材鉴定的有效方法之一。对来自青藏高原 3 个区域 5 个具代表性产地的 13 个冬虫夏草样品进行 RAPD 分析，结果表明来自同一产地的样品间遗传差异甚微，同一区域不同产地的样品间遗传差异较大；说明冬虫夏草的地理群体间存在着遗传分化。应用 matK 和 18S rRNA 测序技术对广藿香的两个化学型（即广藿香酮型 - 道地药材与广藿香醇型 - 非道地药材）的 6 个不同居群（栽培地）样品进行分析，其结果与基于挥发油成分差异所做的化学分型有很好的相关性，即道地药材"石牌藿香"与肇庆市高要产的"肇香"（"枝香"）的遗传基因较为相近，而产于广东吴川、遂溪、雷州及海南万宁的非道地药材（"海南藿香"）样品间的遗传关系较为相近，且与道地药材差异较大。

（五）中药材及中药制剂的指纹图谱鉴别

如前所述，中药材品种繁多，来源复杂，各地用药习惯不尽相同，同名异物、同物异名等品种混乱现象极其普遍。中药的质量还受产地、采收、加工、炮制及贮藏等诸多因素的影响。中药所含有的化学物质非常复杂，一种中药至少含有数个至数十个化合物，多的达百余个。更不要说，由几味乃至十余味中药组成的方剂与复方中药制剂了。中药的另一个特点是"君臣佐使"配伍应用，中药的临床疗效是多种成分综合作用的结果。因此，目前采用测定其中一个或几个成分的含量的方法，很难保证中药的疗效及产品的质量，也不符合中医的整体观理论。中药及其制剂目前普遍存在的"三不"（即发挥治疗作用的化学物质不清楚和药理作用不清楚、质量和疗效不稳定、产品质量不可控）问题亟待解决。它不仅严重地影响到中药的质量与疗效，也影响到中药进入西方发达国家市场。在大多数中药的化学成分与有效成分仍不清楚的今天，如何保证中药质量和疗效的稳定？如何去控制其质量呢？德国和法国联合开发的银杏叶提取物 EGb751 的质量控制模式给了我们有益的启发：应用色谱指纹图谱技术于原料药材的种植、采收、加工以及制剂的生产和成品的质量控制，有力地保证了产品的质量及临床疗效。银杏是我国特产的孑遗植物，其种子就是药食两用的白果，已有 800

多年应用历史，将银杏叶开发成为治疗心血管疾病的有效药物，无论是从新药开发还是产品质量控制等方面，均是一个成功范例。中药和中药制剂在成分的复杂性和不稳定性方面与其有极其相似的地方，从中我们找到了在现阶段解决中药"三不"问题的有效手段。2000年原国家药品监督管理局下达了"中药注射剂指纹图谱研究技术要求（暂行）"的通知，2001年在广州召开了"国际色谱指纹图谱评价中药质量学术研讨会"。从理论上和实践中论证了应用色谱指纹图谱评价中药质量的可行性，并取得了许多重要成果。

将色谱指纹图谱技术作为中药质量标准的法定方法尚存在一些理论与技术问题。从现有研究成果看，绝大多数只能用作中药的品种鉴定以及产地（地道与非地道性）鉴定、中药制剂中主要药味的鉴定、产品的均一性与稳定性以及工艺过程中成分是否变化的一种监测手段。因为即使采用相对峰面积比值作为鉴别参数，也只能用以控制各组分（色谱峰）之间含量的比例关系，而这种比例关系是与样品的浓度不相关联的。因此，色谱指纹图谱中必须有一个已知结构与含量的色谱峰作为参比峰；只有这样，上述各色谱峰峰面积的比例关系才具有控制质量的意义。所以，色谱指纹图谱技术仍然必须与中药化学成分研究工作、色谱－质谱联用技术以及有效成分或主要成分含量测定方法相结合，才能真正达到控制中药质量的目的。此外，阐明色谱指纹图谱与药效之间的相关性（即谱－效关系），也是解决指纹图谱能否应用于控制中药质量的关键问题。

1. 中药指纹图谱的定义与特性

（1）中药色谱指纹图谱的定义　每个人的指纹（fingerprint）在微细结构方面皆各不相同，根据人与人之间指纹的这些差异，就可以用来鉴定每一个人，称之为"指纹鉴定"（fingerprint identification），它最早被应用于法医学。每个人都有指纹，如何在基本指纹模式（共性）中确认犯罪嫌疑人的特征指纹（惟一的个性）是法医学的要求，因此，指纹分析强调的是个体的"绝对惟一性"（absolute uniqueness）或"个性"（individuality）。随着生物技术的发展，继而提出了"DNA指纹图谱分析"，它是通过DNA指纹图谱对人、动物或植物等生命体进行鉴定的一种生物技术，后来又应用于亲子鉴定等，进一步扩大了指纹分析的含义。指纹分析的含义主要表现在：一是成为指纹图谱。指纹是以图像形式表现的，而DNA指纹图谱则是一些DNA片段构成的条带图谱；二是其分析目的，既可以作为一个物种中每一个个体"惟一性"的鉴定，又可以确定整个物种的"惟一性"，即多个个体之间的共性的鉴定，还可以用作亲子鉴定，即判断个体之间的亲缘关系等。

中药指纹图谱（fingerprinting of Chinese drugs）是参照DNA指纹图谱发展而来的。DNA指纹图谱是应用DNA分子标记技术，通过比较植（动）物来源的中药材不同种间、不同居群间DNA图谱的共性与差异，用于中药材的品种、种下分类和亲缘关系以及道地性的鉴定。目前，应用最多的则是中药化学指纹图谱（chemical fingerprint），它是利用中药中次生代谢产物（化学物质，或称化学成分）的多样性，应用色谱与光谱技术可以得到一组反映其次生代谢产物的图像，通过比较不同样品间这些图像的共性与差异，用于中药的品种鉴定与品质评价。其中应用最广泛的是高效液相色谱指纹图谱（HPLC fingerprint）。高效液相色谱（HPLC）具有很好的分离性能，可以将复杂的化学成分分离并形成一组高低宽窄不同、错落有序的峰群，组成了一张色谱图。这些色谱峰的高度或峰面积分别代表了各种不同化学成分及其含量，整个色谱图表达了该样品所含化学组分（或成分）的种类、数目及含量。例如，银杏叶提取物的 HPLC 指纹图谱中共有 33 个峰，这些峰代表了其中所含有的化学物质的种类（黄酮类、内酯类及银杏酸）、数目和相对位置（保留时间），而峰高或峰面积的大小则代表了各个化学物质的含量。因此，中药化学指纹图谱比 DNA 指纹图谱有更深刻的含义：它不但有特征的体现，即各种化学成分的数目和相对位置，可用于定性鉴别；同时还体现了量的概念，即峰的高度或峰面积，它表达了各个化学物质的含量，而各峰之间的峰高（或峰面积）的比值则体现了各种化学物质之间的相对含量关系。量的概念的引入以及定性和定量的结合，赋予中药指纹图谱更大的应用潜力。中药指纹图谱不仅可以进行某物种的"惟一性"的鉴定，还可以将其"指纹与量"的特征与其他评价体系相结合，如指纹图谱与药效相关性研究、指纹图谱生物等效性研究。德国经 30 多年的化学成分和药效相关性研究发现，银杏黄酮约 24% 和银杏内酯约 6% 组成的银杏提取物，具有最好的疗效，并应用指纹图谱控制其成分组成与相对含量，用来保证产品的均一与稳定。因此，中药指纹图谱不仅是一种中药质量控制模式和技术，它还可应用于中药理论（复杂混合体系）和新药开发研究中。

中药色谱指纹图谱的定义：应用现代色谱技术、结合化学计量学和计算机方法，对中药所含化学物质的整体特性进行科学的表达与描述，可用于中药及其制剂的真伪鉴定与质量均一性和稳定性评价的一种技术。这里的"表达"是指一张图谱（图像）的整体轮廓，包括峰数、峰形及峰位，它体现了中药所含化学物质的整体面貌，符合中医药的整体理论；"描述"则是应用一些数学参数对图像特性进行定量描述，包括保留时间、相对保留时间、峰面积、相对峰面积以及各色谱峰的紫外光谱或质谱特征等。以上特征，综合表达了该中药所含化学物质的整体特性。同一品种应有相同的或相似的指纹图谱，而不同种间又存在着差异性；因此，可用来鉴定中药的真伪以及评价原药材、饮片与制剂质量的均一性和稳定性。

（2）中药色谱指纹图谱的特性　　中药色谱指纹图谱是一种综合的、可量化的鉴定手段，其基本特性是"整体性"和"模糊性"。准确地说，中药色谱指纹图谱不同于一般含义的"指纹"。后者强调的是绝对的"个体特异性"，据此可对任何犯罪嫌疑人指证和控罪，其指纹分析的依据主要来源于先天的遗传。恰恰相反，中药色谱指纹图谱赖以鉴别中药真伪和品质优劣所要强调的是作为药用植（动）物物种个体间的"共有特征性"。中药化学指纹图谱分析的依据主要来源于该物种后天的次生代谢产物，而这些次生代谢产物对后天的生长环境的依赖性又很强，也就是说中药中所含化学成分易受气候、土壤、海拔高度等自然环境及采收时间等的影响而发生变化，故有"道地药材"及"最佳采收期"之谓，这也是造成中药质量不稳定的主要原因。当然，植（动）物的生物代谢过程主要还是受其物种先天遗传的影响；所以，同一品种的不同个体间具有相似的化学成分及相似的色谱指纹图谱。

中药色谱指纹图谱的"整体性"表现为中药整体化学成分的综合表达，不能孤立地看待其中某一色谱峰，或把该色谱峰从图谱中分割出来，图谱中的任何一个色谱峰均不能代表该中药的全部特性。正如，小檗碱不能代表黄连或黄柏，人参皂苷 Rb_1、Rg_1 不能代表人参、西洋参或三七，银杏黄酮或银杏内酯不能体现银杏叶提取物的临床疗效。只有完整的一张或几张图谱才能表达该中药所含化学物质的全部特性，反映该中药治病的全部物质基础。

中药色谱指纹图谱的"模糊性"，就如同辨认一个人的面貌不需要准确的测量和详尽的比较，只需根据照片从人群中快速搜寻其面貌特征就可找到其人。这是日常最常见的模糊常识和模糊应用，用准确的测量和详尽的比较反而可能造成混乱和错误。中药色谱指纹图谱也同样具有模糊性，它具有两层含义：其一，色谱中的大多数峰所含有的化学物质的种类、数目和结构都是不清楚的；其二，不需要精确的数学测量亦可以用于中药的品种鉴别与均一性和稳定性评价。通过对样品与对照品的色谱指纹图谱的直观比较，一般就能准确地鉴别待测样品的真实性，比较指纹图谱的整体特征的相似程度可以判断不同批间样品的一致性，这个相似程度是一个模糊范围，有一个难以精确计算但可以辨认的宽容度。所以，整体性和模糊性是中药色谱指纹图谱的基本特性。模糊性强调的是对照样品与待测样品间指纹图谱的相似性，而不是完全相同；整体性是强调完整地表达和比较色谱的特征"面貌"，而不是将其肢解。但是，近缘品种或不同产地（地道与非地道）的样品间的鉴定，则可能需要借助模糊数学和化学计量学以及计算机技术，以提高效率和减少直观鉴别产生的人为误差。必须指出，指纹图谱的模糊性中还应该引入相对精确的量化指标。因为即使采用相对峰面积比值作为鉴别参数，也只能用以控制各组分（色谱峰）之间含量的比例关系，而这种比例关系是与样品的浓度不相关联的。因此，色谱指纹图谱中必须有一个已知结构与含量的色谱峰作为参比峰；上述各色谱峰峰面积的比例关系才具有控制质量的意义。或者是色谱指纹图谱技术与有效成分或主成分含量测定方法相结合，尤其是对原料药材的质量评价；只有这样，才能真正控制中药及其制剂的质量。

2. 中药指纹图谱的分类

广义的中药指纹图谱可按应用对象及测定手段的不同进行分类。狭义的中药指纹图谱是指中药化学指纹图谱。

（1）按应用对象分类　可分为中药材（原料药材）指纹图谱、中成药原料药（包括饮片、配伍颗粒）指纹图谱和中药制剂指纹图谱。中药制剂指纹图谱还包括用于中药制剂研究以及生产过程中间产物的指纹图谱。

（2）按测定手段分类　中药材指纹图谱按测定手段又可分为中药材生物指纹图谱和中药材化学指纹图谱。

中药生物指纹图谱又包括中药材 DNA 指纹图谱以及正在研究中的中药基因组学指纹图谱和中药蛋白质组学指纹图谱。中药材 DNA 指纹图谱主要是测定各种中药材的DNA 图谱。由于每个物种基因的惟一性和遗传性，故中药材 DNA 指纹图谱可用于中药材的品种鉴定、植物分类及栽培研究。它对中药材 GAP 基地建设与中药材种植规范（SOP）实施中选择优良种质资源以及药材道地性研究极为有用。中药基因组学图谱和中药蛋白质组学指纹图谱系指用中药或中药制剂作用于某特定细胞或动物后，引起的基因和蛋白质的复杂变化情况，这两种指纹图谱亦可称为生物效应指纹图谱。

中药化学指纹图谱是采用光谱、色谱和其他分析方法建立、用以表达中药化学成分特征的指纹图谱。虽然化学成分主要是次生代谢产物，易受生长环境、生长年限、采收加工等因素的影响而产生个体间的一些差异；但植物的代谢过程具有遗传性，是受基因控制的。作为同一物种的个体在化学成分上主要表现为相似性，因此，可用化学成分的谱图来建立指纹图谱。中药材化学指纹图谱对控制中药材质量具有更重要的意义。光谱中最常用的是红外光谱（IR）。色谱中常用的有薄层色谱（TLC）、气相色谱（GC）、高效液相色谱（HPLC）和高效毛细管电泳（HPCE）。其他方法还有波谱［如质谱（MS）和核磁共振谱（NMR）］和联用技术（如 GC－MS，HPLC－MS，HPLC－MS－MS 等）等。中药化学指纹图谱首推色谱方法和联用技术。目前使用最多的中药化学指纹图谱是采用 HPLC 方法构建的。现扼要分述如下。

①薄层色谱指纹图谱　薄层色谱指纹图谱（TLC fingerprint）是指将中药材或中药制剂的样品溶液点于特制的薄层板（硅胶、聚酰胺、氧化铝等）上，以适当的展开剂展开，取出晾干后，采取适当的方法显色后，建立的指纹图谱，然后比较图谱的相似性及差异；或应用薄层扫描仪扫描、记录图谱及斑点的面积积分值，再进行比较。该方法简便、快速、灵敏、经济。但该方法分离效能有限，很难反映几十个乃至百余个化学成分组成的复杂体系；同时，影响分离效果的因素较多，重现性较差。

②高效液相色谱指纹图谱　高效液相色谱指纹图谱（HPLC fingerprint）是利用高效液相色谱仪分离、测定中药材及其制剂的样品溶液而建立的指纹图谱以及一些鉴别参数。可根据被测样品中所含化学成分的性质，选择合适的分离条件、检测器或采用联用技术，是目前应用最多的一种方法。中药及其制剂的高效液相色谱分离，通常采用梯度洗脱程序，以便获得最佳分离效果，得到尽可能多的指纹信息。采用光电二极管阵列检测器（DAD）可以检测峰的纯度、获得多波长色谱图、各色谱峰的在线紫外光谱及三维色谱图。对于无紫外吸收的样品可选用蒸发光检测器（ELSD）。LC－MS、LC－MS－MS 联用技术可以初步确定色谱峰的归属，即该色谱峰是什么化合物及其结构。近年发展起来的多级反应（multireaction）质谱技术，可以在线获得一级、二级、三级…质谱数据。从一级质谱中可获得各色谱峰的化合物分子离子峰，二级质谱又可获得各化合物的裂解碎片，对解决色谱峰的归属极为有用。但由于目前 LC－MS 数据库中天然化合物的质谱数据不足，而限制了使用；峰的归属还需结合该中药化学成分的有关研究资料，从分子离子峰、准分子离子峰及其裂解规律，去确定峰的归属。高效液相色谱指纹图谱常使用的一些鉴别术语与参数有：共有峰、非共有峰（逸出峰）、特征峰、特征指纹区、参比峰、保留时间、相对保留时间、峰面积、相对峰面积等。

共有峰：不同样品的色谱图中，各自在相同保留时间位置出现峰形相似的色谱峰。这些样品通常是指同一品种的不同个体（或批次）。对于中药材，可以是不同产地、不同采收期、不同加工、炮制方法、不同贮藏时间以及近缘品种的不同样品；对于中药制剂，则是不同批次的成品或中间产品。共有峰最好用适当方法（如多维色谱或液 - 质联用技术）检查峰的纯度以及组成的成分是否一致。只有两者基本一致时，才可确定为共有峰。共有峰可能有几个至十几个或更多。

非共有峰： 同一品种的不同个体（或批次）的色谱图中，除共有峰以外的其他色谱峰，称为非共有峰，又可称作逸出峰。非共有峰也可能有数个或十几个。

特征峰： 两个不同品种的色谱图中，能用于鉴别各自身份的色谱峰，如人参的人参皂苷 Rf 峰、西洋参的伪人参皂苷 F_{11} 峰以及三七的三七皂苷 R_1、三七素等峰。

特征指纹区： 由数个色谱峰组成的、具有指纹鉴别意义的特征区域，称为特征指纹区。特征指纹区内的色谱峰可以是相邻的，也可以是相互间隔的；可以是专属性成分，也可以是指标性成分；还可以是未知成分。一个指纹图谱可以包含一至多个特征指纹区。当从指纹图谱中无法确定特征峰时，特征指纹区对鉴别的意义就尤其重要。例如淫羊藿的来源包括淫羊藿 *Epimedium brevicornum* Maxim. 等同属 5 个品种，在淫羊藿 HPLC 指纹图谱中，$t_R 25 \sim 34min$ 之间有 5 个连续的、依次增强的色谱峰，除最前面的为未知峰外，其余 4 个依次为淫羊藿定 A、淫羊藿定 B、淫羊藿定 C 和淫羊藿苷；此 5 个色谱峰组成了淫羊藿特征指纹区（图 3 - 14）。据此"五指峰"可以确定中药制剂中是否含有淫羊藿，也可根据此"五指峰"的峰形变化可区别不同品种的淫羊藿。何首乌的标准 HPLC 指纹图谱由 3 个特征指纹区组成：特征指纹区 Ⅰ（t_R 为 15 ~ 20min，结合型蒽醌），特征指纹区 Ⅱ（t_R 为 22min，二苯乙烯苷），特征指纹区 Ⅲ（t_R 为 33 ~ 55min，游离蒽醌）（图 3 - 15）。

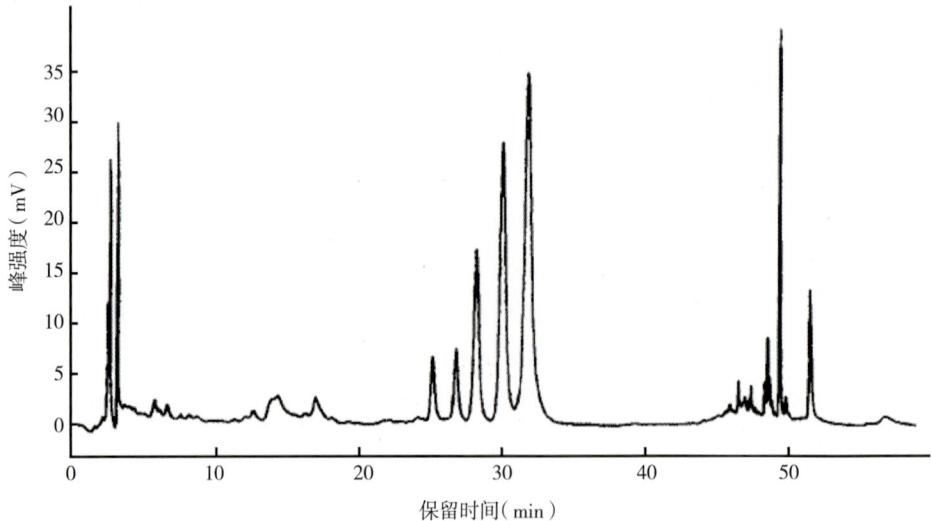

图 3 - 14　淫羊藿 HPLC 指纹图谱

参比峰： 色谱图中，选择保留时间适中、比较稳定、峰面积值适中，用来作为计算相对保留时间、相对峰面积的峰，称为参比峰（参照峰）。在计算相对保留时间、相对峰面积时，通常将参比峰设定为 1。参比峰可以是样品中本来含有的已知或未知成

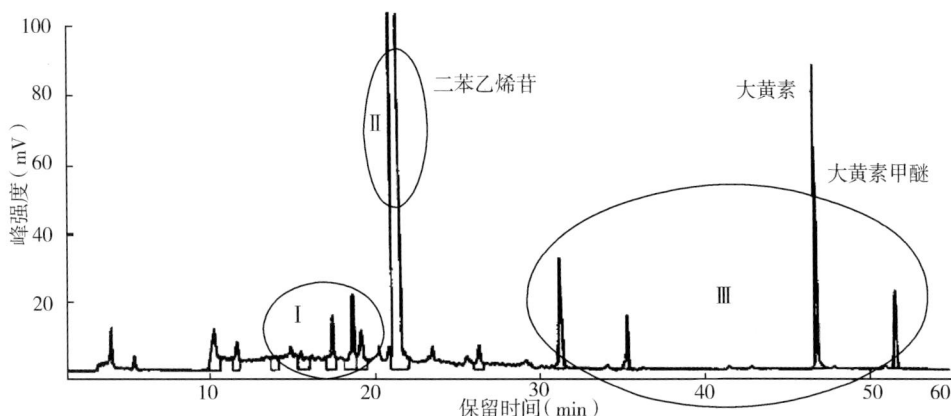

图 3 - 15　　何首乌 HPLC 指纹图谱的特征指纹区划分

分，也可以是加入到样品中的内标物。内标物必须是与样品所含成分结构相似的同系物，并对检测器有相似的响应，在色谱图中还应能排除其他成分的干扰。参比峰应采用适当的方法确定其组成与结构，应该是单一化合物的峰。

③气相色谱指纹图谱　气相色谱指纹图谱（GC fingerprint）系指利用气相色谱仪分离、测定中药材及其制剂的样品溶液而得到的图谱。主要适应于含挥发性成分的中药材及其制剂的分析。一般使用质量型检测器——氢火焰离子化检测器（FID）。样品可以采用水蒸气蒸馏法或用己烷（或石油醚）萃取获得挥发性成分。气相色谱指纹图谱常与 GC - MS 分析相结合，以解决图谱中多数色谱峰的归属。

④高效毛细管电泳指纹图谱（HPCE fingerprint）　高效毛细管电泳（HPCE）法的分析对象几乎涉及了分析化学中的所有分析对象，从无机离子到高分子聚合物，从带电粒子到中性分子都能够进行分析。其中以毛细管区带电泳（CZE）和胶束电动毛细管电泳（MEKC）在中药分析中应用较多，具有高分离效能、快速、进样体积小、抗污染能力强、样品前处理简单等特点，已广泛应用于天然药物中生物碱、黄酮、酚酸、香豆素、醌类及强心苷等类型化合物的分析，特别适用于水溶性样品如注射剂、汤剂的指纹图谱分析。

⑤红外光谱指纹图谱　红外光谱指纹图谱（IR fingerprint）是指利用红外光谱仪分析、测定中药材及其制剂而得到的光谱图。通过比较光谱中各吸收峰的位置及强度来鉴定中药材及其制剂的真伪。红外光谱是由分子的振动 - 转动跃迁产生的，反映不同化合物的不同基团（功能团）的吸收特性，多用于纯化合物的结构鉴定。中药材或中成药提取物的红外光谱应该是其中多种化合物的红外光谱的叠加；但只要组成的化合物及其含量相对恒定，则此混合物的红外光谱也应该一致。据此，可用于中药材及其制剂的真伪及均一性鉴定。应用较多的是中红外光谱（4000 ~ 400cm^{-1}）。两个样品的中红外光谱，经选点、拟合（归一化）、放大后，结合计算机比较（compare）软件进行分析比较，可找出两者之间的细微差别。红外光谱必须排除仪器噪声、水分及 CO_2 的干扰。由于红外光谱所能提供的指纹信息比较有限，故多应用于中药材及其制剂的真

伪鉴定。

⑥紫外光谱指纹图谱　紫外光谱指纹图谱（UV fingerprint）是将中药材及其制剂的样品溶液进行紫外扫描而得到的光谱图。紫外光谱是价电子跃迁产生的，反映不同物质的电子共轭体系。通过分析紫外光谱指纹图谱的峰位、峰形及强度，可以得到该样品的一些化学信息。但该方法能提供的指纹信息有限，专属性较差，仅适用于中药材的真伪鉴别，较少用于中药制剂的质量控制。

⑦核磁共振谱指纹图谱　核磁共振谱指纹图谱（NMR fingerprint）是指应用核磁共振光谱仪测定中药材及其制剂样品所得到的图谱，又可以分氢谱（^{1}H – NMR）和碳谱（^{13}C – NMR）。核磁共振谱主要用于纯化合物的结构鉴定，可以反映出有机分子中氢或碳的类型。同样，中药材及其制剂的核磁共振谱也是多种化合物核磁共振谱的叠加。与红外光谱和紫外光谱相比较，其信息量较大，重现性较好。但也不能反映该样品中组成物质的数量。因此，也仅多应用于中药材及其制剂的的真伪鉴定。

⑧质谱指纹图谱　质谱指纹图谱（MS fingerprint）是指将中药材或中药制剂的样品溶液置于质谱仪中进行电子轰击电离，所获得供试液中化学成分的 EI – MS 图谱。不同中药材或制剂中所含成分不同，其图谱中的分子离子峰及碎片不同，可以作为鉴别中药材及其制剂真伪的依据。可以应用多级质谱技术得到多个主要成分的分子离子峰（一级质谱），并分别得到各个成分的碎片峰（二级质谱）；因此，可以借助该中药已有的化学成分研究资料，确定该中药的主要组分。

⑨X 射线衍射指纹图谱　X 射线衍射指纹图谱（X – ray fingerprint）是指利用 X 射线衍射法测定中药材及其制剂而得到的衍射图谱。X 射线衍射谱所反映的，主要是该样品中晶体的衍射信息；因此，主要用于中药材及其制剂的真伪鉴定。该法具有快速、简便、图谱稳定、指纹性强等特点。

⑩DNA 指纹图谱　中药 DNA 指纹图谱（DNA fingerprint）是运用 DNA 分子标记技术及测序技术对中药材及其原植物以及含原生药的中药制剂进行真伪鉴定。常用于珍贵品种、动物药材、破碎药材、陈旧药材、腐烂药材及样品量极为有限的植物模式标本、中药出土标本、古化石标本等珍贵样品的鉴定。DNA 分子遗传标记技术能从分子水平反映植（动）物的遗传特征及差异，可用于品种鉴定、药材道地性、亲缘关系以及种质资源研究。常用的标记方法有：随机扩增多态性 DNA（random amplyfied polymorphic DNA，RAPD）及限制性内切酶片段长度多态性（RFLP），其主要优点是适用于未知序列的基因组 DNA 的检测。该方法比形态学、组织学以及化学的检测更具有特征性和专属性。

3. 中药指纹图谱建立的基本要求与方法

（1）中药指纹图谱的基本要求　建立中药指纹图谱，必须遵循科学性、专属性、重现性和实用性原则。

科学性是指指纹图谱中所反映的化学成分群体应包括该中药的大部分药效物质，并与临床疗效相关联，能真正起到控制质量的目的。例如，人参的主要有效成分是人参皂苷类，则其指纹图谱应尽可能多地反映其皂苷类成分；中药两头尖中抗肿瘤的有效成分为皂苷类化合物，则其指纹图谱应尽可能地反映其中的皂苷类成分；银杏叶的有效成分是黄酮类和银杏内酯类，则其指纹图谱可采用适当的方法，针对这两类成分分别分析，以体现该指纹图谱的科学性。对有效成分不清楚的中药，指纹图谱必须能反映其大部分成分。可采用将样品极性分级的方法，将样品的水总提取物依次以石油醚（或己烷）、三氯甲烷（或二氯甲烷）、乙酸乙酯及正丁醇萃取。指纹图谱应主要反映乙酸乙酯和正丁醇萃取物中所含化学物质。也可通过成分预试验方法，初步了解该中药所含主要化学成分的类型，然后有针对性地设计样品制备方法，再进行指纹图谱研究。认为一张指纹图谱就能反映该中药化学物质的整体面貌、能够控制中药质量的想法是不科学的，也是对中药内涵缺乏深刻认识的表现。对组成药物多的中成药来说，更是如此。

中药指纹图谱，无论是中药材还是中成药或中药制剂，都必须能体现该中药（中药材或复方制剂）的特征，称为专属性或惟一性。即能用来区别不同来源的中药材，包括同属不同种，乃至同种不同产地、不同采收期的样品以及不符合药用要求及变质的样品。例如，人参的 HPLC 指纹图谱，应反映其 30 多种皂苷的大部分，特别是人参皂苷 Rf；三七的 HPLC 指纹图谱，应能反映包括人参皂苷与三七皂苷在内的大部分皂苷类成分；北五味子的 HPLC 指纹图谱和 TLC 指纹图谱，不仅应反映多种已知的五味子木脂素类成分，而且还应包括那些未知的成分，这些成分的峰位、峰形、比值在一定范围内应该是恒定的，并且随五味子的品种不同而产生差异；因此，可以很好地区别其来源、产地，鉴别其真伪及品质优劣。中药制剂也应能鉴定处方中各药味的存在及其质量，有的还应能反映工艺过程的某些改变，能鉴别同一品种不同生产厂家的产品。如前所述，只用一张指纹图谱是不足以表现其全部特征的，常要采用几张指纹图谱来表现某种中药的各个不同侧面的特征，从而构成其全貌；但对其中的每一张图谱均应符合专属性的要求。

指纹图谱主要是用来表达、控制中药的化学成分的整体，故要有较好的重现性。即同一样品，在相同操作条件下，结果的重现性要好。因此，应根据不同的要求，考虑选用适当的分析方法，建立指纹图谱。同时，还要求在样品制备、分析方法、实验过程、数据采集、处理、分析等全过程中都要规范化操作。

指纹图谱的实用性（可操作性）是指要针对不同用途，选用不同分析方法来达到鉴别和控制质量的目的。如用于质量控制，则应考虑工厂和药检所常规配备的仪器设备来建立相应的方法，一般以薄层扫描法、气相色谱法、高效液相色谱法为首选，而且建立的方法在不同实验室、不同操作者、不同型号的仪器以及同一类型而不同厂家、不同批号的试剂与材料（如硅胶、色谱柱）之间，都应该能够重复和验证。同时，还应建立相应的评价机构，对其方法与结果进行客观评价。对于用指纹图谱来进行配伍理论或新药开发研究，特别是化学成分和药理、药效相关性研究，就应考虑采用联用技术如 GC－MS、HPLC－DAD－MS－MS 等方法，以获取大量信息，以便得到较明确的结果。如用于中间产品的质量控制，则指纹图谱的要求，特别是相似度的判断，就可比最终产品的要求低一些。

（2）中药色谱指纹图谱的建立　主要包括样品收集、制备、分析方法的建立以及结果的处理等步骤。

①样品的收集　样品的收集是保证指纹图谱科学性的前提，样品必须具有科学性、代表性与广泛性。所谓科学性是指样品的来源、产地必须正确，采收、加工、炮制方法必须符合科学规范。中药材的质量是中药制剂质量的基本保证。由于中药来源复杂，同名异物、同物异名的品种混乱现象极其普遍，中药材所含化学成分的种类及数量还受产地、采收、加工等因素的影响，因此即使是正品，甚至是地道产地的中药材，也同样存在着质量问题。为了确保指纹图谱的科学性，在进行指纹图谱研究、制定之前，就必须明确中药材品种以及中药制剂处方中实际使用的品种，然后深入到该品种的地道产地收集符合药用标准的样品作为标准样品；可能的话，还必须结合有效成分或主要成分含量测定及传统经验鉴别方法对标准样品的质量进行评价。与此同时，还要进行具有广泛性与代表性的相当数量的样品收集，包括不同产地、不同采收、加工方法、不同规格的样品以及不合格样品（包括伪品与不符合药用要求的样品）的收集，只有保证样品的广泛性与代表性，才能保证建立的指纹图谱的科学、客观、实用。一般要求收集不少于 10 批样品的数量，而且要有详实记录。通过对上述具有科学性、广泛性、代表性的大量样品的分析，才有可能从中提取出稳定的共有信息。目前，多数情况下只是收集不同销售地点的样品，虽然也能反映一定的信息，但由于商品市场的开放与流通速度的加快，常常使样品的分布缺乏代表性，造成指纹信息的偏差。生产企业到中药材的地道产地建立原料药材的 GAP 生产基地并实施规范化种植，是保证原料药材科学性及产品质量的明智举措。必须指出的是，科学的指纹图谱的制订不能迁就目前商品市场的混乱与形形色色的奸商行为。例如质量标准（包括指纹图谱）中有效成分含量及峰面积比值的下限，不能以全部样品的下限来制定。又如，三七历来是药用其块根，芦头（剪口）本是非药用部分，两者所含有效成分也不尽相同，如人参皂苷 Rg_1 与 Rb_1 的含量比例关系是颠倒的。但由于块根与剪口的价格相差甚远，在制剂生产中以次充优、以剪口充三七的现象屡见不鲜。《中国药典》（2005 年版）始将三七的入药部分修改为"块根与芦头"，那将严重地违背了科学性原则。

②样品的制备　采用适宜的制备方法，尽可能将样品中的化学成分最大限度地提取、富集与纯化，是保证指纹图谱分析的基础。样品的取样也必须有代表性，称取数量一般是：供试品与总样品的比例为 1∶10，即称取 1g 供试品，则应在混合均匀的 10g 总样品中称取。称取供试品的精度要求取 3 位有效数字。供试品溶液的制备，包括三方面的工作：提取溶剂的选择、提取方法的选择及提取液的纯化。对于化学成分不清楚的中药材的提取，可选用水煎煮、再用有机溶剂进行极性分级的方法；或选用适当浓度的乙醇或甲醇提取。提取的原则是：尽量将其中的化学物质，特别是水溶性成分提取出来。对于挥发性成分，可采用水蒸气蒸馏法；制剂中所含挥发性成分，则可用己烷或石油醚萃取，或采用专门的气相色谱固相微萃取头（100μm 聚二甲基硅氧烷，PDMS）萃取。对于有效成分或主要成分清楚的中药，则可根据所含化学成分的性质，选用适当的溶剂去提取。最常用的提取方法有：超声波提取、加热回流提取，也有用

微波提取的。盲目夸大、滥用CO_2超临界萃取技术是不恰当的。其一，中药治病的化学物质绝大多数是水溶性物质，大多数需经过100℃加热处理；其二，CO_2超临界萃取法对低极性物质的提取效率较高，而对水溶性物质的提取能力则差，虽可加入适量的改性剂如乙醇或甲醇改善其萃取能力。其三，CO_2超临界萃取将给样品带入大量的脂溶性杂质如树脂、色素、蜡等，这些杂质将严重污染色谱柱。与水蒸气蒸馏法相比较，CO_2超临界萃取物仅仅多了一些沸点较高的脂肪酸及其酯类等，反而少了一些含氧萜类与倍半萜类等物质。特别不适用于全草类中药材的提取。杂质的存在，不仅影响分离效果，而且会污染色谱柱及仪器；因此，必须采用适当的方法将提取液纯化。最常用的方法是固－液萃取与液－液萃取。例如，将样品甲醇溶液通过C_{18}小柱，以除去脂溶性杂质；将样品水溶液通过大孔树脂小柱或聚酰胺小柱（黄酮类），先用水洗涤以除去水溶性杂质，继用适当浓度的甲醇或乙醇将欲测定成分洗脱下来。

③试验方法与条件选择　中药指纹图谱的建立与应用，技术关键在于分析方法，包括测定方法、仪器、试剂、测定条件等，应根据待分析样品中所含化学成分的理化性质，选择适宜的测定方法。对于成分复杂的样品，尤其是中药制剂，有必要考虑采用多种测定方法，建立多个指纹图谱。例如，同时含有挥发性成分的样品，可以考虑建立 GC 指纹图谱与 HPLC 指纹图谱；对同时含有皂苷类与黄酮类成分的中药材（如甘草）或中药制剂，可以考虑建立总皂苷 HPLC 指纹图谱与总黄酮的 HPLC 指纹图谱。以色谱方法制定指纹图谱所采用的色谱柱、薄层板、试剂、测定条件等均必须固定，如色谱柱的型号、内径、长度、粒径及柱效、分离度；以光谱法制定指纹图谱时，相应的测定条件也必须固定。又以色谱法的选择性更强、提供的指纹信息更为丰富。

试验条件应能满足指纹图谱的上述要求，故应进行试验条件的优选，目的是通过比较试验，从中选取相对简单、灵敏、准确、可靠的方法和条件，获取足以代表样品特征的指纹图谱。在优选 HPLC 指纹图谱分析条件时，常采用梯度洗脱方法，以便使复杂的成分得到最好的分离；但组成不宜太复杂，以二元梯度较好；检测器以二极管阵列检测器（DAD）为佳，在方法确定后，可改用紫外检测器进行常规分析。同时，对建立的方法和条件还需经过严格的方法学验证。例如，精密度试验、稳定性试验、重现性试验。

④指纹图谱的建立和评价　按照上述建立的分析方法，选取 10 批品种明确、同一产地的样品（最好是地道药材产地的、不同规格的样品；可能的话，采收期和加工方法也必须一致）进行分析，得到 10 个样品的指纹图谱（同一规格样品的主要色谱峰峰面积的 RSD% 不得大于 5%），然后确定共有峰、特征峰、特征指纹区、参比峰，计算相对保留时间和相对峰面积。据此，建立该种中药材及中药制剂的标准色谱指纹图谱。还可将标准色谱指纹图谱划分为几个特征指纹区。例如，在淫羊藿 HPLC 指纹图谱中，$t_R 25 \sim 34min$ 之间有 5 个连续的、依次增强的色谱峰，除最前面的为未知峰外，其余 4 个依次为淫羊藿定 A、淫羊藿定 B、淫羊藿定 C 和淫羊藿苷；此 5 个色谱峰组成了淫羊藿特征指纹区。据此"五指峰"可以确定中药制剂中是否含有淫羊藿；也可根据此"五指峰"的峰形变化可区别不同品种的淫羊藿。此 5 个色谱峰组成了淫羊藿特征指纹

区（图3-14）。何首乌的标准HPLC指纹图谱由3个特征指纹区组成：特征指纹区Ⅰ（t_R为15~20min，结合型蒽醌），特征指纹区Ⅱ（t_R为22min，二苯乙烯苷），特征指纹区Ⅲ（t_R为33~55min，游离蒽醌）（图3-15）。当标准色谱指纹图谱中多数峰的归属不甚清楚时，亦可根据色谱峰的分布及特征，划分为几个指纹区，以便分析比较；但一张好的指纹图谱应该明确主要色谱峰的归属，以便能有效地控制生药及制剂的质量。例如，银杏叶指纹图谱可以如图3-16划分，其中位于Ⅱ区的最强峰是芦丁峰，位于Ⅳ区的第16号峰与第17号峰分别是槲皮素-桂皮酰-葡萄糖苷与山奈酚-桂皮酰-葡萄糖苷。然后，再将不同产地、不同采收期的其他样品所得到的指纹图谱与标准指纹图谱相比较、分析，看是否存在特征峰、特征指纹区、非共有峰，并利用计算机指纹图谱相似度评判软件，计算相似度。一般要求，同一品种的不同样品间，其相似度应大于90%。在没有药效学实验佐证的情况下，可将中药材指纹图谱的峰特征进行数学分类处理，如聚类分析等，并与传统经验及生药学鉴定结果相比较，可以对其质量进行分类。根据未知样品所在组别，也可对其质量作出初步评判。

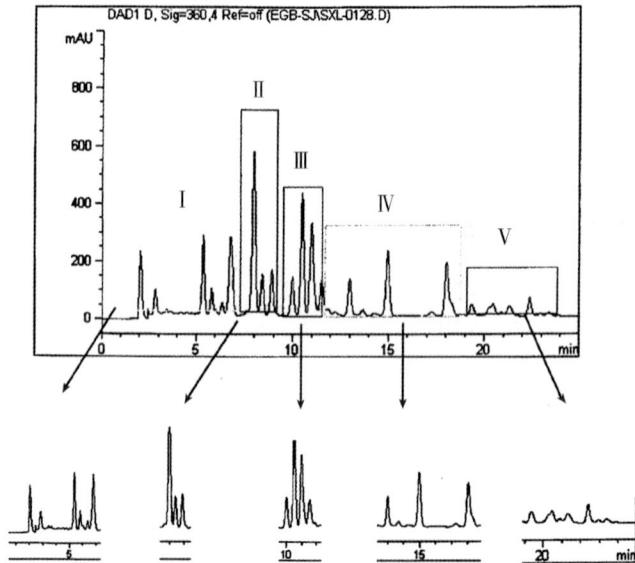

图3-16　银杏叶HPLC指纹图谱特征指纹区划分

对于中药制剂，应比较原药材与提取物及其制剂的指纹图谱之间的相关性。即提取物指纹图谱特征应在药材的指纹图谱中体现。在不影响疗效的前提下，原药材的某些特征在提取物指纹图谱中允许因生产工艺原因而有规律地丢失，但提取物与制剂的指纹图谱则应有高度的相关性。

指纹图谱的评价还应注意指纹特征的整体性。一个品种的指纹图谱是由各个具有指纹意义的峰组成的完整图谱构成。各有指纹意义的峰（或TLC斑点）位置（保留时间或比移值）、大小或高低（积分面积或峰高）、各峰之间相对比例是指纹图谱的评价参数，辨认比较时从整体的角度综合考虑，注意各有指纹意义的峰的相互的依存关系。

有的品种，特别是中药复方制剂，由于组成药物多，成分极其复杂，可能需要两张以上的指纹图谱才能体现其整体药效物质的全貌。指纹图谱的相似性从两个方面考虑：一是色谱的整体"面貌"，即有指纹意义的峰的数目、峰的位置和顺序、各峰之间的大致比例等是否相似，以判断样品的真实性；二是样品图谱与"标准图谱"之间或不同批次样品指纹图谱之间的总积分值作量化比较，应符合有关规定。

⑤指纹图谱的校验与复核　对所建立的指纹图谱应按有关规定进行实验条件、方法及结果的校验与复核。

二、纯度鉴定

中药材的纯度鉴定就是检查混入药材中的杂质的种类和含量的多少。水分虽然不是杂质，但水分超过一定限度可引起药材生霉、变质和腐烂，故也列入杂质检查范畴。

1. 杂质的来源与分类　生药中可能带有的杂质可以分为有机的和无机的两类。有机杂质主要指：①相同来源但不符合药用要求的部分。例如，颠茄草中生物碱在各器官的分布是不同的：叶 0.1% ~1.3%，根 0.4% ~0.6%，茎中仅 0.05%；因此，《中国药典》规定，直径超过 1cm 的颠茄茎不得超过 3%。《美国药典》（USP – NF）2005年版与《英国药典》（BP）2003 年版均规定"银杏叶中，茎不得超过 5%，其他外来杂质不得超过 2%。"②相同来源的非药用部分，如麻黄中混存的木质茎和根等。③不同来源的掺杂品，包括杂草、不符合药用要求的同属他种植物（如番泻叶掺杂的耳叶番泻叶）以及其他掺杂品（如番红花中掺杂的、切成丝状的花瓣和人工仿制品，三七中插入铁条，冬虫夏草中插入草梗、竹签，羚羊角灌铅等）。无机杂质是指夹杂在药材中或黏附在药材上的泥土沙石。检查方法：称取规定量的样品，摊开用肉眼或扩大镜观察，将杂质拣出，如其中有可以筛分的杂质，则可通过适当的筛，将杂质分出。将各类杂质分别称重，计算其在样品中的百分数。如杂质的外形与药材极相似，可称取一定量进行显微的、化学的或气味的检查，确定后再计算其百分数。杂质检查所需样品量，按中药材鉴定取样方法称取。

2. 灰分测定　中药材的灰分，包括药材本身经灰化后遗留的非挥发性无机物（生理灰分）和黏附在药材上的泥沙杂质（外来灰分），称为总灰分。一般药材的生理灰分含量比较恒定，当无外来掺杂物时，通常都有一定的总灰分含量范围。因此，规定药材的总灰分限度，对于保证中药材的品质和纯净程度，有一定的意义。如果总灰分超过一定限度，表明掺有泥土、沙石等无机物质。但有些药材的生理灰分本身差异较大，尤其是含多量草酸钙结晶的药材，如大黄的生理灰分由于生长条件不同可以从 8% ~20% 以上。在这种情况下，总灰分的测定不足于说明外来无机杂质的存在。因此，还需测定酸不溶性灰分，即不溶于 10% 盐酸中的灰分。因药材所含无机盐类（包括钙盐）大多可溶于稀盐酸而被除去，而来自泥沙等的硅酸盐类则不溶解而残留，故测定酸不溶性灰分能较准确地指示生药中是否有泥沙等掺杂及其含量。

（1）总灰分测定法　供测定样品需经粉碎，使能通过二号筛（孔径 850μm ± 29μm），混合均匀后，称取 2 ~3g（如需测定酸不溶性灰分，可取 3 ~5g），置炽灼至恒重的坩埚中，称定重量（准确至0.01g），缓缓炽灼，注意避免燃烧，至完全炭化时，逐渐升高温度至500~600℃，使完全灰化并至恒重。根据残渣重量，计算供试品中总灰分的百分数。如炭分不易灰化，可将坩埚放冷，加热蒸馏水或10%硝酸铵溶液2ml，使残渣湿润，然后置水浴蒸干，残渣照前法炽灼，至坩埚内容物完全灰化。

（2）酸不溶性灰分测定法　取上项所得的灰分，在坩埚中加入稀盐酸约10ml，用表面皿覆盖坩埚，置水浴上加热10min，表面皿用热蒸馏水5ml冲洗，洗液并入坩埚中，用无灰滤纸过滤，坩埚内的残渣用水洗至滤纸上，并洗涤至洗液不显氯化物反应为止。滤渣连同滤纸移至同一坩埚中，干燥，炽灼至恒重。根据残渣重量，计算供试品中含酸不溶性灰分的百分数。

3. 水分测定　中药材中水分含量的多少，是贮藏过程中保证质量的一项重要标志。如水分含量超过一定限度，则药材易霉坏，且能使有效成分分解变质。水分的测定，就是为了保证药材不因所含水分超过限度而发霉变质。水分测定的方法常用的有烘干法和甲苯法。供测定药材样品一般先破碎成直径不超过3mm的颗粒或碎片，对直径在3mm以下的花类、种子类、果实类中药，可不破碎。

（1）烘干法　适用于不含或少含挥发性成分的生药。取样品2~5g，平铺于干燥至恒重的扁形称量瓶中，厚度不超过5mm（疏松样品不超过10mm），精密称定，在100~105℃干燥5h，将瓶盖好，移置干燥器中冷却30min，精密称定重量，再在上述温度干燥1h，冷却称重，至连续两次称重差异不超过5mg为止。根据减失的重量，计算供试品中含有水分的百分数。

（2）甲苯法　适用于含挥发性成分的生药。甲苯须先加少量蒸馏水，充分振摇后放置，将水层分离弃去，甲苯经蒸馏后使用。仪器装置如图3-17。A为500ml短颈圆底烧瓶，B为水分测定管，C为直形冷凝管。使用前，全部仪器应清洁，干燥；如能用硅酮丙酮溶液处理B和C的内壁则可防止挂水珠。测定时取样品适量（相当于含水量2~4ml），精密称定，置A瓶中，加甲苯200ml，将仪器各部分连接，自冷凝管顶端加入甲苯至充满B管的狭细部分，A瓶用电热套或其他适宜方法缓缓加热，待甲苯沸腾时调节温度使每秒钟馏出2滴，待水分完全馏出，即测定管刻度部分的水量不再增加时，将冷凝管内部先用甲苯冲洗，再用饱蘸甲苯的长刷或其他适宜的方法，将管壁上附着的甲苯推下，继续蒸馏5min，放冷至室温，拆卸装置，如有水沾附在B管的管壁上，可用蘸甲苯的铜丝推下，放置，使水分和甲苯完全分离（可加亚甲蓝粉末少许，使水

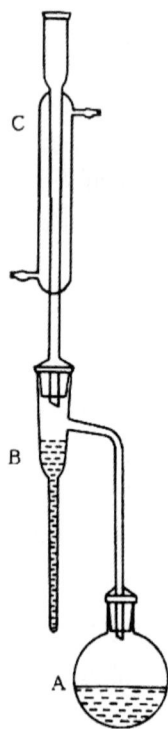

图3-17　水分测定器（甲苯法）

A. 短颈圆底烧瓶　B. 水分测定管

C. 直形冷凝管

染成蓝色，以便观察）。读取水量，并计算成供试品中含有水分的百分数。

也可应用红外线自动水分测定仪代替烘干法测定中药材或中成药半成品的水分含量，简便而快速，但不是法定方法。含挥发油成分的贵重药材的水分测定可采用减压干燥法或气相色谱法，具体方法见《中国药典》附录。

三、品质优良度鉴定

中药品质的优劣主要取决于有效成分含量的高低。因此，有效成分含量是中药品质的重要标志。《中国药典》规定了一些中药材的有效成分含量要求及其含量测定方法。例如，麻黄含生物碱不得少于0.80%，八角茴香含挥发油不得少于4.0%，洋地黄叶每1g的效价不得少于10个洋地黄单位（《中国药典》2010年版）。

对于有效成分尚不明了或尚无精确定量方法的中药，一般根据已知成分的溶解性质，选用水、乙醚或一定浓度的乙醇，测定中药中可溶性物质的含量，以示中药的品质。例如，麦冬所含皂苷和多糖易溶于水，故规定其水溶性浸出物含量不得低于60.0%；沉香所含树脂和挥发油成分易溶于乙醇，故规定其醇溶性浸出物含量不得低于10.0%；独活所含香豆精类成分易溶于乙醚，故规定其醚溶性浸出物含量不得低于3.0%。

现将常用的中药品质评价方法概述如下。

（一）有效成分含量测定

通常利用化学定量法或仪器分析法来测定中药中有效成分含量。由于中药中所含化学成分非常复杂，一般需先用合适的溶剂将有效成分提取出来，经过适当的精制后，采用中和法（如麻黄、槟榔、苦参、颠茄草、洋金花等生药中总生物碱以及山楂中有机酸）、重量法（如桔梗中总皂苷、安息香中总香脂酸）、络合量法（如石膏、白矾、朱砂、炉甘石等矿物药）或分光光度法（如黄芩中总黄酮、黄连中总生物碱、紫草中总色素、马钱子中番木鳖碱、牡丹皮中牡丹酚）测定，或选用适当试剂处理后，使生成有色物质，再采用比色法或分光光度法测定，如牛黄中胆酸、芦荟中芦荟苷的测定。上述方法有较好的精确度，但专属性较差，操作繁琐、费时，且需较大的样品量，适用于有效成分含量较高的生药的品质控制。

近年来，现代分离、分析技术和现代分析仪器的迅猛发展，使测定中药中个别有效成分，甚至微量成分的含量已成为可能，其中以薄层色谱－紫外分光光度法、薄层色谱－光密度法（薄层扫描法）、高效液相色谱法和气相色谱法应用最为广泛。中药的粗提取液经薄层色谱分离后，将需测定的成分斑点收集、洗脱后，再用分光光度法测定，如防己中汉防己碱、赤芍中芍药苷的测定；或经薄层色谱分离后，直接用薄层扫描仪测定，如山茱萸中熊果酸的测定；或直接应用高效液相色谱仪或气相色谱仪进行分离和测定，如化橘红中柚皮苷、胡椒和荜茇中胡椒碱的测定。这些仪器分析法适用于中药材及其制剂中有效成分的含量测定，能排除其他成分的干扰，准确测定一个或多个成分的含量，方法灵敏度高、重现性好、简便快速，但常需有效成分的纯品作为对照标准物质。

（二）挥发油含量测定

挥发油是一类有挥发性、可随水蒸气蒸馏出来的油状液体，大多具有显著的生理作用，如驱风、镇痛、解痉、抑菌、抗炎等；因此，是一类重要的有效成分。含挥发油的中草药很多，如薄荷、藿香、当归、川芎、苍术、白术、肉桂、砂仁等，通过测定这些中药中挥发油含量及其物理常数，可以控制中药的品质。

挥发油测定的原理是将中药与水共同蒸馏，挥发油随水蒸气一起馏出，冷却后，凝集于刻度管中，油水分离成为两液层，根据刻度可以读出样品中挥发油的含量。适用于含较多量挥发油的生药。测定用样品，一般需粉碎使能通过 2 号至 3 号筛，并混合均匀。装置如图 3-18。测定法如下。

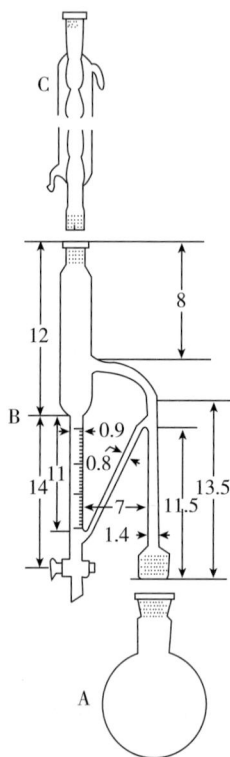

图 3-18　挥发油测定装置
（长度单位：cm）
A. 1000ml 硬质圆底烧瓶　B. 挥发油测定管
C. 球形冷凝管

1. 甲法　适用于测定相对密度在 1.0 以下的挥发油。取样品适量（相当于含挥发油 0.5~1.0ml），称定重量（准确至 0.01g），置烧瓶中，加水 300~500ml 与玻璃珠数粒，振摇混合后，连接挥发油测定管与球形冷凝管。自冷凝管上端加水使充满挥发油测定管的刻度部分，并溢流入烧瓶时为止。置电热套中或用其他适宜的方法缓缓加热至沸，并保持微沸约 5h，至测定管中油量不再增加，停止加热，放置片刻，开启测定器下端的活塞，将水缓缓放出，至油层上端达到刻度 0 线上面 5mm 处为止。放置 1h 以上，再开启活塞使油层下降至其上端恰与刻度 0 线平齐，读取挥发油量，并计算成样品中含挥发油的含量（％）。

2. 乙法　适用于测定相对密度大于 1.0 的挥发油。取水约 300ml 与玻璃珠数粒，置烧瓶中，连接挥发油测定管。自测定管上端加水使充满刻度部分，并溢流入烧瓶时为止，再用移液管加入二甲苯 1ml，然后连接冷凝管。将烧瓶内容物加热至沸腾，并继续蒸馏，其速度以保持冷凝管的中部呈冷却状态为度。30min 后，停止加热，放置 15min 以上，读取二甲苯的容积，然后照甲法自"取样品适量"起，依法测定，自油层量中减去二甲苯量，即为挥发油量，再计算样品中含挥发油的含量（％）。此法中加二甲苯的理由是：二甲苯相对密度小于 1.0，且能与挥发油混溶而不能与水混合，故馏出的挥发油进入二甲苯层，两者的混合溶液仍比水轻，故可按甲法测定。加入的二甲苯先经蒸馏，使水中含饱和量的二甲苯，以提高测定的准确度。

（三）浸出物含量测定

对于有效成分尚不明了或尚无适当理化定量分析方法的中药材，可以根据已知成分的溶解性质，选用水或其他适当溶剂为溶剂，测定生药中可溶性物质的含量，用于生药的品质控制。通常选用水、一定浓度的乙醇或乙醚作为溶剂。供测定的中药材样品需粉碎，使能通过二号筛，并混合均匀。

1. 水溶性浸出物测定

（1）冷浸法　取样品约4g，称定重量（准确至0.01g），置250～300ml的锥形瓶中，精密加入水100ml，密塞冷浸，前6h内时时振摇，再静置18h，用干燥滤器迅速过滤。精密吸取滤液20ml，置已干燥至恒重的蒸发皿中，在水浴上蒸干后，于105℃干燥3h，移至干燥器中，冷却30min，迅速精密称定重量，计算样品中含水溶性浸出物的含量（%）。

（2）热浸法　取样品约4g，称定重量（准确至0.01g），置250～300ml的锥形瓶中，精密加入水100ml，塞紧，称定重量，静置1h后，连接回流冷凝管，加热至沸腾，并保持微沸1h。放冷后，取下锥形瓶，密塞，称定重量，用水补足减失的重量，摇匀，用干燥滤器过滤。精密吸取滤液25ml，其余按冷浸法项下规定操作，计算样品中含水溶性浸出物的含量（%）。必须注意的是，热浸法不适用于含多量淀粉、黏液质等成分的生药测定水溶性浸出物含量，因为这些成分与水共热时易溶解，生成黏稠的液体，很难过滤。

2. 醇溶性浸出物测定　取适当浓度的乙醇或甲醇代替水为溶剂，照水溶性浸出物测定法进行（热浸法须在水浴上加热）。

3. 醚溶性浸出物测定　取样品2～4g，置五氧化二磷干燥器中放置48h，称定重量（准确至0.01g），置100ml锥形瓶中，加入乙醚70ml及玻璃珠数粒，连接冷凝管，加热至沸并保持微沸4h，放冷，过滤，用乙醚洗涤锥形瓶及残留物，洗液与滤液合并至100ml量瓶中，加乙醚至刻度，摇匀。精密量取50ml，置已干燥至恒重的蒸发皿中，挥去乙醚，置五氧化二磷干燥器中放置24h，迅速精密称定重量，计算样品中含醚溶性浸出物的含量（%）。

挥发性醚溶性浸出物测定与上述方法相似，只是在精密称重后"缓缓加热至105℃，并于105℃干燥至恒重，其减失重量即为挥发性醚溶性浸出物的重量。具体方法见《中国药典》（2010年版）附录。

（四）生物效价测定

又称生物检定法，是利用药物对生物体（整体动物、离体器官、微生物等）的作用来测定其效价或生物活性的一种方法。它是以药物的药理作用为基础、生物统计为工具，运用特定的实验设计，通过比较检品和相应的标准品或对照品在一定条件下产生特定生物反应的剂量比例，来测得检品的效价。例如，洋地黄标准品每1g含10个效价单位，用鸽子试验其最小致死量为90.5mg/kg，如检品洋地黄叶的最小致死量为100mg/kg，两者相比，标准品的作用强度是检品的 1.1 倍，即检品每 1g 含 9.05 单位。《中国药典》（2010年版，一部）规定，洋地黄叶（folium digitalis）每 1g 的效价不少于 10 个洋地黄单位。《美国药典》2005 年版亦采用生物效价测定法控制洋地黄的品质。《中国药典》2015 年版一部未收载洋地黄叶，但仍采用生物效价测定法控制洋地黄制剂的质量。

在一定范围内，药物的剂量和药物作用间存在着量 - 效关系，即剂量增大，药理作用随着增强。将剂量和反应经过适当转换后，量 - 效关系可以转化为以反应或其函数为纵坐标，剂量或其函数为横坐标的直线关系。这就是生物检定实验设计的基础。

由于生物差异的存在，生物检定结果误差较大，重现性较差，需要控制的条件较多，加上测定费时，计算繁琐，所以生物检定主要用于无适当理化方法进行检定的药物，如强心苷类药物洋地黄毒苷、毒毛旋花子苷 K 和羊角拗苷以及胰岛素、肝素、绒促性素、缩宫素等生物制品、各种抗生素与一些神经递质、内毒素、激素等，补充理化检验之不足。随着科学技术的发展，一些品种的生物检定法将被理化检验方法所取代。生物检定法在中药鉴定中的应用，主要用于成分复杂或缺乏研究，尚无适当的理化方法来控制其质量的中药，如某些具有抗菌、驱虫、利尿等作用的中药；或者是化学成分定量分析结果不能正确反映药物作用强度。例如洋地黄叶中含有多种强心苷，其一级苷在干燥、贮藏过程中极易被共存的酶水解生成二级苷甚至苷元，二级苷的强心作用比一级苷弱，而苷元几无强心作用；因此，同一生药中同时含有一级苷、二级苷和苷元，它们的强心作用各不相同，它们的含量比例又可因栽培条件、采收时间、加工方法、贮藏情况等而常有差异。化学定量方法主要基于苷元（甾核或 α，β 不饱和五元内酯环中活性次甲基）与 α - 去氧糖的一些显色反应，难于区别一级苷、二级苷、苷元或 α - 去氧糖；因此，化学定量分析结果不能反映洋地黄叶的强心效价。虽然应用纸色谱、薄层色谱、高效液相色谱法等可分离、测定洋地黄苷和洋地黄毒苷的含量，但目前仍不作为法定方法用于洋地黄叶的品质控制。

四、安全性鉴定（有害物质检查）

药物的有效和无害都是同等重要的。中药中如果污染了有害物质，如农药、霉菌和霉菌毒素以及重金属等，将会危害人民健康；因此，规定上述有害物质的检查方法和允许的含量范围是十分必要的。

（一）农药残留量测定

2002 年 6 月 1 日原国家食品药品监督管理局正式颁布了《中药材生产质量管理规范》，规定中药材栽培过程中"病虫害的防治要严格控制农药残留与重金属污染，保护生态环境。"严格地讲，中药材生产过程中不得使用农药，应采用生物防治或有限制地使用低毒、短效的杀虫剂，尽量减少农药残留。施用过农药的土地，5 年内不准种植中药材。但目前滥用农药的现象极其普遍，特别是某些长效、剧毒、积蓄性的杀虫剂，如六六六、DDT 及五氯硝基苯等，由于它们在土壤和生物体中长期残留和积蓄，对人类的危害极大。这些杀虫剂虽已停止生产，但私自使用的情况仍然存在。其他如有机磷农药，也有同样的危害性。因此，世界各国都非常重视食品和药物中农药残留量的检测和限量问题。《中国药典》（2015 年版）规定黄芪中，六六六（总 BHC）与滴滴涕（总 DDT）的残留量均不得超过千万分之二（0.2mg/kg），五氯硝基苯（PCNB）不得超过千万分之一（0.1mg/kg）。

大多数有机氯和有机磷杀虫剂均具挥发性；因此，中药中这些农药残留量的分析，可采用气相色谱法。称取一定量的生药粉末，用丙酮 - 正己烷（体积比 2∶8）或乙酸乙酯浸渍或超声波提取，浸出液经适当方法纯化、浓缩，即可进样分析。

《中国药典》（2015 年版）采用气相色谱法及气相色谱 - 串联质谱法测定 155 种农药残留量。

（二）黄曲霉毒素检查

中药材及其饮片在贮藏过程中，如果含水量超过一定限度，则易生霉变质。其中危害最大的是黄曲霉菌。黄曲霉菌含多种黄曲霉毒素，有强烈的致肝损害和致癌作用，因此世界各国对食品和药物中黄曲霉毒素的限量均作了严格的规定。《中国药典》（2015 年版）规定了陈皮、僵蚕、胖大海、酸枣仁、桃仁等的黄曲霉毒素的限度：黄曲霉素 $B_1 \leqslant 5\mu g/kg$，总量 $\leqslant 10\mu g/kg$。目前，对中药霉菌污染的研究报道较多，其检测方法主要是根据黄曲霉毒素中毒性最大的成分黄曲霉毒素 B_1、黄曲霉毒素 B_2 和黄曲霉毒素 G_1、黄曲霉毒素 G_2 的理化性质而设计的：它们能溶于三氯甲烷和甲醇而不溶于己烷、乙醚和石油醚，在紫外光（365nm）下分别显蓝色和黄绿色荧光。因此，中药粉末经三氯甲烷或甲醇提取，提取液浓缩后进行薄层色谱分离，以已知浓度的黄曲霉毒素标准品作对照，根据斑点大小和荧光强度来判断是否超过规定的限度。如欲准确测定它们的含量，则可采用薄层色谱 - 紫外分光光度法或荧光光度法、薄层扫描法等。

《中国药典》（2015 年版）采用高效液相色谱法及高效液相色谱 - 串联质谱法测定中药材、饮片及制剂中的黄曲霉素 B_1、B_2、G_1、G_2 的含量。

（三）重金属与有害元素检查

国际间对药品和食品中重金属和砷的含量均有严格的限制。如世界卫生组织（WHO）规定食品和水中：含汞量成人每周摄入量不得超过 $5\mu g/kg$、含砷量成人每周摄入量不得超过 $50\mu g/kg$。新加坡规定：药物中含汞量不得超过 0.05ppm、含砷量不得超过 5ppm。砷及含砷化合物（如 As_2O_3）被国际癌症中心（IARC）和美国环保局定为致癌物质。《中国药典》（2015 年版）对某些中药，主要是矿物药，其次是挥发油类，少数为加工品，如阿胶，亦规定了重金属及有害元素（铅、镉、砷、汞、铜）的含量限度：Pb < 5.0mg/kg，Hg < 0.2mg/kg，Cd < 0.3mg/kg，As < 2.0mg/kg，Cu < 20.0mg/kg；对常用中药材及儿童常用品种，如枸杞子、山楂、人参、党参、金银花、黄芪等亦增加了上述有害之素的含量限度，如黄芪与金银花中，铅不得过百万分之五，镉不得过万分之三，砷不得过百万分之二，汞不得过千万分之二，铜不得过百万分之二十。《中国药典》对上述重金属及有害元素还规定必须采用原子吸收分光光度法或电感耦合

等离子体质谱法进行测定。

（四）微生物检查

有害微生物主要指大肠埃希菌等致病菌及霉菌、酵母菌等，前者的细菌数还可反映该中药受污染的严重程度。《美国药典》（USP – NF，2005）规定银杏叶中微生物污染限度为：细菌数 <10000 个/g，霉菌及酵母菌数 <100 个/g。《中国药典》（2015 年版）对中药制剂及中药提取物和辅料亦规定了微生物限度。

（五）其他有害物质检查

除上述常见有害物质外，中药中还可能存在一些非正常的外源性有害物质，如寄生类中药与蜂蜜等。如果寄生在一些有毒植物上，如鱼藤、钩吻、马桑及夹竹桃科植物等；则桑寄生类生药就可能含有寄主的毒性成分。故《中国药典》（2015 年版）规定，桑寄生必须检查是否含有强心苷，以保证用药的安全性。如果蜂蜜是采自有毒植物花粉酿造的，则该蜂蜜亦可能含有毒性成分。首先应检查蜂蜜中花粉粒的形态特征，如发现有乌头、雷公藤、羊踯躅或烟草等有毒植物的花粉粒存在，为避免人食中毒，也必须作蜂蜜毒性试验。

第四章　粤桂港澳中药材习用品考评与鉴别

如前所述，中药材之同名异物、同物异名的品种混乱现象，古已有之；现今中药商品中亦普遍存在。特别是地区习用品种，由于其使用历史较久、且又多是与正品不同科、属的植（动）物，所含化学成分多与正品迥异，故其对中药疗效的影响是显而易见的。目前，对中药习用品尚缺乏系统、深入的实验研究，特别是与正品在药效学及临床疗效等方面的比较研究；对习用品的纠正，亦缺乏足够认识和充分的科学研究依据；因此，大多数习用品至今仍在各地区使用。作者试图通过对粤、桂、港、澳四地中药习用品种的调查和论述，特别是习用品形成的历史原因及其对中药质量和疗效的影响、与正品在来源、化学成分、药理作用及功效等方面的差异，以引起社会各界及行政管理部门的高度重视，保证中药的安全性与有效性，这也是实现中药科学化、现代化之最基本和最首要之工作。香港、澳门及广西由于地域、人文和历史等原因，其用药习惯与广东很相似，又有些不同。香港至今仍有逾60种的中药材习用品在使用，澳门及广东、广西亦有逾30种的中药材习用品仍在使用；而多数中医师并不了解其使用的中药是正品还是习用品，两者之间又有什么差异？香港不少中药铺甚至认为内地使用（《中国药典》收载）的品种是错误的，他们卖的才是正确的。由此可见，中医药界对影响中药质量和疗效的各种因素，特别是习用品对中药疗效的影响的认识是多么地缺乏。本章全面、系统地介绍粤、桂、港、澳四地使用的中药习用品 54 种类，对每一品种从本草考证入手，考证该种中药的正品应是哪一种原植（动）物，历史上的应用概况及其变迁，古今应用是否一致，习用品形成的可能原因；目前各地区的使用现状；习用品与正品在来源、化学成分、药理作用（包括毒性）及功效等方面的差异；正品与习用品的鉴别（包括原植（动）物形态、药材性状、显微特征及紫外光谱鉴别）。其中【述评】是作者对本草考证的概括、古今用药合理与否的评论、习用品形成的可能原因以及建议；【处方应付名称】是指不同地区的中药行业（包括中药材零售与批发市场、中药店及医院中药房）根据中医处方上的药名实际上给的中药品种；【紫外光谱鉴别】均为作者的研究工作总结。原植（动）物及药材性状均附有彩色照片以资鉴别。现将粤桂港澳四地中药习用品种分述于后。

1　十大功劳叶

【考证】十大功劳之名始见于清《本经逢原》，将其作为枸骨的俗名；次见于《本草纲目拾遗》，该书在记述"角刺茶"时云："角刺茶，出徽州。土人二三月采茶时，兼采十大功劳叶，俗名老鼠刺，叶曰苦丁。"由此可见，十大功劳与枸骨、角刺茶、老鼠刺及苦丁均为同一种植物。枸骨叶入药最早见于唐《本草拾遗》。《证类本草》在"女贞实"条下引述陈藏器对枸骨的论述："按枸骨树如杜仲，皮堪浸酒补腰膝令健，枝叶烧灰淋取汁，涂白癜风，亦可作稠煎敷之。木肌白似骨，故云枸骨。"以上本草虽无关于枸骨的形态记述，但从陈氏"女贞似枸骨"及《图经本草》之"女贞……其叶似枸骨及冬青木"的描述，可知枸骨亦为冬青科冬青属 Ilex 植物无疑。李时珍对枸骨有中肯的描述："枸骨树如女贞，肌理甚白。叶长二三寸，青翠而厚硬，有五刺角，四时不凋。五月开细白花。结实如女贞及菝葜子，九月熟时，绯红色，皮薄味淡，核有四瓣。"以上描述与今之冬青属植物枸骨 Ilex cornuta Lindl. ex Paxt. 相符。因此，《本经逢原》及《本草纲目拾遗》所称的十大功劳应为冬青科植物枸骨 Ilex cornuta Lindl. ex Paxt. 无疑。

　　十大功劳的同名异物现象始自清代。吴其濬《植物名实图考》将枸骨和十大功劳分别列条记载，吴氏在十大功劳条下谓："丛生，硬茎直黑，对叶排比，光泽而劲，锯齿如刺，梢端生长须数茎，结小实如鱼子兰，……十大功劳又一种，叶细长，齿短无刺，开花成簇，亦似鱼子兰。"并附有精致的绘图。从以上描述及附图可以确定吴氏所述十大功劳为今之小檗科植物阔叶十大功劳 Mahonia bealei Carr. 及狭叶十大功劳 M. fortunei（Lindl.）Fedde.。

　　目前，全国大多数地区均以冬青科植物枸骨 Ilex cornuta Lindl. ex Paxt. 的叶作十大功劳叶入药，南方部分地区（浙江、福建、湖北、湖南、江西、广东、广西、四川及贵州）则以小檗科植物阔叶十大功劳 Mahonia bealei Carr. 及狭叶十大功劳 M. fortunei（Lindl.）Fedde 的小叶作十大功劳叶入药。

　　香港、澳门的用药习惯源于广东，亦以小檗科植物阔叶十大功劳 Mahonia bealei Carr. 及狭叶十大功劳 M. fortunei（Lindl.）Fedde 的小叶作十大功劳叶入药。

【述评】

　　1. 自唐代至清代，供药用的十大功劳叶应是冬青科植物枸骨 Ilex cornuta Lindl. ex Paxt. 的叶，功劳叶是其简称，最早称为"枸骨叶"。其嫩叶的加工品在多数地区又作"苦丁茶"药用。

　　2. 小檗科植物阔叶十大功劳 Mahonia bealei Carr. 及狭叶十大功劳 M. fortunei（Lindl.）Fedde 被称作"十大功劳"，始自清《植物名实图考》。由于其绘图精确，可以确定其为以上两种。因此，多数植物分类学家及植物分类学著作均将 Mahonia 属称作十大功劳属。此为未深入考证之误也。

　　3. 多数本草记载的十大功劳叶（枸骨叶）功效与吴氏记述的小檗科植物"十大功劳"的功效并不相同。前者的"枝叶烧灰，淋取汁，涂白癜风。亦可作稠煎敷之。"（《本草拾遗》），"治劳伤失血痿软，以其能调养血气"（《本经逢原》），"生津止渴，祛风"（《本草从新》）；而后者"治虚劳咳嗽"（《本草再新》）、"治吐血"（《植物名实图考》）。近代中医药著作叙述的功效，两者亦有差异：冬青科枸骨叶（功劳叶）能清热养阴，平肝，益肾。用于肺痨咯血、骨蒸潮热、头晕目眩、高血压（《中国药典》）；尚能祛风湿，用于腰膝痠软、风湿痹痛、白癜风（《中华本草》）。今人多用于补肝肾，健腰膝。而小檗科十大功劳叶能清热，燥湿，解毒，兼有清虚热之功，主要用于湿热黄疸、带下、痢疾、风热感冒、目赤肿痛、头晕目眩、痈肿疮疡及肺痨咯血、骨蒸潮热（《中华本草》）。以上两类十大功劳叶所含化学成分差别较大：冬青科枸骨叶主要含苷类成分，如苦丁茶苷 A～D、地榆糖苷Ⅰ和Ⅱ、枸骨叶皂苷Ⅰ甲酯和枸骨叶皂苷Ⅱ、腺苷等，而小檗科十大功劳叶主要含小檗碱、药根碱等生物碱。以上两类十大功劳叶功效有别、成分迥异，不宜混淆应用。

4. 目前多数地区均将枸骨叶称作"十大功劳叶"。《中国药典》2000 年版始，则以"枸骨叶"予以收载，虽然符合历史事实，但与实际应用名称不一致，恐难被中医界接受。小檗科植物阔叶十大功劳 *Mahonia bealei* Carr. 及狭叶十大功劳 *M. fortunei*（Lindl.）Fedde 之叶多在南方地区使用，亦称为"十大功劳叶"。鉴于上述情况，似以称枸骨叶为"十大功劳叶"（简称"功劳叶"）、称小檗科上述两种之叶为"南十大功劳叶"（简称"南功劳叶"）较为妥当。《中国药典》2010 年版始将小檗科植物阔叶十大功劳与狭叶十大功劳（细叶十大功劳）的干燥茎，以"功劳木"列条收载。

十大功劳叶（正品）

【别名】枸骨叶（《中国药典》《本草拾遗》《本草纲目》），功劳叶（《中药志》），猫儿刺（《本草纲目》），枸骨刺（《本草汇言》），八角茶（《本草从新》），老鼠刺、十大功劳叶（《本草纲目拾遗》），老虎刺（江苏），散血丹、八角刺、老鼠怕（广西），羊角刺（湖南），狗古芳（江西）

【处方应付名称】十大功劳叶，功劳叶，枸骨叶

【来源】冬青科植物枸骨 *Ilex cornuta* Lindl. ex Paxt. 的干燥叶。8～10 月采叶，拣去细枝，晒干。

【植物形态】常绿灌木或小乔木，高 3～8m。树皮灰白色，平滑。叶硬革质，椭圆状长方形，长 4～8cm，宽 2～4cm，先端具 3 枚坚硬的刺齿，中央刺齿反曲，两侧各有 1～2 个刺齿，基部平截，生于老枝者，基部钝圆而无刺；上面深绿色，具光泽，下面黄绿色，两面无毛。雌雄异株或偶为杂性，花簇生于两年生枝的叶腋。花黄绿色，4 数；萼杯状，细小；花瓣向外展开，倒卵形或长圆形，长约 2.5mm，宽约 1.5mm，基部合生；雄蕊 4 枚，花丝长约 3mm；子房 4 室，花柱极短。核果浆果状，球形，熟时红色，直径 4～8mm；分核 4 颗，骨质。花期 4～5 月，果期 9～10 月。（图 4－1－1）

生长于山坡、谷地、溪边杂木林或灌丛中。分布于甘肃、陕西、河南、江苏、安徽、浙江、江西、湖北、湖南、广东、广西及四川。主产于江苏、河南等地。

【化学成分】叶含苦丁茶苷（cornutaside）A～D、地榆糖苷（zigu－glucoside）Ⅰ和Ⅱ、枸骨叶皂苷（ilexside）Ⅰ甲酯和枸骨叶皂苷Ⅱ、苦丁茶糖苷（cornutaglycolipide）A 和 B、29－羟基－齐墩果酸－3－β－O－α－L－吡喃阿拉伯糖基－28－O－β－D－吡喃葡萄糖苷，另含咖啡碱、羽扇豆醇、熊果酸、胡萝卜苷、腺苷及 3，4－二咖啡酰奎宁酸、3，5－二咖啡酰奎宁酸、新木脂体〔neolignan，即 2（3－甲氧基－4－羟苯基）－3－羟甲基－7－

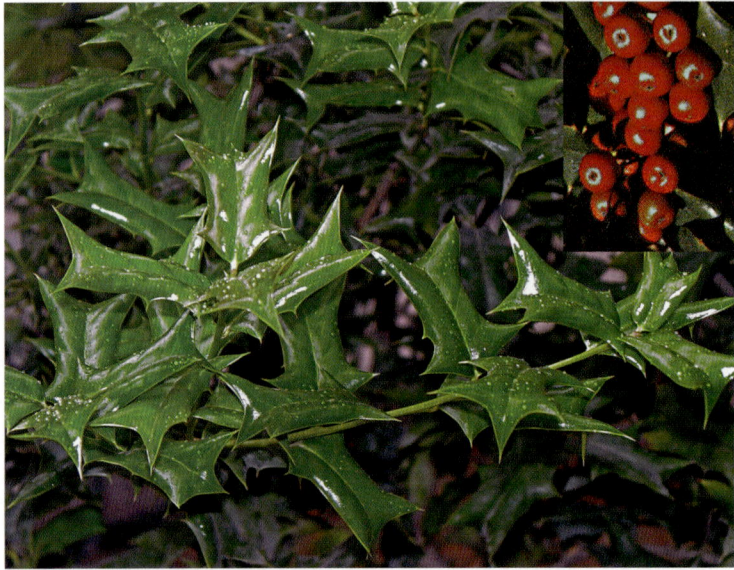

图 4 - 1 - 1　枸骨（原植物，右上角示果）

甲氧基苯骈呋喃 - 5 - 丙烯酸甲酯］及能促进前列腺素 I_2（PGI_2）形成的坡模醇酸 - 3 - β - O - α - L - 2 - 乙酰氧基吡喃阿拉伯糖基 - 28 - O - β - D - 吡喃葡萄糖苷（pomolic acid - 3 - β - O - α - L - 2 - acetoxyarabinopyranosyl - 28 - O - β - D - glucopyranoside）。

【药材性状】　叶类长方形或椭圆状长方形，偶见长卵圆形，长 3～8cm，宽1.5～4cm。先端具 3 枚较大的硬刺齿，顶端 1 枚常反曲，基部平截或阔楔形，两侧多具1～3枚刺齿，边缘稍反卷；长卵圆形叶常无刺齿。上表面黄绿色或绿褐色，有光泽，下表面灰黄色或灰绿色。叶脉羽状，叶柄较短。革质，硬而厚。气微，味微苦。（图 4 - 1 - 2）

【显微特征】　叶片横切面：表皮细胞类方形，外被角质层。叶肉异面型，栅栏细胞 2～4 列。中脉下表面稍突起，上、下表皮内侧均有 1 至数列厚角细胞，中脉维管束外韧型，其上、下方均可见木化纤维群。叶缘表皮内常依次为厚角细胞、石细胞和木化纤维群。叶缘表皮内、中脉下表皮内厚角组织中及韧皮部下方的纤维群中偶见石细胞。中脉基本薄壁组织中、海绵细胞及下表皮细胞内常含草酸钙簇晶。

【紫外光谱鉴别】　本书中所有习用品与相对应的正品及主流品种的紫外光谱法鉴别均按下述方法进行。

1. 样品溶液的制备　中药样品，分别经60℃干燥，粉碎，过60 目筛。分别称取粉末 5g，加入甲醇 30ml，以超声波提取 30min，过滤，滤液供测定用。

2. 光谱测定　紫外 - 可见分光光度计 TU - 1901 为北京普析通用有限公司出品，应用软件为 UVwins 紫外软件。分别取上述提取液适量，以甲醇适度稀释，置紫外 - 可见分光光度计测定紫外光谱，扫描间隔为 1nm，扫描速度：快；并应用 UVwins 紫外软件处理零阶光谱及一阶、二阶导数光谱，数据获取点数为 9。

十大功劳叶的紫外光谱资料如下：

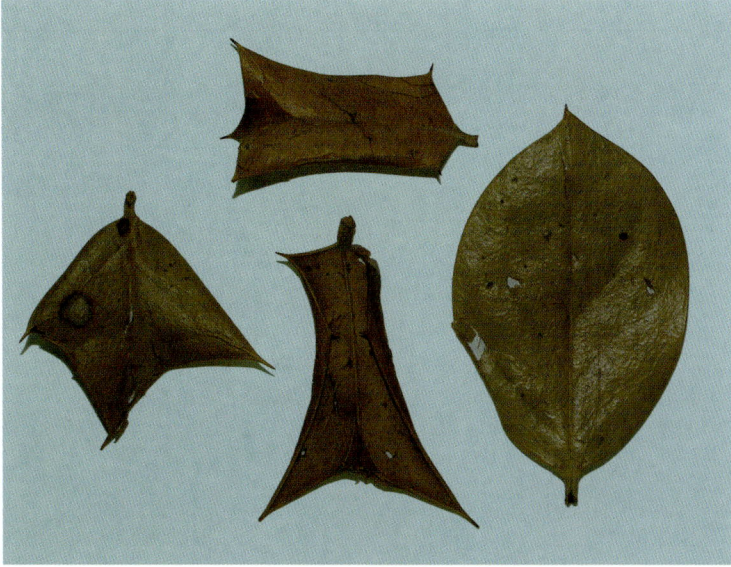

图 4-1-2　十大功劳叶（枸骨叶）

零阶光谱：峰位 297，327；谷位 266，307
一阶导数光谱：峰位 243，282，318；谷位 223，255，301，349
二阶导数光谱：峰位 227，239，262，278，293，309；
　　　　　　谷位 249，274，286，297，330（图 4-1-3～图 4-1-5）

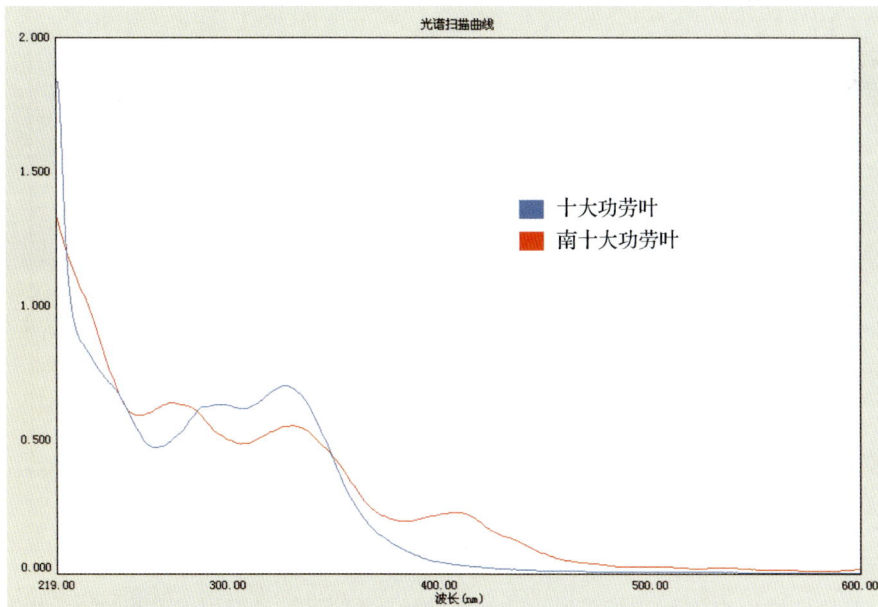

图 4-1-3　十大功劳叶的零阶光谱

【药理作用】

1. 对心血管系统的作用　枸骨水煎液以乙醇和亚硫酸氢钠处理后制成的注射液对离体豚鼠心脏灌流有增加冠脉流量和加强心肌收缩力的作用。

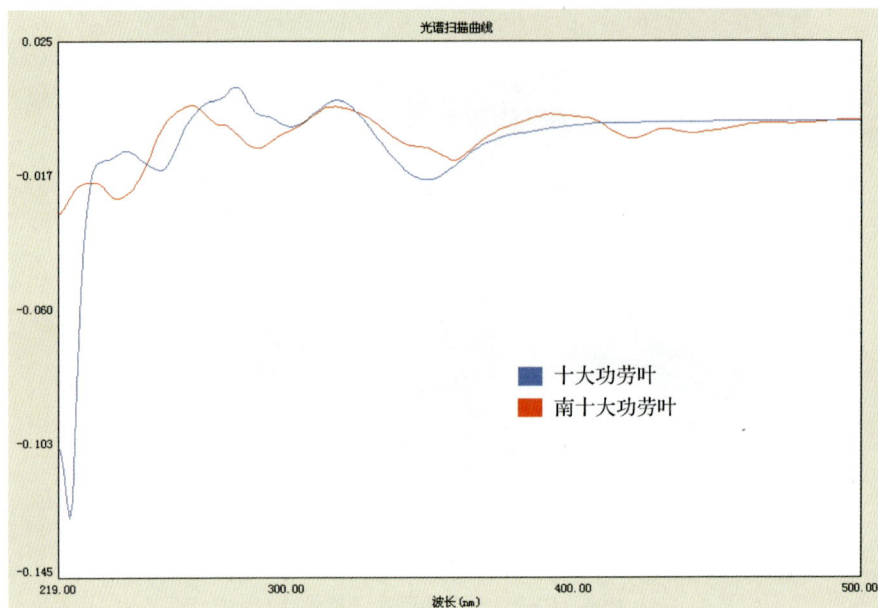

图 4-1-4　十大功劳叶的一阶导数光谱

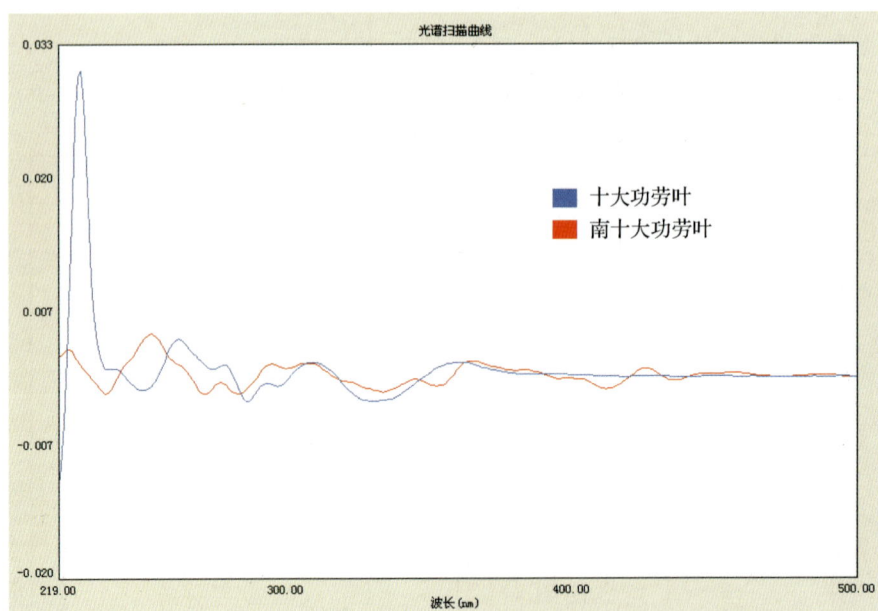

图 4-1-5　十大功劳叶的二阶导数光谱

2. 避孕与抗生育作用　枸骨的水、醇浸液给小鼠灌胃，抑孕率可达 80% ~ 100%。其避孕作用主要通过延长静息期、超越或缩短动情期产生。其醇提取物亦有避孕作用，组织切片检查未见子宫和卵巢有病理性变化，故认为属生理性避孕。枸骨叶的丙酮提取物对小鼠（皮下或腹腔注射）有终止早、中、晚孕的作用；灌胃给药，则无明显作用。给大鼠腹腔注射亦有抗早孕作用，部分排出和未排出胎儿为死胎，且与剂量相关；故可能有胎毒作用。

3. 其他　3，4 - 二咖啡酰奎宁酸对前列腺环素（PGI₂）有较显著的促进释放作用。以成人剂量约 60 倍 $[50g/(kg \cdot d)]$ 给小鼠灌胃，连续 5d，未见毒性反应。

【功效】　性凉，味苦。能清热养阴，平肝，益肾。用于肺痨咯血，骨蒸潮热，头晕目眩，腰膝痠软，风湿痹痛，高血压症。脾胃虚寒、肾阳不足及孕妇慎服。煎服，9 ~ 15g；外用，适量，熬膏涂敷。

【附注】　枸骨嫩叶的加工品在多数地区又作"苦丁茶"药用。

南十大功劳叶（习用品）

【别名】　功劳叶（王一仁《饮片参新》），十大功劳叶（清《本草再新》），土黄柏、黄柏、黄天竹、山黄柏、大叶黄连（江西），伞把黄连、大老鼠黄、老鼠刺、黄杨木、土黄芩、土黄连（湖南）

【处方应付名称】　南十大功劳叶，南功劳叶，十大功劳叶、功劳叶（广东、广西、香港、澳门）

【来源】　小檗科植物阔叶十大功劳 *Mahonia bealei* Carr. 及狭叶十大功劳 *M. fortunei* (Lindl.) Fedde 的干燥小叶。全年均可采收，晒干。

【植物形态】

1. 阔叶十大功劳　常绿灌木，高 1 ~ 4m。茎表面土黄色或褐色，粗糙，断面黄色。叶互生，厚革质；具柄，基部扩大抱茎；奇数羽状复叶，小叶 7 ~ 15，侧生小叶无柄，阔卵形，大小不等，顶生小叶较大，具柄，先端渐尖，基部阔楔形或近圆形，边缘反卷，两侧各有 2 ~ 8 枚大刺状锯齿，上面深绿色，有光泽，下面黄绿色。总状花序生于茎顶，直立，6 ~ 9 个簇生。小苞片 1；萼片 9，排成三轮；花黄褐色，花瓣 6，长圆形，先端 2 浅裂，基部有 2 个蜜腺；雄蕊 6；雌蕊 1。浆果卵圆形，直径约 5mm，熟时蓝黑色，外被白粉。花期 8 ~ 10 月，果期 10 ~ 12 月。生长于向阳山坡的灌丛中，亦有栽培。分布于陕西、河南、湖北、湖南、安徽、浙江、江西、福建、四川等地。主产于浙江。（图 4 - 1 - 6）

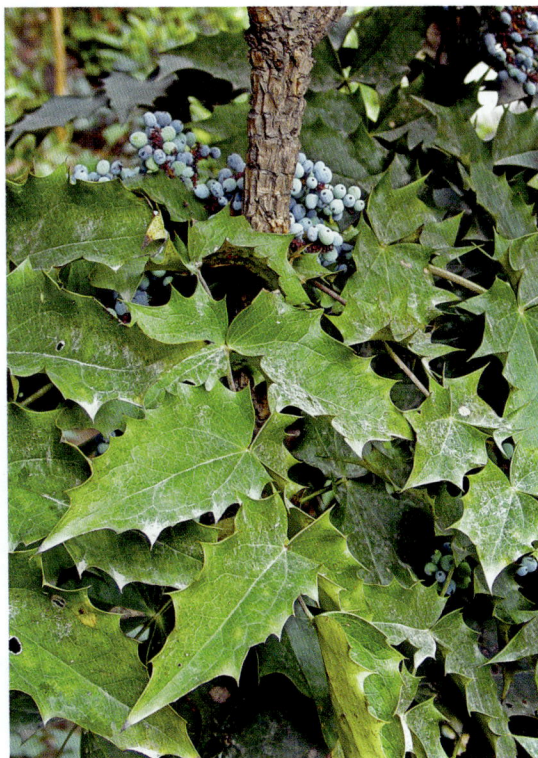

图 4 - 1 - 6　阔叶十大功劳（原植物）

2. 狭叶十大功劳（细叶十大功劳）

常绿灌木，高 1 ~ 2m。茎直立，树皮灰色，多分枝。叶互生，革质；具柄，基部膨大；奇数羽状复叶，小叶 5～13，狭披针形或披针形，先端长尖并具锐刺，基部楔形，两侧各有刺状锯齿 6～13 个，上面深绿色，有光泽，下面黄绿色。总状花序自枝顶芽鳞腋间抽出，长 3～6cm，花梗基部具总苞，苞片卵状三角形；萼片 9，花瓣状；花瓣 6，黄色，长圆形，全缘；雄蕊 6，花丝线形，花药瓣裂；雌蕊 1，子房卵圆形，无花柱，柱头头状。浆果卵圆形，熟时蓝黑色，外被白粉。花期 7～8 月，果期 8～10 月。生长于山坡灌丛、路边，也栽培于庭院。分布于江苏、浙江、江西、福建、湖北、湖南、广东等地。主产于浙江。（图 4－1－7）

【化学成分】阔叶十大功劳叶含小檗碱（berberine）。狭叶十大功劳叶含药根碱（jatrorrhizine）、小檗碱、掌叶防己碱（palmatine）及木兰花碱（magnoflorine）等。

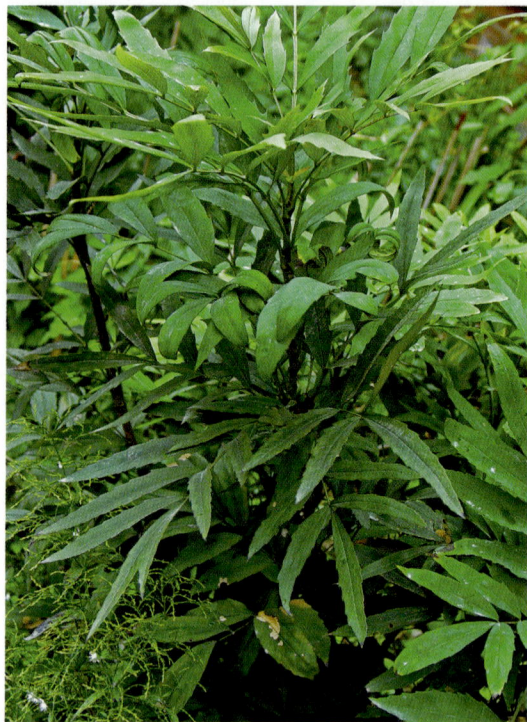

图 4－1－7　狭叶十大功劳（原植物）

【药材性状】

1. 阔叶十大功劳叶　叶片阔卵形，长 4～12cm，宽 2.5～8cm，先端渐尖，基部阔楔形或近圆形，不对称，边缘略反卷，两侧各有 2～8 个刺状锯齿，上表面绿色或棕绿色，具光泽，下表面色较浅，黄绿色；初生叶脉自基部 4～5 出，三生脉连结成网状。厚革质，硬而脆。小叶柄短或无。气微，味微苦。（图 4－1－8）

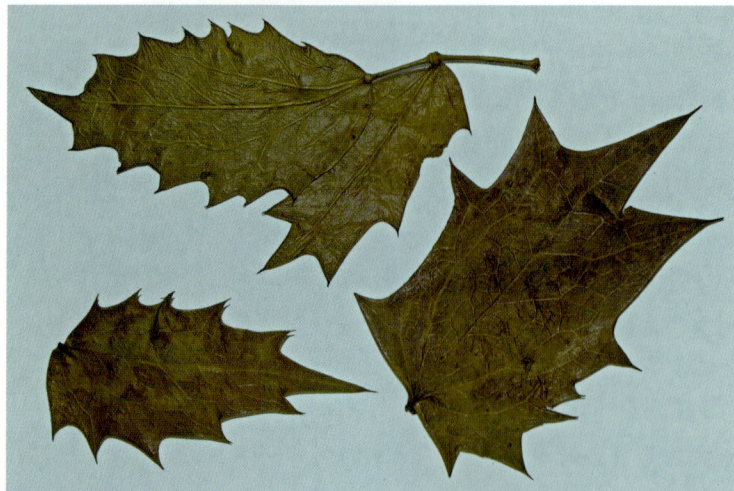

图 4－1－8　南十大功劳（阔叶十大功劳）

2. 狭叶十大功劳叶　叶片狭披针形或披针形，长 6 ~ 12cm，宽 0.7 ~ 1.5cm，先端长尖并具锐刺，基部楔形，两侧各有刺状锯齿 6 ~ 13 个，上面深绿色，有光泽，下面黄绿色；初生叶脉 3 ~ 5 基出，次生脉羽状，三生脉连结成网状，主脉明显，叶脉于上表面凹入，于下表面凸出；革质。小叶无柄。气微，味微苦。（图 4 – 1 – 9）

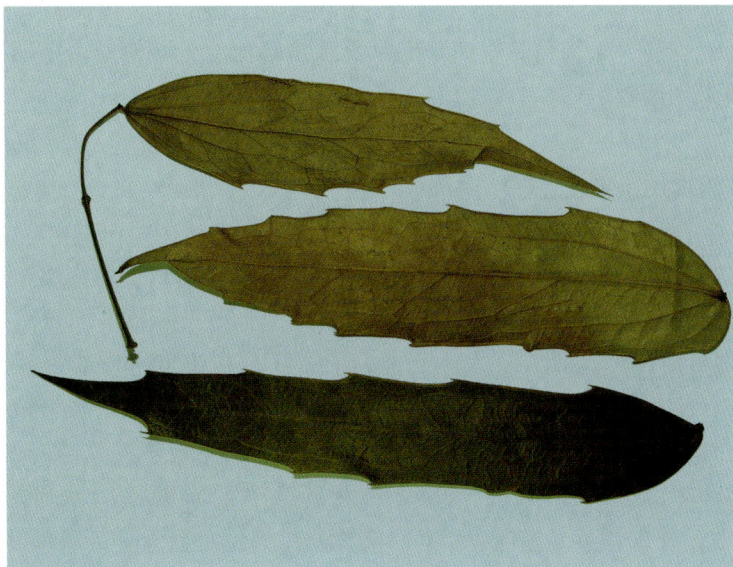

图 4 – 1 – 9　南十大功劳（狭叶十大功劳）

【显微特征】　阔叶十大功劳叶横切面：上表皮细胞 1 列，有的内含红棕色物质，外被角质层，厚可达 8μm；下表皮细胞 1 列，有较多气孔。上、下表皮内侧各有 1 ~ 2 列纤维，纤维多角形，壁微木化。叶肉异面型，栅栏细胞 1 ~ 3 列，通过中脉；海绵细胞内含草酸钙方晶。中脉维管束 3 个，外韧型，外有众多纤维环列，下方的纤维常与下表皮内侧的纤维相连接。

【紫外光谱鉴别】

零阶光谱：峰位 273，330，408；谷位 258，306，383

一阶导数光谱：峰位 230，266，317，392，432；谷位 240，290，359，421，442

二阶导数光谱：峰位 223，252，277，295，307，346，365，426

　　　　　　　谷位 236，271，283，300，334，353，412，436（图 4 – 1 – 3 ~ 图 4 – 1 – 5）

【药理作用】

1. 抗病原微生物作用　所含小檗碱对革兰阳性和阴性细菌、流感病毒、原虫及皮肤真菌均有较强抑制作用。

2. 抗腹泻作用　所含小檗碱能抑制大肠埃希菌和霍乱弧菌的肠毒素引起的水分和电解质分泌亢进以及硫酸镁引起的肠腔内液体潴留，并能对抗番泻叶或蓖麻油引起的腹泻。

3. 抗炎和免疫促进作用　小檗碱对多种实验性炎症模型均有显著的抗炎作用，并能提高白细胞的吞噬功能，增强单核－巨噬细胞系统的吞噬功能。

4. 对心血管系统的作用　小檗碱有增加冠脉血流量、降低血压、抗心肌缺血、抗心律失常等作用。

5. 其他　小檗碱尚有利胆、抗凝血、抗溃疡及降血糖等作用。

【功效】性寒，味苦。能清热，燥湿，解毒，主要用于湿热黄疸，带下，痢疾，风热感冒，目赤肿痛，头晕目眩，痈肿疮疡及肺痨咯血、骨蒸潮热。煎服，6～9g；外用，适量，研末，调敷。

2　三七与竹节三七

【考证】三七始载于《本草纲目》，谓："生广西南丹诸州番峒深山中，采根曝干，黄黑色。团结者，状略似白及；长者如老干地黄，有节。味微甘而苦，颇似人参之味。"《本草纲目拾遗》亦谓："人参三七，出右江土司边境，形如荸荠，尖圆不等，色青黄，有皮，味甘苦，绝类人参，故名"并引《宦游笔记》曰："三七生广西南丹诸州番峒中，每茎上生七叶，下生三根，故名三七。……人参补气第一，三七补血第一，味同而功亦等，故人并称曰人参三七，为药品中最珍贵者。"又引《识药辨微》云："人参三七，外皮青黄，内肉青黑色，名铜皮铁骨。此种坚重，味甘中带苦，出右江土司，最为上品。"清人赵翼在其《檐曝杂记》中谓："三丫七叶，其根如萝匐。"根据以上记述的三七产地、植物形态、药材性状及功效均与今之五加科植物三七 *Panax notoginseng*（Burk.）F. H. Chen ex C. Chow 相一致。《植物名实图考》载有"土三七"，所附 3 图分别为菊科植物菊叶三七 *Gynura segetum*（Lour.）Merr.、景天科植物落地生根 *Bryophyllum pinnatum*（L. f.）Oken、景天科植物费菜 *Sedum aizoom* L. 或横根费菜 *S. kamtschaticum* Fisch.。前 1 种在《本草纲目》三七条下亦有记载，谓："近传一种草，春生苗，夏高三四尺，叶似菊艾而劲厚，有岐尖，茎有赤棱，夏秋开黄花，蕊如金丝，盘纽可爱，而气不香，花干则吐絮如苦荬絮，根叶味甘，治金疮折伤出血及上下血病甚效。云是三七，而根大如牛蒡根，与南中来者不类，恐是刘寄奴之属，甚易繁衍。"后 2 种，今统称为"景天三七"。

竹节三七，《本草纲目拾遗》称为昭参，谓："昭参无皮，形如手指，绝无圆小者，间有短扁形者，亦颇类白及样。……浙产台温山中，出一种竹节三七，色白如僵蚕，每条上有凹痕如白，云此种血症良药。"并引《宦游笔记》曰："……土人入山采根曝干，色微黄，形似白及，长而有节者，其味微甘而苦，颇类人参。人参三七以形圆而味甘如人参者真，其长形者乃昭参，水三七之属。"又引沈学士云："竹节三七，即昭参，解醒第一，有中酒者，嚼少许，立时即解。"以上记述与今之五加科植物竹节三七 *Panax japonicus* C. A. Mey. 相符。

全国各地均以五加科植物三七 *Panax notoginseng*（Burk.）F. H. Chen ex C. Chow 的根作三七药用。竹节三七多在云南、四川、西藏等地使用，其原植物为五加科植物竹节三七 *Panax japonicus* C. A. Mey.。

香港称三七为"田七"，以竹节三七用作"三七"使用，俗称"川三七"。今发现香港使用的"川三七"实际为百合科开口箭属植物开口箭 *Tupistra chinensis* Baker 的根茎。

【述评】

1. 《本草纲目》及《本草纲目拾遗》记述之三七为五加科植物三七 *Panax notoginseng*（Burk.）F. H. Chenex C. Chow。古今应用一致。田七本是三七之异名，香港药肆仅认田七为本种，只为习惯使然之故。

2. 古今以"三七"作为基名的药物和植物甚多，如土三七、竹节三七、藏三七、萝蔔三七、红三七、羊肠三七、白芷三七、菊三七、景天三七等，多以其根或根茎状似三七，或有类似三七的功效而得名。其中应用较多的"土三七"有菊科植物菊叶三七 *Gynura segetum*（Lour.）Merr.、景天科植物落地生根 *Bryophyllum pinnatum*（L. f.）Oken、景天科植物费菜 *Sedum aizoon* L. 或横根费菜 *S. kamtschaticum* Fisch. 等。其中菊叶三七虽在《本草纲目》中亦有记述，但李氏并不认为是三七正品，且其根所含菊三七碱可引起广泛性肝细胞坏死，并有致癌作用；故不应再作药用。其余品种是否有类似三七的功效亦属可疑，故有必要对它们进行系统、深入的化学、药理、毒理及临床疗效等研究，以保证临床用药的安全性及有效性。三七的伪品亦甚多，有以姜科植物莪术、高良姜的根茎手工雕刻伪充，或以兰科植物白及、落葵科植物藤三七 *Boussingaultia gracilis* Miers. var. *pseudobaselloides* Bailey 的珠芽伪充，甚至有以树脂或木薯粉等经模压仿制的。

3. 竹节三七与三七，本为两种不同药物，两者功效亦有差异，故前者不应作三七入药，仍以"竹节三七"药名区别应用为妥。

4. 竹节三七，中国药典 2005 年版始仍以"竹节参"之名收载。但其功效颇类三七，擅长散瘀止血、消肿止痛，为《血症良药》，故称作"竹节三七"更为贴切，形性昭然矣。香港以百合科开口箭属植物开口箭 *Tupistra chinensis* Baker. 根茎作"川三七"药用，纯属误用，且该种"川三七"有一定毒性，应予以纠正。

5. 《中国药典》2005 年版始将三七之芦头（商品称"剪口"）作为三七药用部分予以收载，不甚妥当。三七之芦头与三七（主根）虽然所含成分相似，但各种皂苷类成分的含量有所不同，如人参皂苷 Rg_1 与 Rb_1 的含量比例关系是颠倒的，且 HPLC 指纹图谱亦有差异，不宜与三七等同入药。人参芦头亦存在类似问题，亦不宜将参芦与人参等同入药。

三七（正品）

【异名】山漆、金不换（《本草纲目》），血参（《医林纂要·药性》），人参三七、昭参（《本草纲目拾遗》），田漆、田三七（《伪药条辨》），田七（《岭南采药录》），滇三七（云南），盘龙七（四川）

【处方应付名称】三七，田七（香港）

【来源】五加科植物三七 *Panax notoginseng*（Burk.）F. H. Chen ex C. Chow 的干燥

根。秋季花开前采挖，洗净，分开大小，干燥，剪下支根、须根及茎基。支根习称"筋条"，须根习称"绒根"，茎基习称"剪口"。

【植物形态】多年生直立草本，高 20 ~ 60cm。主根粗壮，肉质，纺锤形、倒圆锥形或圆柱形，常有疣状突起的分枝。茎单一，直立，不分枝。掌状复叶，3 ~ 6 片轮生茎顶；叶柄长 5 ~ 12cm；托叶线形，簇生，长不及 2mm；小叶通常 5 ~ 17，稀 3 ~ 9，膜质，长圆形或倒卵状长圆形，长 5 ~ 15cm，宽 2 ~ 5cm，基部 1 对较小，先端长渐尖，基部近圆形，多不对称，叶缘有细密锯齿，齿端具 1 小刚毛，两端沿脉疏生刚毛。伞形花序单生，直径 3 ~ 4cm；有花 80 ~ 100 朵或更多，花梗被微柔毛；总花梗长 13 ~ 30cm；花小，基部具鳞片状苞片；花萼 5 齿裂，花瓣 5，黄绿色，长圆状卵形，先端尖；雄蕊 5，花丝线形；子房下位，2 室，花柱 2，稍内弯，下部合生。核果状浆果，近肾形，直径约 1cm，熟时鲜红色。种子 1 ~ 3 颗，扁球形，白色。花期 6 ~ 8 月，果期 8 ~ 10 月。（图 4 - 2 - 1）

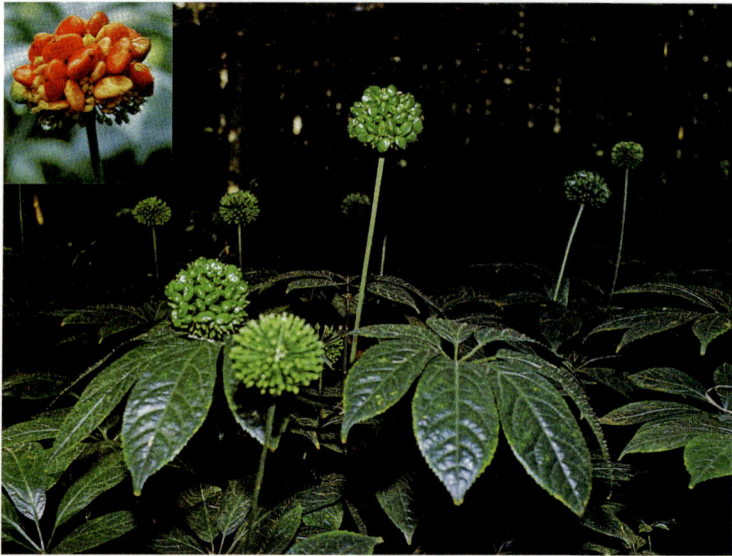

图 4 - 2 - 1　三七（原植物）

野生于山坡丛林下，今多栽培于海拔 800 ~ 1000m 的山脚斜坡、土丘缓坡上或人工荫棚下。主产于云南文山、砚山、广南等及广西靖西、睦边、百色等地，以广西右江流域田东、田阳所产者为道地，俗称"田七"。

【化学成分】根含总皂苷 4.42%，主要为人参皂苷（ginsenoside）Rg_1（1.9%）和 Rb_1（1.8%），尚含人参皂苷 Rd、Re、Rg_2、Rh_1 及 20 - O - 葡萄糖人参皂苷 Rf，不含人参皂苷 Ro。另含三七皂苷（notoginsenoside）R_1、R_2、R_3、R_4、R_6、R_7，七叶胆苷（gypenoside）XVII，槲皮素及其苷，多糖，挥发油与多种氨基酸等。从三七中还分离得止血成分三七素（田七氨酸，dencichine，0.9%）及其旋光异构体 β - N - 草酰基 - D - α - β - 二氨基丙酸（β - N - oxalo - D - α - β - diaminopropionic acid）。

【药材性状】根呈类圆锥形、纺锤形、类圆柱形或不规则块状，长 1 ~ 6cm，直径

1～4cm。表面灰黄色（铜皮）或灰褐色（铁皮），有蜡样光泽，具多数断续细纵纹及少数横长皮孔，顶端有根茎痕，周围有疣状突起（习称"狮子头"），下部有支根断痕。体重，质坚实，难折断，断面灰绿色、灰棕色、灰白色或灰黑色带绿（习称"铁骨"），击碎后皮部与木部分离，皮部有棕色细小树脂道斑点，木部微显放射状纹理。气微，味苦、回甘。（图4-2-2）筋条呈圆柱形，长2～6cm，上端直径约0.8cm，下端直径约0.3cm。剪口呈不规则的皱缩块状或条状，表面有数个明显的茎痕及环纹，断面中央灰白色，边缘灰色。

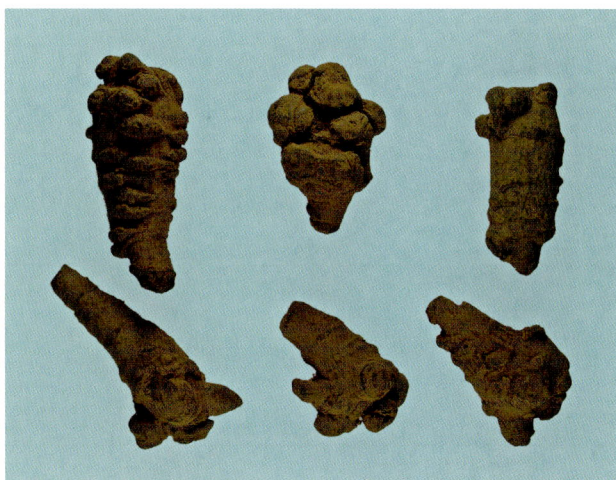

图4-2-2　三七

【显微特征】根横切面：木栓细胞数列，栓内层不明显。韧皮部散有树脂道。形成层成环。木射线宽广，木质部束导管径向稀疏排列，无木纤维。薄壁细胞含众多淀粉粒，草酸钙簇晶稀少。

粉末：灰黄色。①淀粉粒，众多，单粒类球形、半球形或圆多角形，直径4～30μm，脐点点状、裂隙状或人字形，有的层纹明显；复粒由2～10分粒组成。②树脂道碎片，易见，直径60～130μm，内含黄色分泌物。③导管，主具网纹及梯纹，少数为螺纹，直径15～55μm。④草酸钙簇晶，少见，直径50～80μm，晶瓣先端钝。⑤木栓细胞，淡棕色，表面观呈类方形或类多角形，壁菲薄，微波状弯曲。

【紫外光谱鉴别】

零阶光谱：峰位266；谷位262

一阶导数光谱：峰位254，264，280，300；谷位258，272，288

二阶导数光谱：峰位224，248，261，276，292，322；谷位242，256，268，284

（图4-2-3～图4-2-5）

【药理作用】

1. 止血作用　三七能显著缩短出血和凝血时间，三七素有极强的止血作用，三七素7mg，出血时间缩短5min，而止血环酸100mg仅缩短30s。

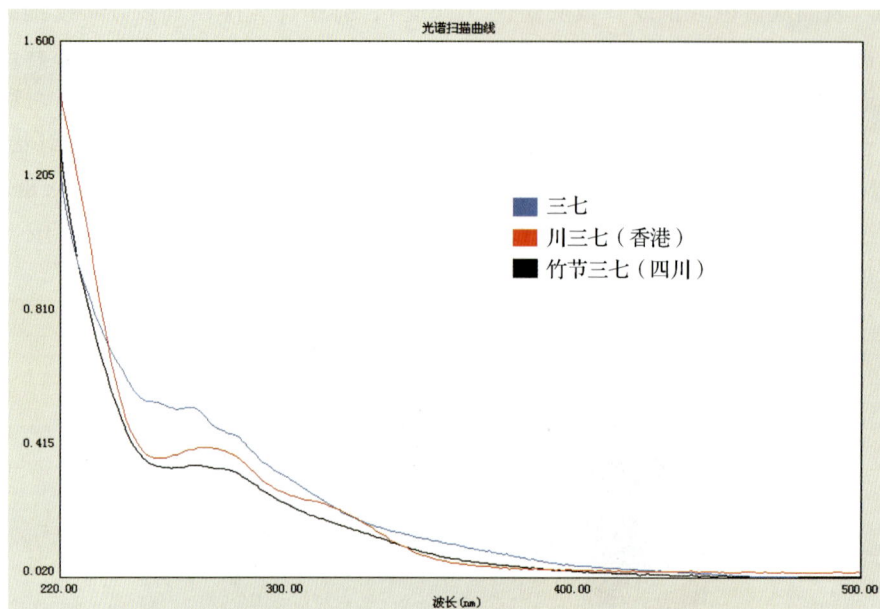

图 4 - 2 - 3　三七和竹节三七的零阶光谱

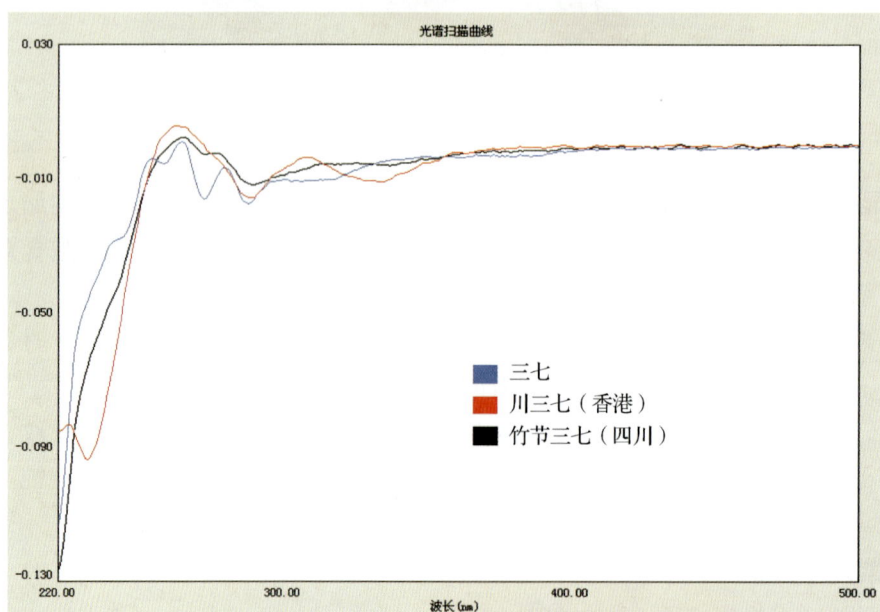

图 4 - 2 - 4　三七和竹节三七的一阶导数光谱

2. 抗炎作用　三七及总皂苷对多种实验性炎症模型均有显著抗炎作用。

3. 镇静、镇痛及抗惊厥作用　三七及叶、花总皂苷均有明显的镇静和抗惊厥作用，对热刺激和化学性刺激引起的疼痛亦有显著镇痛作用。其镇痛有效成分主要为 Rb 组人参皂苷，含五羟基黄酮的组分亦有镇痛作用。

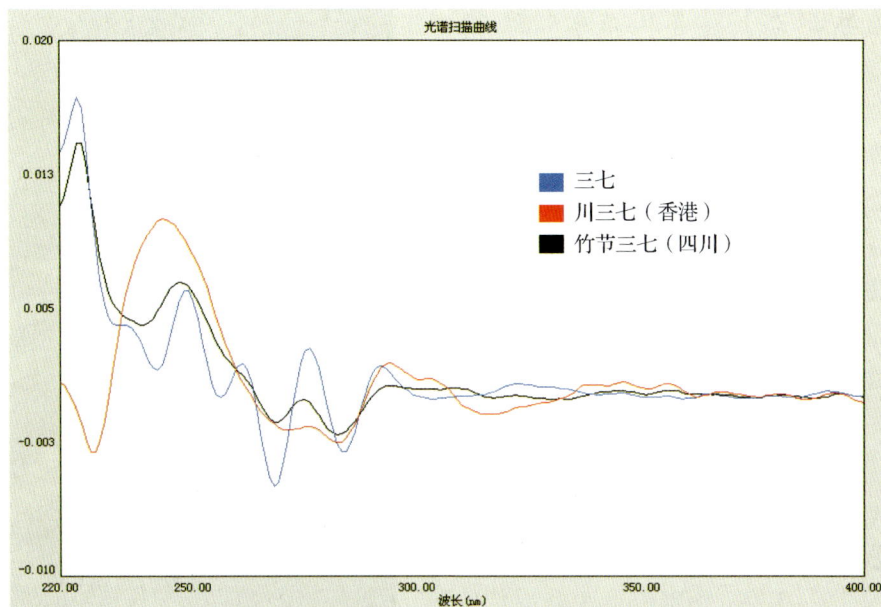

图 4-2-5 三七和竹节三七的二阶导数光谱

4. 免疫增强作用 三七总皂苷及多糖能显著提高巨噬细胞的吞噬能力，提高血液白细胞总数、淋巴细胞百分比及提高抗体形成细胞的作用。

5. 对心血管系统的作用 三七总皂苷对多种实验性心律失常均有一定程度的对抗作用；三七、三七总皂苷及总黄酮均能显著增加冠脉血流量、对抗实验性心肌缺血；三七总皂苷还具有扩张脑血管、增加脑血管血流量及扩张血管、降低血压、抗动脉粥样硬化和抗凝血等作用。

此外，三七尚有降血脂、降血糖、抗利尿、抗氧化、抗衰老、抗休克、抗实验性肝损伤、抗溃疡以及促进蛋白质合成等作用。

【功效】性温，味甘、微苦。能散瘀止血，消肿止痛。用于咯血，吐血，衄血，便血，崩漏，胸腹瘀血刺痛，跌打损伤，外用止血及痈肿；打碎油炸后研末（称"熟三七粉"），能补血和血，用于失血、贫血。煎服，3~9g，研末吞服每次0.5~3g；或入丸、散剂；熟用，9~15g；外用适量，研末调敷。

竹节三七（正品）

【别名】昭参（《本草纲目拾遗》），竹节参（《科学的民间药草》、《中国药典》），甜七、竹根七（《草木便方》），竹节人参（《现代实用中药》），萝蔔七、白三七（《中药材品种论述》），水三七（贵州），明七、野三七、鸡头七、大竹根七（云南），野田七（广西），川三七（香港）

【处方应付名称】竹节三七，竹节参，三七（香港）

【来源】五加科植物竹节三七 *Panax japonicus* C. A. Mey. 的干燥根茎。9~10月采挖根茎，除去须根，洗净，晒干或烘干。

【植物形态】　多年生草本，高 50 ~ 80cm，或更高。根茎横卧，呈竹鞭状，肉质肥厚，白色，节上具凹陷茎痕。掌状复叶，3 ~ 5 枚轮生于茎顶；叶柄长 8 ~ 11cm；小叶通常 5，叶片膜质，倒卵状椭圆形或长圆状椭圆形，长 5 ~ 18cm，宽 2 ~ 6.5cm，先端渐尖，稀长尖，基部楔形或近圆形，边缘具细锯齿或重锯齿，上面叶脉无毛或疏生刚毛，下面无毛或疏生密毛。伞形花序单生于茎顶，有花 50 ~ 80 朵或更多，总花梗长 12 ~ 20cm，无毛或疏生短柔毛；花小，淡绿色，小花梗长约 10mm；花萼绿色，先端 5 裂；花瓣 5，长卵形，覆瓦状排列；雄蕊 5，花丝较花瓣短；子房下位，2 ~ 5 室，中部以下联合，上部分离，果时外弯。核果状浆果，球形，成熟时红色，直径 5 ~ 7mm。种子 2 ~ 5，白色，三角状长卵形，长约 4.5mm。花期 5 ~ 6 月，果期 7 ~ 9 月。（图 4 - 2 - 6）

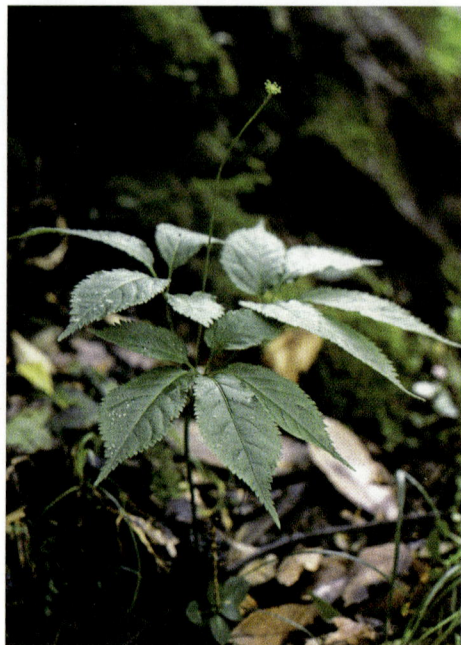

图 4 - 2 - 6　竹节三七（原植物）

生长于海拔 1800 ~ 2600m 的山谷阔叶林中。分布于西南及陕西、甘肃、安徽、江西、浙江、福建、河南、湖南、湖北、广西、西藏等地。

【化学成分】　根茎含竹节三七皂苷 III、IV、V 及三七皂苷 V 的甲酯，人参皂苷 Rd、Re、Rg_1、Rg_2，三七皂苷 R_2，伪人参皂苷 F_{11} 以及 5 个以齐墩果酸为苷元的皂苷。另含竹节三七多糖 A 和 B，少量挥发油。

【药材性状】　根茎呈竹鞭状，扁圆柱形，稍弯曲，长 5 ~ 22cm，直径 0.8 ~ 2.5cm，节密集，节间长 0.8 ~ 2cm，每节上方均有一圆形深陷的茎痕；表面灰棕色或黄褐色，粗糙，有细密纵皱纹及根痕。质硬脆，易折断，断面较平坦，黄白色或淡黄色，有多个淡黄色维管束排列成环。气微香，味苦、微甘。（图 4 - 2 - 7）

【显微特征】　根茎横切面：木栓细胞 2 ~ 10 列；皮层较宽，有少数树脂道；维管束外韧型，环状排列，形成层成环，韧皮部偶见树脂道，木质部导管常呈 V 字形或放射状排列，导管多角形或类方形，木纤维常 1 ~ 4 束，有的纤维束旁有较大的木化厚壁细胞；中央有髓。薄壁细胞含众多草酸钙簇晶，直径 17 ~ 70μm，并含淀粉粒。

【紫外光谱鉴别】

零阶光谱：峰位 269；谷位 260

一阶导数光谱：峰位 264，277；谷位 273，290

二阶导数光谱：峰位 225，247，275；谷位 239，269，282　（图 4 - 2 - 3 ~ 图 4 - 2 - 5）

【药理作用】

1. 抗炎作用　竹节三七煎液灌胃（10g 生药/kg），对大鼠蛋清性、甲醛性及右旋糖

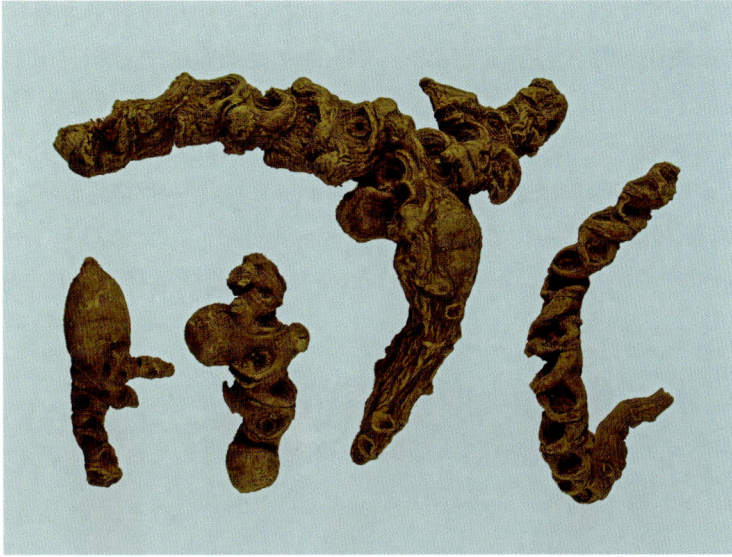

图4-2-7　竹节三七（生药）

酐等多种炎症模型均有明显抑制作用。其抗炎作用与兴奋垂体-肾上腺皮质功能无关。

2. 抗脂质过氧化及清除自由基作用　竹节三七总皂苷（323μg/ml）对正常大鼠肺匀浆自发性过氧化脂质生成及 Fe^{2+}-半胱氨酸（10μg/ml）诱导的肺微粒体脂质过氧化均有抑制作用，且均呈剂量依赖性增强。竹节三七总皂苷对超氧阴离子自由基及羟自由基均有较强的清除作用。竹节三七总皂苷（0.824%）灌胃（15ml/kg），每日1次，连续30d，可增加小鼠皮肤羟脯氨酸含量10.4%，故可对抗衰老过程中，因供氧不足造成之胶原中羟脯氨酸含量降低。

3. 降血糖作用　竹节三七所含齐墩果酸系皂苷有较强的降血糖作用。

4. 其他　竹节三七多糖能启动单核-巨噬细胞系统。竹节三七灌胃（40g/kg），小鼠出现短时间的安静、活动减少，食欲略减。

【功效】性微温，味甘、微苦。能滋补强壮，散瘀止痛，止血祛痰。用于病后体弱，虚劳咳嗽，咯血，吐血，衄血，便血，尿血，倒经，崩漏，外伤出血，癥瘕，瘀血经闭，产后瘀阻腹痛，跌打损伤，风湿关节痛，痈肿，痔疮，毒蛇咬伤。煎服，6~9g；或浸酒；或入丸、散剂。

【附注】香港使用的"竹节三七"，又称"川三七"，经鉴定是百合科开口箭属植物开口箭 *Tupistra chinensis* Baker 的根茎。有一定毒性，应注意鉴别。其饮片为纵切片，长4~11cm，宽5~25mm，厚1~3mm；切面黄白色或淡黄色，半透明，可见白色细密的纵向脉纹，边缘表面淡黄棕色，有少数根痕、茎痕及横纹。气微，味苦、微甘（图4-2-8）。显微特征：横切面观，表皮细胞1列，外切向壁增厚；表皮脱落处，可见数列木栓细胞，径向壁整齐排列。皮层宽阔，细胞类圆形，壁较厚，非木化，具多数类圆形单纹孔，常集合成纹孔团，垂周壁略呈连珠状；皮层有多数黏液细胞，形较大，壁薄，内含草酸钙针晶束。中柱外侧有3~5列细胞，形较小，呈切向长圆形，排列紧密，其间有少数木栓化细胞，单个或 2~3 个切向相连。中柱维管束散生，近外侧的近似环状排列，形较小，周木型或外韧型；内侧的较大，周木型；中柱基本组织中亦有少数细胞含草酸钙针晶束。薄壁细胞含少量脂肪油滴；草酸钙针晶细长，长 33~57（84）μm，两端渐尖，少数粗长者（66~84μm），两端楔形。同属植物橙花开口箭 *Tupistra aurantiaca* Wall. Ex Bak 根中含螺甾烷皂苷元：3 - 表罗斯考皂苷元（3 - epiruscogenin）、3 - 表新罗斯考皂苷元（3 - epineoruscogenin）、25（27）- 螺甾烯四醇 [25（27）- ranmogenin]、开口箭皂苷元（tupisgenin）、酸橙皂苷元（aurantigenin）等。

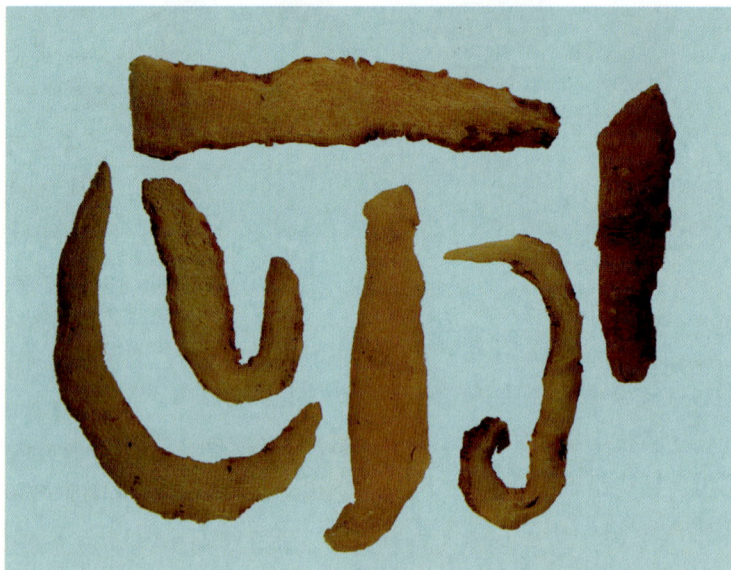

图 4 - 2 - 8   川三七（香港，饮片）

川三七（开口箭）的紫外光谱特征如下：

零阶光谱：峰位 270；谷位 256

一阶导数光谱：峰位 224，262，308，310；谷位 221，231，289，333

二阶导数光谱：峰位 243，276，299，302，339；谷位 228，270，282，315（图 4 - 2 - 3 ~ 图 4 - 2 - 5）

3   三棱

【考证】三棱始载于《本草拾遗》，谓："三棱总有三四种。京三棱，黄色体重，状若鲫鱼而小，又有黑三棱，状如乌梅而稍大，体轻有须，相连蔓延，作漆色，蜀人以织为器。疗体并同。"《图经本草》载有"京三棱"，谓："京三棱旧不着所出地土，今荆襄、江淮、济南、河陕间皆有之，多生浅水旁。春生苗，叶似莎草极长，高三四尺，又似菱蒲叶而有三棱。五六月抽茎，高四五尺，大如人指，有三棱如削成。茎端开花，大体皆如莎草而大，黄紫色。苗下即魁，初生成块如附子大，或有扁者，其旁有根横贯，一根则连数魁，魁上亦出苗。其魁皆扁长，如小鲫鱼，体重者，三棱也。其根末将尽一魁，未发苗，小圆如乌梅者，黑三棱也。……其色黑，去皮即白。……今举世所用三棱，皆淮南红蒲根也。泰州尤多。其体至坚重，刻削鱼形，叶扁茎圆，不复有三棱，不知何缘命名为三棱？"并附有随州京三棱、邢州京三棱、淄州京三棱、河中府京三棱和江陵府京三棱图 5 幅。（其中随州京三棱叶着生方式、江陵府京三棱的花序均与莎草科三棱相似，其余 3 幅的叶着生方式又与黑三棱科荆三棱相近）《证类本草》的记述与上述相同。李时珍谓："三棱多生荒废陂池湿地。春时丛生，夏秋抽高茎，茎端复生数叶，开花六七枝，花皆细碎成穗，黄紫色，中有细子。其叶茎花实俱有三棱，并与香附苗叶花实一样，但长大尔。其茎光滑三棱，如棕之叶茎。茎中有白穰，剖之织物，柔韧如藤。"并有附图（李氏所述及附图之三棱亦为莎草科三棱无疑）。《救荒本草》载有"黑三棱"，谓："叶中撺葶，葶上结实，攒为刺球，状如楮桃样而三颗瓣甚多。"并有附图。《植物名实图考》将荆三棱和黑三棱分别列条记载，各有附图（均为黑三棱科荆三棱）。

目前，全国大多数地区多使用黑三棱科植物黑三棱 *Sparganium stoloniferum* Buch. - Hamilt. 的块茎，商品称荆三棱；黑龙江还同时使用同属植物小黑三棱 *S. simplex* Huds. 和细叶黑三棱 *S. stenophyllum* Maxim.。部分地区（黑龙江、吉林、辽宁、天津、河北、内蒙古、山西、陕西、甘肃、江苏、四川）则使用莎草科植物荆三棱 *Scirpus fluviatilis* (Torr.) A. Gray 的块茎，商品称为黑三棱。广东、广西主要使用莎草科植物荆三棱的块茎。

香港、澳门的用药习惯源于广东，亦以莎草科植物荆三棱的块茎作三棱入药。

【述评】

1. 古代应用的三棱品种较为混乱，至唐代已有三四种，到宋代则至少有五种，已到了"虽太医亦不以为谬"的地步。究其原因，皆因"流习既久，用根者不识其苗，采药者莫究其用，因缘差失，不复辨别。"至宋代，已"今举世所用三棱，皆淮南红蒲根也。（即黑三棱科植物）"但重要的本草《图经本草》《证类本草》和《本草纲目》的作者皆认为莎草科植物才是三棱的正品。莎草科植物 *Scirpus fluviatilis* (Torr.) A. Gray 的块茎因其外皮黑色而称其为"黑三棱"。黑三棱科植物黑三棱因其"生荆楚地"而称其为"荆三棱"，京三棱之"京"乃"荆"之误矣。古今药用品种和名称均有谬误，应予纠正。

2. 三棱之名源于其"茎三棱如削"，只有莎草科植物才具有此特征，黑三棱科之三棱不具此特征；显然，莎草科之三棱才是最早应用的三棱。唐慎微和李时珍均是当时名医，他们亦认为三棱应是莎草科之三棱，其余均为谬用。《中国药典》自 1963 年版始即收载黑三棱科之黑三棱 *Sparganium stoloniferum* Buch. - Hamilt. 为三棱之正品，只是为尊重古今用药状况，实缺乏科学依据。若中药品种只因"流习既久"就予以承认的话，那么，现今各地使用的许多同名异物品（习用品种）均将认同，中药品种之混乱将日甚一日矣。

3. 上述两类三棱所含化学成分有较大差异。初步的药理研究结果亦表明，以上两种三棱均有抗凝血和抗血栓形成的作用，但又以三棱（荆三棱）抑制血栓形成、降低全血黏度的作用强于荆三棱（黑三棱），而荆三棱抑制血小板聚集的作用又强于三棱。因此，仍有必要对两种三棱进行系统、深入的化学、药理和临床疗效的比较研究，以明确它们在上述方面的差异；并冠以正确的名称，避免名称和应用上的继续混淆。上述两种三棱的名称仍以称莎草科 *Scirpus fluviatilis*（Torr.）A. Gray 的原植物中文名和药材名为"三棱"，称黑三棱科 *Sparganium stoloniferum* Buch. – Hamilt. 的原植物中文名和药材名为"荆三棱"为妥。

三棱（正品）

【别名】黑三棱（《开宝本草》、《救荒本草》、《植物名实图考》），京三棱（《图经本草》）

【处方应付名称】三棱（广东、广西、香港、澳门），黑三棱

【来源】莎草科植物三棱（荆三棱）*Scirpus fluviatilis*（Torr.）A. Gray（*Scirpus yagara* Ohwi.）的干燥块茎。秋季采挖，洗净，削去外皮，晒干。

【植物形态】多年生水生草本，高 70 ~ 120cm。匍匐根状茎粗而长，顶端生球状块茎。秆高大，粗壮，锐三棱形。叶秆生；叶片线形，长 20 ~ 40cm，宽 5 ~ 10mm，稍坚挺，叶鞘长达 20cm。叶状苞片 3 ~ 5，长于花序；聚伞花序不分枝；小穗卵状长圆形，锈褐色，长 10 ~ 18mm，宽 5 ~ 8mm，密生多数花；鳞片长圆形，长约 8mm，具 1 脉，背面上部有短柔毛，先端略具撕裂状缺刻，有长 2 ~ 3mm 芒；下位刚毛 6，几与小坚果等长，有倒刺；雄蕊 3，花药线形，长约 4mm；花柱细长，柱头 3，稀为 2。小坚果三棱状倒卵形，长约 3mm，熟时黄白色或黄褐色，表面具细网纹。花、果期 5 ~ 7 月。（图 4 – 3 – 1）

生长于湖、河浅水中或水湿地。分布于东北、华北、华东、西南等地。主产于吉林、安徽、江苏。

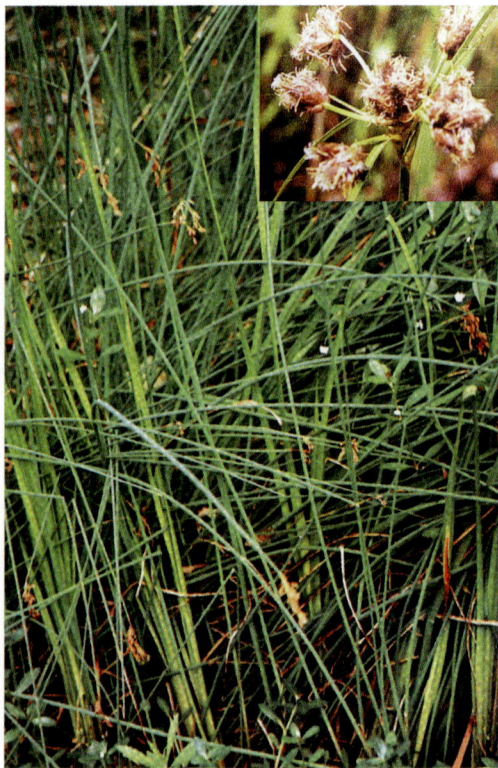

图 4 – 3 – 1　三棱（原植物，右上角示花序）

【化学成分】块茎含芪类成分，如荆三棱素（scirpusia）A 与 B、白黎芦醇（resveratrol）、3，3，4，5 – 四羟基芪（tetrahydroxystilbene）以及三萜类如白桦脂醇（betulin）、桦木脂醇（betulin）、羽扇豆醇（lupeol）、桦木脑醛（betulin aldehyde）、桦木脑酸（betulinic acid），甘露醇（mannitol）。

【**药材性状**】块茎类球形或下端稍尖而弯曲，长2～3.5cm，直径2～3cm；表面棕黑色，皱缩，顶端有圆疣状茎痕、根茎残基及点状须根痕；削去外皮者，表面黄白色或灰白色，有残存的根茎痕及未去净之黑色外皮，并有刀削痕。体轻而质坚硬，难折断，入水则浮于水面，稀下沉。破碎面平坦，黄白色或棕黄色，有散在的维管束小点。气微，味淡，嚼之微辛、涩。饮片多为纵切厚片。（图4-3-2，图4-3-3）

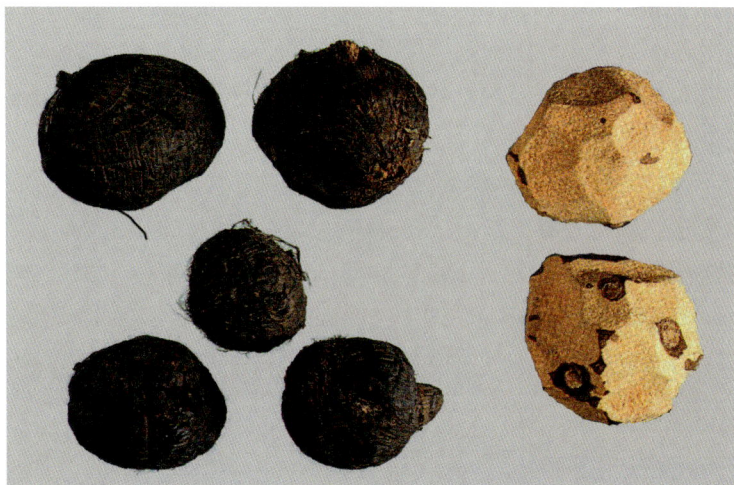

图4-3-2　三棱（生药）

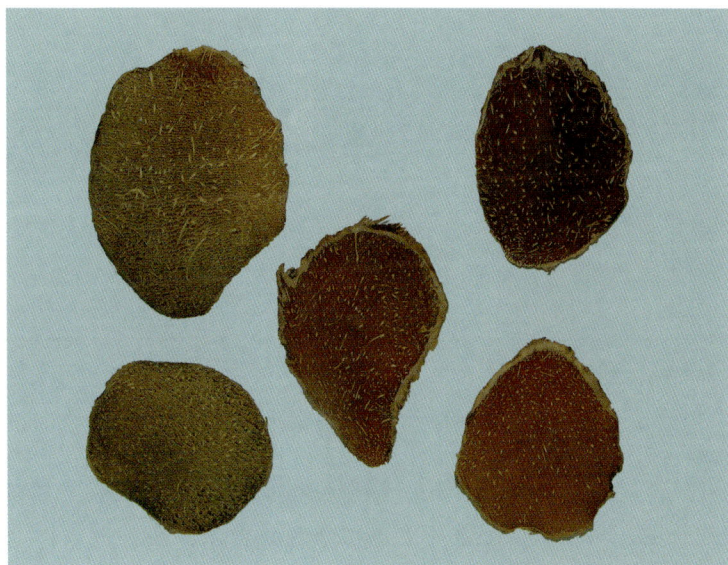

图4-3-3　三棱（饮片）

【**显微特征**】块茎横切面：皮层为通气组织，多被削去，偶有残存，中有分泌细胞；近内皮层处有2～4列厚壁细胞环带，棕色或暗棕色，壁木化。内皮层细胞的径向壁和内切向壁增厚而呈马蹄形；中柱基本薄壁组织中散有多数有限周木型或外韧型维管束及分泌细胞，维管束外有中柱鞘纤维1列或成束；薄壁细胞内含细小淀粉粒。

粉末：灰棕色。①厚壁细胞，单个散在或二至数个成群，黄棕色、绿棕色、黄绿色或淡黄色，多呈长条形，少数类圆形或长圆形，长15～216μm，宽7～34μm，壁厚4～16μm，外壁多呈波齿状，纹孔细小，孔沟短而密，壁极厚者胞腔不明显。②纤维，多成束，黄色，细长，末端渐尖，长70～290μm，宽7～18μm，壁厚3～5μm，微木化。③木化薄壁细胞，呈类长方形或长椭圆形，长18～180μm，宽14～32μm，壁厚4～7μm，垂周壁呈连珠状。④分泌细胞，类圆形，直径23～36μm，壁稍厚，内含棕色物质。尚可见内皮层细胞、梯纹及网纹导管等。

【紫外光谱鉴别】

零阶光谱：峰位285，315；谷位257，306

一阶导数光谱：峰位228，271，310；谷位236，293，343，356

二阶导数光谱：峰位223，244，304，352，363；谷位232，283，322，356

（图4-3-4～图4-3-6）

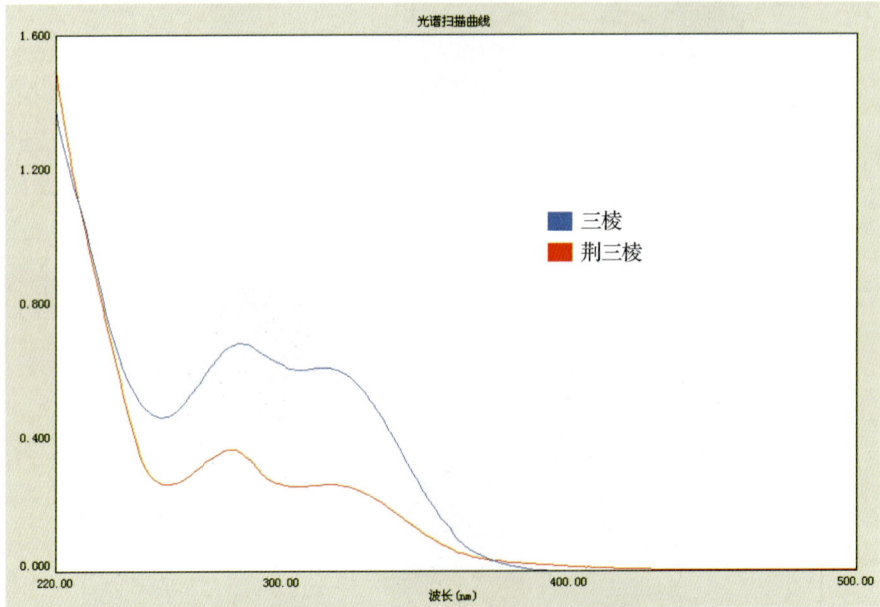

图4-3-4　三棱的零阶光谱

【药理作用】 抗凝血及抗血栓作用：灌服三棱煎剂可显著延长大鼠体外血栓形成时间、缩短血栓长度、减轻血栓湿重和干重，并能显著减少血小板数目、抑制ADP诱导的血小板聚集、显著延长血浆凝血酶原时间和白陶土部分凝血活酶时间。三棱和荆三棱均有上述作用，但莎草科三棱抑制血栓形成、降低全血黏度的作用强于黑三棱科荆三棱，而荆三棱抑制血小板聚集的作用又强于三棱。三棱并能促进纤维蛋白溶解时间、延长加管药的人血浆硼酸缓冲液凝块的形成时间、缩短凝块全部溶解的时间。

【功效】 性平，味辛、苦。能祛瘀通经，破血消癥，行气消积。用于血滞经闭，

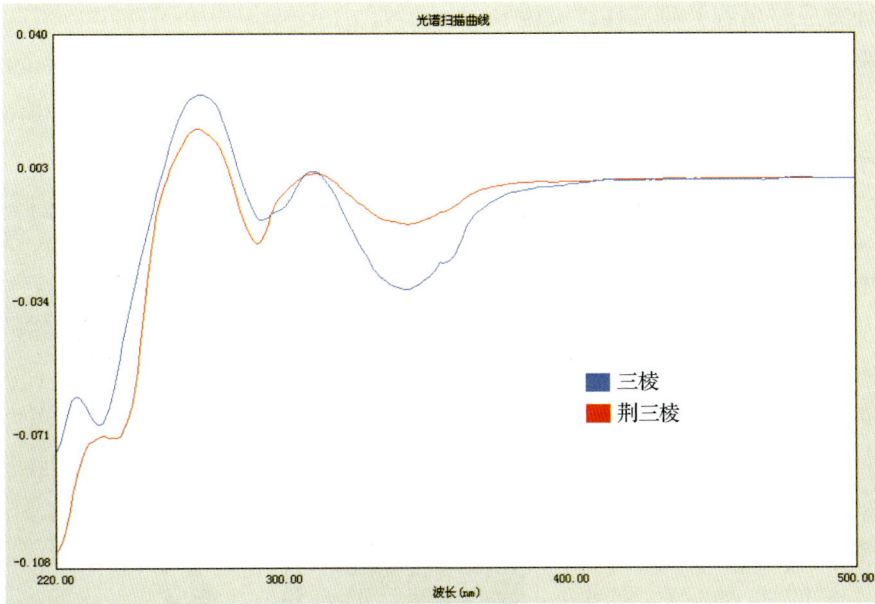

图4-3-5　三棱的一阶导数光谱

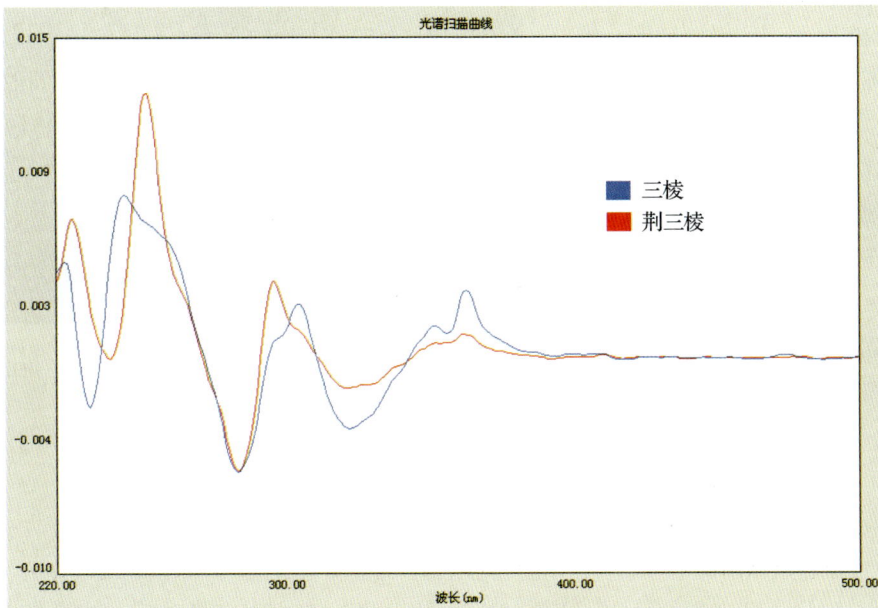

图4-3-6　三棱的二阶导数光谱

痛经，产后瘀阻腹痛，跌打瘀肿，腹中包块，食积腹痛。煎服，5~10g；或入丸、散。气虚体弱、血枯经闭者及孕妇禁服。

荆三棱（习用品）

【别名】京三棱（《开宝本草》），红蒲根（《图经本草》），三棱（《中国药典》）

【处方应付名称】荆三棱，三棱

【来源】黑三棱科荆三棱（黑三棱）*Sparganium stoloniferum* Buch. – Hamilt. 的干燥块茎。冬季至次年春苗枯时采挖，洗净，削去外皮，晒干。

【植物形态】多年生水生草本，高 50～100cm。根状茎横走，下生粗而短的块茎。茎直立，圆柱形，光滑。叶丛生，2列；叶片线形，长 60～95cm，宽约 2cm，先端渐尖，基部抱茎，下面有 1 条纵棱。花茎由叶丛中抽出，单一，有时分枝；花单性，雌雄同株，集成头状花序，有叶状苞片；雄花序位于雌花序的上部，直径约10mm，通常 2～10 个；雌花序直径 12mm 以上，通常 1～3 个；雄花花被片 3～4，倒披针形，雄蕊 3；雌花有雌蕊 1，罕为 2，子房纺锤形，花柱长，柱头狭披针形。聚花果直径约 2cm，核果倒卵状圆锥形，长 6～10mm，宽 4～8mm，先端有锐尖头，花被宿存。花期 6～7 月，果期 7～8 月。（图4－3－7）

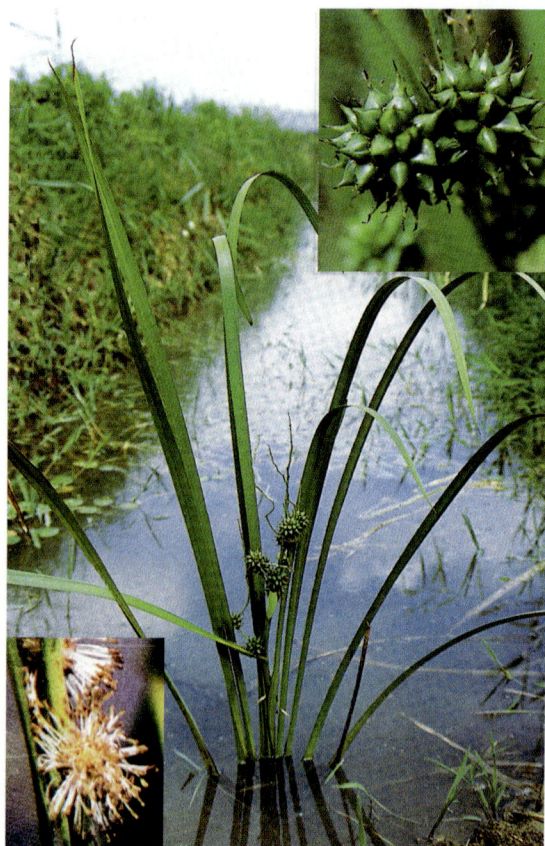

生长于池沼或水沟等处。

图 4－3－7　荆三棱（原植物，左下角示花，右上角示果）

分布于东北、华北、华东、华中及西南等地。主产于江苏、河南、山东、江西、安徽等地。

【化学成分】块茎含挥发油，主要成分有苯乙醇、对苯二酚、十八酸、去氢木香内酯（dehydrocostulactone）等；另含多种有机酸：琥珀酸（succinic acid）、三棱酸（sanleng acid）、癸二酸（decanedioic acid）、9，11－十八碳二烯酸等；尚含刺芒柄花素（formonetin）、豆甾醇、β－谷甾醇、胡萝卜苷。

【药材性状】块茎圆锥形或倒卵形，略扁，上圆下尖，顶端具茎痕，下端稍弯曲，长 2～10cm，直径 2～4cm；表面黄白色或灰黄色，有刀削痕，须根痕点状，略呈横向环状排列，两侧的须根痕较粗；体重，质坚实，难碎断，入水下沉；破碎面灰黄色或浅棕色，稍平坦，有多数散在的小点状或条状的维管束。气微，味淡，嚼之微有麻辣感。饮片为纵切片，灰黄色或浅棕色，平坦，有多数散在的条状维管束。（图 4－3－8，图 4－3－9）

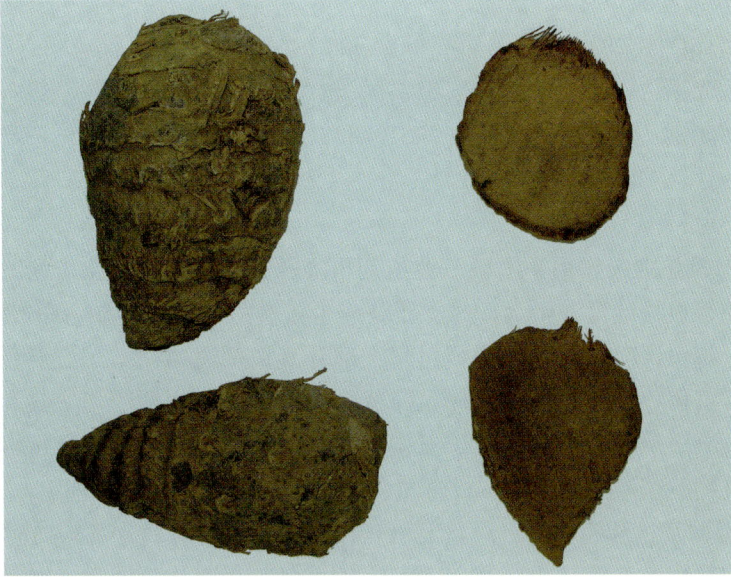

图 4 - 3 - 8　荆三棱（药材与饮片）

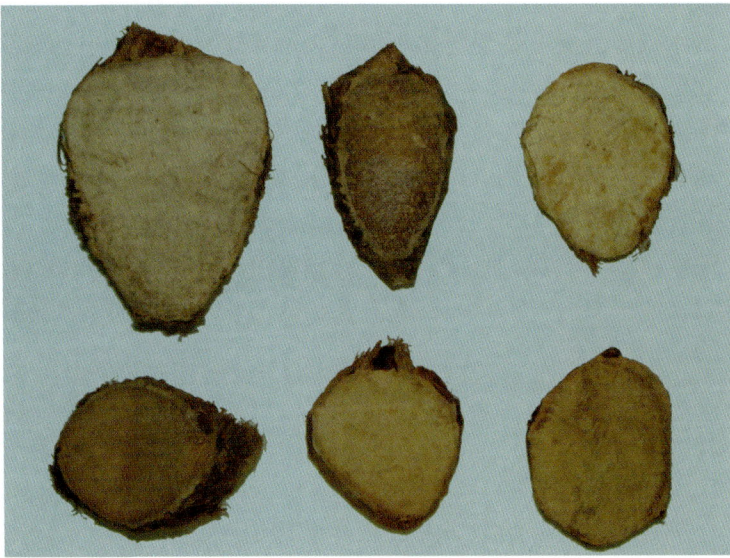

图 4 - 3 - 9　荆三棱（饮片）

【显微特征】块茎横切面：残存的皮层为通气组织，薄壁细胞分枝状，枝端彼此相连，形成大的细胞间隙，中有多数分泌细胞；内皮层明显，有的细胞内壁和径向壁增厚；中柱基本组织细胞壁略厚，其中有多数周木型或外韧型有限维管束散在分布，导管非木化。皮层及中柱散有分泌细胞，内含棕色物质；薄壁细胞含淀粉粒；皮层细胞中偶见草酸钙簇晶。

【紫外光谱鉴别】

零阶光谱：峰位 282，316；谷位 260，306

一阶导数光谱：峰位 237，271，312；谷位 242，291，343

二阶导数光谱：峰位 226，252，296，362；谷位 239，283，321，353（图4-3-4~图4-3-6）

【药理作用】

1. 抗凝血及抗血栓作用　灌服三棱煎剂可显著延长大鼠体外血栓形成时间、缩短血栓长度、减轻血栓湿重和干重，并能显著减少血小板数目、抑制 ADP 诱导的血小板聚集、显著延长血浆凝血酶原时间和白陶土部分凝血活酶时间。三棱和荆三棱均有上述作用。但莎草科三棱抑制血栓形成、降低全血黏度的作用强于黑三棱科荆三棱，而荆三棱抑制血小板聚集的作用又强于三棱。三荆并能促进纤维蛋白溶解时间、延长加管药的人血浆硼酸缓冲液凝块的形成时间、缩短凝块全部溶解的时间。

2. 免疫抑制及抗肿瘤作用　小鼠灌服三棱（0.5g 或 0.125g/只），连续15d，高剂量组可明显抑制自然杀伤（NK）细胞活性，高、低剂量组均可明显抑制 B 淋巴细胞转化功能。三棱并可直接破坏肿瘤细胞，对实验性动物肿瘤亦有一定抑制作用。

3. 抗组织缺氧作用　三棱（200μg/ml）可降低体外培养大鼠乳鼠心肌细胞耗氧量。腹腔注射其水提醇沉液可显著增加小鼠心肌营养性血流量及小鼠减压和常压耐缺氧能力，并可对抗氰化钾的作用、降低死亡率。

4. 对平滑肌的作用　75% 三棱煎剂可使家兔离体小肠的肠管收缩加强，紧张度增高，但其作用可被不同浓度的阿托品所拮抗。其水煎液对离体家兔子宫有兴奋作用，表现为频率增加、张力增高。

【功效】 性平，味辛、苦。能破血行气，消积止痛。用于癥瘕痞块，瘀血经闭，食积胀痛，跌打伤痛。煎服，5~10g；或入丸、散剂。气虚体弱、血枯经闭、月经过多者及孕妇禁服。

4　土鳖虫

【考证】 土鳖虫原名䗪，始载于《神农本草经》，列为中品。《名医别录》载："生河东川泽及沙中，人家墙壁下土中湿处。十月采，曝干。"《本草经集注》谓："形扁如鳖，故名土鳖，而有甲，不能飞，小有臭气，今人家亦有之。"《新修本草》亦载："此物好生鼠壤土中及屋壁下，状似鼠妇，而大者寸余，形小似鳖，无甲，但有鳞也。"《图经本草》记述与上述相似，亦谓："……形扁如鳖，但有鳞而无甲，故一名土鳖。……张仲景方治杂病方，主久瘕积结有大黄䗪虫丸。又有大鳖甲丸中，并治妇人药，并用䗪虫，以其有破坚积下血之功也。"并有附图。根据以上本草记述及《图经本草》附图，与今之鳖蠊科动物地鳖 *Eupolyphaga sinensis* Walker 相一致。《本草经集注》之谓"有甲"者，可能是指其胸腹部形状似甲之背板也。

龙虱始载于《本草纲目拾遗》，谓："《闽小记》云：龙虱形似小蟑螂，又似金龟而黑色，每八月十三至十五日，飞堕漳州海口，余日绝无。除面上黝黠，赤气，食之良；兼美男女颜色，活血。"未见作䗪虫入药的记载。

目前，全国大多数地区均使用鳖蠊科动物地鳖 *Eupolyphaga sinensis* Walker；辽宁、北京、河北、浙江、湖南及山东尚使用同科动物冀地鳖 *Steleophaga plancyi*（Boleny）；而广东、福建则以姬蠊科动物赤边水䗪 *Opisthoplatia orientalis* Burm. 作土鳖虫入药，称"金边土鳖"；辽宁、内蒙古呼和浩特市、湖南、广东还以龙虱科动物东方龙虱 *Cybister tripunctatus* Gschwendtn. 作土鳖虫入药。

香港的用药习惯源于广东，亦以姬蠊科动物赤边水䗪 *Opisthoplatia orientalis* Burm. 作土鳖虫入药。

【述评】

1. 古代本草记载之䗪虫，一名土鳖虫，是今之鳖蠊科动物地鳖 *Eupolyphaga sinensis* Walker。古今应用一致。

2. 冀地鳖和赤边水䗪因形状与地鳖相似而被当做土鳖虫药用，前者与地鳖为同科动物，而后者则为不同科的蜚蠊类动物，是否具有与地鳖相似功效？还应对它们进行系统的化学、药理、毒性及临床疗效的比较研究。《中国药典》1990 年版始将冀地鳖亦作为土鳖虫之正品收载，似缺乏历史与科学实验依据。赤边水䗪可以"金边土鳖"之名暂作地区性习惯用药使用。

3. 龙虱属甲虫类动物，始载于清《本草纲目拾遗》，未见有作䗪虫药用的记载，且其形态及功效均与地鳖迥异，故不宜作土鳖虫入药。南方有的地区以龙虱盐渍蒸熟作菜食，谓能滋肾水、缩小便，究竟是否有此功效？仍应对其进行系统的化学、药理、毒性及临床应用研究，以明确其生物活性及临床适应证，并以"龙虱"之名供药用。

土鳖虫（正品）

【别名】䗪虫、地鳖（《神农本草经》），簸箕虫（《本草衍义》），山蟑螂（《本草求原》），臭虫母、盖子虫（河北），土虫（吉林），节节虫、蚂蚁虎（江苏），金边土别（香港、澳门）

【处方应付名称】土鳖虫，䗪虫

【来源】鳖蠊科动物地鳖 *Eupolyphaga sinensis* Walker 或冀地鳖 *Steleophaga plancyi*（Boleny）的雌虫干燥体。夏、秋季捕捉，置沸水中烫死，晒干或烘干。

【动物形态】

1. 地鳖　雌雄异形，雄虫有翅，雌虫无翅。雌虫长约 3cm，体上下扁平，黑色而带光泽。头小，向腹面弯曲。口器咀嚼式，大颚坚硬。复眼发达，肾形；单眼 2 个。触角丝状，长而多节。前胸盾状，前狭后阔，盖于头上。腹部第一腹节极短，腹板不发达，第 8、第 9 两腹板藏于第七腹板里面。腹端肛上板横向长方形，其后缘平直而与侧缘有显著角度，后缘中央有凹角，为本种显著特征。足 3 对，基部扩大，盖、胸腹面及腹基部分，跗节 5，具 2 爪。雄虫前胸具波状纹，有缺刻，具翅 2 对。生活于地下或沙土间，多见于粮仓底下及油坊阴湿处。全国大部分地区均有分布，亦有人工饲养。以河南产量最大。

2. 冀地鳖　与上种相似，主要区别是：背面淡褐色，胸腹各节均有淡红褐色斑纹，斑纹分布在前胸的前缘及侧缘、中胸和后胸背板的两侧、腹部各节的两侧，在胸、腹各节的此斑纹中间各有 1 个圆形小黑斑。体表密布小颗粒。前胸前部边缘拱起。腹部第 7 背板后缘凹陷较深，内容纳狭小的第 8、9 节背板。肛上板后缘稍凸出，中央凹，二裂。分布于我国东北及华北。主产于山东、浙江。

【化学成分】雌虫干燥体含生物碱、脂肪酸及氨基酸等成分，如棕榈酸、硬脂酸、油酸、亚油酸、亚麻酸及谷氨酸、丙氨酸、酪氨酸等 17 种氨基酸。另含具血纤维蛋白溶酶原激活物样成分，并含鲨肝醇（batyl alcohol）、尿嘧啶（2，4 – pyrimidine dione）、尿囊素（allantion）、胆甾醇、β – 谷甾醇、4′，5 – 二羟基 – 7 – 甲氧基黄酮、二十八烷醇、十八烷基甘油及 28 种无机元素等。

【药材性状】

1. 地鳖　呈扁卵形，长 1.3～3cm，宽 1.2～2.4cm。前端较窄，后端较宽，背部紫褐色，具光泽，无翅。背板拱起如龟甲，前胸背板较发达，盖住头部；腹背板 9 节，覆瓦状排列。腹面红棕色，头部较小，有丝状触角 1 对，常脱落。胸部有足 3 对，具细毛和刺。腹部有横环节。质松脆，易碎，腹内有灰黑色物质。气腥臭，味微咸。（图 4 – 4 – 1）

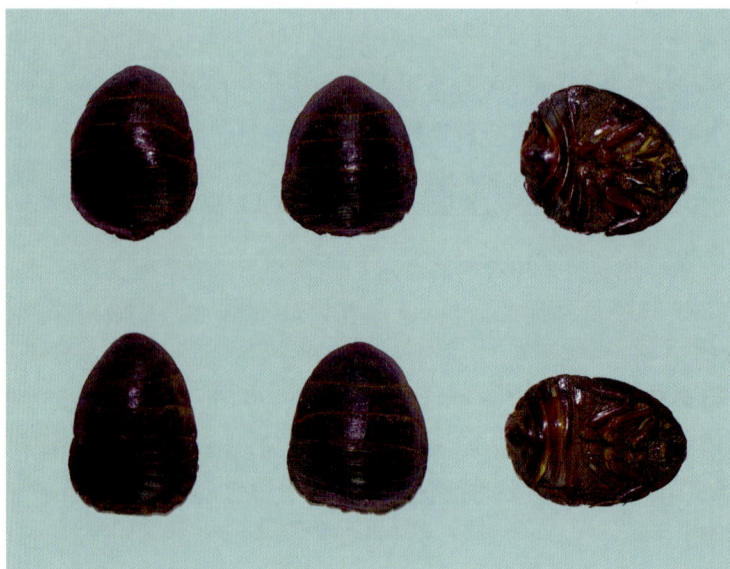

图 4 – 4 – 1　土鳖虫

2. 冀地鳖　呈长椭圆形，长 2.5～3.5cm，宽 1.5～2.5cm，头尾部两端较窄。背面黑褐色或黄褐色，横节呈覆瓦排列，胸腹部两侧各有一黑色圆形小斑点。其余与地鳖相同。（图 4 – 4 – 2）

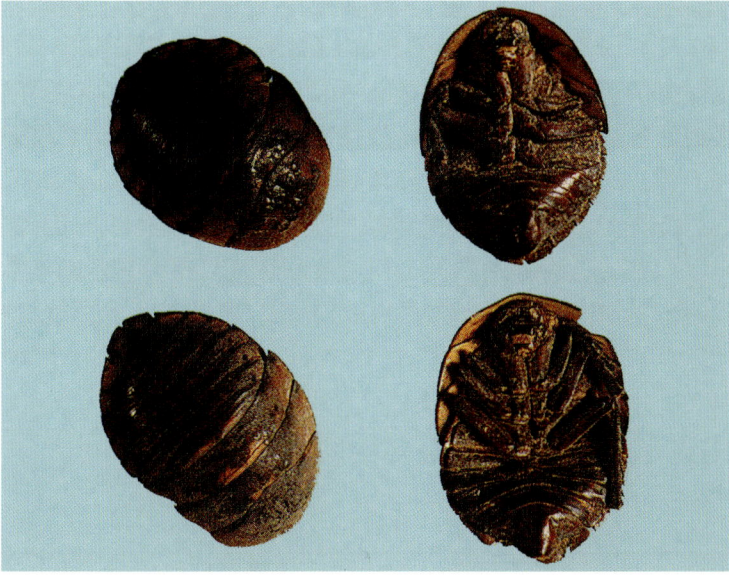

图 4 - 4 - 2　冀地鳖

【紫外光谱鉴别】

地鳖零阶光谱：峰位 266，405；谷位 254

一阶导数光谱：峰位 262，279，316，406；谷位 221，276，281，289

二阶导数光谱：峰位 235，248，295，307；谷位 243，269，411　（图 4 - 4 - 3 ~ 图 4 - 4 - 5）

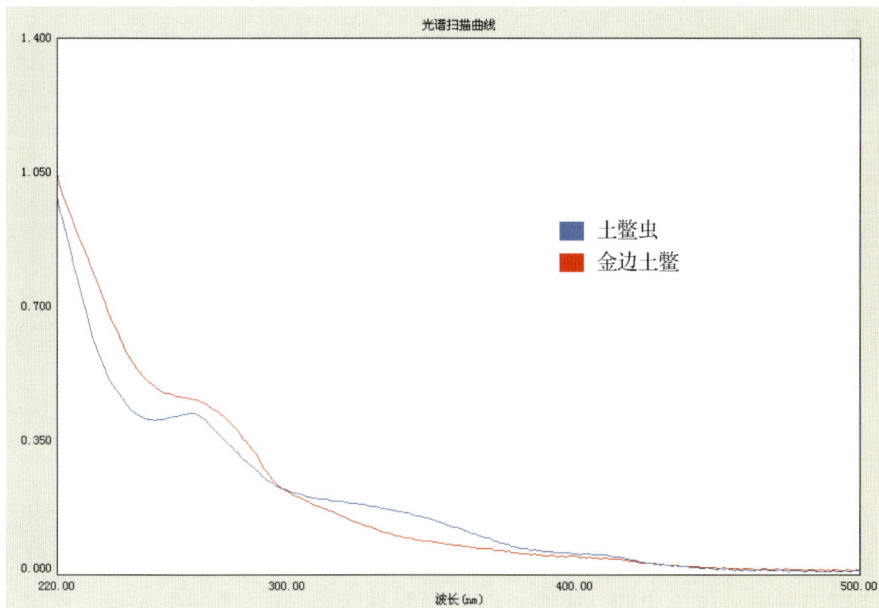

图 4 - 4 - 3　土鳖虫的零阶光谱

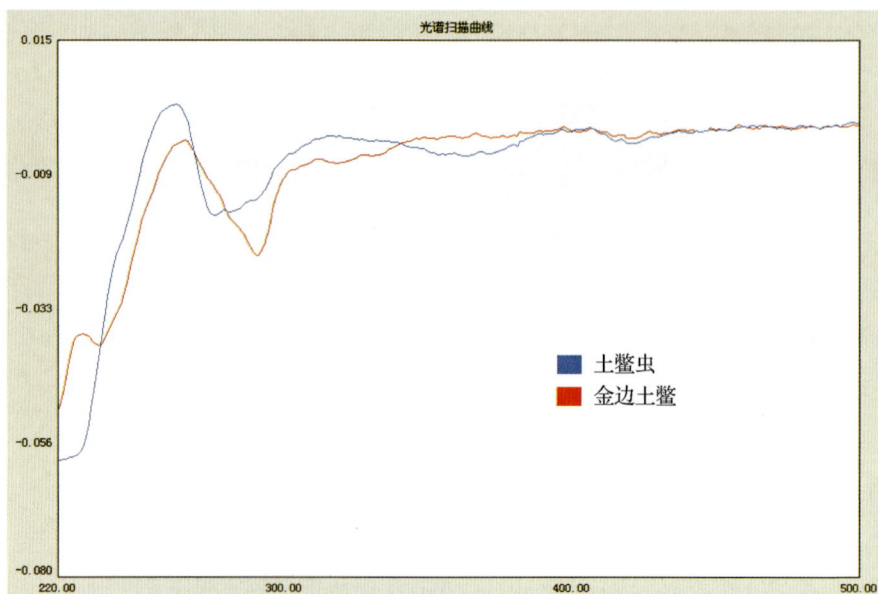

图 4 - 4 - 4　土鳖虫的一阶导数光谱

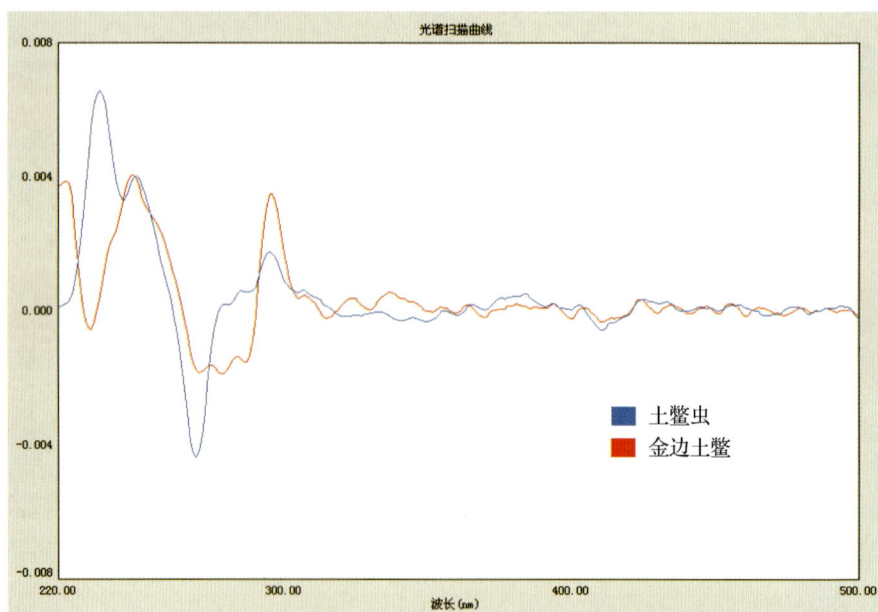

图 4 - 4 - 5　土鳖虫的二阶导数光谱

【药理作用】

1. 抗凝血作用　土鳖虫水提取物灌胃（0.54g/kg），可显著延长出血时间和复钙时间，明显抑制血小板聚集，缩短红细胞电泳时间；对全血黏度、血浆黏度和纤维蛋白含量均无明显影响。以上表明，土鳖虫既能抑制外源性 ADP 的诱聚作用，又可抑制血小板释放功能。从土鳖虫分得一种具有纤维蛋白溶酶原激活作用的蛋白质，直接注入有新鲜血栓形成的兔静脉中，6h 血栓的溶解率为 12.2% 。其水煎醇沉制剂给兔静脉注射（1g/kg），可明显降低血栓干、湿重量，减少血栓长度，降低血小板聚集性和黏附率，提示其可显著增加兔体内纤溶酶的活性。

2. 镇痛作用 地鳖与冀地鳖的水提取液、脂肪油（7.74g 生药/kg）以及从中分得的棕榈酸、鲨肝醇、尿嘧啶、尿囊素（8mg/20g）灌胃给药对醋酸（乙酸）致小鼠扭体反应有非常显著的抑制作用（$P<0.001$）。地鳖的镇痛作用强于冀地鳖。

3. 抗炎作用 地鳖与冀地鳖的水提取液、脂肪油（7.74g 生药/kg）灌胃给药对巴豆油混合致炎剂引起的小鼠耳廓肿胀有显著的抑制作用（$P<0.01 \sim 0.001$）。地鳖的抗炎作用强于冀地鳖。

4. 抗肿瘤作用 灌胃给药，冀地鳖的水提取液对小鼠肝癌实体 Heps、冀地鳖的脂肪油对小鼠白血病 615 均有抑制作用（P 分别小于 0.05、0.01）。土鳖虫浸膏在体外对白血病患者的白细胞亦有抑制作用。

5. 对心脑血管系统的影响 家兔静脉注射土鳖虫总生物碱（$5 \sim 20$mg/kg），有直接扩张血管的作用，使兔左心室末期压力、左心室收缩压和心率明显降低，而右心房压力升高；此作用随剂量增加而作用增强。其总生物碱对因结扎气管、双侧颈总动脉及异丙肾上腺素引起的小鼠心、脑等重要器官缺血性缺氧有明显保护作用。土鳖虫水提取物尚能增强家兔心脑组织的耐缺氧能力。以上作用可能与其减少心脑耗氧、改善心脑组织对氧的利用有关。

6. 调节血脂作用 土鳖虫给雄性鹌鹑灌胃（2.4g 生药/kg），可明显降低血清 HDL_3-C 和总胆固醇（TC），升高 HDL_2-C，使高密度脂蛋白与胆固醇比值（$HDL-C/TC$）显著增高，并能明显增加卵磷脂胆固醇酰基转移酶活性，从而延缓动脉粥样硬化的形成。

7. 其他 土鳖虫的己烷和四氯化碳提取物给大鼠灌胃，可明显减轻 D-半乳糖胺引起的肝损伤程度。小鼠腹腔注射，土鳖虫的石油醚提取物的 LD_{50} 为（15.42 ± 0.019）mg/kg，总生物碱的 LD_{50} 为（136.45 ± 7.98）mg/kg。

【功效】 性寒，味咸，有小毒。能破血逐瘀，续筋接骨。用于筋骨折断，血瘀经闭，癥瘕痞块，跌打瘀肿。煎服，$3 \sim 9$g；或入丸、散；或浸酒；或研末，$1 \sim 1.5$g。外用，适量，研末调敷。

金边土鳖（习用品）

【别名】 土别虫、赤边水䗪（香港）

【处方应付名称】 金边土鳖，土鳖虫、土鳖（广东、广西、香港、澳门）

【来源】 姬蠊科动物赤边水䗪（东方后片蠊）*Opisthoplatia orientalis* Burm. 的干燥体。夏、秋季捕捉，置沸水中烫死，晒干或烘干。

【动物形态】 雌雄虫形态相似，呈扁平椭圆形，雌虫体长约 3cm，雄虫体长约 2cm。前后翅退化如鳞片，三角形。体背面呈漆黑色。头部位于前胸之下。前胸背板呈半圆形而突出，其前缘及两侧边缘黄色镶边。足粗短，3 对，生于胸部，腿节下缘有巨刺。

生活于油坊、酱坊、灶脚下及墙角阴湿松土中，幼虫常栖于水边及湿地。分布于我国南方各地，如广东、福建、台湾。

【化学成分】 应用 HPLC 法测得金边土鳖含尿囊素 0.509%、尿嘧啶 0.434%、β - 谷甾醇 0.168%。

【药材性状】 呈椭圆形，扁而略弯曲，长 2～3.5cm，宽 1.5～2cm。背面黑棕色，有光泽，背板稍拱起如鳖甲，共有 10 个环节，第一节较宽，背板前缘及两侧边缘有一弧形淡黄色镶边；以下 9 节边缘呈红棕色，第 4 节起腹部背板边缘锯齿状；第 2、第 3 节的两侧，各有 1 对翅状物。腹面红棕色，有光泽。头小，生于前胸背板之下；足 3 对，生于胸部。气腥臭，味微咸。（图 4 - 4 - 6）

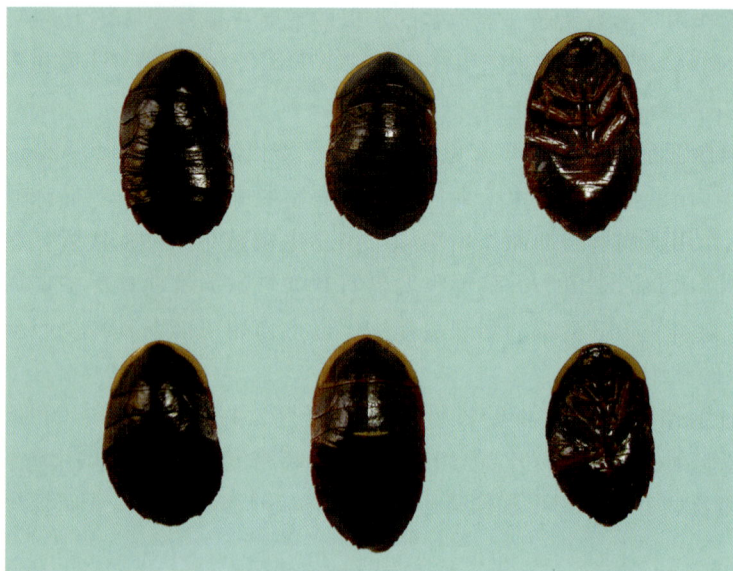

图 4 - 4 - 6　金边土鳖

【紫外光谱鉴别】

零阶光谱：峰位、谷位不明显

一阶导数光谱：峰位 229，265，313；谷位 235，290

二阶导数光谱：峰位 223，247，274，284，296，307；谷位 232，270，278，286，315（图 4 - 4 - 3～图 4 - 4 - 5）

【药理作用】

镇痛作用：金边土鳖的水提取液、脂肪油（7.74g 生药/kg）灌胃给药对醋酸致小鼠扭体反应有非常显著的抑制作用（$P < 0.001$）。

【功效】 性寒，味咸，有小毒。能破血逐瘀，续筋接骨。用于筋骨折断，血瘀经闭，癥瘕痞块，跌打瘀肿。煎服，3～9g；或浸酒；或研末，1～1.5g。外用，适量，研末调敷。

【附注】 东方龙虱曾在广东等地作土鳖虫入药，现已少用。其主要性状特征：全体呈长卵形，长 2～3cm，宽 1～1.5cm。背面黑绿色，有 1 对较厚的鞘翅，鞘翅边缘有棕黄色的狭边，除去鞘翅，可见浅色膜质翅 2 对。腹面棕褐色或黑褐色，胸部有足 3

对，前足 2 对较小，后足 1 对较大。腹部有横纹。质松脆。气腥，味微咸。

5　土荆皮

【考证】本草记载中先有"木槿"之名，而后始有"土槿"之名；民间又常将"槿"字释为"荆"，故有"土荆"之谓；因药用其树皮，故又称之为"土荆皮"。两者均有治癣的功效。木槿之名出自《日华子诸家本草》，《本草衍义》载："木槿如小葵，花淡红色，五叶成一花，朝开暮敛，花与枝两用，湖南北人家多种植为篱障。"《本草纲目》列入木部灌木类，载："槿，小木也，可种可插，其木如李，其叶末尖而有丫齿，其花小而艳，或白或粉红，有单叶、千叶者，五月始开……用皮治疮癣，多取川中来者，厚而红色。"《本草纲目拾遗》则单列"川槿皮"，谓："生川中，色红皮厚而气猛烈，……杀虫如神，生剥其皮，置蚁其上即死，今亦罕有，他省产者名土槿，皮薄而气劣，不得混施，……"以上本草所言木槿皮与川槿皮均指今之锦葵科植物木槿 *Hibiscus syriacus* L. 的树皮，江苏又将"川槿皮"称为"川荆皮"。但《本草纲目》和《本草纲目拾遗》均言木槿和川槿皮"色红皮厚而气猛烈"，则与本种不符。又，在古代川槿皮即存在同名异物现象，如《本草纲目拾遗》谓"今川人多用黄葛皮代之，以售他处。"在黄葛树条下又曰："入药用根皮，药肆中多取其皮以代川槿"。

"土槿"之名出自《本草纲目拾遗》，但未见有植物形态描述。"土槿皮"又称"土荆皮"。目前使用的"土荆皮"有两种：华东地区使用松科植物金钱松 *Pseudolarix amabilis*（Nelson）Rehd. 的树皮，而广东则使用桃金娘科植物水翁 *Cleistocalyx operculatus*（Roxb.）Merr. et Perry. 的树皮。

香港、澳门用药习惯源于广东，一直以水翁树皮作"土荆皮"入药。

【述评】

1. 目前使用的川槿皮为锦葵科植物木槿 *Hibiscus syriacus* L. 的树皮，江苏又称为"川荆皮"。与本草记载基本相符。

2. "土槿"之名出自《本草纲目拾遗》，当时是指产于他省的川槿皮混淆品，并明确指出"不得混施"。其原植物无从考证。

3. 目前使用的"土荆皮"有松科植物金钱松 *Pseudolarix amabilis*（Nelson）Rehd.（*kaepferi*（Lindl.）Gord）. 的树皮和桃金娘科植物水翁 *Cleistocalyx operculatus*（Roxb.）Merr. et Perry. 的树皮，均未见本草记载。它们之被用作"土槿皮"均可能与本草记载"川槿皮色红皮厚"有关。

4. 以上 3 种，除金钱松树皮的抗真菌作用较确切外，其他种的抗真菌作用均有待研究。

土荆皮（正品）

【别名】罗汉松皮（汪连仕《采药书》），土槿皮（《疡医大全》），金钱松皮

【处方应付名称】土荆皮，土槿皮

【来源】松科植物金钱松 *Pseudolarix amabilis*（Nelson.）Rehd. 的干燥根皮与近根树皮。春、秋季采挖，剥取树皮，除去粗皮，洗净，晒干。

【植物形态】高大乔木，树干直，树皮灰褐色，粗糙，不规则鳞片状开裂。叶线形，柔软，扁平，长枝上叶呈辐射状伸展，短枝上叶簇生，状若"金钱"。雄球花黄色，圆柱状，下垂；雌球花紫红色，直立，椭圆形，有短梗。球果卵圆形或倒卵圆形，熟时淡红褐色；种子卵圆形，白色，种翅三角状披针形，淡黄色或淡褐黄色，有光泽。花期 4～5 月，果熟期 10～11 月。（图 4 - 5 - 1）

主产于华东和华中各省。

【化学成分】根皮含土荆皮酸（pseudolaric acid）A～土荆皮酸 D、土荆皮酸 C₂、土荆皮酸 A 和土荆皮酸 B 的 β - D - 葡萄糖苷、金钱松呋喃酸（pseudolarifuroic acid）、白桦脂酸、β - 谷甾醇及其葡萄糖苷。

【药材性状】根皮呈不规则长条状或稍扭曲而卷成槽状，大小不一，厚 2～5mm，外表面粗糙，灰黄色，具纵横皱纹，并有横向灰白色皮孔，栓皮常呈鳞片状剥落。内表

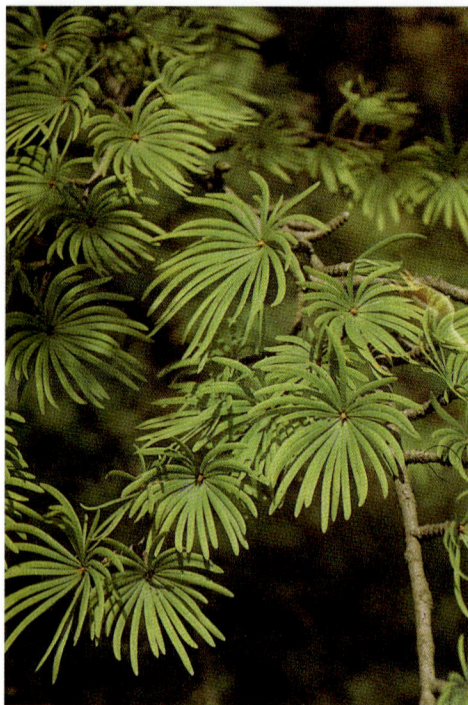

图 4 - 5 - 1　金钱松（原植物）

面黄棕色或红棕色，平坦，有细纵纹。质坚韧，折断面裂片状。树皮呈板片状，栓皮较厚，外表面龟裂状，内表面较粗糙。气微，味苦、涩。（图 4 - 5 - 2）

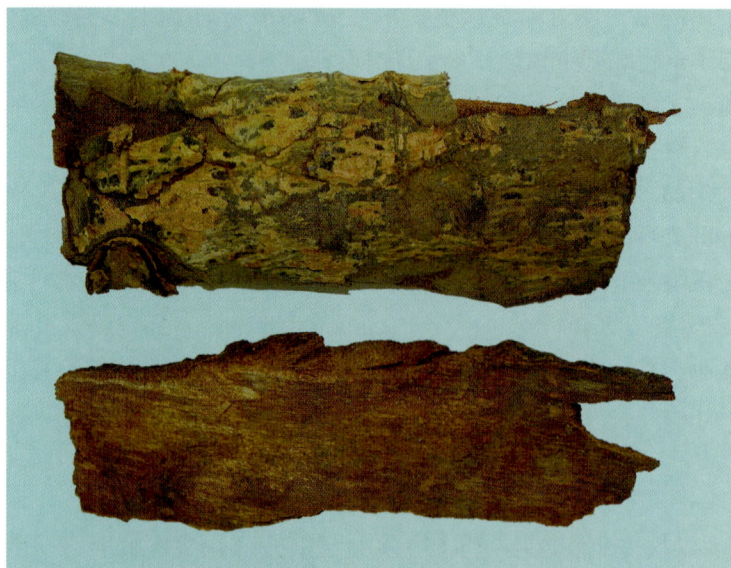

图 4 - 5 - 2　土荆皮（北京）

【显微特征】根皮横切面：木栓细胞常脱落，栓内层约 3 列细胞，含棕色物质。韧皮部散有石细胞、树脂细胞及多数黏液细胞；筛胞成群分布，外侧的颓废。射线细胞 1 列，常弯曲。薄壁细胞含淀粉粒。

粉末：棕红色。①石细胞成群，类方形、类长方形或不规则分枝状，直径 30 ~ 100μm，壁厚达 34μm，层纹明显，孔沟极细密，胞腔内多含棕色块状物；②筛胞，直径 16 ~ 40μm，侧壁有多数椭圆形筛域；③黏液细胞，类圆形或长圆形，直径 100 ~ 360μm；④树脂细胞，纵向连接，含红棕色或黄棕色树脂状物质，有的并含草酸钙方晶；⑤木栓细胞，多角形，棕色，壁稍厚，有的且木化。

【紫外光谱鉴别】

土荆皮（江西）零阶光谱：峰位、谷位不明显

　　一阶导数光谱：峰位 238，265；谷位 222，247，286

　　二阶导数光谱：峰位 226，252，278，291；谷位 243，272，282

土荆皮（四川）零阶光谱：峰位 276；谷位 259

　　一阶导数光谱：峰位 238，267；谷位 245，287

　　二阶导数光谱：峰位 226，252，293；谷位 241，281　　（图 4 - 5 - 3 ~ 图 4 - 5 - 5）

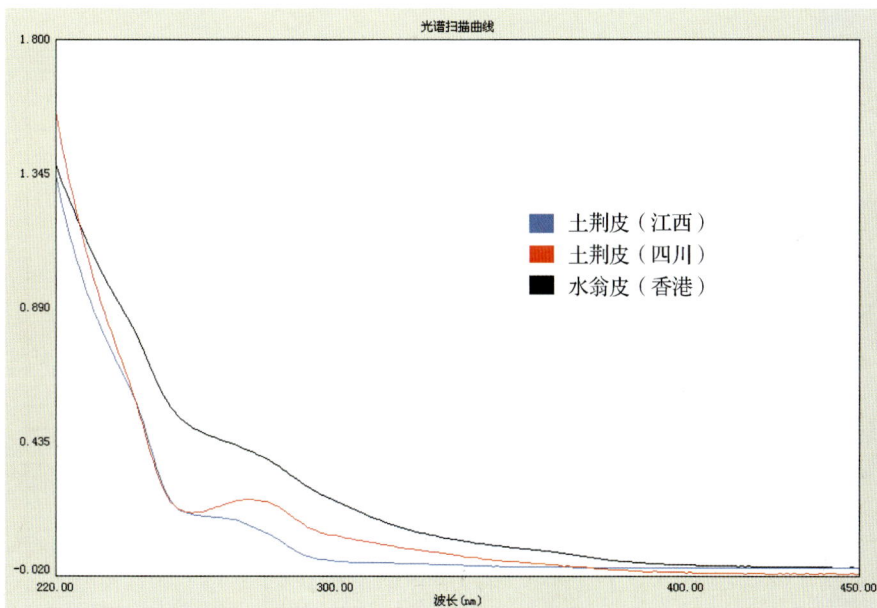

图 4 - 5 - 3　土荆皮的零阶光谱

【药理作用】

1. 抗真菌作用　土荆皮所含有机酸、乙醇或苯浸膏对我国常见的 10 种致病真菌，如奥杜盎小芽孢菌、铁锈色小芽孢菌、红色癣菌、玫瑰色癣菌、紫色癣菌、许兰黄癣菌、絮状表皮癣菌、石膏样癣菌、白色念珠菌等均有一定的抑制作用。其中以粗提土荆皮酸的作用最强，抗菌谱也广，0.1 ~ 1mg/ml 浓度时即对上述真菌有杀灭作用；乙醇浸膏次之，苯浸膏又次之。从中分得抗真菌有效成分土荆皮酸 A、土荆皮酸 B、土荆

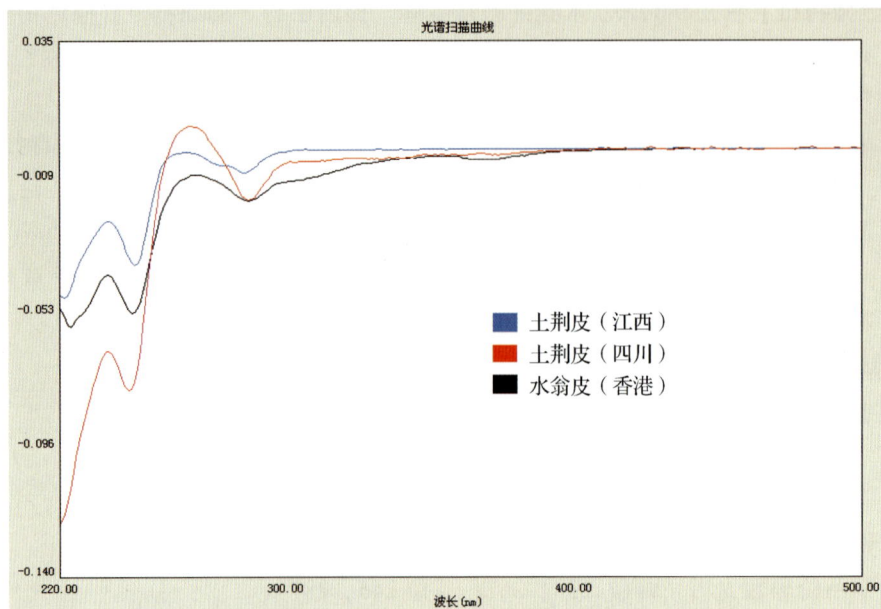

图4-5-4　土荆皮的一阶导数光谱

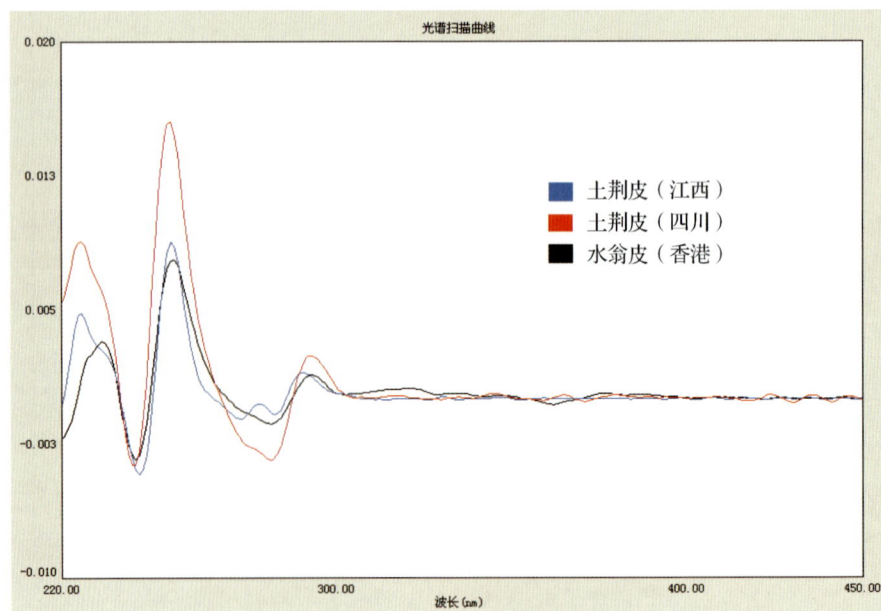

图4-5-5　土荆皮的二阶导数光谱

皮酸 C 和土荆皮酸 C_2。

2. 抗生育作用　土荆皮酸 A 和土荆皮酸 B 的葡萄糖苷等均有抗早孕及抑制卵子受精作用。

3. 止血作用　土荆皮醇提取物制成的止血粉,对犬股动脉切口、断肢出血、肝脾切口均有良好的止血作用。

4. 毒性　土荆皮酸 A 和土荆皮酸 B 小鼠静脉注射给药的 LD_{50} 分别为 485mg/kg 和 423mg/kg。犬口服土荆皮酸 A 的中毒症状主要为厌食、呕吐、稀便、肠黏膜出血。对肠黏膜的损伤随剂量增大而加重。

【功效】性温，味辛，苦，有毒。能祛风除湿，杀虫止痒。用于疥癣、湿疹、神经性皮炎。外用适量，浸酒涂搽或研末调敷。不宜内服。

水翁皮（习用品）

【别名】水翁树皮

【处方应付名称】水翁皮，广土荆皮，土荆皮（广东、广西、香港、澳门）

【来源】桃金娘科植物水翁 *Cleistocalyx operculatus*（Roxb.）Merr. et Perry 的干燥树皮。夏、秋季剥取树皮，晒干。

【植物形态】乔木。树皮灰褐色，颇厚，嫩枝压扁，有沟。叶对生，具柄；叶片薄革质，长圆形至椭圆形，先端急尖或渐尖，基部阔楔形或略圆，两面多透明腺点；羽状网脉。圆锥花序生于无叶的老枝上，花无梗，2～3 朵簇生；花蕾卵形，萼片连成帽状体，先端有短喙；花瓣 4，常附于帽状萼上；雄蕊多数，分离，子房下位，2 室。浆果，成熟时紫黑色。花期 5～6 月。（图 4－5－6）

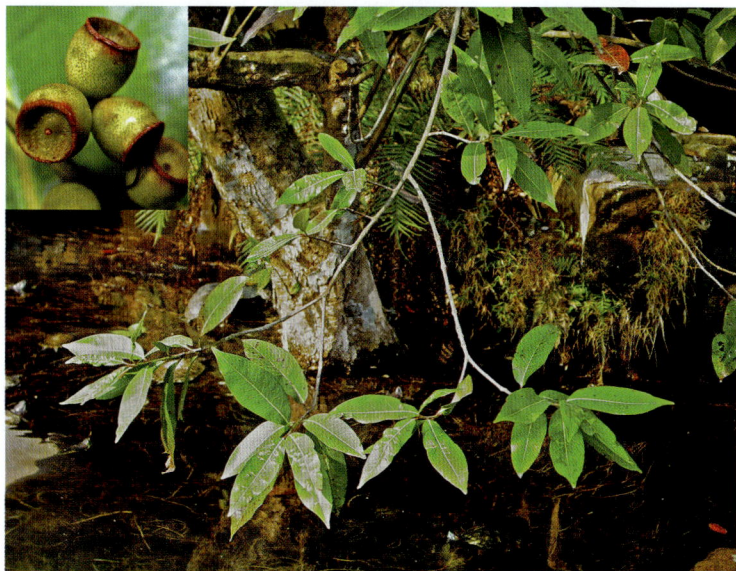

图 4－5－6　水翁（原植物，左上角示未成熟果实）

生长于水边。分布于广东、广西、云南、海南。

【化学成分】从花蕾中分得熊果酸、桂皮酸、没食子酸及其乙酯，5，7－二羟基－6，8－二甲基黄烷酮（5，7－dihydroxy－6，8－dimethylflavanone），7－羟基－5－甲氧基－6，8－二甲基黄烷酮和 2′，4′－二羟基－6′－甲氧基－3′，5′－二甲基查尔酮等。叶含黄酮苷、酚类等。

【药材性状】为长方形或不规则块片，干皮呈板片状或浅槽状，枝皮呈槽状或卷筒状；厚2～10mm。外表面粗糙；干皮的栓皮极厚，灰褐色，具不规则纵裂沟纹和灰白色地衣斑，内表面红棕色；枝皮的栓皮薄，灰棕色，具细纵裂纹或类圆形突起的皮孔；两者的内表面均具细密纵向纹理，有的可见细小光亮的白色结晶。质坚硬，横断面外侧灰黄色（枝皮）或红棕色（干皮），颗粒性；内侧纤维性，并可层层剥离，伴有白色粉尘散出，剥离面色浅，现多数细小粉状物。气微，味苦、涩。（图4-5-7）

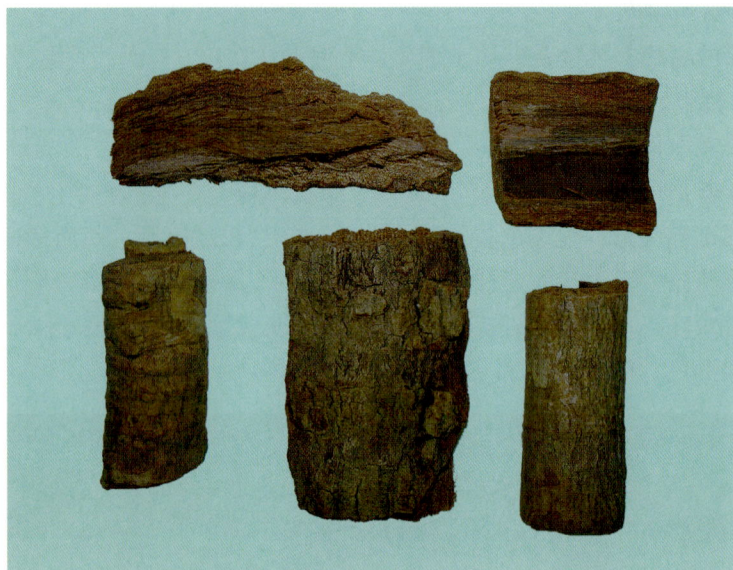

图4-5-7　水翁皮（广土荆皮）

【显微特征】茎皮横切面：木栓组织由宽细胞与窄细胞带相间切向排列，径向壁排列整齐，宽细胞切向长方形，壁薄，窄细胞的径向壁仅为前者的1/2，壁增厚。栓内层细胞数列，外切向壁薄，其余三面壁增厚，以内切向壁增厚较明显。皮层细胞壁增厚，具多数类圆形或长圆形单纹孔，并可见少数大形厚壁细胞，呈切向长方形。韧皮部有多数纤维，2～10余个成群，壁极厚。有的韧皮薄壁细胞和射腺细胞中含草酸钙簇晶，簇晶直径10～25μm。

【紫外光谱鉴别】

零阶光谱：峰位、谷位不明显。

一阶导数光谱：峰位238，269；谷位224，246，287

二阶导数光谱：峰位232，253，293；谷位242，281，302，362（图4-5-3～图4-5-5）

【药理作用】未见研究报道。

【功效】性凉，味苦，辛。能清热解毒，燥湿，杀虫。用于脚气湿烂，湿疹，疥癣，痄疮，肾囊痈，烧烫伤。外用，适量，捣敷；或煎汤熏洗；或煎汁涂。

6　大青叶与板蓝根

【考证】大青之名最早见于《名医别录》，谓："味苦，大寒，无毒。主治时气头痛，大热，口疮。三月四月采茎，阴干。"《本草经集注》载："疗伤寒方多用此。今出东境及近道，长尺许，紫茎。除时行热毒为良。"唐《新修本草》谓："今江东州郡及荆南、眉、蜀、濠、诸州皆有之。春生青紫茎，似石竹苗叶，花红紫色，似马蓼，亦似芫花，根黄，三月、四月采茎叶，阴干用。"《本草纲目》和《植物名实图考》对其植物形态有了更详尽的描述。李时珍谓："大青，处处有之，高二、三尺，茎圆，叶长三四寸，面青背淡，对节而生。八月开小花，红色成簇，结青实，大如椒颗，九月色赤。"吴其濬亦曰："今江西、湖南山坡多有之，叶长四五寸，开五瓣圆紫花，结实生青熟黑，唯实成时，花瓣尚在，宛如托盘，土人皆识之，暑月为饮以解渴。湘人有三指禅一书，以淡婆婆根治偏头痛有奇效，询而采之，则大青也。"并有精确附图一幅。以上描述均与今之马鞭草科植物大青 *Clerodendrum cyrtophylum* Turcz. 相符。《证类本草》所附"信州大青"图（古信州，即今江西上饶地区）亦与本种基本相似。

现今使用的大青叶品种非常复杂，有来源于 4 个科的多种植物。缘何也，完全是因为"青"和"蓝"有密切关系，常言道"青出于蓝而胜于蓝"。

《神农本草经》载有蓝实。《名医别录》亦载"其茎叶可以染青，生河内（今河北安国一带）平泽。"陶氏并谓："此即今染缥碧所用者。以尖叶者为胜。"唐《新修本草》另载："蓝实有三种，一种……出岭南，此草为木蓝子，如陶氏所引乃是菘蓝，其汁抨为淀甚青，本经所用乃是蓼蓝实也，其苗似蓼而味不辛。此二种蓝今并堪染。"并谓蓼蓝不仅实，"此草汁疗热毒，诸蓝非比。"陈藏器《本草拾遗》也称蓝有数种，蓼蓝最堪入药。（唐代使用的蓝有木蓝子、菘蓝与蓼蓝三种，与现今使用的大青叶品种基本相同）至宋代，蓝的品种又有了发展。苏颂《图经本草》载："蓝实生河内平泽，今处处有之，人家蔬圃中作畦种莳。三月四月生，苗高三二尺许，叶似水蓼，花红白色，实亦若蓼子而大，黑色，五月六月采实。蓝有数种。有木蓝，出岭南，不入药。有菘蓝，可以为淀者亦名马蓝，尔雅所谓葳马蓝是也。有蓼蓝，但可染碧而不堪作淀，即医方所用者也。又福州有一种马蓝，四时俱有叶，类苦益菜，……治妇人败血甚佳。又江宁又有一种吴蓝，二三月内生，如蒿状，叶青花白性寒，去热解毒止吐血。"并附有蓝实、蜀州蓝叶、福州马蓝和江宁府吴蓝图四幅。其中蓝实图与十字花科植物菘蓝相似、福州马蓝与今之爵床科植物马蓝相似，蜀州蓝叶与蓼科植物蓼蓝相似，而江宁府吴蓝则难于考证。至南宋《履巉岩本草》更将"蓝"称之为"青蓝"。可见青与蓝的确有不解之缘。李时珍谓："蓝五种。诸蓝形虽不同，而性味不远，故能解毒除热。"现代研究也证实了这一点：除马鞭草科大青外，来源于十字花科、蓼科和爵床科的大青叶和板蓝根均含有相似的化学成分。对于"大青"和"蓝"的关系，清《本经逢原》更有论述："本经取用蓝实，乃大青之子，是即所谓蓼蓝。"它不仅说明了蓼蓝即是大青的品种之一，而且点明了"蓝"与"大青"的关系。

　　板蓝之名始见于《本草纲目》，谓："马蓝……即郭璞所谓大叶冬蓝，俗中所谓板蓝者。《本草图经》另载："有菘蓝可以为淀者亦名马蓝，《尔雅》所谓葴，马蓝是也。"由此可见，古时马蓝亦称板蓝，且马蓝亦有同名异物，即大叶冬蓝和菘蓝均可能是马蓝的原植物，与现今板蓝根包括菘蓝和马蓝的地下部分极为相似。

　　目前，全国各地使用的大青叶包括四科多种植物，主要是十字花科植物菘蓝 *Isatis indigotica* Fort. 、蓼科植物蓼蓝 *Poligonum tinctolium* Ait. 、爵床科马蓝 *Baphicacanthes cusia* Bremek. 和马鞭草科植物大青 *Clerodendrum cyrtophylum* Turcz. 。大部分地区使用前两种，广东和香港则使用马蓝，药用其叶或带叶嫩枝。全国大多数地区均以十字花科植物菘蓝的根作板蓝根入药，俗称"北板蓝根"；南方地区则多以爵床科植物马蓝的根与根茎作板蓝根入药，俗称"南板蓝根"；广东部分地区及海南又以马鞭草科植物大青的根作板蓝根入药，俗称"大青根"。香港亦以爵床科植物马蓝的根与根茎作板蓝根入药。

　　【述评】

　　1. 本草最早记载的大青是今之马鞭草科植物大青 *Clerodendrum cyrtophylum* Turcz. ，其后还包括当时称之为"蓝"的数种植物，如蓼蓝、菘蓝和马蓝等；至明代，蓝有5种，与现今使用的品种数目相似。缘何称之为"蓝"的植物会被用作"大青"呢？这是因为它们都含有相似的化学成分吲哚醇及其苷类，其汁均会产生沉淀，此沉淀并可用来染布，其色深蓝。大青开始药用其果实，至唐代亦用其茎叶，与现今情况相似。

　　2. 现全国大部分地区使用菘蓝和蓼蓝，福建、江西、广东、广西和四川使用马蓝，这3种植物均含有相似的化学成分，故功效相同，均用于"解毒除热"。本草最早记载之大青所含化学成分与上述3种不同，而含黄酮苷类山大青苷，但临床应用结果证明亦有清热解毒作用。

　　3. 《中国药典》2005年版前仅收载菘蓝的叶作为"大青叶"的正品，主要基于现实情况与临床应用效果。《中国药典》2010年版始将蓼蓝的叶作为蓼大青叶列条收载。其他品种均作为地区习惯用药。在名称上，应将大青和马蓝之叶分别称为"山大青叶"和"马大青叶"为妥。

　　4. 板蓝之名始见于《本草纲目》，是当时马蓝的民间称呼。李时珍谓"蓝凡五种，……菘蓝，叶如白菘。"李氏所说应是十字花科植物，很可能就是今之菘蓝 *Isatis indigotica* Fort. 。如上所述，本草所记载的"蓝"均是大青的同名异物品种。大青开始药用其果实，至唐代亦用其茎叶；但未见有以根药用的记载，今之药用其根也许是后来应用上的发展，并称之为"板蓝根"。临床应用也证明板蓝根与大青叶的功效相似，均有清热解毒的作用。

　　5. 《中国药典》一直收载十字花科植物菘蓝 *Isatis indigotica* Fort. 的根作为板蓝根的正品，2005年版始还收载爵床科植物马蓝 *Baphicacanthes cusia*（Nees）Bremek. 的干燥根茎与根作为"南板蓝根"。

大青叶（正品）

【别名】 蓝叶，蓝菜

【处方应付名称】 大青叶，北大青叶，菘蓝叶

【来源】 十字花科植物菘蓝 *Isatis indigotica* Fort. 的干燥叶。8～10月采叶，晒干。

【植物形态】 二年生草本，全株光滑无毛，常被粉霜。根肥厚，长圆柱形，表面土黄色，具短横纹及少数须根。基生叶莲座状，长圆形至宽倒披针形，先端钝尖，基部耳状或不明显，全缘或稍具浅波齿；茎顶部叶宽条形。总状花序顶生或腋生，在枝顶集成圆锥状，花瓣4，黄色，宽楔形，先端近平截，基部具不明显短爪；四强雄蕊；短角果近长圆形，扁平，无毛，边缘具膜质翅，果瓣具中脉；种子长圆形，淡褐色。花期4～5月，果期5～6月。（图4-6-1）

原产我国，现各地均有栽培。主产于河北安国、江苏如皋、南通等地。

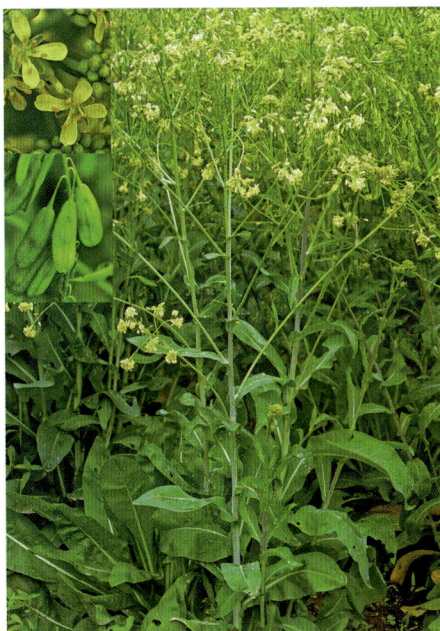

图4-6-1　菘蓝（原植物，左上角示花与果）

【化学成分】 叶含靛蓝（indigotin）、靛玉红（indirubin）、色胺酮（tripran-thrin）、4（3*H*）-喹唑酮（quinazolin-one）、2，4-（1*H*，3*H*）-喹唑二酮与靛苷（indican），后者可被水解生成吲哚醇，并进一步氧化、缩合生成靛蓝与靛玉红；另含腺苷、鸟苷、尿苷、黄嘌呤、次黄嘌呤、苯甲酸、邻氨基苯甲酸以及铁、钛、锰、锌、铜、硒等多种无机元素。欧州菘蓝（*Isatis tinctoria* L.）含菘蓝苷（isatan B）、色胺酮、芥苷、新芥苷、1-磺基-芥苷，前者亦可被水解并生成靛蓝和靛玉红。

【药材性状】 叶多皱缩，破碎，完整者展平后呈长椭圆形至长圆状倒披针形，长4～16cm，宽1～4cm，先端钝尖或钝圆，下部渐窄下延成翼状叶柄，基部耳形或不明显，全缘或微波状，两面均呈灰绿色或棕绿色，无毛，羽状网脉，主脉在下表面突起。质脆。气微，味稍苦。（图4-6-2）

【显微特征】 叶横切面：叶肉分化不明显，栅栏细胞多为3列，呈长方形；中脉维管束7～9个，外韧型；薄壁组织散有含芥子酶的分泌细胞。

粉末：深灰棕色。①表皮细胞垂周壁平直或稍弯曲，并呈连珠状增厚；下表皮气孔较多，不等式，副卫细胞3（4）个；②靛蓝结晶蓝色，存在于叶肉细胞及表皮细胞中，呈细小颗粒状或片状，常聚集成堆；③橙皮苷样结晶存在于叶肉和表皮细

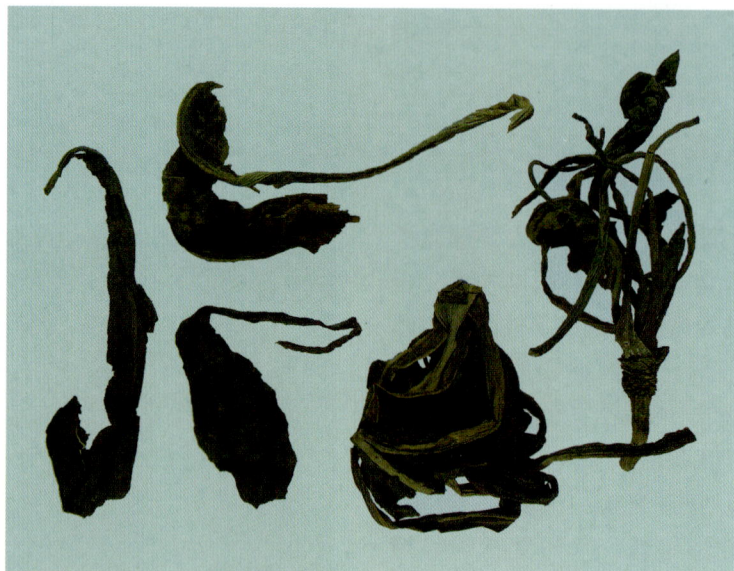

图 4 - 6 - 2　大青叶

胞中，类圆形或不规则形，有的呈针簇状。

【紫外光谱鉴别】

零阶光谱：峰位 323；谷位 302

一阶导数光谱：峰位 241，266，313，406；谷位 246，277，356，396

二阶导数光谱：峰位 232，254，285，296，308，322，338，366，384，401，457，489；谷位 227，244，271，290，303，318，329，340，370，395，473（图 4 - 6 - 3 ~ 图 4 - 6 - 5）

【药理作用】

1. 抗病原微生物作用　大青叶煎液对金黄色葡萄球菌、甲型链球菌、脑膜炎双球菌、肺炎链球菌、伤寒杆菌、大肠埃希菌、克雷伯肺炎杆菌、白喉杆菌、痢疾杆菌等以及乙型脑炎病毒、腮腺炎病毒、流感病毒等均有抑制作用，并能杀灭钩端螺旋体。不同来源的大青叶对金黄色葡萄球菌、克雷伯肺炎杆菌的抑制强度依次为：马蓝叶（浙江）＞山大青叶＞菘蓝叶＞马蓝叶＞球花马蓝叶＞蓼蓝叶；而抗甲型流感病毒的作用，则以蓼蓝叶较好，其他品种的大青叶及靛蓝、靛玉红均未显示作用。

2. 抗内毒素作用　体内、外试验均证明大青叶有抗大肠杆菌 $O_{111}B_4$ 内毒素作用。大青叶三氯甲烷（氯仿）提取物的 1% 溶液稀释 64 倍仍有破坏内毒素作用，内毒素经药物作用后再给家兔静脉注射后不产生致热反应。大青叶的 95% 乙醇提取物的正丁醇萃取物亦能直接破坏和降解内毒素，显著降低内毒素的致热性和致死性。

3. 解热作用　浙江产马蓝叶对啤酒酵母菌诱导的大鼠发热有一定的解热作用（$P < 0.05$）。

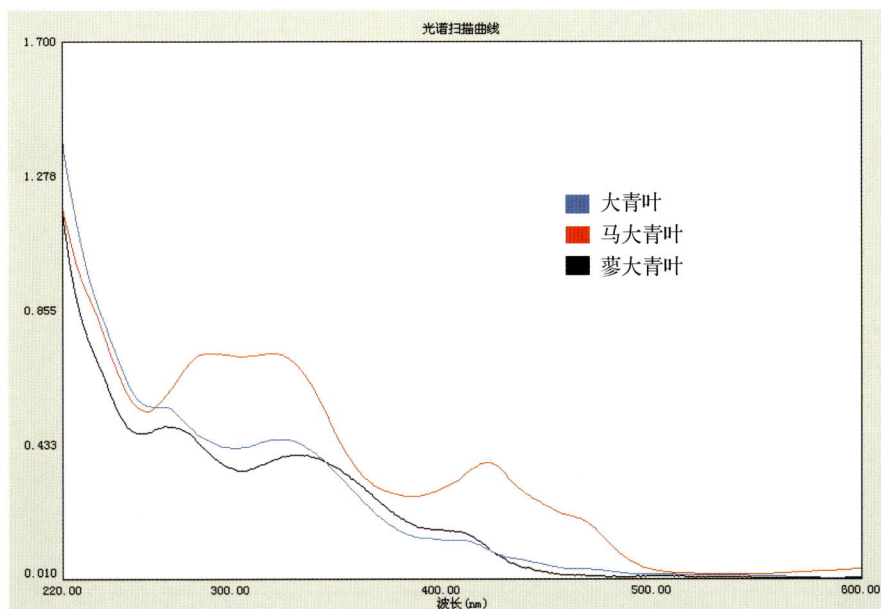

图 4 - 6 - 3　大青叶的零阶光谱

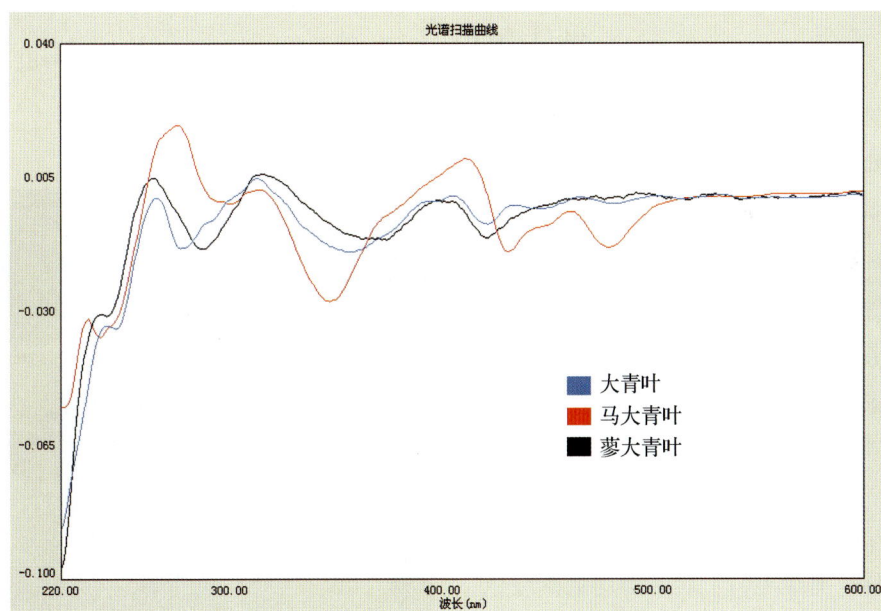

图 4 - 6 - 4　大青叶的一阶导数光谱

4. 抗炎作用　不同来源的大青叶对干棉球致小鼠肉芽肿均有显著的抑制作用（$P<0.001$），作用强度依次为：蓼蓝叶 > 球花马蓝叶 > 菘蓝叶 > 马蓝叶。

【功效】性寒，味苦。能清热解毒，凉血消斑。用于温邪入营，高热烦渴，神昏，斑疹，吐血，衄血，黄疸，泻痢，丹毒，喉痹，口疮，痄腮。煎服，10 ~ 15g；外用，适量，捣敷。

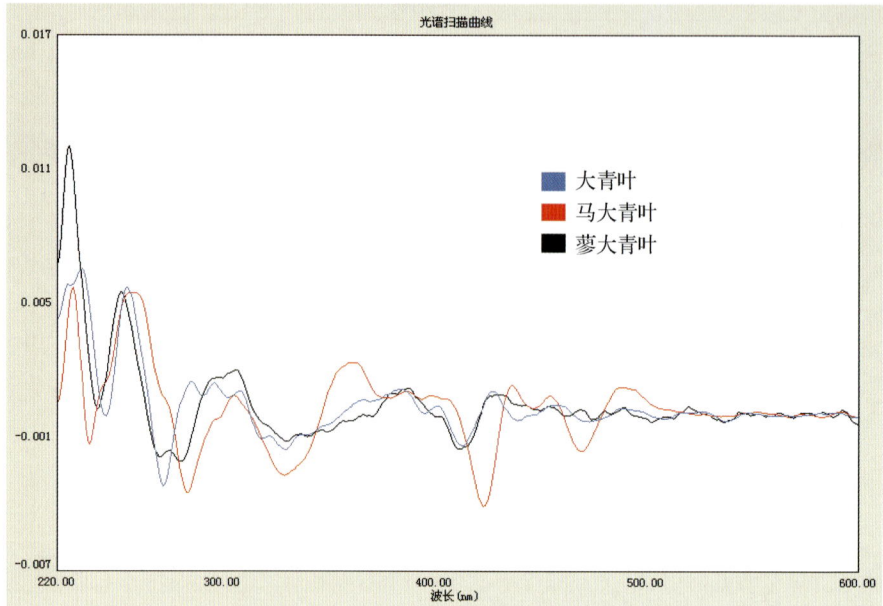

图4-6-5　大青叶的二阶导数光谱

蓼大青叶（正品）

【别名】染青草，蓝叶，靛青叶，青板水辣蓼，红茎蓼

【处方应付名称】大青叶，蓼大青叶，蓼蓝叶

【来源】蓼科植物蓼蓝 *Polygonum tinctolium* Ait. 的干燥茎叶。夏、秋季枝叶茂盛时采收，鲜用或晒干。

【植物形态】一年生草本。茎圆柱形，分枝或不分枝，节明显；单叶互生；叶柄长5~10mm，基部有鞘状膜质托叶，淡褐色，先端截形，边缘有长睫毛；叶片卵形或卵状披针形，先端钝，基部圆或楔形，全缘，有缘毛，干后两面均呈蓝绿色。穗状花序顶生或腋生，苞片钟形，有睫毛；花小，红色，花被5裂；雄蕊6~8，雌蕊1，柱头3岐。瘦果椭圆状三棱形或双凸透镜形，褐色，包于宿存的花被内。花期7~9月，果期8~10月。（图4-6-6）

野生于旷野水沟边，或为栽培。分布于辽宁、河北、陕西、山东等地。

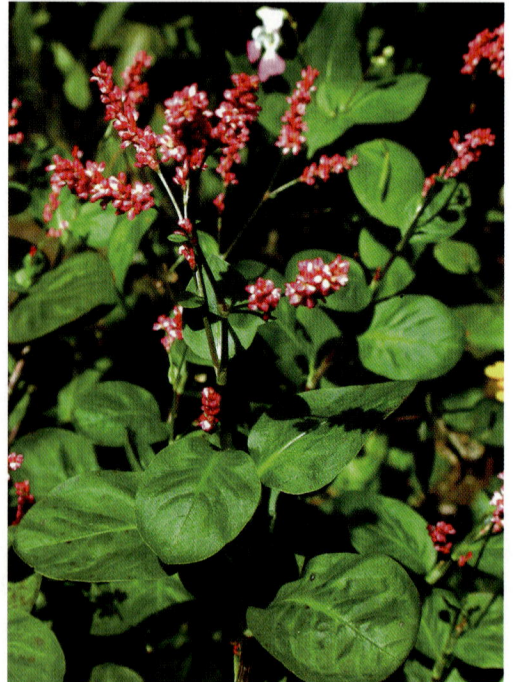

图4-6-6　蓼蓝（原植物）

【化学成分】 全草含与靛苷、靛蓝（indigotin）、靛玉红（indirubin）、色胺酮（tryptanthrin）、N - 苯基 - 2 - 萘胺（N - phenyl - 2 - naphthylamine）、β - 谷甾醇、虫漆蜡醇（laccerol），地上部分含山奈酚 - 3 - 吡喃葡萄糖苷、3′，5′，4′ - 三羟基 - 6，7 - 亚甲二氧基黄酮 - 3 - 吡喃葡萄糖苷（3′，5′，4′ - trihydroxy - 6，7 - methylene dioxyflavone - 3 - β - D - glucopyranoside）等。

【药材性状】 叶片多皱缩或破碎，蓝绿色或蓝黑色，中脉土黄色或淡黄棕色。完整叶片展平后呈椭圆形，长 3 ~ 10cm，宽 2 ~ 5cm，先端钝，基部渐狭，全缘，背面叶脉较突出，侧脉明显；叶柄扁平，长约1cm，基部抱茎，具膜质托叶鞘；茎圆柱形。质脆，易碎。气微，味微苦。（图4 - 6 - 7）

【显微特征】 叶横切面：中脉维管束6 ~ 8 个，排列成环状，维管束外韧型，每个维管束的韧皮部外侧均有木化纤维束；栅栏细胞2 ~ 3 列，不通过中脉；叶肉细胞含草酸钙簇晶及蓝色或蓝黑色颗粒状物。

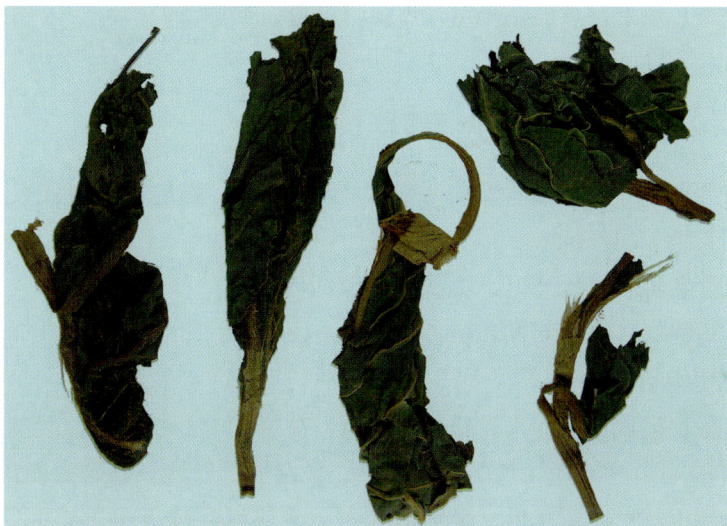

图4 - 6 - 7 蓼大青叶

叶表面观：①上表皮细胞平周壁近平直，气孔多为平轴式，少数不等式，并有腺毛，腺头多为4 个细胞，少数2 ~ 11 细胞，腺柄并列双细胞。②下表皮细胞垂周壁微波状弯曲，气孔和腺毛较上表皮多。③叶缘及中脉和侧脉附近具多列式非腺毛，壁厚，木化。④叶肉细胞含草酸钙簇晶。

【紫外光谱鉴别】

零阶光谱：峰位 269，331；谷位 257，307

一阶导数光谱：峰位 240，265，315，398；谷位 242，286，372

二阶导数光谱：峰位 226，251，274，307，388；谷位 240，269，280，330，340，350，359，371，382 （图4 - 6 - 3 ~ 图4 - 6 - 5）

【药理作用】

1. 抗病原微生物作用 从蓼蓝叶分得的色胺酮是多种皮肤真菌和杆菌的特异抗生

剂，其对须发癣菌、红色发癣菌、硫黄断发癣菌、犬小孢子菌及絮状表皮癣菌的 MIC 均为 3.1μg/ml。其吲哚苷在组织培养试验中显示有抗病毒作用。

2. 解热作用　其煎剂（5~10g/kg）对霍乱、伤寒疫苗引起的家兔发热有明显解热作用。

3. 抗炎与免疫增强作用　其煎剂对大鼠甲醛性足肿及二甲苯致家兔皮肤发炎均有抑制作用，并可降低毛细血管通透性，还能增强小鼠腹腔巨噬细胞对葡萄球菌的吞噬作用。

4. 其他　从蓼蓝地上部分分离得到的一种黄酮苷及 3，5，4′-三羟基-6，7-亚甲二氧基-3-O-β-D-葡萄糖苷（3，5，4′-trihydroxy-6，7-methylenedioxy-3-O-β-D-glucopyranoside）均有明显的抗血小板聚集作用，并有抑制离体兔肠、兴奋豚鼠子宫、扩张大鼠下肢血管、抑制蟾蜍心脏等作用。

【功效】性寒，味苦。能清热解毒，凉血消斑。用于温热病，发热，发斑发疹，吐血衄血，喉痹，热痢，黄疸，丹毒，痄腮，口疮，痈肿。9~15g，外用适量，捣敷，或捣汁涂。

山大青叶（习用品）

【别名】大青叶（《新修本草》），臭大青（安徽），野靛青（浙江），鸡屎青、猪屎青（广东、广西），路边青

【处方应付名称】山大青叶，大青叶

【来源】马鞭草科植物大青 *Clerodendrum cyrtophylum* Turcz. 的干燥茎叶。夏、秋季采收，鲜用或切段晒干。

【植物形态】灌木或小乔木。幼枝黄褐色，被短柔毛，髓坚实，白色。单叶对生，叶柄长 1.5~8cm；叶片纸质，长圆状披针形、长圆形、卵状长圆形或椭圆形，先端渐尖或急尖，基部近圆形或宽楔形，全缘，两面无毛或沿叶脉疏生短柔毛，背面常有腺点；侧脉 6~10 对。伞房状聚伞花序顶生或腋生，具线形苞片；花萼杯状，先端 5 裂，裂片三角状卵形，粉红色，外面被黄褐色短绒毛和不明显腺点；花冠白色，冠管细长，先端 5 裂，裂片卵形；雄蕊 4，与花柱同伸出花冠外。果实球形或倒卵形，绿色，成熟时蓝紫色，宿萼红色。花、果期 6 月至翌年 2 月。（图 4-6-8）

主产于湖南、湖北、江西等地。

【化学成分】叶含大青苷（cyrtophyllin，即 5-羟基-3，6，3′-三甲氧基黄酮-4′-O-半乳糖苷），靛蓝，靛玉红，色胺酮，蜂花醇（melissyl alcohol），γ-谷甾醇，豆甾醇，鞣质。茎含大青酮（cyrtophyllone）A、B，石蚕文森酮（teuvincenone）F，柳杉酚（sugiol），无羁萜（friedelin），赪桐二醇烯酮（clerodolone），赪桐甾醇（clerosterol）等。

【药材性状】叶微皱折，有的将叶及幼枝切成段。完整叶片展平后呈长椭圆形或长圆状披针形，长 5~20cm，宽 3~9cm，先端渐尖，基部钝圆，全缘，叶面棕黄色、

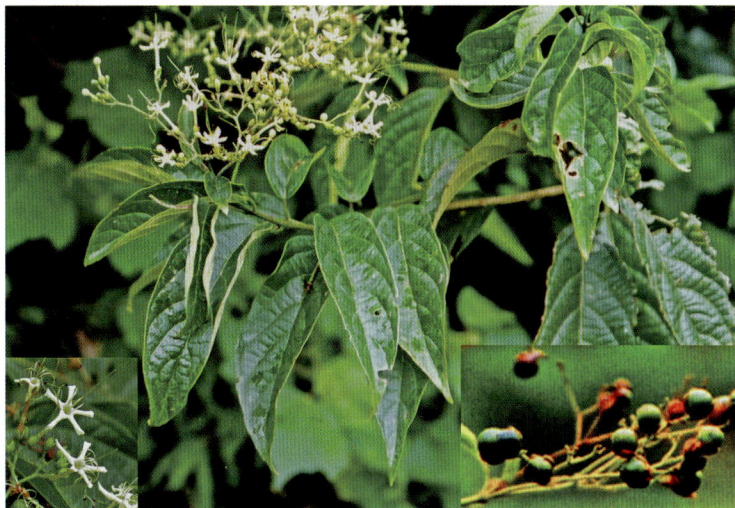

图 4 - 6 - 8　大青（原植物，左下角示花放大，右下角示果）

棕黄绿色或暗棕红色，叶背色较浅；叶柄长 1.5 ~ 8cm；纸质而脆。气微臭，味稍苦而涩。

【显微特征】叶横切面：中脉上表面脊状突起，下表面强烈突起，上、下表皮内侧均有厚角组织。维管束外韧型，几联结成筒状或马蹄形，韧皮部外侧均有纤维束，中央髓部散有石细胞及含草酸钙方晶的厚壁细胞。叶肉异面型，栅栏细胞 1 列，不通过中脉。解离组织可见含晶厚壁细胞，内含数个草酸钙方晶，壁常不均匀增厚；尚可见晶鞘纤维，晶鞘细胞常一面壁增厚，纤维长 469 ~ 896 ~ 1656μm，壁厚，有的石细胞状。

叶表皮表面观：①上、下表皮细胞垂周壁均呈波状弯曲，上表皮气孔少，下表皮多，不定式，偶见平轴式；②上、下表皮均有腺鳞，非腺毛以叶脉处为多。腺鳞头部多为 8 细胞，少数 10 个，柄单细胞，极短；非腺毛 1 ~ 3 细胞组成，锥状，外壁具疣突。

【药理作用】

1. 抗病原微生物作用　其煎剂对多种痢疾杆菌均有杀灭作用，且无论对呋喃西林、磺胺噻唑、小檗碱敏感或耐药之痢疾杆菌，对大青叶均很敏感；对脑膜炎球菌和钩端螺旋体亦有杀灭作用。

2. 利尿与抗炎作用　大青苷有明显的利尿和抗炎作用。

【功效】性寒，味苦。能清热解毒，凉血止血。用于外感热病热盛烦渴，咽喉肿痛，口疮，黄疸，热毒痢，急性肠炎，痈疽肿毒，衄血，血淋，外伤出血。15 ~ 30g，外用适量，捣敷或煎水洗。

【附】大青根功效与山大青叶相同。海南省及广东部分地区亦作"板蓝根"药用，其注射液用于治疗急慢性传染性肝炎、流行性感冒及上呼吸道感染等。

马大青叶（习用品）

【别名】葴（《尔雅》），大叶冬蓝（《尔雅》郭璞注），大蓝（刘禹锡《传信

方》），青蓝（《履巉岩本草》），板蓝（《本草纲目》），山蓝（《中药大辞典》）

【处方应付名称】 马大青叶，南大青叶，马蓝叶，大青叶（广东、广西、香港、澳门）

【来源】 爵床科植物马蓝 *Baphicacanthes cusia*（Nees）Bremek. 的干燥茎叶。秋季采收，晒干。

【植物形态】 多年生草本。地上茎基部稍木质化，略呈方形，稍分枝，节膨大，幼时被褐色微毛。叶对生，叶柄长 1~4cm；叶片倒卵状椭圆形或卵状椭圆形，先端急尖，微钝头，基部渐狭细，边缘有浅锯齿或波状齿或全缘，叶面无毛，具稠密狭细的钟乳线条，叶背幼时脉上稍生褐色微软毛，侧脉 5~6 对。花无梗，成疏生的穗状花序，顶生或腋生，苞片叶状，狭倒卵形，早落；花萼裂片 5，条形，通常一片较大，呈匙形，无毛；花冠漏斗状，淡紫色，5 裂，裂片近等长，先端微凹；雄蕊 4，2 强；子房上位，花柱细长；蒴果为稍狭的匙形，种子 4 颗，有微毛。花期 6~10 月，果期 7~11 月。（图 4-6-9）

生长于山林、林缘潮湿地。主产于福建、广东、四川。

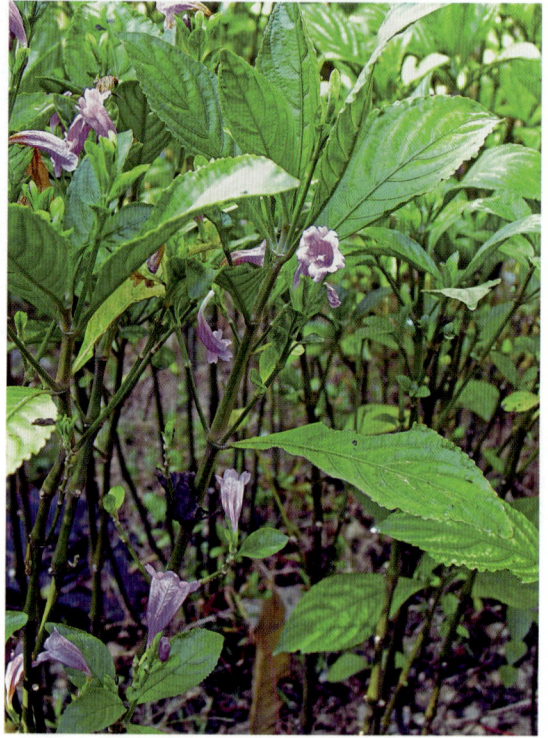

图 4-6-9　马蓝（原植物）

【化学成分】 叶含靛苷（indican）、靛蓝（indigotin）、靛玉红（indirubin）、色胺酮（tryptanthrin）。全草含羽扇豆醇（lupeol）、白桦脂醇（betulin）、羽扇豆酮（lupenone）、4（3*H*）- 喹唑酮［4（3*H*）- quinazolinone］和 2,4 -（1*H*,3*H*）- 喹唑二酮（quinazolinedione）。

【药材性状】 多皱缩成不规则团块，有时带嫩枝，呈墨绿色或灰绿色。完整叶片呈长椭圆形或倒卵状长圆形，长 5~15cm，宽 3~5cm；先端渐尖，基部楔形下延，叶缘有细小钝锯齿，中脉于背面较明显突起。纸质，质脆易碎。气微，味淡。（图 4-6-10）

【显微特征】 叶横切面：叶肉异面型，栅栏细胞 1 列，通过中脉，叶肉细胞含众多蓝色物质；中脉上、下表面均明显突起，表皮内侧均有厚角组织；中脉维管束外韧型。钟乳体多存在于上表皮细胞下的栅栏细胞间，中脉薄壁细胞亦含有。

叶表面观：①上、下表皮细胞垂周壁近平直或微弯曲，气孔分布于下表皮，直轴式；②上、下表皮均有腺鳞和非腺毛，腺鳞头部多为 4 细胞，少数 6 个或 8 个，柄单细胞，极短；非腺毛由 3~10 个细胞组成，外壁具细小疣状突起；③上表皮下层有大型含钟乳体的异细胞。

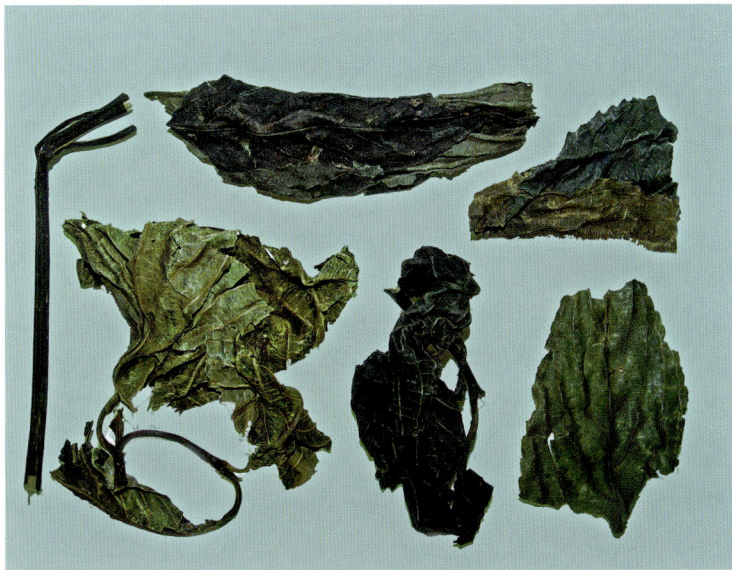

图 4 - 6 - 10　马大青叶（马蓝叶）

【紫外光谱鉴别】

零阶光谱：峰位 290，318；谷位 260，305，386

一阶导数光谱：峰位 233，276，295，314，461；谷位 221，239，301，347，479

二阶导数光谱：峰位 228，256，305，362，387，454，488；谷位 236，283，329，379，394，447，469（图 4 - 6 - 3 ~ 图 4 - 6 - 5）

【药理作用】

1. 抗病原微生物作用　马蓝叶煎液对金黄色葡萄球菌、克雷伯肺炎杆菌有一定抑制作用。

2. 解热作用　浙江产马蓝叶对啤酒酵母菌诱导的大鼠发热有一定的解热作用（$P < 0.05$）。

3. 抗炎作用　不同来源的大青叶对干棉球致小鼠肉芽肿有显著的抑制作用（$P < 0.001$）。靛玉红能提高小鼠单核－巨噬细胞系统的吞噬功能，并能提高荷瘤大鼠的吞噬功能；对大鼠瓦克癌肉瘤$_{256}$（W_{256}）及 Lewis 肺癌均有显著的抑制作用。

【功效】　性寒，味苦、咸。能清热解毒，凉血止血。用于温热病，高热头痛，发斑，肺热咳嗽，湿热泻痢，黄疸，丹毒，猩红热，麻疹，咽喉肿痛，口疮，痄腮，淋巴结炎，肝痈，肠痈，吐血，衄血，牙龈出血，崩漏，疮疖，蛇虫咬伤。6 ~ 15g；外用适量，捣敷或煎汤洗。

【附注】　浙江、广西、四川、云南曾以同属植物球花马蓝 *Baphicacanthes pentstemonoides*（Nees）T. Anders.、少花马蓝 *B. oligarthus* Miq. 与广西马蓝 *B. guangxiensis* S. Z. Huang 混充马蓝叶或南板蓝根销售。上述 3 种的靛蓝和靛玉红含量极低，不宜作马蓝叶使用。

板蓝根（正品）

【**别名**】靛青根（《本草便读》），蓝靛根（《分类草药性》），正板蓝根（香港）

【**处方应付名称**】板蓝根，北板蓝根，菘蓝根

【**来源**】十字花科植物菘蓝 *Isatis indigotica* Fort. 的干燥根。秋季采挖，除去茎叶，洗净，晒干。

【**植物形态**】见大青叶。

【**化学成分**】菘蓝根含靛苷（indoxyl – β – glucoside）、黑芥子苷（sinigrin）、靛蓝（indigotin）、靛玉红（indirubin）、色胺酮（tryptanthrin）、谷甾醇及多种氨基酸，另含 1 – 硫氰酸 – 2 – 羟基 – 3 – 丁烯（1 – thiocyano – 2 – hydroxy – 3 – butene）、表告依春（epigoitrin）、腺苷（adenosine）、蔗糖等。

【**药材性状**】根圆柱形，稍扭曲，长 10～20cm，直径 0.5～1cm。表面淡灰黄色或淡棕黄色，有明显的纵皱纹及横长皮孔；根头部略膨大，可见轮状排列的叶柄残基、叶柄痕及密集的疣状突起；质坚实而脆，折断面略平坦，皮部黄白色，形成层环深棕色，木部黄色；气微，味微甜，后苦涩。（图 4 – 6 – 11）

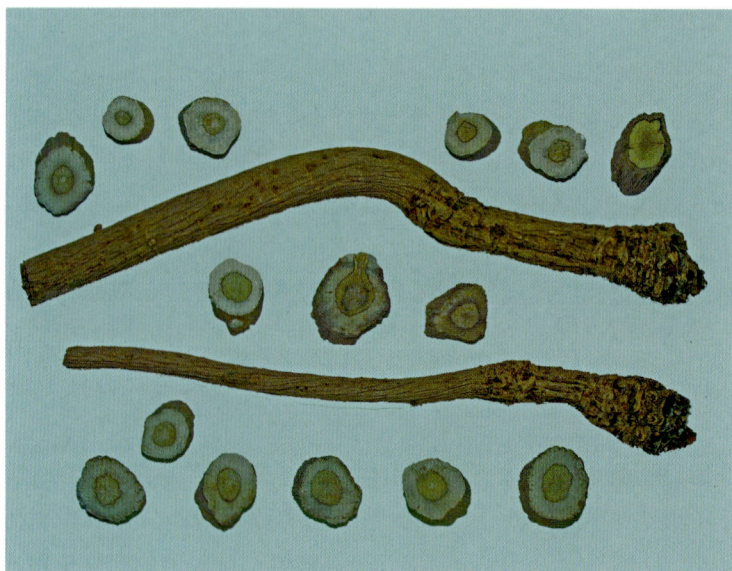

图 4 – 6 – 11　板蓝根

【**显微特征**】根横切面：自外而内依次为木栓层、韧皮部、形成层和木质部。木栓细胞数列，栓内层细胞 3～6 列，细胞较大；韧皮束狭长；形成层环明显；木质部束呈放射状排列，导管多径向排成 1～3 列，纤维成群；射线较宽而直，宽 5～7 列细胞；薄壁细胞含众多淀粉粒。

粉末：淡棕色。①淀粉粒，众多，单粒类圆形、类方形或矩圆形，直径 2～17μm，脐点明显，点状、裂隙状或人字形，层纹大多不明显；复粒较多，2～5 分粒组成；偶见多脐

点单粒，脐点2~3个。②石细胞（根头部），淡黄棕色，长条形、类方形、类长方形或形状不规则，直径17~51μm，长20~70（156）μm，壁厚5~10μm，层纹较明显。③导管，淡黄色，主具网纹，网眼细密；尚有具缘纹孔、梯纹和螺纹导管。④木纤维，多成束，淡黄色，甚长，直径14~20（24）μm，壁厚约2.5μm，微木化，具细小单纹孔。

【紫外光谱鉴别】

零阶光谱：峰位、谷位不明显

一阶导数光谱：峰位267，298，335；谷位230，293，303

二阶导数光谱：峰位236，256，275，286，296，309；谷位225，248，281，289，301（图4-6-12~图4-6-14）

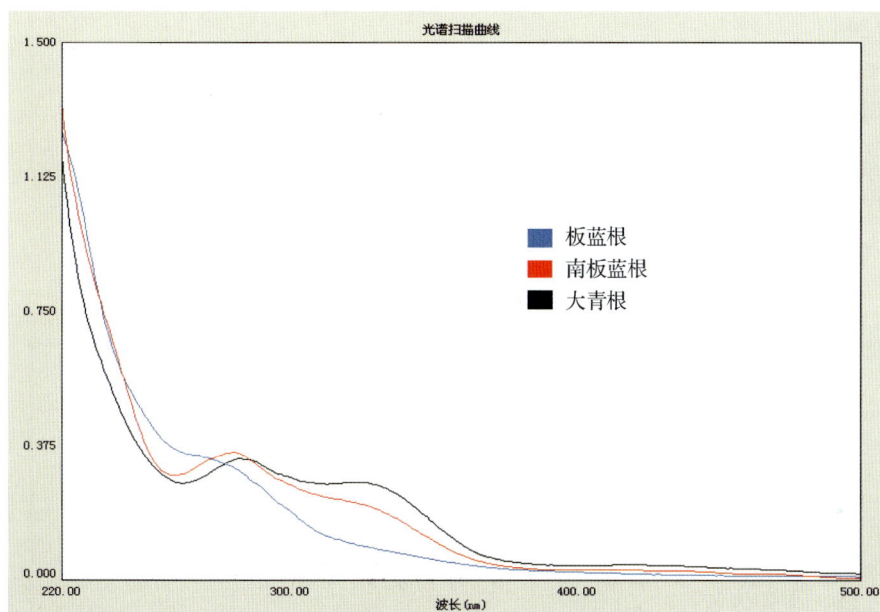

图4-6-12　板蓝根的零阶光谱

【药理作用】

1. 抗菌与抗病毒作用　100%的板蓝根水煎液对金黄色葡萄球菌、表皮葡萄球菌均有抑制作用，并有抗大肠杆菌$O_{111}B_4$内毒素作用。尚能抑制病毒侵染与病毒增殖，对出血热病毒有杀灭作用，但无抗甲型流感病毒的作用。

2. 解热作用　100%的板蓝根水煎液灌胃给药，当剂量为20~40g/kg时，对啤酒酵母菌引起的大白鼠发热有较好的解热作用（$P < 0.01$）。

3. 抗炎作用　100%的板蓝根水煎液灌胃给药（8.4g/kg），对干棉球致小鼠肉芽肿有显著抑制作用（$P < 0.001$）。

4. 免疫增强作用　板蓝根多糖能明显增加正常小鼠脾重、白细胞总数及淋巴细胞数，对氢化可的松所致免疫功能抑制小鼠的上述指数的降低有明显对抗作用，并能显著增强二硝基氯苯及环磷酰胺所致免疫抑制小鼠的迟发型过敏反应。尚能增强抗体形成细胞功能，增加小鼠静脉注射碳廓清速率。

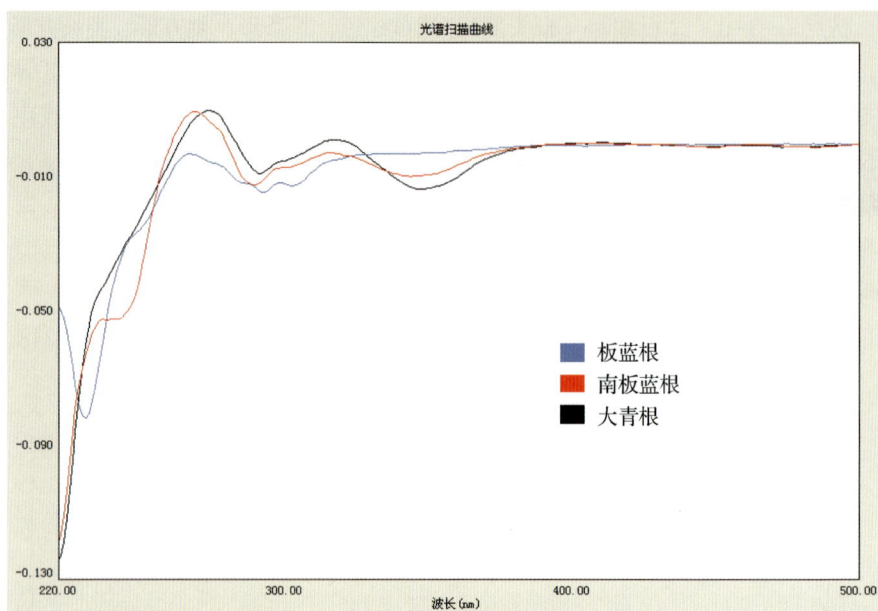

图 4 - 6 - 13　板蓝根的一阶导数光谱

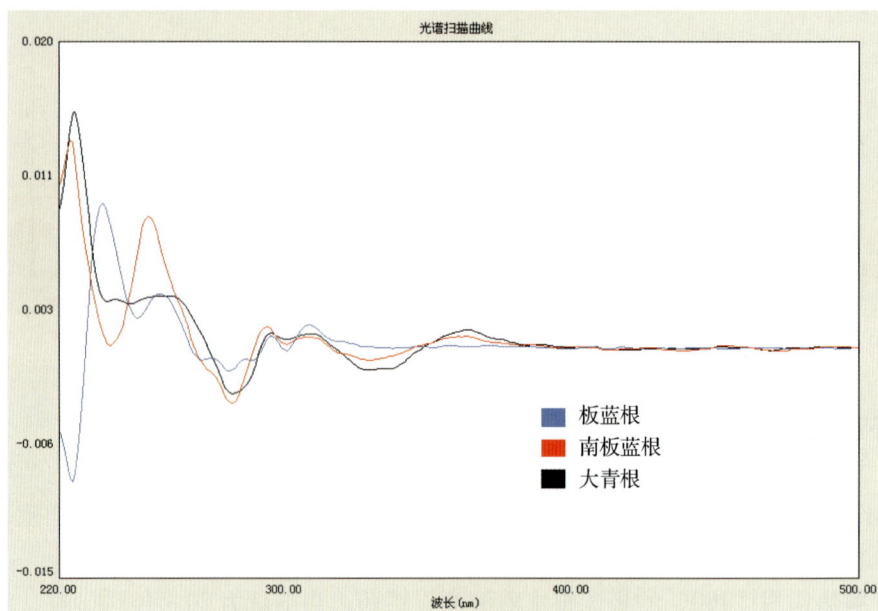

图 4 - 6 - 14　板蓝根的二阶导数光谱

5. 抗癌作用　50%的板蓝根注射液对小鼠白血病 3CL - 8 细胞有强大的直接杀伤作用，对小鼠实体瘤有一定治疗作用。

【功效】性寒，味苦。能清热，解毒，凉血，利咽。用于温毒发斑，高热头痛，大头瘟疫，烂喉丹痧，丹毒，痄腮，喉痹，疮肿，水痘，麻疹，肝炎，流行性感冒。15 ~ 30g，外用适量，煎汤熏洗。

南板蓝根（正品）

【**别名**】 土板蓝根，蓝靛根，南板蓝根（香港）

【**处方应付名称**】 南板蓝根，马蓝根，板蓝根（广东、广西、香港、澳门）

【**来源**】 爵床科植物马蓝 *Baphicacanthes cusia*（Nees）Bremek. 的干燥根茎与根。初冬采挖，除去茎叶，洗净，晒干。

【**植物形态**】 见马大青叶。

【**化学成分**】 根茎含大黄酚（chrysophanol）、靛苷（indican）、靛蓝（indigotin）、靛玉红（indirubin）、色胺酮、β - 谷甾醇、羽扇豆醇、白桦脂醇、羽扇豆酮等。

【**药材性状**】 商品多为根茎。根茎圆柱形，多弯曲，有时分叉，直径 2 ~ 6（25）mm；上部常具短的地上茎，有时分枝；表面灰褐色，节部膨大，着生细长而略弯曲的根，表面有细皱纹。质硬，折断面不平坦，略呈纤维状，中央有髓。气微，味淡。（图 4 - 6 - 15）

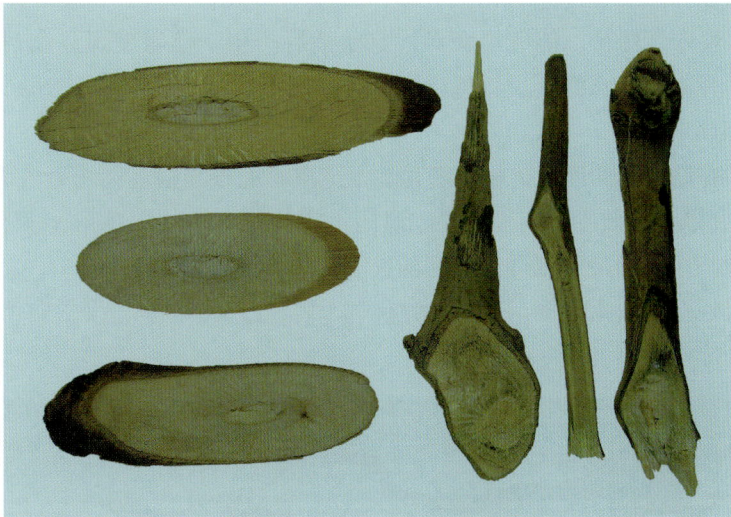

图 4 - 6 - 15　南板蓝根

【**显微特征**】 根茎横切面：向外而内依次为木栓层、皮层、韧皮部、木质部和髓。木栓细胞数列，内含棕色物质；皮层较宽阔，外侧为数列厚角细胞，皮层有石细胞；内皮层明显；韧皮部有多数纤维，壁微木化；木质部导管单个散在或 2 ~ 4 个成群，多成径向排列；木射线宽 2 ~ 6 列细胞，壁具单纹孔；髓部较宽阔，细胞类圆形或多角形，壁具细小纹孔，偶见石细胞。薄壁细胞含类圆形或椭圆形钟乳体。

根茎粉末：①石细胞，多呈长方形、类方形或长条形，壁孔和孔沟明显；②钟乳体，存在于薄壁细胞中，椭圆形或类圆形；③韧皮纤维，较粗长，先端渐尖或平截，壁较厚，木化或微木化，具单纹孔；④导管，主具缘纹孔，纹孔类圆形，互列，排列紧密。此外，尚有木纤维、木射线细胞、木栓细胞等。

【**紫外光谱鉴别**】

南板蓝根零阶光谱：峰位 281；谷位 260

一阶导数光谱：峰位 269，316；谷位 240，290，301，344

二阶导数光谱：峰位 224，252，294，308；谷位 239，282，301，330

大青根的零阶光谱：峰位 282，323；谷位 263，313

一阶导数光谱：峰位 274，317；谷位 292，347

二阶导数光谱：峰位 226，241，259，295，310，364；谷位 238，246，282，300，329（图 4 – 6 – 12 ~ 图 4 – 6 – 14）

【药理作用】

1. 抗菌与抗病毒作用　100% 的南板蓝根水煎液对金黄色葡萄球菌、克雷伯肺炎杆菌均有一定抑制作用，但无抗甲型流感病毒的作用。

2. 解热作用　100% 的南板蓝根水煎液当剂量为 40g/kg 时，对啤酒酵母菌引起的大白鼠发热有较好的解热作用。（$P < 0.01$）

3. 抗炎作用　100% 的板蓝根水煎液灌胃给药（8.8g/kg，7d），对干棉球致小鼠肉芽肿有显著抑制作用。（$P < 0.001$）

【功效】性寒，味苦。能清热解毒，凉血消肿。用于温毒发斑，高热头痛，大头瘟疫，丹毒，痄腮，病毒性肝炎，流行性感冒，肺炎，疮肿，疮疹。15 ~ 30g；外用适量，捣敷或煎汤熏洗。

【附注】香港市售的南板蓝根主要是地上老茎，而根与根茎称之为"大青根"（图 4 –6 –16），并谓其药效胜于南板蓝根。澳门市售的"大青根"实际上只是地上老茎。南板蓝根煎液临床用于治疗流行性乙型脑炎 190 例，治愈率为 93.68%；制成眼药水治疗流行性出血性结膜炎 235 例，4 天内治愈 223 例，占 94.90%；用于防治流行性腮腺炎等也有较好疗效。

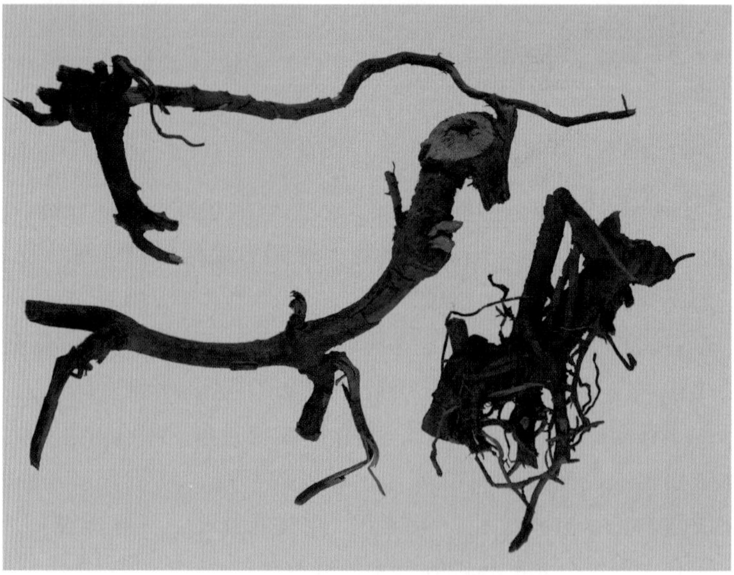

图 4 – 6 – 16　大青根（南板蓝根）

7　山慈菇

【考证】山慈菇始载于唐《本草拾遗》，陈藏器谓："山慈菇生山中湿地，叶似车前，根如慈菇。"《证类本草》亦载："山慈菇……生山中湿地。一名金灯花，叶似车前，根如慈菇。零陵（今广西全州或湖南零陵）间又有团慈菇，根似小蒜，所主与此略同。"李时珍又谓："山慈姑处处有之。冬月生叶，如水仙花之叶而狭。二月中抽一茎如箭杆，高尺许。茎端开花白色，亦有红色、黄色者，上有黑点，其花乃众花簇成一朵，如丝纽成可爱。三月结子，有三棱，四月初苗枯，即挖取其根，状如慈姑及小蒜，迟则苗腐难寻矣。根苗与老鸦蒜极相类，但老鸦根无毛，慈姑有毛壳包裹为异尔。"清《本草求真》亦谓："根与慈葱、小蒜相类。去毛壳用。"并有附图（图形极似石蒜科植物）。以上本草描述的山慈菇可能包括以下两种不同植物：一种是"根如慈菇"的兰科植物杜鹃兰 *Cremastra appendiulata*（D. Don）Makino；另一种是"叶如水仙花之叶而狭，根状如小蒜"的百合科植物老鸦瓣 *Tulipa edulis*（Miq.）Baker。后者如《植物名实图考》"老鸦瓣"条下所述："老鸦瓣生田野中，湖北谓之棉花包，固始呼为老鸦头，春初即生，长叶铺地，如萱草叶而屈曲索结，长至尺余，抽葶开五瓣尖白花，似海栀子而狭，背淡紫，绿心黄蕊，入夏即枯。根如独根蒜……"该书记述的山慈菇又名金线吊蛤蟆，其附图却是今之薯蓣科植物黄独，即今之"黄药子"之类也。

目前，全国各地使用的山慈菇主要有以下两类：一类为兰科植物杜鹃兰 *Cremastra appendiulata*（D. Don）Makino 和独蒜兰 *Pleione bulbocodioides*（Franch.）Rolfe 的假鳞茎（吉林、辽宁、内蒙古、天津、北京、河北、浙江、上海、安徽、湖南、湖北、四川），商品称"毛慈菇"；另一类为百合科植物老鸦瓣 *Tulipa edulis*（Miq.）Baker（黑龙江、北京、河北、内蒙古、河南、陕西、甘肃、山东、安徽、江西、广东），商品称"光慈菇"，同属植物伊犁山慈茹 *Tulipa iliensis* Regel 在新疆亦作山慈菇入药。部分地区则以防己科植物金果榄 *Tinospora capillipes* Gagnep.（湖北西部地区、湖南、江西、广西、四川南川、贵州）及青牛胆 *Tinospora sagittata*（Oliv.）Gagnep.（湖北、湖南、江西、广西、四川、贵州、云南）入药。广东、广西尚以马兜铃科植物广西山慈菇 *Asarum sagittarioides* C. F. Liang、大花细辛 *Asarum maximum* Hook.、红金耳环 *A. petelotii* O. C. Schmidt、长茎金耳环 *A. longerhizomatosum* C. F. Liang et C. S. Yang 等的全草作山慈菇入药，又称为"山茨菇"。

香港、澳门的用药习惯源于广东，亦以马兜铃科植物广西山慈菇、红金耳环或长茎金耳环作山慈菇入药。

【述评】

1. 宋代以前使用的山慈菇应是兰科植物杜鹃兰 *Cremastra appendiulata*（D. Don）Makino，本种应视为山慈菇的正品。古今应用基本一致。《中国药典》（2005年版）收载本种及同科植物独蒜兰 *Pleione bulbocodioides*（Franch.）Rolfe 和云南独蒜兰

P. yunnanensis Rolfe 作为山慈菇的正品，符合历史及现实情况。后两种为本品的新资源。

2. 宋《证类本草》虽谓"零陵间又有团慈菇，根似小蒜，所主与此略同。"，可能是指百合科植物老鸦瓣 *Tulipa edulis*（Miq.）Baker，但不是其时山慈菇的正品。李时珍所述"山慈姑"亦为本种。《植物名实图考》所载"山慈姑"，则为今之薯蓣科植物黄独 *Dioscorea bulbifera* L.，纯属错误。

3. 马兜铃科植物广西山慈菇、大花细辛、红金耳环、长茎金耳环等及防己科植物金果榄和青牛胆作"山慈菇"入药，均属误用，应予以纠正。上述细辛属植物为两广地区的民间药物，多称"土细辛"或"金耳环"，常用于散寒、止痛；与山慈菇的性味、功效殊异。今暂以"草慈菇"之名收载，加以评述。此类药物是否也含马兜铃酸，亦有必要进行分析、研究，以确保用药的安全性。

4. 山慈菇的主流商品"毛慈菇"和"光慈菇"，来源于两个不同科的植物，所含化学成分迥异。百合科植物老鸦瓣和伊犁郁金香（伊犁山慈菇）*Tulipa ilieansis* Regel 均含秋水仙碱，有较大毒性。因此，应对上述两类山慈菇进行系统的化学成分、药理作用（包括毒性）、临床疗效等比较研究，以明确它们在上述方面差异及各自的临床适应证。

山慈菇（正品）

【别名】金灯花（《本草拾遗》），山茨菇（《百一选方》），山慈菇（《证类本草》），毛慈姑（《药材资料汇编》），泥冰子（《中药材手册》），笕盘七、人头七、太白及、水球子（《全国中草药汇编》），采配兰（浙江），正山慈菇（香港）

【处方应付名称】山慈菇，毛慈菇

【来源】兰科植物杜鹃兰 *Cremastra appendiulata*（D. Don）Makino、独蒜兰 *Pleione bulbocodioides*（Franch.）Rolfe 或云南独蒜兰 *P. yunnanensis* Rolfe 的干燥假鳞茎。夏、秋二季采挖，除去茎叶须根，洗净，分开大小置沸水锅中蒸或煮至透心，干燥。

【植物形态】

1. 杜鹃兰　陆生多年生植物。假鳞茎聚生，近球形，直径 1~3cm。顶生 1 叶，稀具 2 叶；叶片狭长椭圆形，长达 45cm，宽 4~8cm，先端渐尖，基部渐狭成柄。花葶侧生于假鳞茎顶端，直立，粗壮，疏生 2 枚筒状鞘；总状花序疏生多数花；花偏于一侧，紫红色；花苞片狭披针形；花被片呈筒状，先端略开展；萼片与花瓣近相等，倒披针形，先端急尖；唇瓣近匙形，与萼片近等长，基部浅囊状，两侧边缘略向上反折，先端扩大并 3 裂，侧裂片狭小，中裂片长圆形，基部有 1 紧贴或多少分离的附属物；合蕊柱纤细，略短于萼片。花期 6~8 月。生长于山坡及林下阴湿地。分布于长江流域以南地区及山西、陕西、甘肃等地。主产于四川、贵州等地。

2. 独蒜兰　陆生多年生植物。假鳞茎狭卵形或长颈瓶状，长 1~2cm，顶生 1 枚叶，叶落后留下杯状齿环。叶和花同时出现，椭圆状披针形，长 10~25cm，宽 2~5cm，先端稍钝或渐尖，基部渐狭成柄，抱花葶。花葶顶生花 1 朵。花苞片长圆形；花淡紫色或粉红色；萼片直立，狭披针形；唇瓣基部楔形，不明显 3 裂，侧裂片半卵形，先端钝，中裂片半圆形或近楔形，先端凹缺或几不凹缺，边缘具不整齐锯齿，内面有 3~5 条波状或近直立的褶片。花期 4~5 月，果期 7 月。生长于海拔 630~3000m 的林下或沟谷旁有泥土的石壁上。分布于华东、中南、西南及陕西、甘肃等地。主产于贵州。(图 4-7-1，图 4-7-2)

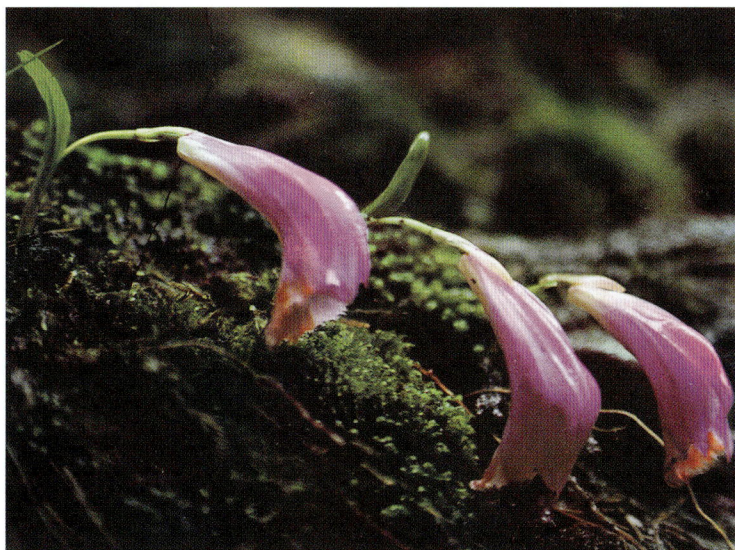

图 4-7-1　独蒜兰（原植物）

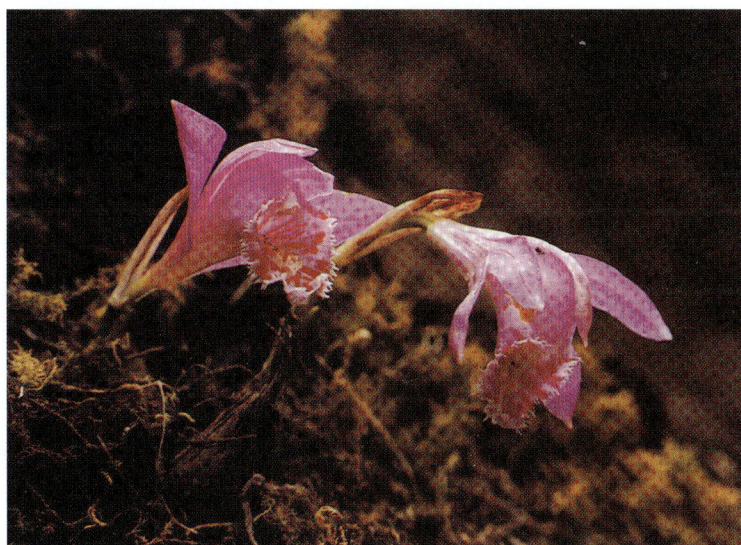

图 4-7-2　云南独蒜兰（原植物）

【化学成分】杜鹃兰全草含杜鹃兰素（cremastosine）Ⅰ和杜鹃兰素Ⅱ。

【药材性状】

1. 杜鹃兰　假鳞茎呈不规则扁球形或圆锥形，长 1.8~3cm，膨大部直径 1~2cm，顶端渐渐突起，具叶柄痕，痕侧有时可见花葶痕迹，基部脐状，有须根或须根痕；表面黄棕色或棕褐色，凹凸不平，具皱纹或纵沟纹，膨大部分有 2~3 条微突起的环节，环节上有的可见纤维状鳞叶残基。质坚硬，断面灰白色，略显粉性；加工品表面及断面均呈黄白色，角质样。气微，味淡，带黏性。（图 4-7-3）

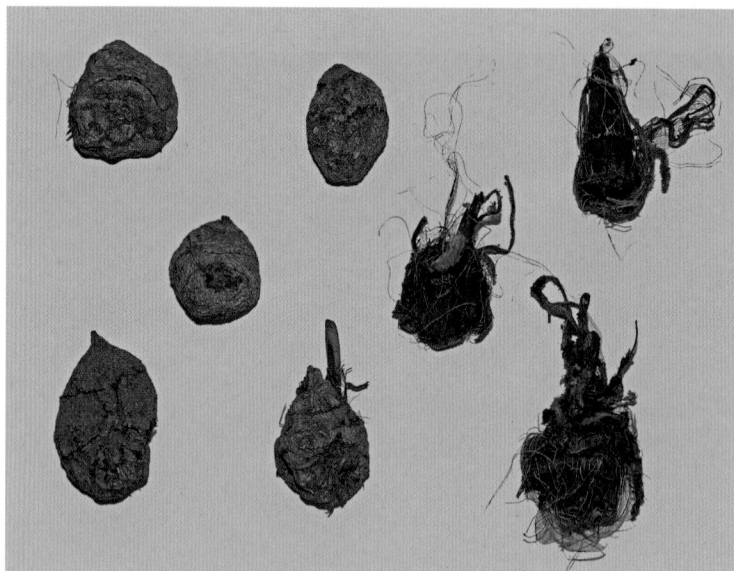

图 4-7-3   毛慈菇

2. 独蒜兰   假鳞茎与杜鹃兰相似，但不及杜鹃兰饱满，呈圆锥形或不规则瓶颈状团块，长 1.5~2.5cm，直径 1~2cm，上部渐突起，顶端断头处呈盘状，下部膨大且圆平，近基部凹入；表面黄白色（未去外皮者呈浅棕色），较光滑，具皱纹，膨大部无环节，基部凹入处有环节 1~2 条。断面浅黄色，半透明，角质样。气微，味淡，微苦，稍有黏性。

【显微特征】假鳞茎（生品）横切面如下。

1. 杜鹃兰   表皮细胞 1 列；其内有 2~3 列厚壁细胞，淡黄色；基本薄壁细胞类圆形，外侧的多含黏液质及草酸钙针晶束，针晶长 70~150μm；初生维管束外韧型，散在。基本薄壁细胞内含淀粉粒，淀粉粒多为单粒，类球形、半球形或类长圆形，直径 12~72μm，脐点点状或裂隙状，中心性，层纹不明显，偶见 2~3 分粒组成的复粒。

2. 独蒜兰   与杜鹃兰相似。唯厚壁细胞壁呈连珠状；淀粉粒及针晶束均较小，针晶长 19~67μm。

【紫外光谱鉴别】

毛慈菇 1（香港）零阶光谱：峰位 270；谷位 252

一阶导数光谱：峰位 222，260，308；谷位 232，287，320

二阶导数光谱：峰位 235，249，267，275，291，304，313，317，324；

谷位 227，246，264，271，282，297，310，318

毛慈菇 2（四川）零阶光谱：峰位 263；谷位 247

一阶导数光谱：峰位 226，257，284，306，353，370；谷位 232，274，289，
　　　　　　316，320，360，383

二阶导数光谱：峰位 222，238，250，278，293，302，328，346，365，388；
　　　　　　谷位 229，244，264，286，297，310，318，357，376（图
　　　　　　4－7－4～图4－7－6）

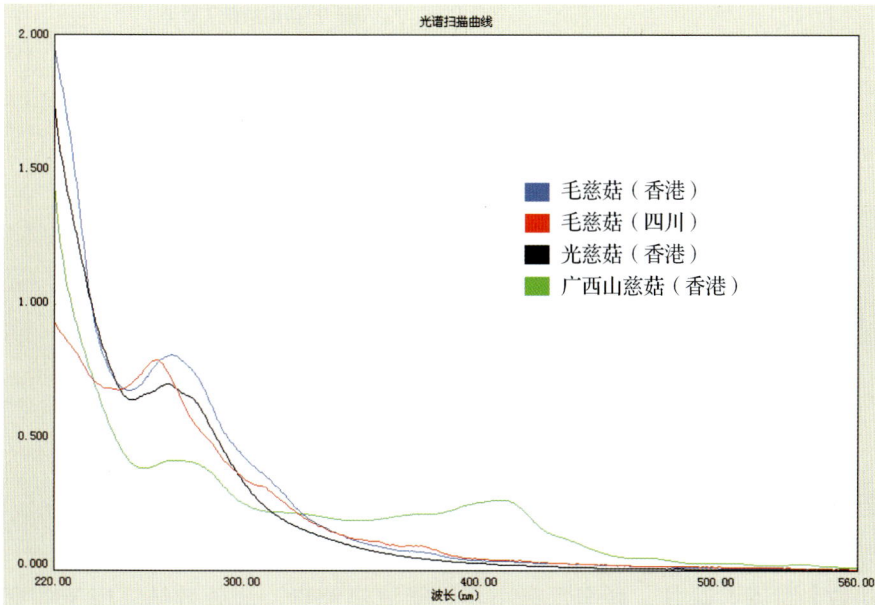

图4－7－4　山慈菇的零阶光谱

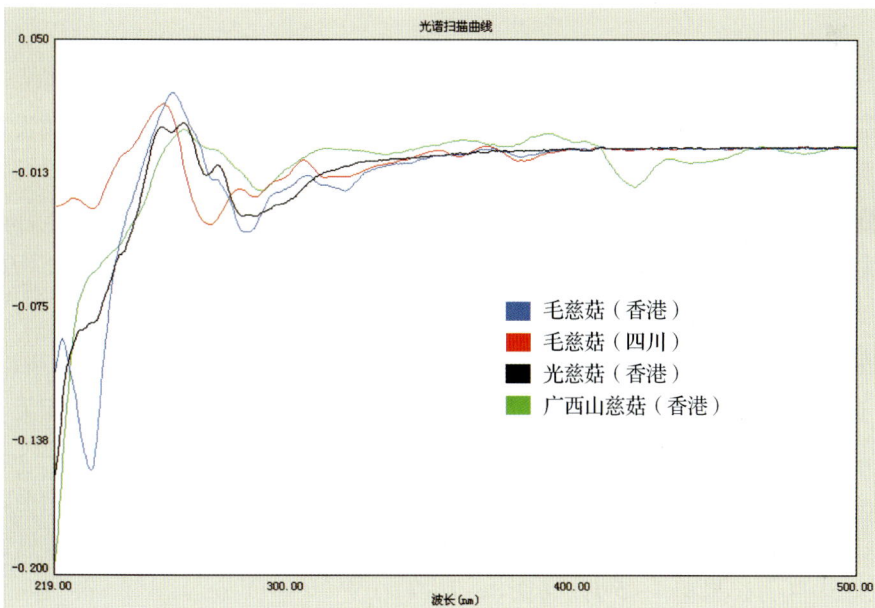

图4－7－5　山慈菇的一阶导数光谱

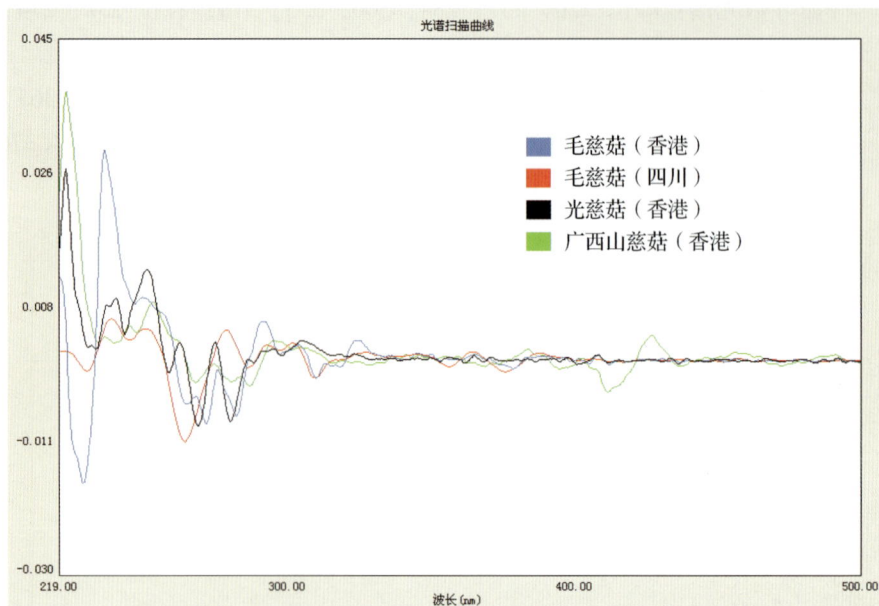

图 4 – 7 – 6　山慈菇的二阶导数光谱

【药理作用】犬静脉注射杜鹃兰素Ⅱ（15μg/kg）可显著降低其血压达 5.19kPa，并可持续 30min 以上。

【功效】性寒，味甘、微辛，有小毒。能清热解毒，消肿散结。用于痈疽恶疮，瘰疬结核，咽痛喉痹，蛇虫咬伤。煎服，3～6g；或磨汁；或入丸、散剂。外用，适量，磨汁涂或研末调敷。正虚体弱者慎服。

光慈菇（习用品）

【别名】团慈菇（《证类本草》），山慈姑（《本草纲目》），老鸦瓣、老鸦头、棉花包（《植物名实图考》），毛地梨，光菇，山蛋

【处方应付名称】光慈菇，山慈菇

【来源】百合科植物老鸦瓣 *Tulipa edulis*（Miq.）Baker 的干燥假鳞茎。春、秋、冬三季均可采收，挖取假鳞茎，洗净，除去须根及外皮，晒干。

【植物形态】多年生草本。鳞茎卵形，外皮纸质，内面密被长柔毛。茎长 10～25cm，通常不分枝，无毛。叶 2 枚，长条形，长 10～25cm，宽 5～9mm，两面无毛。花单生于茎顶，近花基部有 2 枚对生苞片（稀 3 枚轮生），苞片狭条形，长 2～3cm；花被片 6，长圆状披针形，白色，背面有紫红色纵条纹；雄蕊 3 长 3 短，花丝无毛，中段稍扩大，向两端逐渐变窄或从基部向上逐渐变窄；子房长椭圆形。蒴果近球形，具长喙。花期 3～4 月，果期 4～5 月。（图 4 – 7 – 7）

生长于山坡草地及路旁。分布于辽宁、陕西、山东、江苏、安徽、浙江、江西、湖北、湖南。主产于安徽、河南、山东、江苏等地。

【化学成分】 假鳞茎含秋水仙碱（colchi-cine）。

【药材性状】 假鳞茎呈卵状圆锥形，顶端渐尖，基部圆平，中央凹入，长 1～2cm，直径 0.5～1cm；表面类白色或黄白色，光滑，一侧有纵沟，自基部伸向先端。质硬而脆，断面白色，粉性，内有 1 圆锥形心芽；经蒸煮加工干燥品，表面呈浅黄色或浅棕色，断面角质样。气微，味淡。（图 4-7-8）

伊犁山慈菇的性状与上述相似，唯外皮革质，黑褐色。

【显微特征】 粉末：类白色。①淀粉粒众多，单粒呈灯泡形、椭圆形或不规则形，少数类球形，长 15～75μm，宽 5～70μm，脐点点状、裂隙状或人字形，位于较小端，层纹不明显。②导管多具网纹，直径 9～15μm。

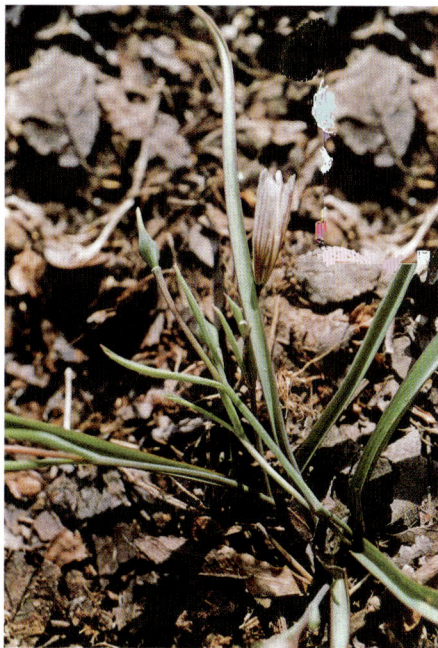

图 4-7-7　老鸦瓣（原植物）

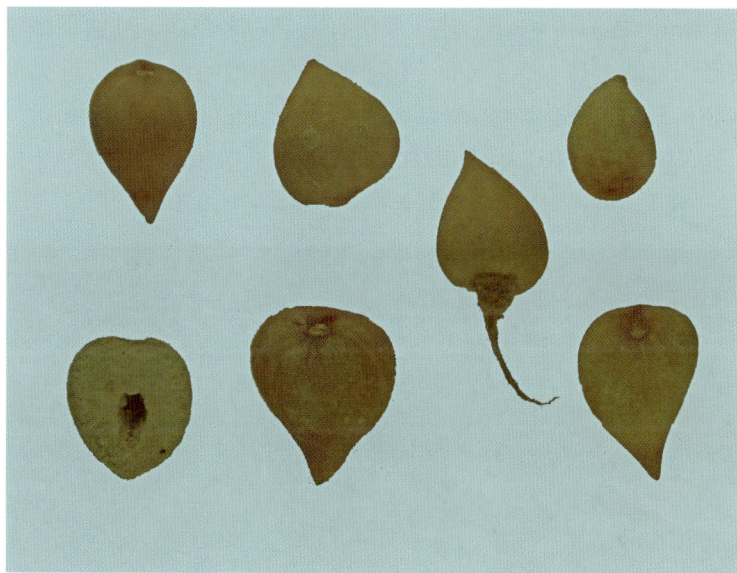

图 4-7-8　光慈菇

【紫外光谱鉴别】

光慈菇（香港）零阶光谱：峰位 268；谷位 253

一阶导数光谱：峰位 256，264，276，287；谷位 260，272，289，298

二阶导数光谱：峰位 221，230，239，250，262，274，295，304；谷位 232，237，242，258，268，280，288，293，298（图 4-7-4～图 4-7-6）

【药理作用】

1. 抗肿瘤作用　小鼠腹腔注射本品（2mg），可抑制细胞的有丝分裂，使其停止于中期；尤对分裂较快的肿瘤细胞最为敏感。对急性淋巴细胞白血病和急性粒细胞白血病患者的血细胞脱氢酶亦有抑制作用。

2. 抗痛风　所含秋水仙碱对急性痛风性关节炎有较好疗效。

【功效】　性寒，味甘、微辛，有小毒。能清热解毒，消肿散结。用于咽喉肿痛，瘰疬结核，瘀滞疼痛，痈疖肿毒，蛇虫咬伤。煎服，3～6g；外用，适量，研末以醋调敷。

草慈菇（习用品）

【别名】　土细辛，金耳环、山慈菇（广西）；山慈菇、岩慈菇（《中国高等植物图鉴》）

【处方应付名称】　草慈菇，山慈菇、山茨菇（广东、广西、香港、澳门）

【来源】　马兜铃科植物广西山慈菇 *Asarum sagittarioides* C. F. Liang 或大花细辛 *Asarum maximum* Hook. 、红金耳环 *A. petelotii* O. C. Schmidt、长茎金耳环 *A. longerhizomatosum* C. F. Liang et C. S. Yang 等的干燥全草。夏、秋二季采挖，洗净，晒干。

【植物形态】

1. 广西山慈菇　多年生草本，植株粗壮。根茎匍匐。叶片卵状犁头形或三角状犁头形，长 15～25cm，宽 11～14cm，背面最初有毛，后来秃净，叶柄顶部延伸于叶片基部，致使弯缺底部宽阔，达 1.5～2cm，呈弯弓形；芽苞叶披针形，近无毛；花生于茎之上部，一茎常有 2 花，花被无毛，管部筒状；肉质须根粗而多，直径 1.5～2.5mm，常集生成束状，稍麻辣兼有苦味。生于 1000～1200m 山地杂木林中，草丛中亦见。广西特有，产于金秀、临桂、灵川、融水、玉林等县。（图 4-7-9）

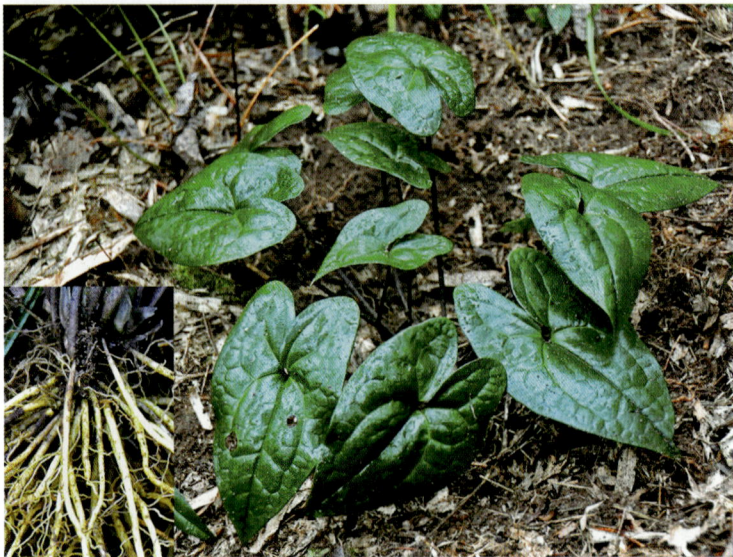

图 4-7-9　广西山慈菇（原植物，左下角示根与根茎）

2. 大花细辛 ［别名：大细辛，马蹄细辛（四川）］　多年生草本，植株粗壮。根茎匍匐。叶柄长 10～23cm；芽苞叶卵形，边缘密生睫毛；叶片长卵形、阔卵形或近戟形，长 6～13cm，宽 7～15cm，先端急尖，基部心形，上面深绿色，偶有白色云斑，脉上及近边缘处被短毛，下面浅绿色。花紫黑色，直径 4～6cm；花梗长 1～5cm；花被管钟状，在与花柱等高处向外膨胀成一带状环突，喉部不缢缩或稍缢缩，喉孔直径约 1cm，无膜环或仅有膜环状的横向间隔的皱褶，内壁具纵行脊状皱褶，花被裂片阔卵形，中部以下有半圆状污白色斑块，干后淡棕色，向下具有数行横列的乳突状皱褶；药隔伸出，钝尖；子房半下位，花柱 6，顶端 2 裂，柱头侧生。蒴果类球形。花期 4～5 月。生长于林下阴湿坡地或溪边。分布于湖北、四川等地。广东肇庆地区的曾作山慈菇入药。（图 4-7-10）

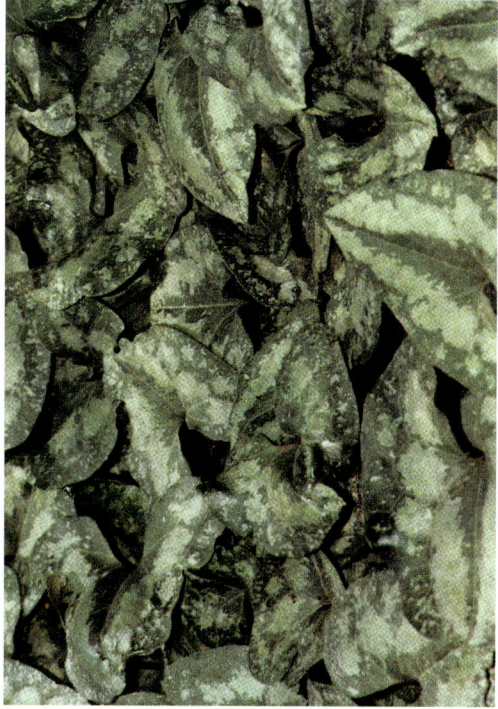

图 4-7-10　大花细辛（原植物）

3. 长茎金耳环 ［别名：金耳环，土细辛，一块瓦，龙须草，马蹄细辛（广西）；大叶细辛、大叶山茨菇（广州）］　根茎细长，节间长 6～12cm。芽苞叶常窄卵形，近边缘有睫毛；叶片长方状卵形或卵状椭圆形，长 8～14cm，宽 5～8cm，先端渐尖，基部耳形或戟形，两侧裂片略呈三角形，上面疏生短毛，于脉和近边缘处较密，下面无毛。花紫绿色，直径约 3cm；花梗长约 1.5cm；花被管圆筒状，喉部缢缩，膜环宽约 2mm，内壁具纵行脊皱，花被裂片阔卵形，近喉部有乳突状皱褶区；药隔伸出，舌状。花期 7～12。生于林下或林间阴湿地。分布于广西。

4. 红金耳环 ［别名：土金耳环（《新华本草纲要》）；盘龙草、青叶细辛（广西）］　根茎横走，长达 20cm 以上，节间长可达 8cm。芽苞叶卵状披针形，边缘密生睫毛；叶大，叶片长卵形、三角状卵形或窄卵形，长 13～21cm，宽 6.5～13cm，先端长渐尖或渐尖，基部耳形、心形或近戟形，两侧裂片通常外展，上面无毛，下面初沿脉有毛，后逐渐脱落，网脉明显；花绿紫色，直径约 4cm；花梗长 3～5cm；花被管长管状，长 3～5cm，中部以上稍缢缩再向外扩展，常向一侧弯曲，花被裂片阔卵形，先端及边缘紫绿色，中部呈半圆形紫色，其下有多列扁平乳突，乳突下延至管内成疏离的纵列，至管的基部呈眷状皱褶；药隔伸出，短舌状。子房近下位。花期 2～5 月。生长于林下阴湿地。分布于云南、广西。

【化学成分】上述 3 种的全草均含挥发油和辛辣成分。油中多含有龙脑、樟脑、乙酸龙脑酯、细辛醚、黄樟醚等成分。

【药材性状】

1. 广西山慈菇　根茎直径 1.5～4mm, 节间长 (0.5) 1～5cm, 节部着生少数不定根, 直径 0.5～1.5mm, 质硬脆。叶柄长 4～7cm, 叶柄着生于叶片基部; 叶片多破碎, 完整者展平后呈长卵状三角形、长犁头形或卵状三角形, 长 10～20cm, 宽 4.5～11cm, 先端长渐尖, 基部两侧长耳形, 耳长 3～6cm, 棕绿色或灰黄绿色, 秃净, 略具光泽, 基生脉 5～7 条。气芳香, 味辛辣, 略麻舌。(图 4-7-11, 图 4-7-12)

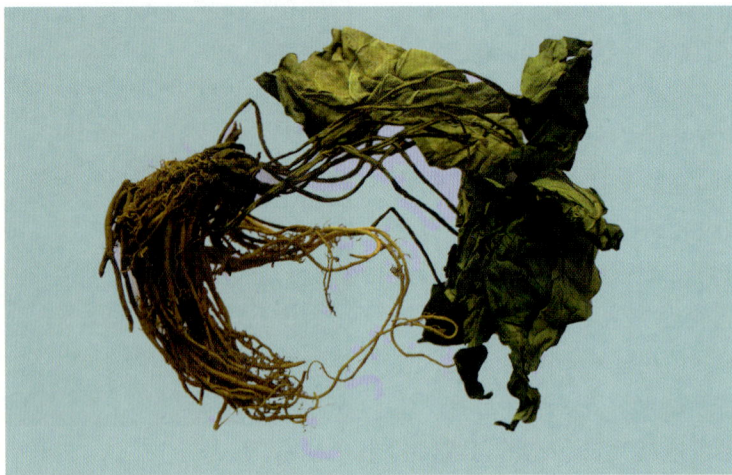

图 4-7-11　广西山慈菇 (生药)

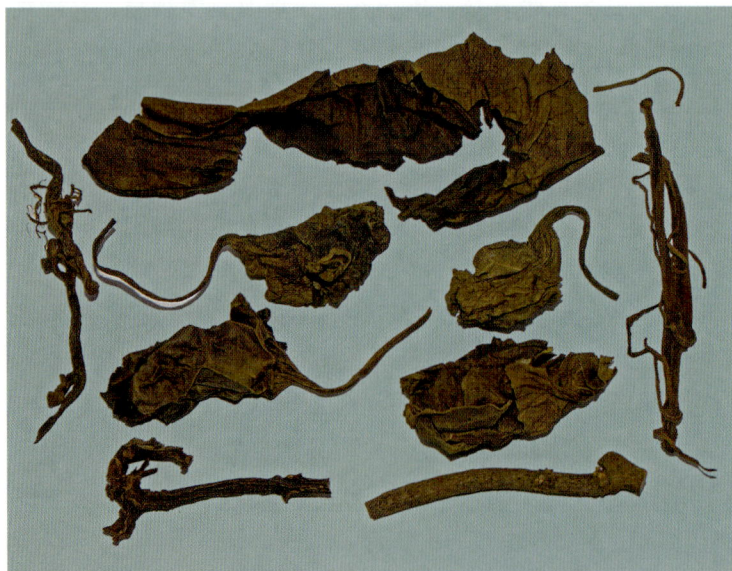

图 4-7-12　草慈菇 (饮片, 香港)

2. 大花细辛　根茎长约至 7cm, 直径 2～4mm, 其上有多个碗状叶柄痕。根粗壮,丛生，直径2～3mm。叶片展平后呈长卵形、阔卵形或近戟形，长6～13cm，宽7～15cm，先端急尖，基部心形，上面深绿色，偶有白色云斑，脉上及近边缘处被短毛，下面浅绿色。气芳香，味辛辣，略麻舌。

3. 长茎金耳环　根茎细长，节间长6～12cm。根纤细，稀肉质而较粗壮。叶片长方状卵形或卵状椭圆形，长8～14cm，宽5～8cm，先端渐尖，基部耳形或戟形，两侧裂片略呈三角形，上面疏生短毛，脉和近边缘处较密，下面无毛。气辛香，麻辣味浓烈。

4. 红金耳环　根茎细长，直径2～4mm，节间长可达8cm，质硬脆，断面灰白色，中央可见棕色内皮层环。根多纤细，直径1～2mm，质硬脆，断面类白色，中央具棕色小点状木心。叶片展平后呈长卵形、三角状卵形或窄卵形，长8～21cm，宽6.5～13cm，先端长渐尖或渐尖，基部耳形、心形或近戟形，两侧裂片通常外展，上面无毛，下面初沿脉有毛，后逐渐脱落，基出脉5～7条，网脉明显。气芳香，味辛辣、麻舌。

【显微特征】　四者的组织构造相似。

根茎横切面：表皮细胞1列，棕黄色，外壁较厚，有的向外拱起成乳突状，外壁具明显的颗粒状角质疣突；有的表皮部分脱落；木栓发生于表皮下，壁栓化并木化。表皮下为2～4列厚角细胞。皮层宽阔，约占半径的4/5，细胞形大，具明显的胞间隙，胞腔内充满淀粉粒；少数油细胞散布其间，胞腔内充满浅黄色挥发油。内皮层凯氏带明显，栓化并木化。中柱鞘为1～2列薄壁细胞，有少数厚壁细胞，类圆形，壁厚，木化。外韧型维管束7～8个，环列。中央为髓。射线区域及髓部亦有少数油细胞散在。

根横切面：表皮已脱落；后生皮层1～2列，浅棕色，壁木栓化。皮层宽阔，基本薄壁细胞充满淀粉粒，多为单粒，类球形、半圆形、椭圆形、类方形或多角形，脐点有的隐约可见，圆点状；复粒2～3分粒；少数油细胞散布其间，类圆形或长圆形，较大。内皮层凯氏带明显。中柱鞘细胞1列。初生木质部四原型。

中脉及脉间横切面：上、下表皮细胞1列，叶肉组织分化不明显，上表皮内侧1列叶肉细胞排列较紧密。中脉上表面凹入，下表面强烈突起，有时可见少数多细胞非腺毛；下表皮内侧有2～5列厚角细胞；中脉维管束1个，外韧型，木质部呈浅槽状或V字形。表皮细胞表面观：上、下表皮细胞垂周壁均呈深波状弯曲，油细胞散布其间；气孔不等式，副卫细胞4～5个，保卫细胞狭长，其两侧1～2个副卫细胞常较小。

【紫外光谱鉴别】

广西山慈菇零阶光谱：峰位271，409；谷位258，348

一阶导数光谱：峰位264，392，403，434；谷位291，421

二阶导数光谱：峰位222，235，244，252，274，283，295，304，384，388，402

谷位233，239，247，267，280，287，436（图4-7-4～图4-7-6）

【药理作用】　未见研究报道。

【功效】　性温，味辛。能温经散寒，行气止痛，祛痰止咳。用于风寒感冒，胃痛，牙痛，咳喘，跌打损伤，虫蛇咬伤。煎服，3～6g；外用，适量，研末撒敷。

8 山楂

【考证】 山楂之名始见于《本草衍义补遗》。唐《新修本草》载有赤爪木，一名羊梂，又名鼠楂。云："小树生高五六尺，叶似香柔，子似虎掌爪，大如小林檎，赤色。出山南申（今河南信阳）安（今湖北安陆县）随（今湖北随州市）等州。"《图经本草》名棠梂子，曰"棠梂子生滁州，三月开白花，随便结实，其味酢而涩，采无时，彼土人用治痢疾及腰疼皆效，他处亦有而不入药用"。《救荒本草》载有"山里果"谓："生新郑县（今河南新郑县或开封附近）山野中，枝茎似初生桑条，上多小刺，叶似菊花叶，稍圆；又似花桑叶，亦圆。开白花。结红果，大如樱桃，味甜。"《本草纲目》将山楂列入果部山果类。谓"赤爪、棠梂、山楂，一物也。古方罕用，故唐本虽有赤爪，后人不知即此也……其类有二种，皆生山中。一种小者，山人呼为棠梂子、茅楂、猴楂，可入药用。树高数尺，叶有五尖，丫间有刺，三月开五出小白花，实有赤、黄二色，肥者如小林檎，小者如指头，九月乃熟。一种大者，山人呼为羊梂子，树高丈余，花叶皆同，但实稍大而色黄绿，皮涩肉虚为异尔。……采药者不收。"以上记述均与蔷薇科山楂属植物相一致。山楂最早用其木，主水痢风头；后用其实，主水痢沐头及洗身，止疮痒，效尔。自《本草纲目》始用作消食，化积，散瘀药，用于肉积停乳，脘腹胀满，痛经，产后瘀血，腹痛等证。药用部分及应用上均有所变化及发展。

全国多数地区使用蔷薇科山楂属植物山里红 *Crataegus pinnatifida* Bunge var. *major* N. E, Br.、山楂（羽裂山楂）*C. pinnatifida* Bunge 及野山楂 *C. cuneata* Sieb. et Zucc. 。前两者称为"北山楂"，后者称"南山楂"。少数地区尚以同属植物湖北山楂 *C. hupehensis* Sarg. （湖北、湖南、陕西、江苏、江西）、云南山楂 *C. scabrifolia* （Franch.）Rehd. （云南、四川、西藏）、甘肃山楂 *C. kansuensis* Wilson （陕西）。四川还以数种苹果属植物如滇地海棠 *Malus yunnaensis* Sehn.、楸子（海棠果）*M. prunifolia* （Willd.）Borkh.、花红 *M. asiatica* Nakai 及移㛅 *Docynia delavayi* （Franch.）Schneid. 的果实作山楂药用，均应视为伪品。广东、广西、香港及澳门历史上多使用南山楂。

《中国药典》2005 年版以前仅收载山里红 *Crataegus pinnatifida* Bunge var. *major* N. E, Br. 与山楂 *C. pinnatifida* Bunge 作为山楂的正品。2010 年版将野山楂 *C. cuneata* Sieb. et Zucc. 收载于附录中作为成方制剂使用的品种。

【述评】

1. 古代本草记载之山楂为蔷薇科山楂属数种植物，可能包括两类：大的味甜，只为食用；小的酸涩，供入药。从《本草纲目》描述"一种小者，山人呼为棠子、茅楂、猴楂，可入药用。树高数尺，叶有五尖，丫间有刺，三月开五出小白花，……小者如指头，九月乃熟。"及《植物名实图考》的山楂附图，结合历史上的山楂产地（湖北、安徽、河南），可以认为，古代应用的山楂应为野山楂 *Crataegus cuneata* Sieb. et Zucc. 。

《救荒本草》记载之"山里果"可能就是今之山里红 *Crataegus pinnatifida* Bunge var. *major* N. E, Br. 。此种初为救荒植物，只供食用；后来发展为山楂的主要药用品种，并谓其质量较野山楂优。古今应用基本一致。古今山楂的应用也有一些变化和发展。最早用其木，主水痢风头；后用其实，主水痢沐头及洗身，止疮痒，效尔。自《本草纲目》始用作消食，化积，散瘀药，用于肉积停乳，脘腹胀满，痛经，产后瘀血，腹痛等证。今之应用是《本草纲目》的继承与发展。

2. 传统经验认为，北山楂的质量优于南山楂，故《中国药典》一直以来仅收载山里红 *Crataegus pinnatifida* Bunge var. *major* N. E，Br. 与山楂 *C. pinnatifida* Bunge 作为山楂的正品。但从古代本草记载的产地及俗名看，如湖北山楂在湖北俗称"猴楂子"，故古代应用的山楂还可能包括产于长江流域的湖北山楂 *C. hupehensis* Sarg. 等。究竟南山楂的质量与北山楂有多大差别，能否作山楂入药，尚需对两者进行系统的化学成分、生物活性及临床疗效等方面的比较研究才能定论。

3. 现代药理研究结果表明，不同来源的山楂所含药效物质及生物活性有一定差异：山里红中总酸（5.86%）、总黄酮（3.22%）及枸橼酸（3.30%）含量较高，其推进小鼠小肠运动作用亦最好，作为消食健胃中药，以山里红较好；山楂中总酸（2.24%）、总黄酮（1.49%）及枸橼酸（0.78%）含量也较高，其推进小肠运动、抗心肌缺血、降胆固醇及三酰甘油的作用较好；野山楂的上述 3 类成分的含量与山楂相近，其抗心肌缺血及降血脂的作用最强。以上两种均可作为防治心血管疾病的天然药物。

山楂（正品）

【别名】 赤爪实（《新修本草》），棠球子（《图经本草》），映山红果（《救荒本草》），酸梅子（《中国树木分类学》），酸查、山楂扣（山东），红果、棠棣（河北），大山楂（江苏），北山楂、切楂片（香港）

【处方应付名称】 山楂，北山楂

【来源】 蔷薇科山楂属植物山里红 *Crataegus pinnatifida* Bunge var. *major* N. E，Br. 或山楂 *C. pinnatifida* Bunge 的干燥成熟果实。秋季果实成熟后采收，趁鲜切成横切或纵切厚片，晒干或于 60 ~ 65℃烘干。

【植物形态】

1. 山里红　落叶乔木，高可达 6m。枝刺长 1 ~ 2cm，或无刺。单叶互生；叶柄长 2 ~ 6cm；叶片宽卵形或三角状卵形，长 6 ~ 12cm，宽 5 ~ 8cm，有 2 ~ 4 对羽状裂片，先端渐尖，基部阔楔形，上面有光泽，下面沿叶脉被短柔毛，边缘有不规则重锯齿。伞房花序，萼筒钟状，5 齿裂；花冠白色，直径约 1.5cm；花瓣 5，倒卵形或近圆形；雄蕊约 20，花药粉红色；雌蕊 1，子房下位，5 室，花柱 5。梨果近球形，直径可达 2.5cm，深红色，有黄白色小斑点，萼片脱落迟，先端留下一圆形深洼，小核 3 ~ 5，向外的一面稍具棱，向内两侧面平滑。花期 5 ~ 6 月，果期 8 ~ 10 月。华北及山东、江苏、安徽、河南等地均有栽培。（图 4 - 8 - 1）

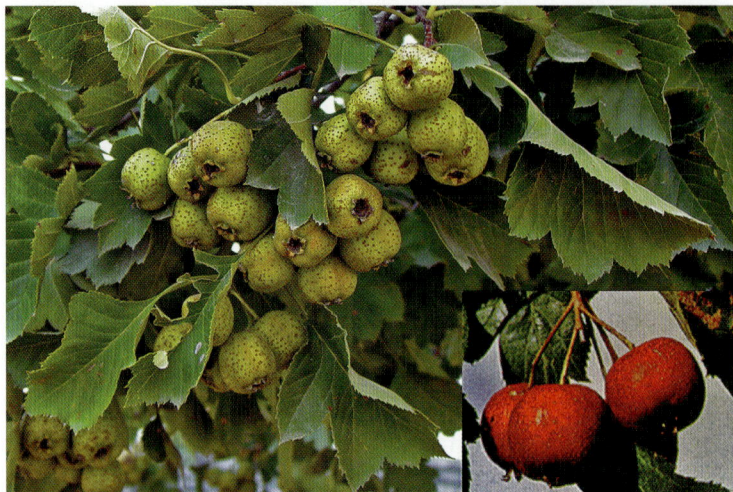

图4-8-1   山里红（原植物，右下角示成熟果实）

2. 山楂（羽裂山楂）   本种与山里红极相似，唯果实较小，直径1~1.5cm；叶片亦较小，且羽状分裂较深。（图4-8-2）

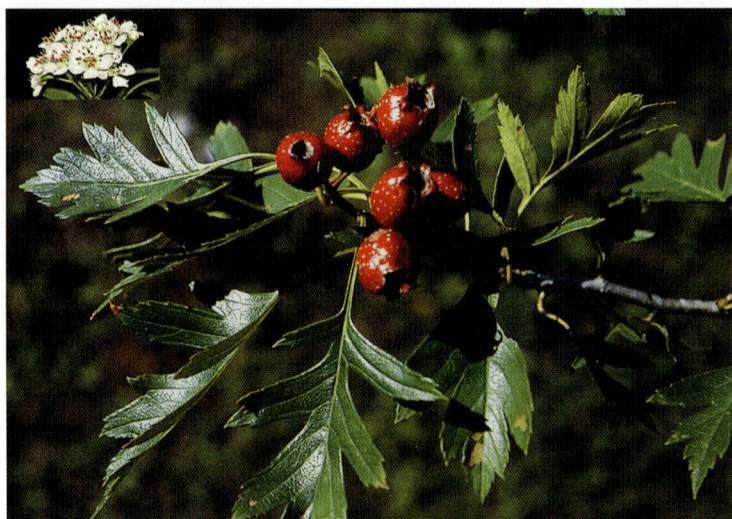

图4-8-2   山楂（原植物，左上角示花）

生长于海拔100~1500m的溪边、山谷、林缘或灌木丛中。分布于东北及内蒙古、河北、山西、陕西、山东、江苏、浙江、河南等地，亦有栽培。

【化学成分】山里红和山楂果实均含黄酮类、三萜、有机酸及黄烷聚合物等成分。山里红果实含左旋表儿茶精（epicatechin）、槲皮素（quercetin）、金丝桃苷（hyperoside）、绿原酸、熊果酸（ursolic acid，0.27%）、枸橼酸（citric acid）及其单甲酯（citric acid symmetrical monomethyl ester）、二甲酯和三甲酯、黄烷聚合物（flavan-polymers）、蔗糖等。山楂果实亦含左旋表儿茶精、槲皮素、金丝桃苷、绿原酸、枸橼酸（5%）及其单甲酯、二甲酯和三甲酯、黄烷聚合物。另含山楂酸、维生素C、琥珀酸、脂肪酸等。

【药物性状】多为圆形横切片或纵切片，皱缩不平，直径 1~2.5cm，厚 2~4mm。外皮深红色或紫红色，有光泽，具细皱纹及灰白色小斑点。果肉深黄色或浅棕色，中部横切片具浅黄色果核 5 粒，但核多脱落而中空。有时可见短而细的果梗或花萼残迹。气微清香，味香，微甘。（图 4-8-3）

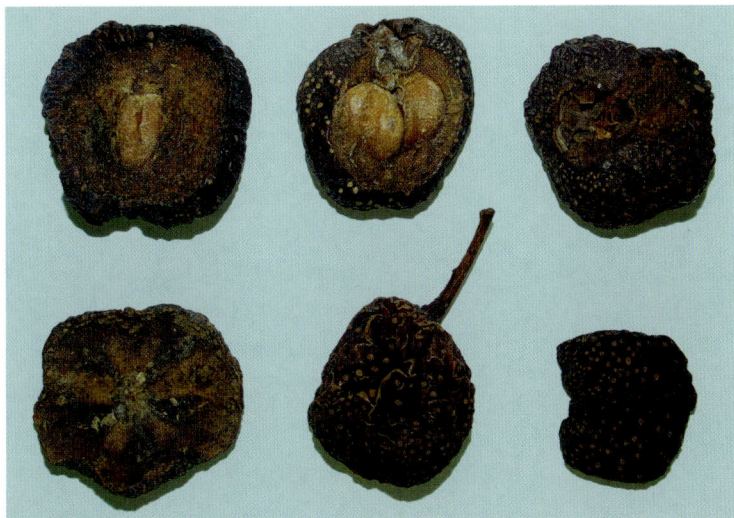

图 4-8-3　山楂

【显微特征】果实横切面：①山里红，外果皮细胞 1 列，类方形，外被角质层，胞腔内含棕红色物质；中果皮宽阔；外果皮下 1~2 列薄壁细胞含棕色物质，其内侧薄壁细胞含多数淀粉粒及少数草酸钙方晶或簇晶，并有纵横的维管束散布。草酸钙簇晶直径 20~28μm。果核由石细胞和纤维组成。②山楂，与山里红的主要区别是：中果皮薄壁组织中有多数石细胞，草酸钙簇晶直径 12~20μm。

粉末：深棕色。①石细胞较多，成群或单个散在，近无色或淡黄色，长条形、类圆形、长圆形、类三角形或形状不规形，直径 18~173μm，壁厚，层纹、孔沟明显；有的含橙黄色物质。②草酸钙方晶及簇晶散在或存在于中果皮薄壁细胞中，方晶直径为 13~52μm，簇晶直径 27~40μm。③纤维成束，多呈梭形，无色或淡黄色，直径 11~36μm，壁极厚，约至 17μm。此外，尚有外果皮及中果皮细胞、淀粉粒。

【紫外光谱鉴别】
零阶光谱：峰位 280；谷位 261
一阶导数光谱：峰位 232，269，277，315；谷位 239，291
二阶导数光谱：224，250，275，295；谷位 236，272，284，304（图 4-8-4~图 4-8-6）

【药理作用】

1. 促进消化作用　山楂含脂肪酶可促进脂肪的消化。所含多种有机酸和维生素 C 均可提高胃蛋白酶活性，促进蛋白质的分解消化。山楂还能促进胃消化酶的分泌。对胃肠功能有一定调节作用。山楂与山里红 80% 乙醇提取物对小鼠小肠推进运动有非常

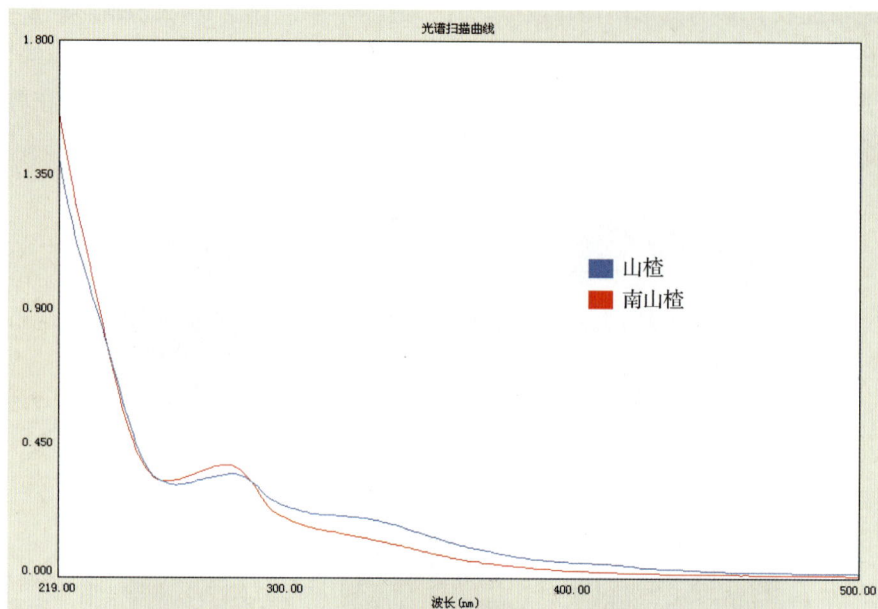

图 4 - 8 - 4　山楂的零阶光谱

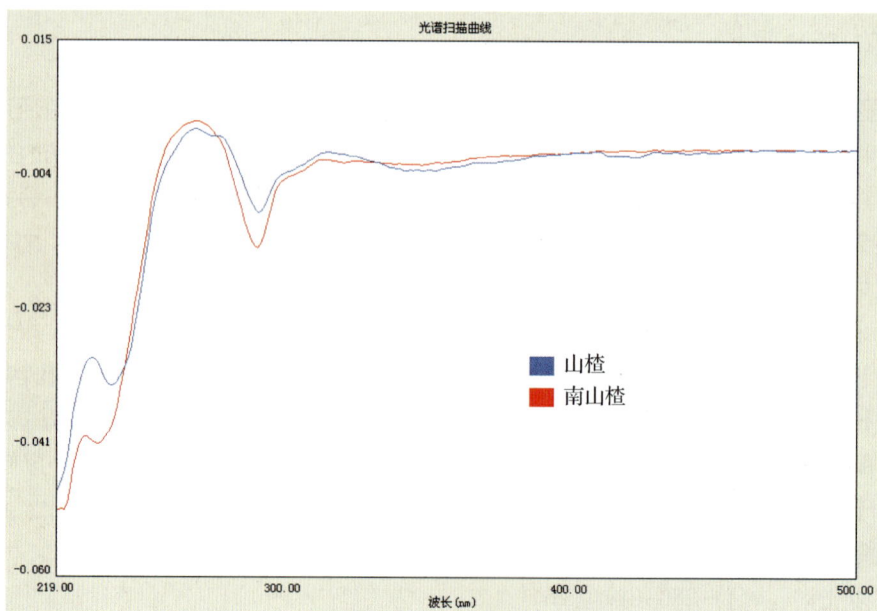

图 4 - 8 - 5　山楂的一阶导数光谱

显著的促进作用（$P < 0.001$）。

2. 对心血管系统的作用　①抗心绞痛。山楂与山楂总黄酮能显著增加冠状动脉流量，对心肌缺血有保护作用，山楂总黄酮能缩小兔实验性心肌梗死范围，降低 ST 段改变。②降压。山楂总提取物、山楂总黄酮、三萜酸及山楂叶提取物对兔、猫均有明显而持久的降压作用。山楂对其他部位血管也有扩张作用，能增加蟾蜍血管灌流量及犬

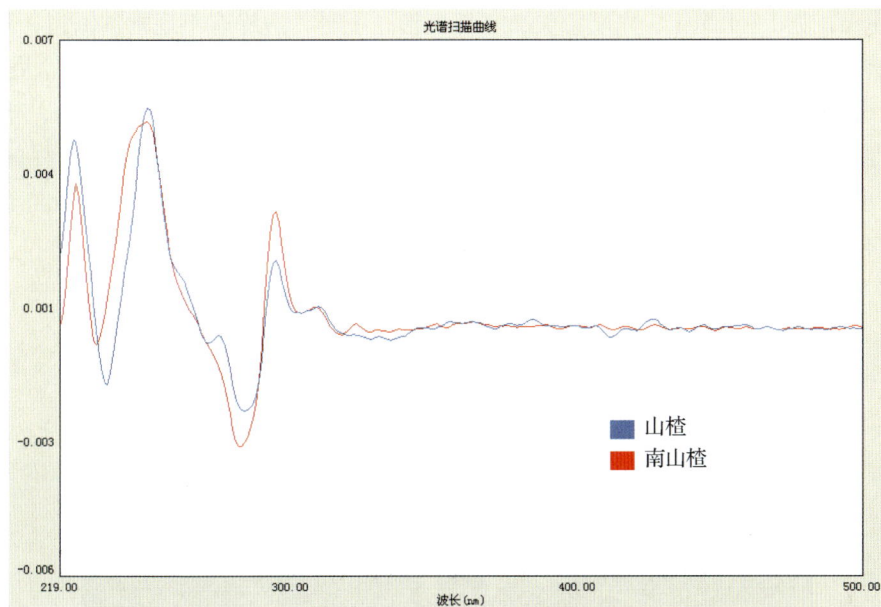

图 4 - 8 - 6　山楂的二阶导数光谱

肌肉血流量和肾动脉血流量。③强心。山楂与山楂黄酮、水解物均能增强收缩力，增加心输出量，减慢心率。山楂酸对疲劳心脏搏动有恢复作用。

3. 降血脂、抗动脉粥样硬化作用　山楂能提高动脉粥样硬化兔血中卵磷脂比例，降低胆固醇和脂质在器官上的沉积；对实验性高脂兔的血清总胆固醇（TC）和 β - 脂蛋白均有降低作用。其降血脂作用主要是通过抑制胆固醇的合成以及升高高密度脂蛋白 - 胆固醇（HDL - C）含量、调整 HDL - C/TC 比值来进行。

4. 抗菌作用　山楂对志贺、福氏、宋内痢疾杆菌等有较强的抑制作用，对金黄色葡萄球菌、乙型链球菌、大肠埃希菌、变形杆菌、炭疽杆菌、白喉杆菌、伤寒杆菌、铜绿假单胞菌也有抑制作用。

此外，山楂尚有收缩子宫、促进子宫复原、利尿、解痉、镇静及抗癌等作用。

【功效】　性微温，味酸、甘。能消食健胃，行气散瘀。用于肉食积滞，小儿疳积，血瘀经闭，产后瘀血作痛，细菌性痢疾，肠炎，高血压症。煎服，9~12g。

南山楂（习用品）

【别名】　山楂粒、山楂个（香港）

【处方应付名称】　南山楂，山楂（广东、广西、香港、澳门）

【来源】　蔷薇科山楂属植物野山楂 Crataegus cuneata Sieb. et Zucc. 的干燥成熟果实。秋后果实变红色时采收，晒干或压成饼状，晒干。

【植物形态】　落叶灌木，高达 1.5m。分枝密，通常具 5~8mm 长的细刺；小枝有棱，幼时被柔毛，一年生枝紫褐色，无毛，老枝散生长圆形皮孔。叶互生，叶柄长 4~15mm，两侧有叶翼，托叶大型，镰刀状，边缘有齿，叶片宽倒卵形或倒卵状长圆形，长2~6cm，宽1~4.5cm，先端急尖，基部楔形，下延，边缘有不规则重锯齿，顶端常有3浅裂，上面光泽，下面疏被柔毛，沿叶脉处较密，以后脱落；叶脉显著。花两性；伞房花序，有花5~7朵，总花梗及花梗均被柔毛；萼筒钟状，外被长柔毛，萼片5，三角状卵形，先端尾状渐尖，内外两面均被柔毛；花瓣5，类圆形或倒卵形，白色，基部具短爪；雄蕊20，花药红色，花柱4~5。果实近球形，直径1~1.2cm，红色或黄色，常有宿存反折萼片。花期5~6月，果实9~11月。(图4-8-7)

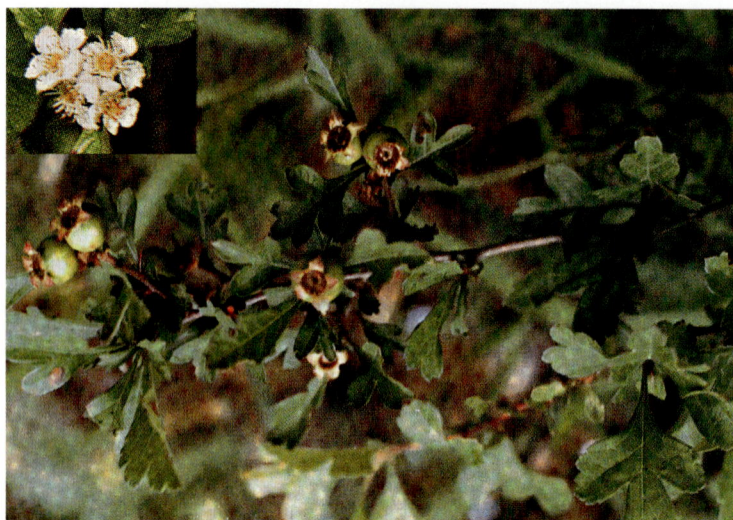

图4-8-7　野山楂（原植物，左上角示花）

【化学成分】野山楂果实亦含左旋表儿茶精、槲皮素、金丝桃苷、绿原酸、枸橼酸及其单甲酯、二甲酯和三甲酯、黄烷聚合物，另含熊果酸（0.27%）等，不含山楂酸。

【药物性状】果实较小，类球形或梨形，直径0.8~1.4cm，有的压成饼状；表面棕黄色或棕红色，无斑点而具细密皱纹；顶端有圆形凹窝状宿存花萼，基部具短果柄或果柄痕；果肉薄，种子5粒，土黄色；质坚硬；气微，味酸、涩。(图4-8-8)

【显微特征】果皮的组织构造与山楂相似。唯中果皮外侧4~5列细胞壁稍厚，内含草酸钙簇晶及方晶，结晶直径8~20μm；内侧中果皮薄壁组织中散布多数淡黄色石细胞，石细胞类圆形或长圆形，直径40~100μm，壁孔及孔沟明显。

【紫外光谱特征】

零阶光谱：峰位 278；谷位 258

一阶导数光谱：峰位 230，268；谷位 222，234，291

二阶导数光谱：峰位 225，250，295，309；谷位 232，283（图4-8-4~图4-8-6）

【药理作用】南山楂的80%乙醇提取物能显著地对抗垂体后叶素诱发的大鼠心肌缺血、降低小鼠血清总胆固醇、增加八月龄小鼠高密度脂蛋白-胆固醇（HDL-C）量（以上3项，$P < 0.001$），并有一定的促进小鼠小肠推进运动与体外清除血清超氧阴离子自由基的作用。

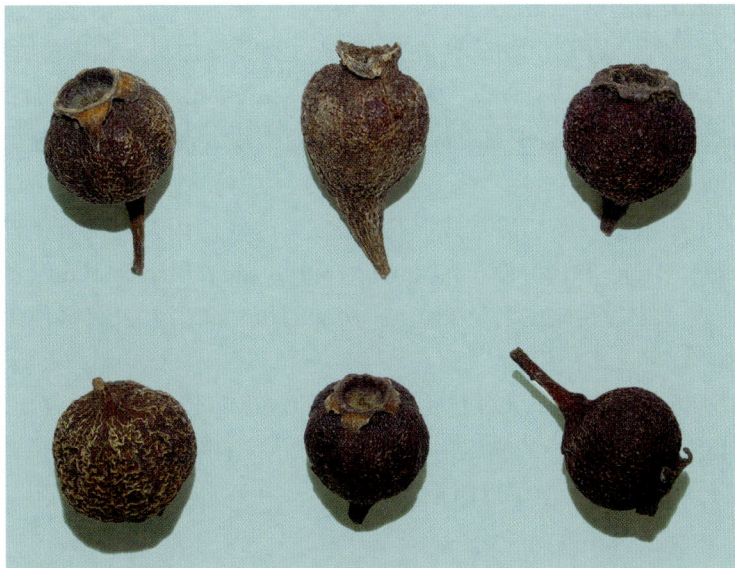

图 4 - 8 - 8　南山楂（生药）

【功效】健脾消食，活血化瘀。用于食滞肉积，脘腹胀痛，产后瘀痛，漆疮，冻疮。煎服，3～10g；外用，适量，煎水洗擦。

9　五加皮

【考证】五加皮，始载于《神农本草经》，原名五加，列为上品。《名医别录》载："五叶者良，生汉中及宛句，五月七月采茎，十月采根，阴干。"（按，汉中为今之陕西境内，宛句为今之山东荷泽县西南）陶弘景谓："近道（今之江苏）处处有之，东间弥多。四叶者亦好。"《图经本草》又载："今江淮、湖南州郡皆有之。春生苗，茎、叶俱青，作丛。赤茎又似藤蔓，高三五尺，上有黑刺。叶生五叉作丛者良。四叶、三叶者最多，为次。每一叶下生一刺。三四月开白花，结细青子，至六月渐黑色。根若荆根，皮黄黑，肉白，骨坚硬。蕲州人呼为木骨，吴中俗名追风使。一说今有数种：汴京、北地者，大片类秦皮、黄檗辈，平直如板而色白，绝无气味，疗风痛颇效，余无所用。吴中乃剥野椿根皮为五加，柔韧而无味，殊为乖失。今江淮间所生，乃为真者，根类地骨，轻脆芬香是也。其苗茎有刺似蔷薇，长者至丈余。叶五出如桃花，香气如橄榄。春时结实，如豆粒而扁，青色，得霜乃紫黑。俗名为追风使，亦曰刺通。剥取，渍酒疗风，乃不知其为五加皮也。"并附有无为军五加皮和衡州五加皮图。其中无为军五加皮图显然是五加属 Acanthopanax 植物无疑（按，无为军为今之安徽无为县，衡州为今之湖南衡阳市）。《证类本草》记述与上述相同。李时珍谓："此药以五叶交加者良，故名五加，又名五花。春月于旧枝上抽条叶，山人采为蔬茹。"

牛白藤原为广东、广西、福建及云南之民间药物，未见本草记载。广东之用作

"五加皮"，纯属误用。

目前，全国各地使用的五加皮分为三大类：一类是五加科五加属植物细柱五加 *Acanthopanax gracilistylus* W. W. Smith、无梗五加 *A. sessiliflorus*（Rupr. et Maxim.）Seem. 及刺五加 *A. senticosus*（Rupr. et Maxim.）Harms 的根皮，商品称"南五加皮"，华东、华南及华北部分地区多使用本品；另一类是萝藦科植物杠柳 *Periploca sepium* Bge. 的根皮，商品称"北五加皮"或"香加皮"，全国多数地区使用；第三类是五加属植物红毛五加 *A. giraldii* Harms 和糙叶藤五加 *A. leucorrhizus* var. *fulvescens* Harms 的茎皮，商品称"川加皮"或"红毛五加皮"，广东、广西、四川、湖南、云南多使用本品。今香港也多使用之。

广东、广西历史上曾以茜草科植物牛白藤 *Oldenlandia hedyotidea*（DC.）Hand. - Mazz. 的藤茎作五加皮入药，纯属误用，已予纠正。香港用药习惯源于广东，至今仍有以此作五加皮药用的情况，应予以纠正。

【述评】

1. 从《名医别录》"五叶者良，生汉中及冤句。"及《图经本草》"今江淮、湖南州郡皆有之。春生苗，茎、叶俱青，作丛。……叶生五枚作丛者良。四叶、三叶者最多，为次。每一叶下生一刺。三四月开白花，结青子，至六月渐黑色。……今江淮所生者，根类地骨皮，轻脆芬香。……叶五出，香气如橄榄。"的形态（除开白花外）和产地描述及所附无为军五加皮图看，五加皮应是五加科五加属植物，其中"五叶丛生"者应是细柱五加 *Acanthopanax gracilistylus* W. W. Smith，质量最优；"三叶、四叶者"可能是指同属植物无梗五加 *A. sessiliflorus*（Rupr. et Maxim.）Seem. 等，与现今应用情况基本一致。

2. 在古代，五加皮已存在品种混淆情况。如《图经本草》所述："一说今有数种：汴京、北地者，大片类秦皮、黄檗辈，平直如板而色白，绝无气味，……吴中乃剥野椿根皮为五加，柔韧而无味，殊为乖失。"及雷敩称"五加皮树本是白楸树。其上有叶如蒲叶，三花者是雄，五花者是雌。"，均不是五加属植物，应是五加皮的误用品。

3. 香加皮的原植物最早记载于《救荒本草》，谓："木羊角科又名羊桃科，一名小桃花，生荒野中，紫茎，叶似初生桃叶，光俊，色微带黄，枝间开红白花，结角似豇豆角，甚细而尖艄，每两角并生一处，味微苦酸。"与萝藦科植物杠柳 *Periploca sepium* Bge. 相一致。但未见有作五加皮药用的记载。其他本草亦未见有记载。何时、缘何被用作五加皮尚有待考证。

4.《中国药典》自 1985 年版始，将五加科植物细柱五加作为"五加皮"的正品，将萝藦科植物杠柳作为"香加皮"，分别收载，符合历史和现实情况。

5. 广东多数地区曾以茜草科植物牛白藤 *Oldenlandia hedyotidea*（DC.）Hand. - Mazz. 的藤茎作五加皮入药，又称为"土五加"或"五加藤"，与五加皮功效殊异，实属误用，已予纠正。《中国药典》2010 年版将牛白藤全草收载于附录中。

6. 香港用药习惯源于广东，故一向以牛白藤的藤茎作五加皮入药；目前，有的部门亦使用红毛五加皮。

五加皮（正品）

【别名】 五加，五花，五佳（《本草纲目》）；南五加皮

【处方应付名称】 五加皮，南五加皮

【来源】 五加科植物细柱五加 *Acanthopanax gracilystylus* W. W. Smith 的干燥根皮。夏、秋季采挖，洗净，剥取根皮，晒干。

【植物形态】 灌木，有时蔓生状。枝灰棕色，无刺或在叶柄基部单生扁平的刺。掌状复叶在长枝上互生，在短枝上簇生；叶柄常有细刺；小叶 5，稀 3 或 4，中央一片最大，倒卵形或披针形，先端渐尖，基部楔形，边缘有细锯齿，两面无毛，或沿脉上疏生刚毛，下面脉腋间有淡棕色簇毛。伞形花序腋生或单生于短枝顶端，无毛；花小，淡黄绿色，萼 5 齿裂，花瓣和雄蕊 5 数。浆果扁球形，熟时黑色。花期 4～7 月，果期 7～10 月（图 4－9－1）。主产于湖北、河南、安徽等地。

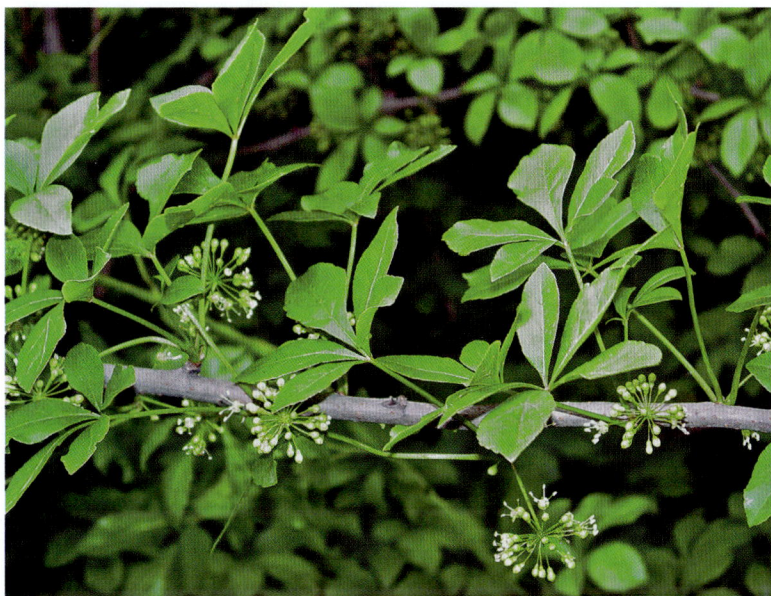

图 4－9－1 细柱五加（原植物）

【化学成分】 根皮含丁香苷（syringin）、刺五加苷 B_1（eleutheroside，即 isoflaxidin － α － D － glucoside）、右旋芝麻素（sesamin）、16α － 羟基 － （－） － 贝壳松 － 19 － 酸（16α － hydroxy － （－） － kauran － 19 － oic acid）、左旋对映贝壳松烯酸（ent － kaur － 16 － en － 19 － oic acid）、β － 谷甾醇及其葡萄糖苷、棕榈酸、亚油酸等，另含挥发油，主要有 4 － 甲基 － 水杨醛（4 － methyl salicylaldehyde）。

【药材性状】 根皮呈不规则卷筒状，有的块片状，外表面灰棕色或灰褐色，有不规则裂纹或纵纹及横长皮孔；内表面灰黄白色或灰黄色，有细纵纹；质轻而脆，折断面略平坦，灰白色。气微香，味微辣而苦。（图 4－9－2）

【显微特征】 根皮横切面：木栓细胞 5～10 列，栓内层细胞数列；较老的根皮

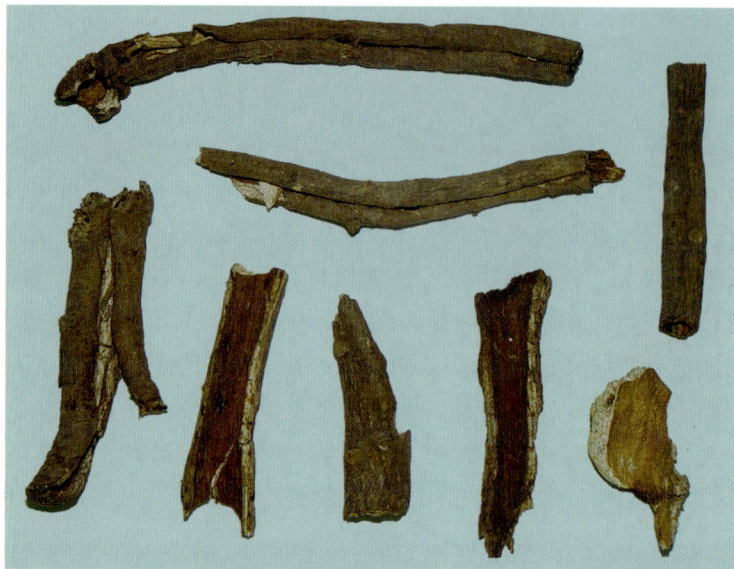

图 4 - 9 - 2　五加皮（生药）

中有木栓石细胞，单个散在或 1～3 列断续排列；韧皮部宽阔，其间有树脂道，断续排列成 3～8 环，树脂道类圆形或椭圆形，分泌细胞 4～15 个，内含淡黄色分泌物；射线宽 1～8 列细胞；草酸钙簇晶众多，存在于韧皮薄壁细胞和射线细胞中，直径 12～76μm，晶瓣先端尖锐；薄壁细胞含淀粉粒。老的根皮可见少数韧皮纤维。

【紫外光谱鉴别】

五加皮的零阶光谱：峰位 290，327；谷位 271，310

　　一阶导数光谱：峰位 239，280，317；谷位 251，301，347

　　二阶导数光谱：峰位 261，272，309；谷位 244，284，296，328

刺五加皮零阶光谱：峰位 263，308；谷位 295，326

　　一阶导数光谱：峰位 277，317；谷位 247，300，347

　　二阶导数光谱：峰位 228，261，291，310，363；谷位 222，246，284，295，330（图 4 - 9 - 3～图 4 - 9 - 5）

【药理作用】

1. 抗炎与镇痛作用　五加皮水提醇沉液或正丁醇提取物对角叉菜胶致大鼠足肿胀及棉球肉芽肿均有明显抑制作用。正丁醇提取物并有较明显的镇痛作用。

2. 抗应激作用　五加皮乙醇浸膏或总皂苷均能明显延长小鼠游泳时间，提高小鼠耐缺氧能力以及小鼠耐高温和耐低温能力。

3. 免疫增强作用　五加皮多糖可明显提高小鼠血浆炭粒清除率和吞噬指数，总皂苷可明显提高小鼠血清抗体浓度。

4. 雄激素样作用　五加皮提取物可增加幼年雄性大鼠睾丸、精囊重量。

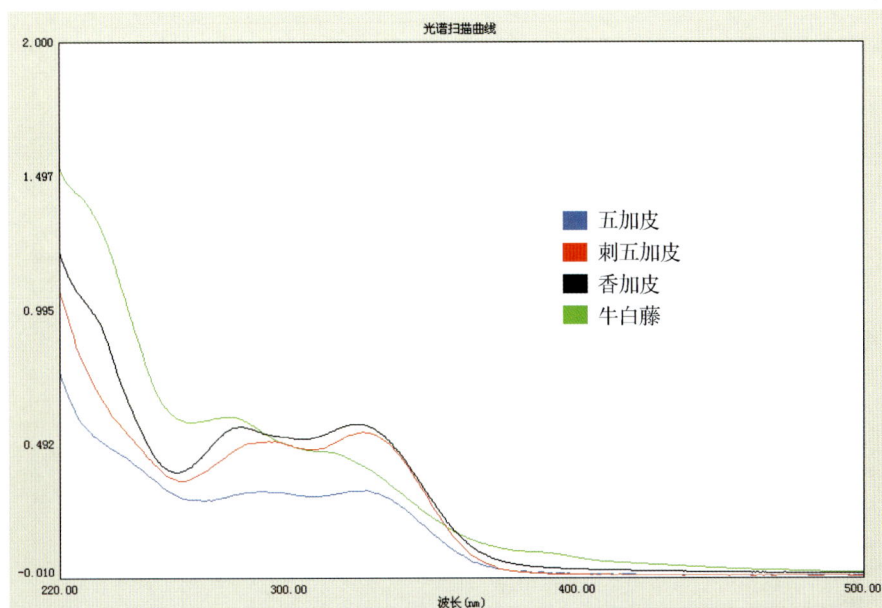

图 4 - 9 - 3　五加皮的零阶导数光谱

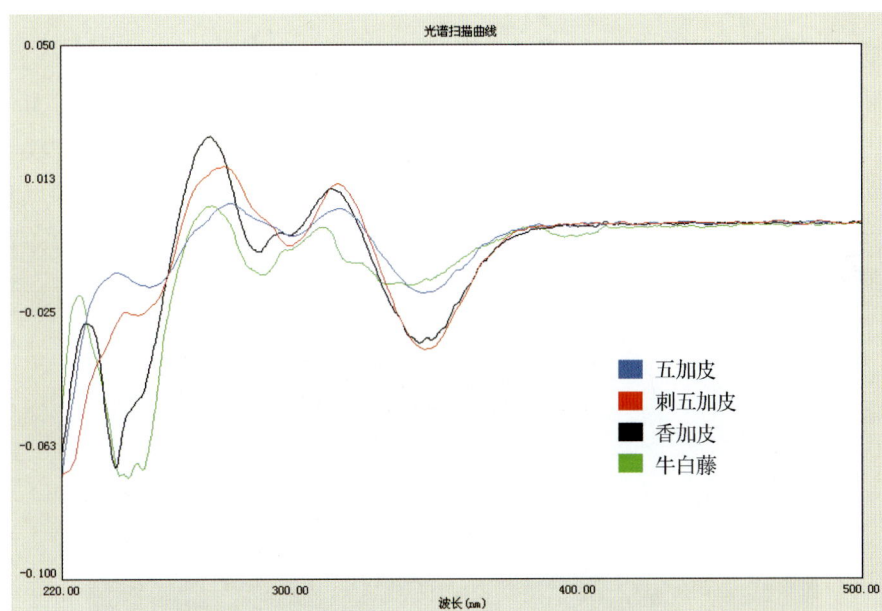

图 4 - 9 - 4　五加皮的一阶导数光谱

5. 对核酸代谢的影响　五加皮对幼年小鼠肝、脾 DNA 合成及四氯化碳致急性肝损伤小鼠肝脏 DNA 合成均有明显促进作用。

6. 其他　尚有镇静作用与降血糖作用。小鼠腹腔注射的 LD_{50} 为（81.85 ± 10.4）g/kg。

【**功效**】性温，味辛、苦。能祛风湿，补肝肾，强筋骨。用于风湿痹痛，筋骨痿软，小儿行迟，体虚乏力，水肿等。煎服，6～9g；浸酒或入丸散；外用适量，煎水熏

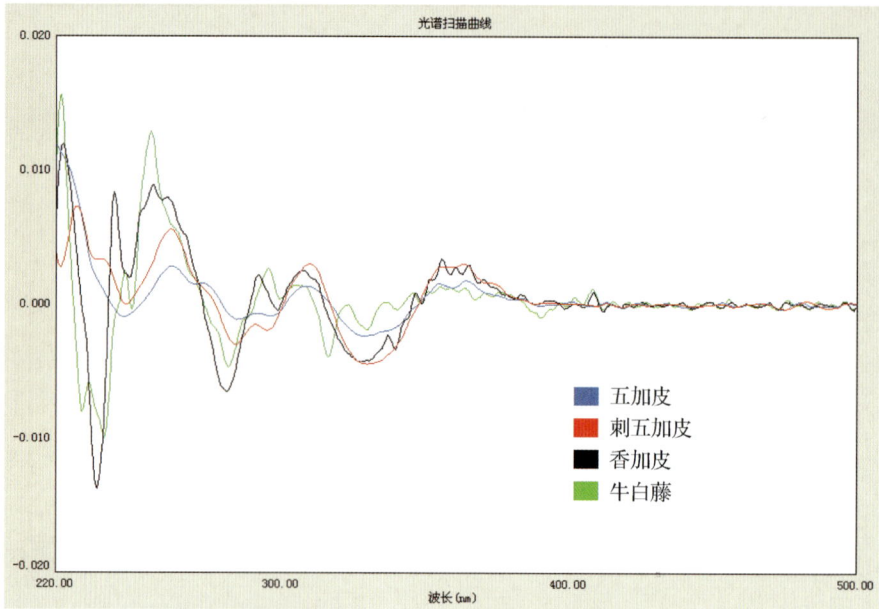

图 4 - 9 - 5　五加皮的二阶导数光谱

洗，或研末调敷。

【**附注**】尚有同属植物无梗五加 *Acanthopanax sessiliflorus*（Rupr. et Maxim.）Seem.、刺五加 *A. senticosus*（Rupr. et Maxim.）（图 4 - 9 - 6，图 4 - 9 - 7）、红毛五加 *A. giraldii* Harms（图 4 - 9 - 8，图 4 - 9 - 9）和糙叶藤五加 *A. leucorrhizus*（Oliv.）Harms var. *fulvesscens* Harms et Rehd. 的根皮或茎皮在不同地区作五加皮入药。香港称红毛五加皮为"川加皮"。

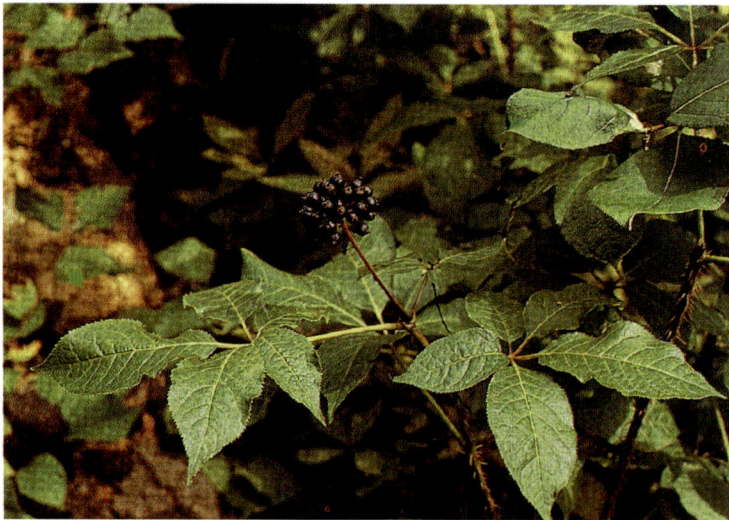

图 4 - 9 - 6　刺五加（原植物）

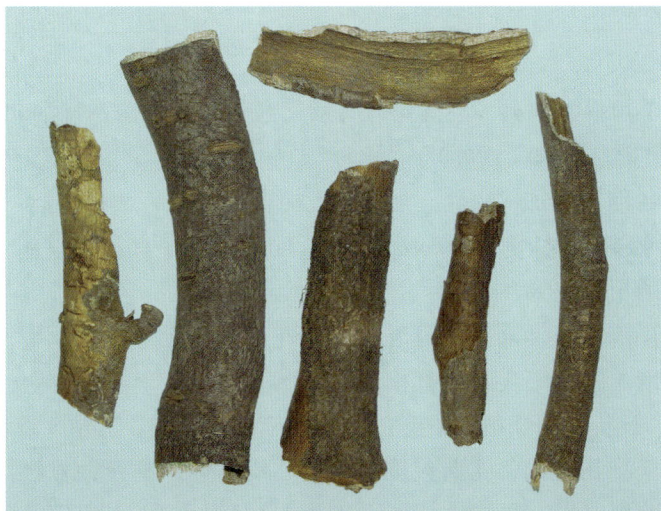

图4-9-7　刺五加皮（甘肃）

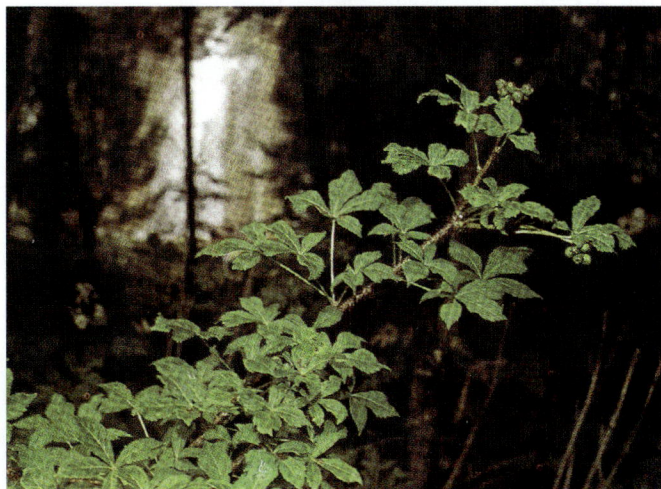

图4-9-8　红毛五加（原植物）

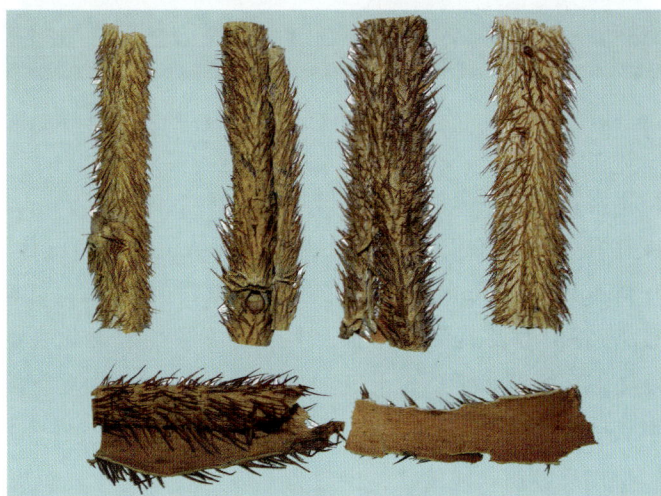

图4-9-9　川加皮

香加皮（习用品）

【别名】木羊角科，羊桃，小桃花（《救荒本草》），羊角条（河北、河南），羊角桃（山西），羊角梢，阴柳（江苏）

【处方应付名称】香加皮，北五加皮，五加皮

【来源】萝藦科植物杠柳 *Periploca sepium* Bunge 的干燥根皮。夏、秋季采挖，洗净，剥取根皮，晒干或炕干。

【植物形态】落叶蔓性灌木，具乳汁，除花外全株无毛。叶对生，具短柄；叶片膜质，卵状长圆形，先端渐尖，基部楔形，侧脉多数；聚伞花序腋生，花数朵；花冠紫红色，裂片5，反折，内面被长柔毛；副花冠环状，10裂，其中5裂片丝状伸长，被柔毛；雄花着生于副花冠内，花药包围柱头；心皮离生；花粉颗粒状，藏于直立匙形的载粉器内。蓇葖果双生，圆柱状，种子先端具白色绢质毛。花期5~6月，果期7~9月。（图4-9-10）主产于山西、河南、河北、山东等地。

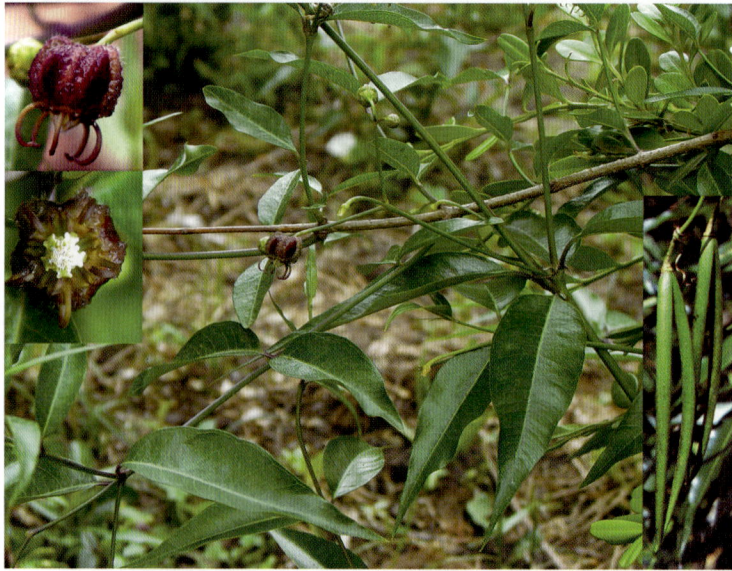

图4-9-10 杠柳（原植物，左上角示花之侧面与顶面观，右下角示果）

【化学成分】根皮含甾体苷类成分：杠柳毒苷（periplocin，为强心苷），即北五加皮苷G；北五加皮苷 H_1、北五加皮苷 H_2，北五加皮苷 A~北五加皮苷 F，北五加皮苷 J~北五加皮苷 O；杠柳苷（periploside）A、杠柳苷 B、杠柳苷 C；杠柳加拿大麻糖苷（periplocymarin）；β-谷甾醇及其葡萄糖苷；多个游离孕烯醇类化合物及夹竹桃烯酮（neridienone）；另含北五加皮寡糖 C_1、北五加皮寡糖 D_2、北五加皮寡糖 F_1、北五加皮寡糖 F_2以及4-甲氧基-水杨醛（4-methoxysalicylaldehyde，香气成分）。

【药材性状】根皮呈卷筒状或槽状，少数为不规则块片。外表面灰棕色或黄棕色，粗糙，有横向皮孔，栓皮常鳞片状剥落，露出灰白色皮部；内表面淡黄色至灰黄色，

有细纵纹。体轻，质脆，折断面不整齐，黄白色。有特异香气，味苦。（图4-9-11）

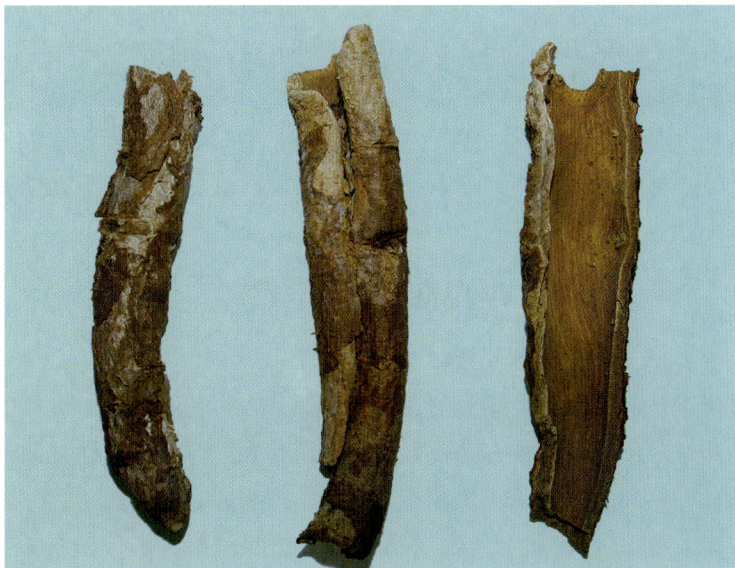

图4-9-11　香加皮

【显微特征】根皮横切面：木栓细胞十数列，棕色，径向壁整齐排列，栓内层宽阔，中有少数石细胞和分泌细胞，石细胞淡黄色或浅棕黄色，数个成群，分泌细胞形大，切向长圆形；韧皮部有较多乳汁管；射线宽1~5列细胞；薄壁细胞多含草酸钙方晶及细小淀粉粒，有的细胞含数个方晶。

粉末：淡棕色。①石细胞，淡黄色或棕色，长方形、类多角形或长条形，壁厚；②乳汁管，内含无色油滴状物；③草酸钙方晶，多存在于薄壁细胞中，直径5~20μm，含晶细胞常纵向排列成行，有的细胞含数个方晶；④分泌细胞，形大，椭圆形，直径36~130μm；尚有木栓细胞、淀粉粒等。

【紫外光谱鉴别】

零阶光谱：峰位282，323；谷位261，304

一阶导数光谱：峰位228，272，296，315，343，348；谷位239，289，300，345，349

二阶导数光谱：峰位222，241，255，260，292，307；谷位235，246，258，281，298，327，339　（图4-9-3~图4-9-5）

【药理作用】

1. 强心与升压作用　杠柳毒苷及其次级苷杠柳加拿大麻糖苷均有显著的强心作用，其作用特点与洋地黄毒苷相似；香加皮醇提取物对兔和猫均有升压作用。

2. 中枢神经兴奋作用　香加皮的水蒸气蒸馏产物"杠柳脑"皮下注射可引起小鼠兴奋，对声、光等刺激的反应增强；杠柳脑、香加皮酊均可缩短蟾蜍脊髓反射的潜伏期。

3. 其他 尚有抗辐射、抗肿瘤、抗胆碱酯酶及杀虫作用等。

4. 毒性 香加皮的毒性反应与洋地黄类药物相似，临床中毒表现主要为严重心律失常。香加皮粗苷对鸽的 LD_{50} 为（2.62 ± 0.11）mg/kg，香加皮醇提物小鼠腹膜内注射的 LD_{50} 为（2.30 ± 0.14）g/kg。

【功效】性微温，味苦、辛，有毒。能利水消肿，祛风湿，强筋骨。用于下肢浮肿，心悸气短，风湿痹痛，腰膝痠软。煎服，3～6g；或浸酒或入丸散，不宜过量服用；外用适量，煎水熏洗。

牛白藤（习用品）

【别名】土五加，土加藤，五加藤

【处方应付名称】牛白藤，五加皮、藤五加（广东、香港、澳门）

【来源】茜草科植物牛白藤 *Hedyotis hedyotidea*（DC.）Merr. ［*Oldenlandia hedyotidea*（DC.）Hand. – Mazz.］ 的干燥藤茎。全年均可采收，多切成斜片，晒干。

【植物形态】粗壮藤状灌木，触之粗糙。幼枝四棱形，密被粉状柔毛。叶对生；叶柄长 3～10mm；托叶长 4～6mm，有 4～6 条刺毛；叶片卵形或卵状披针形，先端渐尖，基部阔楔形，上面粗糙，下面被柔毛，全缘，膜质。花序球形，顶生或腋生；花细小，白色，花冠裂片披针形，向外反卷；雄蕊二型，伸出或内藏。蒴果近球形，顶端极隆起，有宿存萼片。花期秋季。（图 4 – 9 – 12）

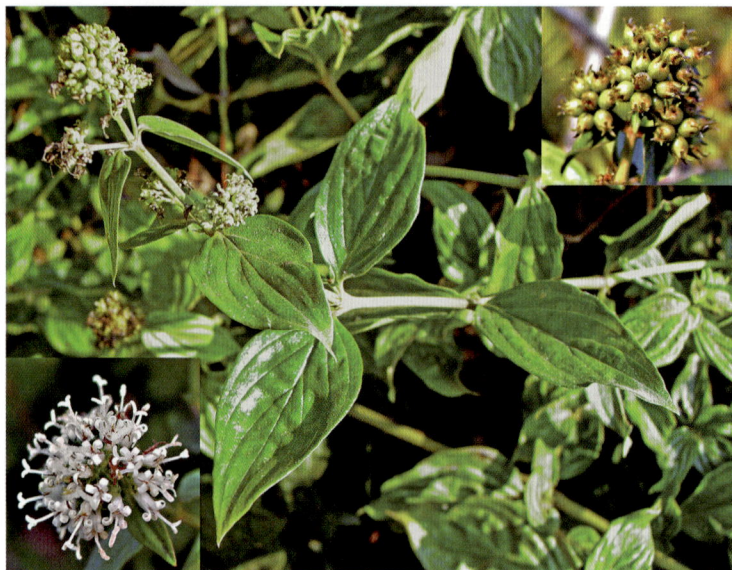

图 4 – 9 – 12 牛白藤（原植物，左下角示花，右上角示果）

主产于广东、广西、云南等地。

【化学成分】未见研究报道。

【药材性状】多为斜片，长 0.3～5cm，直径 0.3～3cm，外皮淡黄色或灰褐色，粗糙，有稍扭曲的浅沟纹及细纵纹，点状皮孔常纵向排列，黄白色；斜切面皮部暗灰色，木部宽阔，深黄色、黄白色或红棕色，有不规则放射状纹理，中央有髓；质硬。气微，味微甘。（图4-9-13）

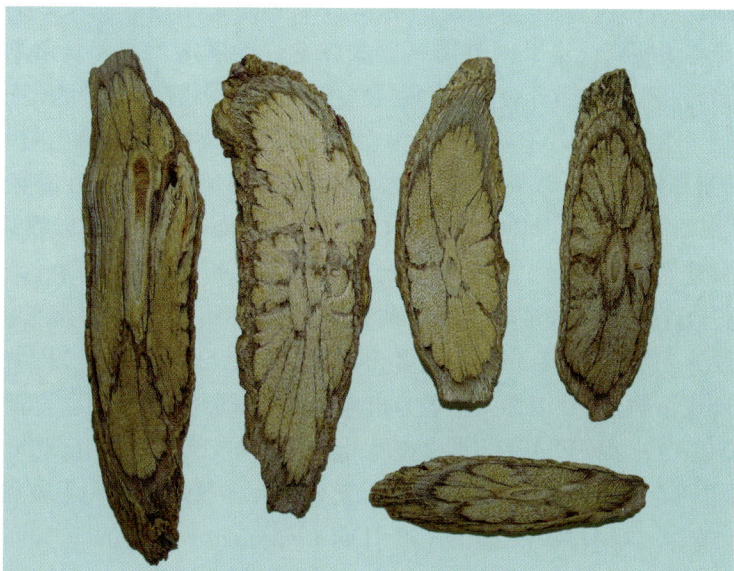

图4-9-13　牛白藤（藤五加）

【显微特征】茎横切面：木栓细胞数列；皮层窄；韧皮部窄；木质部较宽，由导管、木纤维和木薄壁细胞组成；髓部方形或类圆形，有的细胞壁增厚呈网纹状。薄壁细胞含草酸钙簇晶和针晶。

【紫外光谱鉴别】

零阶光谱：峰位279；谷位266

一阶导数光谱：峰位227，241，246，273，287，298，312，321，325；谷位243，248，290，299，342，349

二阶导数光谱：峰位222，232，245，254，295，304；谷位229，237，247，281，316，329（图4-9-3~图4-9-5）

【药理作用】未见研究报道。

【功效】性凉，味甘、淡。能清热解毒。用于风热感冒，肺热咳嗽，中暑高热，肠炎，皮肤湿疹，带状疱疹，痈疮肿毒。煎服，10~30g。

【附注】牛白藤根亦供药用。性凉，味甘、淡。能凉血解毒，祛瘀消肿。用于风湿性腰腿痛，痈疮肿毒，跌打损伤，痔疮出血。

10　升麻

【考证】升麻，始载《神农本草经》，谓："一名周升麻，生山谷"。《名医别录》

载："生益州（今四川），二月八月采根，日干。"《本草经集注》并云："旧出宁州（今四川合川县）者第一，形细而黑，极坚实，顷无复有。今唯出益州，好者细削，皮青绿色，谓之鸡骨升麻。（与今之毛茛科升麻属植物升麻 *Cimicifuga foetida* L. 相似）北部间亦有，形又虚大，黄色（与今之大三叶升麻 *C. heracleifolia* Komar. 或兴安升麻 *C. dahurica* (Turcz.) Maxim. 相近）；建平间亦有，形大味薄，不堪用，人言是落新妇根，不必（然）尔。其形自相似，气色非也。"陈藏器《本草拾遗》载："按今人多呼小升麻为落新妇，功用同于升麻，亦大小有殊。"苏颂《图经本草》又载："升麻生益州川谷，今蜀汉陕西、淮南州郡皆有之，以蜀川者为胜，春生苗，高三尺以来，叶似麻叶，并青色，四月五月着花似粟穗，白色（似单穗升麻 *C. simplex* Wormsk.），六月以后结实黑色（似类叶升麻）。根紫如蒿，多须，二月八月采，日曝干。"并附有秦州升麻、滁州升麻、汉州升麻和茂州升麻图四幅。《证类本草》载有滁州升麻图，但显然是菊科植物。刘文泰《本草品汇精要》另载："升麻……有须多孔，其孔如眼，用引诸药上升，故俗谓之鬼眼升麻。（似升麻属植物）"并以蜀川产者为道地，用药以根坚实者为优。《本草纲目》亦谓："今人唯取里白外黑而紧实者，谓之鬼脸升麻，去须及头芦，锉用。"

目前，全国各地使用的升麻的品种较为复杂，大多数地区使用毛茛科升麻属多种植物的根茎，统称"绿升麻"，如大三叶升麻 *Cimicifuga heracleifolia* Komar.、兴安升麻 *C. dahurica* (Turcz.) Maxim.、升麻 *C. foetida* L.、单穗升麻 *C. simplex* Wormsk. 和小升麻 *C. acerina* (Sieb. et Zucc.) Tanaka 等；福建、广东、广西则用菊科植物华麻花头 *Serratula chinensis* S. Moore 的根，习称"广东升麻"；甘肃、陕西和云南个别地区另以虎耳草科植物落新妇 *Astilbe chinensis* (Maxim.) Fr. et Sav. Cimicifuga 的根茎或全草作"红升麻"使用。

香港、澳门的用药习惯源于广东，一向以菊科植物华麻花头的根作升麻入药。

【述评】

1. 古代应用的升麻品种已很复杂，但主要是毛茛科升麻属多种植物，并以四川产者为道地。落新妇也常与升麻相混淆，俗称"小升麻"。菊科植物也可能用作升麻。

2. 陶弘景所说的"形细而黑，极坚实"及"出益州，皮青绿色，谓之鸡骨升麻"与刘文泰所说的"其孔如眼，故俗谓之鬼眼升麻"和李时珍说的"里白外黑"的鬼脸升麻，自古以四川产者为道地，均可能是毛茛科升麻属植物升麻 *Cimicifuga foetida* L.，今商品称"西升麻"，应是升麻的正品。苏颂所言"叶似麻叶，四月五月着花似粟穗，白色，六月以后结实黑色"，其中"花似粟穗，白色"与单穗升麻 *C. simplex* Wormsk. 相似，而"结实黑色"又似指毛茛科植物类升麻 *Actaea asiatia* Hara，因类升麻的果实为浆果，成熟后呈紫黑色。前者在黑龙江、辽宁、四川等地至今仍与升麻混用。

3. 菊科植物华麻花头根之用作升麻可能与《本草经集注》载："今唯出益州，好者细削，皮青绿色，谓之鸡骨升麻。"有关，因为华麻花头根细削，形似鸡骨，外皮青绿色。《证类本草》之"滁州升麻"图亦与菊科植物相似。现今广东、福建也以菊科植物华麻花头根作升麻药用。

4.《证类本草》所载滁州升麻图虽似菊科植物，亦可能是当时升麻的混淆品种，不能以此作为麻花头充升麻使用的依据。两类药物的来源和化学成分极不相同，生物活性必有很大差别，不可混淆使用，并应对多种药用的升麻属植物及菊科植物华麻花头根进行系统、深入的化学、药理及临床应用等方面（包括主要有效成分的含量）的比较研究，以明确它们在上述方面的差异及临床适应证，正确应用之。

5.《中国药典》收载大三叶升麻、兴安升麻和升麻作为升麻的正品，符合历史和目前实际应用情况，但道地药材是四川产的升麻，应大力发展其生产。

升麻（正品）

【**别名**】周升麻（《神农本草经》），周麻（《名医别录》），鸡骨升麻（《本草经集注》），鬼眼升麻（《本草品汇精要》），鬼脸升麻（《本草纲目》），绿升麻（湖北、云南及西北地区），升麻头（香港）

【**处方应付名称**】升麻，川升麻，西升麻，北升麻，绿升麻，关升麻

【**来源**】毛茛科植物升麻 *Cimicifuga foetida* L. 兴安升麻 *C. dahurica*（Turcz.）Maxim. 或大三叶升麻 *C. heracleifolia* Komar. 的干燥根茎，分别称为西升麻（或绿升麻、川升麻）、北升麻和关升麻。春、秋季采挖或栽培四年后秋季采挖，除去地上部分，洗净泥沙，晒至八成干，用火燎去须根，再晒至全干。

【**植物形态**】

1. 升麻　多年生草本。根茎粗壮，坚实，表面黑色，有多数内陷的圆洞状老茎残迹。茎直立，上部有分枝，被短柔毛。叶为二回至三回三出羽状复叶，具长柄；小叶菱形或卵形，具浅裂，边缘有不规则锯齿，叶面无毛，叶背沿脉疏被白色柔毛。复总状花序具 3～20 分枝，花序轴密被灰色或锈色腺毛及短柔毛；花两性，萼片 5，花瓣状，白色或绿白色，早落；无花瓣；雄蕊多数，心皮 2～5，密被灰色柔毛，无柄或柄极短；蓇葖果长圆形。花期 7～9，果期 8～10 月。生长于海拔 1700～2300m 的山地林缘、林中或路旁草丛中。分布于山西、陕西、甘肃、青海、河南西部、湖北、四川、云南、西藏。主产于四川、青海。以四川产量较大，称"川升麻"。（图 4 - 10 - 1）

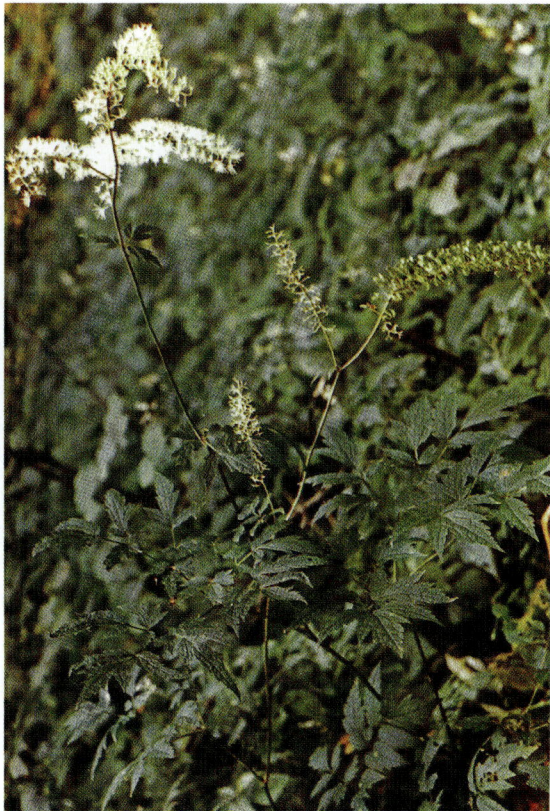

图 4 - 10 - 1　升麻（原植物）

2. 兴安升麻　与升麻的主要区别是：茎直立，无毛或微被毛；下部茎生叶为二回至三回羽状复叶，顶生小叶宽菱形，3深裂；花单性，雌雄异株，雄株花序大，分枝7～20，雌株花序稍小，分枝少；雄蕊多数，花丝丝状；心皮4～7。主产于河北、山西、黑龙江、内蒙古等地。以河北、山西产量最大，称"北升麻"。（图4－10－2）

3. 大三叶升麻　与升麻的主要区别是：茎直立，无毛。下部茎生叶为二回至三回羽状复叶，无毛，顶生小叶倒卵形或倒卵状椭圆形，先端3浅裂，边缘具粗齿；茎上部叶通常为一回三出复叶。复总状花序分枝2～9，花两性，萼片花瓣状，黄白色；雄蕊多数，花丝丝状；心皮3～5，具短柄，无毛。主产于辽宁、吉林、黑龙江等地，称"关升麻"。（图4－10－3）

【化学成分】

1. 西升麻　含升麻碱（cimicifugine）、升麻素（cimifugin，2.0%）、咖啡酸、阿魏酸、水杨酸、鞣质、树脂等。

2. 北升麻　含有机酸阿魏酸、异阿魏酸、咖啡酸，黄色素 $[E]$ －3－（3′－甲基－2′－亚丁烯基）－2－吲哚酮和 $[Z]$ －3－（3′－甲基－2′－亚丁烯基）－2－吲哚酮，环菠萝蜜烷型三萜类成分升麻三醇（cimigenol）及其木糖苷、升麻醇（cimicifugengol）及其木糖苷、兴安升麻醇（dafurinol）及其苷、升麻苷（cimicifugoside）以及升麻素、齿阿米素（visnagin）、去甲齿阿米素、齿阿米醇（visamminol）、北升麻萜（cimicilen）等。

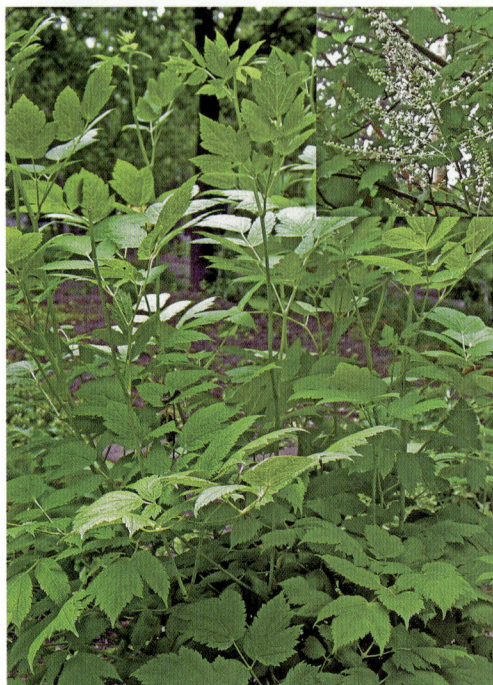

图4－10－2　兴安升麻（原植物，右上角示花序）

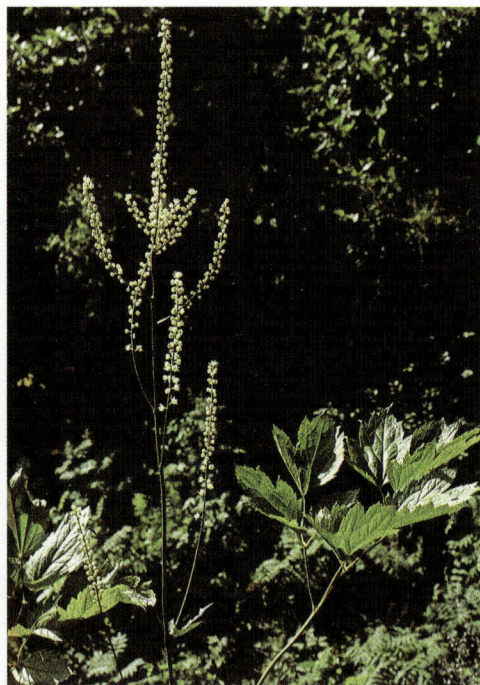

图4－10－3　大三叶升麻（原植物）

3. 关升麻 含升麻素（3.7%）、阿魏酸、咖啡酸及生物碱等。

【药材性状】

1. 西升麻 呈不规则长块状，分枝较多；表面暗棕色，极粗糙，有的皮部脱落而现网状筋脉；上有数个圆形空洞状茎基，圆洞内部粗糙，直径0.4～1cm，下面有多数坚硬的细根断痕。质坚而轻，不易折断，断面不平坦，木部黄绿色，呈放射状或丝瓜络样，髓部灰绿色。气微，味微苦。（图4-10-4）

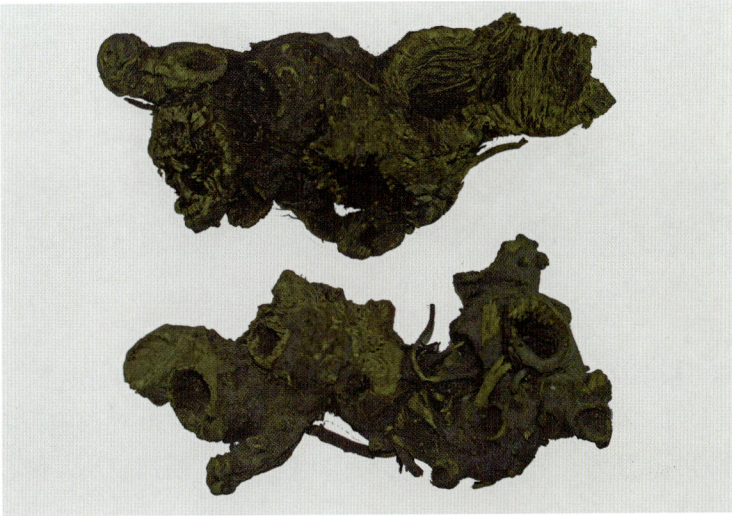

图4-10-4 西升麻（川升麻）

2. 北升麻 分枝较多，表面灰黑色；茎基较密，直径0.5～1.5cm，圆洞内壁显纵向或网状沟纹；断面黄绿色，髓部中空，黑色。味较苦。（图4-10-5）

3. 关升麻 呈不规则块状，多短分枝或结节状，表面灰褐色或黄褐色；茎基直径1～3.5cm；断面木部黄白色，髓部黑褐色。味较苦。（图4-10-6）

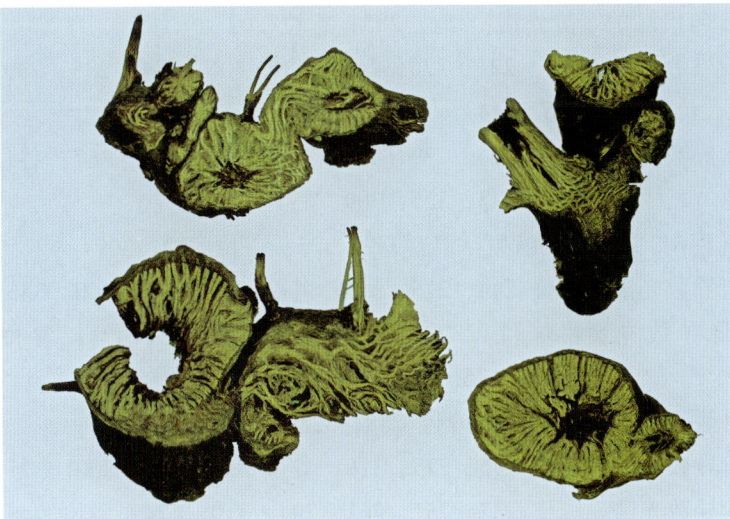

图4-10-5 北升麻（河南）

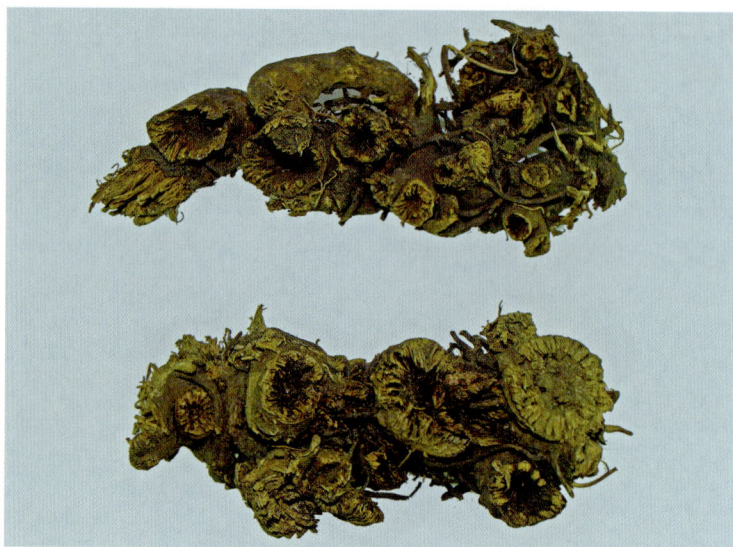

图 4 - 10 - 6　关升麻（北京）

【显微特征】

1. 西升麻　根茎横切面，自外而内依次为后生皮层、皮层、韧皮部、木质部和髓。后生皮层细胞 1 列，外壁不均匀增厚，木栓化；皮层宽 20 ~ 30 列细胞；中柱鞘纤维偶见；维管束外韧型，环列；射线宽阔，宽 8 ~ 20 列细胞；髓部较小，偏心性。所有薄壁细胞充满淀粉粒。

2. 北升麻　与西升麻的主要区别是：韧皮部外侧有中柱鞘纤维束，新月形，木射线较窄，宽 2 ~ 5 列细胞，髓部大，约占横切面的 1/2。

3. 关升麻　与西升麻的主要区别是：具皮层纤维与中柱鞘纤维束，髓部大，约占横切面的 1/2。

【紫外光谱鉴别】

西升麻（四川）的零阶光谱：峰位 285；谷位 262

　　　一阶导数光谱：峰位 221，226，240，270，306；谷位 235，239，245，253，296，344

　　　二阶导数光谱：峰位 226，239，259，302，314，353，367；谷位 232，243，251，283，325，309，334

北升麻（河南）的零阶光谱：峰位 289，323；谷位 263，309

　　　一阶导数光谱：峰位 244，275，316；谷位 225，251，300，345，357

　　　二阶导数光谱：峰位 237，261，309，351，363，474；谷位 247，285，331，356

关升麻（香港）的零阶光谱：峰位 288，323；谷位 263，308

　　　一阶导数光谱：峰位 245，275，316；谷位 225，251，300，345

　　　二阶导数光谱：峰位 227，237，261，294，310，474；谷位 248，285，330，394（图 4 - 10 - 7 ~ 图 4 - 10 - 9）

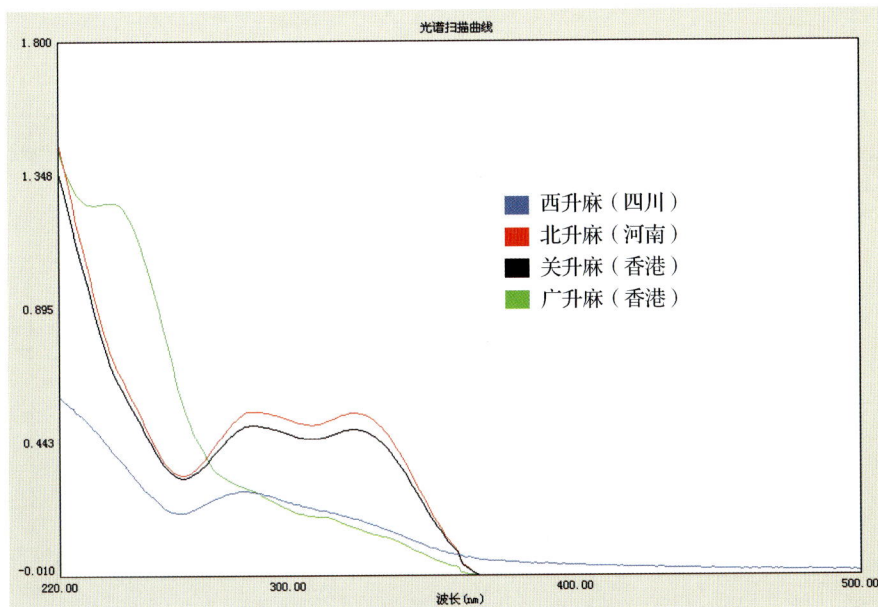

图 4 - 10 - 7　升麻的零阶光谱

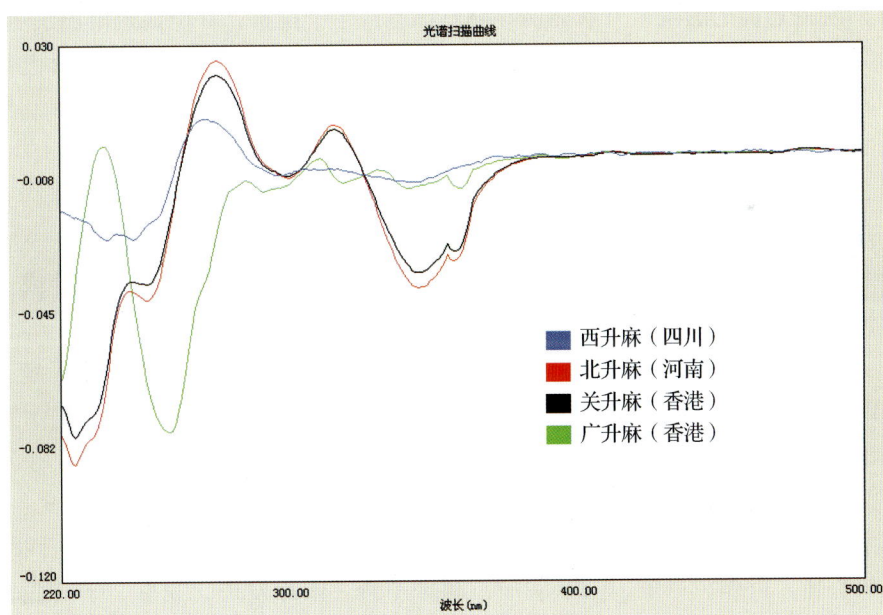

图 4 - 10 - 8　升麻的一阶导数光谱

【药理作用】

1. 解热作用　以上 3 种升麻的 95% 乙醇提取物对酵母诱发的大鼠发热均有一定解热作用。北升麻提取物（1g/kg）及异阿魏酸（1~2g/kg）对伤寒混合疫苗所致大鼠发热亦有解热作用。

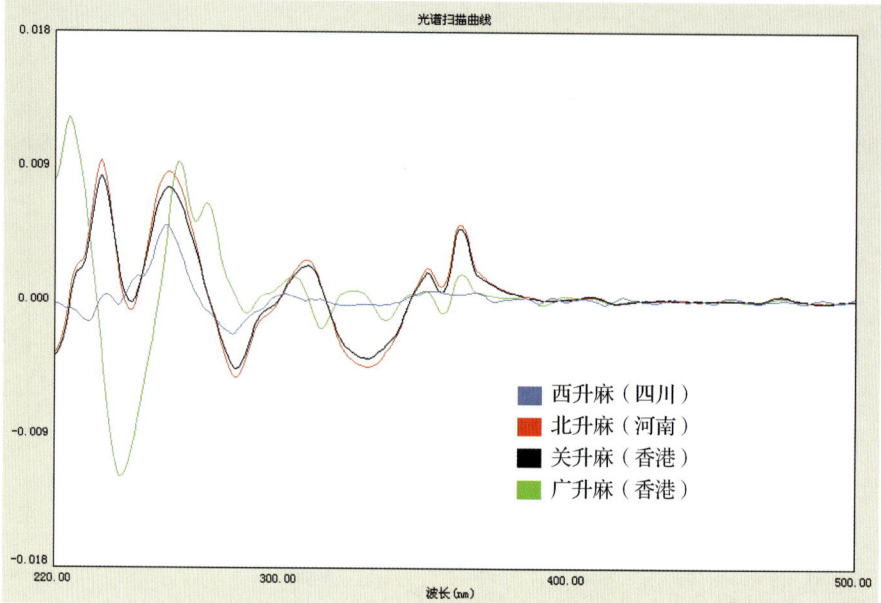

图 4 - 10 - 9　升麻的二阶导数光谱

2. 对免疫功能的影响　升麻能诱导淋巴细胞产生干扰素，并能促进淋巴细胞转化；其三萜类成分能增强淋巴细胞活性，强烈抑制植物凝血素（PHA）引起的淋巴细胞转化；升麻醇木糖苷能选择地抑制细胞内摄入核苷，抑制淋巴细胞活化，其抑制细胞膜通透性的作用优于皮质醇和三乙撑亚胺苯等。

3. 抗炎作用　北升麻及异阿魏酸对角叉菜胶或右旋糖酐引起的足跖肿胀均有抑制作用，并可抑制乳酸或醋酸致大鼠肛门溃疡。

4. 镇静与抗惊厥作用　升麻煎液能减少小鼠自主活动；醇提取物对樟脑或士的宁引起的惊厥有抑制作用。

5. 其他　尚有护肝、解痉、兴奋子宫和膀胱、抗结核杆菌等作用，其解痉有效成分是齿阿米醇和齿阿米素；临床用升麻治疗带状疱疹、麻疹、流感有效，提示其有抗病毒作用。升麻全株有毒，其石油醚及三氯甲烷（氯仿）提取物（1000mg/kg）给小鼠腹腔注射均可出现中毒反应，部分动物死亡。

【功效】　性微寒，味辛，微甘（苦，微苦）。能发表透疹，清热解毒，升举阳气。用于风热头痛，齿痛，口疮，咽喉肿痛，麻疹不透，阳毒发斑，脱肛，子宫脱垂。煎服，3~9g。

【附注】　除上述 3 种外，尚有同属植物单穗升麻 *Cimicifuga simplex* Wormsk.（黑龙江、辽宁、安徽、四川）、小升麻 *C. acerina*（Sieb. et Zucc.）Tanaka（四川）在上述地区也作升麻入药。

广升麻（习用品）

【别名】　鸭麻菜，麻花头，麻花头根，升麻，广升麻、绿升麻（香港），升麻头、

广东升麻（澳门）

【处方应付名称】 广升麻，南升麻，升麻（广东、广西、香港、澳门）

【来源】 菊科植物华麻花头 *Serratula chinensis* S. Moore　的干燥根。夏、秋季采挖，洗净，切片晒干或焙干。

【植物形态】 多年生草本。根茎短，有长纺锤状根数条，有分枝。茎直立，具细棱，被柔毛，不分枝或上部少分枝。叶互生；叶柄长 2～5cm；基生叶广卵形，茎生叶卵形或长椭圆形或披针形，先端急尖或渐尖，基部渐狭，边缘有胼体状细齿，被微粗毛。头状花序单生枝顶或呈伞房状排列，总苞钟状，总苞片 7 层；花两性，管状，花冠纤细，5 深裂，白色或淡紫色；瘦果长圆形，光滑无毛，冠毛直立，刚毛状，不等长，淡黄色，有时带紫色。6～7 月，果期 7～8 月。（图 4－10－10）

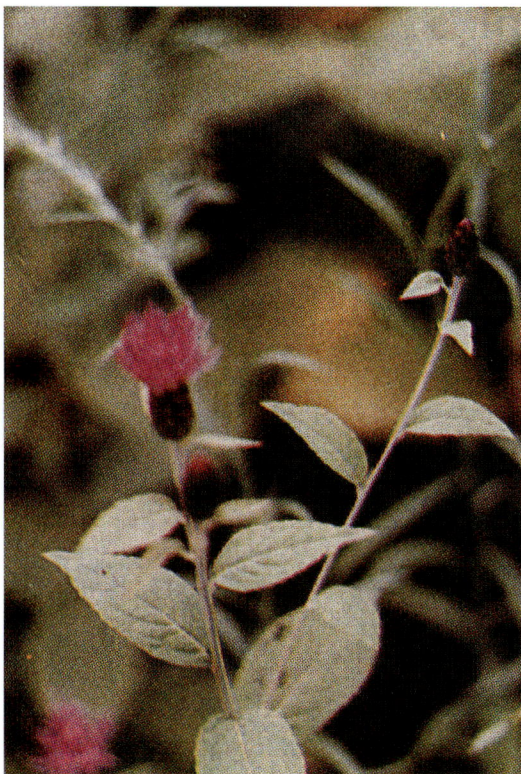

图 4－10－10　华麻花头（原植物）

主产于广东，福建，湖南等。自产自销，并出口。

【化学成分】 根含昆虫变态激素蜕皮甾酮（ecdysterone）。

【药材性状】 根呈圆柱形，稍扭曲，直径 0.5～1cm，末端稍细；表面灰黄色或浅灰色，具纵皱纹或纵沟，并有少数须根痕；质脆，易折断，断面浅棕色或灰白色。饮品为纵切片，表面灰黑色，切面灰黄白色或灰白色，有少数纤维状纵向脉纹。气微，味微苦。（图 4－10－11）

【显微特征】 根横切面：木栓细胞数列；内皮层明显，皮层较宽，其间或内、外侧有树脂道稀疏断续排列成环状；形成层明显；木质部外侧导管较多，并有少数纤维，内侧导管单列径向排列，木薄壁组织中也有少数树脂道。

【紫外光谱鉴别】

零阶光谱：峰位 238；谷位 232

一阶导数光谱：峰位 235，285，311，331，355，388；谷位 258，291，319，341，359，365

二阶导数光谱：峰位 225，264，274，305，327，351，363；谷位 244，270，288，315，337，347，357（图 4－10－7～图 4－10－9）

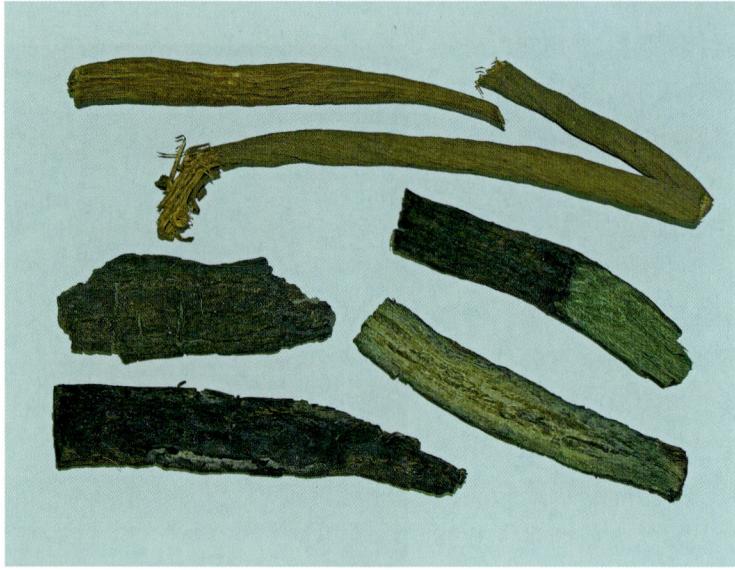

图 4 - 10 - 11　广升麻

【药理作用】对兔和大鼠食物性高胆甾醇脂血症有降低作用，广升麻的 95% 乙醇提取物对酵母诱发的大鼠发热无解热作用。

【功效】性微寒，味辛，苦。能散风透疹，清热解毒，升阳举陷。用于风热头痛，麻疹透发不畅，斑疹，肺热咳喘，咽喉肿痛，胃火牙痛，久泻脱肛，子宫脱垂。煎服，3~9g。

11　天仙子

【考证】天仙子原名莨菪子，始载于《神农本草经》，列为下品。《名医别录》载："莨菪子生海滨川谷及雍州（今陕西凤翔县、长安县及西安市一带），五月采子。"《本草经集注》又载："今处处有，子形颇似五味核而极小，惟入疗癫狂方用寻此，乃不可多食过剂尔。"《蜀本草》亦载："所在皆有之。叶似菘蓝，茎叶皆有细毛，花白色，子壳作罂状，结实扁细，若粟米大，青黄色，六月七月采子，日干。"《图经本草》记述尤详："……苗茎高二三尺许，叶似地黄、王不留行、红蓝等而三指阔。四月开花，紫色。苗荚茎有白毛，五月结实，有壳作罂子，状如小石榴。房中子至细，青白色，如米粒，一名天仙子，五月采子，阴干。"并附有秦州莨菪图（秦州，今甘肃天水一带）。《证类本草》记载与上述相同。李时珍谓："莨菪，其子服之，令人狂浪放宕，故名。"根据以上本草记述及《图经本草》之秦州莨菪图，与今之茄科植物莨菪 *Hyoscyamus niger* L. 相一致。

水蓑衣始载于《救荒本草》，谓："水蓑衣生水泊边，叶似地梢瓜叶而窄，每叶间均结小青菁葵，其叶味苦。"《植物名实图考》亦载："按此草江西沙州多有之，唯叶间青菁葵略带淡红色。余取剖之，其中皆有一小虫蜷伏其中。南方湿热，草木蕴结，化生虫蛾，不可细诘。"并有附图。但均未述其功效。根据以上记述及附图，与今之爵床科植物水蓑衣 *Hygrophila salicifolia*（Vahl）Nees 相符。

目前，全国大多数地区使用的天仙子是茄科植物莨菪 *Hyoscyamus niger* L. 的干燥成熟种子，黑龙江、吉林、辽宁同时使用同属植物小天仙子（北莨菪）*H. bohemicus* F. W. Schmidt；而浙江、上海、江西、湖北、湖南、广东、广西、贵州则以爵床科植物水蓑衣 *Hygrophila salicifolia*（Vahl）Nees 或大花水蓑衣 *H. megalantha* Merr. 的种子作天仙子入药，商品称为"南天仙子"。

香港、澳门的用药习惯源于广东，亦以水蓑衣的种子作天仙子入药。

【述评】

1. 古代本草记载之天仙子，原名莨菪子，为茄科植物莨菪 *Hyoscyamus niger* L. 的干燥成熟种子，古今应用基本一致。

2. 水蓑衣仅见记载于《救荒本草》与《植物名实图考》，但均未言及功效。其本为广西、贵州、浙江之民间草药，多用于清热解毒、散瘀止痛。与天仙子在来源、化学成分及功效等方面均相差甚远，故不宜作天仙子入药。应恢复其本来名称，称作"水蓑衣子"，区别应用。《中国药典》2010 年版将水蓑衣的种子以"南天仙子"之名收载于附录中。

天仙子（正品）

【别名】莨菪子、横唐（《神农本草经》），莨蓎子、狼蓎（《本草经集注》），牙痛子（《本草原始》），米罐子（《中药志》），熏牙子（陕西）

【处方应付名称】天仙子，莨菪子

【来源】茄科植物莨菪 *Hyoscyamus niger* L. 的干燥成熟种子。夏、秋季果皮变黄色时采摘果实，曝晒，打下种子，筛去果皮、枝梗，晒干。

【植物形态】一年生或二年生草本，高达 1m。全株被黏性腺毛。根粗壮，肉质。一年生植株的茎较短，基部具莲座状叶丛，叶长可达 30cm，宽达 10cm。二年生植株茎伸长分枝。茎生叶互生，无柄，基部半抱茎；叶片卵形或三角状卵形，先端钝或渐尖，边缘呈羽状浅裂或或深裂；近顶端的叶呈浅波状，两面被黏性腺毛，沿叶脉并被柔毛。花腋生，单一，直径 2～3cm；花萼筒状钟形，5 浅裂，花后增大成坛状，有 10 条纵肋，外被直立白柔毛；花冠钟状，5 浅裂，黄色并带紫堇色网纹；雄蕊 5，着生于花冠筒的近中部，稍长于花冠；花药深蓝紫色，纵裂；子房 2 室，柱头头状，2 浅裂。蒴果藏于宿存的花萼内，长卵圆形，成熟时盖裂。种子小，近圆盘形，淡黄棕色，有多数网状凹穴。花期 5 月，果期 6 月。生长于村边、山野、路旁、宅旁等处。主产于河北、河南、内蒙古及东北、西北各地。（图 4-11-1）

小天仙子的植物形态与莨菪相似，主要区别是：为一年生草本，植株较小；根细瘦而带木质；基部无莲座状叶丛，茎生叶不作羽状分裂或仅有极浅的波状浅裂。其种子亦与天仙子极相似，难于区别。产于东北及华北地区，多自产自销。

【化学成分】种子含天仙子胺（莨菪碱，hyoscyamine，0.02%～0.17%）、东莨菪碱（scopolamine，0.01%～0.08%）及阿托品（atropine）等；尚含脂肪，达 25%。近

从中分离得到 2 个木脂素酰胺类化合物，分子式分别为 $C_{36}H_{37}N_2O_8$ 与 $C_{36}H_{33}N_2O_9$。

小天仙子亦含天仙子胺 0.04%，东莨菪碱 0.01%。

【药材性状】种子细小，呈类肾形或卵形，稍扁，直径约 1mm。表面棕黄色或浅黄色，具细密隆起的网纹，略尖的一端有点状种脐。剖面灰白色，油质，有胚乳，胚弯曲。气微，味微辛。（图 4 – 11 – 2）

【显微特征】种子纵切面：种皮外表皮细胞呈不规则波状突起，波峰顶端渐尖或钝圆，长可达 125μm，细胞壁具透明的纹理；种皮内表皮细胞 1 列，壁薄，内含棕色物质。胚乳细胞含脂肪油及糊粉粒；胚弯曲，子叶细胞含脂肪油，胚根明显。

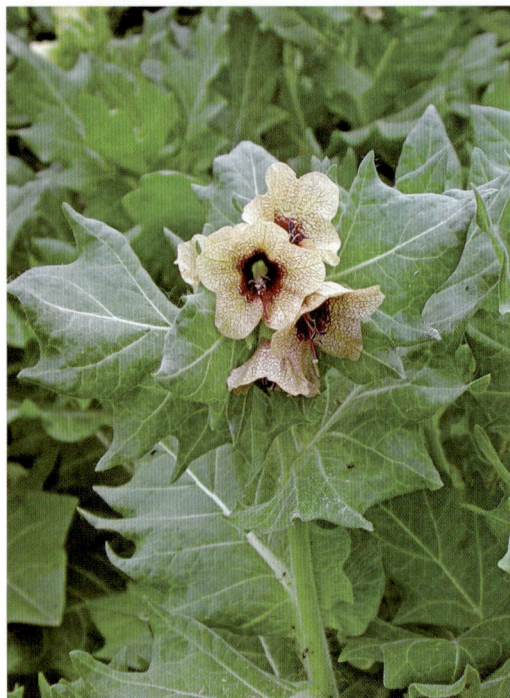

图 4 – 11 – 1　莨菪（原植物）

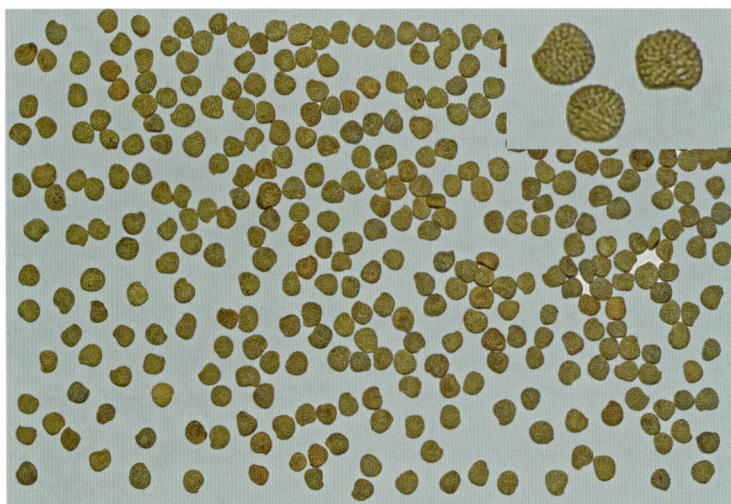

图 4 – 11 – 2　天仙子

【紫外光谱鉴别】

零阶光谱：峰位 285，316；谷位 262

一阶导数光谱：峰位 274，313；谷位 232，291，341

二阶导数光谱：峰位 236，258，295，306，351；谷位 227，244，285，299，328

（图 4 – 11 – 3 ~ 图 4 – 11 – 5）

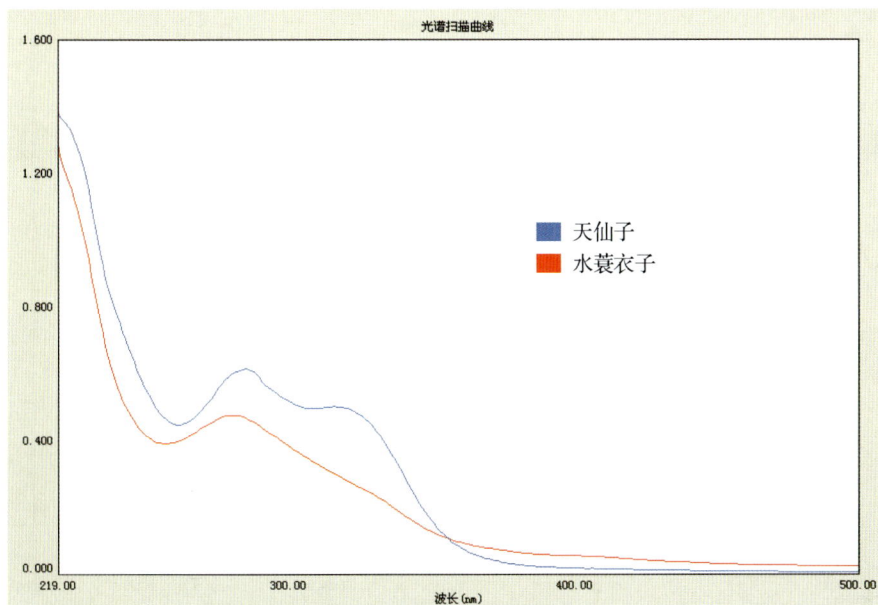

图 4 – 11 – 3　天仙子的零阶光谱

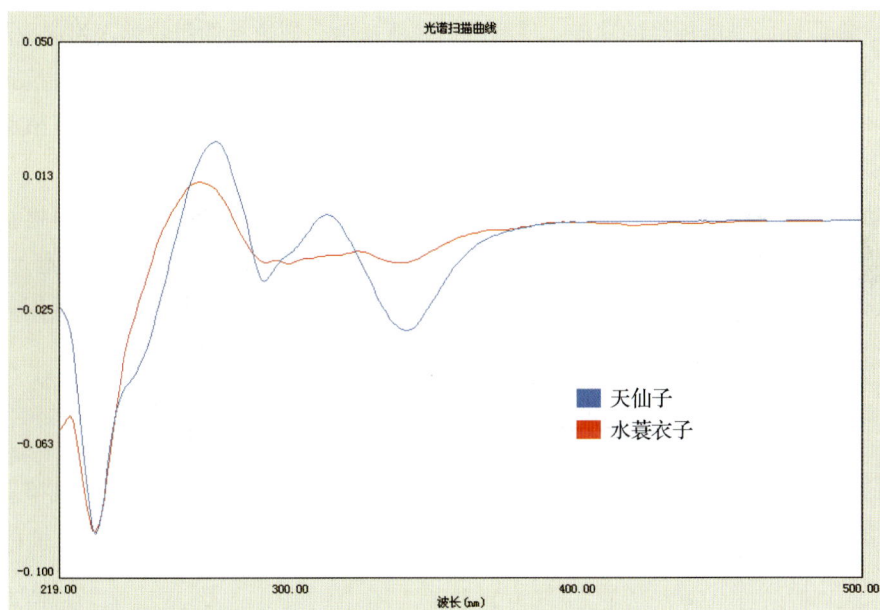

图 4 – 11 – 4　天仙子的一阶导数光谱

【药理作用】所含生物碱为 M 受体阻断剂，药理作用广泛，主要有以下几点。

1. 对中枢神经系统的作用　东莨菪碱与冬眠合剂合用于人、猴、犬均可产生全身麻醉，与戊巴比妥或甲丙氨酯（眠尔通）合用可使小鼠活动明显减少，并能显著提高痛阈，有一定强度的镇痛作用。但人应用大剂量阿托品时，则出现以兴奋为主的精神症状。

2. 松弛平滑肌作用　其生物碱能松弛支气管平滑肌；东莨菪碱能降低胃肠道的蠕动

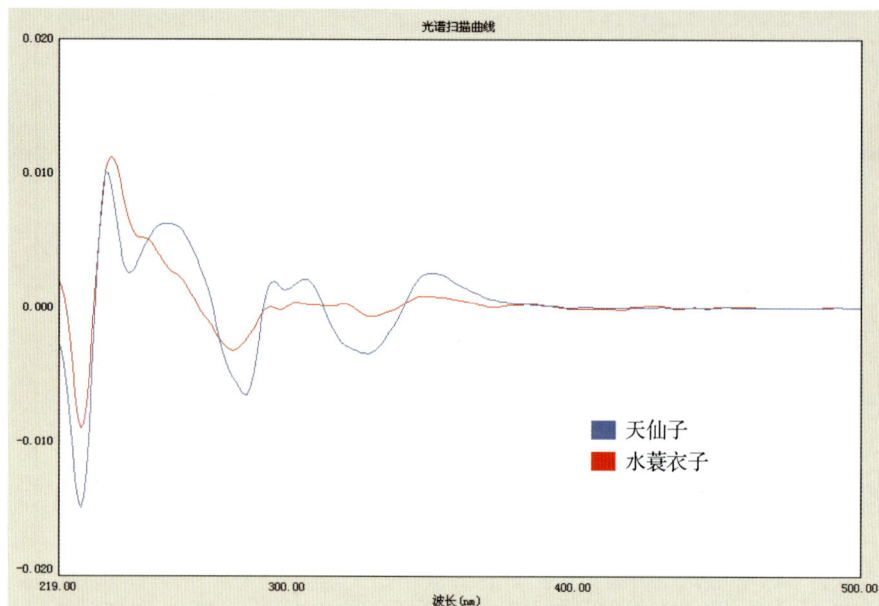

图 4 – 11 – 5　天仙子的二阶导数光谱

及张力，能阻断胆碱能神经的功能，使膀胱逼尿肌松弛，尿道括约肌收缩，引起尿潴留。

3. 其他　所含生物碱能改善微循环，拮抗肾上腺素引起的心律失常，对抗拟胆碱药引起的血管扩张，大剂量时又能拮抗去甲肾上腺素的血管收缩作用，并有散瞳与抑制多种腺体分泌等作用。

【功效】性温，味苦、辛；有大毒。能解痉止痛，安神定喘。用于脘腹疼痛，风湿痹痛，风虫牙痛，跌打伤痛，喘嗽不止，泻痢脱肛，癫狂，惊痫，痈肿疮毒。煎服，0.6 ~ 1.2g；散剂，0.06 ~ 0.6g。本品有剧毒，内服宜慎，不可过量或连续服用。心脏病、心动过速、青光眼患者及孕妇忌服。

水蓑衣子（习用品）

【别名】方箭草、水骨节、水箭草、锁药、节节同、节上花（广西），九节花、接骨草（贵州），窜心蛇、鱼骨草、水胆草、冰疗药、墨菜（广东、广西），细叶墨菜（海南）

【处方应付名称】水蓑衣子，南天仙子，广天仙子、天仙子（广东、广西、香港、澳门）

【来源】爵床科植物水蓑衣 *Hygrophila salicifolia*（Vahl）Nees 或大花水蓑衣 *H. megalantha* Merr. 的干燥成熟种子。秋季果熟时割取地上部分，晒干，打下种子，除去杂质。

【植物形态】

1. 水蓑衣　一年生或二年生草本，高 30 ~ 60cm。根状茎圆柱形，暗棕色。茎略呈方柱形，节处疏被柔毛。叶对生；具短柄或近无柄；叶片披针形或长圆状披针形，先端尖或渐尖，基部楔形，全缘或微波状，两面密布细而短的针状钟乳体。花3~7朵簇生于叶腋；苞片卵形或椭圆形，小苞片披针形或条形，长约为花萼的一半；花萼管状，外被短糙毛，5裂几达中部，裂片三角状披针形；花冠淡紫红色，长约1cm，外被微毛，二唇形，上唇2浅裂，下唇3裂；雄蕊4，二强；子房无毛，花柱细长，柱头钩曲。蒴果条形，长约10mm。种子16~32颗，细小，矩圆形而扁，淡褐色，浸水即现白色密绒毛。花期9~10月。（图4-11-6）生长于溪沟边或阴湿地之草丛中。分布于西南及江苏、浙江、江西、湖北、湖南、广东、海南及广西等地。主产于广东、广西、福建。

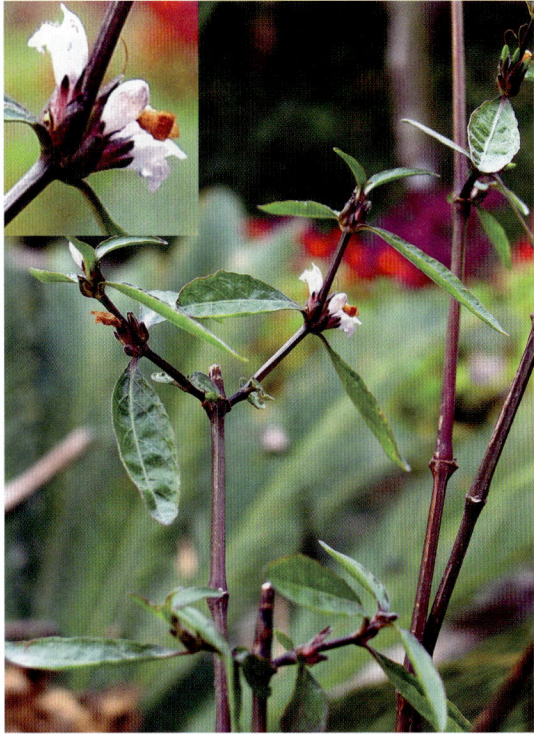

图4-11-6　水蓑衣（原植物，左上角示花放大）

2. 大花水蓑衣　与水蓑衣的主要区别是叶两面无针状钟乳体。

【化学成分】未见研究报道。

【药材性状】种子略呈扁平心脏形，直径约1mm。表面棕红色或暗褐色，近平滑，无网纹，基部有种脐。表面有贴伏的黏液化的表皮毛，成薄膜状，遇水则膨胀竖立，蓬松散开，黏性甚大，湿润即黏结成团。无臭，味淡而黏舌。（图4-11-7）

【显微特征】种子纵切面：切面呈长圆形。种皮外表皮细胞1列，壁薄，内含棕色物质，其外侧有黏膜状之表皮毛，表面密被横向纹理；种皮内表皮细胞1列，排列整齐，壁较厚。种皮内为2片大的子叶，由薄壁细胞组成，细胞内含草酸钙簇晶及油滴。种子的一端为长圆形的胚根。

【紫外光谱鉴别】

零阶光谱：峰位280；谷位257

一阶导数光谱：峰位223，268，295，323；谷位232，292，299，339

二阶导数光谱：峰位238，294，303，320，349；谷位227，281，297，314，330

（图4-11-3~图4-11-5）

【药理作用】经与天仙子做平行药理试验。结果表明，水蓑衣子的乙醇提取物无明显的镇静与镇痛作用。

【功效】性寒，味苦。能清热解毒，消肿止痛。用于乳痈红肿热痛，疮肿。外用，适量，研末调敷。脓成或已溃者忌用。据临床研究报道，南天仙子约15g，用温水调成饼

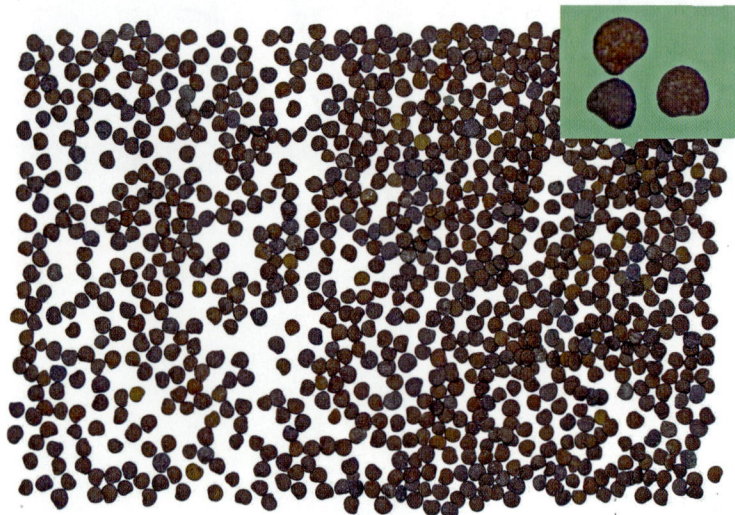

图 4 - 11 - 7　水蓑衣子

状，趁湿外敷患处，以胶布固定，每 24 ~ 36h 更换 1 次，不合用抗生素。治疗急性乳腺炎 50 例（均为初产妇），敷药后乳房肿块完全消退、临床症状消失、体温恢复正常为治愈。50 例中，敷药 2 次治愈者 10 例，3 次治愈者 25 例，4 次治愈者 15 例。

12　天仙藤与青木香

【考证】天仙藤始载于《图经本草》经外木蔓类，谓："天仙藤，生江淮及浙东山中。味苦，温，无毒。解风劳。……春生苗，蔓延作藤，叶似葛叶，圆而小，有毛，白色，四时不凋。根有须，夏月采取根苗，南人用之最多。"并附有临江军天仙藤图。《证类本草》的记载与上相同。《本草纲目》及《植物名实图考》均引载于蔓草类，据其图文及《图经本草》所述"有毛，白色"，似指马兜铃科植物寻骨风 Aristolochia mollisima Hance。然宋代《宝庆本草折衷》引《新安志》曰："此（天仙藤）即马兜铃苗也。"明弘治《徽州府志》亦云："天仙藤其生子状如铃，故名马兜铃。"其后，明《广嗣纪要》、《医学正印》等方书均有"天仙藤即青木香藤"的记载。从以上记载及《图经本草》所附临江军天仙藤图，古代应用的天仙藤的原植物应该是马兜铃科植物马兜铃 Aristolochia debilis Seib. et Zucc.。

青木香之名始见于《本草经集注》，为木香之异名。《本草纲目》亦曰："木香……昔人谓之青木香。后人因呼马兜铃根为青木香，乃呼此为南木香、广木香以别之。"《图经本草》在木香条下附有滁州青木香与海州青木香图，两者均为马兜铃科植物。马兜铃根原称"独行根"，《新修本草》及《开宝本草》均载有独行根，谓："独行根……山南名为土青木香……，一名兜铃根。"由此可见，青木香原为木香之别名，最早称为独行根，又称土青木香；但自宋代始即称马兜铃根为青木香。

目前，全国绝大多数地区均以马兜铃的茎叶作"天仙藤"入药，部分地区（陕西、山东、河北、北京、湖北）还同时使用同属植物北马兜铃 *Aristolochia contorta* Bunge 的茎叶；上述两种植物的根在南方大部分地区和北方部分地区用作"青木香"。但贵州、广西和香港则以青木香用作天仙藤；广东另以樟科植物无根藤 *Cassytha filiformis* L. 的全草作天仙藤入药。而北方地区（黑龙江、辽宁、内蒙古、北京、天津、河北、山西、陕西及青海）则以菊科植物土木香 *Inula helenium* L. 的根作青木香，云南亦以菊科植物膜缘木香 *Vladiminia forrestii*（Diels）Ling、厚叶木香 *V. berardioides*（Fr.）Ling 及菜木香 *V. edulis*（Fr.）Ling 的根作青木香入药，川南马兜铃 *Aristolochia austroszechuanica* C. P. Xhien et C. Y. Cheng 与广防己 *A. fangchi* Wu in herb. 在四川东部及广西部分地区作青木香使用。

【述评】

1. 古代应用的天仙藤应是马兜铃科植物马兜铃 *Aristolochia debilis* Seib. et Zucc. 的茎叶；宋代以前还可能包括同属植物寻骨风 *Aristolochia mollisima* Hance。马兜铃根自宋代始即称为青木香。古今应用基本一致。

2. 马兜铃的茎叶所含化学成分虽然与其根有一些相似，如均含马兜铃酸；但无论古代本草记载还是近代的临床应用，两者的功能主治均有明显的不同：天仙藤主行气活血，利水消肿，青木香主平肝止痛，解毒消肿。不应混淆使用，不能以青木香作天仙藤入药。《中国药典》2005 年版始，仅收载天仙藤而未收载青木香，可能与其中所含马兜铃酸量有关。使用时应注意。

3. 樟科植物无根藤含多种生物碱，有小毒，功效亦与天仙藤迥异，不可混淆应用，并应正名为"无根藤"为妥。

4. 青木香虽然最早是木香的异名，但自宋代以来已习惯称马兜铃根为青木香。而且，木香与青木香来源于不同科的植物，所含化学成分迥异，功能主治亦有差异，不宜混淆应用。木香或土木香应使用菊科植物木香 *Aucklandia costus* Falc.（商品称"广木香"或"云木香"）或川木香属 *Vladimiria* 数种植物的根（商品统称"越西木香"），青木香应使用马兜铃科植物马兜铃或北马兜铃的根。

天仙藤（正品）

【别名】都淋藤、三百两银（《肘后方》），兜铃苗（《圣惠方》），马兜铃藤（《普济方》），青木香藤（《广嗣纪要》），长痧藤（南京），香藤（浙江）

【处方应付名称】天仙藤，青木香藤

【来源】马兜铃科植物马兜铃 *Aristolochia debilis* Seib. et Zucc. 或北马兜铃 *Aristolochia contorta* Bge. 的干燥茎叶。霜降前未落叶时割取地上部分，晒干打捆。

【植物形态】

1. 马兜铃　草质藤本。根圆柱形。茎柔弱，无毛。叶互生，叶柄长 1～2cm，柔弱；叶片卵状三角形、长圆状卵形或戟形，先端钝圆或短渐尖，基部心形，两侧裂片圆形，下垂或稍扩展；基出脉 5～7 条，叶脉在两面均明显。花单生或两朵聚生于叶腋；花梗长 1～1.5cm；小苞片三角形，易脱落；花被长 3～5.5cm，基部膨大呈球形，向上收狭成一长管，管口扩大成漏斗状，黄绿色，口部有紫斑，内面有腺体状毛；檐部一侧极短，另一侧渐延伸成舌片；舌片卵状披针形，顶端钝；花药贴生于合蕊柱近基部；子房圆柱形，6 棱。蒴果近球形，先端钝圆而微凹，具6 棱，成熟时由基部向上沿室间6 瓣开裂；果梗长 2.5 ~5cm，常撕裂成6 条。种子扁平，钝三角形，边缘具白色膜质宽翅。花期7 ~8 月，果期9 ~10 月（图4 - 12 -1）。生长于山谷、沟边阴湿地或山坡灌丛中。主产于浙江、安徽、江苏、湖南、湖北等地。

2. 北马兜铃 与马兜铃的主要区别点是：叶片呈卵状心形或三角状心形；总状花序有花2 ~8 朵，生于叶腋；漏斗状花被筒口的檐部舌片先端长渐尖且延伸成1 ~3cm 线形而弯扭的

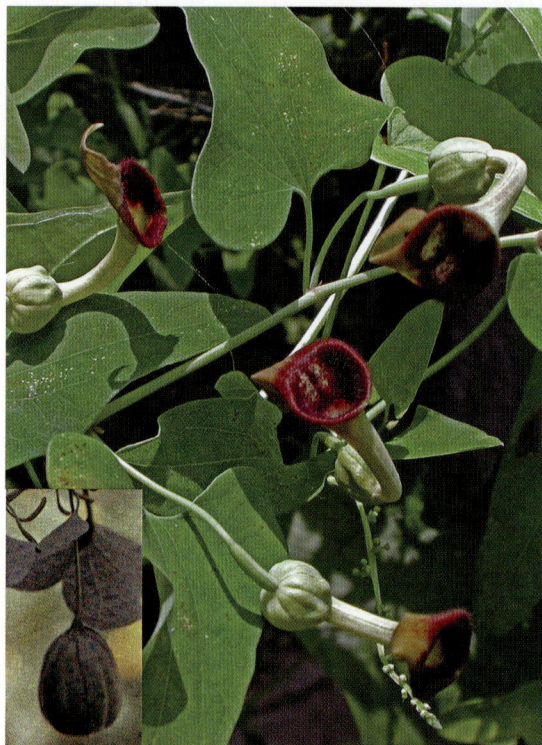

图4 -12 -1　马兜铃（原植物，左下角示果）

尾尖；蒴果宽倒卵形或椭圆状倒卵形；种子三角状心形，扁平，具小疣点，边缘有浅褐色膜质翅。主产于东北、华北等地。

【化学成分】 茎叶含马兜铃酸（aristolochic acid）D_1、木兰花碱（magnoflorine）和 β -谷甾醇。

【药材性状】 马兜铃茎细长圆柱形，略扭曲，直径1 ~3mm；表面黄绿色或黄褐色，有棱脊和节，节间长短不等；质脆，易折断，断面有数个大小不等的维管束。叶互生，多皱缩破碎，完整者展平后呈卵状三角状或长圆状卵形或戟形，长3 ~6cm，基部宽1.5 ~3.5cm，先端钝圆或短渐尖，基部心形，两侧裂片圆形，暗绿色或淡黄褐色，基出脉5 ~7 条；叶柄细长，1 ~2cm。气清香，味淡。（图4 -12 -2）

北马兜铃的主要区别点是：叶片呈卵状心形或三角状卵形，长3 ~13cm，基部宽3 ~10cm；叶柄长2 ~7cm。

【显微特征】 马兜铃茎横切面：表皮细胞1 列，外壁较厚，被角质层；皮层较窄，棱角处有1 ~7 列厚角细胞；中柱鞘纤维排列成环，宽2 ~10 余列细胞，外侧的纤维壁厚，内侧的逐渐变薄；外韧型维管束6 ~8 个，大小不均，相间排列；中央具髓，窄小。

【紫外光谱鉴别】

零阶光谱：峰位 399；谷位 355，374，378

一阶导数光谱：峰位 257，265，313，359，369，390，393；谷位 262，288，328，350

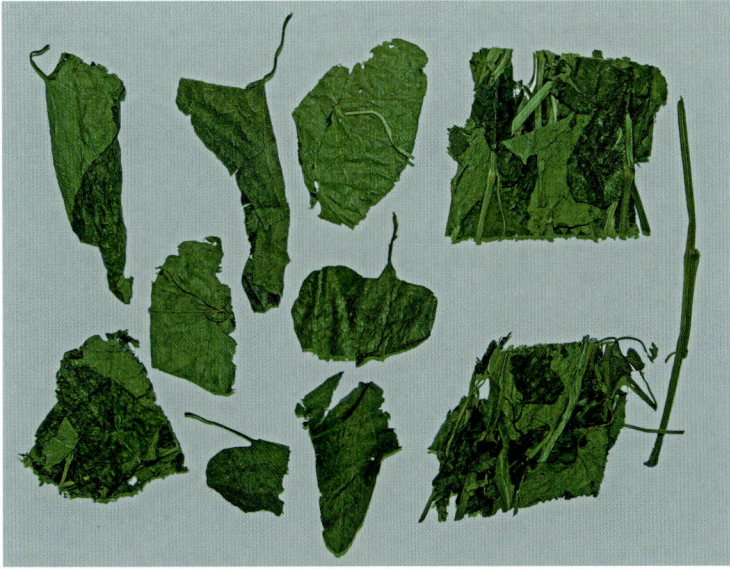

图 4 – 12 – 2　天仙藤（饮片）

二阶导数光谱：峰位 224，237，251，263，273，296，337，355，367，378，387；谷位 232，242，260，269，282，321，352，362，371，402 （图 4 – 12 – 3 ~ 图 4 – 12 – 5）

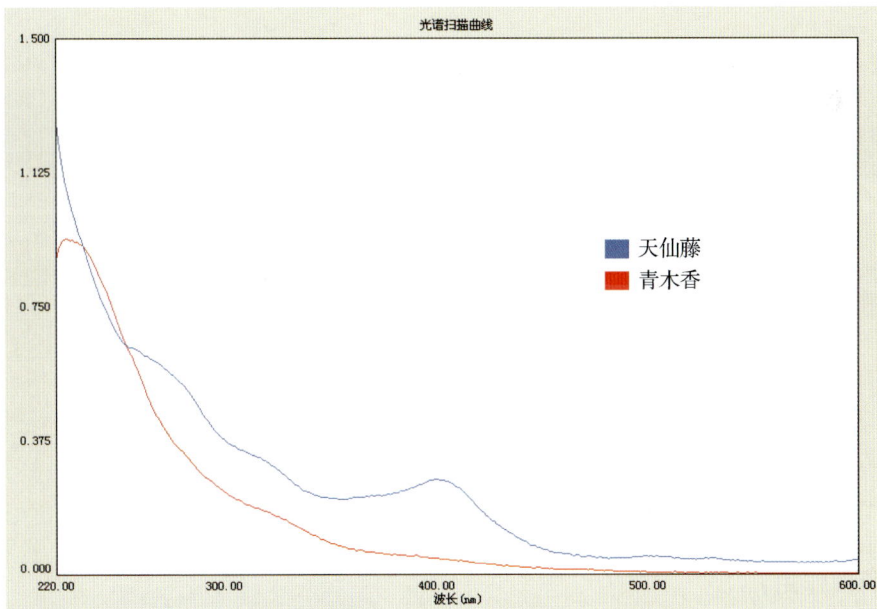

图 4 – 12 – 3　天仙藤与青木香的零阶光谱

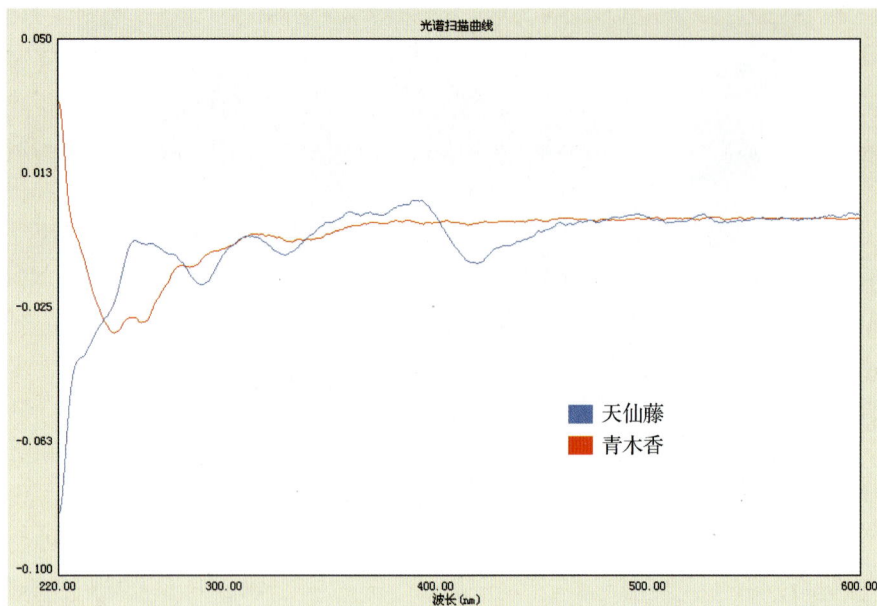

图 4 – 12 – 4　天仙藤与青木香的一阶导数光谱

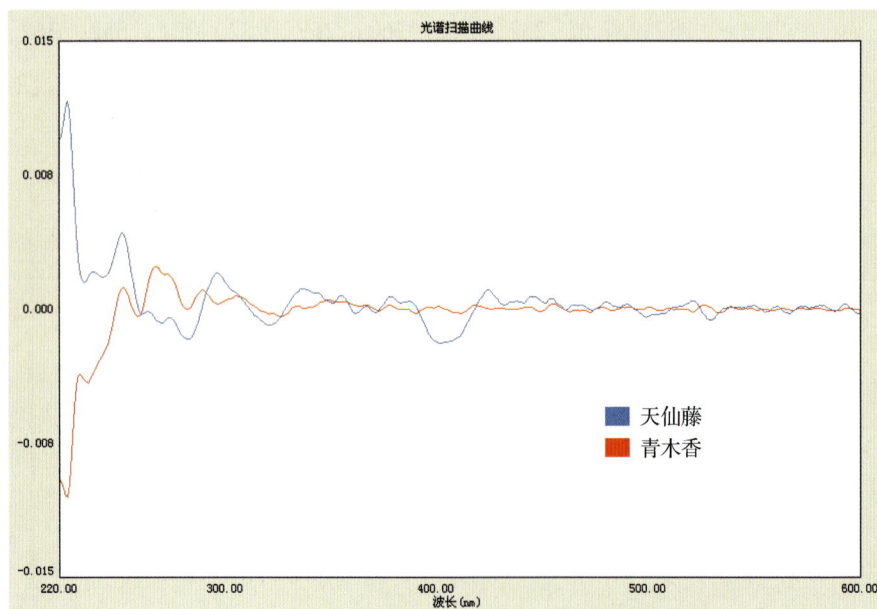

图 4 – 12 – 5　天仙藤与青木香的二阶导数光谱

【药理作用】

1. 降压作用　天仙藤所含木兰花碱具箭毒样作用及显著的神经节阻断作用。其作用可被新斯的明所拮抗。无论静脉注射还是口服，木兰花碱均有明显的降压作用。

2. 毒性　小鼠静脉注射木兰花碱的 LD_{50} 为 $0.02g/kg$。

【功效】性温，味苦。能行气活血，利水消肿。用于脘腹刺痛，关节痹痛，妊娠水肿。煎服，4.5～9g。

青木香（正品）

【别名】马兜铃根、兜铃根（《肘后方》），土青木香、独行根（《新修本草》），云南根（《图经本草》），铁扁担（陕西），痧药（江西），天仙藤根（江苏）

【处方应付名称】青木香，兜铃根，天仙藤根，天仙藤（香港）

【来源】马兜铃科植物马兜铃 *Aristolochia debilis* Seib. et Zucc. 或北马兜铃 *Aristolochia contorta* Bge. 的干燥根。10～11月茎叶枯萎时采挖根部，除去须根、泥土，晒干。

【植物形态】见天仙藤。

【化学成分】

1. 马兜铃根　含马兜铃酸 A、B、C，7－羟基马兜铃酸 A，7－甲氧基马兜铃酸 A，马兜铃酸 C－6－甲醚，马兜铃酸 A 甲酯，马兜铃酸 D－6－甲醚，马兜铃内酰胺－N－六碳糖，青木香酸（debilic acid）和尿囊素（allantoin）等。另含9个马兜铃烷型倍半萜（aristolane type sesguiterpenes）成分及3－氧代马兜铃烷（oxoishwarane）、粉防己碱（tetrandrine）、轮环藤碱（cyclanoline）。

2. 北马兜铃根　含尿囊素，马兜铃酸 A、E，木兰花碱，4，5－二氧代去氢巴婆碱（4，5－dioxodehydroasimilobine）、观音莲明（lysicamine）及 β－谷甾醇及胡萝蔔苷。

【药材性状】

1. 马兜铃根　圆柱形或稍扁，略弯曲，长3～10cm，直径5～15mm。表面黄褐色或灰棕色，具纵皱纹及须根痕。质硬脆，折断面皮部淡黄色，木质束淡黄色，放射状，木射线宽阔，乳白色，形成层环隐约可见。气香而特异，味苦。（图4－12－6）

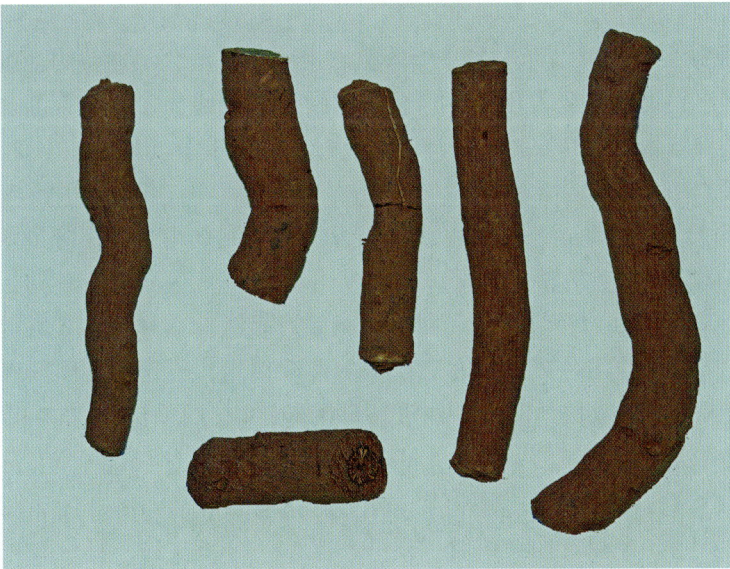

图4－12－6　青木香

2. 北马兜铃根　与马兜铃根相似，唯较小而稍扁。

【显微特征】

1. 马兜铃根　横切面观，木栓层为数列棕色细胞；皮层散有油细胞，内含黄棕色油滴；韧皮束窄，韧皮射线极阔，均有油细胞；形成层成环；初生木质部二原型，两木质束自中央向外并分叉呈放射状排列。薄壁细胞含淀粉粒，单粒类球形，直径 3.5 ~ 14μm，脐点呈点状或裂隙状；复粒由 2 ~ 4 分粒组成。

2. 北马兜铃根　主要区别是：栓内层有石细胞，2 ~ 15 成群，长圆形或圆形。

【紫外光谱鉴别】

零阶光谱：峰位 225，228；谷位 不明显

一阶导数光谱：峰位 256，280，314，317，321，326；谷位 247，260，283，296，332

二阶导数光谱：峰位 230，251，267，272，289，305；谷位 224，234，258，282，297（图 4 - 12 - 3 ~ 图 4 - 12 - 5）

【药理作用】

1. 解痉作用　青木香（马兜铃与北马兜铃）对小鼠肠蠕动及家兔回肠收缩均有明显抑制作用，抑制率分别为 88.3%（马兜铃）、47.3%（北马兜铃）与 85.4%（马兜铃）、87.0%（北马兜铃）。

2. 镇痛作用　马兜铃根、野生及栽培的北马兜铃根均能明显抑制冰醋酸致小鼠扭体反应，镇痛作用随剂量增加而增强；镇痛作用强度依次为野生北马兜铃根、栽培北马兜铃根和马兜铃根。

3. 抗炎作用　上述三者亦能明显抑制二甲苯所致小鼠耳廓肿胀，随剂量增加，作用增强；三者的抗炎作用强度无明显差异。

4. 抗病原微生物作用　青木香的 95% 乙醇提取物对革兰阳性与阴性细菌均无明显抑制作用。其总生物碱对金黄色葡萄球菌、铜绿假单胞菌、大肠埃希菌及变形杆菌均有不同程度的抑制作用；其水提物可抑制单纯疱疹病毒 I 型（HSV - I）。其挥发油对猪蛔虫有杀灭作用。

5. 降压作用　各种动物静脉注射或口服青木香粗制剂均有一定降压效果，以煎剂的作用较强。木兰花碱亦有降压作用。

6. 其他　青木香尚有镇静作用，对在位肠管有轻微抑制作用，其醚提物的酸性部分对鸽和犬均有催吐作用，挥发油亦有较弱的催吐作用，所含轮环藤酚碱对横纹肌有松弛作用。体重 25g 的小鼠口服青木香粗制剂 0.6g，2kg 的猫口服 20 ~ 40g，均无一死亡。小鼠静脉注射木兰花碱的 LD_{50} 为 0.02g/kg。

【功效】性寒，味辛、苦，有小毒。能平肝止痛，解毒消肿。用于眩晕头痛，胸腹胀痛，痈肿疔疮，蛇虫咬伤。煎服，3 ~ 9g；研末，1.5 ~ 2g，每日 2 ~ 3 次；外用，适量，研末调敷，或磨汁涂。

无根藤（习用品）

【别名】无爷藤、流离网、黄鱼藤、飞扬藤（《岭南采药录》），过天藤（《生草药性备要》），无根草（《本草求原》），半天云（《陆川本草》），雾水藤、蜈蚣藤、无娘藤、飞天藤（广西），无头藤（广东），罗网藤（福建），蟠缠藤（台湾）

【处方应付名称】无根藤，天仙藤（广东）

【来源】樟科植物无根藤 *Cassytha filiformis* L. 的干燥全草。全年均可采收，洗净，切段，晒干或阴干。

【植物形态】寄生性缠绕草本。茎绿色或绿褐色，无毛或稍被毛，细长线形，以盘状吸根攀附于其他植物上。叶退化成微小的三角状鳞片。花极小，两性，白色，长不及 2mm，无梗，集成疏散的穗状花序，密被锈色小柔毛，苞片微小；花被裂片 6，排成 2 轮，外轮 3 枚小，类圆形，内轮 3 枚大，卵形；能育雄蕊 9，第 1、2 轮雄蕊花药 2 室，内向瓣裂，第 3 轮雄蕊花丝基部有 1 对无柄腺体，花药 2 室，室外向；退化雄蕊 3，位于最内轮，三角形，具柄；子房上位，1 室，卵状球形，包藏于花后增大的肉质果托内，花柱粗壮，柱头头状。浆果小，球形，直径约 7mm，花被宿存。花期 8～12 月，果期 11 月至翌年 2 月。（图 4－12－7）

生长于山间疏林或灌木丛中阳光充足处。分布于浙江、江西、福建、台湾、湖南、广东、广西、贵州、云南等地。

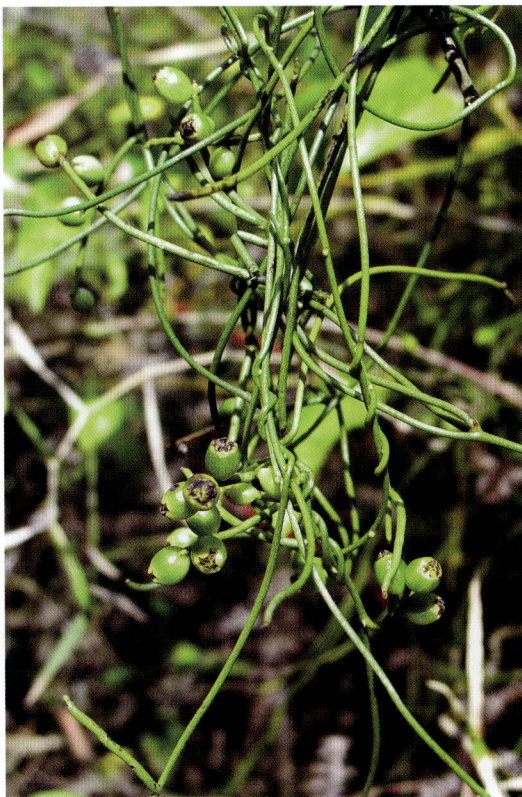

图 4－12－7　无根藤（原植物）

【化学成分】含无根藤碱（cassyfilline，cassythine）、无根藤定碱（cassythidine）。

【药材性状】为不规则小段，长 10～20mm。茎纤细，绿色或绿褐色，具细纵棱及圆形吸盘。叶细小鳞片状，三角形，膜质。花小，长不及 2mm，类白色，穗状花序。气微，味淡。

【药理作用】所含生物碱可引起惊厥，大量可致死。

【功效】性凉，味微苦、甘，有小毒。能清热利湿，凉血解毒。用于感冒发热、热淋，石淋，湿热黄疸，泄泻，痢疾，咯血，衄血，风火赤眼，跌打损伤，外伤出血，

疮疡溃烂，水火烫伤，疥疮癣癞。煎服，10～15g；外用，适量，煎水洗，或研末调
敷。孕妇慎服。

13　木贼

【考证】木贼始载于《嘉祐本草》，谓："木贼出秦、陇、华、成诸郡近水地。苗
长尺许，丛生。每根一干，无花叶，寸寸有节，色青，凌冬不凋。四月采之。"《图经
本草》亦谓："木贼，生秦陇同华间。味微苦，无毒，主明目，疗风，止痢。所在山谷
近水地有之。独茎苗如箭笴，无叶，长一、二尺，青色，经冬不枯，寸寸有节。采无
时，今医用之最多，甚治肠痔多年不差。"并附秦州木贼图及下血不止方。《证类本草》
记述与上述相同。李时珍亦谓："丛丛直上，长者二三尺，状似凫茈苗及棕心草，而中
空有节，又似麻黄而稍粗，无枝叶。"根据以上本草记述（每根一干，无花、枝、叶，
寸寸有节，中空）及《图经本草》之秦州木贼图，与今之木贼科木贼 *Equisetum hi-
emale* L. 相符。

目前，全国大多数地区均使用木贼科植物木贼 *Equisetum hiemale* L.，湖北等地还
使用同属植物笔管草 *E. debilis*（Roxb.）Ching；而广东、广西、云南则仅使用笔管草。
有的地区尚以同属植物节节草 *E. ramosissimum*（Desf.）Boerner 及问荆 *E. arvense*（L.）
混入木贼商品中。

【述评】

1. 古代本草记载之木贼为今之木贼科植物木贼 *Equisetum hiemale* L.。古今应用
一致。

2. 笔管草、节节草及问荆之被用作木贼，皆因它们的生境和形态与本贼相似的缘
故。虽然与木贼为同属植物，所含化学成分亦有某些相似之处；但除笔管草曾为《滇
南本草》记载外，其他多为民间药物，功效亦有一些差异。因此，均不宜作木贼入药。
同时，应对上述 3 种与木贼进行系统的化学、药理和临床疗效的比较研究，以明确它
们在上述方面之异同及各自的临床适应证。

3. 现代药理学研究结果表明，木贼有较好的抗炎、镇痛与止血作用（$P < 0.01$），
且毒性亦较小；而笔管草、节节草的抗炎、镇痛作用均较差（$P < 0.05$），且无止血作
用。故仍有必要建立科学的药效学模型，进一步比较木贼与其他混淆品种的作用差异。

木贼（正品）

【异名】木贼草（《本草经疏》），节骨草（《东北药用植物志》），响草、接骨草、
笔杆草、笔筒草（湖南），擦草、无心草（山西），笔头草（长白山）

【处方应付名称】木贼，木贼草

【来源】木贼科植物木贼 *Equisetum hiemale* L.［*Hippochaete hiemale*（L.）Borher］
的干燥全草。夏、秋季采割地上部分，洗净，晒干。

【植物形态】多年生常绿草本，茎高 40～100cm。根茎粗，黑褐色；地上茎直立，

单一，中空，直径 5～10mm，表面有纵棱 20～30；棱脊上有疣状突起 2 行，其表皮细胞壁含大量硅质而极粗糙。叶退化成鳞片状，基部合生成筒状的鞘，鞘长 6～10mm，叶鞘基部和鞘齿各有一黑色环圈；鞘齿线状钻形，尾状顶部早落而成钝头，背面有 2 行棱脊，形成浅沟。孢子囊穗生于茎顶，长圆锥形，长 7～15mm，先端具暗褐色的小尖头，由多数轮状排列的六角形盾状孢子叶组成，中央有柄，周围轮列椭圆形的孢子囊；孢子多数，球形，具 2 条弹丝，遇水即弹开，便于散播。孢子期 6～8 月。（图 4－13－1）

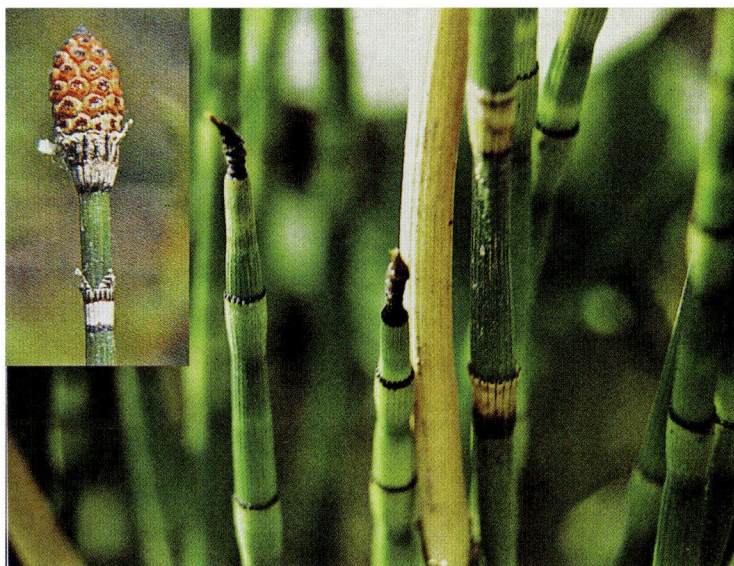

图 4－13－1　木贼（原植物，左上角示孢子囊穗）

　　喜生长于山坡林下阴湿处、河岸湿地、溪边。分布于东北、华北、西北、华中和西南。主产于辽宁、吉林、黑龙江、陕西及湖北。

　　【化学成分】地上部分含有机酸、黄酮、生物碱及挥发油。主要有：琥珀酸、延胡索酸、香草酸、阿魏酸、咖啡酸、对羟基苯甲酸、对甲氧基桂皮酸、间甲氧基桂皮酸；山柰酚、山柰酚－3，7－双葡萄糖苷、山柰酚－3－双葡萄糖－7－葡萄糖苷、山柰酚－3－葡萄糖－7－双葡萄糖苷、棉花皮异苷（gossypitrin）、草棉苷（herbacetrin）、蜀葵苷元（herbacetin）－3－双葡萄糖－8－葡萄糖苷、棉花皮素（gossypetin）－3－双葡萄糖－8－葡萄糖苷；犬问荆碱（palustrine）及微量烟碱。另含 6－乙酰氧甲基－1，8－二羟基－3－甲氧基蒽醌、胸腺嘧啶、二甲砜、香草醛、对羟基苯甲醛及磷、硅、鞣质、皂苷、糖类。

　　【药材性状】茎长管状，平直，长 20～60cm，直径 2～6mm，节明显，节间长 2.5～9cm，无分枝。表面灰绿色或黄绿色，具纵棱 20～30 条，棱上有多数细小光亮的疣状突起，触之有粗糙感。节上有鞘状叶，鞘筒基部和鞘齿均呈棕黑色，中部淡黄色。体轻，质脆，断面中空，周边有 20～30 个圆形小空腔，排列成环状。气微，味甘、淡、微涩，嚼之有砂砾感。饮片切成长段。（图 4－13－2）

　　【显微特征】茎横切面：类圆形或略扁。表皮细胞 1 列，外壁被角质层，具疣状突

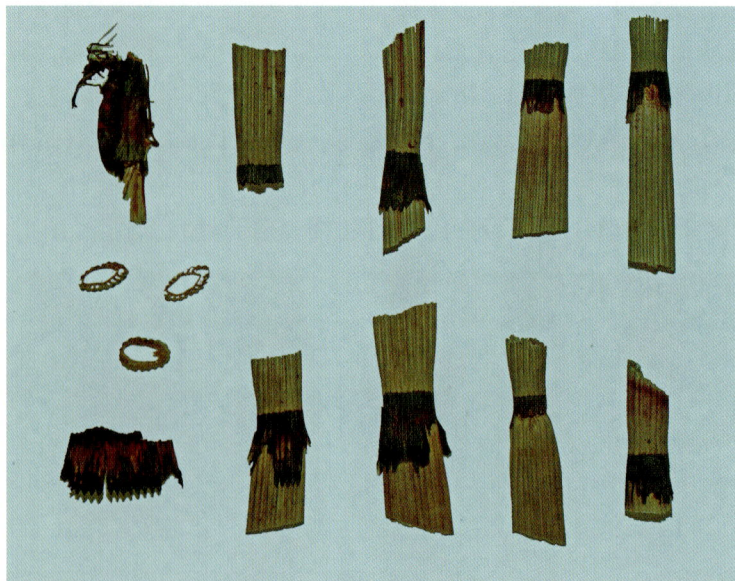

图 4 - 13 - 2　木贼（饮片）

起样棱脊 20 ~ 30 个，棱脊处表皮细胞外壁显著增厚，并有透明硅质疣状突起 2 个；棱脊间有 2 列凹陷的气孔，保卫细胞表面观呈半圆形，表面具放射状纹理。表皮内侧为皮层厚壁组织，呈楔形延伸到皮层薄壁组织中，两棱间有 1 类圆形空腔，皮层薄壁细胞长柱状或类圆形，内含淀粉粒及草酸钙方晶；内皮层内外 2 列，外列呈波形环，内列呈环状，均可见明显的凯氏点。维管束外韧型，位于外列内皮层的波峰内侧，与皮层厚壁组织环的楔角相对，维管束内侧有 1 束内腔，直径 30 ~ 50μm。内皮层内方为髓薄壁组织，细胞扁缩，中央为大形髓腔。

【紫外光谱鉴别】

零阶光谱：峰位 268，326，407；谷位 254，302，387

一阶导数光谱：峰位 226，242，263，312，392，404，434，464，501，530；谷位 222，238，247，274，334，375，400，421，444，482，513，543

二阶导数光谱：峰位 223，240，252，277，303，385，427，456；谷位 234，244，269，290，325，368，395，412，439，472（图 4 - 13 - 3 ~ 图 4 - 13 - 5）

【药理作用】

1. 抗病原微生物作用　木贼的乙醚提取物对鼠疟的抑制率为 89.4%，与对照组氯喹相近（90% 以上）。其所含咖啡酸有广谱抗菌和抗病毒活性。

2. 抗炎作用　木贼水煎液胃内给药（20g 生药/kg）对巴豆油致小鼠耳廓肿胀有明显抑制作用（$P < 0.01$）。其 95% 乙醇提取物经石油醚脱脂后（20mg/kg）对巴豆油致小鼠耳廓肿胀亦有明显抑制作用（$P < 0.01$）。

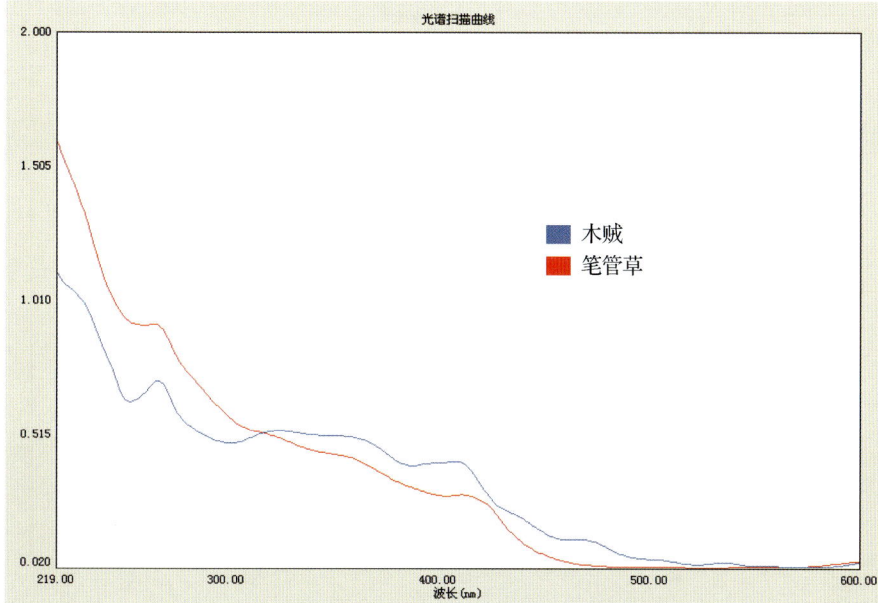

图 4 - 13 - 3　木贼的零阶光谱

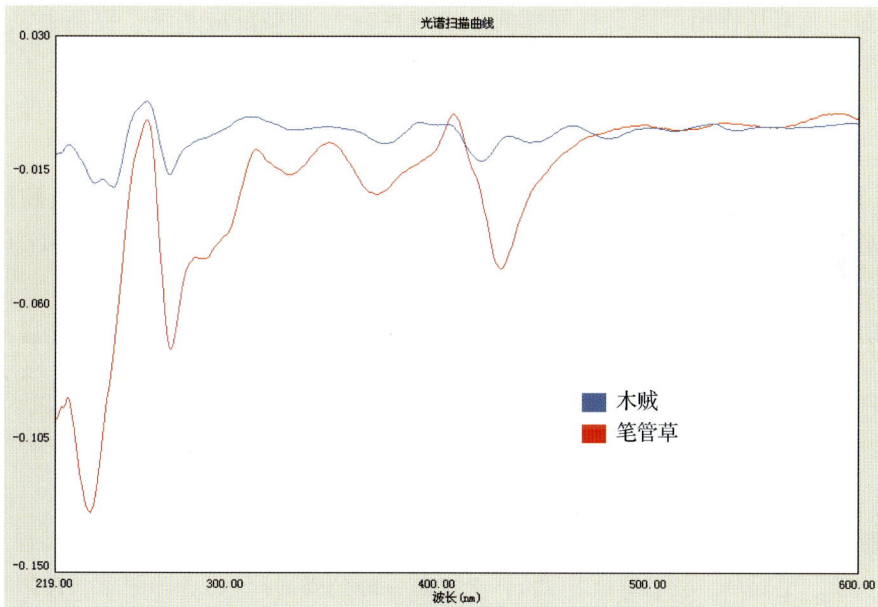

图 4 - 13 - 4　木贼的一阶导数光谱

3. 镇痛作用　木贼水煎液胃内给药（30g 生药/kg）对醋酸致小鼠扭体反应有一定抑制作用（$P < 0.05$）。

4. 止血作用　木贼水煎液胃内给药（20g 生药/kg）对小鼠鼠尾出血有明显止血作用（$P < 0.01$）。

5. 降压作用　木贼的醇提取物对麻醉猫有显著的降压作用并能明显增加离体兔耳

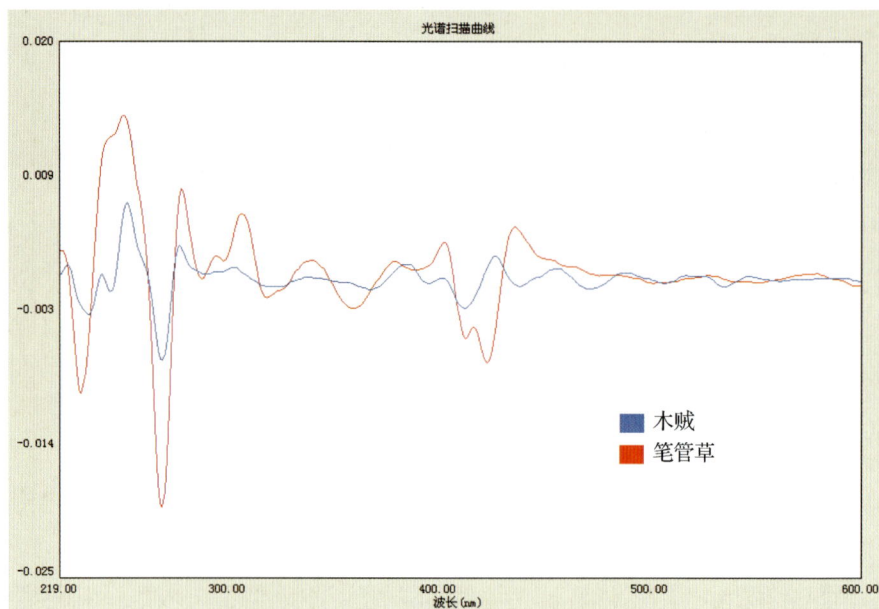

图 4 - 13 - 5　木贼的二阶导数光谱

的灌流量。其降压作用可能是外周性的，或与兴奋 M 胆碱反应系统、提高血浆 cGMP（环磷酸鸟苷）水平有关。

6. 降血脂作用　大鼠灌服木贼水煎液（12.5 ~ 25g/kg），共 30d，对实验性大鼠高脂血症有防治作用。

7. 其他　木贼醇提取物尚有镇静作用。所含咖啡酸有止血作用，所含阿魏酸又有抗凝血作用。小鼠灌服或腹腔注射木贼醇提取物的 LD_{50} 分别为 249.6g/kg 和 47.6g/kg，尾静脉注射木贼水煎液的 LD_{50} 为（5.3 ± 0.03）g/kg。

【功效】性平，味甘、微苦。能疏风散热，明目退翳，止血。用于风热目赤，目生云翳，迎风流泪，肠风下血，痔血，血痢，妇人月水不断，脱肛。煎服，3 ~ 10g；或入丸、散。气血虚者慎用。

笔管草（习用品）

【别名】木贼、节节草、豆根草（《滇南本草》），木贼草、接骨蕨、马人参、笔塔草、笔头草、毛筒草、驳节草（广西），土木贼、虾公脚（广东），斗眼草、锁阳草、全生草（云南），马浮草（四川）

【处方应付名称】笔管草，木贼、木贼草（广东、广西、香港、澳门）

【来源】木贼科植物笔管草 *Equisetum debilis*（Roxb.）Ching 的干燥全草。秋季采割身老体大者，洗净，晒干。

【植物形态】多年生草本，根状茎横走，黑褐色。茎一型，不分枝或不规则分枝，高可达 1m，直径 2 ~ 15mm，中空，表面有纵棱 6 ~ 30 条，近平滑；小枝单生或 2 ~ 3 条一组，有的再分枝；叶鞘常为管状或漏斗状，紧贴，顶部常为棕色，鞘齿狭三角形，顶部膜质，淡棕色，早落，留下截形基部，使鞘的顶端近全缘，叶鞘的脊部扁平。孢子囊穗顶生，长 1 ~ 2.5cm，先端短尖或小凸尖。（图 4 - 13 - 6）

生长于河边或山涧旁的卵石缝隙中或湿地上。分布于华南、西南及江西、湖南等地。主产于云南、广东、广西。

【化学成分】茎含烟碱、山奈酚 - 3 - 槐糖苷（kaempferol - 3 - sophoroside）、山奈酚 - 3 - 槐糖 - 7 - 葡萄糖苷及硅化合物。

【药材性状】茎圆管状，稍压扁，长约 50cm，直径 3 ~ 5mm，节间长 5 ~ 8cm，有细长分枝；表面黄绿色，具纵棱 10 ~ 20 条，棱脊上有 1 行疣状突起或不明显，节上叶鞘呈短筒状，紧贴于茎，鞘肋背面平坦，鞘齿膜质，先端钝，棕褐色，鞘齿基

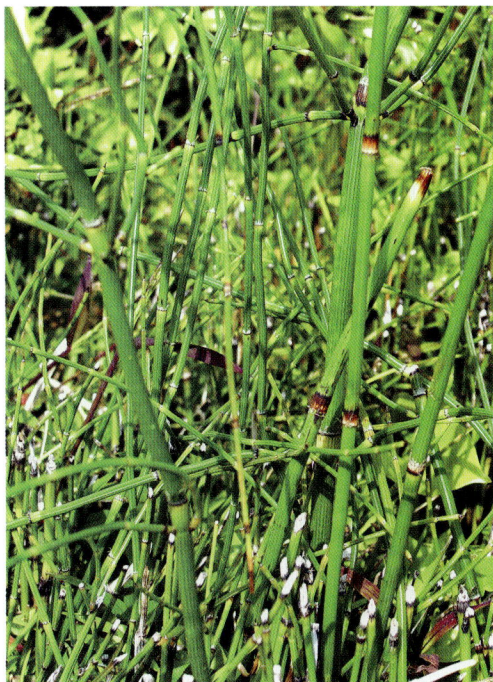

图 4 - 13 - 6　笔管草（原植物）

部有一黑色细圈，叶鞘基部棕褐色或黄绿色。体轻，质脆，断面中空，边缘有多数小空腔，排列成环状。气微，味淡，嚼之有砂砾感。（图 4 - 13 - 7）

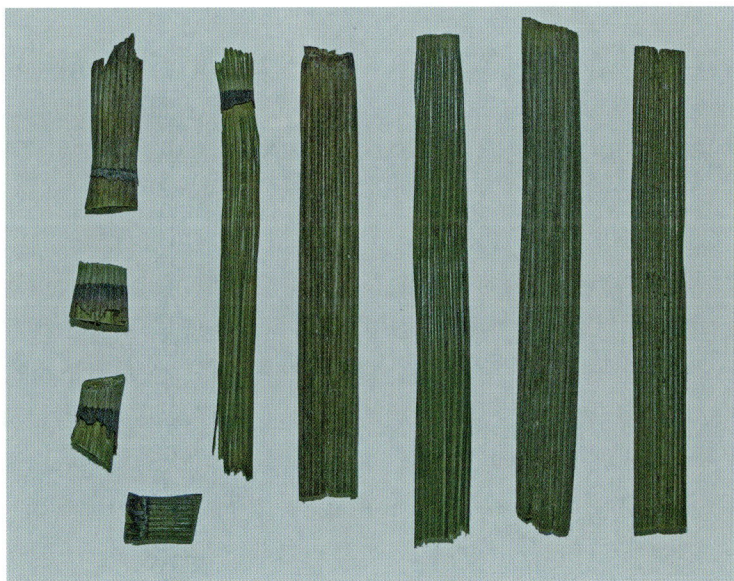

图 4 - 13 - 7　笔管草（饮片）

【显微特征】茎横切面：与木贼相似，唯表皮棱脊处只有 1 个硅质疣状突起；内皮层细胞 1 列，呈环状，围绕着每 1 个维管束，束内腔较大，直径 90 ~ 110μm。

【紫外光谱鉴别】

零阶光谱：峰位 265，411；谷位 261，404

一阶导数光谱：峰位 225，263，286，314，349，408；谷位 223，236，274，
291，331，371，430

二阶导数光谱：峰位 251，278，295，307，341，380，403，417，436；谷位
230，269，288，298，319，361，389，413，423（图 4 - 13 -
3 ~ 图 4 - 13 - 5）

【药理作用】

1. 抗炎作用 笔管草水煎液胃内给药（20g 生药/kg）对巴豆油致小鼠耳廓肿胀有
一定抑制作用（$P < 0.05$）。

2. 镇痛作用 笔管草水煎液胃内给药（30g 生药/kg）对醋酸致小鼠扭体反应有一
定抑制作用（$P < 0.05$）。

3. 毒性 尾静脉注射笔管草水煎液的 LD_{50} 为（3.8 ± 0.04）g/kg。

【功效】性凉，味甘、微苦。能明目，清热，利湿，止血。用于目赤胀痛，翳膜
遮睛，淋病，黄疸型肝炎，尿血，崩漏。煎服，9 ~ 15g。

14 木通

【考证】木通，原称通草，始载于《神农本草经》，列为中品，谓："通草一名附
支，生山谷。"唐《新修本草》注云："此物大者径三寸，每节有二三枝，枝头有五
叶。其子长三四寸，核黑瓤白，食之甘美。"以上描述与今之木通科木通（五叶木通）
Akebia quinata（Thunb.）Decne. 相一致。《图经本草》记述尤详："通草，生石城山谷
及山阳，今泽潞、汉中、江淮、湖南诸郡亦有之。生作藤蔓，大如指，其茎干大者径
三寸，每节有二三枝，枝头出五叶，颇类石韦；又似芍药，三叶相对。夏秋开紫花，
亦有白花者，结实似小木瓜，核黑瓤白，食之甘美，南人谓之燕覆，亦云乌覆。正月
二月采枝，阴干用。或以为葡萄苗，非也。今人谓之木通，而俗间所谓通草，乃通脱
木也……古方所用通草，皆今之木通。近世医家多用利小便。"并附有海州通草、解州
通草、兴元府通草及通脱木图（海州，今江苏东海县东北；兴元府，今陕西汉中市）。
其中海州通草的小叶多 3 ~ 5 枚，似为木通科植物，但花序及果实并不相符；而兴元府
通草则与三叶木通 *Akebia trifoliata*（Thunb.）Koidz. 相近。《证类本草》记述与上述相
同。南唐·陈士良《食性本草》首改"通草"为"木通"，元·王好古《汤液本草》
及明·刘文泰《本草品汇精要》亦均以木通之名收载。刘氏并谓："类葡萄藤而有纹
理。色苍，味辛甘……气味俱薄臭微香。以海州、兴元府、解州为地道。"以上记述均
与木通科木通 *Akebia quinata*（Thunb.）Decne. 及三叶木通 *Akebia trifoliata*（Thunb.）
Koidz. 相符。李时珍将通草和通脱木分别列条收载，并将木通作为通草之别名，将通
草作为通脱木之别名，并谓："有细细孔，两头皆通，故名通草，即今所谓木通也。今
之通草，乃古之通脱木也。"显然，李氏所言通草即木通，为木通科植物；通脱木则为

五加科植物。

古代木通与通草常相混淆。《神农本草经》、《新修本草》和《本草纲目》收载之"通草"实为木通科木通；《图经本草》和《证类本草》虽知两者相互混淆，但未能澄清；直至元·王好古《汤液本草》及明·刘文泰《本草品汇精要》始得明辨。正如清《本草崇原》所云："木通，《本经》名通草，……陈士良（南唐，公元936~975年）撰《食性本草》改为木通，今药中复有所谓木通，乃是古之通脱木也。与此不同。"此外，木通古今应用的品种变化极大：古代应用的木通正品是木通科木通，但现今各地多不作木通应用；而使用马兜铃科植物关木通 *Aristolochia mandshuriensis* Komar. 及毛茛科植物铁线莲属 *Clematis* 多种植物。

目前，全国大多数地区均以马兜铃科植物东北马兜铃 *Aristolochia mandshuriensis* Komar. 作木通入药，商品称为"关木通"；部分地区（四川、湖北、湖南、广西、云南、贵州及江西）使用毛茛科铁线莲属植物小木通 *Clematis armandii* Franch. 及绣球藤 *C. montana* Buch. – Ham. 等同属数种植物，商品统称为"川木通"；木通科植物五叶木通 *Akebia quinata*（Thunb.）Decne. 及三叶木通 *Akebia trifoliata*（Thunb.）Koidz. 仅在河南、山东、浙江、四川等少数地区使用，前者在江苏又作"海风藤"入药。日本则以木通科木通 *Akebia quinata*（Thunb.）Decne. 作木通药用。《中国药典》2005 年版始已不再收载关木通，而收载五叶木通与三叶木通作为木通正品；但各地仍然继续使用关木通或川木通。

香港过去亦一直以马兜铃科植物关木通 *Aristolochia mandshuriensis* Komar. 作木通使用，今已改用川木通。

【述评】

1. 唐代以前，本草记载之通草为木通科植物五叶木通 *Akebia quinata*（Thunb.）Decne. 及三叶木通 *Akebia trifoliata*（Thunb.）Koidz.。南唐·陈士良《食性本草》将"通草"易名为"木通"。元·王好古《汤液本草》及明·刘文泰《本草品汇精要》记载之木通亦为木通科植物木通。李时珍虽然将木通作为通草之别名，但他亦认为"通草，即今所谓木通也。今之通草，乃古之通脱木也。"因此，木通科植物五叶木通 *Akebia quinata*（Thunb.）Decne. 及三叶木通 *Akebia trifoliata*（Thunb.）Koidz. 应视为木通之正品。

2. 全国大多数地区使用的关木通（马兜铃科植物东北马兜铃 *Aristolochia mandshuriensis* Komar.），未曾见本草记载。近年发现，关木通及其所含马兜铃酸有极大的肾脏毒性，可导致肾小管坏死、肾功能衰竭而死亡。因此，许多地区均已停止使用关木通，改用川木通。《中国药典》（2000 年版）增补本已更正木通为木通科植物三叶木通 *Akebia trifoliata*（Thunb.）Koidz.；2005 年版始正式收载木通科植物五叶木通 *Akebia quinata*（Thunb.）Decne. 三叶木通 *Akebia trifoliata*（Thunb.）Koidz. 及白木通 *A. trifoliata*（Thumb）Koidz. var *australis*（Diels）Rehd. 作为木通正品，不再收载关木通。

3. 川木通的主要品种绣球藤 *Clematis montana* Buch. – Ham. 即为清·吴其濬《植物名实图考》记载之小木通，所载"山木通"亦为同属植物山木通 C. finetiana Le'

vl. et Vant. 。《图经本草》所附解州通草图亦与毛茛科铁线莲属植物相近，但以上数种均不是木通之正品。《中国药典》2010 年版始将毛茛科植物小木通 *Clematis armandii* Franch. 与绣球藤 *C. montana* Buch – Ham. 作为"川木通"收载，功能主治与木通完全相同。但楼之岑等的药理学研究结果表明川木通并无利尿和抗菌作用。

4. 古今应用之木通品种如此混乱，其原因可能有二：其一，本草谓"有细细孔，两头皆通，故名通草"，故许多具有上述特征的木质藤本类植物均有可能被当做木通使用；其二，吴其濬谓："按俗间木通多种，以木通本功通利九窍，故藤本能利水者，多以木通名之。"因此、形态和功效相类是造成木通品种复杂的主要原因。

5. 现代药理学研究结果表明，上述三类木通中，关木通无利尿和抑菌作用，且有肾脏毒性；川木通亦无利尿和抑菌作用；三叶木通则有显著的利尿和抑菌作用。因此，关木通不应再作木通入药，川木通亦非木通之正品；三叶木通不仅是古代本草记载之木通正品，且有显著的利尿和抑菌作用，与其功效相吻合，故本品应作为木通正品予以收载和使用。

6. 中药品种在历代本草中不同时期的变迁，直接影响到古代医方的继承、正确应用和固有疗效的发挥。如前所述，唐《新修本草》以前医药文献所述之"通草"，皆木通科木通，而非五加科之通脱木。因此，汉·张仲景《伤寒论》"当归四逆汤"方中之通草及唐·孙思邈《备急千金要方》卷十八方中治暴嗽失声、语不出之"通声膏"方中之通草均是木通科木通无疑。核诸方义，亦相吻合。而清·乾隆年间《沈氏尊生书》治诸淋之"通草汤"，方中通草、木通并用。显然，该方所用之通草应是五加科之通脱木、木通亦是木通科之木通。但现今一些中医药书籍中仍将"当归四逆汤"及"通声膏"方中之通草依旧照抄，殊不知当今使用之通草已是五加科之通脱木，实为失之考核之误也。按"当归四逆汤"由当归、桂枝、芍药、细辛、炙甘草、通草（今为木通）和大枣组成，全方有温经散寒、养血通脉之功效，主治寒伤厥阴、血脉凝滞、手足厥寒、舌淡苔白、脉沉细或脉细欲绝诸证。方中木通能助诸药通利血脉，使寒邪得散，血脉流通，阳气畅行于四肢而手足自温，脉象自和。而五加科通脱木（今之通草）则不能代木通奏其功效也。

木通（正品）

【别名】通草、附支（《神农本草经》），丁翁（《吴普本草》），蕏藤（《本草经集注》），燕覆、乌覆（《新修本草》）

【处方应付名称】木通

【来源】木通科植物五叶木通 *Akebia quinata*（Thunb.）Decne. 、三叶木通 *Akebia trifoliata*（Thunb.）Koidz. 或白木通 *Akebia trifoliata*（Thunb.）Koidz. var. *australis*（Diels）Rehd. 的干燥藤茎。秋、冬季采收，晒干。

【植物形态】

1. 五叶木通 落叶木质缠绕藤本，长 3 ~ 15m。全株无毛。幼枝灰绿色，有纵纹。掌状复叶，簇生于短枝顶端；叶柄细长；小叶片 5，倒卵形或椭圆形，长 3 ~ 6cm，先端圆且常微凹至具一细短尖，基部圆或楔形，全缘。短总状花序腋生，花单性，雌雄同株；花序基部着生 1~2 朵雌花，上部着生密而较细的雄花；花被片 3；雄花具雄蕊 6 个；雌花较雄花大，有离生雌蕊 2~11。果肉质，浆果状，长椭圆形，或略呈肾形，两端圆，长约 8cm，直径 2~3cm，熟后紫色，柔软，沿腹缝线开裂。种子多数，长卵形而稍扁，黑色或黑褐色。花期 4~5 月，果熟期 8 月。（图 4-14-1）生长于山坡、山沟、溪边等处的乔木或灌木丛中。分布于陕西、山东、江苏、安徽、江西、河南、湖北、湖南、广东、四川、贵州等地。主产于华东地区。

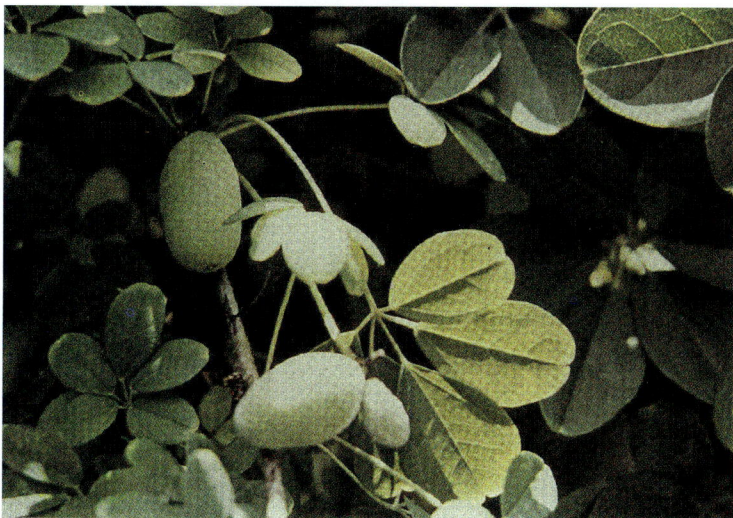

图 4-14-1　五叶木通（原植物）

2. 三叶木通　与上种相似，主要区别是：叶为三出复叶，小叶片卵圆形、阔卵圆形或长卵形，长宽变化很大，先端钝圆、微凹或具短尖，基部圆或楔形，有时微呈心形，边缘浅裂或呈波状，侧脉 5~6 对。（图 4-14-2）分布于河北、山西、陕西、甘肃、山东、河南及长江流域各地。主产于浙江。

【化学成分】　木通藤茎含木通皂苷（akeboside）St_b、木通皂苷 St_c、木通皂苷 St_e、木通皂苷 St_f、木通皂苷 St_h、木通皂苷 St_j、木通皂苷 St_k 等及常春藤皂苷元（hederagenin）、齐墩果酸、白桦脂醇（bebulin），另含豆甾醇、β-谷甾醇、胡萝卜苷、肌醇、蔗糖及钾盐。

【药材性状】

1. 五叶木通　藤茎圆柱形，稍扭曲，直径 2~5mm。表面灰棕色，有光泽，具浅纵沟纹，皮孔圆形或横向长圆形，突起，直径约 1mm；有枝痕。质坚脆，较易折断，断面较平整，皮部薄，易剥离，木部灰白色，导管孔细密，散布，射线不明显，中央髓圆形，明显。气微，味微辛。

2. 三叶木通　藤茎圆柱形，扭曲，直径 2~15mm。表面灰色、灰棕色或暗棕色，颜色不均匀，极粗糙，有多数不规则纵、横裂纹，有时可见灰绿色苔藓，皮孔圆形或横向长圆形，突起，棕色，直径 1~2mm；有枝痕。皮部易与木部剥离，剥离处棕黄

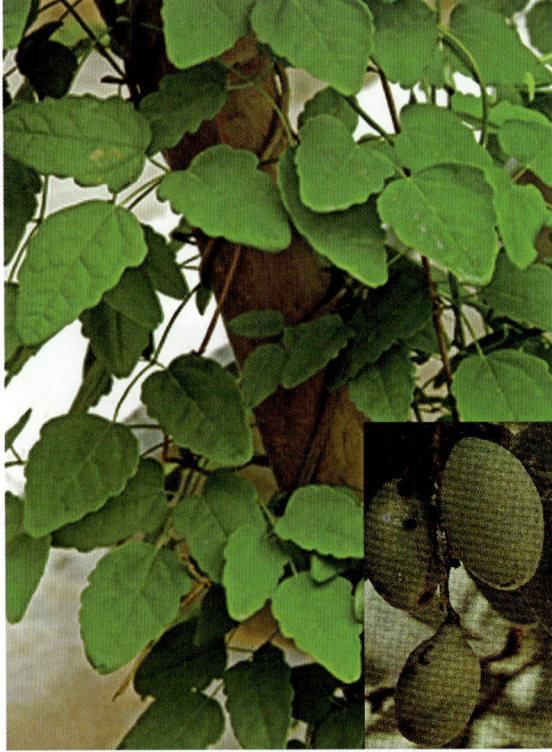

图4-14-2　三叶木通（原植物，右下角示果）

色，有多数深棕色纵沟。质坚韧，难折断，断面木部黄白色，导管孔细密，散布，射线浅棕色，髓圆形而大。气微，味微苦、涩。（图4-14-3）

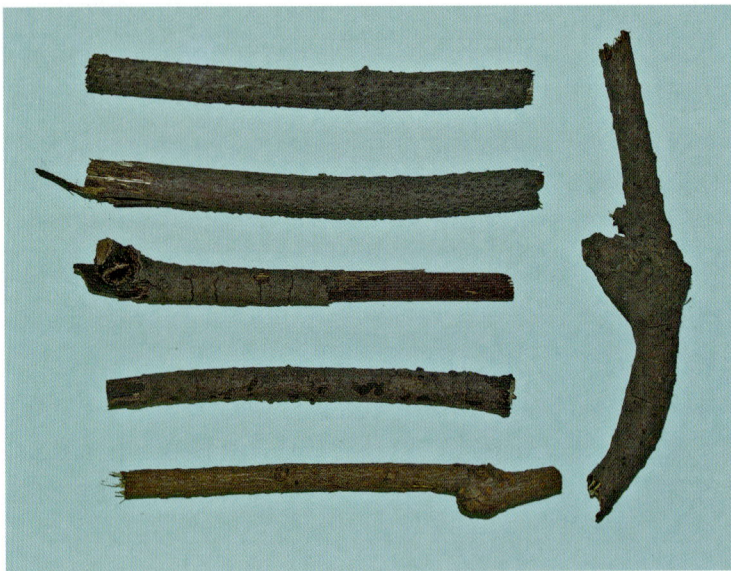

图4-14-3　三叶木通（生药）

【显微特征】 藤茎横切面：

1. 五叶木通 木栓细胞数列，常含褐色物质；栓内层细胞含草酸钙小方晶，含晶细胞壁不均匀增厚，微木化。皮层细胞 6~10 列，有的亦含数个小方晶。中柱鞘由含晶纤维束与含晶石细胞群交替排列成连续的浅波浪形环带。维管束 16~26 个。束内形成层明显。木质部导管散孔型。射线明显，韧皮射线外侧有 1~3 列含晶石细胞与中柱鞘含晶石细胞相连接；木射线细胞壁增厚，木化，具单纹孔。髓周细胞壁厚，木化，具圆形单纹孔，常含 1 或数个方晶，中央髓细胞壁薄，非木化。

2. 三叶木通 与木通的主要区别是：木栓细胞不含褐色物质；中柱鞘含晶纤维束与含晶石细胞群交替排列成连续环带，但含晶石细胞群仅存在于与韧皮射线相对处；维管束（19）27~31 个。具缘纹孔导管内壁具螺纹状三生加厚。

【药理作用】

1. 利尿作用 三叶木通的水提物（15mg 生药/10ml）灌胃给药对麻醉家兔有显著利尿作用，24h 尿量增加 76.6%，与氢氯噻嗪（双氢克尿塞）（15mg/10ml）的作用相当。兔慢性利尿试验，每日腹腔注射木通醇浸液（0.5g/kg），连续 5d，有利尿作用，尿量增加 10.5%；其作用较肌内注射 0.1g/kg 的汞撒利为强。健康人试服，则无明显利尿作用。

2. 抗菌作用 三叶木通与五叶木通在体外对金黄色葡萄球菌及大肠埃希菌、铜绿假单胞菌、变形杆菌等均有抑制作用，尤以三叶木通的杀菌作用较强，其最小杀菌浓度均在 100mg 生药/ml 以下。

【功效】 性寒，味苦。能清热利尿，活血通脉。用于小便短赤，淋浊，水肿，胸中烦热，咽喉疼痛，口舌生疮，风湿痹痛，乳汁不通，经闭，痛经。煎服，3~6g；或入丸、散剂。

川木通（习用品）

【别名】 淮木通（《中药志》），木通、油木通、白木通、白花木通、大木通、金钱木通（四川），花木通（陕西、广西、湖北、四川），广木通（上海），四朵梅（《天宝本草》），绣球藤、小木通（《植物名实图考》），川木通（《中国药典》）。

【处方应付名称】 川木通，木通（广东、广西、香港、澳门）

【来源】 毛茛科植物小木通 *Clematis armandii* Franch. 或绣球藤 *C. montana* Buch. - Ham. 等的干燥藤茎。春、秋季采收，截段，晒干；或刮去外皮，趁鲜切片，晒干。

【植物形态】

1. 绣球藤 木质藤本。茎圆柱形，具纵沟纹；小枝被短柔毛，后脱落；老茎外皮脱落。叶对生，或数叶与花簇生；叶柄长 5~6cm；三出复叶，小叶片卵形、阔卵形或椭圆形，长 2~7cm，宽 1~5cm，先端急尖或渐尖，3 浅裂，边缘具锯齿，两面疏被短柔毛。两性花，1~6 朵与叶簇生，直径 3~5cm；萼片 4，开展，白色或外面带淡红色，长圆状倒卵形或倒卵形，长 1.5~2.5cm，宽 0.8~1.5cm，外面疏生短柔毛，内面无毛；花瓣无；雄蕊多数，无毛；心皮多数。瘦果扁，卵形或卵圆形，长 4~6mm，无毛，宿存花柱羽毛状，长约 2.2cm。花期 4～6 月，果期 7～9 月。生长于海拔 1200～4000m 的山坡、山谷灌木林中，林边或沟旁。分布于陕西、甘肃及宁夏的南部、安徽、江西、福建北部、台湾、河南及湖北的西部、湖南、四川、贵州、云南、西藏南部。主产于四川、贵州、云南等地。

2. 小木通　与绣球藤的主要区别：小叶片革质，卵状披针形、卵形或披针形，长 4～16cm，宽 2～6cm，先端渐尖，基部圆或浅心形，全缘，两面无毛。聚伞花序圆锥状，顶生或腋生；萼片 4～7，长圆形或椭圆形，长 1～4cm，宽 0.3～2cm；瘦果扁椭圆形，长 3mm，疏被柔毛，宿存花柱长达 5cm。花期 3～4 月，果期 4～7 月。（图 4－14－4）分布于陕西南部、甘肃、福建西南部、湖北、湖南、广东、广西、四川、贵州、云南及西藏东部。主产于陕西、甘肃、福建、四川等地。

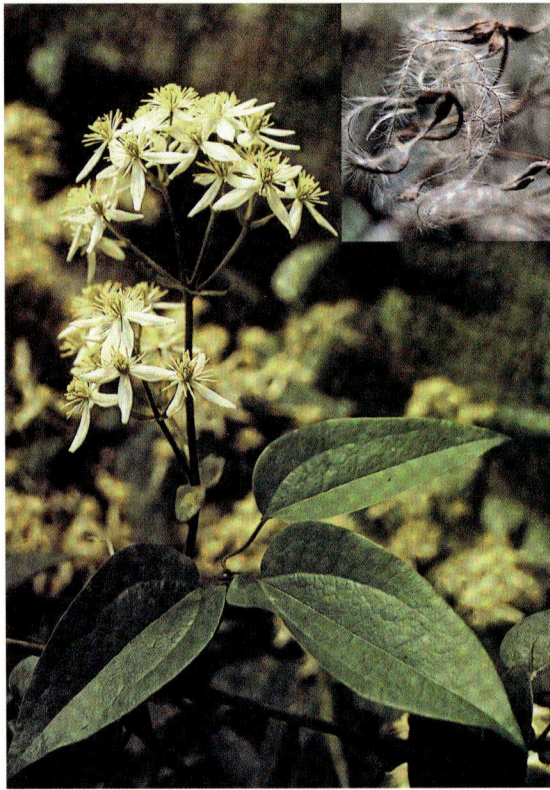

图 4－14－4　小木通（原植物，右上角示瘦果及羽毛状宿存花柱）

【**化学成分**】绣球藤含长春藤皂苷元（hederagenin）组成的六糖皂苷及三糖皂苷；叶含齐墩果酸皂苷元（oleanolic acid）组成的绣球藤皂苷（clemontanoside）A 和 B，另含无羁萜（friedelin）、β－香树脂醇（β－amyrin）、β－谷甾醇及其葡萄糖苷等。

【**药材性状**】

1. 小木通　茎圆柱形，有的扭曲，直径 0.5～2.5cm；表面棕黄色或黄褐色，具细纵棱，棱粗细均匀；外皮呈长条状层层纵向撕裂。节膨大，具 2 个对生的枝痕。质硬，难折断，断面不整齐，皮部薄，黄棕色，木部浅黄色，射线放射状，管孔大小不一，散列；髓部小，黄白色，有的中空。气微，味淡。

2. 绣球藤　茎圆柱形，直径 1～4.5cm；表面黄绿色或暗紫红色，具纵沟及棱脊，近无毛，有的外皮呈纵向撕裂；节部膨大，具叶痕及枝痕；质硬脆易折断，断面纤锥状，具放射状纹理及管孔，中央具髓。气微，味微苦。饮片为横切片，淡黄色或浅黄色，类圆形或稍扁，直径 1.5～4.5cm，厚 2～4mm；外皮多已除去，边缘不整齐，略呈波浪状并有细密的纵沟（射线处）及棱线；切面射线类白色，自中央放射状排列，导管孔细密，数个成群，排列成数呈十数环，中央为较小、圆形的髓，黄白色或黄绿色，偶有空腔。（图 4 - 14 - 5）

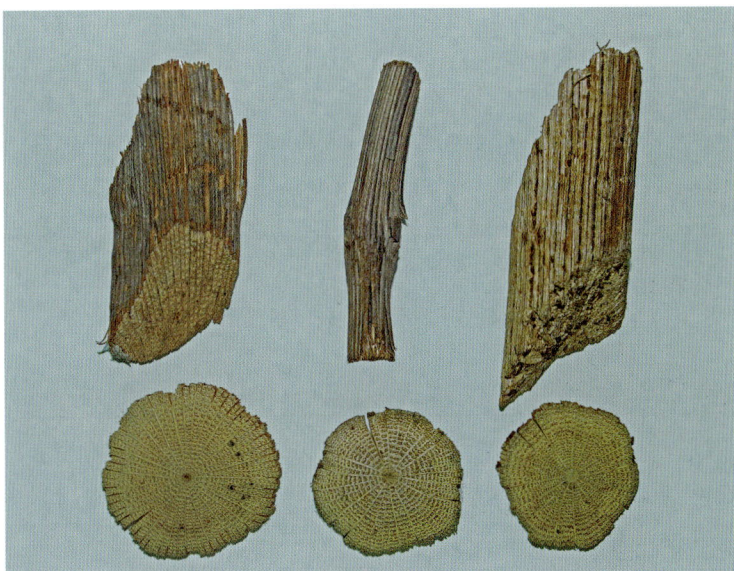

图 4 - 14 - 5　川木通

【显微特征】茎横切面：

1. 绣球藤　木栓层多已除去。韧皮纤维束与射线厚壁细胞相互连接排列成两个波形环带，外侧的呈连续状，内侧的有时在射线处断开呈不连续的波形环，厚壁细胞环带宽 1～3 细胞，两环带间为切向排列的纤维及颓废筛管组织。形成层不明显。木质部占绝大部分，除射线细胞外，其余的壁均木化；生长轮明显，春材导管形大，环状排列，秋材主为纤维及木薄壁细胞；初生射线约 12 条。髓较小，细胞壁木化。

2. 小木通　与绣球藤的区别：两条波浪状弯曲的厚壁细胞环带间、韧皮纤维束的内侧尚有一条切向排列的纤维群与环带的每一个波浪的谷部相连接；射线厚壁细胞径向延长；木质部生长轮不明显，导管散布。

【紫外光谱鉴别】

零阶光谱：峰位 280；谷位 258

一阶导数光谱：峰位 227，270，314；谷位 238，290，343

二阶导数光谱：峰位 222，247，295；谷位 232，282，330 （图 4 - 14 - 6～图4 - 14 - 8）

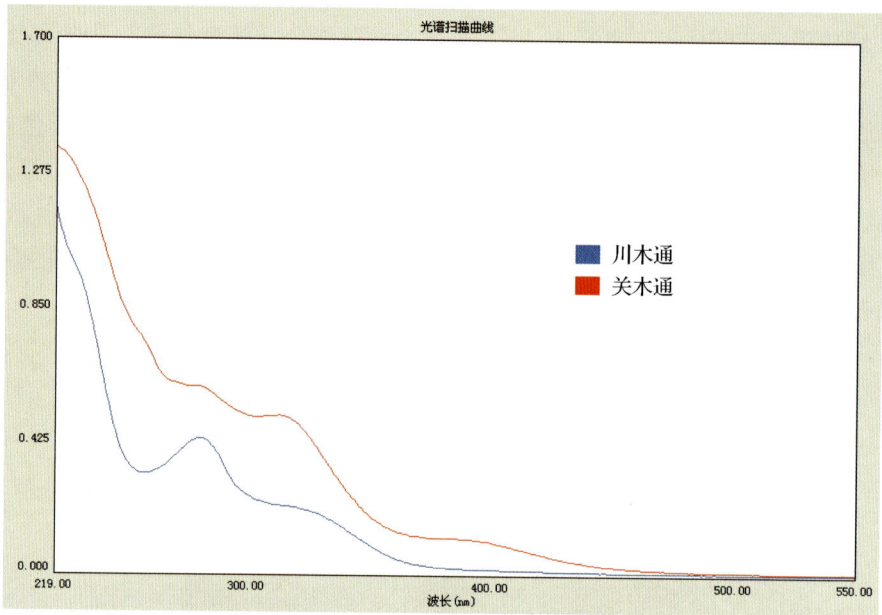

图 4 – 14 – 6　木通的零阶光谱

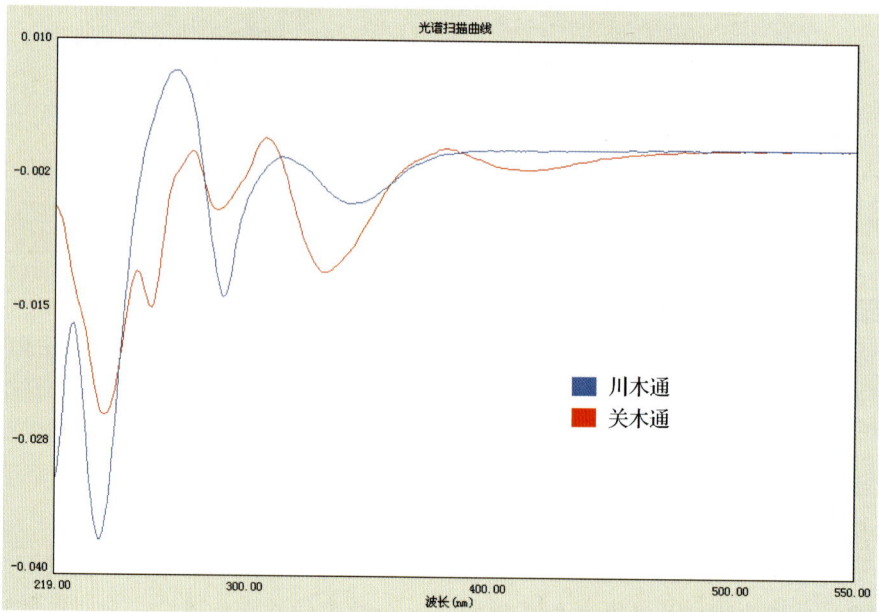

图 4 – 14 – 7　木通的一阶导数光谱

【药理作用】

1. 利尿及抗菌作用　文献曾报道，家兔静脉注射川木通的水提醇沉提取物（1g/kg），有明显利尿作用，并同时促进 Na^+、K^+、Cl^- 的排泄，特别是 Na^+ 的排泄。川木通给大鼠灌胃（20g/kg）的利尿作用与 0.25g/kg 氢氯噻嗪的作用相似，但灌服川木通

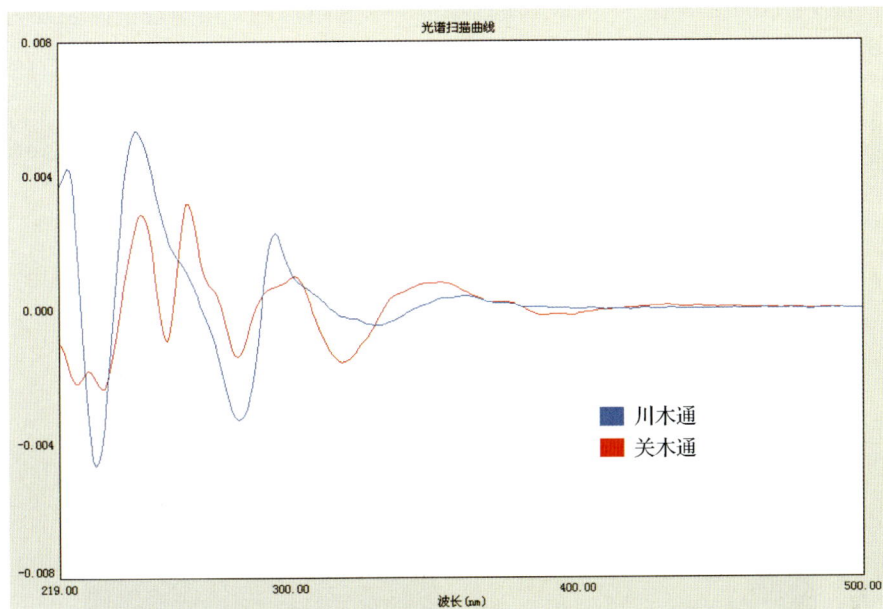

图 4 - 14 - 8　木通的二阶导数光谱

灰分并未见利尿作用，故其利尿作用与所含电解质无关。但据楼之岑等后来的研究证明，川木通并无利尿作用，抗菌作用亦较弱。

2. 毒性　动物灌胃未能测出 LD_{50}。小鼠腹腔注射的 LD_{50} 为（25.95 ± 2.89）g/kg。亚急性毒性试验，每日大鼠灌胃 12.9g/kg，连续 20d，生化及病理学检查均无显著改变。

【**功效**】性寒，味淡、微苦。能清热利尿，通经下乳。用于湿热癃闭，水肿，淋证，心火上炎之口舌生疮，湿热痹痛，关节不利，妇人闭经，乳汁不通。煎服，3 ~ 6g。气弱精伤、精滑遗尿、小便过多者及孕妇禁服。

关木通（习用品）

【**别名**】马木通，苦木通，东北木通，木通，淮通（湖南、贵州）

【**处方应付名称**】关木通，木通

【**来源**】马兜铃科植物东北马兜铃 *Aristolochia mandshuriensis* Komar. 的干燥藤茎。秋、冬季采收，截段，刮去粗皮，晒干。

【**植物形态**】木质藤本。茎具灰色栓皮，有纵皱纹。叶互生；叶柄长 10 ~ 13cm；叶片圆心形，长 10 ~ 20cm，宽 15 ~ 23cm，先端稍钝或尖，基部心形，全缘或微波状，下面被稀疏的短毛，基出脉 5 条，侧脉每边 3 条。花腋生；花梗基部有 1 ~ 2 片淡褐色的鳞片，并密生茸毛；花被筒长 5 ~ 6cm，向上渐膨大，并于近顶端骤向内弯曲，外面淡绿色，内面于合蕊柱处有毛，管部褐色或淡黄绿色，3 深裂，裂片广三角形；雄蕊 6，成对贴附于柱头外面；合蕊柱三棱形，柱头 3 浅裂；子房圆柱状。蒴果圆柱形，具

6 钝棱，长 9~11cm，直径 3~4cm，淡黄绿色，后变暗褐色，由顶端室间裂开为 6 瓣。种子心状三角形，淡灰褐色。花期 5 月，果期 8~9 月。（图 4-14-9）

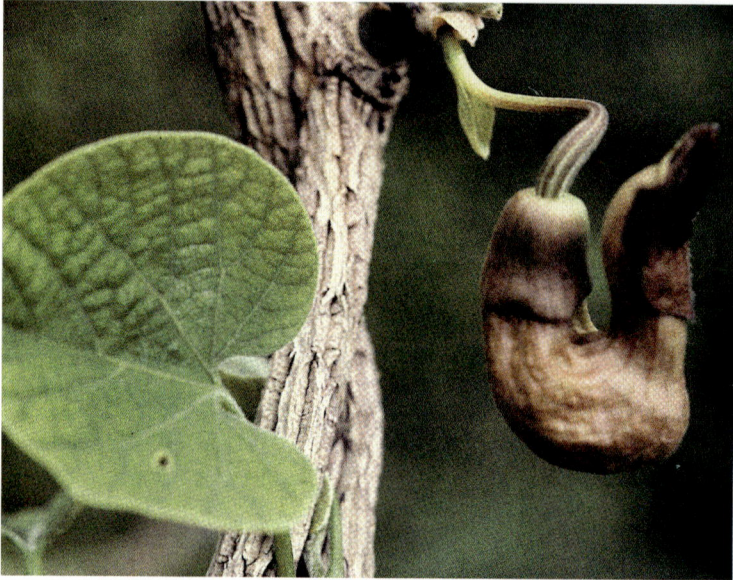

图 4-14-9　关木通（原植物）

生长于阴湿林中或林缘。分布于东北三省及山西、陕西、甘肃、四川等地。主产于东北三省，以吉林产量最大。

【化学成分】藤茎含硝基菲酸类成分马兜铃酸（aristolochic acid）A、马兜铃酸 B、马兜铃酸 C、马兜铃酸 D 及青木香酸（debilic acid），尚含马兜铃内酰胺、马兜铃次酸（aristolic acid）、齐墩果酸、常春藤苷元（hederagenin）、马兜铃苷（aristoloside）、木兰花碱、β-谷甾醇等。

不同产地的关木通中总马兜铃酸的含量差异很大，以吉林、山西、新疆产的较高，均在 2.47% 以上；山东、湖北、北京等地产的较低，仅为 0.64% 左右。

【药材性状】茎长圆柱形，稍扭曲，两端平截，直径 1~6cm。表面灰黄色或棕黄色，较平滑，间或有浅纵沟及棕褐色残余栓皮。节部稍膨大，有枝痕。体轻，质硬，不易折断，横截面黄色或淡黄色，皮部窄，木部宽广，有多轮整齐环状排列的管孔，射线类白色，放射状，髓部不明显，窄条状。气微，味苦。摩擦残余栓皮，有樟脑样臭。（图 4-14-10）

【显微特征】茎横切面：木栓层多已除去，仅部分残留，栓内层为 20 余列扁平薄壁细胞。中柱鞘部位有切向延长的纤维束断续排列成环，纤维束旁有少数石细胞伴存。外韧型维管束 10 余个，初生射线较宽且长，次生射线较窄而短，使维管束分离成特异的形状（称为马兜铃科式）。韧皮部的筛管群与韧皮薄壁组织切向相间排列。形成层成环。木质部宽广，大导管与小导管相间排列成环。髓窄小，常压缩成条状。薄壁细胞及射线细胞均含细小淀粉粒和草酸钙簇晶。

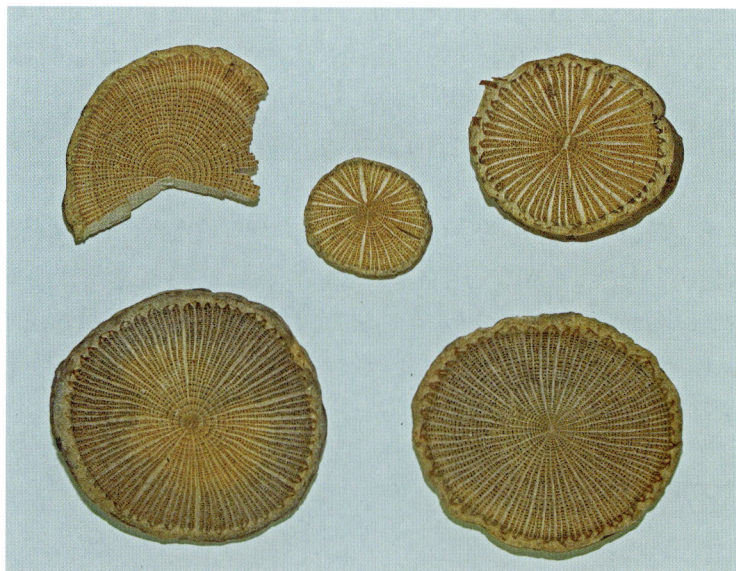

图 4 - 14 - 10　关木通（饮片）

【紫外光谱鉴别】

零阶光谱：峰位 313；谷位 303

一阶导数光谱：峰位 254，277，307；谷位 240，260，287，332

二阶导数光谱：峰位 229，248，265，302，353；谷位 225，234，257，282，318

（图 4 - 14 - 6 ~ 图 4 - 14 - 8）

【药理作用】

1. 利尿及抗菌作用　文献曾报道，关木通经口服、静脉注射对大鼠和家兔均有明显的利尿和促进电解质排泄的作用；关木通的 50% 甲醇冷浸物对小鼠实验性水肿有利尿消肿作用；关木通对革兰阳性细菌及痢疾杆菌、伤寒杆菌均有抑制作用，水煎剂对堇色毛癣菌、红色表皮癣菌等多种皮肤真菌亦有抑制作用。但据楼之岑等后来的研究证明，关木通并无利尿和抗菌作用。

2. 强心作用　关木通煎剂对离体恒温与变温动物心脏均有增强收缩的作用，并呈现持续较长的继发性血压下降现象。其强心作用是由其所含的钙（约 0.12%）和鞣质（0.37%）所引起。

3. 免疫增强及抗癌作用　马兜铃酸能增强巨噬细胞的吞噬功能，提高细胞免疫力，并可抑制大鼠腹水癌生长。

4. 对平滑肌作用　关木通煎剂对离体未孕和妊娠小鼠子宫有抑制作用，对离体小鼠肠管则有兴奋作用；马兜铃酸对家兔在体和离体肠管及猫在体子宫平滑肌均有收缩作用。

5. 毒性　近年的研究结果表明，关木通及其所含马兜铃酸均有极大的肾脏毒性，其肾脏毒性与马兜铃酸类成分及其代谢产物马兜铃酰胺有关，可引起急性肾小管上皮细胞损伤，并显著抑制肾间质成纤细胞生长，最终导致肾小管坏死、肾功能衰竭而死亡。

【功效】性寒，味苦，有毒。能清心火，利小便，通经下乳。用于小便赤涩，热淋，水肿，心中烦热，口舌生疮，白带，经闭，产后乳汁不通，湿热痹痛。煎服，3～6g；外用，适量，煎水熏洗。不可多服、久服，肾功能不全及孕妇忌服。本品用量过大，可引起急性肾功能衰竭，甚至死亡。中毒症状为上腹不适，继而呕吐、头痛、胸闷、腹胀隐痛、腹泻；或面部浮肿、尿频、尿急、尿量减少，渐致周身浮肿、神志不清等。

【附注】淮通：同属植物穆坪马兜铃（宝兴马兜铃）*Aristolochia moupinensis* Franch. 的藤茎在四川重庆、成都用作木通，称"淮通"。药材呈圆柱形或稍弯曲，长短不一，直径约2.5cm。外皮已除去，表面呈灰黄色，较粗糙，可见纵走稍扭曲的维管束。节部不膨大，分枝痕互生。体轻，质硬，难折断，断面不平坦，呈放射状不平整的层片状，与关木通相似。气微，味苦。

15　王不留行

【考证】王不留行始载于《神农本草经》，列为上品。《本草经集注》载："今处处有，人言是蓼子，亦不尔。叶似酸浆，子似菘子。多入痈瘘方用之。"《开宝本草》谓："叶似菘蓝等，花红白色，子壳似酸浆，实圆黑似菘子，如黍粟。今所在有之。三月收苗，五月收子，晒干。"《图经本草》又载："王不留行生泰山山谷，今江浙及并河近处皆有之。苗茎俱青，高七八寸已来，根黄白色如荠根，叶尖如小匙头，亦有似槐叶者。四月开花，黄紫色，随茎而生，如松子状，又似猪蓝花。五月内采苗茎，晒干用。俗间亦谓之剪金草。河北生者，叶圆花红，与此小别。"并附有河中府王不留行、成德军王不留行及江宁府王不留行图（河中府为今之山西永济县，成德军为今之河北正定县，江宁府为今南京市）。《救荒本草》亦载："苗高一尺余。其茎对节生叉。叶似石松子叶而宽短，抱茎对生。脚叶似槐叶而狭长。开粉红花。结蒴如松子大，似罂粟壳样极小。有子如葶苈子大而黑色。"另有"麦蓝菜"条，所述与此基本相同。《本草纲目》记述尤为详尽："多生麦地中。苗高一二尺，三四月开小花，如铎铃状，红白色。结实如灯笼草子，壳有五棱，壳内包一实，大如豆，实内细子如松子。生白熟黑，正圆如细珠可爱。陶氏言叶似酸浆，苏氏言花如菘子状者，皆欠详审，以子为花叶状也。"以上本草对王不留行植物形态的描述，尤以《救荒本草》之"其茎对节生叉。叶……抱茎对生。开粉红花。结蒴如松子大，似罂粟壳样极小。有子如葶苈子大而黑色。"及其麦蓝菜附图与《本草纲目》之"多生麦田中。三四月开小花，如铎铃状，红白色。结实如灯笼草子，壳有五棱，壳内包一实，大如豆，实内细子如松子。生白熟黑，正圆如细珠可爱。"描述最为准确，与今之石竹科植物麦蓝菜 *Vaccaria segetalis*（Neck.）Garcke 相吻合。

薜荔始载于《本草拾遗》，在"地锦"条下谓："薜荔蔓缘树木，三五十年渐大，枝叶繁茂，叶圆，长二、三寸，厚若石韦，生子似莲房，中有细子，一年一熟，子亦入用，房破血；一名木莲，打破有白汁，停久如漆，采取无时也。"《图经本草》亦谓："薜荔、木莲、络石、石血极相类，但茎叶粗大如藤状。木莲更大如络石，其实若莲房。"《本草纲目》更载有"木莲",谓:"木莲延树木垣墙而生,四时不凋,厚叶坚强,大于络石。不花而实,实大如杯,微似莲蓬而稍长,正如无花果之生者。六七月,实内空而红,八月后则满腹细子,大如稗子,一子一须。其味微涩,其壳虚轻,乌鸟儿童皆食之。"以上记述与今之桑科植物薜荔 *Ficus pumila* L. 相一致。

目前,全国绝大多数地区均以石竹科植物麦蓝菜 *Vaccaria segetalis*(Neck.)Garcke 的种子作王不留行入药。广东及广西则以桑科植物薜荔 *Ficus pumila* L. 的花序托作王不留行入药;四川又以金丝桃科植物元宝草 *Hypericum sampsoni* Hance 的全草、湖北及贵州以豆科植物野豌豆 *Vicia sativa* L. 和四籽野豌豆 *V. tetrasperma*(L)Moench. 的种子、云南又以锦葵科植物川黄花稔 *Sida szechuensis* Matsuda 的全草或粗叶梵天花 *Urena lobata* L. var. *scabriuscula* DC. 的果实作王不留行入药;广东汕头等粤东地区尚以锦葵科植物磨盘草 *Abutilon indicum*(L.)G. Don 的枝叶作王不留行入药。

香港、澳门的用药习惯源于广东,亦以薜荔的花序托作王不留行入药。

【述评】

1. 古代本草记载之王不留行应为石竹科植物麦蓝菜 *Vaccaria segetalis*(Neck.)Garcke,茎叶与种子均供药用,功效相同;而今仅用其种子。从宋代以前的本草记载看,其时使用之王不留行亦存在着品种混乱现象,《图经本草》所附三幅王不留行图均与麦蓝菜相逢。

2. 薜荔(或木莲)自唐《本草拾遗》始,即作为另一药物列条记载,与麦蓝菜来源于不同科的植物,药用部分亦不相同,所含化学成分亦有较大差异,故不宜混淆使用。薜荔的花序托仍以"木莲"之名应用为宜。《中国药典》2010 年版将薜荔的干燥花序托以"广东王不留行"之名收载于附录中。

3. 其他品种均属误用,应予以纠正。

王不留行（正品）

【别名】禁宫花、剪金花(《日华子本草》),剪金草(《图经本草》),奶米(《救荒本草》),留行子(山东),王不留行籽(香港)

【处方应付名称】王不留行,留行子

【来源】石竹科植物麦蓝菜 *Vaccaria segetalis*(Neck.)Garcke 的干燥成熟种子。夏季果实成熟而果皮尚未开裂时割取地上部分,晒干,打下种子,除去杂质,再晒干。

【植物形态】一年生或二年生草本,高 30~70cm。全株平滑无毛,稍被白粉。茎直立,上部呈二叉状分枝,近基部节间粗壮而较短,节略膨大,表面呈乳白色。单叶对生;无柄;叶片卵状椭圆形或卵状披针形,长 1.5~7.5cm,宽 0.5~3.5cm,先端渐尖,基部圆形或近心形,稍连合抱茎,全缘,两面均呈粉绿色,中脉在下面突起,近基部较宽。疏生聚伞花序着生于枝顶,花梗细长,下有鳞片状小苞片 2 枚;花萼圆筒状,花后增大呈 5 棱状球形,顶端 5 齿裂;花瓣 5,粉红色,倒卵形,先端有不整齐小齿;雄蕊 10,不等长;子房上位,1 室,花柱 2。蒴果包于宿存花萼内,成熟后先端呈 4 齿状开裂。种子多数,暗黑色,球形,有明显的疣状突起。花期 4~6 月,果期 5~7 月。(图 4-15-1)

生长于山坡、路旁，尤以麦田中多见，亦有栽培。除华南地区外，其他各地区均有分布。主产于河北、山东、辽宁及黑龙江。

【化学成分】种子含三萜皂苷、黄酮和生物碱。已知有王不留行皂苷（vacsegoside）A～D，均为棉根皂苷元（gyosogenin）的多糖苷；异肥皂草苷（isosaponarin，0.292%～0.418%）及刺桐碱（hypaphorine，0.056%～0.075%）。另含植酸钙镁（phytin）、磷脂、豆甾醇等。全草尚含𠮿酮类：王不留行𠮿酮（vaccaxathone）、麦蓝菜𠮿酮（sapxathone）及黄酮类等。

【药材性状】种子球形或类球形，直径1.5～2mm。表面黑色，少数呈红棕色，略有光泽，密布细小颗粒状突

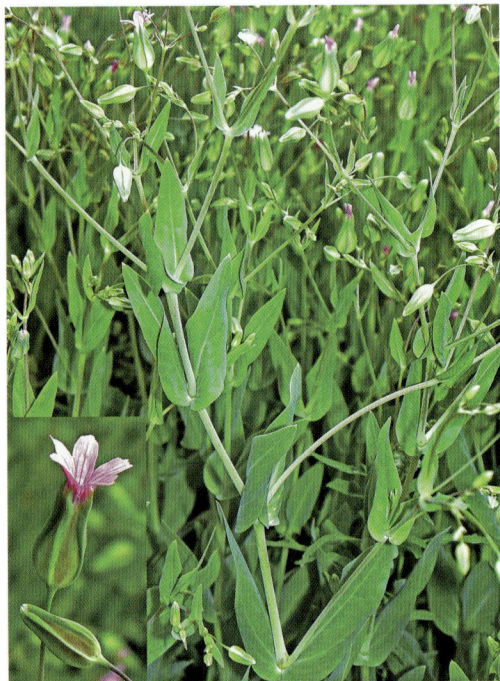

图4－15－1　麦蓝菜（原植物，左下角示花放大）

起。种脐圆点状，下陷，色较浅，种脐的一侧有1条带状凹沟，沟内颗粒状突起排成纵行。质硬，难破碎。除去种皮后见白色胚乳，胚弯曲成环状。子叶两枚。气无，味淡。（图4－15－2）

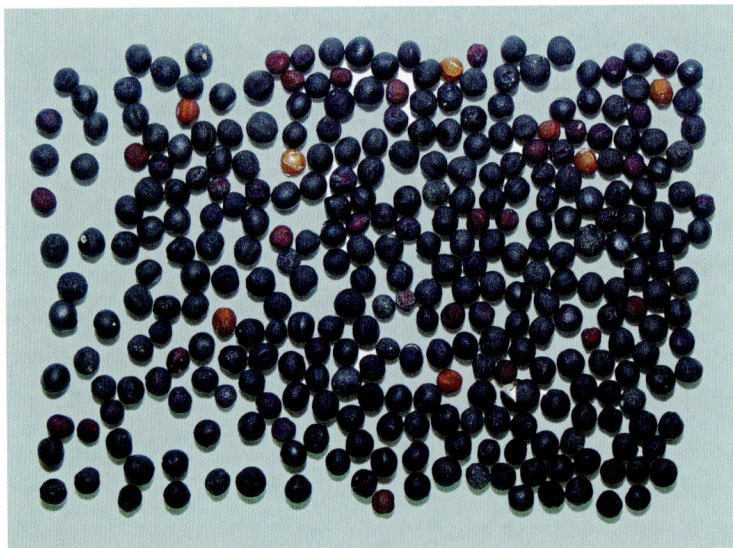

图4－15－2　王不留行

【显微特征】种子横切面：种皮表皮细胞外壁强烈增厚，隐约可见层纹；内种皮细胞淡棕色；内外种皮之间为数列颓废组织。胚乳细胞内含细小糊粉粒及淀粉粒。子

叶和胚根位于种子的两侧。

粉末：淡灰褐色。种皮表皮细胞红棕色或棕色，表面观呈多角形或长方多角形，直径 $50 \sim 120 \mu m$，垂周壁增厚，呈星角状或深波状弯曲。种皮内表皮细胞淡黄棕色，表面观呈类方形、类长方形或多角形，垂周壁呈紧密的连珠状增厚，表面具网状增厚纹理。

【紫外光谱鉴别】

零阶光谱：峰位 273，332；谷位 248，301

一阶导数光谱：峰位 261，287，312；谷位 227，283，292，362

二阶导数光谱：峰位 232，247，285，297，345，378；谷位 223，240，272，290，325，349（图 4 – 15 – 3 ～ 图 4 – 15 – 5）

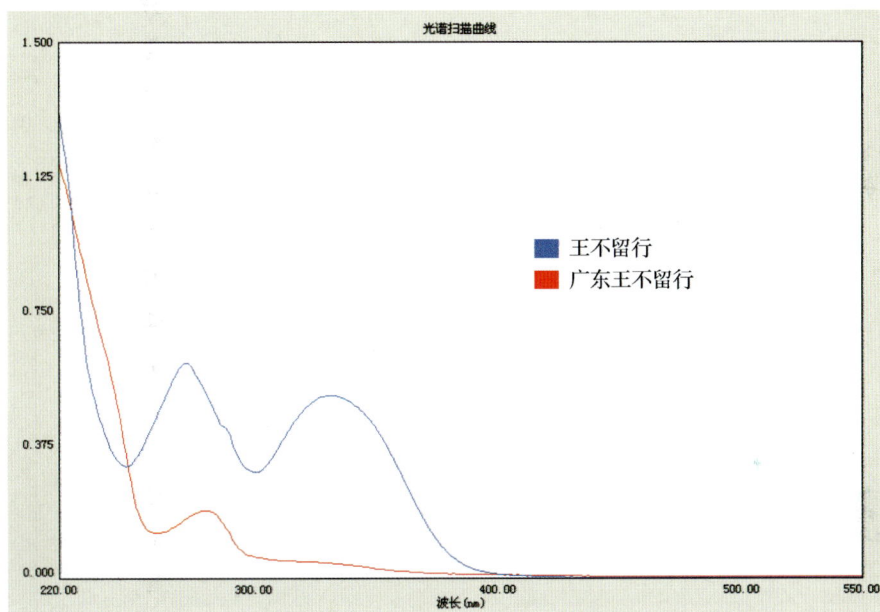

图 4 – 15 – 3　王不留行的零阶光谱

【药理作用】

1. 雌激素样作用　王不留行的乙酸乙酯提取物灌胃给药（10g 生药/kg）能显著促进雌性小鼠子宫增重（$P < 0.05$）。

2. 抗着床和抗早孕作用　王不留行醇提取物有抗着床和抗早孕作用。其水煎液对离体大鼠子宫有兴奋作用，醇提取物的作用尤强。

3. 毒性　王不留行的乙醇提取物对动物有较大毒性，小鼠灌胃20g/kg，每天1次，第2天动物连续死亡。乙醇提取物主要含黄酮、生物碱、皂苷，其中刺桐碱有抑制啮齿动物食欲作用。小鼠死亡可能与此有关。王不留行临床应用水煎剂，毒性很低。

【功效】性平，味苦。能活血通经，下乳消痈。用于妇女经行腹痛、经闭、乳汁不通、乳痈、痈肿。煎服，6 ～ 10g。孕妇及体虚无瘀滞者禁服。

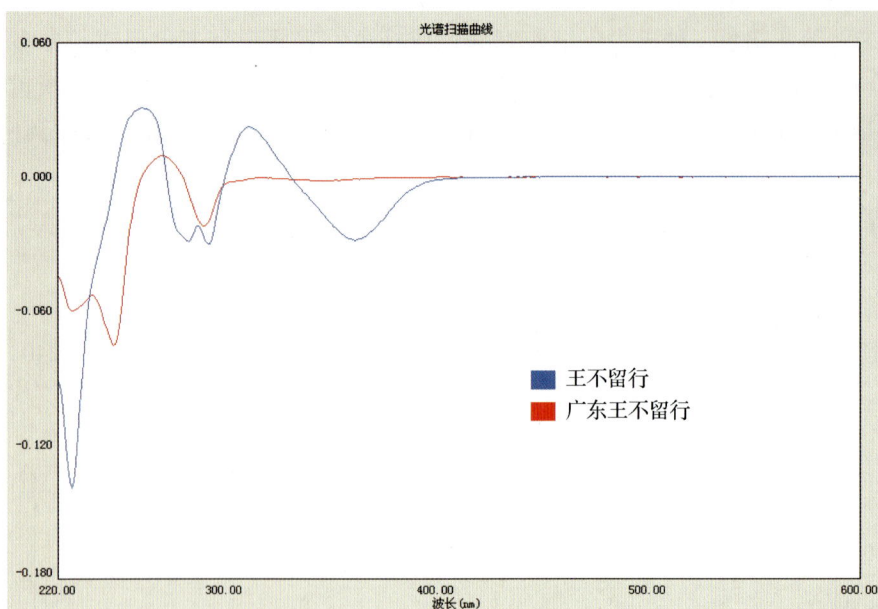

图 4 – 15 – 4　王不留行的一阶导数光谱

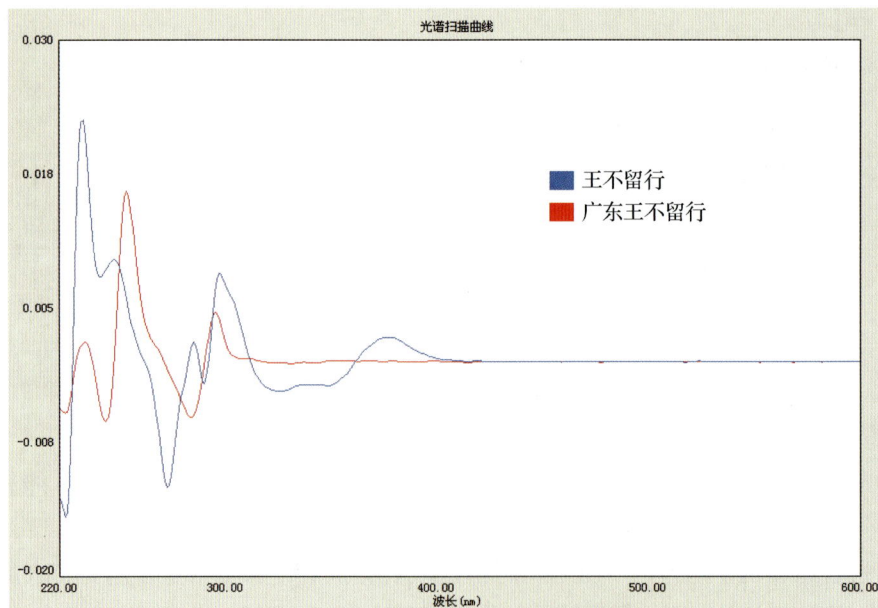

图 4 – 15 – 5　王不留行的二阶导数光谱

木莲（广东王不留行）（习用品）

【别名】薜荔（《本草拾遗》），木馒头、鬼馒头（《本草纲目》），蔓头萝（《生草药性备要》），爬墙果、薜荔果（四川），王不留行、馒头米壳、馒头郎（广东），牛奶子、牛奶柚、程帮子（福建），木果蒲（浙江），凉粉子、木瓜、膀膀子（湖南），烹泡子（江西），凉粉果、文头果、文头榔、糖馒头、木铎、桔杷，留行壳（广东、广西、香港），广东王不留行（《中国药典》2010 年版）

【处方应付名称】木莲，广东王不留行，王不留行（广东、广西、香港、澳门）

【来源】桑科植物薜荔 *Ficus pumila* L. 的干燥隐形花序托。秋季采收近成熟的果实，除去果柄，投入沸水中烫1min，取出，晒干；或纵剖成2片或4片，晒干。

【植物形态】常绿攀援或匍匐灌木。叶二型；营养枝上生不定根，攀援于墙壁或树上，叶小而薄，叶片卵状心形，长约2.5cm，膜质，基部稍不对称，先端渐尖，近无柄；繁殖枝上无不定根，叶较大，互生，叶柄长5~10mm；托叶2，披针形，被黄色丝状毛；叶片厚纸质，卵状椭圆形，长5~10cm，宽2~3.5cm，先端急尖或钝，基部圆或浅心形，全缘，上面无毛，下面被黄色柔毛；基出脉3条，侧脉4~5对，于上面下陷，背面突起，网脉蜂窝状。花序托单生于叶腋，梨形或倒卵形，长3~6cm，宽3~5cm，顶端平截，略具短钝头或呈脐状突起，基部有时收缩成短柄，幼时被黄色短柔毛，成熟时绿带浅黄色或微红，基生苞片宿存，密被长柔毛；花雌雄异株；雄花和瘿花同生于花序托内壁口部，多数，排成数行，有梗，雄花花被片2~3，雄蕊2，花丝短；瘿花花被片3，花柱侧生；雌花生于另一植株花序托内壁，花梗长，花被片4~5。瘦果近球形，具黏液。花期5~6月，果期9~10月。（图4-15-6）生长于旷野树上或村边残墙破壁上或石灰岩山坡上。分布于华东、中南及西南等地。

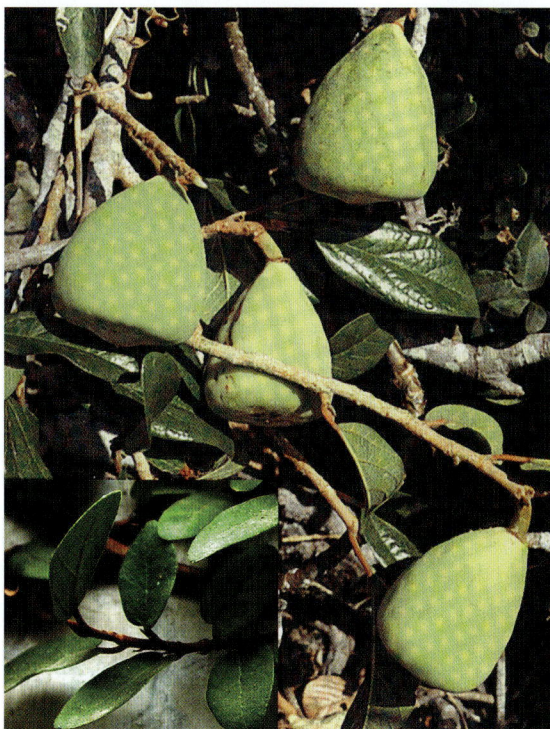

图4-15-6　薜荔（原植物）

【化学成分】叶含脱肠草素（herniarin）、香柑内酯（bergapten）、内消旋肌苷（mesoinositol）、芸香苷、β-谷甾醇、蒲公英赛醇乙酸酯（taraxeryl acetate）及β-香树脂醇乙酸酯。

【药材性状】花序托常纵剖成 2 片或 4 片，呈瓣状或槽状，基部尖，可见短柄。长 2 ~ 6cm，宽 1 ~ 3cm，厚 2 ~ 5mm。表面灰黄色或暗棕色，皱缩不平。内面红棕色，用放大镜观察可见内壁密生毛茸，雄花序托密集球形的瘿，雌花序托密集长形的小瘦果。质硬脆，易折断。气微，味淡微涩。（图 4 - 15 - 7）

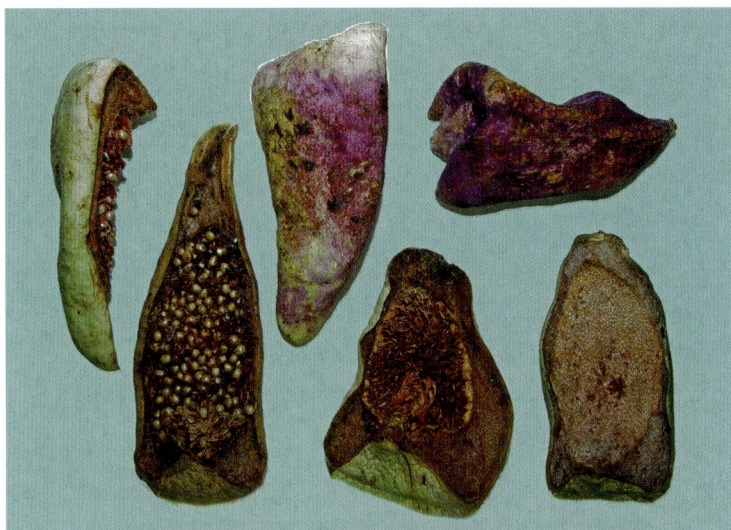

图 4 - 15 - 7　木莲（广东王不留行，生药）

【显微特征】果序托横切面：表皮细胞 1 列，外壁向外突起，壁增厚；表皮下为 1 列含晶厚角细胞，每个细胞含草酸钙方晶 1 个，方晶直径 16 ~ 24μm；含晶细胞内侧为薄壁组织。薄壁组织的外侧细胞的角隅处略增厚，内侧为薄壁细胞，其间有大量含棕色物质之无节乳汁管散在。周韧维管束位于果序托的外侧。

【紫外光谱鉴别】

零阶光谱：峰位 280；谷位 261

一阶导数光谱：峰位 237，271；谷位 228，247，290

二阶导数光谱：峰位 226，249，266，275，291，309；谷位 239，257，271，279，299（图 4 - 15 - 3 ~ 图 4 - 15 - 5）

【功效】性平，味甘、涩。能补肾固精，清热利湿，活血通经，催乳，解毒消肿。用于肾虚遗精，阳痿，小便淋浊，久痢，痔血，肠风下血，久痢脱肛，经闭，疝气，乳汁不下，咽喉痛，疟腮，痈肿，疥癣。煎服，6 ~ 15g；或入丸散；外用适量，煎水洗。

16　牛膝与土牛膝

【考证】牛膝始载于《神农本草经》，列为上品。《名医别录》载："生河内川谷及临胸。二月、八月、十月采根，阴干。"陶弘景谓："今出近道，蔡州者最长大柔润。其茎有节，似牛膝，故以为名也。"《图经本草》记述尤详："牛膝生河内川谷及临胸。今江淮闽粤关中亦有之，然不及怀州者为真。春生苗，茎高二三尺，青紫色，有节如鹤膝，又如牛膝状，以此名之。叶尖圆如匙，两两相对，于节上生花作穗，秋结实甚细。……根极长大而柔润者佳。"并附有怀州牛膝、滁州牛膝、单州牛膝及归州牛膝图四幅，怀州牛膝、滁州牛膝图为苋科牛膝属（Achyranthes）植物无疑，其中怀州牛膝之主根粗而直长，与今之"怀牛膝"相吻合。《证类本草》之记载与上述相同。李时珍之描述更为贴切："其苗方茎暴节，叶皆对生，颇似苋叶而长且尖艄。秋月开花，作穗结子，状如小鼠负虫，有涩毛，皆贴茎倒生。"根据以上记述及《图经本草》之怀州牛膝图，与今之苋科植物牛膝 Achyranthes bidentata Bl. 相一致。

土牛膝之名始见于《图经本草》，苏颂在"牛膝"条下谓："今福州人单用土牛膝根……治妇人血块极效。"李时珍亦谓："牛膝处处有之，谓之土牛膝。"上述"福州人用土牛膝"可能是指野生的牛膝 Achyranthes bidentata Bl. 及粗毛牛膝 A. assper L. 的根，而李氏所谓"土牛膝"应是野生的牛膝 Achyranthes bidentata Bl. 。

目前，全国绝大多数地区使用的牛膝均为苋科植物牛膝 Achyranthes bidentata Bl. 的根，商品称为"怀牛膝"；又有"川牛膝"者乃为苋科杯苋属植物川牛膝 Cyathula officinalis Kuan。两者功效有别。各地所用之"土牛膝"，由于各地用药习惯不同，其品种极其复杂：江苏、浙江及全国大部分地区使用野生之牛膝 Achyranthes bidentata Bl. ，多称其为"土牛膝"；福建又以同科牛膝属植物粗毛牛膝（倒扣草）A. aspera L. 、云南及台湾以同属植物红褐粗毛牛膝 A. aspera L. var. rubrofusca Hook. f. 、江西、浙江及湖南等地以柳叶牛膝 A. longifolia Makino 作"土牛膝"入药；广东、广西则以菊科植物华佩兰（华泽兰）Eupotorium chinense L. 的根作"土牛膝"入药。

香港、澳门的用药习惯源于广东，亦以菊科植物华佩兰（华泽兰）Eupotorium chinense L. 的根及根茎作"土牛膝"入药。

【述评】

1. 古代使用之牛膝应为苋科植物牛膝 Achyranthes bidentata Bl. ，其时又以产地分为"怀牛膝"和"川牛膝"。宋代（800多年前），河南即为牛膝之道地药材产地，正如《图经本草》所述"今江淮闽粤关中亦有之，然不及怀州者为真。"及《本草衍义》所载"今西京（今河南）作畦种，有长三尺者最佳"。今，全国绝大多数地区亦以本种作牛膝药用。古今应用一致。

2. 目前使用的"川牛膝"，其品种与古代不同，为苋科杯苋属植物川牛膝 Cyathula officinalis Kuan。商品川牛膝又以其根味之甜、麻不同而分别称为"甜牛膝"和"麻牛膝"，前者的原植物即为川牛膝 Cyathula officinalis Kuan，而后者则为同属植物 C. capitata（Wall.）Moq. 。后者的性味与川牛膝不同，应区别应用之。《中国药典》（2010年版）始仅收载前者作为"川牛膝"的原植物。

3. 古代应用之土牛膝，是指野生于各地之牛膝，其原植物为苋科植物牛膝 Achy-

ranthes bidentata Bl.；而近代使用之"土牛膝"，除野生之牛膝 *Achyranthes bidentata* Bl. 外，尚有同属植物柳叶牛膝 *A. longifolia* Makino、粗毛牛膝 *A. aspera* L. 及钝叶土牛膝 *A. aspera* L. var. *indica* L. 等。古今应用基本一致。李时珍认为，土牛膝功效与牛膝相似，唯质量较次，"不堪服食"；《图经本草》则认为土牛膝根"治妇人血块极效"。今世人应用土牛膝主治喉症，如白喉、咽喉肿痛等。《中国药典》（2010 年版）将粗毛牛膝作为"土牛膝"的原植物收载于附录中。

4. 苋科牛膝属植物（如牛膝、土牛膝等）与杯苋属植物（如川牛膝、麻牛膝）所含化学成分相近，如均含脱皮甾酮，该成分有促进蛋白合成、利胆、降血脂及增强免疫功能（体液免疫）等作用。但亦有差别，牛膝尚含三萜皂苷类成分。故两者功效亦有差异：牛膝擅长于补肝肾、强筋骨，川牛膝专于活血祛瘀、祛风利湿。

5. 清《本草备要》谓"土牛膝，一名天名精"，可见清代已有以菊科植物作"土牛膝"药用的现象。李时珍亦谓"天名精，根名杜牛膝……其根色白，如短牛膝"，用于治疗男妇乳蛾喉咙肿痛及小儿急慢惊风，奇效。今广东以菊科植物华佩兰 *Eupotorium chinense* L. 的根作"土牛膝"入药，可能与此有关。但华佩兰所含化学成分与牛膝及川牛膝迥异，两者功效亦不相同，应予以纠正。此种的生物活性及临床适应证与疗效亦有研究的必要。

牛膝（正品）

【别名】 百倍（《神农本草经》），山苋菜（《救荒本草》），对节菜（《本草纲目》），铁牛膝（《滇南本草》），杜牛膝（《本草备要》），怀牛膝（《本草便读》），土牛膝（江西、江苏、浙江、安徽、四川、广西），淮牛膝（北京、广西），红牛膝（江西、四川、云南），牛磕膝、牛克膝（陕西、四川），牛盖膝、粘草子根（贵州、云南），接骨丹（河南），肥牛七（香港）

【处方应付名称】 牛膝，怀牛膝

【来源】 苋科植物牛膝 *Achyranthes bidentata* Bl. 的干燥根。冬季茎叶枯萎时采挖，除去须根及泥沙，捆成小把，晒至干皱后，将顶端切齐，晒干。或晒至六七成干后，堆置室内并加盖草席，闷 2 ~ 3d，分级，扎把，晒干。

【植物形态】 多年生草本，高 70 ~ 120cm。根圆柱形，直径 5 ~ 10mm，土黄色。茎直立，四棱形，绿色或带紫色，被白色贴生或开展的柔毛，或近无毛，分枝对生，节膨大。单叶对生；叶柄长 5 ~ 30mm；叶片膜质，椭圆形或椭圆状披针形，长 5 ~ 12cm，宽 2 ~ 6cm，先端渐尖，基部阔楔形，全缘，两面被柔毛。穗状花序顶生及腋生，长 3 ~ 5cm，花期后反折；总花梗长 1 ~ 2cm，被白色柔毛；花多数，密生，长 5mm；苞片阔卵形，长 2 ~ 3mm，先端长渐尖；小苞片刺状，长 2.5 ~ 3mm，先端弯曲，基部两侧各有 1 卵形膜质小裂片，长约 1mm；花被片披针形，长 3 ~ 5mm，光亮，先端急尖，具 1 中脉；雄蕊长 2 ~ 2.5mm；退化雄蕊先端平圆，稍有缺刻状细锯齿。胞果长圆形，长 2 ~ 2.5mm，黄褐色，光滑。种子长圆形，长 1mm，黄褐色。花期 7 ~ 9 月，果期 9 ~ 10 月。（图 4 - 16 - 1）

生长于屋旁、林缘及山坡草丛中。分布于除东北以外的各地区。河南及河北、山西、山东、江苏均有栽培，以河南产量最大，质量最佳，为著名的"四大怀药"之一。

【化学成分】根含三萜皂苷类成分：齐墩果酸 - α - L - 吡喃鼠李糖基 - β - D - 吡喃半乳糖苷等。另含多种多糖类，有抗肿瘤、免疫增强等作用；尚含蜕皮甾酮（ecdysterone，0.072%）、牛膝甾酮（inokosterone）、红苋甾酮（rubrosterone）、多种氨基酸、生物碱及香豆素类成分。

【药材性状】根细长圆柱形，稍弯曲，上端稍粗，下端渐细，长 15 ~ 50（90）cm，直径 0.4 ~ 1cm。表面灰黄色或淡棕色，有略扭曲而细微的纵皱纹、横长皮孔及稀疏的细根痕。质硬而脆，易折断，受潮则变柔软，断面平坦，黄棕色，微显角质样，中心维管束较大，木部黄白色，其外围散有多数点状维管束，排成 2 ~ 4 轮。气微，味微甜、涩而稍苦。（图 4 - 16 - 2）

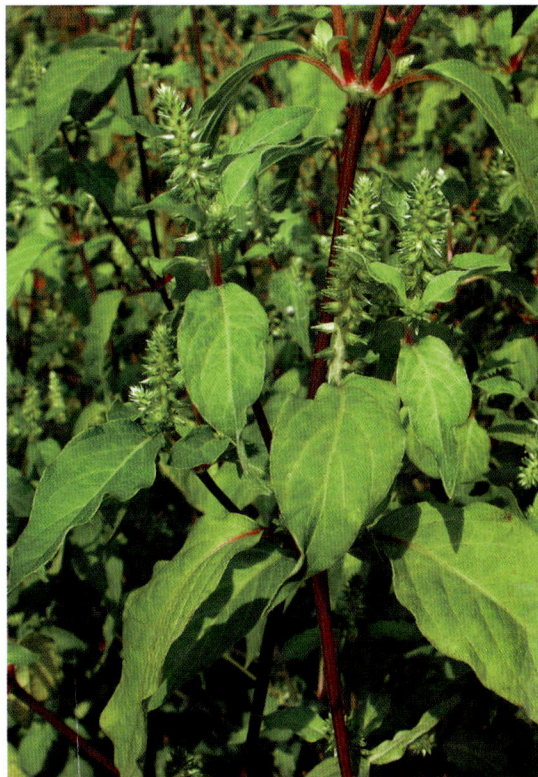

图 4 - 16 - 1　牛膝（原植物）

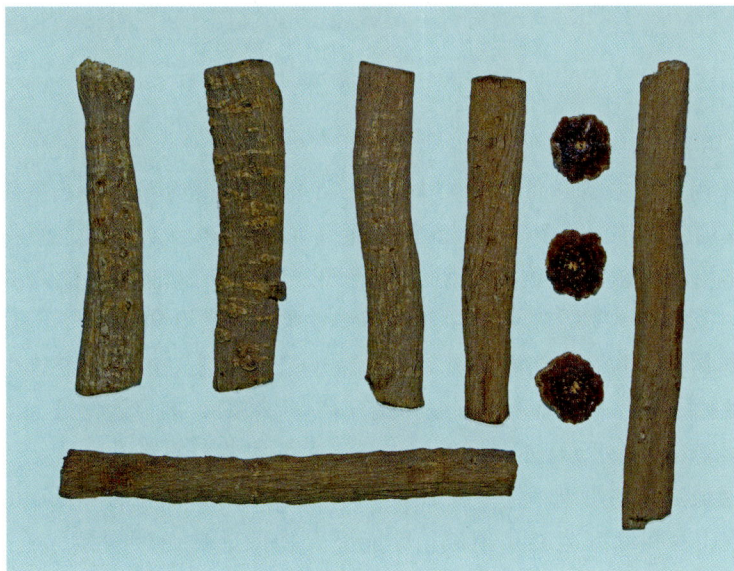

图 4 - 16 - 2　怀牛膝

【显微特征】根横切面：木栓层细胞数列。皮层较窄。三生维管束外韧型，由薄壁联结组织排成 2~4 轮；最外轮维管束较小，有时仅 1 至数个导管；形成层几连接成环；向内维管束较大，木质部由导管、木纤维和木薄壁细胞组成；内侧维管束的束内形成层可见。中央次生维管组织较大，常分成 2~4 束，叉状，初生木质部 2~3 原型。薄壁细胞含草酸钙砂晶。

【紫外光谱鉴别】

零阶光谱：峰位 279；谷位 不明显

一阶导数光谱：峰位 277；谷位 292

二阶导数光谱：峰位 225，265；谷位 282，330　（图 4-16-3 ~ 图 4-16-5）

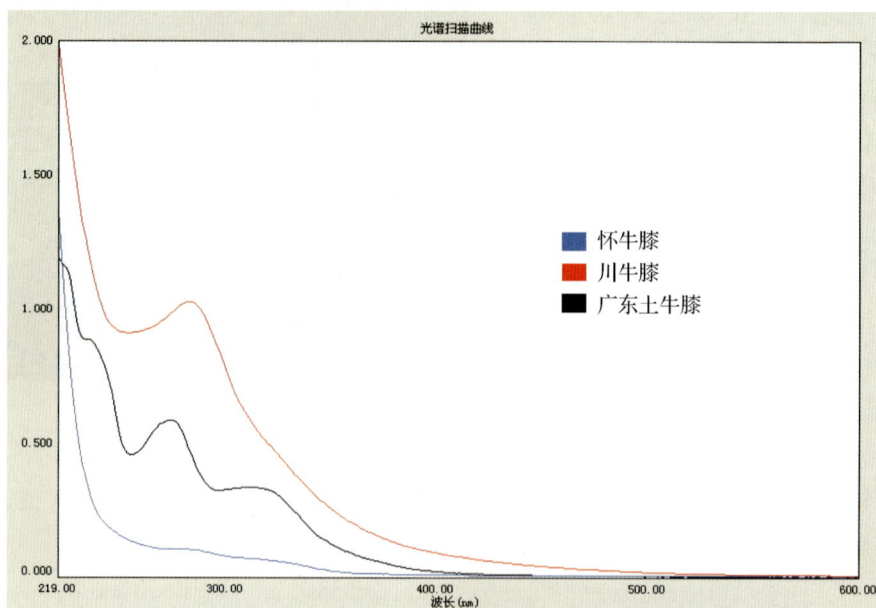

图 4-16-3　牛膝的零阶光谱

【药理作用】

1. 镇痛作用　怀牛膝煎剂腹腔注射（20g/kg），对小鼠醋酸及酒石酸锑钾所致扭体反应有抑制作用，但效力不及吗啡；其煎剂灌胃（25g/kg），对小鼠乙酸扭体反应亦有显著的抑制作用。小鼠甲醛致痛模型试验表明，不同产地的怀牛膝的 ED_{50} 为 1.8 ~ 5.7g/kg。生牛膝、酒牛膝和盐水炒牛膝的镇痛效果无显著差异。

2. 抗炎作用　怀牛膝煎剂灌胃对二甲苯致小鼠耳肿胀、角叉菜胶致小鼠足肿胀及大鼠蛋清性足肿胀均有非常显著的抑制作用（$P < 0.001$），能显著促进大鼠甲醛性关节炎的消退；其皂苷（2g/kg）亦能显著促进蛋清性足关节炎的消退。

3. 对血液流变学的影响　怀牛膝煎剂灌胃（10g/kg），能显著降低正常大鼠的全血黏度、血细胞比容和红细胞凝集指数；亦能显著降低急性血瘀模型大鼠的全血黏度，并有抗凝血作用。

4. 蛋白同化作用　蜕皮甾酮或牛膝甾酮给小鼠腹腔注射或灌胃，均能显著增加肝

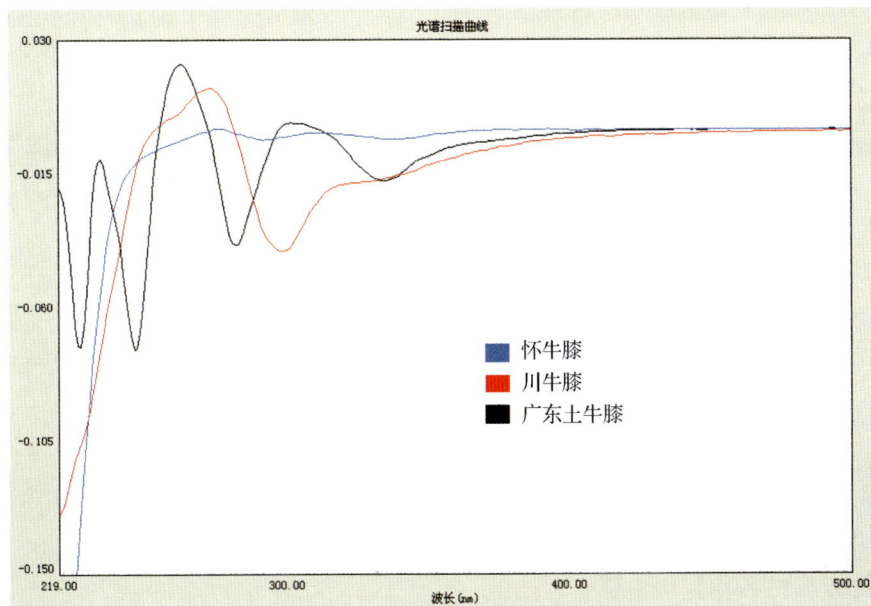

图4-16-4　牛膝的一阶导数光谱

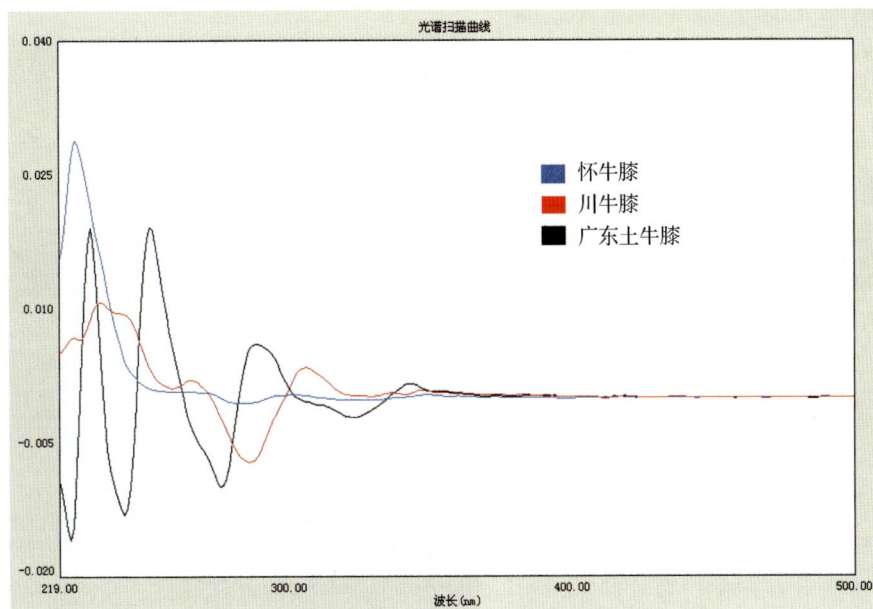

图4-16-5　牛膝的二阶导数光谱

中蛋白质和RNA合成，其效果与强蛋白同化激素4-氯睾酮相似。蜕皮甾酮尚可增加未成年阉割大鼠的提肛肌、体重、内脏器官及骨骼肌的重量，增加未成年或成年大鼠的整体蛋白质总量及肝糖原和肌糖原含量。

5. 免疫增强作用　怀牛膝煎剂灌胃（25g/kg），连续10d，对正常及环磷酰胺处理小鼠的脾和胸腺指数以及腹腔巨噬细胞吞噬功能均有极显著增加。对免疫功能正常或低下的动物均能显著增强其细胞免疫和体液免疫，其免疫增强作用与剂量相关，过大或过小，作用均减弱。蜕皮甾酮亦能提高小鼠的体液免疫及人培养皮肤成纤细胞的蛋白质合成。

6. 其他　怀牛膝尚有降血糖、降血脂、利胆、兴奋子宫及抗衰老等作用。怀牛膝及其总皂苷对未孕及受孕动物子宫均有较强的兴奋作用。牛膝水煎液小鼠灌胃的 LD_{50} 为（49.07 ± 1.79）g/kg。

【功效】　性平，味苦、酸。能补肝肾，强筋骨，逐瘀通经，引血（火）下行。用于腰膝痠痛，筋骨无力，经闭癥瘕，肝阳眩晕，跌打损伤。煎服，5～10g；或浸酒；或入丸、散剂。凡中气下陷、脾虚泄泻、下元不固、梦遗滑精、月经过多及孕妇禁服。

川牛膝（正品）

【别名】　牛膝（四川、贵州、云南），天全牛膝、米心牛膝、家牛膝、肉牛膝、大牛膝、拐牛膝、甜牛膝、甜川牛膝、龙牛膝（四川）

【处方应付名称】　川牛膝

【来源】　苋科杯苋属植物川牛膝 *Cyathula officinalis* Kuan 的干燥根。秋、冬季采挖，除去芦头、须根及泥沙，炕或晒至半干，堆放回润，再炕干或晒干。

【植物形态】　多年生草本，高 50～100cm。主根圆柱形，外皮近白色。茎略呈四棱形，多分枝，疏被长粗毛。叶对生；叶柄长 5～15mm；叶片椭圆形或狭椭圆形，少数倒卵形，长 3～12cm，宽 1.5～5.5cm，先端渐尖或尾尖，基部楔形或阔楔形，全缘，上面贴生长糙毛，下面毛较密。复聚伞花序密集成花球团；花球团多数，直径 1～1.5cm，淡绿色，干时近白色，在枝端花序轴上交互对生，密集或相距 2～3cm；复聚伞花序 3～6 次分枝；聚伞花序两性，能育花在中央，不育花在两侧；苞片卵形，长 4～5mm，光亮，先端具刺芒或钩状；不育花的花被片变成具钩的坚硬芒刺；两性花长 3～5mm，花被片披针形，先端刺尖头，内侧 3 片较窄；花丝基部密生节状囊毛，退化雄蕊长方形，先端齿状浅裂；子房圆筒形或倒

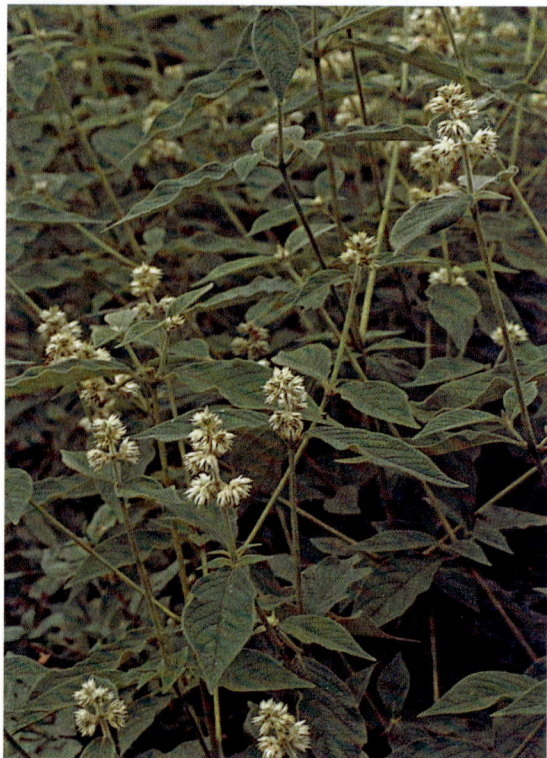

图 4-16-6　川牛膝（原植物）

卵形，花柱宿存，柱头头状。胞果椭圆形或倒卵形，长 2~3mm，直径 1~2mm，淡黄色，包裹在宿存的花被内。种子椭圆形，凸透镜状，长 1.5~2mm，带红色，光亮。花期 6~7 月，果期 8~9 月。（图 4-16-6）生长于海拔 500m 以上的地区。主产于四川、贵州、云南等地。今陕西、湖北、湖南亦有栽培。

【化学成分】根含蜕皮甾酮（0.057%）及微量元素钛（Ti，12.5μg/g）等。

【药材性状】根近圆柱形，微扭曲，向下略细或有少数分枝，长 30~60cm，直径 0.5~3cm。表面黄棕色或灰褐色，具纵皱纹、支根痕及多数横向突起的皮孔。质韧，不易折断，断面浅黄色或棕黄色，维管束点状，断续排列成数轮同心环。气微，味甜。（图 4-16-7）

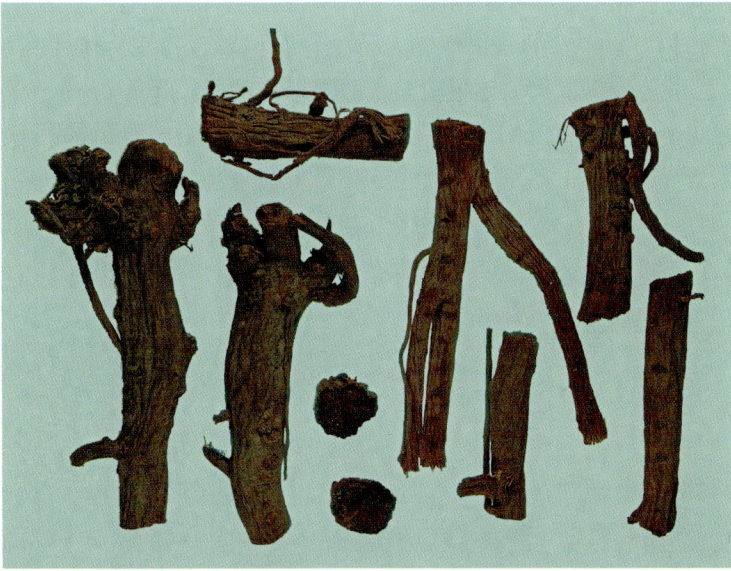

图 4-16-7　川牛膝

【显微特征】根横切面：木栓层细胞数列。皮层狭窄。中柱大，三生维管束外韧型，断续排列成 4~11 轮，外轮维管束较小，向内渐大。中央次生维管组织常分成 2~9 束，有的根中央可见稀疏导管。薄壁细胞含草酸钙砂晶、方晶。

【紫外光谱鉴别】

零阶光谱：峰位 282；谷位 254

一阶导数光谱：峰位 273；谷位 299，334，342

二阶导数光谱：峰位 234，266，306，347；谷位 226，259，286，341　（图 4-16-3~图 4-16-5）

【药理作用】

1. 抗炎作用　川牛膝煎剂灌胃对二甲苯致小鼠耳肿胀、角叉菜胶致小鼠足肿胀及大鼠蛋清性足肿胀均有非常显著的抑制作用（$P < 0.001$）。

2. 镇痛作用　川牛膝煎剂灌胃能显著减少乙酸致小鼠扭体次数（$P < 0.01$）。

3. 对血液流变学的影响 川牛膝煎剂灌胃（10g/kg），对正常及急性血瘀模型大鼠的各项血液流变学指标均无明显影响。但有一定的抗凝血作用，使大鼠血浆复钙时间明显延长。

4. 免疫增强作用 蜕皮甾酮能增强体液免疫功能及促进人皮肤培养成纤细胞的蛋白质合成。

5. 蛋白同化作用 蜕皮甾酮能显著增加幼鼠体重及肝、肾蛋白质合成。尚可增加未成年阉割大鼠的提肛肌、体重、内脏器官及骨骼肌的重量，并增加肝糖原及肌糖原含量。

6. 对子宫作用 川牛膝流浸膏能使豚鼠已孕及未孕子宫和猫的未孕子宫弛缓，使家兔已孕及未孕子宫收缩。

7. 抗生育作用 川牛膝的苯提取物有抗生育及抗着床作用，可使胚胎排出、死亡或阴道流血。乙酸乙酯提取物的效果较差，醇提取物的作用最弱。

8. 其他 川牛膝亦有利胆及降血脂作用。川牛膝水煎液小鼠灌胃的 LD_{50} 为（80.48 ± 1.39）g/kg。

【功效】性平，味甘、微苦。能逐瘀通经，通利关节，利尿通淋。用于经闭癥瘕，胞衣不下，关节痹痛，足痿筋挛，尿血血淋，跌打损伤。煎服，4.5～9g；或入丸、散剂；或浸酒。孕妇及月经过多者禁用。

土牛膝（习用品）

【别名】杜牛膝（《卫生简易方》）

【处方应付名称】土牛膝

【来源】苋科植物粗毛牛膝（倒扣草）*Achyranthes aspera* L.、牛膝 *Achyranthes bidentata* Bl. 的野生种或柳叶牛膝 *A. longifolia* Makino 的干燥根和根茎。全年均可采收，除去茎叶，洗净，鲜用或晒干。

【植物形态】

1. 粗毛牛膝 植物形态与怀牛膝相似，唯主根较短而分枝较多，柴性。叶片呈矩圆状倒卵形或椭圆形，先端圆钝，具突尖，基部楔形，且被毛较密。花序亦相似，唯小苞片较大，其基部两侧具全缘的薄膜，较怀牛膝的大，大约1mm，边缘具缘毛；花被具3条脉，退化雄蕊呈睫毛状或流苏状。广西别称倒扣草、倒钩草，福建、广东、广西亦称为土牛膝，四川称"小白牛膝"。

2. 牛膝 其野生品地上部分与栽培者无异。唯地下部分无明显主根，呈圆锥根系或须根成簇。生长于海拔200～1750m的山坡林下、平原、丘陵、路边、田梗或宅旁。除东北及内蒙古外，其余地区均有分布。

3. 柳叶牛膝 植物形态与怀牛膝相似，唯鲜根常呈淡红色或红色。叶片披针形或狭披针形，长4.5～15cm，宽0.5～3.5cm，先端及基部均渐尖，全缘，上面绿色，下面常呈紫红色。退化雄蕊方形，先端有不明显的牙齿。花果期9～10月。

【化学成分】柳叶牛膝：全草含蜕皮甾酮和牛膝甾酮。从根总皂苷中分得齐墩果酸、齐墩果酸葡糖醛酸酯、蜕皮甾酮和熊果酸。

【药材性状】

1. 粗毛牛膝　根茎短圆柱形，灰棕色，周围着生众多圆柱状细长的根。根长 6 ~ 10cm，粗 2 ~ 5mm，略弯曲，表面灰棕色，具浅细的纵皱纹。质坚硬，易折断，断面纤维性，淡灰青色或灰白色，点状维管束环状排列成 2 ~ 3 轮。无臭味淡。

2. 牛膝（野生品）　根茎圆柱状，长 1 ~ 3cm，直径 5 ~ 10mm，灰棕色，上端有残留茎基，周围着生多数粗细不一的根。根长圆柱形，略弯曲，长不及 15cm，直径可达 4mm；表面淡灰棕色，具细密的纵皱纹，质稍柔软，干透后易折断，断面黄棕色，可见点状维管束环状排列成 2 ~ 5 轮。气微，味微甘。

3. 柳叶牛膝　根茎粗短，长 2 ~ 6cm，粗 1 ~ 1.5cm。根 4 ~ 9 条，扭曲，长 10 ~ 20cm，粗 4 ~ 12mm，向下渐细。表面灰黄褐色，具细密的纵皱纹及须根痕。质硬而稍有弹性，易折断。断面皮部淡灰褐色，略有光泽，可见多数点状散布的维管束排列成 2 ~ 3 轮。气微，味初微甘而后涩。

【药理作用】

1. 抗生育作用　柳叶牛膝根茎总皂苷对雌性小鼠有中期引产和抗生育作用。其正丁醇提取物或 70% 乙醇提取物给妊娠 1 ~ 10d 的小鼠灌胃，亦有显著的抗早孕和抗着床作用；但未见抗排卵和抗精子活化作用。柳叶牛膝茎叶的苯提取物灌胃对雌性小鼠亦有抗生育作用。

2. 子宫兴奋作用　柳叶牛膝根茎煎剂对大鼠动情期子宫有显著兴奋作用。作用性质与催产素相似，并呈量效相关性，最小有效浓度为 3.15mg/ml。

3. 抗炎作用　柳叶牛膝根茎煎剂灌胃对二甲苯致小鼠耳肿胀有明显抑制作用；皮下注射对角叉菜胶致小鼠足肿亦有较强抑制作用。

4. 其他　柳叶牛膝煎剂可减少小鼠扭体次数。柳叶牛膝煎剂小鼠灌胃的 LD_{50} 为 6.45g/kg。柳叶牛膝丁醇提取物及粗皂苷灌胃的 LD_{50} 分别是 8946mg/kg 和 40836mg/kg。

【功效】　性寒，味甘、微苦、微酸。能活血祛瘀，泻火解毒，利尿通淋。用于闭经，跌打损伤，风湿关节痛，咽喉肿痛，疮痈，淋证，水肿及痢疾，白喉。煎服，9 ~ 15g，鲜品 30 ~ 60g。外用，适量，捣敷；或捣汁滴耳；或研末吹喉。

广东土牛膝（习用品）

【别名】土牛膝、多须公、六月霜（《生草药性备要》），白须公（《本草求真》），牛舌大黄（《岭南采药录》）

【处方应付名称】广东土牛膝，土牛膝（广东、广西、香港、澳门）

【来源】菊科植物华佩兰（华泽兰）*Eupatorium chinense* L. 的干燥根。秋季采挖，洗净，切段，晒干。

【植物形态】多年生草本或半灌木，高可达 1.5m。根茎粗壮；根多数，细长圆柱形。茎上部或花序分枝被细柔毛。单叶对生；有短叶柄；叶片卵形、长卵形或阔卵形，长 3.5~10cm，宽 2~5cm，先端急尖、短尖或长渐尖，基部圆或截形，边缘有不规则圆锯齿，上面无毛，下面被柔毛及腺点。头状花序多数，在茎顶或分枝顶端排成伞房或复伞房花序；总苞狭钟状；总苞片 3 层，先端钝或稍圆；头状花序，有 5~6 朵小花，花两性，筒状，白色，有时粉红色，花冠长约 5mm。瘦果圆柱形，有 5 纵肋，被短毛及腺点，冠毛 1 列，刺毛状。花期 6~9 月。（图 4-16-8）

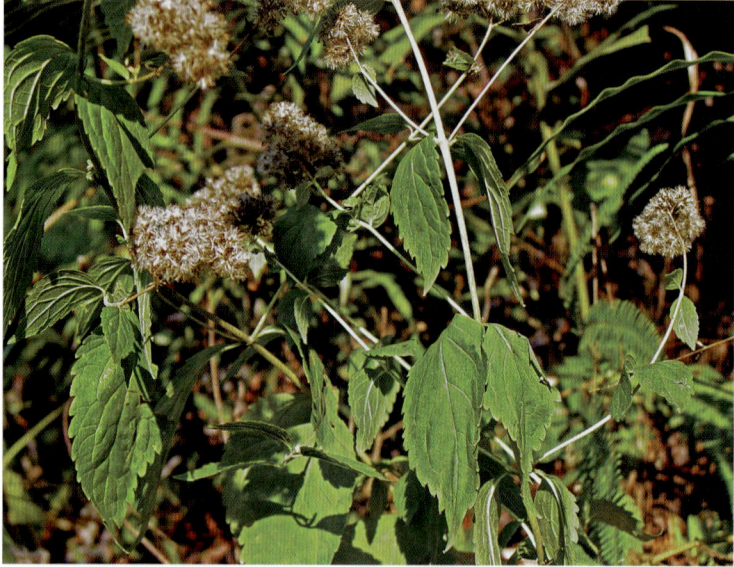

图 4-16-8　华佩兰（原植物）

生长于山坡、路旁、林缘、林下及灌丛中。分布于陕西、甘肃、山东、安徽、浙江、江西、福建、河南、湖北、湖南、广东、海南、四川、贵州、云南等地。

【化学成分】地上部分含三萜类成分：α-香树脂醇及其乙酸酯、无羁萜（friedelan）、3β-无羁萜醇（friedelan-3β-ol）、β-谷甾醇。另含香豆精、棕榈酸。尚含挥发油，油中主要成分是丁香烯氧化物（caryophylleneoxide）及反式丁香烯。

【药材性状】根茎粗大结节状，其上有粗大的老茎，其下丛生多数细长、弯曲的细根。根细长圆柱形，直径 2~3mm，表面较光滑，黄棕色或灰棕色，具细密纵纹，间有横裂纹，皮部与木部较易分离。质坚韧，难折断。横切面皮部黄棕色或黄褐色，木部黄白色，中央可见细小圆形髓。气微香，嗅之略带橄榄样气味，味微苦。饮片：根头及老茎为斜切片，根切长段。根头及老茎中央可见较大棕褐色的髓。（图 4-16-9）

【显微特征】根横切面：表皮细胞 1 列，老根表皮脱落，最外侧为数列木栓细胞。皮层宽广，散有多数厚壁细胞，单个散在或数个成群，圆形、长圆形或圆多角形，无色或淡黄色，壁极厚，层纹及孔沟明显，其周围的间隙中充满黑褐色物质，该物质不溶于乙醇和水合氯醛试液。皮层内侧近内皮层处有 5~10 群分泌道环列，每群有 1~5 个分泌道，多呈长圆形。内皮层凯氏点明显。中柱鞘为 1~2 列切向延长的薄壁细胞，偶见壁增厚。维管束外韧型，韧皮部窄；形成层不明显；木射线宽 2~6 列细胞，多径

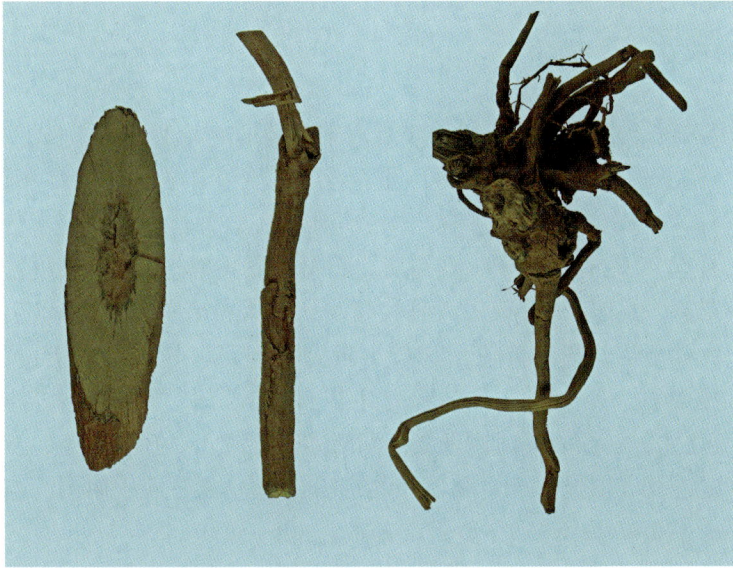

图 4 – 16 – 9　广东土牛膝

向延长，壁具单纹孔，木化。髓部大，细胞类圆形，壁稍增厚，具单纹孔。无淀粉粒及草酸钙结晶。

【紫外光谱鉴别】

零阶光谱：峰位 273，311；谷位 255，298

一阶导数光谱：峰位 234，263，302；谷位 227，246，282，335

二阶导数光谱：峰位 230，251，288，343；谷位 223，242，276，322（图 4 – 16 – 3 ~ 图 4 – 16 – 5）

【药理作用】

1. 抗菌作用　广东土牛膝煎剂（1∶8 ~ 1∶16）对白喉杆菌有抑制作用；其酊剂对白喉杆菌（1∶32 ~ 1∶64）、溶血性链球菌（1∶32）、金黄色葡萄球菌（1∶16）均有抑制作用。对皮内注射白喉杆菌培养液的豚鼠有防止局部红肿坏死的作用；并有中和白喉毒素的作用。酊剂的上述作用均强于煎剂。

2. 其他　从广东土牛膝中分离得到一种在体内具抑制人宫颈鳞癌（HeLa）细胞的活性物质。

3. 毒性　给兔、豚鼠每日喂饲广东土牛膝，无急性中毒现象，但可引起慢性中毒，主要侵害肝、肾，产生糖尿。干叶之毒性较小。慢性中毒主要由所含挥发油引起。

【功效】性凉，味苦、甘，有毒。能清热利咽，凉血散瘀，解毒消肿。用于咽喉肿痛，白喉，吐血，血淋，赤白痢，跌打损伤，痈肿疮毒，毒蛇咬伤，水火烫伤。煎服 10 ~ 20g，鲜品 30 ~ 60g。外用，适量，捣敷或煎水洗。孕妇禁服。

17　冬葵子

【考证】冬葵子，原名葵，始载于《神农本草经》。《名医别录》载："生少室山。十二月采之。"陶弘景谓："以秋种葵，覆养经冬，至春作子，谓之冬葵，多入药用，至滑利，能下石。"《图经本草》并谓："……凡葵有数种，……花有五色……子主淋涩，又令妇人易产。"附有冬葵子、红蜀葵、黄蜀葵图 3 幅。《本草纲目》载有葵、蜀葵、菟葵和黄蜀葵，并谓："葵菜古人种为常食，今人种者颇鲜。有紫茎、白茎二种，以白茎为胜。大叶小花，花紫黄色，其最小者为鸭脚葵。其实大如指顶，皮薄而扁，实内子轻虚如榆荚仁。……八九月种者为冬葵，经年收采。"《植物名实图考》载："冬葵，为百菜之主，江西、湖南皆种之。湖南亦呼葵菜，亦呼冬寒菜；江西呼蕲菜。"根据以上本草记述及《图经本草》和《植物名实图考》之冬葵子附图，与今之锦葵科植物野葵 *Malva verticillata* L. 和冬葵 *M. crispa* L. 相一致。

苘麻，始载于唐《新修本草》，谓："苘即蒉麻也。今人取皮作布及索者。实似大麻子，九月十月采，阴干。"《图经本草》载有"苘实"，谓："今处处有之。北人种以绩（织）布及打绳索。苗高四五尺或六七尺，叶似苎而薄，花黄，实带壳如蜀葵，中子黑色。九月十月采实，阴干用。古方亦用根。"并附有苘实图。李时珍记述较详："苘麻今之白麻也。多生卑湿处，人亦种之。叶大似桐叶，团而有尖。六七月开黄花。结实如半磨形，有齿，嫩青老黑。中子扁黑，状如黄葵子。其茎轻虚洁白。"根据以上本草记述及《图经本草》附图，与今之锦葵科植物苘麻 *Abutilon theophrasti* Medic. 相一致。

目前，全国大多数地区使用的冬葵子均为锦葵科植物苘麻 *Abutilon theophrasti* Medic. 的干燥成熟种子；历代本草记载的冬葵子，即同科植物野葵 *Malva verticillata* L. 和冬葵 *M. crispa* L. 仅在河南、吉林、江西及四川等地使用，并以果实入药。山东济南则以圆叶锦葵的果实作冬葵子入药。

香港、澳门亦以锦葵科植物苘麻 *Abutilon theophrasti* Medic. 的种子作冬葵子入药。

【述评】

1. 历代本草记载之冬葵子应是锦葵科植物野葵 *Malva verticillata* L. 和冬葵 *M. crispa* L. 的种子。该两种应视为冬葵子的正品。但野葵的果实仅在河南作冬葵子入药（即《名医别录》所载之少室山），在吉林、江西、四川亦只作为草药使用。野葵和冬葵的果实亦是蒙古族习用药材，《中国药典》2005 年版以"冬葵果"予以收载。但中医用其种子，蒙医用其果实，应区别应用之。

2. 苘麻自唐《新修本草》始，即作为另一药物予以收载，药用其果实，称之为"苘实"或"苘麻子"，所载性味、功效亦与冬葵子殊异：冬葵子主利水通淋、滑肠通便、下乳；苘麻子主清利湿热、解毒消痈、退翳明目，故应恢复其本来名称"苘麻子"，区别应用为妥。本品缘何被用作"冬葵子"，可能与其果实和种子均与冬葵相似之故。《中国药典》2010 年版始将"苘麻子"列条收载，性味、功效等与"冬葵果"有所不同。

冬葵子（冬葵果）（正品）

【别名】葵子（《金匮要略》），葵菜子（《妇人良方》），葵（《神农本草经》），滑菜（《本草纲目》），冬寒菜（《植物名实图考》），冬苋菜（《分类草药性》）

【处方应付名称】冬葵子，冬葵果

【来源】锦葵科植物野葵 *Malva verticillata* L. 或冬葵 *M. crispa* L. 的干燥成熟种子或果实。夏季或秋季果实成熟时采收，晒干，打下种子（冬葵子）；或直接以果实入药（冬葵果）。

【植物形态】

1. 野葵 二年生草本，高 60 ~ 90cm。茎被星状长柔毛。叶互生；叶柄长 2 ~ 8cm，仅上面槽内被绒毛；托叶卵状披针形，被星状柔毛；叶片肾形或圆形，直径 5 ~ 11cm，常为掌状 5 ~ 7 裂，裂片短三角形，具钝尖头，边缘有钝齿，两面均疏被糙毛或几无毛。花 3 至数朵簇生于叶腋间，几无柄；总苞有小苞片 3 枚，线状披针形，被纤毛；萼杯状，5 裂，广三角形，疏被星状长硬毛；花冠淡白色或淡红色，花瓣 5，先端微凹，具爪；雄蕊柱长 4mm，被毛；花柱分枝 10 ~ 11。果扁圆形，直径 5 ~ 7mm，分果爿 10 ~ 12，背面平滑，两侧具脉纹。种子肾形，直径约 1.5mm，紫褐色，秃净。花期 3 ~ 11 月。生长于平原、山野等处。全国各地均有分布。

2. 冬葵 与野葵的主要区别：一年生草本，不分枝。茎被柔毛。叶柄

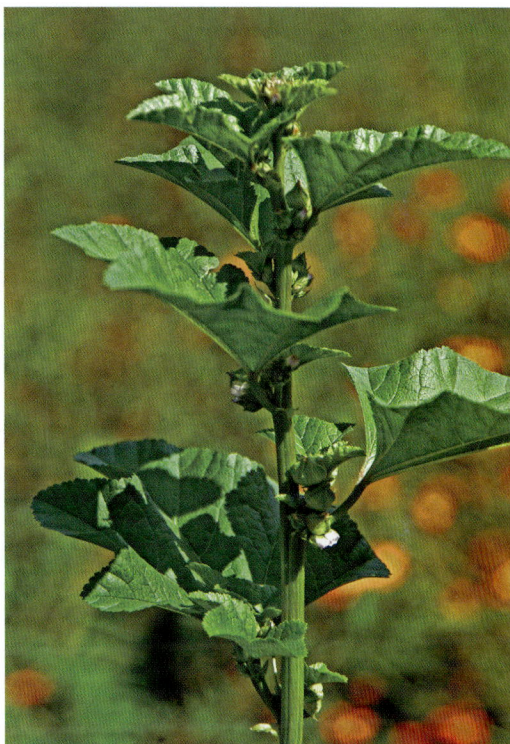

图 4 - 17 - 1 冬葵（原植物）

细瘦，疏被柔毛；叶片圆形，直径 5 ~ 8cm，基部心形，边缘具细锯齿，特别皱曲。花白色。果扁球形，直径约 8mm，分果爿 11，被细柔毛。种子直径约 1mm，暗黑色。花期 6 ~ 9 月。我国西南及河北、甘肃、江西、湖北、湖南等地种植。（图 4 - 17 - 1）

【化学成分】种子含多糖（MVS）：中性多糖（neutral polysaccharide）Ⅰ、中性多糖Ⅱ$_A$、中性多糖Ⅱ$_G$，酸性多糖（acidic polysaccharide）Ⅲ$_A$、酸性多糖Ⅳ$_A$、酸性多糖Ⅵ及肽聚糖Ⅴ。

【药材性状】果实呈扁球状圆盘形，直径 4 ~ 7mm，外被膜质宿萼，宿萼钟状，黄绿色或黄棕色，有的微带紫色，先端 5 齿裂，裂片内卷，其外有条状披针形的小苞片 3

片。果实由 10~12 个分果组成，在圆锥形中轴周围排列 1 轮，分果呈橘瓣状或肾形，直径 1.5~2.5mm，较薄的一边中央凹下。果皮外表呈棕黄色，背面较光滑，两侧面近凹下处各有一微凹陷的圆点，由圆点向外有隆起的放射状脉纹。搓去果皮，内含 1 粒黑褐色种子，呈橘瓣状肾形，质坚硬，破碎后子叶心形，两片重叠折曲。气微，味涩。（图 4-17-2）

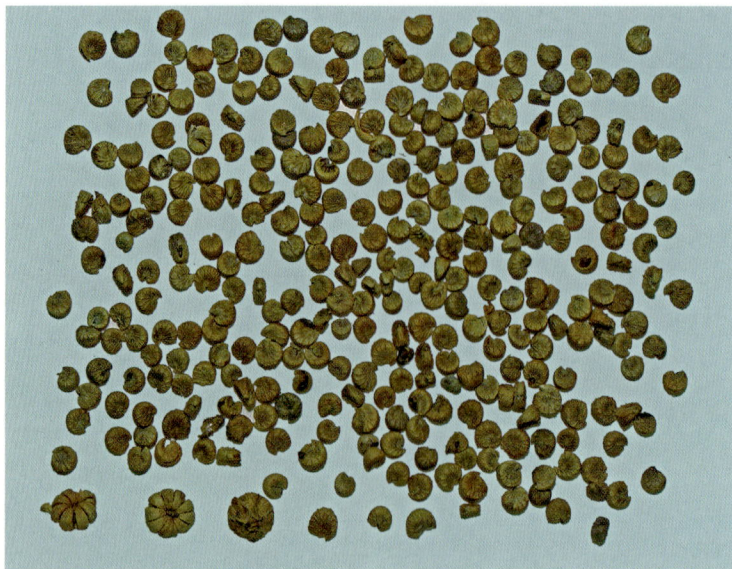

图 4-17-2   冬葵子

【显微特征】 粉末：灰褐色。①种皮表皮，断面观为 1 列栅状细胞，长 33~46μm，宽 8~12μm，壁极厚，木化，胞腔梭形，内含球状结晶；表面观细胞界限不清晰，细小，呈星状。②色素细胞，多列，位于栅状细胞内侧，呈类多角形或类长方形，胞腔内含红棕色物质。③胚乳细胞，多见，呈多角形或类方形，壁略呈连珠状增厚。④星状毛，易见，由 2~8 细胞组成，单个细胞呈披针形，基部钝圆，长 50~1140μm，宽约 75μm，壁厚 1~2μm。（宿萼）⑤子叶表皮细胞，类长方形，基本薄壁细胞呈类多角形或椭圆形，内含晶体。尚可见草酸钙簇晶和方晶、腺毛、非腺毛及螺纹导管、网纹导管等（宿萼及果皮）。

【紫外光谱鉴别】

零阶光谱：峰位 271；谷位 257

一阶导数光谱：峰位 231，240，267；谷位 226，236，245，264，288

二阶导数光谱：峰位 229，239，251，296，305；谷位 223，235，242，272

（图 4-17-3~图 4-17-5）

【药理作用】 野葵果水提物有利尿趋势，但作用不显著；其正己烷提取物则有抗利尿作用。冬葵的醇提物与野葵的水提物对痢疾杆菌有一定的抑菌作用。冬葵子所含中性多糖 MVS-Ⅰ能明显增强单核-巨噬细胞系统的吞噬功能。

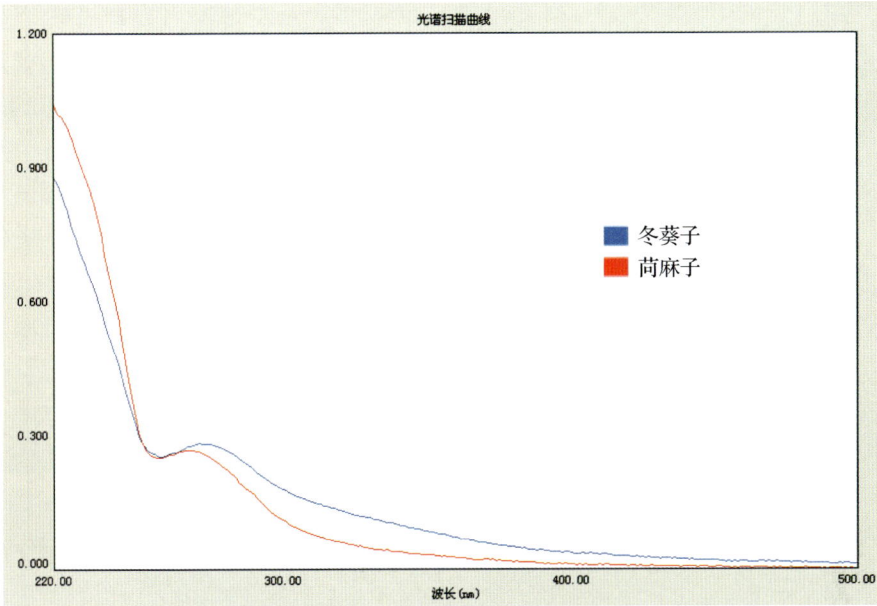

图4-17-3　冬葵子的零阶光谱

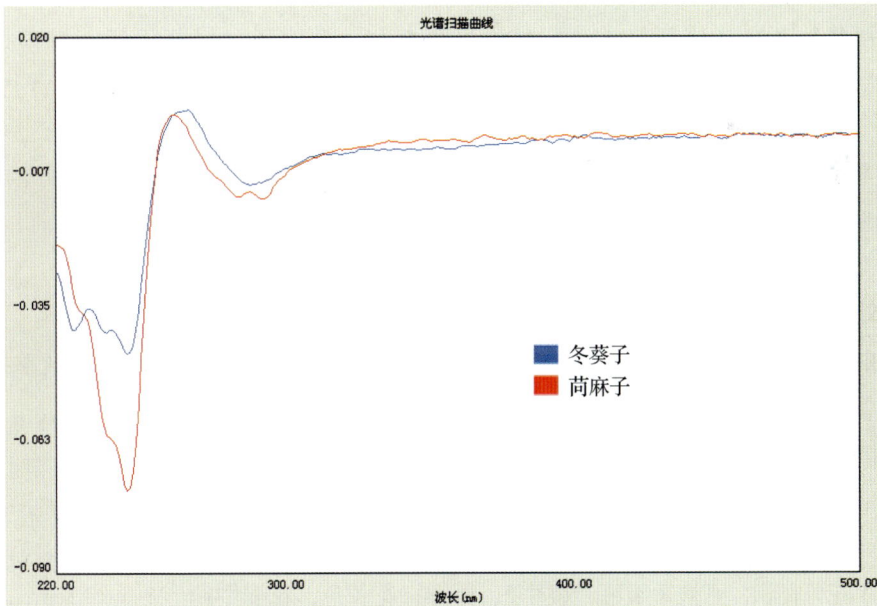

图4-17-4　冬葵子的一阶导数光谱

【功效】性寒，味甘。能利水通淋，滑肠通便，下乳，解毒。用于淋病，水肿，大便不通，乳汁不行，乳痈。煎服，6~15g；或入散剂。脾虚肠滑者禁服，孕妇慎用。

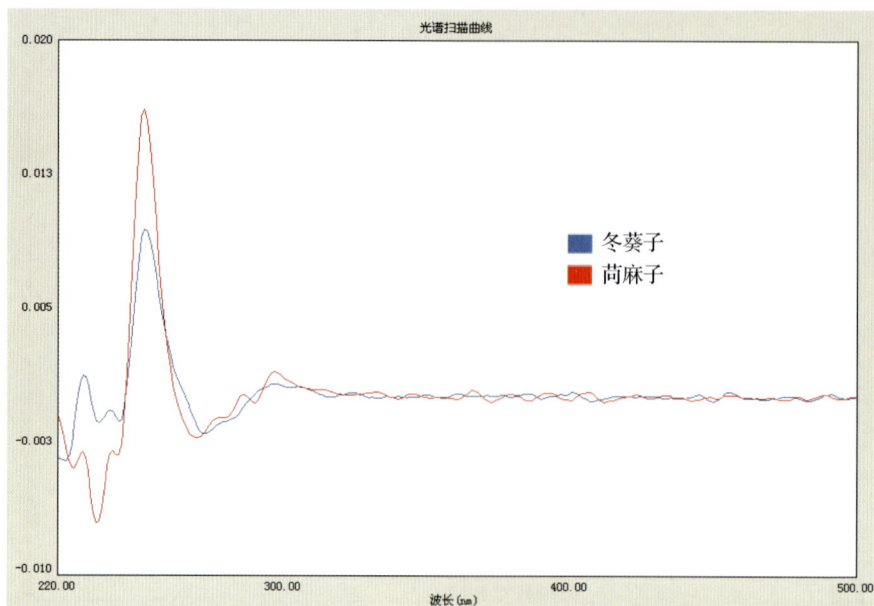

图 4 - 17 - 5　冬葵子的二阶导数光谱

苘麻子（习用品）

【别名】苘实（《新修本草》《图经本草》），蕻麻子（《杨氏产乳方》），苘实（宋·太医院《圣济总录》），苘麻子（明·龚迁贤《鲁府禁方》），空麻子、野苎麻子、冬葵子（江苏），青麻子（北京），白麻（唐·甄立言《古今录验方》），青麻（《中国药用植物志》），野棉花、叶生毛（湖南），磨盘草、车轮草（江西），点圆子草、馒头姆、孔麻（上海），磨仔盾、毛盾草、野火麻（福建），野芝麻、紫青、野苘、野麻、鬼馒头草、金盘银盏

【处方应付名称】苘麻子，冬葵子（广东、广西、香港、澳门）

【来源】锦葵科植物苘麻 *Abutilon theophrasti* Medic. 的干燥成熟种子。秋季果实成熟时，割取全株，晒干，打下种子，除净杂质。

【植物形态】一年生亚灌木状草本，高达 1～2m。茎枝被柔毛。叶互生；叶柄长 3～12cm，被星状细柔毛；托叶早落；叶片圆心形，长 5～10cm，先端长渐尖，基部心形，两面均被星状柔毛，边缘具细圆锯齿。花单生于叶腋，花梗长 1～3cm，被柔毛，近顶端具节；花萼杯状，密被短柔毛，裂片 5，卵形；花黄色，花瓣倒卵形，长约 1cm；雄蕊柱平滑无毛；心皮 15～20，长 1～1.5cm，先端平截，具扩展、被毛的长芒 2，排列成轮状，密被软毛。蒴果半球形，直径约 2cm，分果爿 15～20，被粗毛，顶端具长芒 2。种子肾形，褐色，被星状柔毛。花期 7～8 月。（图 4 - 17 - 6）

生长于路旁、荒地和田野间。除青藏高原外，其他各地均产；东北各地有栽培。

【化学成分】叶含芸香苷（rutin）。

【药材性状】种子呈三角状扁肾形，一端略尖，长 3.4～4mm，宽约 3mm。表面暗褐色，被稀疏短毛，边缘凹陷处可见淡棕色种脐。种皮坚硬，剥除后见圆柱形胚根，子叶折叠成 W 形，胚乳与子叶交错。气微，味淡。（图 4-17-7）

【显微特征】种子横切面：种皮表皮细胞有的特化成单细胞非腺毛，壁稍厚，微木化。下皮细胞 1 列，略呈径向长方形。栅状细胞长柱形，径向长 75～88μm，近外端处可见光辉带，壁极厚，下部壁木化，上部壁非木化，有时可见线形胞腔，近 1/3 处胞腔膨大，内含细小球形结晶，不溶于 20% 硫酸中。色素层细胞 4～5 列，内含黄棕色或红棕色

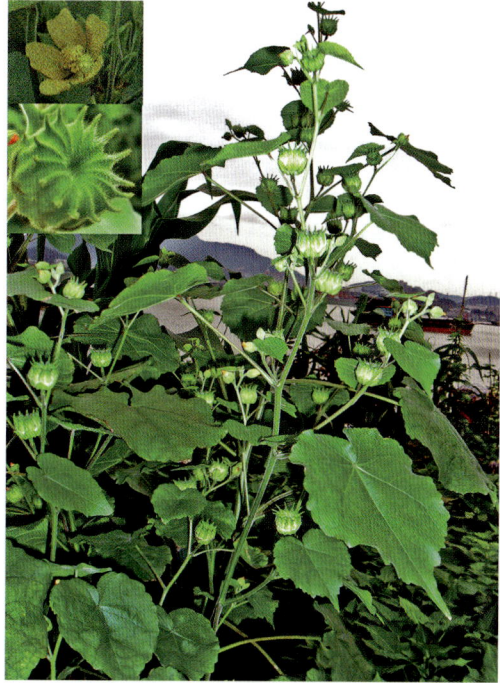

图 4-17-6　苘麻（原植物，左上角示花及果实放大）

物质。胚根及子叶细胞内含脂肪油和糊粉粒。子叶细胞尚含少数草酸钙簇晶。

【紫外光谱鉴别】

零阶光谱：峰位 266；谷位 257

一阶导数光谱：峰位 262，288；谷位 245，284，293

二阶导数光谱：峰位 229，240，251，286，297；谷位 226，239，242，269，279，290（图 4-17-3～图 4-17-5）

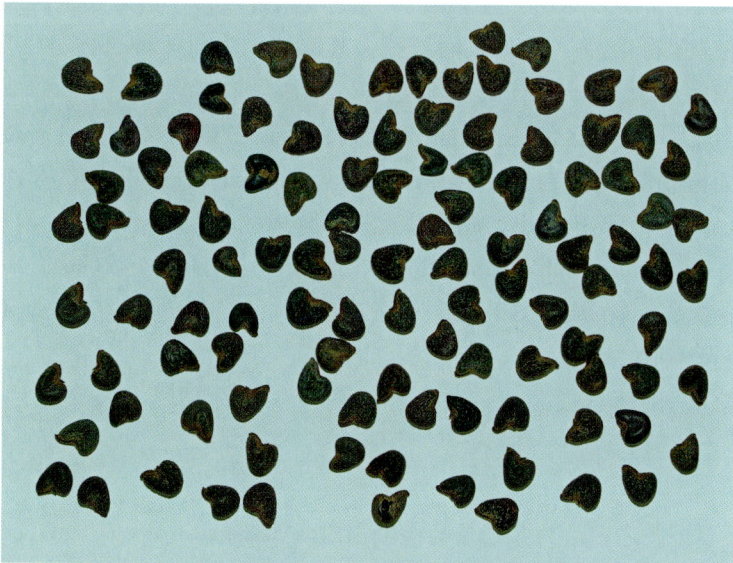

图 4-17-7　苘麻子

【药理作用】苘麻子水提物有显著利尿作用，而正己烷提取物则有显著的抗利尿作用。其醇提物对痢疾杆菌有一定的抑菌作用。

【功效】性平，味苦。能清利湿热，解毒消痈，退翳明目。用于赤白痢疾，小便淋痛，痈疽肿毒，乳腺炎、目翳。煎服，6～12g；或入散剂。

18　白蔹

【考证】白蔹始载《神农本草经》，原名白敛，以其根肉白而能敛疮，故名；列为下品。《名医别录》载："白敛生衡山山谷。二月、八月采根，曝干。"《本草经集注》又载："近道（指今之江苏）处处有之。作藤生，根如白芷，破片以竹穿之，日干。生取根捣敷痈肿亦效。"《蜀本草》亦载："蔓生，枝端有五叶，今所在有之。"《新修本草》描述较为详细："根似天门冬，一株下有十许根，皮赤黑，肉白，如芍药，不似白芷。"《图经本草》记载亦详："白敛，生衡山山谷。今江淮州郡及荆、襄、怀、孟、商、齐诸州（即今之江苏、安徽、湖北、河南、陕西、山东一带）皆有之。二月生苗，多在林中作蔓，赤茎，叶如小桑，五月开花，七月结实，根如鸡鸭卵，三、五枚同窠，皮赤黑，肉白。二月八月采根，破片暴干。今医治风、金疮及面药方多用之。"并附有滁州白敛图。《证类本草》始以"白蔹"之名收载，记述与上述相同。《本草纲目》仍以白敛之名收载，增加异名"猫儿卵"，记述与上述本草相同。《植物名实图考》载有"鹅抱蛋"，谓："鹅抱蛋生延昌（今陕西安塞县）山中。蔓生，细茎有节，本紫梢绿。叶如菊叶，深齿如岐，叶下有附茎，叶宽三四分。根如麦冬而大，赭长有横黑纹，三五枚一窠。"根据以上诸家本草记述（蔓生，枝端有五叶，根如鸡鸭卵，三、五枚同窠，皮赤黑，肉白）及《图经本草》滁州白敛图和《植物名实图考》鹅抱蛋图均与今之葡萄科植物白蔹 Ampelopsis japonica（Thunb.）Makino 相一致。

清《生草药性备要》载有"土白蔹"，谓："味苦性寒，治瘫痪，四肢无力，浸酒补血，产后炖鸡食效。"为广东的民间草药。其原植物为葫芦科植物马㼎儿 Melothria - indica Lour. 及茅瓜 M. heterophylla（Lour.）Cogn.。

目前，全国大多数地区使用的白蔹为葡萄科植物白蔹的块根，河南及云南部分地区尚使用同科植物掌裂草白蔹 A. aconitifolia var. palmiloba Rehd. 与粉背崖爬藤 Tetrastigma hypoglaucum Pl.；四川、湖北及云南部分地区使用萝藦科牛皮消属数种植物，如耳叶牛皮消 Cynanchum auriculatum Royle（四川）、隔山消 C. wilfordii Hemsl.（湖北恩施）及青羊参 C. otophyllum Schened.（云南昆明）；广东及福建部分地区则使用葫芦科植物马㼎儿及茅瓜的块根。

香港、澳门的用药习惯源于广东，亦以葫芦科植物马㼎儿及茅瓜的块根作白蔹入药。

【述评】

1. 古代本草记载之白蔹为今之葡萄科植物白蔹 Ampelopsis japonica（Thunb.）Makino。古今应用基本一致。

2. 广东、福建及香港使用之白蔹为葫芦科植物马㼎儿或茅瓜，本是《生草药性备要》记载的"土白蔹"，其所含化学成分与正品迥异。《生草药性备要》记载的功效亦与白蔹不同（治瘫痪四肢无力，浸酒。补血，产后炖鸡食。治酒顶，消小肠气发，敷恶疮，理蛇口闭。）。故不应称作白蔹，以"茅瓜"药名应用较好，并应对上述两种与白蔹进行药理和临床应用及疗效的比较研究，以明确它们在上述方面的差异及临床适应证。

3. 白蔹在古代亦有混淆现象，如《图经本草》谓："濠州（今安徽凤阳县临淮关西）有一种赤敛，功用与白蔹同，花实亦相似，但表里俱赤耳。"其原植物未详。《滇南本草》记载之白蔹亦为《植物名实图考》记载之青羊参，是萝藦科植物青羊参 *Cynanchum. otophyllum* Schened. 。该植物在云南称"白蔹"或"小白蔹"。经临床试验证明，青羊参对癫痫（特别是大发作型）和慢性肝炎有较好疗效。其所含化学成分亦与白蔹殊异，为避免药名和应用上的混乱，仍以称"青羊参"为宜。

白蔹（正品）

【别名】白草、兔核（《神农本草经》），白根、昆仑（《名医别录》），猫儿卵（《本草纲目》），鹅抱蛋（《植物名实图考》），见肿消（南京），穿山老鼠、地老鼠、野蕃薯（浙江），铁老鼠、母鸡带仔、老鼠瓜薯（广西），母鸡抱蛋、鸟藤（贵州），山栗子、八卦牛、白浆罐（辽宁），山地瓜

【处方应付名称】白蔹，白敛

【来源】葡萄科植物白蔹 *Ampelopsis japonica*（Thunb.）Makino 的干燥块根。春、秋季采挖，除去茎及须根，洗净，纵切成两瓣、四瓣或斜片，晒干。

【植物形态】多年生落叶攀援藤本，长约1m。块根粗壮，肥厚，卵形、长圆形或长纺锤形，深棕褐色，数个相聚。茎多分枝，幼枝光滑，有细条纹，带淡紫色；卷须与叶对生。掌状复叶互生；叶柄长3~5cm，微淡紫色，光滑或略具细毛；叶片长6~10cm，宽7~12cm，小叶3~5，羽状分裂或羽状缺刻，裂片卵形或卵状披针形，中间裂片最长，两侧的较小，叶轴有宽翅，与裂片交接处有关节，两面无毛。聚伞花序小，与叶对生，花序梗长3~8cm，细长，常缠绕；花小，黄绿色；花萼5浅裂；花瓣、雄蕊各5；花盘边缘稍分裂。浆果球形，径约6mm，熟时白色或蓝色，有针孔状凹点。花期5~6月，果期9~10月。（图4-18-1）

生长于山地、荒坡及灌木林中，亦有栽培。分布于东北、华北、华东、中南及陕西、宁夏、四川等地。主产于河南、湖北、江西、安徽。

【化学成分】块根含延胡索酸（fumaric acid）、酒石酸（tartaric acid）、β-谷甾醇、胡萝匐苷及黏液质、淀粉。叶含没食子酸（gallic acid）及多个三、四或五没食子酰基葡萄糖苷，如1，2，6-三-O-没食子酰基-β-D-吡喃葡萄糖苷（1，2，6-tri-O-galloyl-β-D-glucopyranoside）、1，2，3，6-四-O-没食子酰基-β-D-吡喃葡萄糖苷、1，2，3，4，6-五-O-没食子酰基-β-D-吡喃葡萄糖苷等；尚含槲皮素-3-O-α-L-鼠李糖苷（quercetin-3-O-α-L-rhamnoside）、槲皮素-3-O-（2-O-

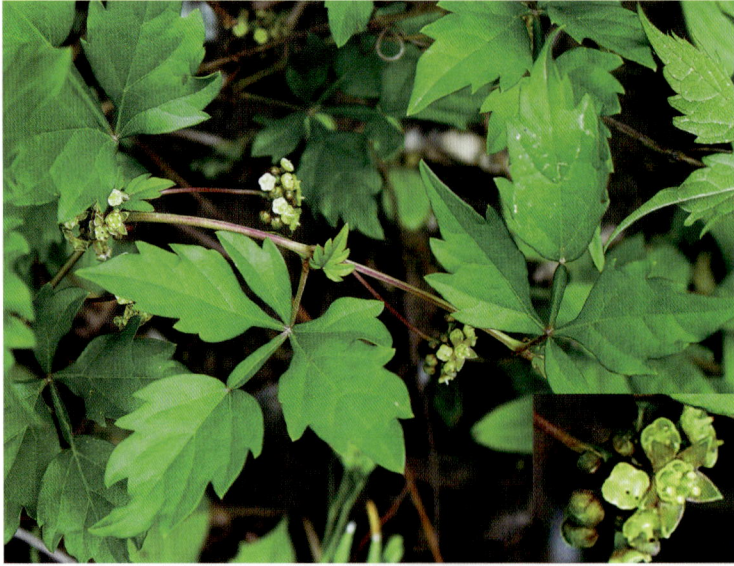

图 4 - 18 - 1 白蔹（原植物，右下角示花放大）

没食子酰基）- α - L - 鼠李糖苷。

【**药材性状**】块根长圆形或纺锤形，多纵切成瓣或斜片。完整者长 5 ~ 12cm，直径 1.5 ~ 3.5cm；表面红棕色或红褐色，具纵皱纹、细横纹及横长皮孔，栓皮易层层剥落，脱落处显淡红棕色。斜片呈卵圆形，长 2.5 ~ 5cm，宽 2 ~ 3cm，两头细尖，切面类白色或淡红棕色，可见放射状纹理或裂隙，外表常残留未除尽之栓皮。体轻，质硬脆，粉性。气微，味微甜。（图 4 - 18 - 2）

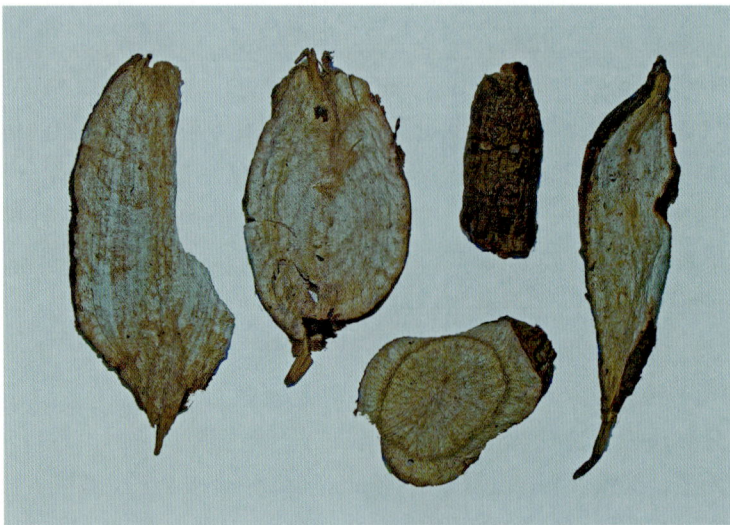

图 4 - 18 - 2 白蔹

【**显微特征**】根横切面：木栓层为 2 ~ 6 列木栓细胞，有的脱落；韧皮部射线宽广，韧皮束呈窄条状；形成层成环；木质部导管稀疏排列，周围有木纤维及木化薄壁细胞。薄壁组织散有黏液细胞，内含草酸钙针晶束；薄壁细胞充满淀粉粒，有的并含草酸钙簇晶。

粉末：淡红棕色。①淀粉粒，单粒棒状、长圆形、长卵形、肾形、扁三角形或菱形，有的两端尖，直径 3 ~ 13（26）μm，长至 25（40）μm，脐点及层纹均不明显；复粒少数。②草酸钙针晶，散在或成束存在于黏液细胞中，针晶长 86 ~ 196μm。③草酸钙簇晶，直径 25 ~ 78μm，晶瓣钝尖。④具缘纹孔导管，直径 35 ~ 60（83）μm，纹孔长圆形或条形，对列或互列，纹孔口长裂隙状，内含。尚可见黏液细胞、木纤维、石细胞及木栓细胞等。

【紫外光谱鉴别】

零阶光谱：峰位 279；谷位 254

一阶导数光谱：峰位 265；谷位 226，291

二阶导数光谱：峰位 233，251，295，314；谷位 222，241，281，305　（图 4 - 18 - 3 ~ 图 4 - 18 - 5）

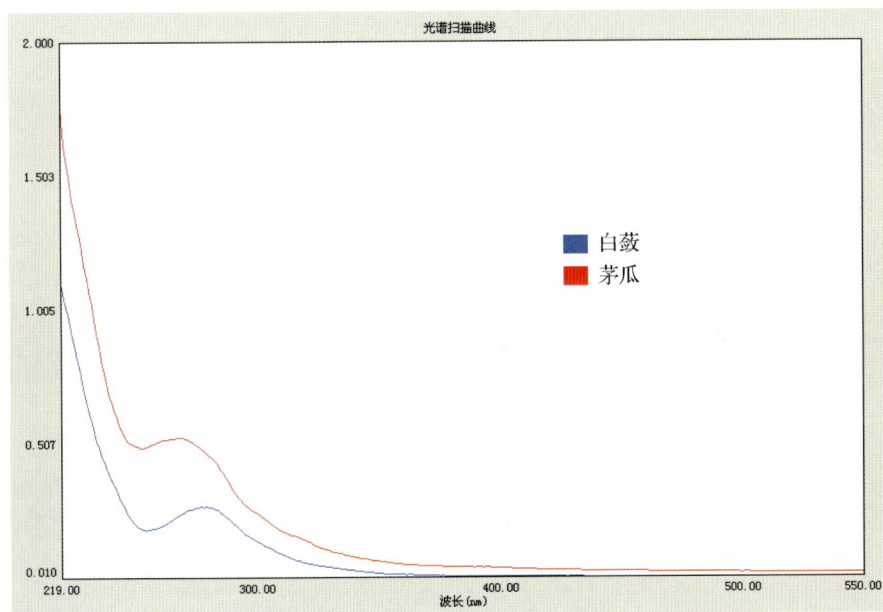

图 4 - 18 - 3　白蔹的零阶光谱

【药理作用】

1. 抗菌作用　白蔹煎剂及水浸液对痢疾杆菌、金黄色葡萄球菌及多种皮肤真菌均有不同程度的抑制作用。

2. 抗癌作用　体外试验，对人宫颈癌细胞培养系 JTC - 26 有明显抑制作用，抑制率达 90% 以上。

3. 镇痛增效作用　白蔹煎剂本身无镇痛作用，但可显著增强黑顺片和制川乌的镇痛作用，并可拮抗黑顺片、制川乌和制草乌对离体蛙心的收缩作用。

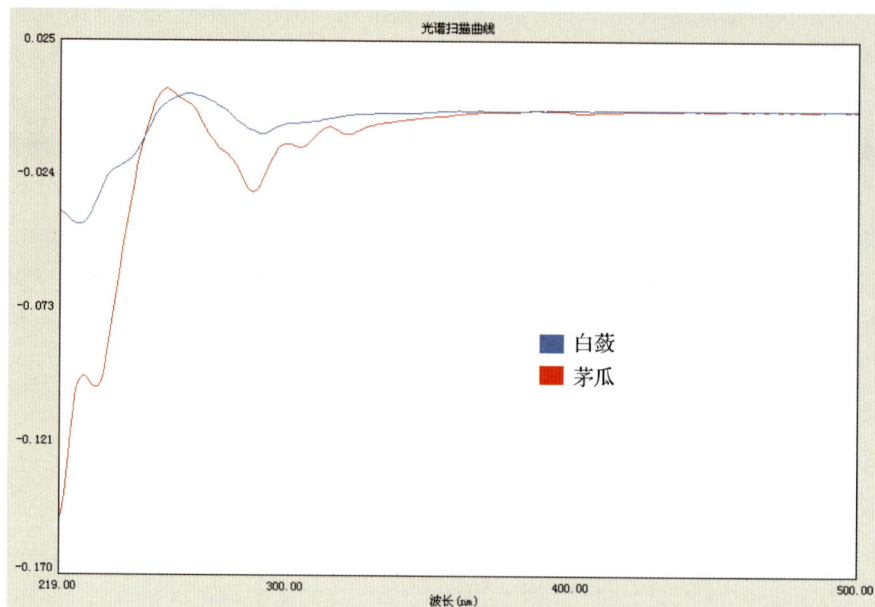

图 4 – 18 – 4　白蔹的一阶导数光谱

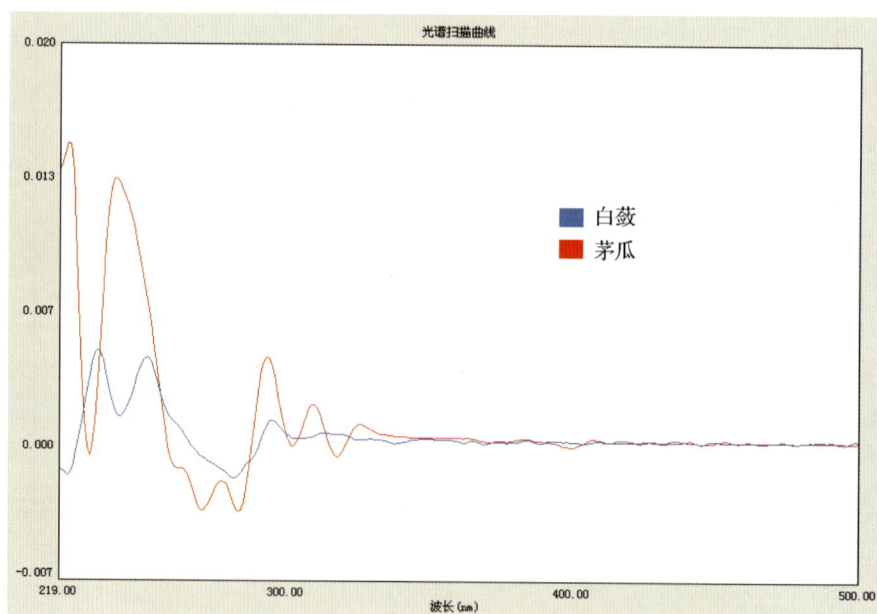

图 4 – 18 – 5　白蔹的二阶导数光谱

【功效】性微寒，味苦、辛。能清热解毒，散结消痈，生肌敛疮，止痛。用于疮疡肿毒，瘰疬，烫伤，湿疹，温疟，惊痫，血痢，肠风，痔漏，白带，跌打损伤，外伤出血。脾胃虚寒及无实火者禁服，孕妇慎服。煎服，5 ~ 10g；外用，适量，研末撒布或调涂。

茅瓜（习用品）

【别名】老鼠瓜（清《陆川本草》），山熊胆、金丝瓜、山天瓜（广西），老鼠黄瓜、老鼠香瓜、狗屎瓜、小鸡黄瓜、狗黄瓜、银丝莲、野黄瓜、天瓜（云南），大种老鼠拉冬瓜（广州），耗子瓜、小苦瓜蒌（贵州），王瓜、土瓜、野甜瓜（福州），波瓜公（海南），牛奶子（四川），异叶马㼎儿

【处方应付名称】茅瓜，马㼎儿，土白蔹、白蔹（广东、香港、澳门）

【来源】葫芦科植物茅瓜（异叶马㼎儿）*Melothria heterophylla*（Lour.）Cogn［*Solena amplexicaulis*（Lour.）Gandhi；*Brionia amplexicaulis* Lam.］或马㼎儿 *M. indica* Lour.［*Zehneria indica*（Lour.）Keraudren］的干燥块根。秋、冬季采挖，洗净，刮去粗皮，切片，晒干。

【植物形态】

1. 茅瓜 多年生攀援草本。块根纺锤形，直径 1.5～2cm。茎枝柔弱，无毛，具纵沟纹。叶柄纤细而短，初时被黄色短柔毛，后渐脱落。叶片薄纸质，多型，变化大，卵形、长圆形、卵状三角形或戟形，不分裂或 3～5 浅裂至深裂，裂片长圆状披针形或三角形，长 8～12cm，宽 1～5cm，上面深绿色，稍粗糙，脉上被微柔毛，下面灰绿色，叶脉突起，几无毛。卷须纤细，不分枝，与叶对生。雌雄异株；雄花 10～20 朵生于长 2～5mm 的花序梗顶端，呈伞房状，花极小，花梗纤细，花萼筒钟状，花冠黄色，外面被短柔毛，裂片 5，开展，三角形，雄蕊 3，花丝纤细，具毛；雌花单生于叶腋，被微柔毛，子房卵形，无毛或被黄褐色柔毛，柱头 3。果实红褐色，长圆状或类球形，表面近平滑；种子数枚，类球形或倒卵形。花期 5～8 月，果期 8～11 月。生长于海拔600～2600m 的山坡路旁、林下、杂木林中或灌丛中。主产于云南、贵州、四川、广东、广西及福建。

2. 马㼎儿 与上种的主要区别是，根膨大呈一串纺锤形块根，大小相间；叶片卵状三角形，膜质，长 3～8cm，先端尖，基部戟状心形，边缘疏生不规则钝齿，有时 3 浅裂，两面均粗糙；雌雄同株，单生或数朵聚生于叶腋，花梗细长，花冠白色，三角状钟形，5深裂，裂片卵形；果实橙黄色，卵形或类椭圆形，种子多数，扁平。（图 4-18-6）

【化学成分】茅瓜块根含葫芦箭毒素（calebassine）B、山嵛酸（behenic acid）、二十三烷酸、二十四烷酸、Δ^7-豆甾烯醇及瓜氨酸（citrulline）、精氨酸、γ-氨基丁酸、天冬氨酸、谷氨酸等，另含钾、镁、钙、磷、钡、钛、锰、钴、铬、铜、镍、锶、锌等元素。

【药材性状】茅瓜块根纺锤形或纺锤状圆柱形，长 10～15cm，直径 0.8～2cm，下部有时分枝。商品多为纵切或斜切的厚片，卷曲而皱缩。表面灰黄色或黄棕色，有不规则的皱纹及近椭圆形的横长突起，切面露出黄色的脉纹。体轻，易折断，断面粉性或稍纤维状。气微，味微苦。（图 4-18-7）

【显微特征】茅瓜块根横切面：木栓层宽 5～18 列细胞，其间有 1～4 列石细胞断

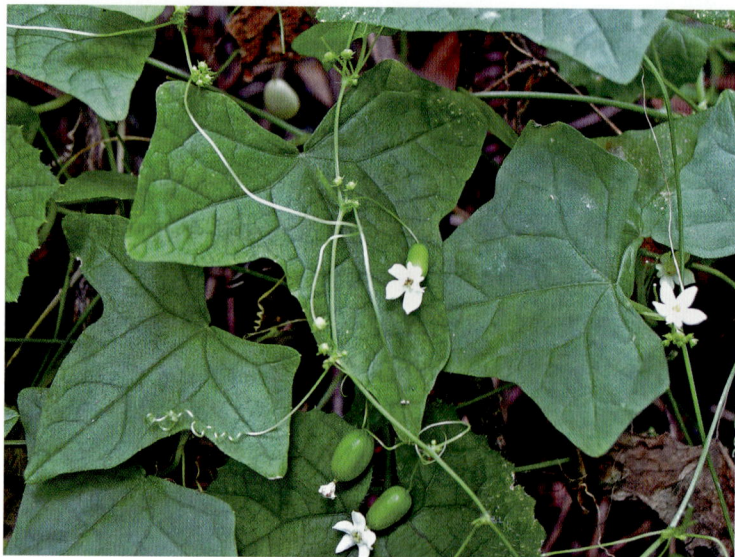

图 4 - 18 - 6　马㼎儿（原植物，雌株）

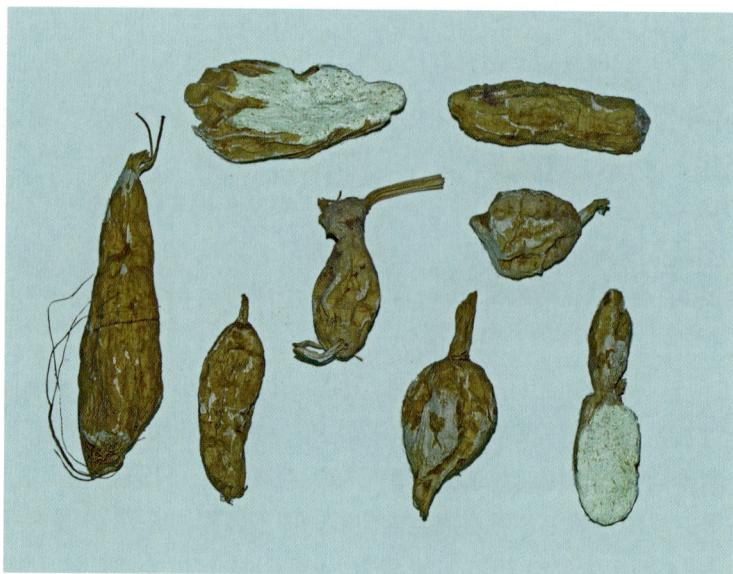

图 4 - 18 - 7　茅瓜（广东白蔹）

续排列成环；木质部导管 5～25 个成群，周围有木纤维和木薄壁细胞，中央可见星状的初生木质部。薄壁细胞充满淀粉粒。

　　粉末：类白色。①淀粉粒，众多，多为单粒，多呈类球形、半圆形或盔形，脐点点状，中心性，大粒层纹隐约可见；复粒 1～3 分粒组成。②木栓石细胞，多成群，淡黄色或浅黄色，多呈长方形、类方形、类长方形、类三角形或长条形，纹孔及壁孔明显。尚可见无色、形大的木化厚壁细胞、导管、木纤维及薄壁细胞等。

【紫外光谱鉴别】

零阶光谱：峰位 268；谷位 252

一阶导数光谱：峰位 228，257，300，315；谷位 232，288，305，321

二阶导数光谱：峰位 222，240，263，277，293，310，326；

　　　　　　　谷位 230，270，283，302，318（图 4 – 18 – 3 ~ 图 4 – 18 – 5）

【毒性】 块根水冷浸液小鼠单次灌胃的 LD_{50} 为 10.8g 生药/kg，加热后毒性未见明显减弱，LD_{50} 为 11.5g 生药/kg。

【功效】 性寒，味甘、苦。能清热解毒，化瘀散结，化痰利湿。用于疮疡肿毒，咽喉肿痛，肺痈咳嗽，烫火伤，水肿腹胀，腹泻，湿疹，风湿痹痛，小肠气发。煎服，15 ~ 30g；或研末或浸酒；外用，适量，研末调敷。

19　白附子与白附片

【考证】 白附子始载于《名医别录》，谓："白附子生蜀郡。三月采。"陶弘景谓："此物久绝，无复真者。"唐《新修本草》载："本出高丽（今之辽宁），今出凉州（今甘肃武威县）以西。形似天雄，……生沙中，独茎似鼠尾草，叶生穗间。"《图经本草》亦载："叶细周匝，生于穗间，出砂碛下湿地。"《海药本草》（唐·李珣）又载："按徐表《南州记》云：生东海、新罗国（今韩国）及辽东。苗与附子相似。"李时珍谓："根正如草乌头之小者，长寸许，干者皱文有节。"《本草原始》（明·李中守）载："根色白，苗与附子相似，故名。"从以上本草记述，特别是"苗与附子相似。"、"形似天雄，根正如草乌头之小者，长寸许，干者皱文有节"、"根色白"、"生东海、新罗国及辽东。"的记述，均与今之毛茛科植物黄花乌头 *Aconitum coreanum*（Le′vl.）Rapaics 相符。至于"生蜀郡"的白附子，因无形态描述，故无从考证；且在陶弘景时代已"此物久绝"矣。

独角莲为民间药物，未见本草记载。

目前，全国大多数地区均以天南星科植物独角莲 *Typhonium giganteum* Engl. 的块茎作白附子入药，商品称为"禹白附"；黑龙江、吉林、浙江、上海、广东等地则以毛茛科植物黄花乌头 *Aconitum coreanum*（Le′vl.）Raipaics 的块根入药，商品称"关白附"；而香港则以乌头子根的加工品"白附片"作"白附子"入药。

【述评】

1. 自唐代始，古代应用之白附子均为毛茛科植物黄花乌头 *Aconitum coreanum*（Le′vl.）Rapaics 的块根，并未见有混淆现象。本种应视为白附子的正品。《中国药典》（1995 年版）曾以"关白附"之名收载，其后不再收载。

2. 天南星科植物独角莲未见本草记载。其本是民间药物，治淋巴结核有良效。缘何被用作"白附子"？尚无从考证。其与白附子来源于不同科的植物，亲缘关系相距甚远，所含化学成分亦迥异。《中国药典》（1995 年版）以前将本种称作"禹白附"收载，而《中国药典》2000 年版始，则将其作"白附子"收载，其所述主要功效亦多是历代本草及医书关于"白附子"（即黄花乌头的块根）的记载，如"祛风痰、定惊搐、止痛"及"用于中风痰壅、口眼喝斜、语言涩謇、痰厥头痛"等；均不符合历代本草之记载；亦缺乏科学依据。应对独角莲及黄花乌头进行系统、深入的化学、药理和临床应用等方面的比较研究，以明确各自的功效及临床适应证，并恢复前者的本来名称"独角莲"，区别应用为妥。

3. 白附片被用作"白附子"，纯属误用。虽然两者均含二萜类生物碱，但两者结构不同；白附子主要含关附素类生物碱，不具乌头碱类的毒性结构。且两者之功效亦迥然不同：白附片回阳救逆、补火助阳、逐风寒邪湿；用于亡阳虚脱、肢冷脉微、阳痿、宫冷、心腹冷痛、虚寒吐泻、阴寒水肿、阳虚外感、寒湿痹痛；而白附子祛风痰、定惊搐、解毒散结止痛；用于中风痰壅、口眼喝斜、语言涩謇、痰厥头痛、偏正头痛、破伤风。因此，白附片不宜作"白附子"入药。

白附子（正品）

【别名】关白附（《中药志》），竹节白附（《中药材品种论述》）

【处方应付名称】白附子，关白附

【来源】毛茛科植物黄花乌头 *Aconitum coreanum*（Le' vl.）Rapaics 的干燥块根。8～9月采挖，除去残茎、须根，洗净，晒干。

【植物形态】多年生草本，高 30～100cm。块根纺锤形。茎直立，疏被反曲短柔毛。叶互生，下部叶在开花时枯萎；叶柄长 1.4～4.5cm，无毛，具狭鞘；叶片阔菱状卵形，长 4.2～6.4cm，宽 3.6～6.4cm，3 全裂，全裂片再细裂，小裂片线形或线状披针形，两面近无毛。总状花序顶生，有花 2～7 朵；花序轴及花梗被反曲柔毛；下部苞片羽状分裂，上部苞片线形；花两性，两侧对称；萼片 5，花瓣状，淡黄色，外被反曲柔毛，上萼片船状盔形，高 1.5～2cm，下缘长 1.4～1.7cm，外缘在下部隘缩，喙短，侧萼片斜阔倒卵形，下萼片斜椭圆状卵形；花瓣 2，无毛，瓣片狭长，约 6.5mm，距极短，头形；雄蕊多数，花丝被短毛；心皮 3，密被伏生

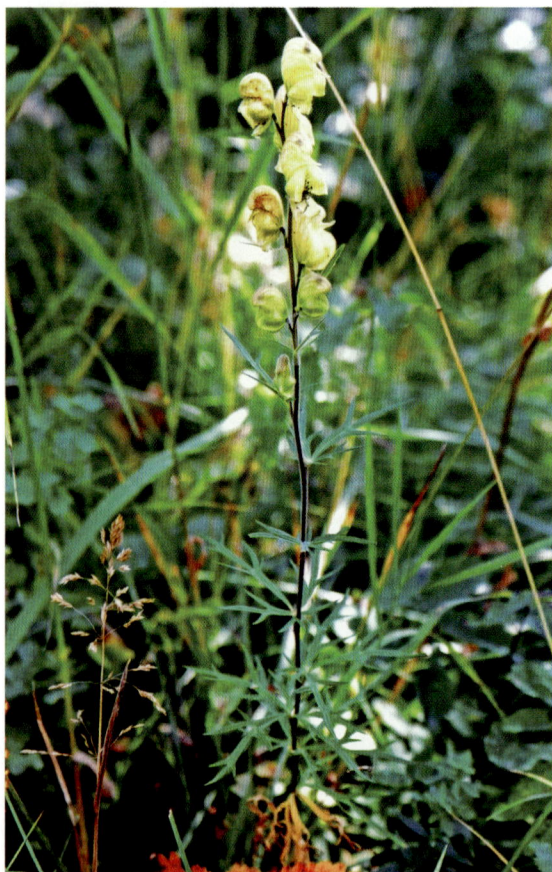

图 4 - 19 - 1　黄花乌头（原植物）

的短柔毛。蓇葖果长约1cm，种子多数具3纵棱，沿棱有狭翅。花期8~9月，果期9~10月。（图4-19-1）

生长于海拔200~900m的山地草坡或疏林中。分布于黑龙江东部、吉林、辽宁及河北北部。主产于辽宁及吉林。

【化学成分】根含二萜类生物碱关附素（guanfubase）A~I及关附素Z。另含下乌头碱、β-谷甾醇、油酸、亚油酸、棕榈酸、24-乙基胆甾醇。

【药材性状】子根呈长卵形、卵形或长圆锥形，长3~5cm，直径0.7~2cm；表面淡棕色，具细皱纹及侧根痕，有的具瘤状突起的侧根，顶端具芽痕；质硬，不易折断，断面类白色，较平坦，富粉性。母根呈长圆锥形，略弯曲，长4~5cm，直径1~2cm；顶端有地上茎残基，表面暗棕色，具纵纹及横向突起的根痕或横列成节状；体轻，质松泡，粉性小，断面具裂隙，切面以水湿润之，可见呈梅花点状的筋脉纹（异型维管束）断续排列成环。气微，味辛辣而麻舌（有毒）。

制白附子为类圆形或不规则的厚片。表面类白色或黄白色，角质样，微具光泽，有的具裂隙，横切面可见梅花点状的异型维管束断续排列成环。气微，味微苦、辛，微有麻舌感。（图4-19-2）

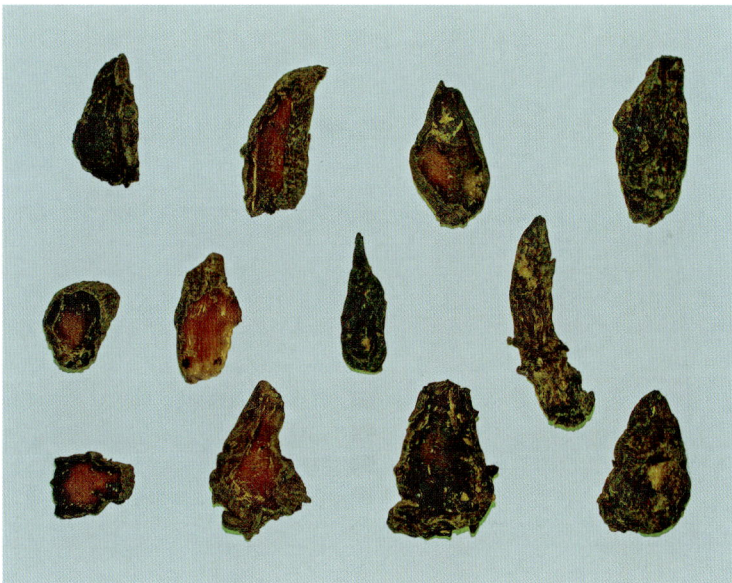

图4-19-2　关白附（饮片）

【显微特征】子根横切面：后生皮层为数列棕色木栓化细胞；皮层细胞3~4列；内皮层环明显；其内薄壁组织中有十数个复合维管束断续排列成环，复合维管束外韧型，木质部排列成三角状或十字形；中央为宽阔的髓。薄壁细胞充满淀粉粒。母根横切面：内皮层环内侧有石细胞散在；复合维管束较大，其外侧均有皱缩的薄壁细胞环。

【紫外光谱鉴别】

零阶光谱：峰位257；谷位　不明显

一阶导数光谱：峰位228，256，264，277；谷位239，261，267

二阶导数光谱：峰位 223，245，271；谷位 233，258，264，281（图 4 – 20 – 3 ~ 图 4 – 20 – 5）

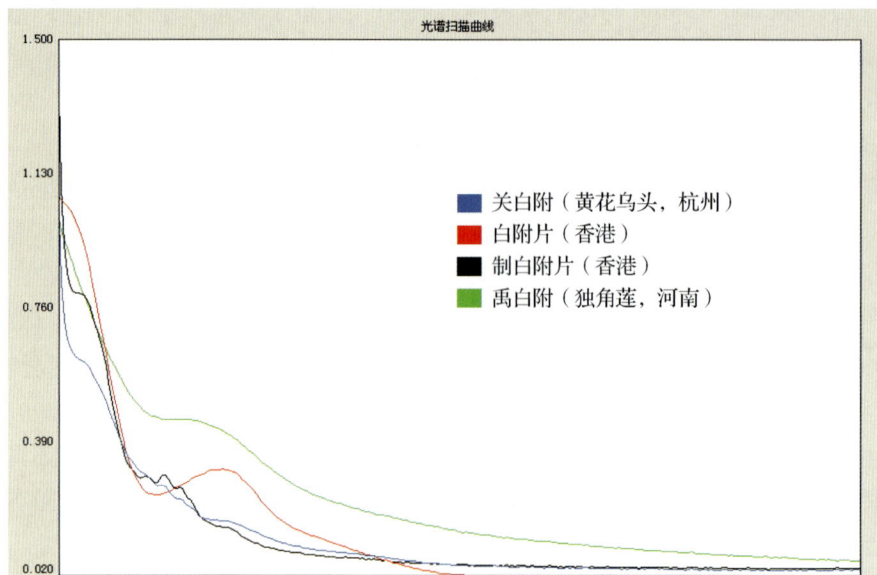

图 4 – 19 – 3　白附子的零阶光谱

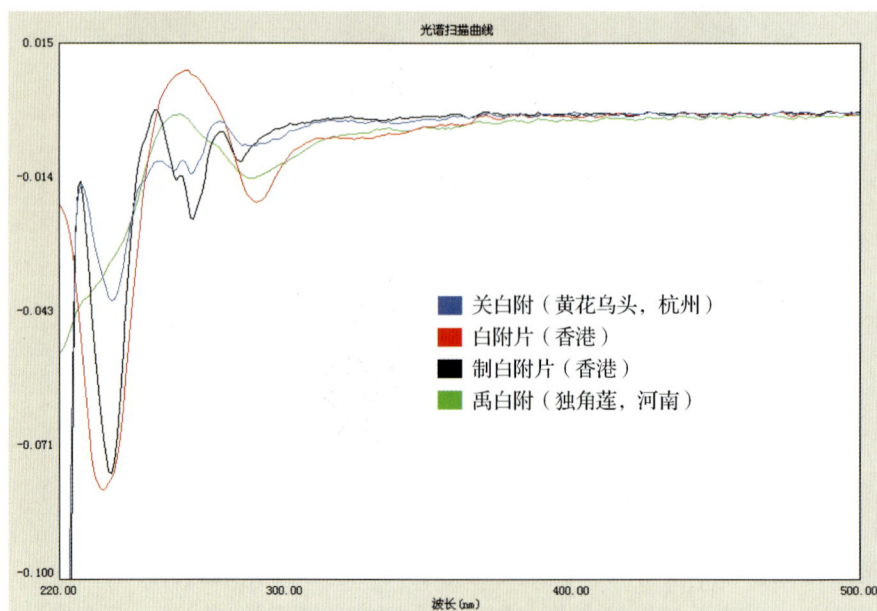

图 4 – 19 – 4　白附子的一阶导数光谱

【药理作用】

1. 抗炎作用　白附子粉末混悬液及其煎剂灌胃对大鼠蛋清性、酵母性足跖肿胀及棉球性肉芽组织增生均有明显抑制作用。关附素 A 腹腔注射（98mg/kg）对蛋清、5 –

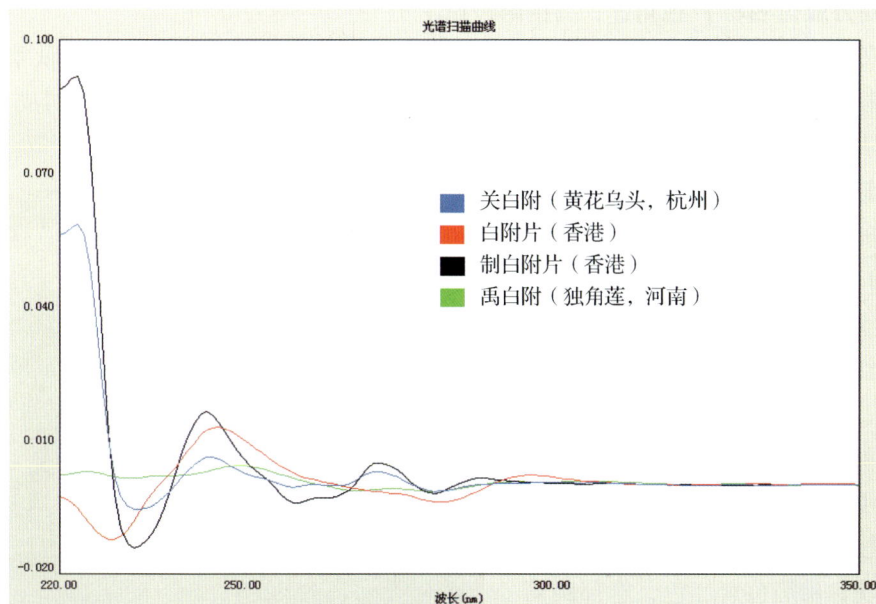

图 4 - 19 - 5 白附子的二阶导数光谱

羟色胺、甲醛等所致大鼠足跖肿胀的抗炎作用与水杨酸钠（400mg/kg）相似，并可显著降低大鼠皮肤毛细血管通透性亢进。

2. 镇痛作用 关白附的 50% 乙醇提取物（3g 生药/kg）对醋酸致小鼠扭体反应有显著的抑制作用（$P < 0.001$）。关附素 A 腹腔注射（100mg/kg）能显著提高小鼠痛阈，镇痛作用 15min 后出现，可持续 120min。

3. 抗缺氧作用 关附素 A 腹腔注射（140mg/kg）能提高小鼠耐缺氧能力，延长存活时间。

4. 其他 关白附的 50% 乙醇提取物有一定的镇咳和祛痰作用。关附素 A 对低渗、加热、低 pH 及皂苷所致溶血均有显著保护作用。关附素 A、关附素 I 和关附素 G 均有抗心律失常作用，以关附素 G 的作用最强，其 ED_{50} 为（9.5 ± 0.14）mg/kg。

5. 毒性 白附子粉末混悬液 15g/kg 1 次，或 20g/kg 分 2 次灌胃，连续 3d，小鼠未见明显毒性反应。关附素 A 小鼠腹腔注射的 LD_{50} 为（421.7 ± 22.5）mg/kg，静脉注射为 134mg/kg。

【功效】性热，味辛、甘，有毒。能祛风痰、定惊搐、解毒，散结止痛；用于中风痰壅，口眼㖞斜，语言涩謇，痰厥头痛，偏正头痛，破伤风。煎服，1.5 ~ 6g；或入丸、散剂。阴虚或热盛之症及孕妇禁服；过量易致中毒，中毒症状与乌头相似。

独角莲（习用品）

【别名】禹白附（《中国药典》，1995 年版以前），牛奶白附（《中药志》），野半夏（江西），犁头尖、剪刀草、玉如意、野慈菇（《泉州本草》），鸡心白附（《全国中草药汇编》），麻芋子（甘肃），牛庄白附（香港）

【处方应付名称】独角莲，禹白附，白附子

【来源】天南星科植物独角莲 *Typhonium giganteum* Engl. 的干燥块茎。秋季采挖，除去须根及外皮，晒干。亦有先将块茎堆积发酵后再去外皮或不去外皮，切成厚 2～3mm 薄片，晒干。

【植物形态】多年生草本。块茎卵形或卵状椭圆形，外被暗褐色小鳞片。叶1～7片（与生长年限有关）；叶柄肥大肉质，长达 40cm，下部常呈淡粉红色或具紫色条斑；叶片三角状卵形、戟状箭形或卵状阔椭圆形，长 10～40cm，宽 7～30cm，初发时向内卷曲如角状，后即开展，先端渐尖。花梗自块茎抽出，绿色并间有紫红色斑块；佛焰苞紫红色，管部圆筒形或长圆状卵形，顶端渐尖而弯曲，檐部卵形，长达 15cm；肉穗花序位于佛焰苞内，长约 14cm；雌花序和中性花序各长约 3cm；雄花序长约 2cm；附属器圆柱形，直立，长约 6cm，紫色，不伸出佛焰苞外；雄花金黄色，花药 2，药室顶孔开裂；中性花线形，下垂，淡黄色；雌花棕红色。浆果熟时红色。花期 6～8 月，果期 7～10 月。（图 4 – 19 – 6）

生长于阴湿的林下、山涧、水沟及庄稼地。分布于北纬 42°以南，包括西藏南部的广大地区。主产于河南禹县、长葛，甘肃天水、武都及湖北等地。

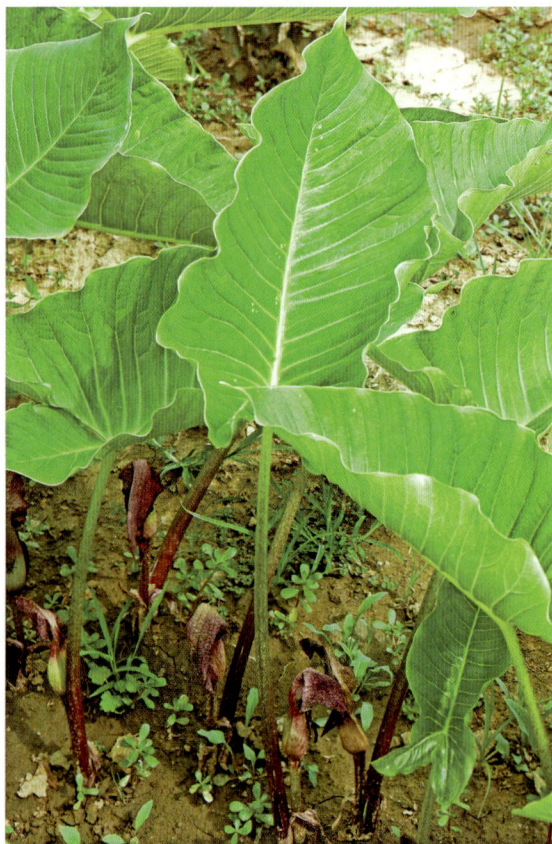

图 4 – 19 – 6　独角莲（原植物）

【化学成分】块茎含 β – 谷甾醇及其葡萄糖苷、内消旋肌醇、胆碱、尿嘧啶、琥珀酸、酪氨酸、缬氨酸、棕榈酸、亚油酸、油酸、三亚油酸甘油酯、二棕榈酸甘油酯及独角莲凝集素（typhonium giganteum lectin）。

【药材性状】块茎卵圆形或长椭圆形，长 2～5cm，直径 1～3cm。表面类白色或淡黄色，近平滑，具环纹及点状根痕。顶端有时可见残存的茎痕或芽痕及棕色膜质鳞叶。质坚实而硬，断面白色，粉质。气微，味淡而麻辣刺舌。饮片多为纵切厚片，外皮淡黄色，切面黄白色，有的可见散在的浅棕色筋脉纹。（图 4 – 19 – 7）

【显微特征】块茎横切面：木栓细胞有时残存。基本组织的外侧散布大型黏液腔及黏液细胞，内含草酸钙针晶束；维管束散列，多为外韧型，偶见周木型。薄壁细胞充满淀粉粒。

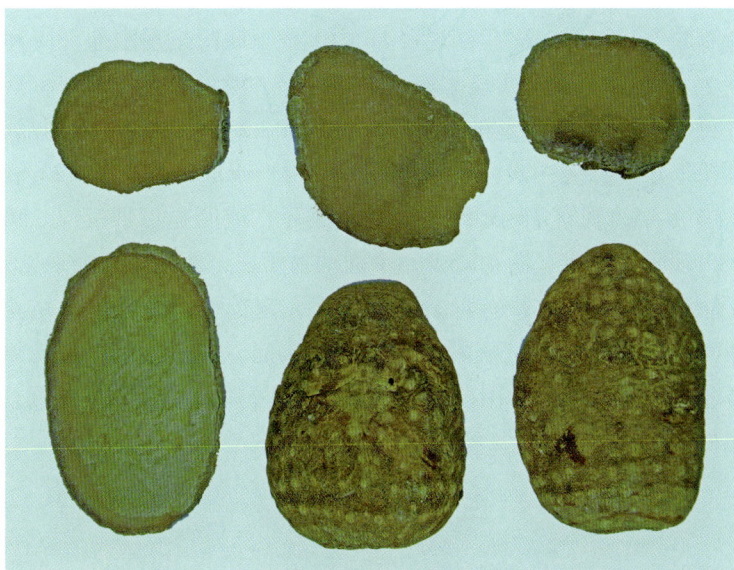

图 4 - 19 - 7　独角莲

粉末：类白色。①淀粉粒，众多，单粒类球形，直径 4 ~ 29μm，脐点点状、裂隙状、人字形、十字形、三叉状或星状，大粒层纹隐约可见；复粒由 2 ~ 12 分粒组成，有的由 1 个较大分粒和 2 ~ 4 个小分粒组成。②草酸钙针晶，散在或成束存在于类圆形或长圆形黏液细胞中，针晶长约至 116μm。尚可见螺纹及环纹导管。

【紫外光谱鉴别】

禹白附（河南）零阶光谱：峰位 261；谷位 不明显

　　　　一阶导数光谱：峰位 263；谷位 289

　　　　二阶导数光谱：峰位 225，249，274，307；谷位 232，269，280（图 4 - 19 - 3 ~ 图 4 - 19 - 5）

【药理作用】

1. 镇静、镇痛及抗惊厥作用　腹腔注射独角莲水提取液（20 ~ 40g/kg）可使戊巴比妥钠阈下催眠剂量的小鼠入睡率增加，且与剂量呈正相关，炮制品的作用较生品为强。皮下注射水浸液（30g/kg）能明显减少乙酸所致小鼠扭体反应次数，生品与炮制品间无明显差异。其炮制品和生品的水浸液经腹腔注射（30g/kg），对戊四氮（戊四唑）、硝酸士的宁致小鼠强直性惊厥仅能延长其惊厥潜伏期和存活时间，连续灌胃均不能对抗咖啡因所致惊厥作用。后来的研究显示，禹白附的 50% 乙醇提取物无镇痛、镇咳与祛痰作用。

2. 抗炎作用　独角莲粉末混悬液及煎剂灌胃，对大鼠蛋清性、酵母性及甲醛性关节肿，有明显或不同程度的抑制作用；对棉球肉芽肿增生亦有明显抑制作用。炮制品与生品的抗炎作用相近。

3. 抑菌作用　独角莲对结核杆菌（$H_{37}RV$）有一定抑制作用。

4. 催吐与刺激作用　家鸽经独角莲粉末混悬液灌胃（6g/kg），其呕吐发生率为50%。给家兔滴眼，接触30min后，观察1h内上或下眼睑出现水疱（＋）为20%，较大水疱（＋＋）为30%，出现明显水泡、眼睑外翻、瞬膜水肿（＋＋＋）为50%。

5. 毒性　小鼠静注生独角莲的 LD_{50} 为（32.58±2.65）g/kg；炮制品为（29.57±2.7）g/kg。其粉末水混悬液一次灌胃（15g/kg，相当于成人剂量的125倍）或20g/kg分2次灌服，连续3d，观察3d及5d，未见小鼠死亡或明显毒性反应。煎液给小鼠灌胃，炮制品组出现呼吸困难、活动减少、个别动物死亡，而生品组则未见异常。

【功效】性温，味辛、甘，有毒。能祛风痰，定惊搐，解毒，散结止痛。用于中风痰壅，口眼㖞斜，语言涩謇，痰厥头痛，偏正头痛，喉痹咽痛，破伤风；外用治瘰疬痰核，毒蛇咬伤。一般炮制后用。煎服，3～6g；外用，适量，生品捣烂，熬膏或研末以酒调敷患处。

白附片（正品）

【别名】淡附片（《雷公炮炙论》）

【处方应付名称】白附片，白附子（香港）

【来源】毛茛科植物卡氏乌头 *Aconitum carmichaeli* Debx. 子根（侧根）的干燥加工品。于栽培第二年的6月中旬采挖，洗净泥沙。选取中等大小的子根，浸入盐卤液中数日，连同浸液煮至透心，捞出，剥去黑褐色外皮，纵切成约3mm的薄片，用清水浸漂后，取出蒸透，晒至半干，用硫黄熏再晒干。

【植物形态】多年生草本。主根纺锤形或倒卵形，周围常生数个圆锥形的侧根（子根）。茎直立，上部疏被伏生柔毛，叶互生，深3裂至几达基部；两侧裂片再2裂，中央裂片再3浅裂，小裂片有粗齿或缺刻。总状花序顶生，花序轴密被贴生的反曲柔毛；花萼5，蓝紫色，上萼片盔形，侧萼片近圆形，内面无毛；花瓣2，变态成蜜腺叶，头部反曲，下具长爪；雄蕊多数；心皮3～5，离生。蓇葖果长圆形。花期6～7月，果期7～8月。（图4-19-8）

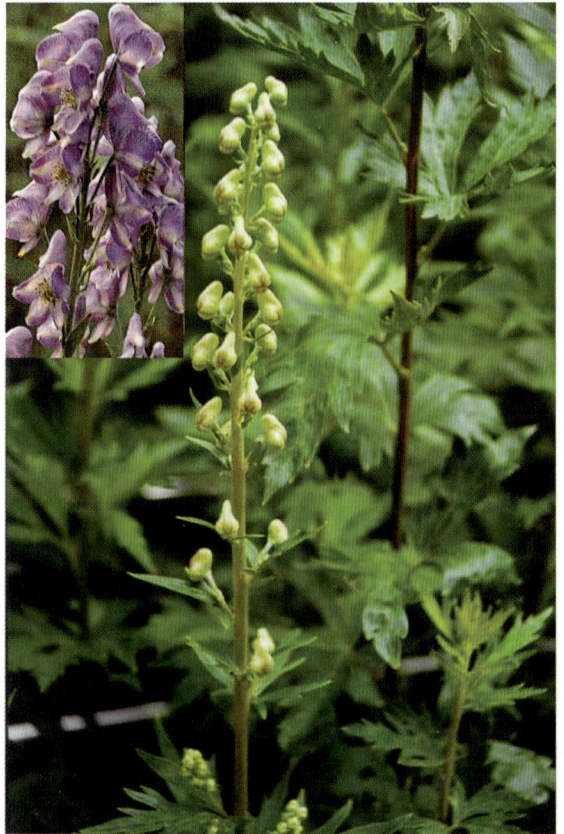

图4-19-8　乌头（原植物）

主要栽培于四川（江油）、陕西等地。

【化学成分】川乌与盐附子均主要含双酯型二萜类生物碱（0.4%~0.8%）：乌头碱（aconitine）、中乌头碱（mesaconitine）、下乌头碱（hypaconitine）、杰斯乌头碱（jasaconitine）、异翠雀碱（isodelphinine）、北乌碱（bewutine）等。另含单酯型二萜类生物碱：苯甲酰乌头胺（benzoylaconine）、苯甲酰中乌头胺、苯甲酰下乌头胺；水溶性生物碱：去甲乌药碱（higenamine，dl-demethylcoclaurine）、去甲猪毛菜碱（salsolinol）和棍掌碱（coryneine），是附子强心、升压的主要成分。加工成白附片后，乌头碱类和苯甲酰乌头胺类均水解成乌头胺、中乌头胺和下乌头胺而几无毒性。水溶性生物碱如去甲乌药碱等对热稳定，不被分解或破坏，故白附片中主要含这些生物碱。但如果加工、炮制不当，上述强心升压有效成分均可能流失。

【药物性状】为纵切片，上宽下窄，长1.7~5cm，宽0.9~3cm，厚约3mm。全体黄白色，半透明，有光泽，形成层呈锥形，木质部导管束呈纵向条纹。质坚硬，断面角质样。味淡。（图4-19-9）

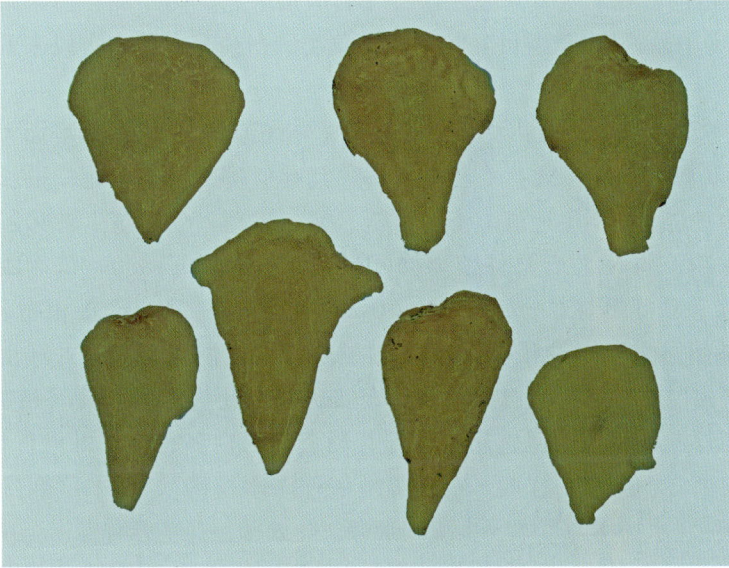

图4-19-9 白附片（饮片）

【紫外光谱鉴别】

白附片零阶光谱：峰位 278；谷位 256

一阶导数光谱：峰位 266；谷位 236，290

二阶导数光谱：峰位 246，297；谷位 228，282

制白附片（香港）零阶光谱：峰位 251，258，263；谷位 255

一阶导数光谱：峰位 228，254，263，278；谷位 239，268，284

二阶导数光谱：峰位 223，244，272，288；谷位 232，258，281（图4-19-3~图4-19-5）

【药理作用】

1. 强心、升压作用 白附片有明显的强心和升高血压的作用。其强心有效成分主要是去甲乌药碱、去甲猪毛菜碱及非生物碱部分。去甲乌药碱的强心有效浓度为 10^{-9}，且对热稳定；去甲猪毛菜碱还兼有弱的升压和镇痛作用；棍掌碱亦有明显的升压作用。

2. 其他 白附片尚能增加冠状动脉、脑血管及股动脉的血流量，其水溶性部分对乌头碱和垂体后叶素引起的心律失常有预防和治疗作用，并有抗寒冷作用。

【功效】 性大热，味辛、苦，有毒。能回阳救逆、补火助阳、逐风寒邪湿。用于亡阳虚脱、肢冷脉微、阳痿、宫冷、心腹冷痛、虚寒吐泻、阴寒水肿、阳虚外感、寒湿痹痛。煎服，3～15g；或入丸、散剂。

20　白前与白薇

【考证】 白前始载于《雷公炮炙论》，《名医别录》列为中品；白薇始载于《神农本草经》，列为中品；《本草纲目》均列入山草类。白前与白薇自古以来就存在着混淆错用情况。

白前，《本草经集注》载："白前出近道（今江苏省），根似细辛而大，色白不柔易折。"唐《新修本草》又载："苗高尺许，其叶似柳，或似芫花，根长于细辛，白色，生洲渚沙碛之上，不生近道。俗名石蓝，又名嗽药。今用蔓生者味苦，非真也。"按其形态与生境，与今之萝藦科植物柳叶白前 *Cynanchum stauntonii* (Decne.) Schltr. ex Le'vl. 及芫花叶白前 *C. glaucescens* (Decne.) Hand - Mazz. 极相吻合。《图经本草》载有"越州白前"与"舒州白前"，古越州为今之浙江绍兴，古舒州为今之安徽安庆。所载舒州白前与芫花叶白前相似，今安庆亦以此为白前。清《植物名实图考》所载白前图亦与此种相似。但越州白前据其图形却与白薇相似，可见古代早有混淆。按柳叶白前在浙江、湖南、江西、福建等地俗称"水杨柳"，《本草纲目拾遗》载有"水杨柳"，谓："水杨柳乃草本，生溪涧水旁，叶如柳，其茎春时青，至夏末秋初则赤矣，条条直上，不分枝丫，至秋略含赤花。"所述形态、生境与柳叶白前相符。

白薇始载于《神农本草经》。《名医别录》载："生平原川谷，三月三日采根阴干。"《本草经集注》云："近道处处有之，根状似牛膝而短小尔。"《图经本草》又载："今陕西诸郡及舒（今安徽安庆）、滁（今安徽滁州）、润（今江苏丹徒）、辽（今山西左权）州亦有之。茎叶俱青，颇类柳叶。六七月开红花，八月结实。其根黄白色，类牛膝而短小，三月三采根阴干用，今云八月采之。"并附有滁州白薇图，此图颇似直立白薇。据调查，今安徽滁州所产白薇主要是直立白薇 *Cynanchum atratum* Bunge。《救荒本草》亦载："颇类柳叶而阔短"，其附图及《植物名实图考》之附图均与今之直立白薇 *Cynanchum atratum* Bunge 相似。

毛大丁草始载于明《滇南本草》，原名小一支箭，又称白头翁，药用其根。功效攻散疮毒，用于小儿头秃疮，消散瘰疬，结核，利小便，止尿血，止大、小肠下血，利热毒，止膀胱偏坠气痛，疗乳蛾，痄腮红肿。为云南民间草药。经调查，即今之菊科植物毛大丁草 *Gerbera piloselloides*（L.）Cass.。《植物名实图考》载有一枝香，谓："生广信（今江西上饶）。铺地生叶，如桂叶而柔厚，面光绿，背淡有白毛，根须长三四寸，赭色。土人以治小儿疳积。"并有附图，亦与毛大丁草相符。

　　白前与白薇之混淆和错用现象古已有之。正如苏恭所说"白前……，今用蔓生者味苦，非真也。"（可能是蔓生白薇）《图经本草》之"越州白前"图亦与白薇相似。《植物名实图考》另有"滇白前"，是石竹科植物瓦草 *Melandrium viscidulum*（Bur. et Franch.）Willians var. *szechuanens*（Willians）Hand.–Mazz.。清《本草崇原》眉批指出："苏州药肆，误以白前为白薇，白薇为白前，相沿已久。"而现代全国各地白前与白薇之混淆和错用现象更为严重。例如，浙江杭州、兰溪、建德之白前（芫花叶白前与柳叶白前）在江苏南京、镇江则称为白薇，而苏州却又称之为白前，安徽安庆也叫白前，而芜湖则又称为白薇；在江西称柳叶白前为白前，而称芫花叶白前为白薇；北京、山东的白前多来自浙江，称谓亦与浙江相同，广西全县则相反。此外，尚有将同属多种植物的地下部分称为白薇供药用，如江苏泗洪、江西九江、黑龙江泰来均以合掌消用作白薇，陕西汉中与河南郑州以徐长卿根用作白薇，黑龙江的宁安却又称为白前。更有甚者，有以其他科属的植物用作白薇或白前，如广东、广西和福建以菊科植物兔耳风（毛大丁草）的全草用作白薇（常讹称白眉）；四川峨眉及贵州贵阳则以百合科植物宝铎草用作白薇；河南林县、禹县，山西晋城则以天门冬属植物的根用作白前，而旅顺、大连、河北的邢台与湖南的长沙、湘潭、益阳又以此属植物的根用作白薇；云南尚以石竹科植物瓦草用作白前，此亦是《植物名实图考》之滇白前；江苏徐州更以鸢尾科植物白射干（扁蒲扇）的地下部分作白前药用。以上用药混乱情况近年虽然有所纠正，但仍然相当严重。例如，广东多数地区仍以毛大丁草用作白薇（商品称白眉草），普宁、饶平又作白前药用。

　　目前，全国多数地区均以萝藦科植物柳叶白前 *Cynanchum stauntonii*（Decne.）Schltr. ex Le'vl. 及芫花叶白前 *C. glaucescens*（Decne.）Hand – Mazz. 的根及根茎作白前入药；以同属植物白薇 *C. atratum* Bunge 及蔓生白薇 *C. versicolor* Bunge 的根及根茎作白薇入药。

　　香港至今仍然以白薇作白前，以毛大丁草作白薇使用。

【述评】

　　1. 古代本草记载的白前应是萝藦科植物柳叶白前 *Cynanchum stauntonii*（Decne.）Schltr. ex Le'vl. 与芫花叶白前 *C. glaucescens*（Decne.）Hand – Mazz.，白薇应是同属植物白薇 *C. atratum* Bunge。蔓生白薇 *C. versicolor* Bunge 虽然本草未曾提及，但其分布区域与白薇相同，主要产于山东、安徽等地，上述地区也是古代白薇的主产地，且两者药材性状和植物形态颇为相似，今之产量亦大过于白薇；因此，蔓生白薇在古代亦可能同时被用作白薇。《中国药典》收载上述品种作为白前与白薇的正品，符合历史事实。

　　2. 古今白前与白薇混淆及错用现象多与本草对两者的植物形态和生药性状描述不详有关，并常将两者的药用部分与细辛、牛膝相比拟，或以根之黄、白、柔、脆、粗、细、曲、直为别，言多简略，难得要领，并以讹传讹。

3. 白前与白薇虽为同属植物，所含化学成分也较相似，两者均含多种皂苷，如白前含白前皂苷 A～K 等；白薇含白薇苷 A～F，白前皂苷 C、F 等；但两者的功效却有很大的不同：白前古今用作治咳嗽要药，而白薇则用于清热益阴、利尿通淋、解毒疗疮。这是值得进一步深入研究的。虽然现代药理学研究结果部分地支持了它们的上述功效，例如白前有镇咳、祛痰、平喘、抗炎，白薇则有解热、抗炎等药理作用；但两者的作用仍有较大差异。例如，腹腔注射给药，柳叶白前和芫花叶白前对酵母致热大鼠及甲状腺素致大鼠低热有与直立白薇和蔓生白薇相似的退热作用，对巴豆油致小鼠耳廓肿胀，两者亦有相似的抗炎作用；但直立白薇和蔓生白薇均无镇咳、祛痰作用，直立白薇也无明显的平喘作用。因此，仍有必要对它们的生物活性实验模型进行科学、严密的设计，并将两者进行平行比较，才有意义；也许能发现它们之间的差异和内在联系。

4. 毛大丁草，《滇南本草》收载为另一药物"小一枝箭"，其功效与白薇亦有差异，显然不是同一种药物。小一枝箭在其时当地也可能是白头翁的同名异物混淆品种。

5. 全国各地用作白前和白薇的原植物多达五科数十种之多，除《中国药典》收载之正品外，其余均属错用品种，必须纠正。

6. 中药界对白前与白薇的鉴别积累了一些经验，并有一定的术语，有助于它们的鉴别。例如，称白前为"鹅管白前"、"空白前"或"软白前"，是指白前根茎较粗长、断面中空，根较细而柔软；称白薇为"龙胆白薇"、"实白薇"和"硬白薇"，是指白薇根较粗长，状似龙胆，质地较硬脆。但仅仅依靠上述术语于白前和白薇的鉴别还是较困难的，尚有赖于其他性状特征和其他生药学鉴别方法。

白前 （正品）

【别名】石蓝，嗽药（《新修本草》）；鹅管白前，竹叶白前，草白前，毛白前，红前（浙江），鹅白前（上海），土白前（湖南），鹅管白前（香港）

【处方应付名称】白前

【来源】萝藦科植物柳叶白前 *Cynanchum stauntonii*（Decne.）Schltr. ex Le′vl. 与芫花叶白前 *C. glaucescens*（Decne.）Hand‑Mazz. 的干燥根茎及根。秋后采挖，洗净，晒干或烘干。

【植物形态】

1. 柳叶白前 多年生直立半灌木。根茎横生或斜生，中空如鹅管状，根系极发达，根多而细，呈须状，黄白色或略带红棕色。茎圆柱形，表面灰绿色，具细棱。叶对生，具短柄；叶片纸质，披针形或线状披针形，先端渐尖，基部渐窄，全缘，中脉在叶背明显，侧脉约 6 对。伞形状聚伞花序腋生，有花 3～8 朵，小苞片多数；花冠辐状，5 深裂，裂片线形，紫红色，内面具长柔毛；副花冠裂片盾状，肥厚，较花药为短；雄蕊 5，与雌蕊合生成合蕊柱，花药 2 室，每室具一淡黄色下垂的花粉块；蓇葖果单生，狭披针形；种子披针形，黄棕色，先端具白色丝状绢毛。花期 5～8 月，果期 9～10 月。生长于溪滩、江边砂碛处，及至半浸于水中。主产于浙江、安徽、福建、江西、湖北、

湖南等地。（图 4 - 20 - 1）

2. 芫花叶白前　与柳叶白前的主要区别：茎具 2 列柔毛；叶片长椭圆形或长圆状披针形，先端略钝，状如芫花叶，近于无柄；花较大，花冠黄白色。生境、分布均与柳叶白前同。（图 4 - 20 - 2）

【化学成分】

柳叶白前根茎含 β - 谷甾醇、高级脂肪酸和华北白前醇（hancokinol）。

芫花叶白前根含白前皂苷（glaucoside）A ~ K，白前皂苷元（glaucogenin）A 和 B，白前皂苷元 C - 单 - D - 黄花夹竹桃糖苷（glaucogenin C - mono - D - thevetoside），白前新皂苷（neoglaucoside）A 和 B 及白前二糖（glaucobiose）。

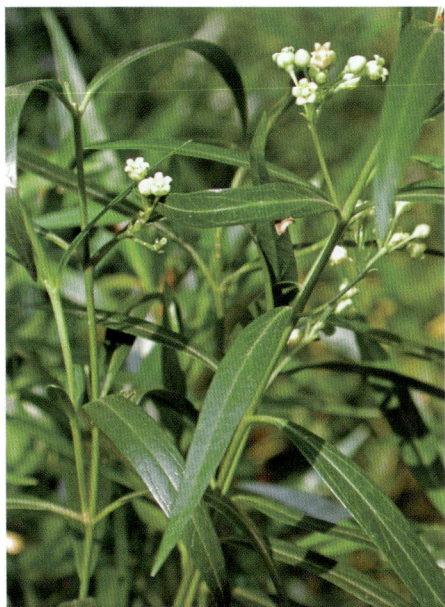

図 4 - 20 - 1　柳叶白前（原植物）

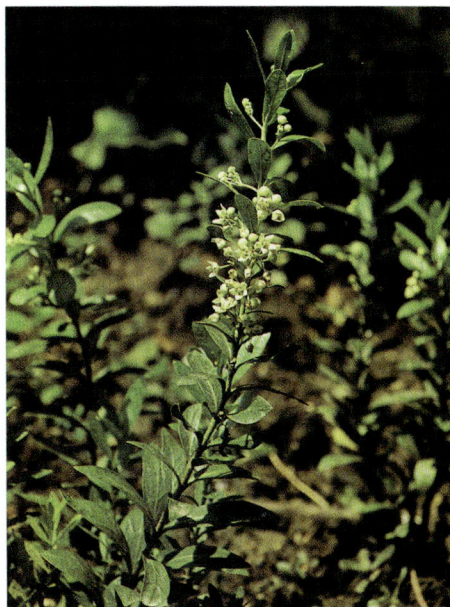

図 4 - 20 - 2　芫花叶白前（原植物）

【药材性状】

1. 柳叶白前　根茎细长圆柱形，长 4 ~ 15cm，直径 0.2 ~ 0.4cm，有分枝，稍弯曲；黄白色或黄棕色，具细纵皱纹，节明显，节间长 1.5 ~ 4.5cm，顶端有数个残茎，质脆，断面白色，中空，俗称"鹅管白前"；根纤细而弯曲，簇生于节部，长约至 10cm，直径不及 1mm，多次分枝呈毛须状，常盘曲成团；质脆，断面白色；气微，味微甜。

2. 芫花叶白前　根茎较短小，表面灰绿色或灰黄色，节间长 1 ~ 2cm，质较硬，折断面空腔较小；根稍粗，直径约 1mm，少弯曲，分枝少。（图 4 - 20 - 3）

【显微特征】

1. 柳叶白前　根茎横切面观，表皮细胞 1 列，外壁增厚；下皮为 1 列较小的细胞；皮层较宽阔，散有乳汁管；中柱鞘纤维束断续排列成环，并有石细胞；维管束双韧型，木质部中导管、木纤维和木薄壁细胞均木化；髓多中空。所有薄壁细胞均含草酸钙簇晶和淀粉粒。根横切面观，自外而内依次为表皮、皮层、内皮层、中柱鞘和中柱。皮层宽

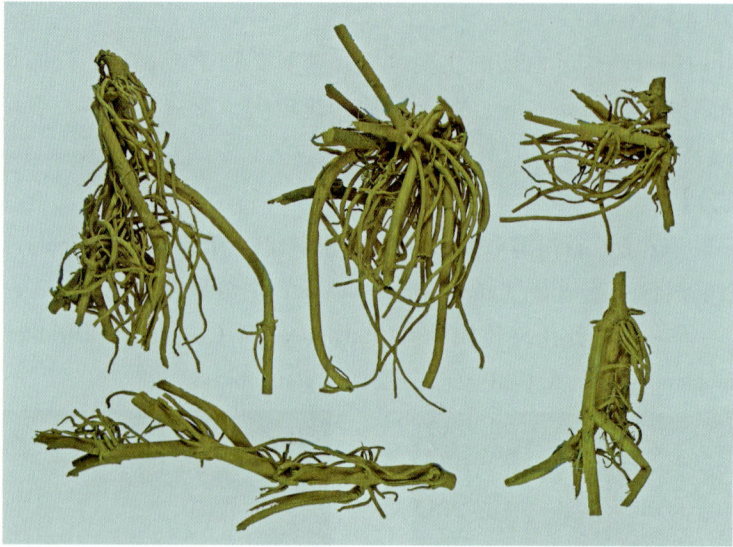

图 4 - 20 - 3　白前（芫花叶白前）

阔，含草酸钙簇晶和淀粉粒；内皮层凯氏点明显；中柱鞘细胞 1 列；初生木质部二原型。

2. 芫花叶白前　与柳叶白前的主要区别是皮层无乳汁管。

【紫外光谱鉴别】

零阶光谱：峰位 277；谷位 259

一阶导数光谱：峰位 266，326；谷位 291，341，350

二阶导数光谱：峰位 224，251，273，295，305，320；

　　　　　　　谷位 234，270，280，300，332，338　（图 4 - 20 - 4 ~ 图 4 - 20 - 6）

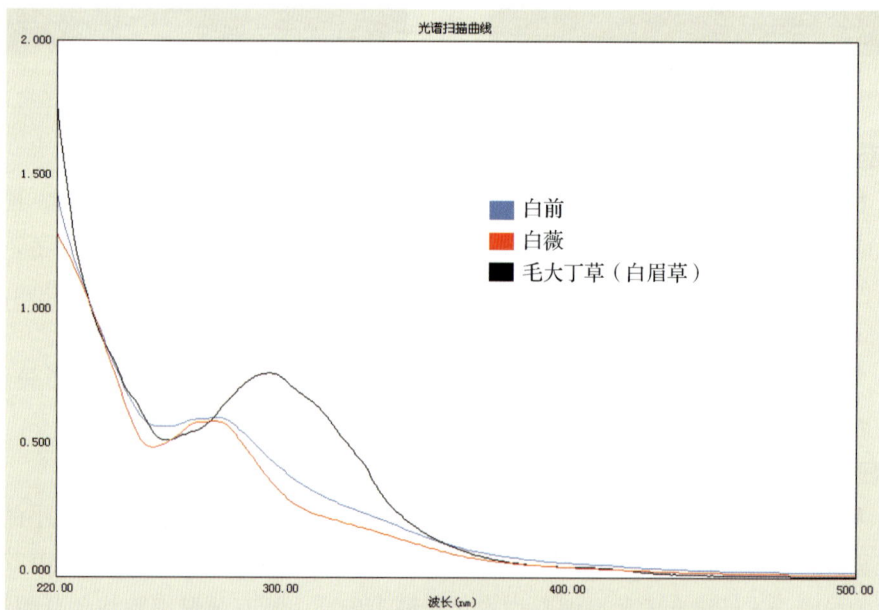

图 4 - 20 - 4　白前与白薇的零阶光谱

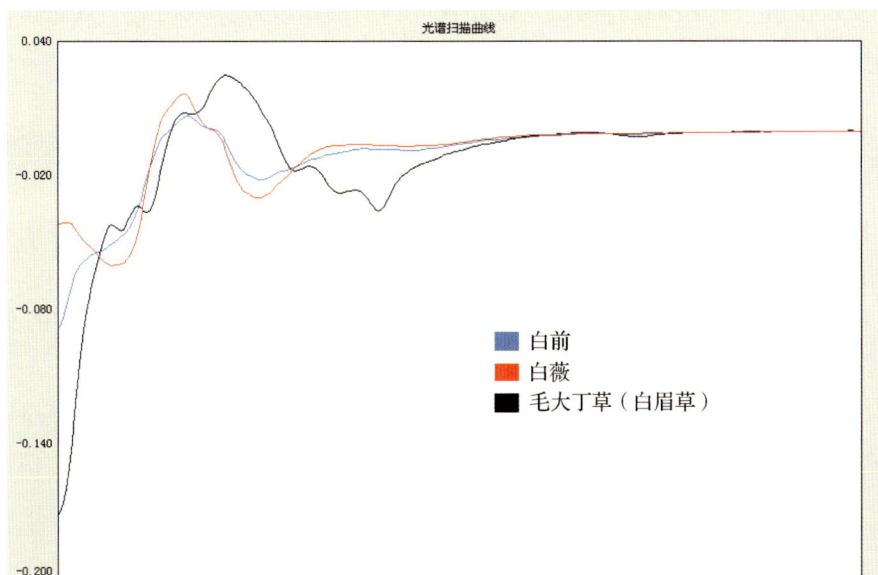

图 4 - 20 - 5　白前与白薇的一阶导数光谱

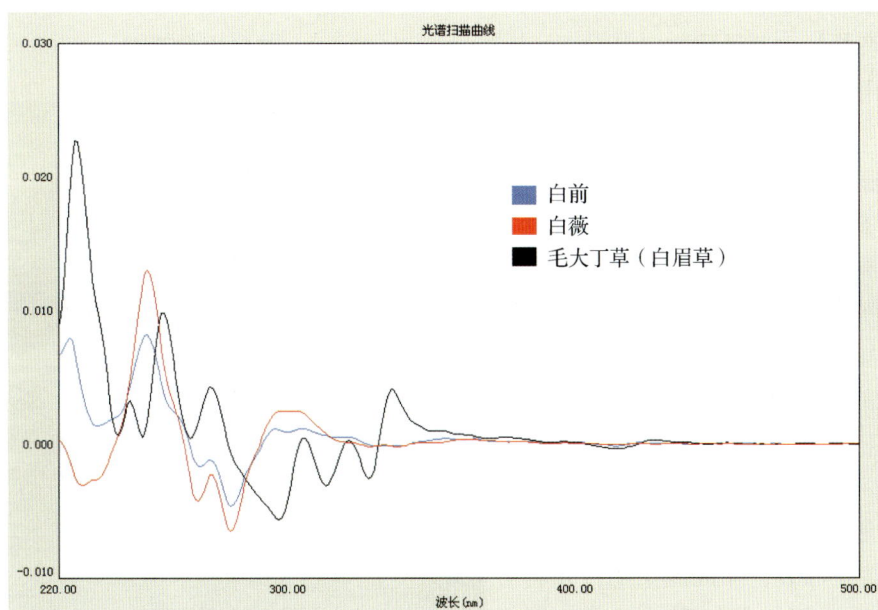

图 4 - 20 - 6　白前与白薇的二阶导数光谱

【药理作用】

1. 镇咳作用　芫花叶白前的水、醇及石油醚提取物给小鼠灌胃，连续 5d，对浓氨水诱发的咳嗽均能显著减少咳嗽次数，延长潜伏期；其水提取物的镇咳作用呈现良好的量效关系。柳叶白前的 95% 乙醇提取物及石油醚提取物亦有显著的镇咳作用，而水提取物则无镇咳作用。

2. 祛痰作用　采用酚红排泌法，以芫花叶白前的水或醇提取物给小鼠灌胃，连续5d，均有明显的祛痰作用。醚提取物的祛痰作用不明显。柳叶白前的水、醇及石油醚提取物亦有较明显的祛痰作用。

3. 平喘作用　芫花叶白前水提取物对乙酰胆碱和组胺混合液诱发的豚鼠哮喘均有明显的预防作用。

4. 抗炎作用　芫花叶白前水提取物对巴豆油所致小鼠耳廓急性渗出性炎症有非常显著的抗炎作用。

5. 毒性　灌胃给药的最大耐受量达120g/kg，小鼠仍无死亡。柳叶白前的95%乙醇提取物小鼠灌胃给药的LD_{50}为19.6g生药/kg。

【功效】　性微温，味辛、甘。能降气，消痰，止咳。用于肺气壅实，胸满喘急。煎服，3～9g；或入丸、散。

白薇（正品）

【别名】　白幕，薇草，骨美（《名医别录》），白微（《本草纲目》），白龙须（《植物名实图考》），龙胆白薇，白马薇，老君须，老虎瓢根，正白薇（香港）

【处方应付名称】　白薇，白前（香港）

【来源】　萝藦科植物白薇 *Cynanchum atratum* Bunge 或蔓生白薇 *C. versicolor* Bunge 的干燥根及根茎。早春或晚秋采挖，除去地上部分，洗净，晒干。

【植物形态】

1. 白薇　多年生草本，具白色乳汁。根茎短，簇生多数细长的根，表面土黄色。茎直立，圆柱形，密被灰白色短柔毛。叶对生，具短柄；叶片卵形或卵状长圆形，先端短渐尖，基部圆，全缘，两面均被白色绒毛，侧脉6～7对。花多数，在茎梢叶腋集成伞形状聚伞花序；花深紫色，花冠幅状，5深裂，外被短柔毛，并具缘毛；副花冠5裂，裂片盾状，圆形，与合蕊柱等长；花粉块每室1个，下垂。蓇葖果单生，先端渐尖，基部钝，中间膨大。种子多数，卵圆形，有狭翅，种毛白色。花期5～7月，果期8～10月。（图4-20-7）生长于山坡或林边。主产于安徽、湖北、辽宁等地。

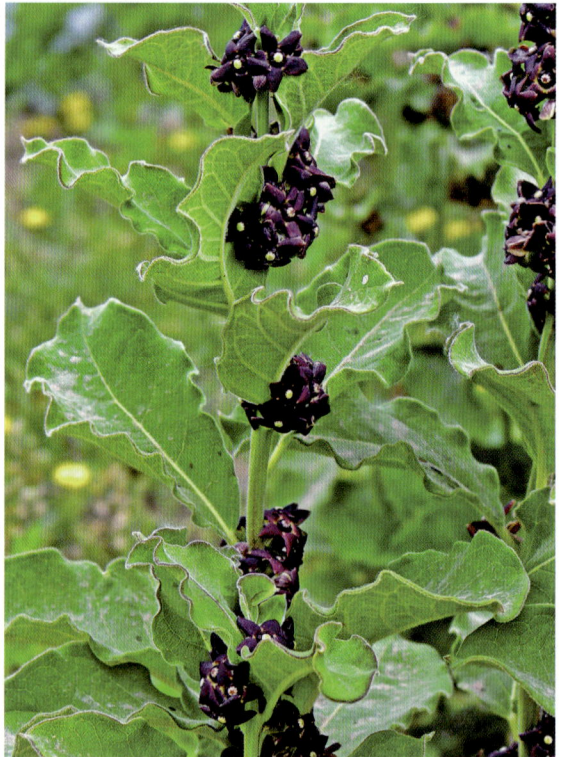

图4-20-7　白薇（原植物）

2. 蔓生白薇　与白薇的主要区别是：植物体不具白色乳汁，茎上部缠绕，下部直立，叶质地较薄；花小，初黄绿色，后渐变暗紫色，花冠裂片内面被短柔毛。生长于山地灌木丛中。主产于河北、河南、山西、山东、安徽等地。

【化学成分】白薇根中含 C_{21} 甾苷，如直立白薇苷（cynatratoside）A ~ F，新直立白薇苷（atratoside）A ~ D，白前苷（glaucoside）C 和白前苷 H；另含白前苷元 A，直立白薇新苷（atratoside）A ~ D 等。

蔓生白薇根中含 C_{21} 甾苷蔓生白薇苷（cynanversicoside）A ~ E，蔓生白薇新苷和白前苷。

【药材性状】

1. 白薇　根茎结节状，略横向延长，上端有圆形凹陷的茎痕或残留茎基，两侧及下面簇生多数细长根。根圆柱形，略弯曲，形似马尾，长 5 ~ 25cm，直径 1 ~ 2mm，表面棕黄色或棕色，平滑或具细微纵纹；质硬脆，断面平坦，皮部黄白色，中央有细小黄色木心；气微，味微苦。（图 4 - 20 - 8）

2. 蔓生白薇　根茎和茎基均较细，根多弯曲。

【显微特征】

1. 白薇　根横切面观，表皮细胞 1 列；皮层宽阔，薄壁细胞含草酸钙簇晶和淀粉粒；内皮层细胞壁增厚；中柱鞘为 1 ~ 2 列薄壁细胞；韧皮部窄，木质部导管、木纤维和木薄壁细胞均木化。根茎横切面观，皮层有乳汁管，有时可见石细胞；维管束双韧型；髓部有石细胞散在。薄壁细胞亦含草酸钙簇晶和淀粉粒。

2. 蔓生白薇　根的组织构造与白薇相似。根茎皮层无乳汁管，纤维束多见，断续排列成环，并有石细胞。

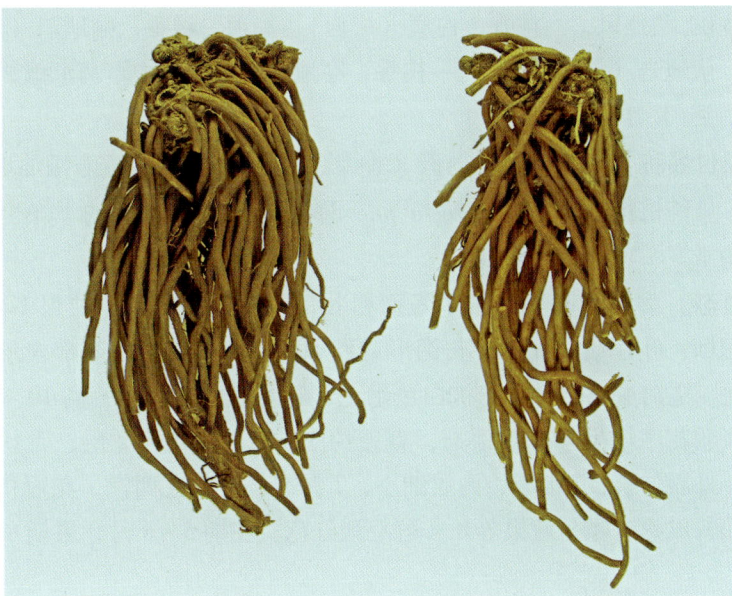

图 4 - 20 - 8　白薇

【紫外光谱鉴别】

零阶光谱：峰位 277；谷位 254

一阶导数光谱：峰位 223，264，275，327；谷位 221，239，290，343

二阶导数光谱：峰位 251，274，303；谷位 228，269，280，299　（图 4 - 20 - 4 ~ 图 4 - 20 - 6）

【药理作用】

1. 解热作用　腹腔注射给药，直立白薇水提取物（3.4g 生药/kg）和蔓生白薇水提取物（1.4g 生药/kg）对 15% 酵母混悬液诱发的大鼠发热均有明显的解热作用；直立白薇水提取物（5.0g 生药/kg）和蔓生白薇水提取物（0.98g 生药/kg）对甲状腺素致大鼠低热亦有解热作用。其醇或醚提取物的解热作用不明显。

2. 抗炎作用　直立白薇水提取物和蔓生白薇水提取物（2.0g 生药/kg）对巴豆油诱发的小鼠耳廓急性渗出性炎症均有明显的抑制作用。

3. 毒性　直立白薇醇提取物小鼠腹腔注射的 LD_{50} 为 7.5g 生药/kg，蔓生白薇为 12.3g 生药/kg。以上两种白薇水提取物灌胃给药的最大耐受量达 120g/kg，小鼠仍无死亡。

【功效】　性寒，味苦、咸。能清热凉血，利尿通淋，解毒疗疮。用于温邪伤营发热，阴虚发热，骨蒸劳热，产后血虚发热，热淋，血淋，咽喉肿痛，痈疽肿毒。煎服，5 ~ 10g；或入丸散；外用适量，研末贴敷。

毛大丁草（习用品）

【别名】　小一支箭，白头翁（《滇南本草》），一枝香（《植物名实图考》），兔耳草（《草木便方》），贴地风，一柱香，白眉（广西），头顶一枝香，贴地消（贵阳），四皮香，满地香，伏地老（湖南），白花一枝香，磨地香（《全国中草药汇编》），白眉、白眉草（香港、澳门、广东）

【处方应付名称】　毛大丁草，白薇（香港、澳门），白前（广东潮汕地区）

【来源】　菊科植物毛大丁草 *Gerbera piloselloides*（L.）Cass. 的干燥全草。夏季采收，洗净，晒干。

【植物形态】　多年生草本。根茎短而粗壮，密被白色绵毛；须根多数，暗褐色。叶基生，具短柄；叶片质软而厚，长圆形或倒卵形，先端钝圆，基部楔形，全缘，幼时叶面有柔毛，老时脱落，叶背密被白色绵毛；花茎直立，单生，高 10 ~ 40cm，被淡褐色绵毛；头状花序单生于花茎顶端，直径约 3.5cm，总花片 2 层，舌状花白色，雌性，二唇形，外唇伸长，3 齿裂，内层细小，2 深裂；管状花两性，花冠稍二唇形。瘦果条状披针形，成熟时喙与瘦果等长，冠毛淡红色。花期 5 ~ 6 月，果期 8 ~ 9 月。（图 4 - 20 - 9）

生长于向阳山坡与林边。主产于江西、福建、四川、贵州、广东、广西及云南。

【化学成分】全草含酚类、苷类、挥发油及紫花前胡苷元（nodakenetin）、熊果酚苷（arbutin）、醌醇（quinol）、异山柑子萜醇（isoarburinol）和五环三萜类化合物。

根含毛大丁草醛（piloselloidal）、毛大丁草酮（piloselloidone）、羟基毛大丁草酮、羟基异毛大丁草酮和脱氧去氢环毛大丁草酮（desoxodehydrocyclopiloselloidone）。

【药材性状】根茎短，丛生有多数须根，长可达 11cm，直径 0.5 ~ 1.2 ~ 1.5cm，表面棕褐色；质脆，断面黄白色。叶丛生，多皱缩，完整叶展平后呈长圆形或卵形，叶面黑褐色，叶背棕褐色，密被黄白色长绒毛；质脆，有的叶丛中可见棕黄色花，花梗中空。气微，味涩。（图4 - 20 - 10）

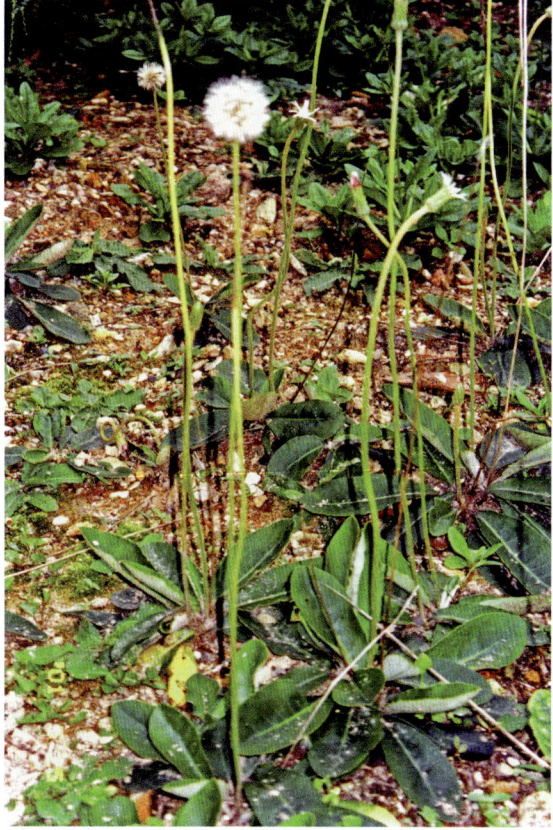

图 4 - 20 - 9　毛大丁草（原植物）

【显微特征】根横切面：表皮有大量根毛。表皮细胞 1 列；皮层宽阔，细胞中含淀粉粒及大量菊糖块；内皮层及中柱鞘各为 1 列薄壁细胞；木质部呈类方形。

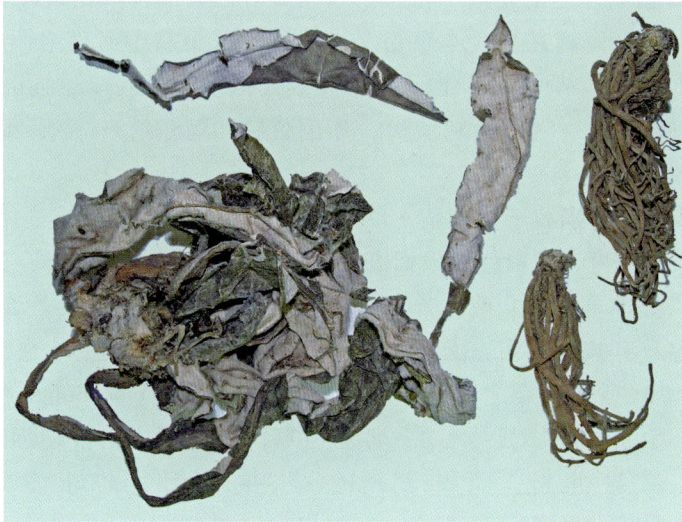

图 4 - 20 - 10　毛大丁草

【紫外光谱鉴别】

零阶光谱：峰位 295；谷位 260

一阶导数光谱：峰位 239，248，265，279，308，324；谷位 242，251，267，303，319，332

二阶导数光谱：峰位 226，245，257，273，306，321，336；谷位 241，249，266，297，313，328（图4 –20 –4～图4 –20 –6）

【药理作用】 所含紫花前胡苷元的异构体有降压及解痉作用。

【功效】 性凉，味苦、辛。能清热解毒，宣肺止咳，行气活血。用于伤风咳嗽，胃脘胀痛，泄泻，痢疾，水肿，淋浊，疮疖肿毒，跌打肿痛，毒蛇咬伤。煎服，6～15g；外用适量，捣敷。

21　白头翁

【考证】 白头翁始载《神农本草经》，一名野丈人，列为下品。《名医别录》载："处处有之。近根处有白茸，状似人白头，故以为名。方用以疗毒痢。"唐《新修本草》又载："其叶似芍药而大，抽一茎。茎头一花，紫色，似木槿花。实大者如鸡子，白毛寸余，皆披下，似纛头。正似白头老翁，故名焉。今言近根有白茸，陶似不识。"以上描述与今之毛茛科植物白头翁 *Pulsatilla chinensis*（Bunge）Regel 相符。《蜀本草》（五代后蜀·韩保昇）进一步补充："所在有之。有细毛，不滑泽，花蕊黄。二月采花，四月采实，八月采根，皆日干。"《图经本草》则载："生嵩山山谷。今近京州郡皆有之。正月生苗，作丛。状似白薇而柔细稍长。叶生茎端，上有细白毛而不滑泽。近根有白茸，正似白头老翁，故名焉。根紫色，深如蔓菁。二月三月开紫花，黄蕊，五月六月结实。……"并附有商州白头翁及徐州白头翁图。该两图与毛茛科白头翁相似，但描述则不相符。表明其时已有品种混淆现象。《证类本草》记述与以上相同。寇宗奭在其《本草衍义》谓："白头翁生河南洛阳界及新安山野中，屡尝见之，正如苏恭所说。"白头翁的功效大抵主治温疟，逐血止腹痛，疗金疮（《神农本经》），鼻衄（《名医别录》），赤痢腹痛（陶弘景），疟疾寒热，白秃头疮（李时珍）。

翻白草与委陵菜分别载于《救荒本草》，前者又称鸡腿根。谓："翻白草高七、八寸，叶硬而厚，有锯齿，背白似地榆而细长，开黄花。根如指大，长三寸许，皮赤肉白，两头尖峭。"《本草纲目》载："鸡腿儿生近泽田地，高不盈尺，春生弱茎，一茎三叶，尖长而厚，有皱纹锯齿，面青背白，四月开小黄花。主治吐血，下血，崩中，疟疾，痈疮。"李氏所述与今之蔷薇科翻白草 *Potentilla discolor* Bunge 相符。委陵菜，《救荒本草》（明·朱橚）载："一名翻白草，生田野中，苗初塌地生，后分茎叉，……又似鸡腿儿叶，而却窄，……"并有附图。与蔷薇科委陵菜 *Potentilla chinensis* Ser. 相符。

白鼓钉之名始见于《本草纲目拾遗》，赵氏引《宦游笔记》谓："口外白鼓钉，即内地蒲公英，叶有锯齿，婆娑铺地，与内地生者迥殊。……生沙漠者，花开于夏至前，宛似黄菊，一望灿然铺地，其蕊瓣重迭，颜色娇媚，暮春草甫萌芽。……其茎中折断有白汁……清火毒郁热，通乳通淋，消肿，治膈噎，疗一切毒虫蛇伤。"根据以上记述，此种应是菊科植物，而非今之石竹科植物白鼓钉 *Polycarpaea corymbosa*（L.）Lam.，功效亦与白头翁不同。

目前，全国各地使用之白头翁计有四科三十多种，大多数地区均以毛茛科白头翁 *Pulsatilla chinensis*（Bge.）Regel 及其同属植物的根或带根全草作白头翁入药；南方地区多使用蔷薇科翻白草 *Potentilla discolor* Bge. 和委陵菜 *Potentilla chinensis* Ser.；少数地区还使用菊科毛大丁草 *Gerbera piloselloides* Cass.（云南）、鼠曲草 *Gnaphalium multiceps* Wall.（粤东）和石竹科白鼓钉 *Polycarpaea corymbosa*（L.）Lam.（香港）。早期，广东、广西也曾以白鼓钉作白头翁使用，20 世纪 50 年代已下文纠正。

香港用药习惯源于广东，但由于历史原因至今仍以白鼓钉作白头翁入药。

【述评】

1. 从《名医别录》、唐《新修本草》等本草记载看，白头翁应是毛茛科植物白头翁 *Pulsatilla chinensis*（Bge.）Regel 的干燥根。古今应用基本一致。

2. 从本草记载看，白头翁在古代已存在同名异物，如《图经本草》所描述的"正月生苗，作丛生，状似白薇而柔细稍长。叶生茎头，如杏叶。根紫色……"，显然与毛茛科植物白头翁不符。

3. 现今使用的白头翁品种如此混乱，可能与陶弘景称"近根部有白茸，状似白头老翁……"有关。

4. 翻白草和委陵菜在《救荒本草》始有记载，与白头翁显然不是一个药物。功效亦有差异，白头翁主要用于止毒痢，而翻白草主要用于止血。委陵菜仅作为救荒植物，未见有药用的记载，但与翻白草为同属植物，故可能有相似的化学成分与功效。因此，三者应分别正名为"白头翁""翻白菜""委陵菜"，区别应用，不得混淆。《中国药典》2010 年版将三者分别列条收载。但在不同地区，中医处方写的是"白头翁"，而中药行业实际应付的却是"委陵菜"或"翻白草"，大多数中医师并不明了这三者在来源、化学成分及性味、功效等方面的差异。因此，极有必要在中医药行业加强中药习用品的认识提高工作，正确应用之。

5. 从上述三味中药的现代研究看，白头翁主要含白头翁皂苷 A～D，A_3，B_4 以及原白头翁素、白头翁素等。白头翁皂苷是白头翁抗阿米巴原虫的主要有效成分，而原白头翁素和白头翁素是抗菌的主要有效成分。翻白草和委陵菜主要含鞣质、有机酸和黄酮类成分，如没食子酸、延胡索酸、槲皮素、山奈素等。没食子酸和槲皮素等对痢疾杆菌等有较强的抑制作用。翻白草和委陵菜的制剂治疗细菌性痢疾均有较好疗效。委陵菜对阿米巴痢疾也有一定疗效。虽然如此，但它们所含化学成分与白头翁不同，生物活性也有差异。例如，白头翁在体内外无论是煎剂还是皂苷均能完全抑制阿米巴原虫的繁殖和生长；而委陵菜体外无抑制作用，体内也是以 3 倍于白头翁的剂量才有一定抑制作用，故委陵菜抗阿米巴的作用远不及白头翁。翻白草未见对阿米巴作用的报道。因此，委陵菜和翻白草不应作白头翁使用，两者应恢复其本来名称，用于治疗细菌性痢疾。上述三种药物对阿米巴和肠道致病菌的作用和临床疗效观察均应严格实验设计、平行比较才有科学意义。

6. 石竹科植物白鼓钉原为广东、福建之民间药物，与《本草纲目拾遗》所载"白鼓钉"为异物同名品；其之被用作白头翁，纯属误用。究其原因，可能与其花多数，密集簇生于枝顶，苞片及萼片白色、干膜质，状似白毛成簇。广东及香港中药界又称其为"声色草"，故以"声色草"之名应用为妥。

白头翁（正品）

【别名】野丈人，白头公，正白头翁（香港）

【处方应付名称】白头翁

【来源】毛茛科植物白头翁 *Pulsatilla chinensis*（Bge.）Regel 的干燥根。春季采挖，除去地上部分，保留根头部白色茸毛，洗净泥沙，晒干。

【植物形态】多年生草本，全株被白色绒毛。叶基生，具长柄，叶片3全裂，中央裂片具短柄，3深裂，侧生裂片较小，不等3裂。花茎1~2，花后生长，苞片3，基部合生，裂片条形，外面密被长柔毛，内面无毛；花单一，花被6，二轮，紫色，雄蕊多数，雌蕊多数，花柱丝状，果时延长，密被白色长毛。瘦果多数，宿存花柱羽毛状。花期4~5月，果期6~7月。（图4-21-1）

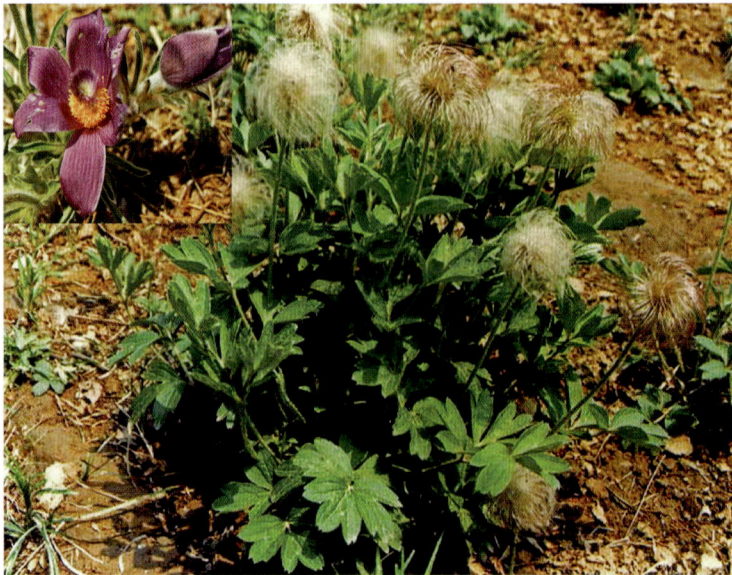

图4-21-1　白头翁（原植物，果期；左上角示花）

生长于平原或低山山坡草地，林缘或干旱多石坡地。主产于东北、河北、江苏、安徽等地。

【化学成分】白头翁根含白头翁皂苷（pulchinenoside）A~D，白头翁皂苷 A_3，白

头翁皂苷 B_4，白桦脂酸（betulinic acid）及其阿拉伯糖苷，胡萝蔔苷（daucosterol），白头翁素（anemonin）与原白头翁素（protoanemonin）等。

【药材性状】 根略呈圆锥形，稍扭曲或有短侧根，长 6～20cm，直径 0.5～2cm；表面黄棕色，有不规则纵沟或皱纹；根头部稍膨大，有时分叉，顶端残留数层鞘状叶柄基及幼叶，密被白色长柔毛；外皮易剥落，露出黄白色木部，且常朽蚀成纵向突起的网状花纹；质硬脆，折断面平坦，有裂隙，外皮常与内部组织分离，黄白色木质束放射状排列；气微，味微苦涩。（图 4-21-2）

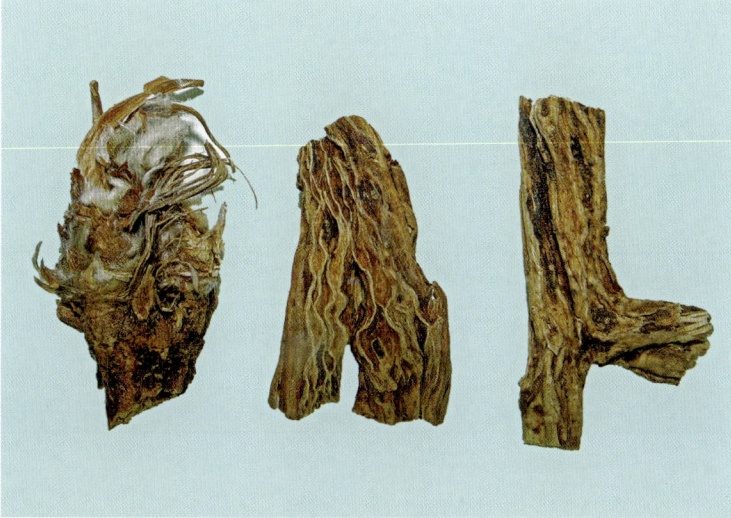

图 4-21-2 白头翁（饮片）

【显微特征】 根横切面：表皮和皮层多已脱落；韧皮部宽广，外侧细胞木栓化，韧皮纤维单个散在或数个成群，偶见石细胞；形成层成环；木质部射线较宽。较粗的根中央常为薄壁细胞。

粉末：灰棕色。①韧皮纤维，长梭形或纺锤形，壁厚，木化；②单细胞非腺毛，直径 13～33μm，基部稍膨大；③导管，多具缘纹孔、网纹。尚可见木纤维、石细胞等。

【紫外光谱鉴别】

零阶光谱：峰位 288，324；谷位 262，305

一阶导数光谱：峰位 231，248，273，315；谷位 236，250，291，346

二阶导数光谱：峰位 226，241，260，295，309，359，397；谷位 234，248，285，299，329 （图 4-21-3～图 4-21-5）

【药理作用】

1. 抗阿米巴原虫作用 体外试验，白头翁煎剂（1:60，1:40）或皂苷（1:500，1:200）均能完全抑制阿米巴原虫的繁殖和生长。每日给煎剂 1g/kg 或皂苷 1g/kg 连续 6d，能明显抑制大鼠体内阿米巴原虫的生长。

2. 抗菌作用 白头翁煎剂、乙醇提取物均能明显抑制金黄色葡萄球菌、铜绿假单

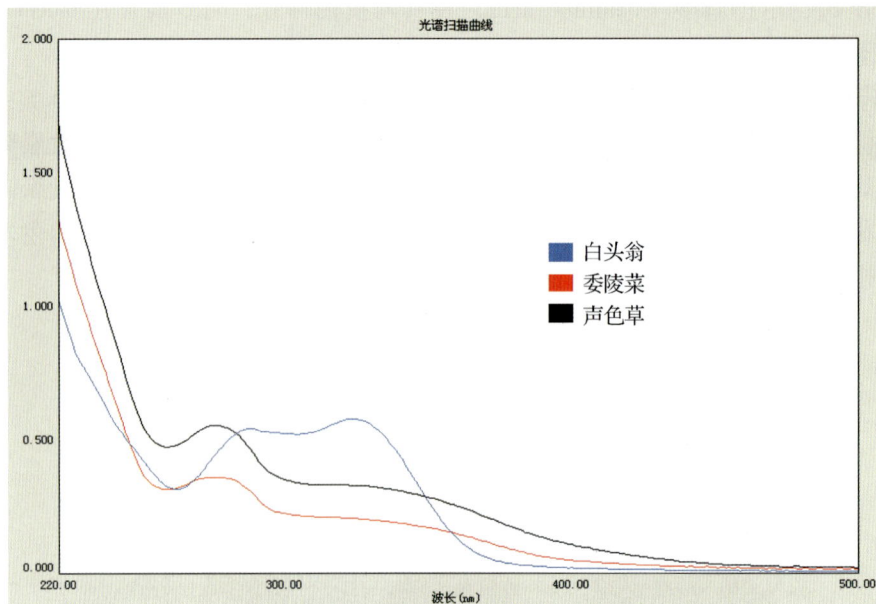

图 4 - 21 - 3　白头翁的零阶光谱

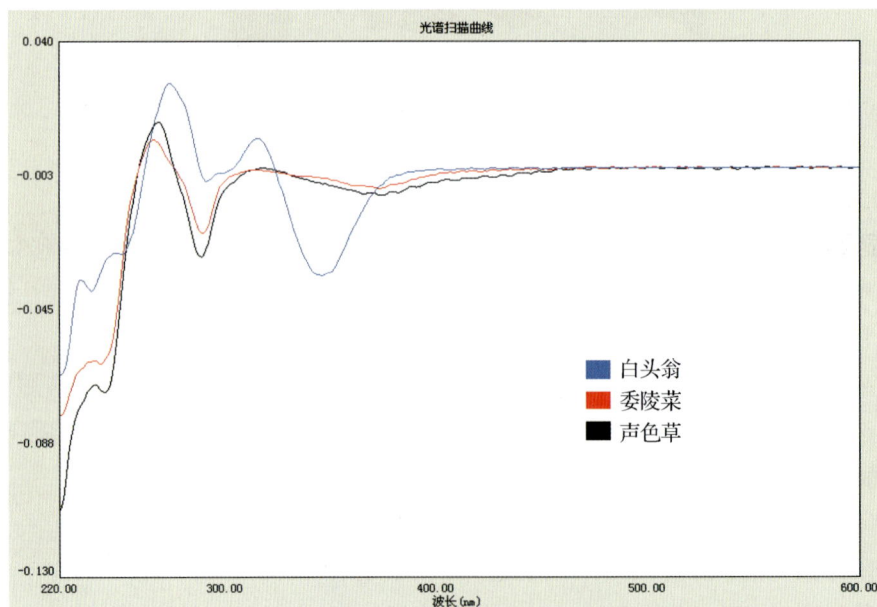

图 4 - 21 - 4　白头翁的一阶导数光谱

胞菌、痢疾杆菌、枯草杆菌、伤寒杆菌、沙门菌等的生长。原白头翁素和白头翁素是抗菌的主要有效成分，前者对大肠埃希菌、金黄色葡萄球菌、志贺痢疾杆菌、结核杆菌的 MIC 分别为 $1.2 \times 10^{-5} \sim 3 \times 10^{-5}$，$1.67 \times 10^{-5}$，$1.67 \times 10^{-6}$，$2.5 \times 10^{-6}$；白头翁素对白喉杆菌、葡萄球菌、链球菌、大肠埃希菌和结核杆菌的 MIC 在 $8 \times 10^{-5} \sim 2 \times 10^{-6}$ 之间。

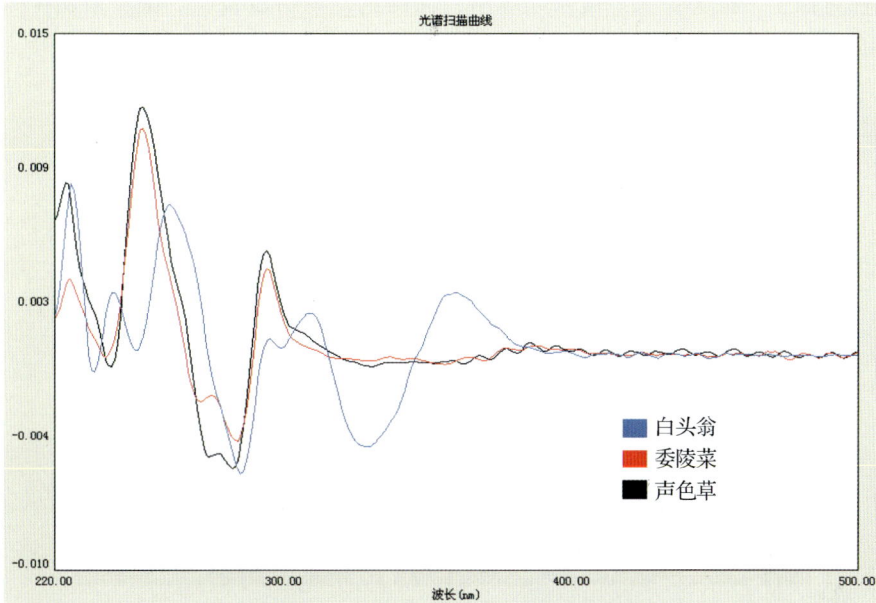

图 4 – 21 – 5　白头翁的二阶导数光谱

3. 其他　白头翁尚可杀灭阴道滴虫，对多种皮肤真菌等均有抑制作用。乙醇提取物还有镇静和镇痛作用。

【功效】性寒，味苦。清热解毒，凉血止痢，燥湿杀虫。用于赤白痢疾，鼻衄，崩漏，血痔，寒热温疟，带下，阴痒，湿疹，瘰疬，痈疮，眼目赤痛。煎服，15～30g；或入丸散；外用适量，煎水洗或捣敷。

【附】同属植物细叶白头翁 *Pulsatilla turczaninovii* Kryl. et Serg. 、蒙古白头翁 *P. ambigua Turcz* ex Pritr. 、兴安白头翁 *P. dahurica*（Fisch. ex DC. ）Spreng. 、朝鲜白头翁 *P. cernua* Bercht. et Opiz. 等在东北和内蒙古也作白头翁使用。

委陵菜（习用品）

【别名】翻白草，白头翁，黄州白头翁（《本草推陈续编》叶觉诠，1963），痢疾草（吉林），北子草（香港、澳门）

【处方应付名称】委陵菜，白头翁（广东、广西），北紫草、紫草茸（香港、澳门）

【来源】蔷薇科植物委陵菜 *Potentilla chinensis* Ser. 的干燥全草。4～10月采挖，除去花枝和果枝，洗净，晒干。

【植物形态】多年生草本。根粗壮，圆柱形。基生叶为单数羽状复叶，小叶11～31，对生或互生，上部小叶较长，向下渐变短，无柄，小叶片长圆形、倒卵形或长圆状披针形，先端急尖或钝圆，边缘羽状中裂，并向下反卷，中脉下陷，下面被白色绒毛，沿脉被白色绢状长柔毛；茎生叶与基生叶相似唯小叶对数较少，托叶，边缘常齿裂。花茎直立或上升，疏被短柔毛及白色绢状长柔毛；伞房状聚伞花序，花瓣5，黄

色，花柱近顶生，柱头扩大。瘦果卵球形，深褐色，具明显皱纹。花、果期 4～10 月。（图 4 - 21 - 6）

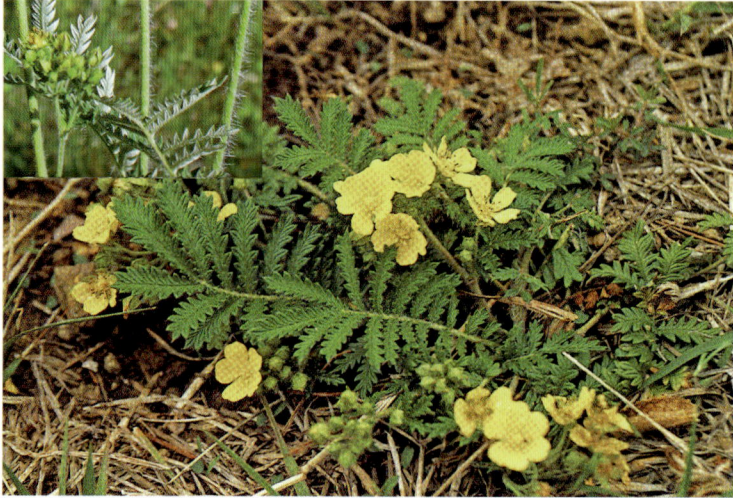

图 4 - 21 - 6　委陵菜（原植物，左上角示叶背与茎上毛茸）

主产于山东、辽宁、安徽。

【化学成分】全草含槲皮素、山柰酚、没食子酸、壬二酸及 3，3′，4′ - 三甲基并没食子酸（3，3′，4′ - tri - O - methylellagic acid）等。

【药材性状】根圆柱形或类圆锥形，稍扭曲，根头部略膨大，有的分枝；表面暗棕色或暗紫棕色，外皮易片状剥落；质硬脆，断面皮部薄，暗棕色，常与木部分离，中央有放射状纹理。基生叶单数羽状复叶，小叶 11～31，小叶片长圆形、倒卵形或长圆状披针形，边缘羽状中裂，下面及叶柄均被灰白色柔毛。气微，味涩、微苦。（图 4 - 21 - 7）

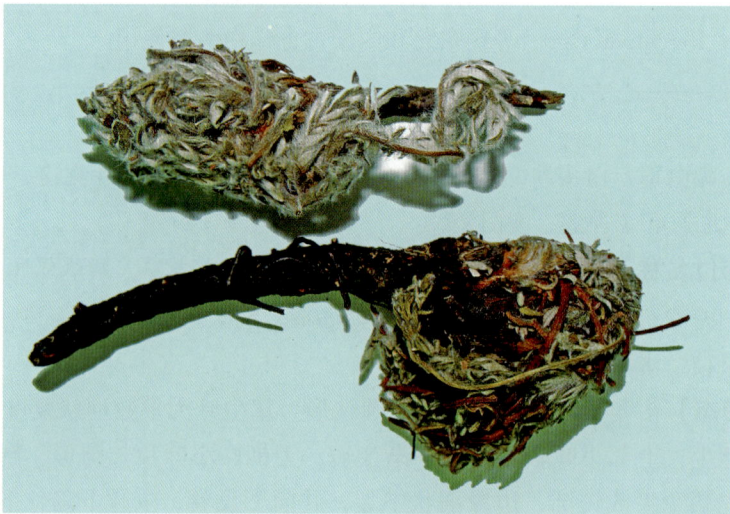

图 4 - 21 - 7　委陵菜（生药）

【显微特征】小叶片上、下表皮均有多数单细胞非腺毛，尤以下表皮为多，平直或弯曲，长约至 4000μm，直径 7～37μm，壁极厚或较厚；草酸钙簇晶存在于叶肉细胞中，直径 6～65μm，偶见方晶。

【紫外光谱鉴别】

零阶光谱：峰位 277；谷位 259

一阶导数光谱：峰位 237，266，315；谷位 240，290

二阶导数光谱：峰位 225，251，275，294；谷位 238，271，284，356，369
（图 4 - 21 - 3～图 4 - 21 - 5）

【药理作用】

1. 抗阿米巴原虫作用　根煎剂每日以 3g/kg 给感染阿米巴的大鼠灌胃，连续 6d，对体内溶组织阿米巴原虫有一定抑制作用；但体外无效。以委陵菜根煎剂，成人每日 20～30g，分 3 次服，7～10d 为一疗程，必要时休息 1～2d 再行第二疗程，治疗 27 例急性、慢性阿米巴痢疾和慢性隐伏期急性发作者，症状大多在 1～4d 消失，病原体平均转阴为 3d。

2. 抗菌作用　没食子酸、槲皮素及壬二酸对痢疾杆菌等肠道致病菌均有较强抑制作用。

3. 其他　煎剂对离体蛙心和兔心均有抑制作用，并可抑制兔离体和在体肠管，扩张豚鼠离体支气管，兴奋子宫。

【功效】性寒，味苦。凉血止痢，清热解毒。用于赤痢腹痛，久痢不止，痔疮出血，疮痈肿毒。煎服，15～30g。

【附注】委陵菜的干燥带根幼苗在香港、澳门又作"北紫草"或"紫草茸"应用，纯属误用，应予以纠正。

翻白草（习用品）

【别名】鸡腿儿，白头翁，鸡爪莲，土人参，兰溪白头翁

【处方应付名称】翻白草，白头翁（广东、广西）

【来源】蔷薇科植物翻白草 *Potentilla discolor* Bunge 的干燥全草。夏、秋季采挖，洗净泥沙，晒干或鲜用。

【植物形态】多年生草本。根粗壮，下部常肥厚成纺锤形。基生叶为单数羽状复叶，小叶 5～9，对生或互生，叶柄密被白色绒毛，小叶无柄；小叶片长圆形或长圆状披针形，先端钝圆，边缘有缺刻状钝齿，下面密被白色绒毛；花茎直立，密被白色绒毛，茎生叶 1～2，掌状 3～5 小叶，托叶卵形或阔卵形，边缘常有缺刻状牙齿，下面密被白色绒毛。聚伞花序，花瓣黄色，花柱近顶生；瘦果近肾形，光滑。花、果期 5～9 月。（图 4 - 21 - 8）

全国各地均产，主产于河北、北京、安徽。

【化学成分】根含可水解鞣质及缩合鞣质，并含黄酮类。全草含延胡索酸（fumaric acid）、没食子酸（gallic acid）、槲皮素、柚皮素（naringenin）、山奈酚等。

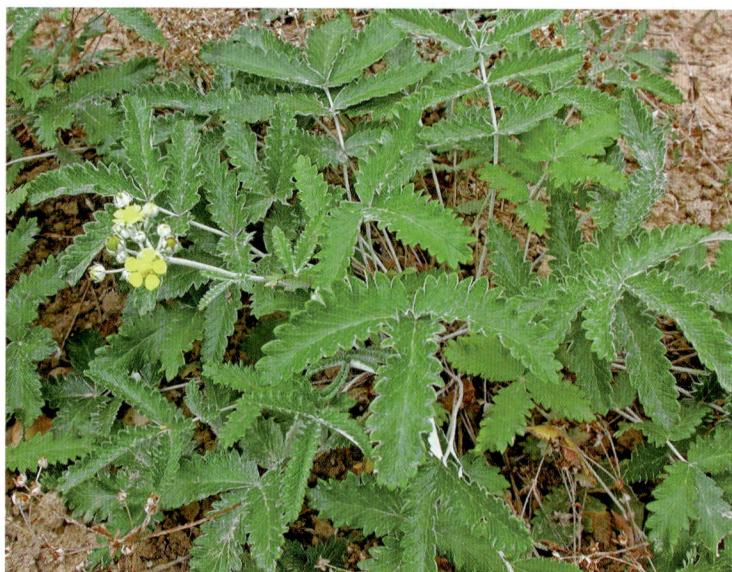

图 4 - 21 - 8　翻白草（原植物）

【**药材性状**】块根纺锤形或圆柱形，有不规则扭曲的纵沟纹，表面黄棕色或暗红棕色；质硬脆，断面黄白色。基生叶丛生，单数羽状复叶，小叶片 5～9，长圆形或长圆状披针形，下面密被白色绒毛，边缘具粗锯齿。气微，味甜微涩。（图 4 - 21 - 9）

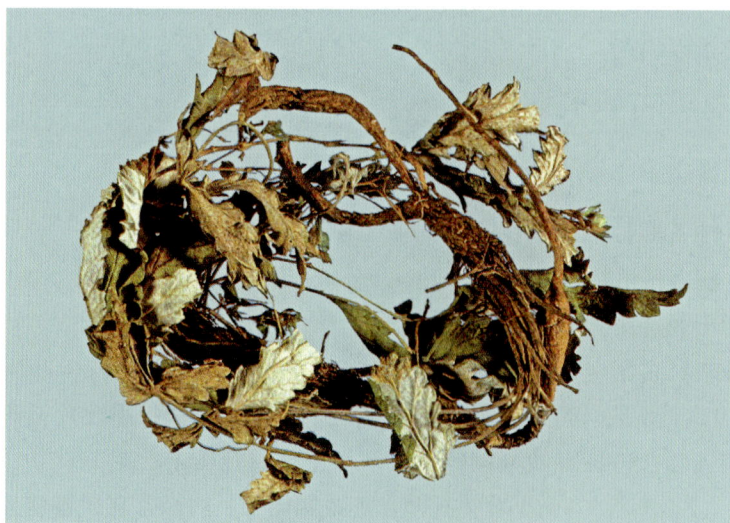

图 4 - 21 - 9　翻白草

【**显微特征**】小叶片表面观：上、下皮均有单细胞非腺毛，一种极细长，多在 1000μm 以上，扭曲，直径 3～7μm，壁薄，着生于下表皮；另一种平直或稍弯曲，多在 1000μm 以下，直径 9～22μm，壁厚 3～8μm，基部稍膨大；下表皮尚可见不定式气孔。叶肉细胞含草酸钙簇晶，直径 9～32μm。

【药理作用】抗菌作用：翻白草所含有机酸和黄酮类对福氏和志贺痢疾杆菌均有一定的抑制作用，尤以没食子酸和槲皮素的作用最强，MIC 分别为 59×10^{-6} 和 37×10^{-6}。

【功效】性平，味甘、微苦。清热解毒，凉血止血。用于肺热喘咳，泻痢，疟疾，咯血，吐血，便血，崩漏，痈肿疮毒，瘰疬细核。煎服，10～15g。

【附注】同属植物委陵菜（*Potentilla chinensis* Ser.）等在东北、华北及西北部分地区作翻白草使用。

声色草（习用品）

【别名】辛苦草（福建泉州），广东白头翁（广东），疳积草（福建）

【处方应付名称】声色草，广东白头翁，白头翁（香港、澳门）

【来源】石竹科植物白鼓钉 *Policapaea carymbosa*（L.）Lam. 的干燥全草。春、秋季采挖，洗净扎把，晒干或鲜用。

【植物形态】一年生或多年生草本。茎纤细而硬，被微柔毛或近无毛，二岐分枝，节稍膨大。单叶对生或假轮生，无柄，叶片狭线形或针形，稀为条状披针形；托叶透明，干膜质，狭披针形，长约为叶的一半或更长。花序密集，聚伞状，花多数；苞片干膜质；萼片 5，披针形，白色透明，干膜质；花瓣 5，宽卵形，先端钝，比萼片短；雄蕊 5，子房上位，柱头 3 裂。蒴果卵圆形或长椭圆形，短于萼片，熟后 3 瓣裂。花期夏、秋至春季。

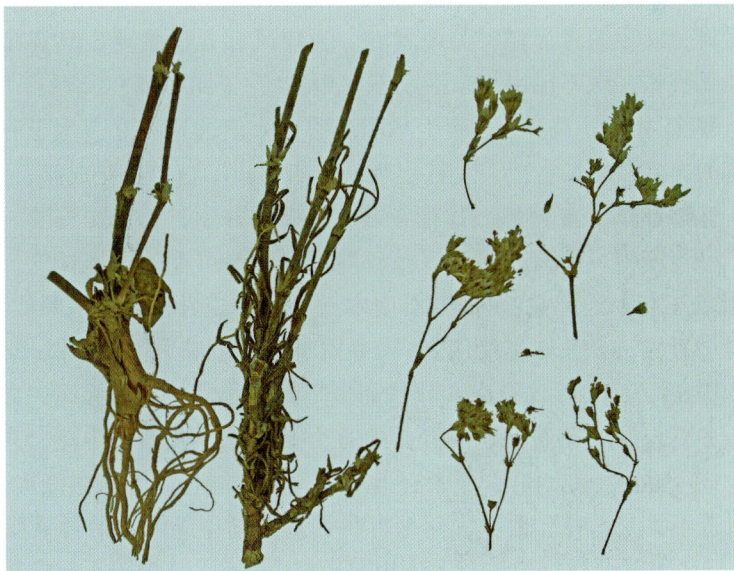

图 4-21-10　声色草（饮片）

生长于沿海空旷沙地或山坡草地。主产于福建、广东等地。

【化学成分】全草含山茶皂苷元（camelliagenin）A、玉蕊醇 A_1（barrigenol A_1）、豆甾醇（stigmasterol）以及槲皮素、山奈酚等。

【药物性状】全草长 15～35cm。根细长圆锥形或圆柱形，弯曲，多分枝，灰黄色或灰黄棕色。茎圆柱形，纤细而坚硬，二歧分枝，灰绿色或灰褐色，被白色微茸毛，节稍膨大。叶对生，窄线形或针形，长可达 25mm，绿色或灰绿色，被微茸毛；托叶透明，窄披针形，干膜质；花序密集成顶生聚伞状；花小，白色。气微，味淡。（图 4 - 21 - 10）

饮片多切为长段。

【紫外光谱鉴别】

零阶光谱：峰位 276；谷位 259

一阶导数光谱：峰位 238，268，318；谷位 242，289

二阶导数光谱：峰位 224，251，277，294；谷位 240，273，282（图 4 - 21 - 3 ～图 4 - 21 - 5）

【功效】性凉，味淡。清热解毒，利湿，化积。用于暑湿泄泻，痢疾，小便淋痛，腹水，小儿疳积，痈疽肿毒。煎服，15～30g。

22　石南与石南藤

【考证】石南，始载于《神农本草经》，列为下品。《名医别录》载："石南，生于华阴（今陕西华县）山谷。二月、四月采叶，八月采实，阴干。"《本草经集注》又载："今庐江（今安徽境内）及东间皆有之，叶状如枇杷叶。"《新修本草》载："叶似蘹草，凌冬不凋。以叶细者为良，关中者好。为疗风邪丸散之要。其江山以南者，长大如枇杷叶，无气味，殊不任用。今医家不复用实。"《蜀本草》又载："终南斜谷近石处甚饶。"《图经本草》载："石南生华阴山谷，今南北皆有之。生于石上，株极有高大者。江湖间出者，叶如枇杷，上有小刺，凌冬不凋。春生白花成簇，秋结细红实。关陇间出者，叶似莽草，青黄色，背有紫点，雨多则并生，长及二三寸。根横，细紫色。无花实，叶至茂密。南北人多移以植庭院间，阴翳可爱，不透日气。入药以关中叶细者良。"《魏王花木记》载："南方石南木……下有楠材条，其木颇似石南而高大，叶差小，其材中梁柱，今医方亦稀用之。"并附有道州石南图（道州，今湖南道县）。《本草衍义》记述最为详尽："石南，叶状如枇杷叶之小者；但背无毛，光而不皱。正二月间开花，冬有二叶为花苞，苞既开，中有十五余花，大小如椿花，甚细碎。每一苞约弹许大，成一毬。一花六叶，一朵有七八毬，淡白绿色，叶末微淡赤色。苞既开，蕊满花，但见蕊不见花。花才罢，去年绿叶尽脱落，渐生新叶。治肾衰脚弱最相宜。"《证类本草》与《本草纲目》记述与上述相同，李氏并谓："生于石间向阳之处，故名石南。桂阳（贵州省）呼为风药，充茗及浸酒饮能愈头风，故名。按范石湖集云：修江出栾茶，治头风。今南人无所谓栾茶者，岂即此物耶？"根据以上本草记述石南之产地及"叶状如枇杷叶""春生白花成簇，秋结细红实""蕊满花，但见蕊不见花"的形态描述和《图经本草》道州石南图均与今之蔷薇科植物石楠 *Photinia serrulata* Lindl. 相符。今中医药界已少谓"石南"，而多用"石南藤"。

石南藤原称"丁公寄"，始载于《名医别录》，谓："丁公寄生石间，蔓延木上，叶细，大枝红茎，母大如碛黄有汁，七月七日采。"陈藏器谓："丁公寄，即丁公藤也。气味辛烈。"《图经本草》载有"南藤"，谓："南藤，即丁公藤也。生南山山谷，今出泉州，荣州。生依南木，故名南藤。苗如马鞭，有节，紫褐色，叶如杏叶而尖。采无时。"并附有泉州南藤图。《图经本草》另载有"石南藤"，谓："石南藤，生天台山中。其苗蔓延木上，四时不凋，彼土人采其叶入药，治腰痛。"亦附有台州石南藤图（台州，今浙江临海县）。该图形与泉州南藤相近。《图经本草》又载有"石南"，可见苏氏已明确石南与石南藤为另两种药物。根据以上记述及泉州南藤图与台州石南藤图可以推断南藤与石南藤均为胡椒科植物。李时珍认为，南藤即"石南藤"，谓："今江南、湖南诸大山有之，细藤圆腻，紫绿色，一节一叶，叶深绿色，似杏叶而微短厚。其茎贴树处，有小紫瘤疣，中有小孔。四时不凋，茎叶皆臭而极辣。"根据以上本草记述，石南藤为今之胡椒科植物石南藤 *Pipper wallichi*（Miq.）Hand. – Mazz. 及同属数种植物。

目前，中医药界已将"石南"和"石南藤"混为一谈。全国各地使用的石南藤的品种较为复杂。南方多数地区以胡椒科植物石南藤（南藤）*Pipper wallichi*（Miq.）Hand. – Mazz.（广西、四川、贵州）及其同属植物山蒟 *P. hancei* Maxim.（浙江、福建、云南、贵州）或毛蒟 *P. puberulum*（Benth.）Maxim.（四川）的茎叶用作石南藤；北方多数地区（吉林、内蒙古、北京、河北、甘肃、山东、江苏、上海、安徽）则以蔷薇科植物石楠 *Photinia serrulata* Lindl. 的叶或带叶嫩枝作石南藤；部分地区（黑龙江、辽宁、山西、河南、陕西、山东、湖北）又以夹竹桃科植物络石（白花藤）*Trachelospermum jasminoides*（Lindl.）Lem. 作石南藤入药；河南省尚以葡萄科植物爬山虎 *Parthenocissus tricuspidata* 作石南藤入药。个别地区（江西九江）还以桑科植物薜荔 *Ficus pumina* L. 不育枝叶用作石南藤。广东大部分地区以胡椒科植物毛蒟作石南藤入药，广州、梅县、新兴则使用山蒟，粤东普宁、饶平等地另以天南星科植物石蒲藤 *Pothos chinensis*（Raf.）Merr. 作石南藤入药。广西亦以胡椒科植物石南藤（南藤）及其同属植物毛蒟的茎叶用作石南藤。香港的用药习惯源于广东，亦以胡椒科植物山蒟 *P. hancei* Maxim. 作石南藤入药。

【述评】

1. 石南与石南藤原本是两个不同药物，品种各异，功效有别；但今世人多相混淆。

2. 石南，根据本草记述之产地与"叶状如枇杷叶"、"春生白花成簇，秋结细红实"、"蕊满花，但见蕊不见花"的形态描述及《图经本草》道州石南图，应为蔷薇科植物石楠 *Photinia serrulata* Lindl. 。早期用其叶或果实，唐代之后只用其叶。北方多数地区作"石南藤"使用，以其叶或带叶嫩枝入药；纯属误用。应正名其为"石南"或"石南叶"，区别应用。

3. 在古代，石南亦有品种混淆现象。如苏恭所指"叶似兰草"及李时珍所谓"生于石间向阳处"者决非蔷薇科植物石楠，是否为胡椒属植物，尚难确定。又，胡椒属植物只分布于热带及亚热带地区，故"关陇间出者"又不可能是胡椒属植物。

4. 石南的功效是祛风湿，止痒，强筋骨，益肝肾，用于风湿痹痛，头风头痛，风疹，脚膝痿弱，肾虚腰痛，阳痿，遗精。但蔷薇科植物石楠 *Photinia serrulata* Lindl. 叶含苦杏仁苷（水解生成氢氰酸）、鞣质、樱花苷（二氢黄酮类）及山梨醇，可能具有止咳、平喘等功效，是否具有上述之功效？尚属可疑，故极有必要对其进行化学、药理学及临床疗效之深入研究，以明确其生物活性及临床适应证，予以正确应用；亦不宜再作"石南藤"入药。

5. 石南藤，原称"丁公寄"、"丁公藤"、"南藤"，根据本草记述及《图经本草》泉州南藤图与台州石南藤图，与今之胡椒科植物石南藤（南藤）*Pipper wallichi* (Miq.) Hand. - Mazz. 及其同属植物山蒟 *P. hancei* Maxim. 或毛蒟 *P. puberulum* (Benth.) Maxim. 基本相符。上述 3 种在南方多数地区作"石南藤"入药。古今应用基本相同。上述 3 种所含化学成分相似，初步的药理学研究结果亦表明，石南藤与山蒟均有抗血小板活性因子之作用。但仍需对上述 3 种进行系统、深入的化学成分、药理作用和临床应用的比较研究，以明确它们在上述方面的差异。

石南（正品）

【别名】风药（《本草纲目》），栾茶（《本草纲目拾遗》），石楠叶（清·吴仪洛《本草从新》）

【处方应付名称】石南，石南叶，石楠叶

【来源】蔷薇科植物石楠 *Photinia serrulata* Lindl. 的叶或带叶嫩枝。夏、秋季采收，晒干。

【植物形态】常绿灌木或小乔木，高 4 ~ 6m，有的可达 12m。小枝灰褐色，无毛。叶互生；叶柄粗壮，长 2 ~ 4cm，老时无毛；叶片革质，长椭圆形、长倒卵形或倒卵状椭圆形，长 9 ~ 22cm，宽 3 ~ 6.5cm，先端尾尖，基部圆形或阔楔形，边缘疏生具腺细锯齿，近基部全缘，上面光亮，幼时中脉被绒毛，成熟后两面无毛。本种叶形变异较大，幼苗期锯齿具针刺。花两性；复伞房花序顶生，花梗长 3 ~ 5mm；花密生，直径 6 ~ 8mm；萼筒杯状，萼片 5，阔三角形，长约 1mm，先端急尖；花瓣 5，白色，近圆形，直径 3 ~ 4mm；雄蕊 20，外轮较花瓣长，内轮较花瓣短，花药带紫色；花柱 2，有时 3，基部合生，柱头头状，子房先端被柔毛。梨果球形，直径 5 ~ 6mm，红色，鲜艳，后成褐紫色。种子 1 颗，卵形，棕色。花期 4 ~ 5 月，果期 10 月。（图 4 - 22 - 1）

生长于海拔 1000 ~ 2500m 的杂木林中。分布于我国华东、华中、华北、华南、西南及陕西、甘肃。主产于江苏。

【化学成分】叶含鞣质、樱花苷（sakuranetin）、山梨醇（sorbitol）、氢氰酸及苯甲醛等，后两种成分应为苦杏仁苷的水解产物。

【药材性状】茎圆柱形，直径 0.4 ~ 0.8cm，有分枝；表面灰褐色，具纵皱纹，皮孔细点状，叶痕半月形；质坚脆，断面皮部薄，暗棕色，木部黄白色，裂片状。叶互生，具柄，长 1 ~ 4cm，上面具 1 纵槽；叶片长椭圆形或倒卵状椭圆形，长 8 ~ 15cm，

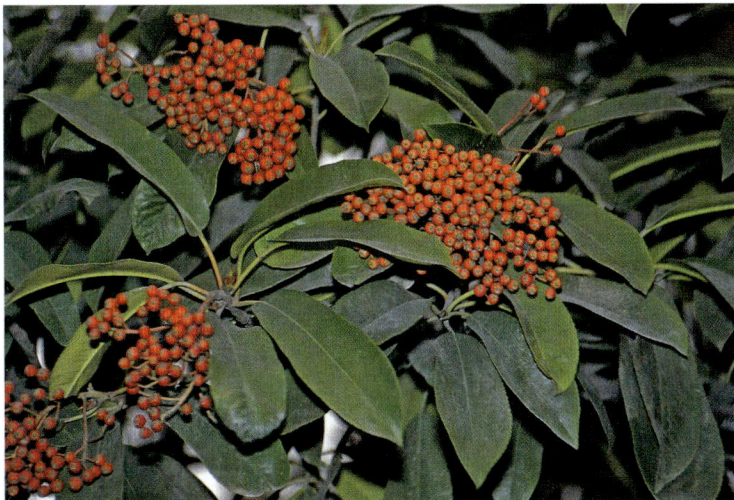

图 4 – 22 – 1　石南（原植物）

宽 2 ~ 6cm；先端尖或突尖，基部近圆形或楔形，边缘具细密的锯齿，齿端棕色，幼叶及萌芽枝上的叶缘具芒状锯齿；上面棕色或棕绿色，无毛，羽状脉，中脉凹入；下面中脉明显突起。叶片革质而脆。气微，茎微苦，叶微涩。（图 4 – 22 – 2）

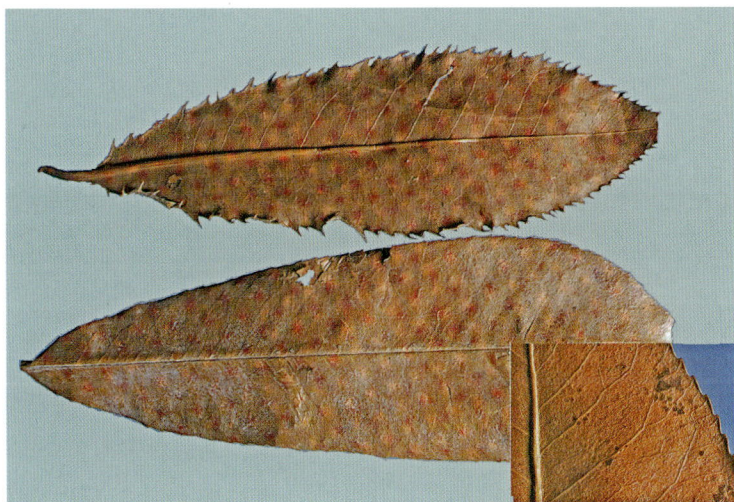

图 4 – 22 – 2　石南叶

【显微特征】叶片横切面：上、下表皮为 1 列近方形薄壁细胞，外被角质层。叶肉异面型，栅栏细胞 3 ~ 4 列，不通过中脉。中脉向下突出，上、下表皮内侧各有 3 ~ 4 列厚角细胞；中脉维管束 1 个，呈 U 字形，韧皮部外侧有纤维束，与含黄色物质的薄壁细胞横向相间排列。薄壁细胞含草酸钙方晶及簇晶，维管束外侧的薄壁细胞尚含黄色物质。

粉末：棕色。①纤维众多，直径约 13μm，其周围薄壁细胞含草酸钙方晶，形成晶鞘纤维。②草酸钙方晶多见，直径 7～33μm；草酸钙簇晶多存在于叶肉细胞中，直径 16～33μm。③叶片上、下表皮细胞，多角形，垂周壁平直；下表皮有多数不定式气孔，副卫细胞 4～8 个。

【紫外光谱鉴别】

零阶光谱：峰位 281；谷位 263

一阶导数光谱：峰位 227，266，278；谷位 238，291

二阶导数光谱：峰位 250，275，295，320；谷位 233，269，285　（图 4 - 22 - 3～图 4 - 22 - 5）

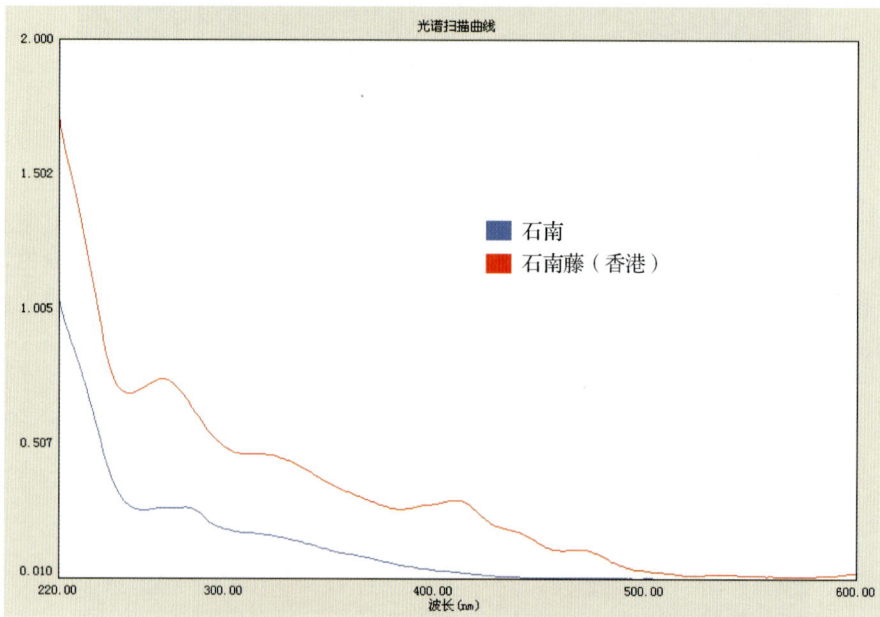

图 4 - 22 - 3　石南与石南藤的零阶光谱

【药理作用】

1. 镇痛作用　石南细粉混悬液灌胃（1.5g/kg，2 次，间隔 6h）对乙酸致小鼠扭体反应有明显抑制作用，镇痛率为 47.3%；剂量增加 1 倍，其镇痛率为 67.8%。（$P < 0.01$）

2. 抗炎作用　石南细粉混悬液灌胃（3g/kg，5 次，间隔 8h）对巴豆油致小鼠耳廓肿胀有明显抑制作用。（$P < 0.01$）

3. 对心血管系统的作用　3.7% 煎剂对离体蛙心、100% 煎剂经淋巴囊给药对在体蛙心、75% 煎剂 10ml 静脉注射对在体兔心均有兴奋作用。70% 叶乙醇浸出液能抑制离体蛙心、收缩离体兔耳血管、降低麻醉犬的血压。

4. 其他　10% 叶浸剂在试管内可杀死日本血吸虫尾蚴及钉螺。对大鼠毒性较小，60mg/kg 及 100mg/kg 分别给药 1 月，对生长无影响，肝及脂质代谢亦无改变。

【功效】性平，味辛、苦，有小毒。能祛风湿，止痒，强筋骨，益肝肾，用于风湿痹痛，头风头痛，风疹，脚膝痿弱，肾虚腰痛，阳痿，遗精。煎服，3～10g；或入

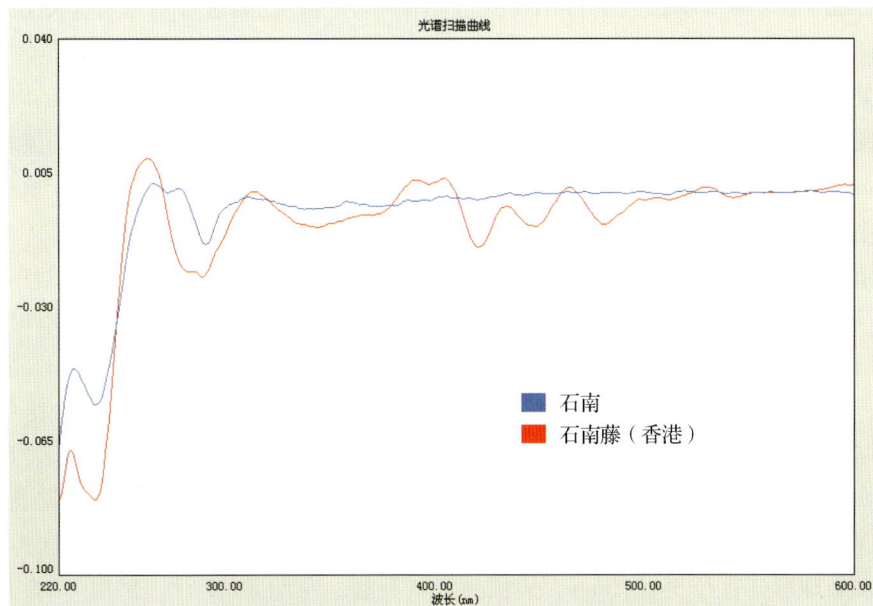

图 4 - 22 - 4　石南与石南藤的一阶导数光谱

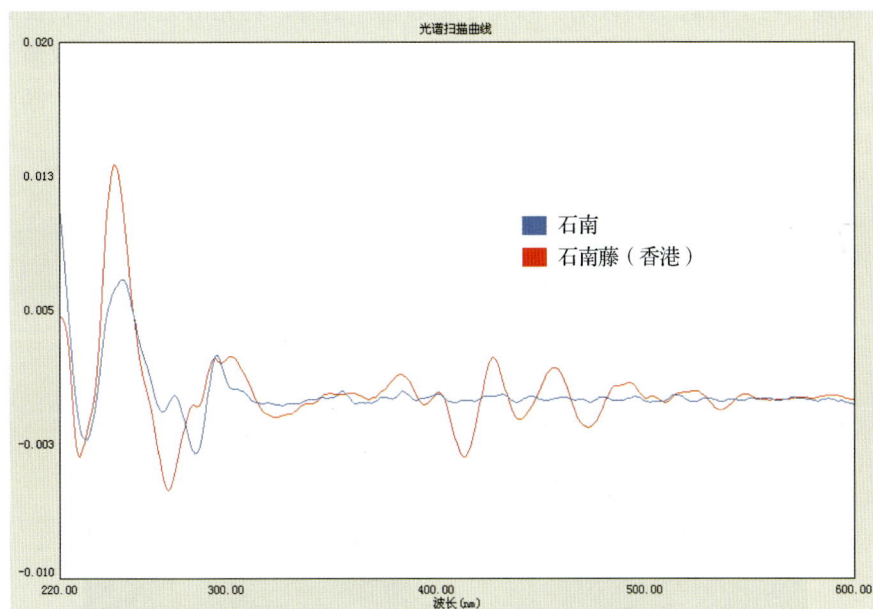

图 4 - 22 - 5　石南与石南藤的二阶导数光谱

丸、散剂；外用，适量，研末撒或吹鼻。

石南藤（正品）

【别名】丁父、丁公寄（《名医别录》），丁公藤（《本草拾遗》），南藤（《开宝本

草》），风藤（《本草纲目》），搜山虎（《滇南本草》），巴岩香（清《分类草药性》），三角枫、石蒌藤、细叶青竹蛇（广东）

【处方应付名称】 石南藤（广东、广西、香港、澳门）

【来源】 胡椒科植物石南藤 *Pipper wallichi*（Miq.）Hand. – Mazz. 及其同属植物山蒟 *P. hancei* Maxim. 或毛蒟 *P. puberulum*（Benth.）Maxim. 的干燥带叶茎枝。秋季割取带叶茎枝，晒干扎把或切段晒干。

【植物形态】

1. 石南藤　常绿攀援藤本，揉之有香气。茎深绿色，节膨大，生不定根。叶互生；叶柄长 1～2.5cm；叶片椭圆形或向下渐变为狭卵形或卵形，长 7～14cm，宽 4～6.5cm，先端渐尖，基部钝圆或阔楔形，下面疏被粗毛，叶脉 5 条，基出。花单性异株，无花被；穗状花序与叶对生；雄花序与叶近等长；总花梗与叶柄近等长，花序轴被毛；雄花苞片圆形，直径约 1mm，具被毛的短柄，雄蕊 2，稀 3 枚，花药比花丝短；雌花序短于叶片；雌花苞片柄于果期延长达 2mm，被白色长毛；子房离生，柱头 3～4，稀 5。浆果球形，直径 3～3.5mm，表面具疣状突起。花期 5～6 月，果期 7～8 月。生长于山谷林中阴处或湿润处，攀援于树上或岩石上。分布于甘肃南部、湖北、湖南、广西、四川、贵州、云南等地。主产于四川、湖南、云南等地。

2. 山蒟　与上种的主要区别：除花序轴和苞片柄外，均光滑无毛；茎、枝具细纵纹；叶片椭圆形或长圆状披针形，长 6～12cm，宽 2.5～4.5cm，先端短尖或渐尖，基部渐窄或楔形，有的明显不对称。花期 3～8 月。分布于浙江、江西、福建、湖南、广东、海南、广西、贵州及云南。（图 4－22－6）

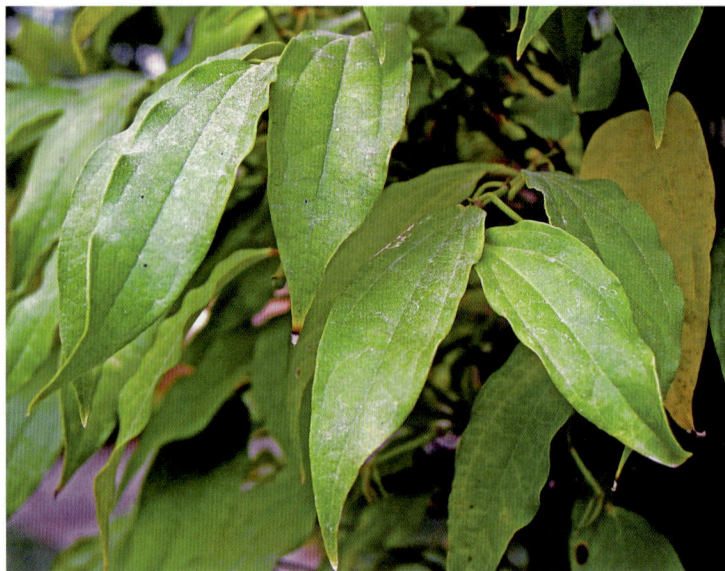

图 4－22－6　山蒟（原植物）

3. 毛蒟　与以上两种的主要区别：幼枝纤细，密被短柔毛；叶柄及叶片两面均被短柔毛，老时叶面近无毛；叶片卵状披针形或卵形，长 4～11cm，宽 2～6cm，先端急

尖或渐尖，基部心形，两侧常不对称；雄蕊通常 3。花期 3～6 月。分布于广东、海南及广西等地。(图 4－22－7)

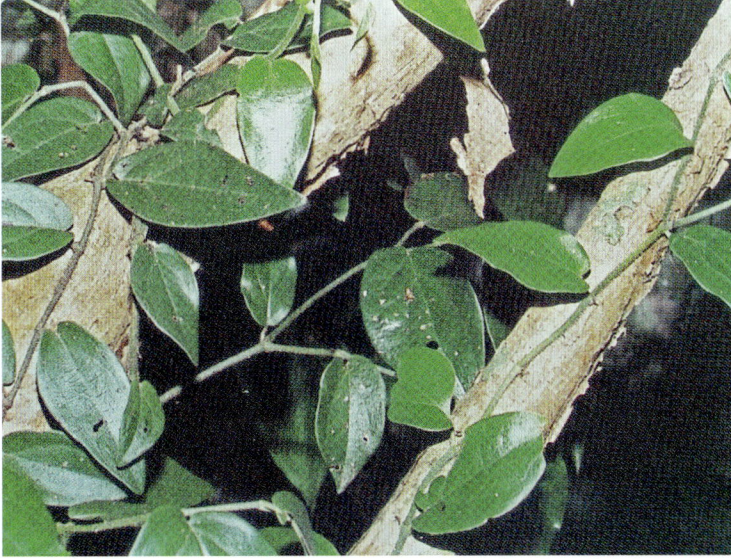

图 4－22－7　毛蒟（原植物）

【化学成分】胡椒属植物均含有木脂素、生物碱、黄酮及挥发油。

1. 石南藤　含海风藤酮（kadsurenone）、山蒟酮（hancinone）C、南藤素（wallichinine）、山蒟素（chancinone）、denudatin B、二氢荜茇明宁碱（dihydropiperlonguminine）、N－异丁基癸基－反－2－反－4－二烯酰胺（N－isobutyl－deca－ trans－2－trans－4－dienamide）、盖尔格拉文（galgravine）、玉兰脂（denudatin）B 及长穗巴豆环氧素（crotepoxide）。

2. 山蒟　含海风藤酮、山蒟酮及山蒟酮 B、山蒟酮 C 和山蒟酮 D、山蒟醇（hancinol）、布尔乞灵（burchellin）、荜茇明宁碱、N－异丁基癸基－反－2－反－4－二烯酰胺、细叶青蒌藤酰胺（futoamide）、玉兰脂、长穗巴豆环氧素及 β－谷甾醇。

【药材性状】

1. 石南藤　茎扁圆柱形，表面灰褐色或灰棕色，具细纵纹，节膨大，具不定根，节间长 7～9cm；质轻而脆，断面木部灰白色，放射状排列或成环状，髓部灰褐色，亦可见灰白色木部排列成环。叶多皱缩，展平后呈椭圆形或卵圆形，上表面灰绿色或灰褐色，下表面灰白色，有 5 条明显突起的叶脉，基出。气清香，味辛辣。

2. 山蒟　茎圆柱形，直径 1～3mm；表面灰褐色，具细纵纹，节膨大，具不定根，节间长 2～10cm；质轻而脆，断面木部灰白色，放射状排列或成环状，髓部灰褐色，亦可见灰白色木部排列成环。叶多皱缩，展平后呈椭圆形或长圆状披针形，长 4～12cm，宽 2～5cm，先端短尖或渐尖，基部渐窄或楔形；上表面灰绿色，下表面色较浅，叶脉 5～7 条，最上 1 对互生，离基 0.5～1cm，从中脉发出；质脆。气清香，味辛辣。(图 4－22－8)

3. 毛蒟　与山蒟的主要区别：茎枝常扭曲，扁圆柱形；叶片展平后呈卵状披针形

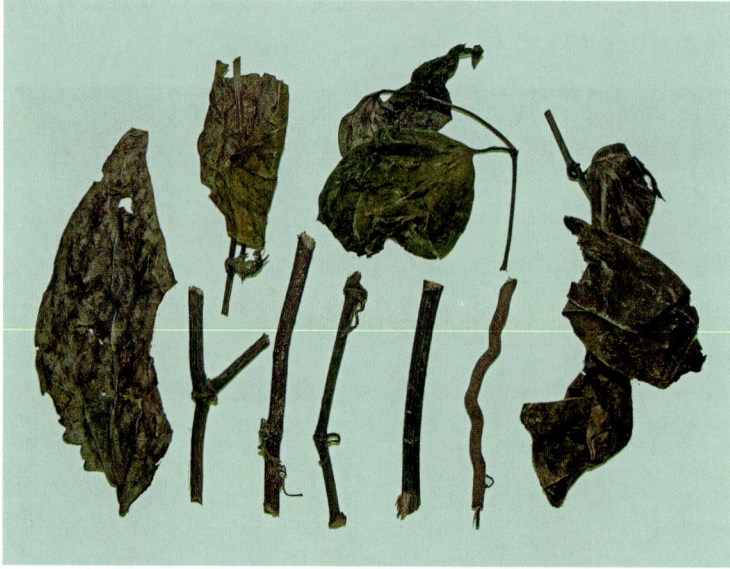

图 4 - 22 - 8　石南藤（山蒟饮片，香港）

或卵形，基部浅心形且常不对称，两面被毛茸；叶柄密生短毛，基部鞘状。

【显微特征】3 种胡椒属植物茎的组织构造相似。

1. 石南藤　表皮细胞 1 列，外壁角质层呈瘤状突起；皮层中散有较多石细胞，内侧有 2 ~ 3 列纤维断续排列成环；外韧型维管束 20 ~ 30 个，环列，韧皮部外缘多有纤维束，束间由厚壁组织连结成环；髓宽阔，环髓纤维 4 ~ 6 列，髓维管束 4 ~ 9 个排成 1 轮，髓部有大形黏液腔。薄壁细胞含淀粉粒及草酸钙砂晶和小方晶，淀粉粒多为单粒。

2. 山蒟　与石南藤的主要区别是皮层石细胞偶见。

【紫外光谱鉴别】

石南藤 1（胡椒科，香港）零阶光谱：峰位 270，411；谷位 254，384

　　　　一阶导数光谱：峰位 226，263，285，314，368，391，405，434，464，498，
　　　　　　　　530；谷位 238，283，289，343，370，398，448，481，543

　　　　二阶导数光谱：峰位 246，283，294，302，349，360，383，401，456，493，
　　　　　　　　524；谷位 230，272，286，298，323，367，395，440，472，
　　　　　　　　509，536（图 4 - 22 - 3 ~ 图 4 - 22 - 5）

石南藤 2（胡椒科，江西）零阶光谱：峰位 261　谷位 249

　　　　一阶导数光谱：峰位 226，256，305，319，329，349，403，464，504，527；
　　　　　　　　谷位 233，275，311，325，344，361，443，481，511

　　　　二阶导数光谱：峰位 247，283，292，315，327，336，345，375，381，399，
　　　　　　　　455，489，523；谷位 229，269，290，308，322，339，353，
　　　　　　　　395，438，473，508

石南藤 3（胡椒科，四川）零阶光谱：峰位 264；谷位 384

一阶导数光谱：峰位 261，325，392，461；谷位 278，342，477

二阶导数光谱：峰位 225，251，283，292，303，332，384，454，490，520；

谷位 238，270，286，296，338，371，441，471，535

石南藤 4（夹竹桃科，河南）零阶光谱：峰位 269；谷位 261

一阶导数光谱：峰位 234，265，278；谷位 245，275，289，376

二阶导数光谱：峰位 225，252，276，295，385；谷位 240　270　283　367

（图 4 - 22 - 9 ~ 图 4 - 22 - 11）

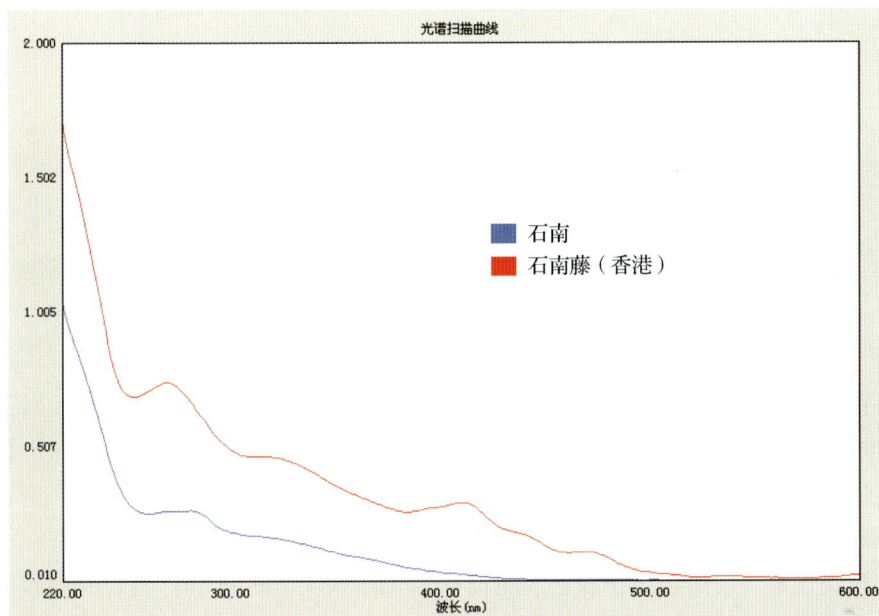

图 4 - 22 - 9　石南藤的零阶光谱

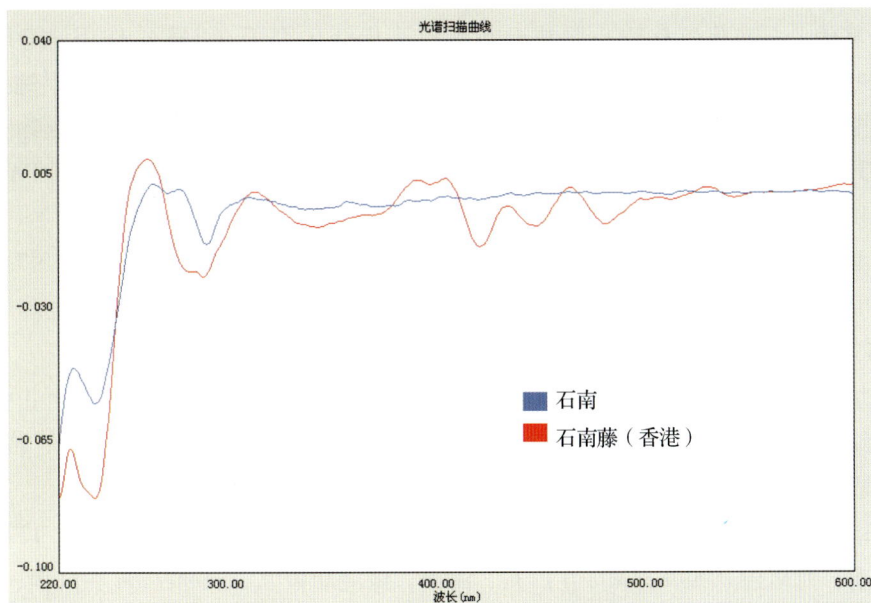

图 4 - 22 - 10　石南藤的一阶导数光谱

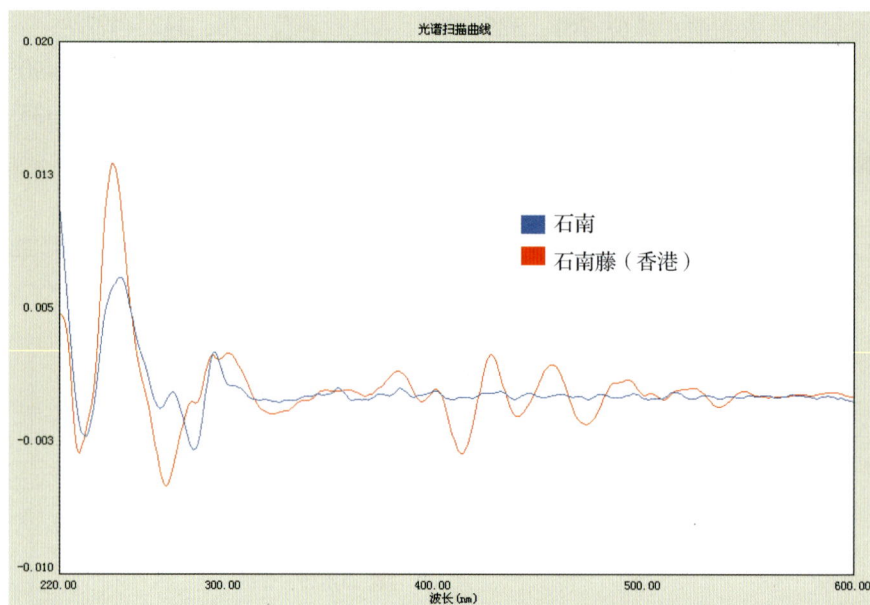

图 4 – 22 – 11　石南藤的二阶导数光谱

【药理作用】

1. 镇痛作用　石南藤、山蒟细粉混悬液灌胃（1.5g/kg，2 次，间隔 6h）对乙酸致小鼠扭体反应均有明显抑制作用，镇痛率分别为 64.3%、55.1%；剂量增加 1 倍，镇痛率分别增至 91.5% 和 74.9%（$P < 0.01$）。药量增至 4g/kg 时，毛蒟亦有一定镇痛作用，镇痛率为 37.7%（$P < 0.05$）。

2. 抗炎作用　石南藤细粉混悬液灌胃（3g/kg，5 次，间隔 8h）对巴豆油致小鼠耳廓肿胀有明显抑制作用（$P < 0.01$）。药量增至 4.5g/kg 时，山蒟和毛蒟亦有抗炎作用（$P < 0.01$）。

3. 其他　石南藤尚有抗心肌缺血与抗血小板活化因子（PAF）作用，海风藤酮（kadsurenone）能明显抑制血小板活化因子诱导的血小板聚集。山蒟的二氯甲烷提取物及乙醇提取物均能明显抑制血小板活化因子诱导的血小板聚集，其乙醇提取物亦能明显抑制 PAF 引起的炎症反应，分别口服 390mg/kg 和 400mg/kg 均能明显抑制 PAF 引起的大鼠和豚鼠皮肤血管通透性增加，抑制大鼠足趾肿胀。

4. 毒性　山蒟小鼠 1 次灌胃的 $LD_{50} > 6300mg/kg$，腹腔注射的 LD_{50} 为 1197mg/kg。注射后出现扭体反应，活动减少，步态蹒跚，呼吸深而慢，20～30min 发生阵挛性惊厥，呼吸停止。

【功效】性温，味辛。能祛风湿，强腰膝，补肾壮阳，止咳平喘，活血止痛。用于风寒湿痹，腰膝疼痛，阳痿，咳嗽气喘，痛经，跌打肿痛。煎服，6～15g；或浸酒；外用，适量，浸酒外搽。

【附注】除上述 3 种外，尚有胡椒属植物腺脉蒟 *Piper bavirum* 在海南、广西、广东、云南，海南蒟 *P. hainanense* 在广东、海南，缘毛胡椒 *P. semiimersum* 在广西、云南、贵州作石南藤使用。

23　石莲子

【考证】莲子，原称藕实，始载于《神农本草经》，列为上品。其后，历代本草多有记载。《名医别录》载："一名莲。生汝南池泽。八月采。"陶弘景谓："此即今莲子，八月、九月取坚黑者，干捣破之。"《本草纲目》记述尤详："莲藕，荆、扬、豫、益诸处湖泽陂池皆有之。……节生二茎：一为藕荷，其叶贴水，其下旁生藕也；一为芰荷，其叶出水，其旁茎生花也。其叶清明后生。六七月开花，花有红、白、粉红三色。花心有黄须，蕊长寸余，须内即莲也。花褪莲房成菂，菂在房如蜂子在巢之状。"根据以上本草记述及《图经本草》所附藕实图，与今之睡莲科植物莲 *Nelumbo nucifera* Gaertn. 相一致。石莲子之名首见于孟诜《食疗本草》。唐《本草拾遗》谓："经秋正黑者名石莲，入水必沉，惟煎盐卤能浮之。"《图经本草》亦谓："……其的（菂）至秋表皮黑而沉水者谓之石莲。"李时珍也谓："至秋房枯子黑，其坚如石，谓之石莲子。"可见石莲子即老熟之莲子。

《生草药性备要》（清·何谏）载有"石莲子"，《增订伪药条辨》（曹炳章1877～1956年）谓之"苦石莲"。经考证，即为今之豆科植物喙荚云实 *Caesalpinia minax* Hance 的种子。亦可能即李时珍所谓"今药肆一种石莲子，状如土石而味苦"者。

目前，全国各地使用的石莲子有两种：一种是睡莲科植物莲 *Nelumbo nucifera* Gaertn. 的果实，商品亦称"甜石莲"；另一种为豆科植物喙荚云实 *Caesalpinia minax* Hance 的种子，商品称为"苦石莲"。广东、广西、四川、云南、贵州等地多以苦石莲作"石莲子"使用。香港、澳门亦以苦石莲作石莲子使用。

【述评】

1. 古代本草记述之莲子，即今之睡莲科植物莲 *Nelumbo nucifera* Gaertn. 的干燥果实；石莲子为"至秋表皮黑而沉水"之莲子，即老熟之果实。古今应用一致。

2. 苦石莲，至少在明代已出现在药肆，为石莲子之混淆品。《增订伪药条辨》对其有明确的记述，并谓其"性寒，味苦，为不地道"。苦石莲与石莲子来源于不同科的植物，从前者味极苦，可知其所含化学成分亦与石莲子迥异，故不应作石莲子入药。同时，应对其及石莲子进行系统的化学成分、药理作用和临床疗效的比较研究，以明确两者在上述方面的差异及各自的临床适应证，区别应用。

石莲子（正品）

【别名】甜石莲、壳石莲、带皮莲子（《全国中草药汇编》）

【处方应付名称】石莲子

【来源】睡莲科植物莲 *Nelumbo nucifera* Gaertn. 的干燥成熟果实。10月间当莲蓬枯、莲子老熟时，割取莲蓬，取出果实，晒干；或于修整池塘时，拾取落于淤泥中之莲实，洗净，晒干。

【植物形态】多年生水生草本。根茎横生，肥厚，节间膨大，内有多数纵行通气孔道，节部生须状不定根。节上生叶，露出水面；叶柄着生于叶背中央，粗壮，圆柱形，多刺；叶片圆形，直径25～90cm，全缘或稍呈波状，上面粉绿色，下面叶脉从中央射出，有1～2次叉状分枝。花单生于花梗顶端，花梗与叶柄等长或稍长，亦散生小刺；花直径10～20 cm，芳香，红色、粉红色或白色；花瓣椭圆形或倒卵形，长5～10cm，宽3～5cm；雄蕊多数，花药条形，花丝细长，着生于花托之下；心皮多数，埋藏于膨大的花托内，子房椭圆形，花柱极短。花后结"莲蓬"，倒锥形，直径5～10cm，有小孔20～30，每孔内含果实1枚；坚果椭圆形或卵形，长1.5～2.5cm，果皮革质，坚硬，熟时黑褐色。种子卵形或椭圆形，种皮红色或白色。花期6～8月，果期8～10月。（图4－23－1）

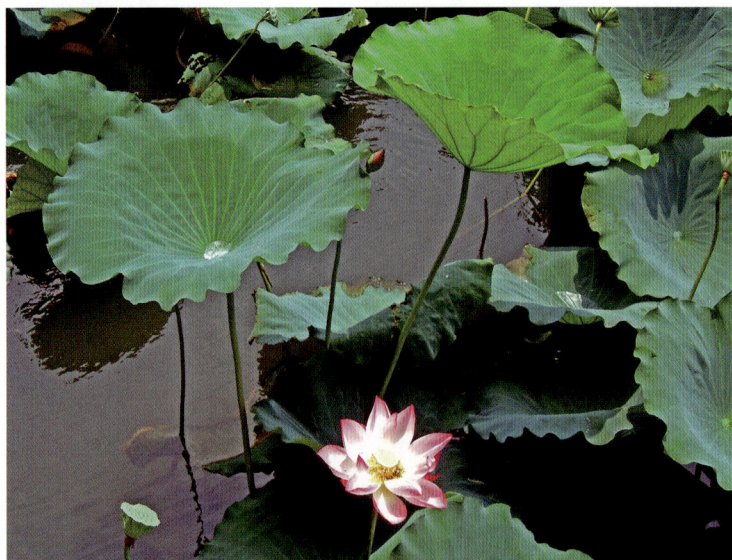

图4－23－1　莲（原植物）

生长于水泽、池塘、湖沼或水田中，野生或栽培。广布于南北各地。主产于湖南、湖北、福建、江苏、浙江、安徽、江西等地。

【化学成分】莲子（种子）含糖类62%、蛋白质6.6%、脂肪2%、钙0.089%、磷0.285%、铁0.0064%。脂肪中脂肪酸组成：肉豆蔻酸（myristic acid）0.04%、棕榈酸17.32%、油酸21.91%、亚油酸54.17%、亚麻酸6.19%。果实含和乌胺（消旋去甲乌药碱，higenamine）。果皮含荷叶碱（nuciferine）、原荷叶碱（nornuciferine）、氧黄心树宁碱（oxoshinsunine）和N－去甲亚美罂粟碱（N－norarmepavine）。莲子心亦含荷叶碱等多种生物碱。

【药材性状】果实卵圆状椭圆形，两端略尖，长1.5～2cm，直径0.8～1.3cm。表面灰棕色或黑棕色，平滑，有白色粉霜，先端有圆孔状柱迹或残留柱基，基部具果柄痕。质坚硬，破开后内有种子1颗，卵形，种皮黄棕色或红棕色，不易剥离，子叶2枚，淡黄白色，粉性，中央有1暗绿色莲心（胚芽）。气微，味微甘，胚芽苦。（图4－23－2）

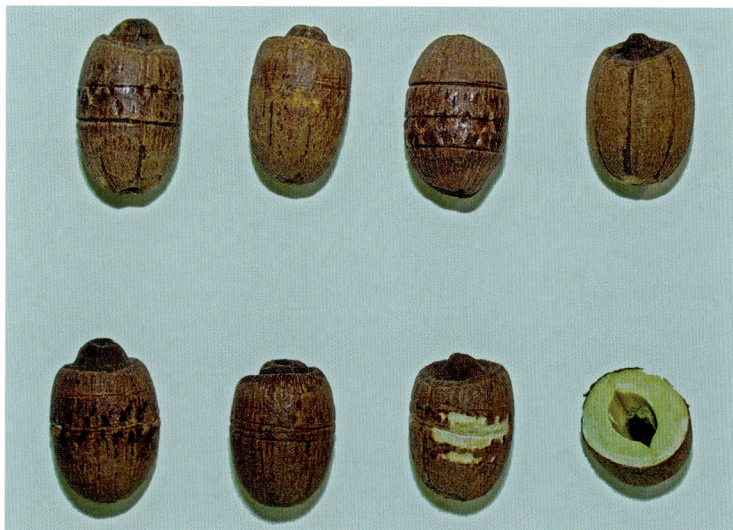

图 4-23-2　石莲子

【显微特征】　粉末：类白色。①淀粉粒，众多，单粒椭圆形、广卵圆形或蚌壳形，长 5~21μm，宽 5~13μm，脐点裂隙状，层纹不明显。②子叶薄壁细胞，壁略呈连珠状，隐约可见纹孔场，纹孔类多角形或稍延长，排列紧密。③种皮表皮细胞，表面观呈类多角形或不规则形，气孔保卫细胞新月形，表面具网格状纹理，副卫细胞 4~7 个。

【紫外光谱鉴别】
　　石莲子（河南）零阶光谱：峰位 280；谷位 259
　　　　一阶导数光谱：峰位 233，270；谷位 245，290
　　　　二阶导数光谱：峰位 227，252，295；谷位 240，283（图 4-24-3~图 4-24-5）

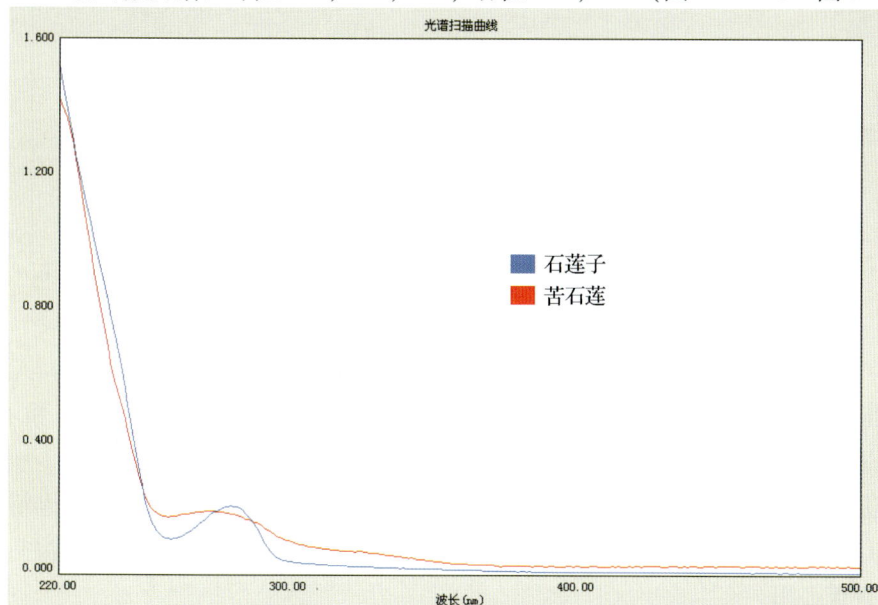

图 4-23-3　石莲子的零阶光谱

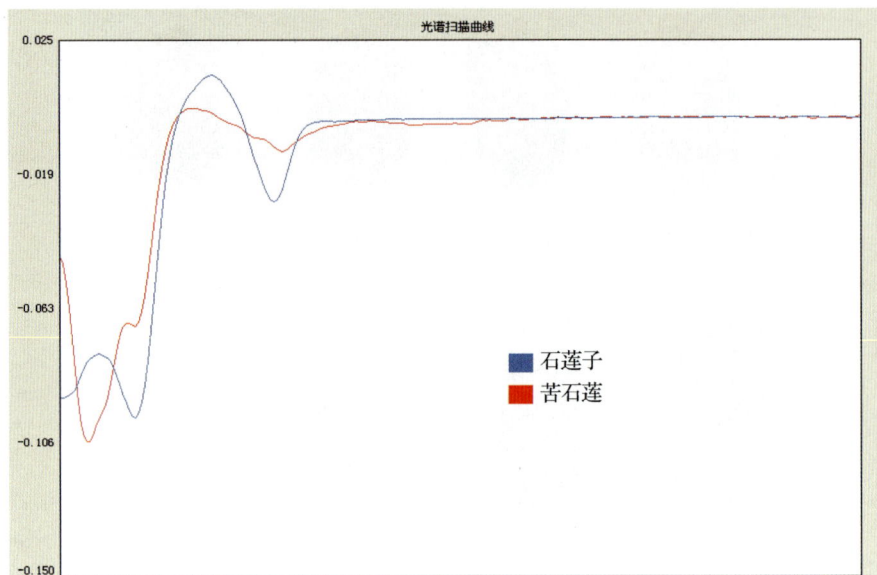

图 4 – 23 – 4　石莲子的一阶导数光谱

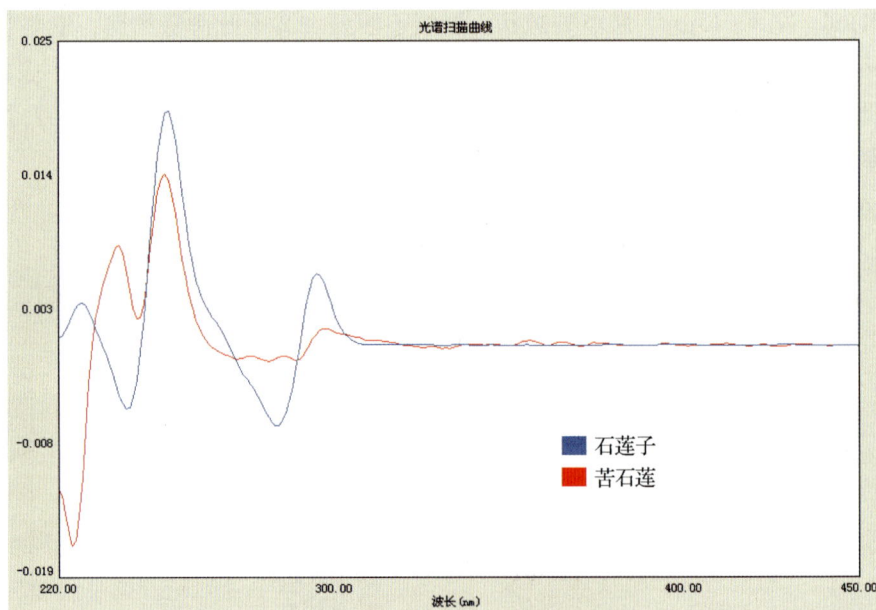

图 4 – 23 – 5　石莲子的二阶导数光谱

【**药理作用**】　未见研究报道。莲子心所含生物碱有降压、抗心律失常、抗心肌缺血等作用。

【**功效**】　性寒，味甘、涩、微苦。能清湿热，开胃进食，清心宁神，涩精止泄。用于噤口痢，呕吐不食，心烦失眠，遗精，尿浊，带下。煎服，9 ~ 12g；清湿热生用，清心宁神连心用。

苦石莲（习用品）

【别名】石莲子（《生草药性备要》），土石莲子、青蛇子、猫儿核、石花生（广西），广石莲子（四川），盐棒头果（云南），南蛇簕子（香港）

【处方应付名称】苦石莲，石莲子（广东、广西、香港、澳门）

【来源】豆科植物喙荚云实（南蛇簕）*Caesalpinia minax* Hance 的干燥种子。8~9月采收成熟果实，除去果壳，取出种子，晒干。

【植物形态】有刺藤本，高约4m。全体均被短柔毛。根圆柱形，浅黄色。茎和叶轴上均散生钩刺。二回羽状复叶，互生，长达45cm，托叶锥状且硬；羽片5~8对，小叶6~12对，椭圆形或长圆形，微偏斜，两面沿中脉均被短柔毛，小叶柄甚短，其下有1枚小倒钩刺。总状花序或圆锥花序顶生，苞片卵状披针形，先端短渐尖；萼片5，密生黄色绒毛；花冠蝶形，白色，有紫色斑点，最上1枚倒卵形，长约18mm，宽约12mm，先端钝圆，基部靠合，外面和边缘有毛；雄蕊10，离生，2轮，较花瓣稍短，花丝下部密被长柔毛；子房密生细刺，花柱稍超出雄蕊，无毛。荚果长圆形，长7.5~13cm，宽4~4.5cm，先端圆钝而有喙，喙长5~25mm，果瓣表面密生针状刺。种子4~8颗，长椭圆形，有的具横环纹。花期4~5月，果期7月。（图4-23-6）

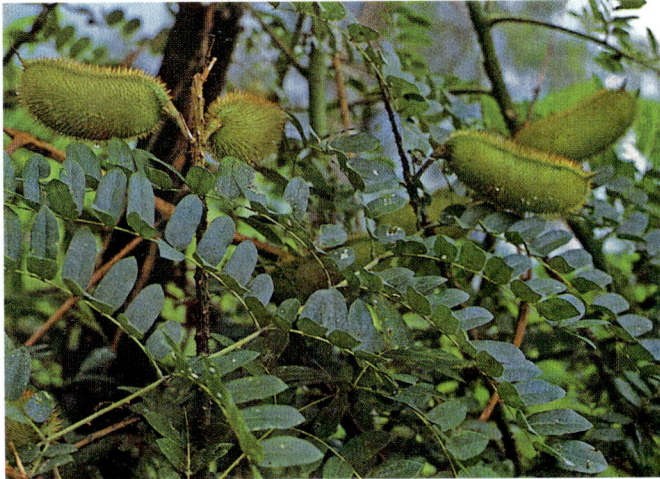

图4-23-6　喙荚云实（原植物）

生长于海拔400~1500m的山沟、溪旁或灌丛中。分布于广东、广西、四川、贵州及云南。

【化学成分】未见研究报道。

【药材性状】种子呈长椭圆形或长椭圆状圆柱形，两端钝圆，长1.2~2.2cm，直径0.7~1.2cm。表面乌黑色，有光泽，有的一侧微弯（凹）而两边隆起，表面多光滑；有的表面则具隆起的线状横环纹。基部可见珠柄残基，其旁为小圆形的合点。质坚硬，极难破开。种皮厚约1mm，内表面灰黄色，平滑而有光泽，内为2片棕色肥厚的子叶，富油质，中央具空隙。气微弱，味极苦。（图4-23-7）

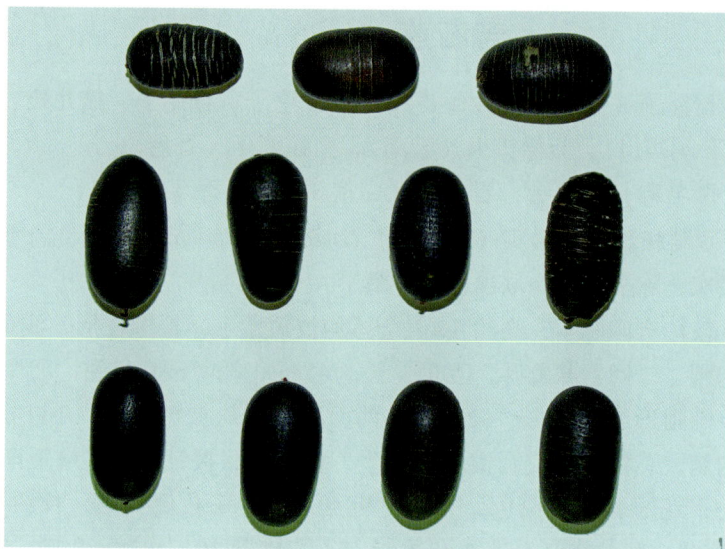

图 4 - 23 - 7　苦石莲

【显微特征】种子横切面：种皮表皮为栅状细胞层，外被角皮层，近中部可见一条明显的光辉带；其内侧为色素细胞层，胞壁不均匀增厚，内含红棕色物质；最内侧为数列小形薄壁细胞，内含草酸钙小方晶。子叶表皮细胞形小，基本薄壁组织外侧有分泌腔散在，薄壁细胞充满细小淀粉粒。

粉末：灰黑色。①种皮栅状细胞，多见。横断面观，细胞狭长，长 210 ～ 276μm，宽 6～14μm，壁厚，胞腔狭小，近中部可见一条明显的光辉带；表面观呈类圆形，壁厚，孔沟明显。②色素细胞，呈不规则的类圆形或长圆形，壁不均匀增厚，内含红棕色物质。③草酸钙方晶，细小，多面体形、正方形、双锥形或长方形，直径 6～15μm，长达 28μm。④淀粉粒，众多，单粒类球形，直径 3～7μm，脐点点状、裂隙状或星状，层纹不明显；复粒由 2～3 分粒组成。尚可见子叶薄壁细胞及螺纹导管等。

【紫外光谱鉴别】

苦石莲（四川）零阶光谱：峰位 272；谷位 258

　　一阶导数光谱：峰位 243，263；谷位 230，245，293

　　二阶导数光谱：峰位 238 251 276 285 297；谷位 224 243 272 281 289

　　（图 4 - 23 - 3 ～ 图 4 - 23 - 5）

【药理作用】未见研究报道。

【功效】性寒，味苦。能清热化湿，散瘀止痛。用于风热感冒，痢疾，淋浊，膈逆，痈肿，疮癣，跌打损伤，毒蛇咬伤。煎服，6～9g；外用，适量，煎水洗，或捣敷。

24　合欢花

【考证】 合欢始载于《神农本草经》，谓"合欢生豫州（今河南）山谷。"。《名医别录》曰："生益州（今四川）山谷。"《新修本草》载："此树生叶似皂荚槐等，极细，五月花发，红白色，所在山涧中有之，今东西京第宅山池间亦有种者，名曰合欢，或曰合昏。秋实作荚，子极薄细尔。"《图经本草》及《证类本草》亦载："合欢，夜合也。生益州山谷，今近京、雍、洛间皆有之。人家多植于庭院间，木似梧桐，枝甚柔弱，似皂荚槐等，极细而繁密，互相交结，每一风来，辄似相解了，不相牵缀，其叶至暮而合故一名合昏。五月花发红白色，瓣上若丝茸然，至秋而实作荚，子极薄细，采皮及叶用，不拘时月。"并有附图。《本草衍义》又载："合欢花，其色如今之醮晕线，上半白，下半肉红，散垂如丝，为花之异，其绿叶至夜则合，又谓之夜合花。"根据以上描述与附图，可以肯定是今之豆科植物合欢 *Albizia julibrissin* Durazz.。《神农本草经》谓："合欢，主安五脏，利心志，令人欢乐无忧，久服轻身明目，得所欲。"但未言其药用部分。其他本草皆言用其皮、叶及枝，谓："皮可杀虫、续筋骨，叶去衣垢，枝浓煮汁拭口并洗治小儿撮口病"；唯独《证类本草》记载"《子母秘录》（唐·许仁则）又方，打损疼痛，夜合花末酒调服二钱七，妙。"此处之夜合花末是以皮研末还是药用其花尚有可疑。

夜合与夜合花均是合欢和合欢花的异名。现今使用之夜合花为木兰科植物夜合 *Magnolia coco*（Lour.）DC. 的干燥花，始载于《植物名实图考》，谓："夜合花产广东，木本长叶，花青白色，晓开夜合。"并有附图；但未言其功效。其临床应用仅见于《广东中药志》《福建药物志》及《广西药用植物名录》。

目前，全国大多数地区使用的合欢花是豆科植物合欢 *Albizia julibrissin* Durazz. 的花，花蕾又称"合欢米"；部分地区（东北及内蒙古、河北、山西、甘肃、山东、广西）使用卫矛科植物南蛇藤 *Celastrus orbiculatus* Thunb. 的果实，河北及甘肃尚以同科植物白杜（丝棉木）*Euonymus bungeanus* Maxim. 的果实作"合欢花"药用。广东则以木兰科植物夜合 *Magnolia coco*（Lour.）DC. 的干燥花作"合欢花"入药。香港、澳门的用药习惯源于广东，亦以夜合花作"合欢花"入药。

【述评】

1. 古代本草记载之合欢为豆科植物合欢 *Albizia julibrissin* Durazz.，多用其树皮、叶及枝。合欢花的药用记载可能始于《证类本草》。因此，此种应视为合欢花之正品。同属植物山合欢 *A. kalkora*（Roxb.）Prain 可能就是《名医别录》记载"生益州"的合欢，故亦可能是古代本草记载之"合欢"的品种之一。

2. 木兰科植物夜合的花的药用未见本草记载，是广东、广西和福建的民间药物。其植物来源与正品相距甚远，所含化学成分及功效也极不相同，故不宜作合欢花入药。应恢复其本来名称"夜合花"，区别应用。其之误用可能与合欢花别名"夜合花"有关。

3. 卫矛科植物南蛇藤及白杜，无论植物来源还是药用部分均与合欢花极不相同，纯属误用，应予以纠正。

合欢花（正品）

【别名】夜合花（《本草衍义》），乌绒（明·李士材《雷公炮制药性解》），正合欢花（香港）

【处方应付名称】合欢花

【来源】豆科植物合欢 *Albizia julibrissin* Durazz. 的干燥花或花蕾。后者又称"合欢米"。夏季花初开时择晴天采收，除去枝叶，及时晒干。

【植物形态】落叶乔木。树冠开展，树干灰黑色，嫩枝、花序及叶轴被绒毛或短柔毛。托叶线状披针形，较小叶小，早落；二回羽状复叶，互生；总叶柄长 3～5cm，其近基部及最顶 1 对小羽片着生处各有 1 枚腺体；羽片 4～12 对，栽培的有时达 20 对；小叶 10～30 对，线形至长圆形，向上偏斜，先端有小尖头，有缘毛，有时在下面或仅中脉上有短柔毛；中脉紧靠上边缘。头状花序在枝顶排成圆锥状花序；花粉红色；花萼管状，花冠裂片三角形，两者外面均被短柔毛；雄蕊多数，基部合生，花丝细长；子房上位，花柱几与花丝等长，柱头圆柱形。荚果带状，长 9～15cm，宽 1.5～2.5cm，嫩荚有毛，老荚无毛。花期 6～7 月，果期 8～10 月。（图 4－24－1）

生长于山坡或栽培。分布于东北、华东、中南及西南各地。

【化学成分】花含黄酮类及挥发油。已知的有矢车菊素－3－葡萄糖苷（cyanidin－3－glucoside）。挥发油中主要含反－芳樟醇氧化物（linalooloxide）、芳樟醇、异戊醇、α－罗勒烯（α－ocimene）和 2，2，4－三甲基恶丁烷（2，2，4－trimethyloxetane）等。

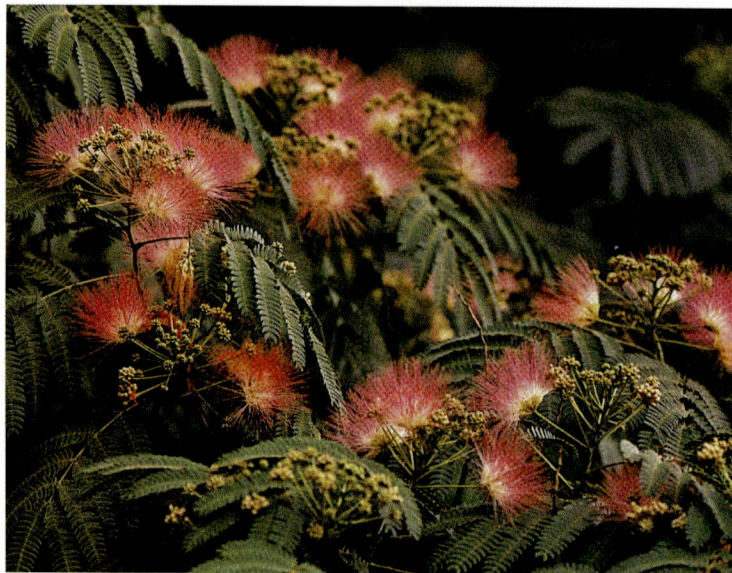

图 4－24－1　合欢（原植物）

【药材性状】

1. 合欢花　头状花序皱缩成团。花细长而弯曲，长 7～10mm，淡黄棕色或淡黄褐色，具短梗。花萼筒状，长 3mm，先端有 5 小齿，疏生短柔毛；花冠筒长约为萼筒的 2 倍，先端 5 裂，裂片披针形，疏生短柔毛；雄蕊多数，花丝细长，黄棕色或黄褐色，下部合生，上部分离，伸出冠筒外。体轻易碎，气微香，味淡。（图 4-24-2）

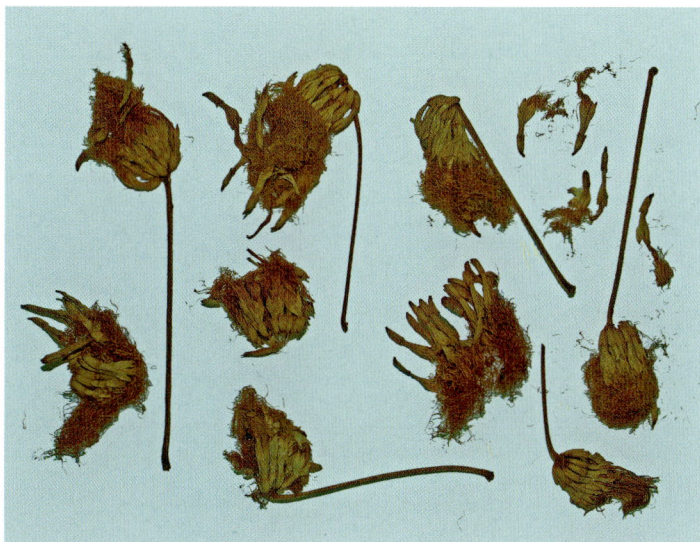

图 4-24-2　合欢花

2. 合欢米　花蕾米粒状，青绿色或黄绿色，有毛。下部 1/3 被萼筒包裹。

【显微特征】粉末：灰黄色。①非腺毛，单细胞，微弯曲，长 81～447μm，壁较厚，表面有疣状突起，有的可见 1～2 菲薄横隔。②草酸钙方晶，双锥形、类方形、长方形或菱形，直径 3～31μm，含晶细胞成群或数个纵向排列成行。③复合花粉粒，扁球形，为 16 合体，直径 81～146μm，中央 8 个分体排列成上下交叠的十字形，其余 8 个围绕在四周；单个分体呈类方形或长球形；外壁近光滑。

【紫外光谱鉴别】

零阶光谱：峰位 256，346；谷位 244，308

一阶导数光谱：峰位 225，251，289，330；谷位 227，272，292，374

二阶导数光谱：峰位 239，261，277，313，386，392；谷位 226，255，267，355

（图 4-24-3～图 4-24-5）

【药理作用】镇静作用：合欢花煎液灌服，能显著减少小鼠自主活动和被动活动，协同巴比妥类药物的中枢抑制作用，但未见家兔脑电波有明显改变；亦不能对抗戊四氮所致小鼠惊厥反应。

【功效】性平，味甘、苦。能解郁安神，理气开胃，消风明目，活血止痛。用于心神不安，忧郁失眠，胸闷纳呆，风火眼疾，视物不清，腹痛，跌打伤痛。煎服，3～9g；或入丸、散。

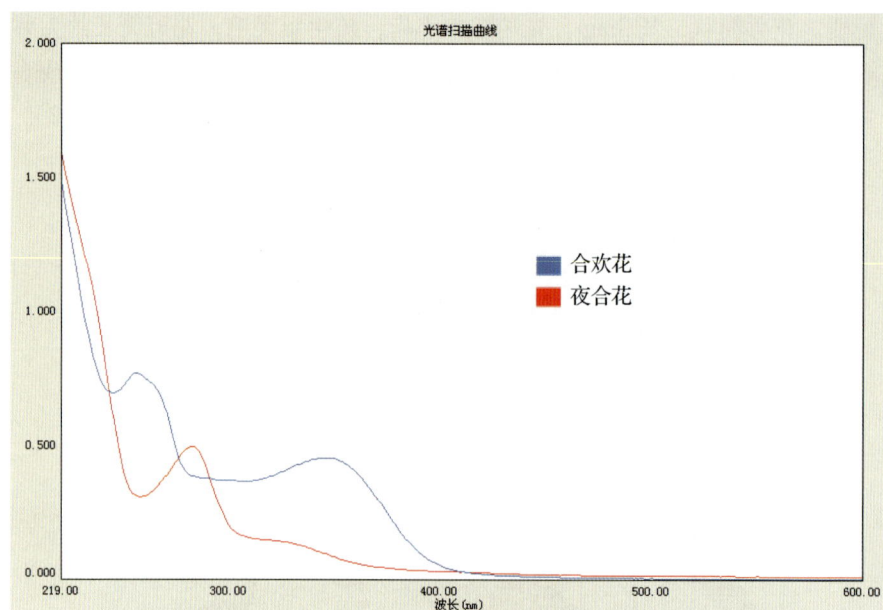

图 4 - 24 - 3 合欢花的零阶光谱

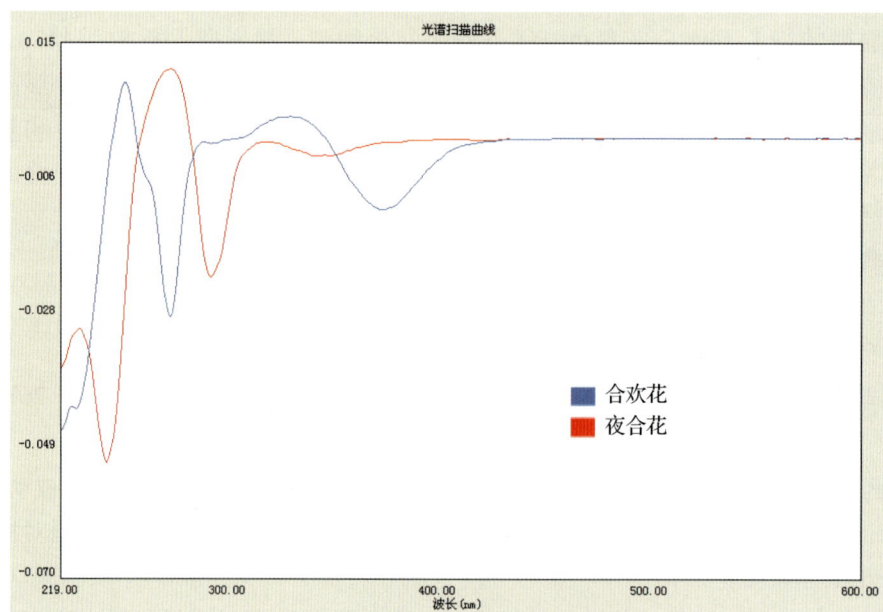

图 4 - 24 - 4 合欢花的一阶导数光谱

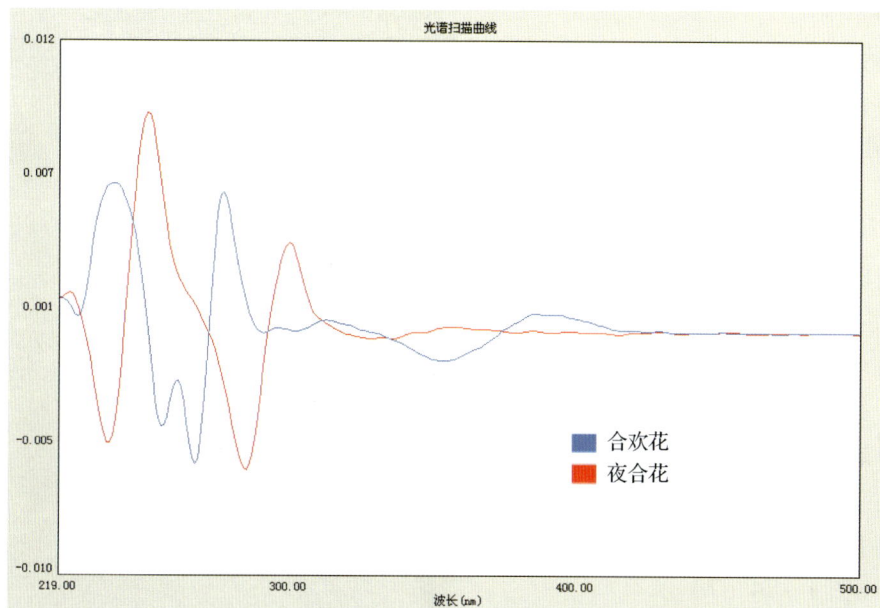

图 4 - 24 - 5　合欢花的二阶导数光谱

夜合花（习用品）

【别名】合欢花（《广东中药志》），夜香木兰（《广西药用植物名录》），广东合欢花（香港、澳门）

【处方应付名称】夜合花，合欢花（香港、澳门、广东）

【来源】木兰科植物夜合 *Magnolia coco*（Lour.）DC. 的干燥花。5~6 月采摘开放的花，晒干。

【植物形态】灌木或小乔木。全株无毛，树皮灰色，小枝绿色，微具棱脊。叶互生，叶柄长 5~10mm，托叶痕达叶柄顶端；叶片革质，椭圆形、狭椭圆形或倒卵状椭圆形，先端长渐尖，基部楔形，边缘略反卷，网脉稀疏，上面深绿色，有光泽，稍有波皱，下面淡绿色。花梗向下弯垂，花近球形，直径 3~4cm，夜间极香；花被 9 片，外轮 3 片，绿白色，内两轮白色；雄蕊多数，花丝扁平，药室内向开裂；心皮多数，窄卵形，柱头短。聚合果长约 3cm，蓇葖果近木质，沿背缝线开裂，顶端有短尖头。种子 1~2，外种皮鲜红色，带肉质。花期 5~6 月，果期 7~9 月。（图 4 - 24 - 6）

生长于常绿阔叶林中。主产于广东、广西。

【化学成分】茎含氧黄心树宁（oxoushinsunine）、柳叶木兰碱（salicifoline）、木兰花碱（magno florine）、千金藤碱（stephanine）、光千金藤碱（stepharine）、夜合花碱（magnococline）、10 - 羟基番荔枝碱（anolobine）。花含挥发油，其主要成分是橙花叔醇（77.03%）、反式 γ - 荜澄茄烯（4.41%）、荜澄茄烯（3.68%）、α - 红没药烯

（3.63%）等。

　　【药材性状】 花略呈伞形、倒挂钟形或不规则球形，长2～3cm，宽1～2cm，外面暗红色至棕紫色。萼片3片，长倒卵形，长约1.5cm，宽约8mm，两面均有颗粒状突起。花瓣6片，倒卵形，卷缩，外层3片较大，长约2cm，宽约1.2cm，外表面基部具颗粒状突起，内表面平滑；质厚，硬脆。雄蕊多数，螺旋状排列，呈莲座状；雌蕊心皮7～8个，离生，心皮狭长菱形，紫褐色或棕褐色，表面有小瘤体。花柄黑褐色。气极芳香，味淡。（图4－24－7）

　　【紫外光谱鉴别】

　　零阶光谱：峰位 282；谷位 258

　　一阶导数光谱：峰位 229，272；
　　　　　　　　　谷位 242，292

　　二阶导数光谱：峰位 223，250，
　　　　　　300；谷位 237，285（图4－24－3～图4－24－5）

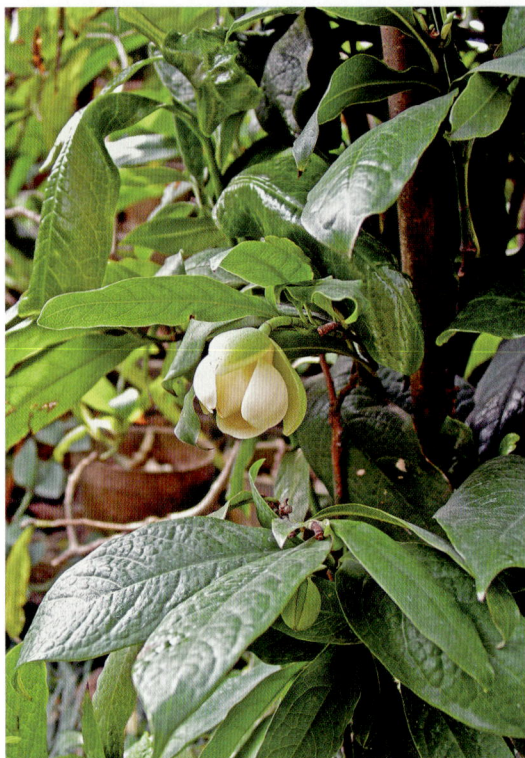

图4－24－6　夜合（原植物）

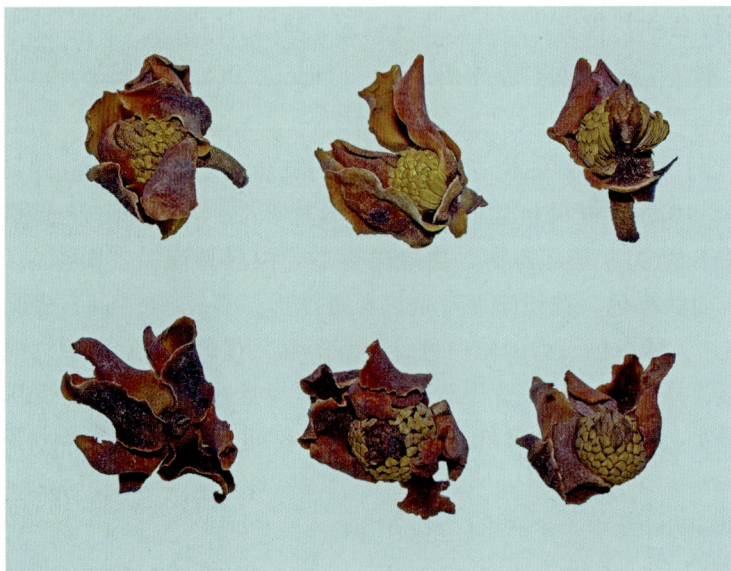

图4－24－7　夜合花

　　【药理作用】 未见研究报道。

【功效】性温，味辛。能行气祛瘀，止咳止带。用于胁肋胀痛，乳房胀痛，疝气痛，癥瘕，跌打损伤，失眠，咳嗽，气喘，白带过多。煎服，3～9g。

25　地肤子与茺蔚子

【考证】地肤子始载于《神农本草经》，列为上品。《本草经集注》载："今田野间亦多，皆取茎苗为扫帚。子微细。"《新修本草》则载："地肤子，田野人名为地麦草，叶细茎赤，多出熟田中，苗极弱，不能胜举，今云堪为扫帚，恐人未识之。"《蜀本草》（后蜀·韩保升）亦载："叶细茎赤，初生薄地，花黄白，子青白色，今所在有。"《图经本草》还载："地肤子，生荆州平泽及田野。今蜀川、关中近地皆有之。初生薄地五、六寸，根形如蒿，茎赤叶青，大似荆芥。三月开黄白花，八月九月采实，阴干用。"并附有蜀州地肤子和密州地肤子图（蜀州，今四川重庆市；密州，今山东诸城县）《证类本草》所载与上述相同。李时珍谓："地肤嫩苗可作蔬茹，一科（棵）数十枝，攒簇团团直上，性最柔弱，故将老时可为帚，耐用。"以上所载"叶细茎赤、花黄白、可作帚"特征及《图经本草》密州地肤子和蜀州地肤子图均与今之藜科植物地肤 *Kochia scoparia* (L.) Schrad. 相符。《神农本草经》谓其"主膀胱热，利小便。"《名医别录》还谓"去皮肤中热气，散恶疮，疝瘕，强阴，使人润泽。"

茺蔚子，始载于《神农本草经》，列为上品。《名医别录》谓："叶如荏（指白苏），方茎，子形细长，具三棱。"《图经本草》记述较为详尽："茺蔚子，生海滨湖泽。今处处有之。……茎叶上节节生花，实似鸡冠，子黑色，茎作四方棱，五月采。又云：九月采实，医方中稀见用实者。"李时珍的描述尤为准确："茺蔚近水湿处甚繁。春初生苗如嫩蒿，入夏长三四尺，茎方如草麻茎。其叶如艾叶而背青，一梗三叶，叶有尖岐。寸许一节，节节生穗，丛簇抱茎。四五月间穗内开小花，红紫色，亦有微白色者。每萼内有细子四粒，粒大如同蒿子，有三棱，褐色。"根据以上本草记载及《图经本草》茺蔚子图，与今之唇形科植物益母草 *Leonurus japonicus* Houtt. 相一致。《神农本草经》谓茺蔚子"主明目，益精，除水气，久服轻身。"《名医别录》谓其"疗血逆大热，头痛心烦。"《日华子本草》（原名《日华子诸家本草》，亦称《大明本草》，宋代以前的本草著作）则谓"治产后血胀。"

目前，全国绝大多数地区均以藜科植物地肤 *Kochia scoparia* (L.) Schrad. 的干燥果实作地肤子入药，少数地区（辽宁、江苏南部、安徽、福建北部、湖北、湖南、江西、广东和贵州）使用同科植物藜 *Kenopodium album* L.，东北、西北及内蒙古部分地区尚使用其变种碱地肤 *Kochia scoparia* (L.) Schrad. var. *sieversiana* (Pall.) Ulbr. ex Aschers. et Graebn.。而广西则以桃金娘科岗松 *Baeckea frutescens* L.、四川和云南部分地区以豆科植物草木樨 *Melilotus suaveolens* Ledeb. 的果实作地肤子入药。广东、广西（已纠正）及香港误以茺蔚子作地肤子入药。

【述评】

1. 古代本草记载之地肤子为藜科植物地肤 *Kochia scoparia* (L.) Schrad.，古今应用基本一致。

2. 广东误以茺蔚子作地肤子入药已有多年历史。陈仁山《药物出产辨》谓："地肤子，产广东肇庆，以益母草仁为真。"可见陈氏并不明地肤子之真伪。茺蔚子及其茎叶（益母草）自《神农本草经》始即明确为另一药物，其功效亦与地肤子迥异：地肤子主清湿热、利小便，《济生方》中地肤子汤即用于热结成淋，古方又作强壮剂，用于阳痿；而茺蔚子主活血调经、清肝明目，用于月经不调、经闭、痛经、目赤翳障、头晕、头痛。故纯属误用，应予以纠正。其他如岗松和草木樨亦属误用，均应予以纠正。

3. 藜虽与地肤为同科不同属植物，但据文献记载，接触或服用藜之后，在强烈日光下照射，可引起日光性皮炎，故亦不宜作地肤子入药。

地肤子（正品）

【别名】地葵（《神农本草经》），地麦（《名医别录》），落帚子（《日华子本草》），竹帚子（《滇南本草》），铁扫把子（四川），扫帚子（浙江），星地夫子（香港）

【处方应付名称】地肤子

【来源】藜科植物地肤 *Kochia scoparia*（L.）Schrad. 的干燥成熟果实。秋季果实成熟时割取地上部分，晒干，打下果实，除去杂质。

【植物形态】一年生草本，高50～150cm。茎直立，多分枝，淡绿色或浅红色，被短柔毛。叶互生，无柄，狭披针形或线状披针形，先端短渐尖，基部楔形，全缘，上面绿色，无毛，下面淡绿色，无毛或微被短柔毛，通常主脉3条，茎上部叶较小，仅中脉1条。花单生或2个生于叶腋，集合成稀疏的穗状花序；花下有时具锈色长柔毛；花小，两性或雌性，黄绿色，花被片5，近球形，基部合生，果期背部成三角状横向突起或翅，有时近扇形；雄蕊5，花丝丝状；花柱极短，柱头2，丝状。胞果扁球形，果皮与种子离生，包于花被内。种子1颗，扁球形，黑褐色。花期6～9月，果期8～10月。（图4－25－1）

生长于荒野、田边、路旁。分

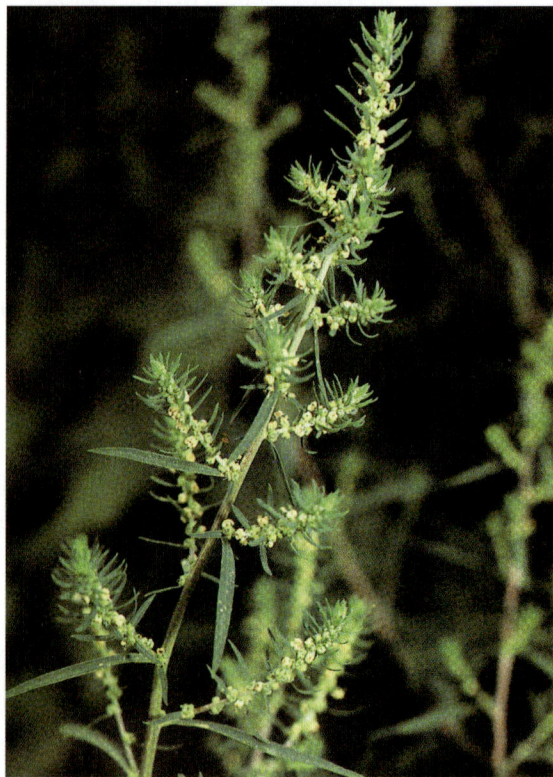

图4－25－1　地肤（原植物）

布几遍全中国。主产于江苏、山东、河南、河北。

【化学成分】果实含三萜及其苷类，已知有：齐墩果酸（oleanolic acid）及其3-
O-[β-D-吡喃木糖基（1→3）-β-D-吡喃葡糖醛酸]苷、3-O-[β-D-吡
喃木糖基（1→3）-β-D-吡喃葡糖醛酸甲酯]苷、3-O-[β-D-吡喃木糖基（1
→3）β-D-吡喃葡糖醛酰基]-28-O-β-D-吡喃葡萄糖苷。另含甾体成分：20-
羟基蜕皮素（20-hydroxyecdysone）、5，20-二羟基蜕皮素、20-羟基-24-亚甲基蜕
皮素及20-羟基-24-甲基蜕皮素。尚检出含黄酮类和生物碱类。

【药材性状】胞果扁球状五角星形，直径1~3mm，外被宿存花被。表面灰绿色或
淡棕色，周围具三角形膜质小翅5枚，背面中心有突起的点状果柄痕及放射状脉纹
5~10条，剥离花被后可见半透明膜质果皮。种子扁卵形，长约1mm，黑色。无臭，味
微苦。（图4-25-2）

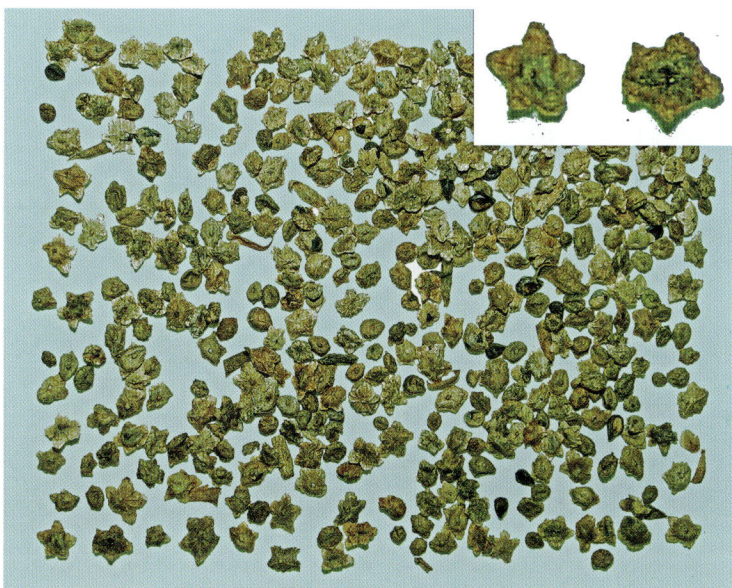

图4-25-2　地肤子

【显微特征】除去花被之果实纵切面：果皮细胞1~2列，细胞内充满细小方晶。种
皮细胞1~2列，黄棕色。外胚乳菲薄，内胚乳位于马蹄状胚的中心，含微细淀粉粒。

粉末（包括宿存花被）：灰绿色或黄褐色。①非腺毛，由2~3细胞组成，有的外
壁具疣状突起；②石细胞，壁稍厚，纹孔稀少；有的呈短纤维状，壁较厚，木化；③
花被裂片表皮细胞，表面观呈多角形，气孔不定式，副卫细胞4~5个；薄壁细胞内含
草酸钙簇晶；④果皮细胞，垂周壁略呈波状弯曲，含众多草酸钙小方晶，直径3~
13μm，偶见簇晶；⑤种皮细胞，黄棕色，呈多角形或类方形，多皱缩。

【紫外光谱鉴别】

零阶光谱：峰位282；谷位263

一阶导数光谱：峰位228，268，278，314，408，434，465；谷位236，259，

275，294，380，422，449

二阶导数光谱：峰位 223，247，264，276，299；谷位 232，258，271，288（图 4-25-3~图4-25-5）

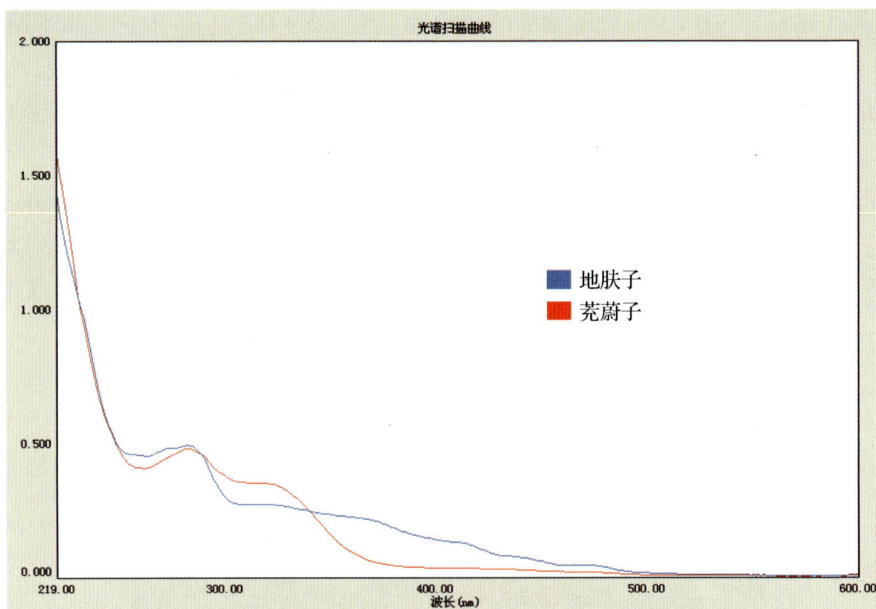

图4-25-3 地肤子的零阶光谱图

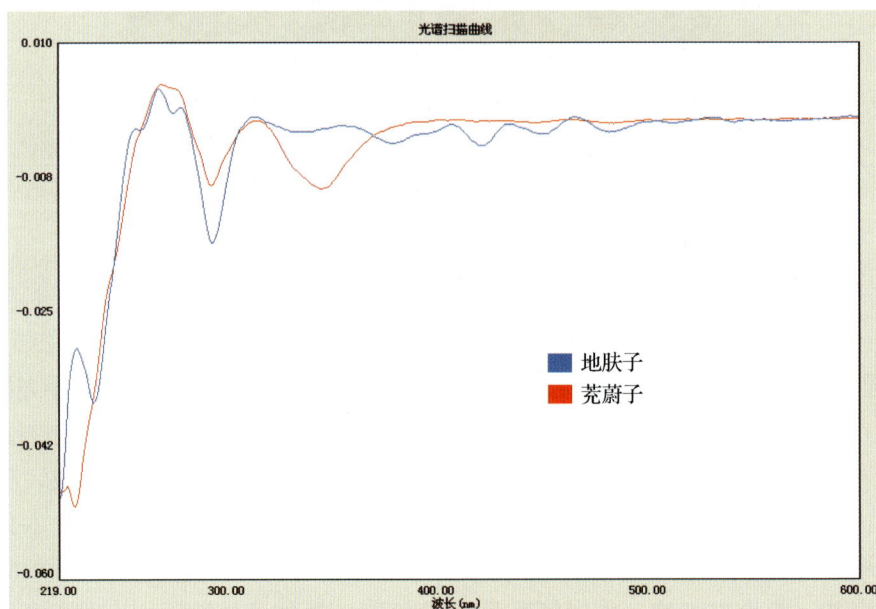

图4-25-4 地肤子的一阶导数光谱图

【药理作用】

1. 抑菌作用 地肤子水浸液（1∶3）在试管中对许兰黄癣菌、奥杜盎小芽孢癣菌、

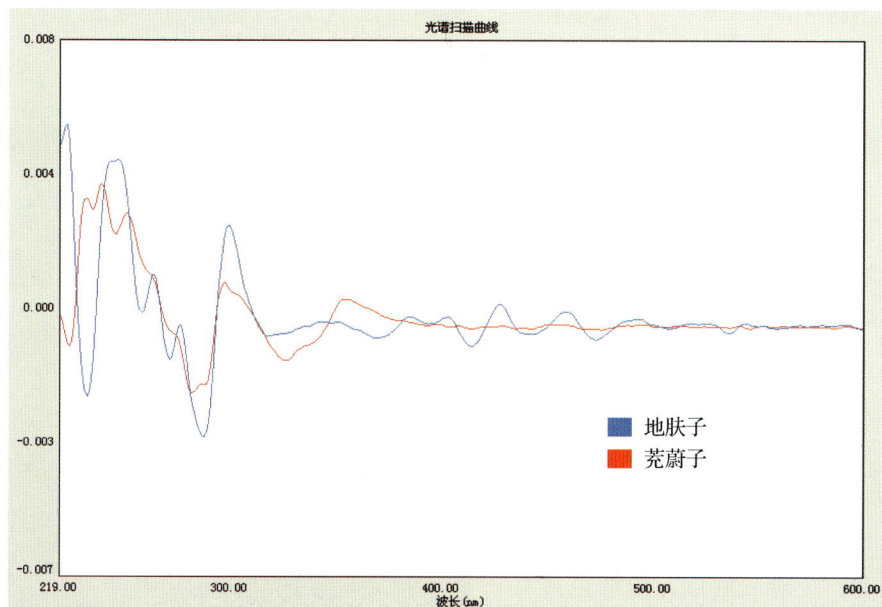

图 4 – 25 – 5　地肤子的二阶导数光谱图

铁锈色小芽孢癣菌、羊毛状小芽孢癣菌等皮肤真菌均有不同程度的抑菌作用。50%煎剂对伤寒杆菌稍有抑制作用。

2. 免疫抑制作用　地肤子水提物 500mg/kg 能明显降低小鼠炭粒廓清速度，并减少肝、脾对炭粒的摄取；水提物 100mg/kg、500mg/kg 均能明显抑制腹腔巨噬细胞对鸡红细胞（CRBC）的吞噬作用，对 2，4，6 – 三硝基氯苯（PC）诱导的迟发型超敏反应（PC – DTH）及绵羊红细胞诱导的迟发型超敏反应（SRBC – DTH）的诱导相和效应相均有一定的抑制趋势，但对甲苯所致炎症反应却无明显影响。其抑制 DTH 的作用机制可能与其抑制单核-巨噬细胞系统功能有关。

【功效】　性寒，味苦。能清热利湿，祛风止痒。用于小便不利，淋浊，带下，血痢，风疹，湿疹，疥癣，皮肤瘙痒，疮毒。煎服，6～15g；外用适量，煎水洗。内无湿热、小便过多者，忌服。据临床报道，单用地肤子治疗荨麻疹，总有效率为 90.8%；治疗急性乳腺炎 33 例，体温迅速恢复正常，无 1 例化脓。

茺蔚子（正品）

【别名】　益母子（清·叶桂《本草经解》），冲玉子（湖南），益母草子、小胡麻（江苏）

【处方应付名称】　茺蔚子，地肤子（香港）

【来源】　唇形科植物益母草 *Leonurus japonicus* Houtt. 的干燥成熟果实。秋季果实成熟时割取地上部分，晒干，打下果实，除去杂质。

【植物形态】　一年生或二年生草本。茎直立，四棱形，被微毛。叶对生，叶形多变，叶柄长 0.5～8cm。一年生植株基生叶具长柄，叶片略呈圆形，5～9 浅裂，裂片具 2～3 钝齿，基部心形；茎中部叶具短柄，3 全裂，裂片近披针形，中央裂片常再 3 裂，侧裂片再 1～2 裂，最终小裂片宽度通常在 3mm 以上，先端渐尖，边缘具疏齿或近全缘；最上部叶不分裂，线形，近无柄，上面绿色，被糙伏毛，下面淡绿色，被疏柔毛及腺点。轮伞花序腋生，具花 8～15 朵；小苞片针刺状，无花梗；花萼钟形，外面贴生微柔毛，先端 5 齿裂，具尖刺，下方 2 齿比上方 3 齿长，宿存；花冠二唇形，淡红色或紫红色，长 9～12mm，外面被柔毛，上唇与下唇几等长，上唇长圆形，全缘，边缘具纤毛，下唇 3 裂，中央裂片较大，倒心形；雄蕊 4，二强；雌蕊 1，子房 4 裂，花柱丝状，略长于雄蕊，柱

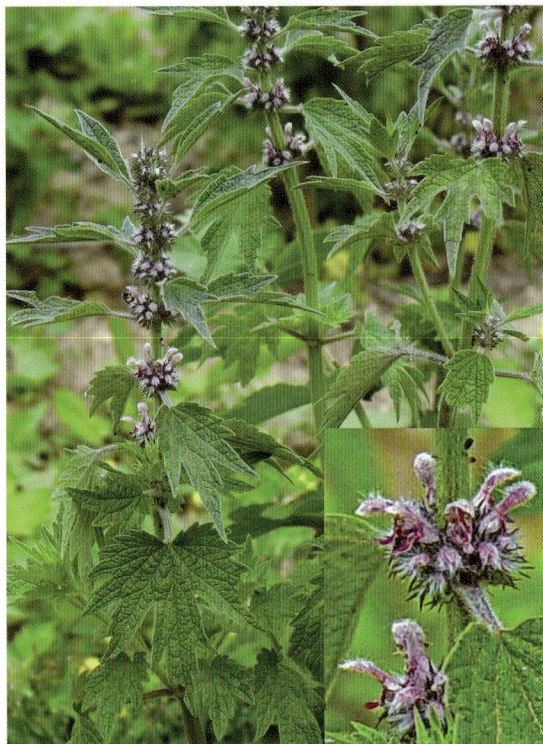

图 4-25-6　益母草（原植物，右下角示花放大）

头 2 裂。小坚果褐色，三棱形，先端较宽且平截，基部楔形。花期 6～9 月，果期 7～10 月。（图 4-25-6）

生长于田梗、路旁、溪边或山坡草地。分布于全国各地，主产于河南、安徽、四川、江苏、浙江。

【化学成分】含益母草宁碱（leonurinine）、水苏碱（stachydrine）及脂肪油（26%），油中主要为油酸（64%）、亚麻酸（21%），另含维生素 A 样物质 0.04%。

【药材性状】小坚果长圆形，具三棱，长 2～3mm，宽 1～1.5mm，上端平截，向下渐窄，基部有凹入的果柄痕。表面灰褐色或褐色，具稀疏深色斑点。切面果皮呈褐色，胚乳、子叶白色，富油性。气微，味苦。（图 4-25-7）

【显微特征】果实横切面：外果皮为 1 列浅黄色径向延长的薄壁细胞；中果皮为 2～3 列类方形薄壁细胞，邻近内果皮的细胞内含草酸钙方晶；内果皮为 1 列径向延长的柱状石细胞，壁木化。种皮为 1 列切向延长的棕色细胞。胚乳和子叶细胞含糊粉粒及脂肪油。

【紫外光谱鉴别】

零阶光谱：峰位 282；谷位 261

一阶导数光谱：峰位 223，269，314；谷位 220，227，293，345

二阶导数光谱：峰位 232，239，251，297，355；谷位 224，235，246，282，288，327（图 4-25-3～图 4-24-5）

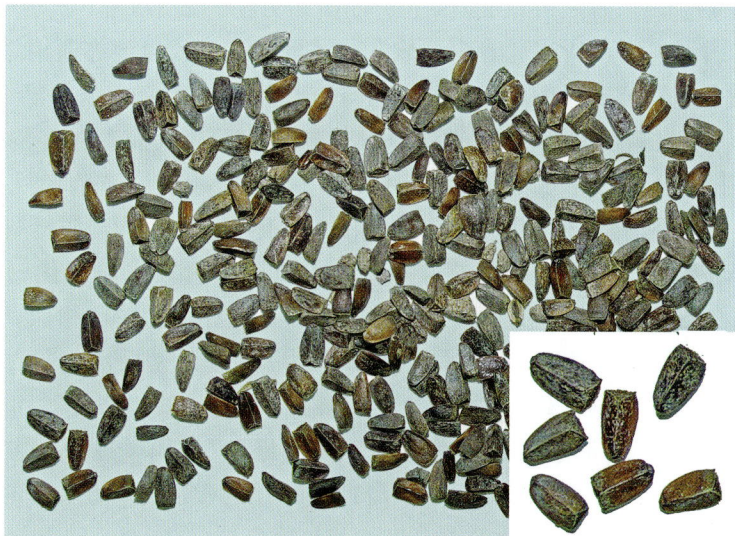

图 4 – 25 – 7 茺蔚子

【药理作用】

1. 降压作用 茺蔚子水浸液或醇 – 水浸液静脉注射对麻醉动物均有轻度降压作用。

2. 毒性 人一次口服茺蔚子 30g 以上，可于 4 ~ 6h 后出现中毒反应，症状为全身无力、下肢不能活动、周身酸麻疼痛，重者汗多呈虚脱状态。

【功效】 性微寒，味辛、苦。能活血调经，清肝明目。用于月经不调，经闭，痛经，产后瘀滞腹痛，肝热头晕，头痛，目赤肿痛，目赤翳障。煎服，6 ~ 9g；或入丸散。瞳孔散大者及孕妇禁服。

26 防己

【考证】 防己原名防巳，始载于《神农本草经》："一名解离，生川谷。"《名医别录》载："生汉中，二月八月采根，阴干。"魏·李当之《李氏药录》云："其茎如葛蔓延。其根外白内黄，如桔梗，内有黑纹如车辐解者，良。"魏晋·吴普《吴普本草》的记载与李氏所述相似，并谓："木防己一名解离，一名解燕。……"《图经本草》又谓："防己生汉中川谷，今黔中亦有之。但汉中出者，破之文作车辐解，黄实而香，茎梗甚嫩，苗叶小类牵牛。折其茎，一头吹之，气从中贯，如木通类。它处者，青白虚软，又有腥气，皮皱，上有丁足子，名木防己。……木防己，虽今不入药，而古方亦通用之，张仲景治伤寒有增减木防己汤及防己地黄五物汤、防己黄耆六物汤等。"并附有兴化军防己图及黔州防己图。从以上记述之"生汉中"及"其茎如葛蔓延。其根外白内黄，如桔梗，内有黑纹如车辐解者，良。"、"苗叶小类牵牛"等特征以及《图经本草》所附兴化军防己图（叶 3 ~ 5 浅裂），推断其时所用防己主要是马兜铃科植物汉中防己（异叶马兜铃）*Aristolochia kaempferi* Willd. f. *hetrophylla* (Hemsl.) S. M. Hwang；

而非防己科植物，因后者之根外皮黑褐色，断面无明显车辐状纹理。

然而，《图经本草》所述"青白虚软"之木防己，汉代以前亦通用之；所附黔州防己图的果序及果实亦非马兜铃科植物，而与防己科植物相近。《本草经集注》亦谓："今出宜都（今湖北省西北部）、建平（今四川省东南部），大而青白色虚软者好。"南北朝《雷公炮炙论》亦云："凡使，勿用木条……惟要心有花文黄色者。"明·刘文泰《本草品汇精要》亦谓防己以根大而有粉者好。以上本草所述均与防己科植物粉防己 Stephania tetrandra S. Moore 的根相符，并认为粉防己质量较木防己优。明·李中立《本草原始》在防己下附有"瓜防己"图，其断面特征亦与粉防己相似。至唐代《本草拾遗》始有"汉、木二防己"之谓；但陈氏认为，汉防己是根，木防己是苗。

广防己之名未见本草记载。它是近 200 年来在广东应用的"防己"。清代（道光元年，即公元 1820 年）《阳春县志》称其为"木防己"，清代《恩平县志》和陈仁山《药物出产辨》均有关于"广东清远、平岗、罗定、连滩等地产防己"的记载。以上所述"木防己"与"防己"均为今之马兜铃科植物广防己 Aristolochia fangchi Y. C. Wu et L. D. Chow et S. M. Hwang。至近代，一般认为广防己的质量较上述本草记载之防己为优。

目前，商品防己亦分汉防己与木防己两大类。汉防己即防己科植物粉防己 Stephania tetrandra S. Moore，而不是真正的汉中防己 Aristolochia kaempferi Willd. f. hetrophylla（Hemsl.）S. M. Hwang；木防己则包括马兜铃科植物广防己 Aristolochia fangchi Y. C. Wu ex L. D. Chow et S. M. Hwang 和汉中防己，有时也包括防己科的木防己 Cocculus orbiculatus（L.）DC.。各地使用的品种极不相同而且复杂。多数地区使用防己科植物粉防己（东北三省、内蒙古、北京、河北、河南、山西、山东、江苏、浙江、上海、安徽、湖北、江西、贵州及广东汕头）及马兜铃科植物广防己（东北三省、内蒙古、北京、河北、河南、山西、江苏、浙江、上海、安徽、湖北、湖南、江西、贵州、四川、广东、广西），部分地区还使用防己科植物木防己（辽宁、北京、河南、陕西、青海，江苏淮阴与南通、江西）及马兜铃科植物汉中防己（辽宁、北京、河南、陕西、甘肃、安徽、江苏、湖南、贵州及四川西部地区）。防己科植物青藤 Sinomenium acutum（Thunb.）Rehd. et Wils.、毛防己 S. acutum var. cinerascens Rehd. et Wils. 及马兜铃科植物穆坪马兜铃 Aristolochia moupinensis Franch.、大叶马兜铃 A. kaempferi Willd. 在个别地区亦作防己入药。

广东、广西、香港、澳门历史上均使用广防己，一直沿用至今。

【述评】

1. 古代本草记载的防己有两种：一种与今之马兜铃科植物汉中防己（异叶马兜铃）Aristolochia kaempferi Willd. f. hetrophylla（Hemsl.）S. M. Hwang 相符，另一种则与今之防己科植物粉防己 Stephania tetrandra S. Moore 相一致。前者至今仍在部分地区作防己使用。广防己未见本草记载，它是近 200 年来广东应用的防己。古今应用基本一致。

2. 对于本草记载的上述两种防己的质量，评说并不一致，但多数本草认为粉防己

（汉防己）的质量较优；而近代则认为广防己的质量较佳。但由于马兜铃科植物多含有硝基菲酸类成分马兜铃酸等，此类成分有肾脏毒性，可导致肾衰竭；故目前一些地区已停止使用关木通及广防己等。但一种中药中含有多类化学成分，其药效是总体成分综合作用的结果。而且，中医治病多使用复方，君臣佐使配伍应用。因此，来源于马兜铃科植物的单味中药及由其组成的经典方（如张仲景治伤寒的增减木防己汤及防己地黄五物汤、防己黄芪六物汤等。）是否具有肾脏毒性，均有进一步深入研究的必要。研究结果表明，在《中国药典》规定的剂量范围内，使用广防己是安全的。与此同时，还应对粉防己、广防己等进一步进行系统、深入的化学成分、药理作用（毒性）及临床疗效的比较研究，以明确它们在上述方面差异，正确应用之。

　　3.《中国药典》2005 年版始，只收载防己，而未收载广防己。

防己（粉防己）（正品）

【别名】汉防己（金·张从正《儒门事亲》），瓜防己（明·李中守《本草原始》），石蟾蜍（《中药大辞典》），长根金不换（海南）

【处方应付名称】防己，粉防己，汉防己

【来源】防己科植物粉防己 Stephania tetrandra S. Moore 的干燥根。秋季采挖，洗净，除去粗皮，晒至半干，切段，个大者再纵切，干燥。

【植物形态】多年生落叶藤本。块根通常圆柱形，肉质，深入地下，长 3～15cm，直径 1～5cm；外皮淡棕色或棕褐色，具横曲纹。茎枝纤细，具纵条纹。叶互生，叶柄长 5～6cm，盾状着生；叶片三角状阔卵形或阔三角形，长 4～6cm，宽 5～6cm，先端钝，具小突尖，基部平截或略呈心形，全缘，上面绿色，下面灰绿色或粉白色，两面均被短柔毛，下面较密，掌状脉 5 条。花小，单性，雌雄异株；雄株为头状聚伞花序，总状排列；雄花：萼片 4，排成 1 轮，绿色，匙形；花瓣 4，绿色，倒卵形，肉质，边缘略内卷，有时具短爪；雄蕊 4，花丝合生成柱状，上部盘状，花药着生其上；雌株为缩短的聚伞花序，呈假头状，总状排列；雌花：萼片

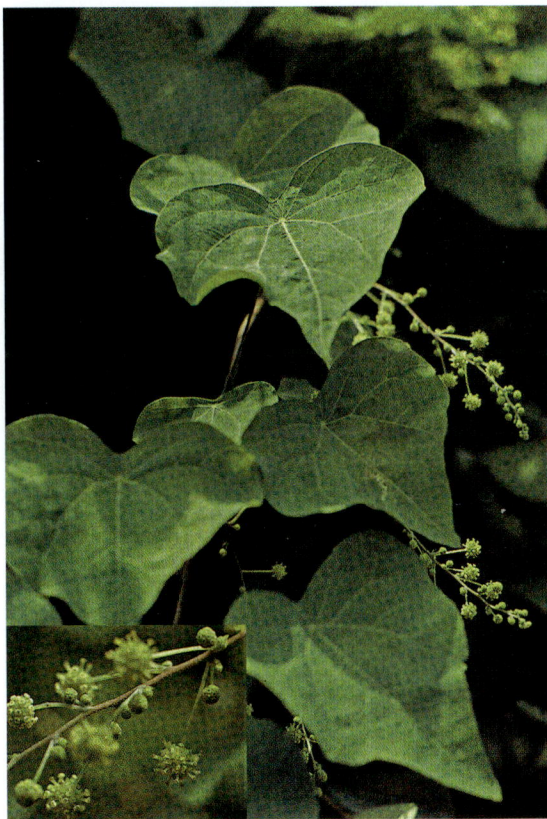

图 4-26-1　粉防己（原植物）

4，排成 1 轮；花瓣 4，子房椭圆形，花柱 3，乳头状。核果球形，红色，直径 5 ~ 6mm；内果皮背部有 4 行雕纹，中间 2 行呈鸡冠状突起，每行 15 ~ 17 粒，胎座迹不穿孔。花期 5 ~ 6 月，果期 7 ~ 9 月。（图 4 - 26 - 1）

　　生长于山坡、旷野草丛及灌木林中。分布于安徽、浙江、江西、福建、台湾、湖北、湖南、广东、广西等地。主产于浙江、安徽以及湖北、湖南、江西等地。

　　【化学成分】根含多种双苄基异喹啉类生物碱，如汉防己碱（tetrandrine，0.52% ~ 1.33%）、防己诺林碱（fangchinoline，0.39% ~ 0.50%）、轮环藤酚碱（cyclanoline，0.2%）、氧化防己碱（oxofangchirine）、防己菲碱（stephanthrine）、小檗胺（berbamine）、粉防己碱（fenfangiine）A ~ D 等。

　　【药物性状】根呈不规则圆柱形、半圆柱形或块状，常弯曲，弯曲处有深陷的横沟而呈结节状，形似猪大肠，长 3 ~ 15cm，直径 2 ~ 5cm；表面淡灰黄色，可见残存的灰棕色栓皮，具细皱纹及明显横向突起的皮孔；质坚实而重，断面平坦细腻，灰白色，粉性，木部占大部分，木质束作稀疏的放射状排列；纵剖面具筋脉状弯曲纹理。气微，味苦。饮片多为横切厚片，切面具稀疏的车轮纹。（图 4 - 26 - 2）

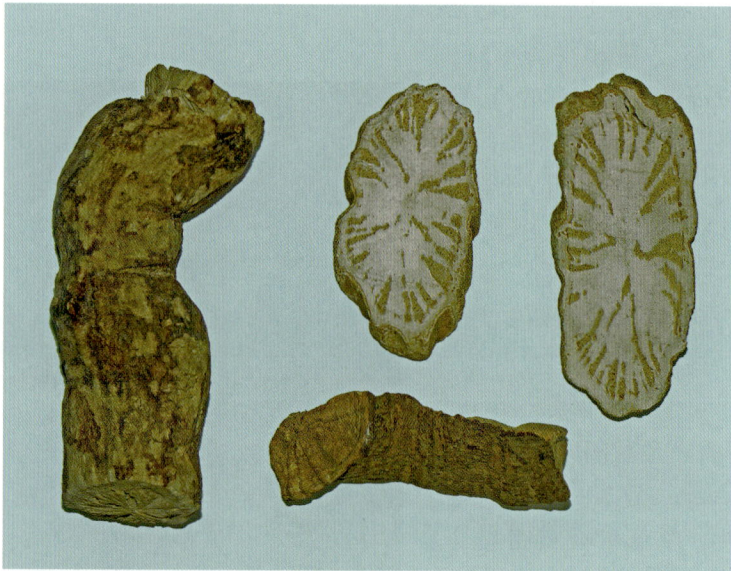

图 4 - 26 - 2　粉防己

　　【显微特征】根横切面：木栓细胞部分残存。韧皮部有石细胞或纤维散布，单个或 2 ~ 3 个成群。形成层成环。木质部导管径向断续排列成放射状，导管旁有木纤维。射线宽广。薄壁细胞充满淀粉粒，并常含草酸钙方晶或柱晶。

　　粉末：①淀粉粒，众多，单粒球形或多角形，直径 3 ~ 40μm，脐点点状、裂隙状、人字形或星状，层纹不明显；复粒由 2 ~ 4 分粒组成，偶见 6 ~ 7 分粒者。②草酸钙方晶众多，长 3 ~ 10μm。③石细胞，椭圆形、类方形或不规则形，长 50 ~ 190μm，壁稍增厚。④木纤维，黄色，长可达 1300μm，壁稍厚，木化。尚可见木栓细胞、具缘纹孔及网纹导管。

【紫外光谱鉴别】

零阶光谱：峰位 282；谷位 260

一阶导数光谱：峰位 234，269，315；谷位 245，294，342

二阶导数光谱：峰 位 224，253，277，299，362；谷 位 239，289，328（图 4－26－3～图 4－26－5）

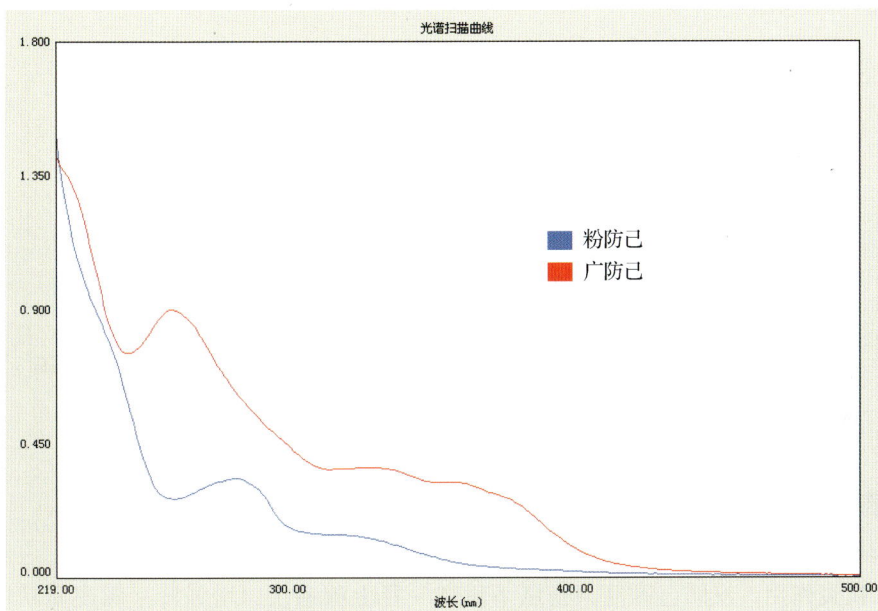

图 4 - 26 - 3　防己的零阶光谱

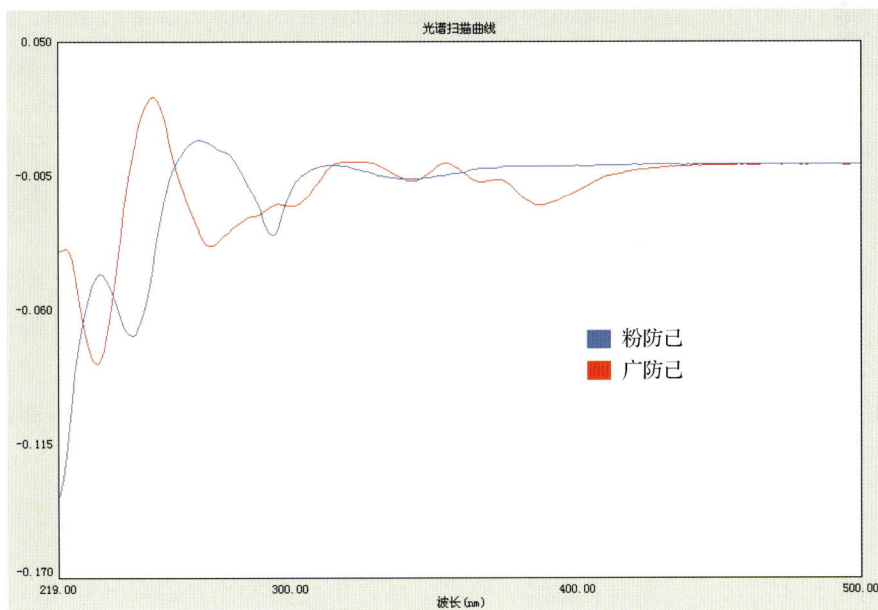

图 4 - 26 - 4　防己的一阶导数光谱

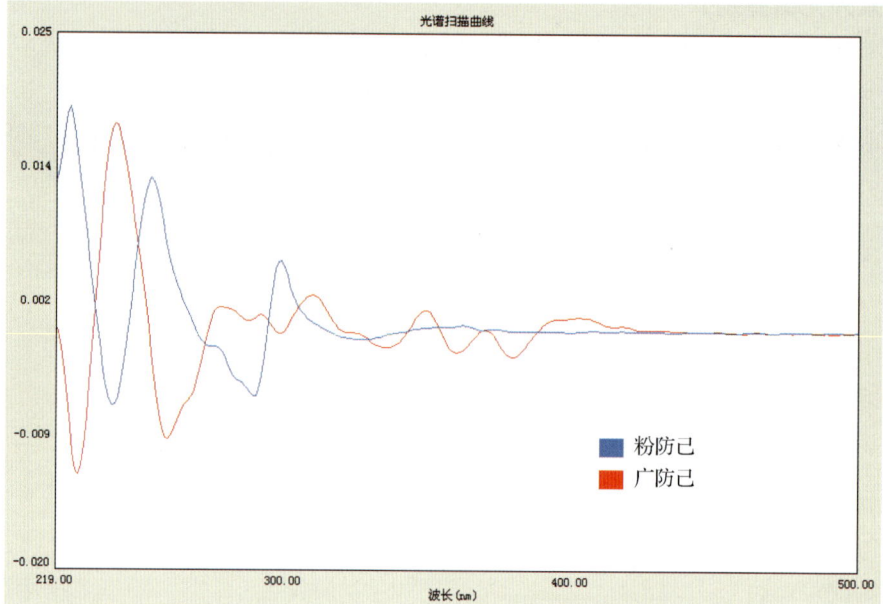

图 4 - 26 - 5 防己的二阶导数光谱

【药理作用】

1. 利尿作用 粉防己灌胃（10g/kg），能明显增加大鼠排尿量。

2. 抗炎作用 汉防己碱能兴奋脑下垂体 - 肾上腺系统，增强肾上腺皮质功能，对甲醛性足跖肿胀及角叉菜胶致血管通透性增高均有明显抑制作用。

3. 镇痛作用 粉防己的95%乙醇提取物有一定镇痛作用（$P < 0.05$）。

4. 免疫抑制作用 汉防己碱可抑制 B 细胞的抗体合成与淋巴细胞的增殖，并能对抗过敏介质及阻止介质释放，尚有弱的抗过敏性休克的作用。

5. 其他 汉防己碱和防己诺林碱均有镇痛、抗肿瘤作用，前者尚有解热、利尿、平喘及扩冠、降压、抗凝血、抗心律失常、抑制子宫平滑肌和输卵管纵行肌等作用；防己总生物碱对横纹肌有松弛作用，其碘甲烷衍生物"汉肌松"临床用作肌松剂。

6. 毒性 家兔静脉注射汉防己碱（15mg/kg），平均动脉压（MAP）立即急剧下降，心率明显减慢，心电图异常改变。多数兔出现抽搐、心脏停搏、继而呼吸停止而死亡。小鼠静注汉防己碱的 LD_{50} 为 （37.5 ± 3.6）mg/kg。

【功效】性寒，味苦、辛。能利水消肿，祛风止痛。用于水肿，小便不利，风湿痹痛，脚气肿痛，疥癣疮肿，高血压症。煎服，6 ~ 10g；或入丸、散剂。

广防己（习用品）

【别名】木防己（《阳春县志》），防己（陈仁山《药物出产辨》1930 年），水防己、百解头、藤防己（《新华本草纲要》），墨蛇胆（贵州）

【处方应付名称】广防己，防己（广东、广西、香港、澳门）

【来源】 马兜铃科植物广防己 *Aristolochia fangchi* Y. C. Wu ex L. D. Chow et S. M. Hwang 的干燥根。秋、冬季采挖，洗净，切段，粗根纵剖为两半，晒干。

【植物形态】多年生攀援藤本。根部粗大，圆柱形，栓皮发达。茎细长，少分枝，灰褐色或棕黑色，密生褐色绒毛。叶互生，叶柄长 1～4cm，密生褐色绒毛；叶片长圆形或卵状长圆形，长 3～17cm，宽 2～6cm，先端渐尖或钝，基部圆或心形，全缘，幼时两面均被灰白色绒毛，后渐脱落，老时质稍厚，主脉 3 条，基出。花单生于叶腋；花梗长 1～2cm，被棕色短毛；花被筒状，长约 5cm，紫色，上有黄色小斑点，舷部不分裂，平展，中部收缩成管状，略弯曲，外面被毛；雄蕊 6，附于柱头裂片之外面，组成合蕊柱，花丝几无或甚短；柱头 3 裂。蒴果；种子多数。花期 5～6 月，果期 7～8 月。（图 4－26－6）

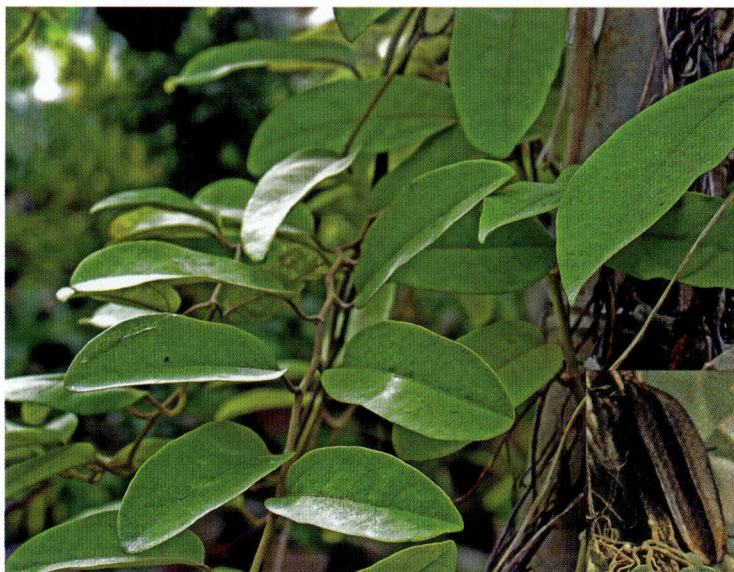

图 4－26－6 广防己（原植物，右下角示果）

生长于山坡密林或灌丛中。分布于广东、广西、云南等地。主产于广东、广西，以广东高要、肇庆栽培的质优。

【化学成分】 根含硝基菲酸类成分马兜铃酸（aristolochic acid）I（0.93%～3.66%）、马兜铃内酰胺（aristololactam）及尿囊素（allantoin）、木兰花碱（magnoflorine）和 β－谷甾醇。

【药物性状】根圆柱形或半圆柱形，略弯曲，直径 1.5～4.5cm。表面灰棕色，粗糙，有凹陷的横纹；刮去外皮者呈灰黄色，较平滑。质坚硬，断面可见灰棕色木部与类白色射线相间辐射状排列，俗称"车轮纹"。气微，味苦。饮片为横切厚片，切面具明显的车轮纹。（图 4－26－7）

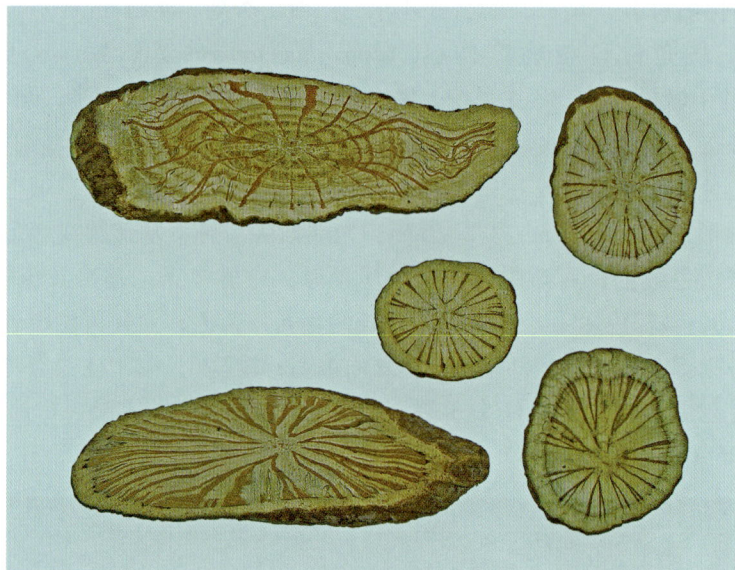

图 4 - 26 - 7　广防己（饮片）

【显微特征】根横切面：木栓层细胞 10 余列；栓内层细胞多列，其外侧为 2～5 列石细胞组成的环带，栓内层细胞含淀粉粒和草酸钙簇晶。射线宽广，木射线宽 20～30 余列细胞；韧皮束窄，有少数石细胞散在；形成层环不甚明显；木质部主要由导管和木纤维组成，导管形大，直径 45～200μm。射线细胞亦含淀粉粒和草酸钙簇晶。

【紫外光谱鉴别】

零阶光谱：峰位 259，330；谷位 244

一阶导数光谱：峰位 222，252，296，321，328，355，373；谷位 233，272，301，343，367，388

二阶导数光谱：峰位 240，278，292，310，349，370；谷位 227，258，287，298，335，360，379（图 4 - 26 - 3～图 4 - 26 - 5）

【药理作用】

1. 利尿作用　广防己和汉中防己均有非常显著的利尿作用。

2. 镇痛作用　广防己的 95% 乙醇提取物有显著的镇痛作用，30min 内能提高小鼠痛阈 91.66%～152.2%（$P < 0.01$）。

3. 毒性　文献报道，同属植物东北马兜铃（关木通）因含马兜铃酸和马兜铃内酰胺而有较大的肾脏毒性。研究结果表明，广防己经黄连炮制及防己黄芪汤在慢性毒性试验的中期对广防己的肾脏毒害有保护作用，单味广防己在《中国药典》规定的剂量范围内（实际为成人剂量的 5 倍以上），使用广防己是安全的。广防己对动物肝脏亦无损伤作用。小鼠灌胃的 LD_{50} 的 95% 平均可信限为（258.8±20.33）g/kg。

【功效】性寒，味苦、辛。能祛风止痛，清热利水。用于湿热身痛，风湿痹痛，下肢水肿，小便不利。煎服，4.5～9g。

【附注】商品"木防己"尚有汉中防己 *Aristolochia kaempferi* Willd. f. *hetrophylla*（Hemsl.）S. M. Hwang 及防己科的木防己 *Cocculus orbiculatus*（L.）DC.。前者的生药性状与广防己相似；后者根呈圆柱形，稍扁，波状弯曲，直径约1.5cm；表面黑褐色或灰棕色，略凹凸不平，有明显的纵沟及少数横皱纹；质坚硬，断面黄白色，木射线宽，木质束放射状。气微，味微苦。

27　昆布

【考证】昆布始载于魏《吴普本草》。《名医别录》载："昆布生东海。"陶弘景谓："今惟出高丽，绳把索之如卷麻，作黄黑色，柔韧可食。"明·李梴《医学入门》谓："昆，大也。形长大如布，故名昆布。"（古代布匹宽仅1市尺左右）明·李中立《本草原始》的昆布附图亦为两条略为平行的带状物。近代杨华亭《药物图考》就陶氏所述考证认为："按近产海参崴及日本等处，采取后即合多条卷成一捆，故陶氏云如卷麻也。"根据以上所述及《本草原始》之昆布附图可以推断，自魏至明代，其时药用之昆布为昆布科（海带科）植物 *Laminaria japonica* Aresch.，即今之食用海带。至今朝鲜、韩国和日本亦以本种作昆布入药。

自唐代始，昆布与海藻及海带即存在混淆现象。陈藏器《本草拾遗》曰："陶云出新罗（今韩国），黄黑色，叶柔细，陶解昆布乃是马尾海藻也。"但陶弘景对海藻另有论述："生海岛上，黑色如乱发而大少许，叶大都似藻叶。"故陶氏不可能将昆布与马尾海藻混为一谈。宋《嘉祐补注本草》载："海带出东海水中石上，似海藻而粗，柔韧而长。今登州人干之以束器物，医家用以下水，胜于海藻、昆布。"李时珍将海藻、海带、昆布先后列条收载，亦同意《嘉祐补注本草》对海带的记述，并谓："昆布生登、莱者（莱州，今山东掖县），搓如绳索之状。出闽、浙者，大叶似菜。盖海中诸菜性味相近，主疗一致。虽稍有不同，亦无大异也。"而《本草原始》则载："海带出大海中石上，形似纸条，簿而且长，黄白色，俱不堪以系束物，故名海带。"李中立所述海带亦不是 *Laminaria japonica* Aresch.。由此可见，明代以前的药用海带肯定不是 *Laminaria japonica* Aresch.，而是"似海藻而粗，柔韧而长"或"形似纸条，簿而且长，黄白色"的海中藻类。清《植物名实图考》则将当时民间俗称的"海带"和昆布相混淆，其海带附图即为 *Laminaria japonica* Aresch.；而昆布附图则为生长于我国东海沿岸的鹅掌菜 *Ecklonia kurome* Okam.，今中药界俗称"黑昆布"。《中国经济海藻志》考评："登州并不产此藻（指鹅掌菜 *Ecklonia kurome* Okam.）。……登州一带产有大叶藻科大叶藻 *Zostera marina* L. 和海韭菜 *Phyllospadix scouleri* Hook.，这些海产种子植物在山东一带均称为海带草。……福建《连江县志》所描述的海带亦似指上述两种植物。"

石莼始载于唐《本草拾遗》，谓："石莼生南海中水石上。"《南越志》载："似紫菜，色青。"《临海异物志》亦谓："附石生是也。"从以上所述名称、产地及"似紫菜，色青"的形态特征，与今之绿藻类石莼科石莼 *Ulva lactuca* L. 相一致。亦可能是李时珍所指"出闽、浙者，大叶似菜"的"昆布"。

目前，全国多数地区多以昆布科昆布 *Laminaria japonica* Aresch.（东北三省、内蒙古、北京、天津、河北、河南、陕西、甘肃、青海、山东、安徽、江苏、浙江、湖北、四川及贵州）及翅藻科鹅掌菜 *Ecklonia kurome* Okam.（吉林、北京、山西、陕西、宁夏、浙江、上海、湖北、湖南、四川及云南）、裙带菜 *Undaria pinnatifida*（Harv.）Sur.（吉林、辽宁、天津、河北、陕西、江苏、浙江部分地区、上海、湖北和云南）作昆布入药。而广东、广西、福建、河南则以石莼科石莼 *Ulva lactuca* L. 作昆布入药，福建尚使用同属藻类孔石莼 *U. pertusa* Kjellm.。湖南另以萱藻科鹅肠菜 *Endarachne binghamiae* J. Ag. 作昆布入药。

香港、澳门、台湾亦多以石莼作昆布入药。

【述评】

1. 古代应用之药用昆布应为昆布科昆布 *Laminaria japonica* Aresch.，此藻在民间广作食用，俗称其为"海带"。就其形态而言，符合其最先命名的含义（形长大如布），是药用历史最悠久的昆布种类，又是当今药用昆布的主流品种；故其中文药名仍以称昆布为妥，亦不应因民间俗称"海带"而不恰当地改变其原植物的相应属名、科名和目名。《中国药典》1995 年版以后，对昆布及其科名的写法是欠妥的，并将翅藻科鹅掌菜 *Ecklonia kurome* Okam. 称为"昆布"，同时作昆布的正品收载。这既不符合历史事实，亦缺乏科学依据。

2. 自唐代始，昆布与海藻及海带即存在混淆现象。其中，翅藻科鹅掌菜 *Ecklonia kurome* Okam. 应是李时珍所描述及《植物名实图考》附图所载的昆布，今中药界称"黑昆布"。但不是古代应用的昆布正品，亦不是当今药用昆布的主流品种。至于裙带菜 *Undaria pinnatifida*（Harv.）Sur.，日本称其为"和布、若布"。和布者，日本之昆布也，是日本药用昆布之一种。但其干燥品不呈黑色，与鹅掌菜有别。以上两种应分别称为鹅掌菜（或黑昆布）和裙带菜，供药用为妥。

3. 石莼仅见于唐代的《本草拾遗》及《海药本草》记载，已明确为另一药物，且其形态、化学成分和药理作用均与昆布迥异，功效亦与昆布有所不同，不应作昆布入药，仍以"石莼"之名作药用为妥。

4. 以上 3 种之所以被当做昆布入药，可能与李时珍对昆布的记述和认识有关。李时珍认为："盖海中诸菜性味相近，主疗一致。虽稍有不同，亦无大异也。"虽然海中藻类所含化学成分有一些相似之处，如昆布与鹅掌菜、褶带菜均含多糖类褐藻酸及其盐类、昆布淀粉和碘，但上述成分的含量在此两种中也可能不同，其他成分亦有差异。目前的现代药理学研究结果多未能反映昆布的功效的内涵，因此，应对它们在化学成分、药理作用和临床疗效等方面进行系统、深入的比较研究（包括上述已知主要成分在不同种间的含量差异），以明确它们在上述方面的差异，正确应用之。

昆布（正品）

【别名】伦布（《吴普本草》），海带（《植物名实图考》），海带菜，海白菜

【处方应付名称】昆布

【来源】昆布科（海带科）昆布（海带）*Laminaria japonica* Aresch. 的干燥叶状体。夏、秋季采捞，晒干。

【植物形态】藻体橄榄褐色，干后呈暗褐色。成熟后呈带状，革质，长 2 ~ 6m，宽 20 ~ 50cm，在叶片中央有两条平行纵走的浅沟，两沟中间较厚，厚 2 ~ 5mm，两侧边缘较薄，且有波状皱褶，叶片基部楔形，下有一圆柱形或扁圆柱形的短柄，长 5 ~ 15cm。藻体幼龄期叶面光滑，小昆布期叶片出现凹凸现象。一年生藻体叶片下部通常即能见到孢子囊群生长，呈类圆形斑块；二年生藻

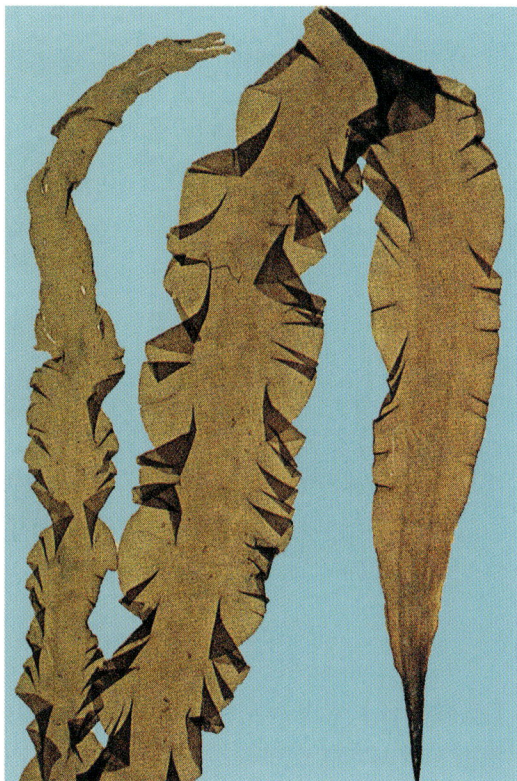

图 4 - 27 - 1　昆布（原植物）

体叶片上几布满孢子囊群。固着器为叉状分枝的假根所组成。孢子成熟期在秋季。（图 4 - 27 - 1）

多生长于大干潮线以下 1 ~ 3m 的岩礁上。自然生长的分布区，我国仅限于辽东和山东两个半岛的肥沃海区。人工养殖已推广至浙江、福建、广东等地沿海。主产于辽宁与山东。

【化学成分】含多糖类，主要有 3 种，其一为褐藻酸盐（alginate），是褐藻酸（alginic acid）及其钠、钾、铵、钙盐等，褐藻酸为 β - 1，4 结合的 D - 甘露糖醛酸（D - mannuronic acid）和 α - 1，4 结合的 L - 古罗糖醛酸（L - guluronic acid）的聚合物；其二为岩藻依多糖（fucoidan），是含硫酸根、岩藻糖（fucose）和其他组分的多糖；其三为昆布淀粉（laminarin），是 β - 1，3 - 葡萄糖的直链聚合物；并含脂多糖（lipopolysaccharide）和 3 个水溶性含砷糖。另含昆布氨酸（laminine）、谷氨酸、天冬氨酸等多个氨基酸，还含甘露醇（mannitol）、牛磺酸（taurine）、二十碳五烯酸、花生四烯酸等及岩藻甾醇（fucosterol）；另含少量挥发油、胡萝卜素及硫、钾、镁、钙、磷、铁、锰、钼、碘、铝、磷酸根、碳酸根和硫酸根等；油中含荜澄茄烯醇（cubenol）及多个烯醛、烯醇、酮、酸等类化合物。

【药材性状】 卷曲折叠成团状或缠结成把。全体呈绿褐色或黑褐色，表面附有白霜。用水浸软则膨胀成扁平长带状，长 50～150cm，宽 10～40cm，中部较厚，边缘较薄并呈波状。类革质，残存柄部呈扁圆柱形。气腥，味咸。（图 4 - 27 - 2）

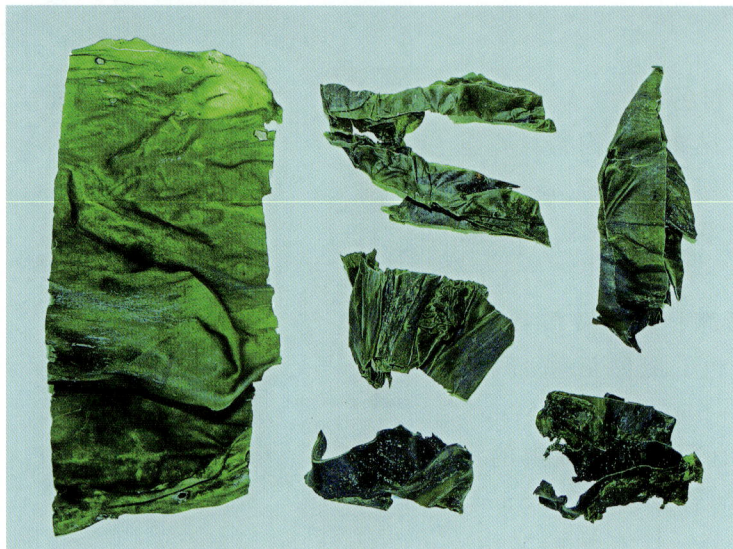

图 4 - 27 - 2　昆布

【显微特征】 叶片和柄横切面：自外而内由表层、皮层和髓组成。表层下有 1～2 层黏液腔，腔内有黏液细胞，可分泌黏液至叶体表面；髓部由许多藻丝组成，藻丝细胞一端膨大呈喇叭管状。

【紫外光谱鉴别】

零阶光谱：峰位 230，270，317，329；谷位 260，312，340，351

一阶导数光谱：峰位 266，275，315，330，361，389，529；谷位 247，286，333，374，512

二阶导数光谱：峰位 253，275，293，308，322，344，358，381，402，521，545；谷位 235，269，281，301，319，325，350，370，396，504，537（图 4 - 27 - 3 ～ 图 4 - 27 - 5）

【药理作用】

1. 对甲状腺的作用　昆布因含较多量的碘及碘化物（《中国药典》规定不少于 0.35%），故可用于纠正因缺碘而引起的甲状腺功能不足（甲状腺肿大，中医称之为瘿瘤者）；亦可暂时抑制甲状腺功能亢进而减轻其症状，作为手术前的准备。

2. 对心血管系统的作用　昆布提取物有降压作用，其有效成分为昆布氨酸，降压作用亦与其含多量钾盐有关。昆布氨酸对豚鼠离体心脏和兔在位心脏均有轻微抑制作用。其基部所含肉豆蔻酸、棕榈酸和油酸的混合物对离体蛙心有兴奋作用，所含二氢碘酸组胺可增强豚鼠离体心房的收缩作用。

3. 降血脂作用　昆布水提取物能明显降低实验性高脂血症兔的胆固醇、β - 脂蛋白

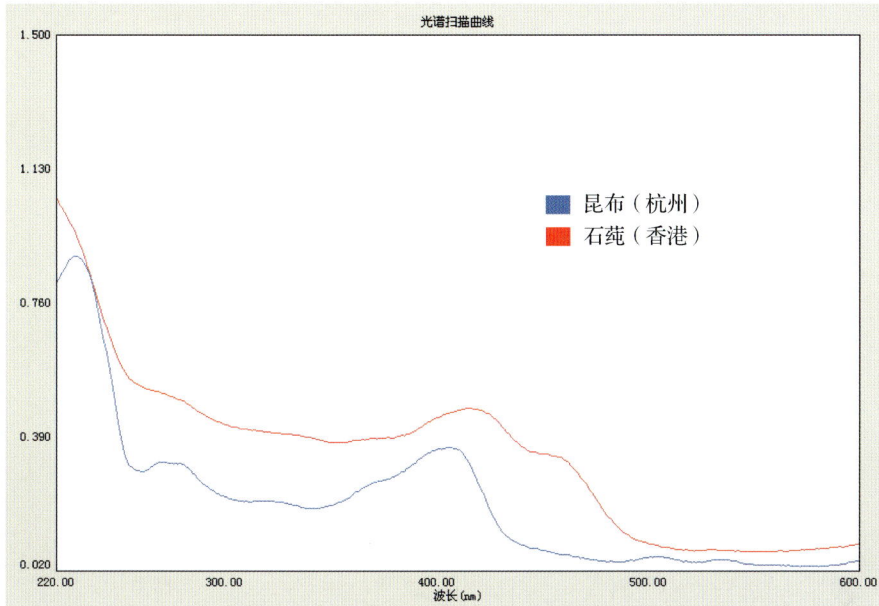

图 4 – 27 – 3　昆布的零阶光谱

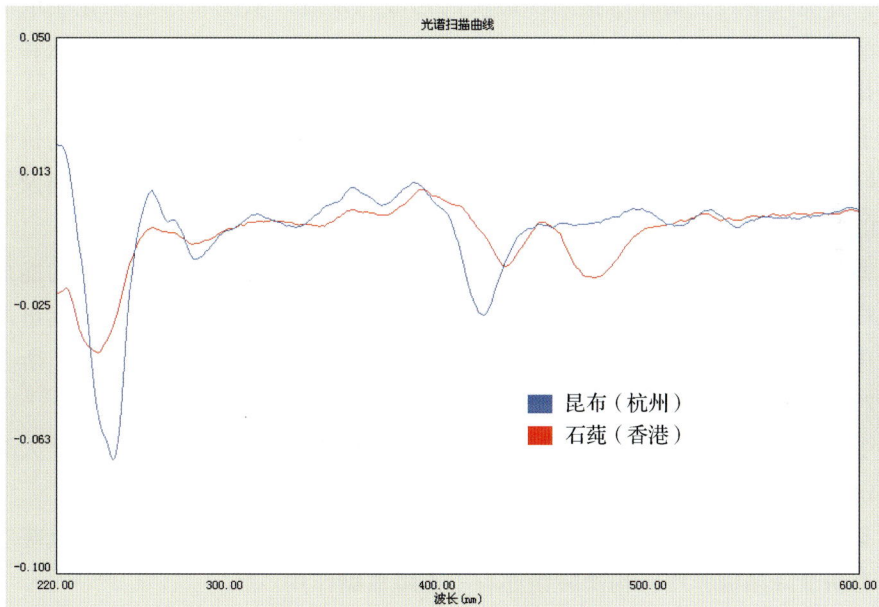

图 4 – 27 – 4　昆布的一阶导数光谱

和甘油三酯的含量，同时增加高密度脂蛋白胆固醇（HDL – C）的含量。其乙醚、乙醇亦能降低大鼠血清总胆固醇，前者尚能明显降低甘油三酯含量。从昆布提取的褐藻酸钠对腹腔注射蛋黄乳液致血清胆固醇含量升高有明显抑制作用。昆布多糖灌胃［10mg/（kg·d）］，连续 8 周，能明显抑制实验性高脂血症鸡血清总胆固醇和甘油三酯

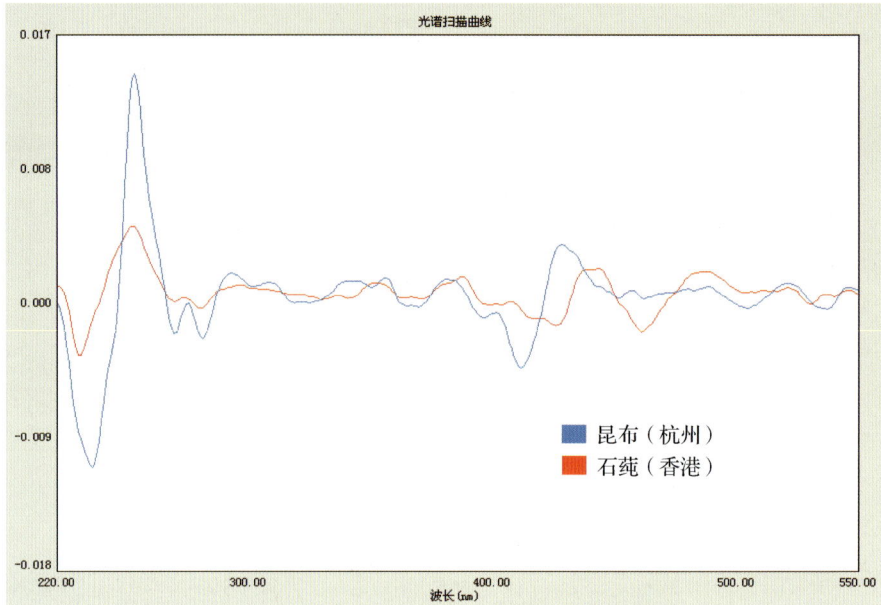

图 4 – 27 – 5　昆布的二阶导数光谱

的升高，并能减少鸡主动脉内膜粥样斑块的形成和发展。从昆布中经磺化制取的褐藻淀粉硫酸酯亦有降血脂作用，对酯类积聚、结缔组织增生、实验性冠状动脉和主动脉粥样硬化等均有抑制作用。

4. 抗凝血作用　昆布及其所含多糖均有抗凝血作用；每 1mg 昆布多糖的抗凝活性相当于肝素 7U。褐藻淀粉硫酸酯在体外能显著延长凝血时间、凝血酶原时间及缩短优球蛋白的溶解时间。

5. 增强免疫功能作用　从昆布提取的褐藻淀粉及其硫酸酯、褐藻酸钠均能显著增强小鼠腹腔巨噬细胞的吞噬功能，并能增加血清溶血素的生成。前两者能促进淋巴细胞的转化，后者还可明显对抗环磷酰胺致小鼠白细胞的减少。渤海湾产昆布所含岩藻依多糖对细胞免疫和体液免疫均有明显增强作用。

6. 抗肿瘤作用　昆布的热水提取物及褐藻酸钠对移植性小鼠肉瘤 S_{180} 及人肺癌细胞有一定抑制作用。

7. 降血糖作用　昆布所含褐藻淀粉灌胃（30mg/kg），对正常小鼠及四氧嘧啶性高血糖均有明显降血糖作用；褐藻酸钠亦有一定降血糖作用。

8. 其他　昆布氨酸对乙酰胆碱及氯化钡致小鼠离体小肠收缩，有类似罂粟碱的松弛作用。褐藻酸钠能显著降低放射性锶在消化道的吸收，褐藻酸钠、褐藻淀粉及昆布多糖对 ^{60}Co γ 射线照射引起的损伤均有一定保护作用。

【功效】性寒，味咸。能消痰软坚，利水退肿。用于瘿瘤、瘰疬、癞疝、噎膈、脚气水肿。煎服，5～15g；或入丸、散剂。

鹅掌菜（习用品）

【别名】黑昆布、黑菜（《中药材品种论述》《中华本草》），昆布（《中药大辞典》《中药鉴定手册》），昆布菜、面其菜、吐血菜（浙江），五掌菜、木履菜（福建）

【处方应付名称】鹅掌菜，黑昆布

【来源】翅藻科鹅掌菜 *Ecklonia kurome* Okam. 的干燥叶状体 。夏季采捞，晒干。

【植物形态】藻体暗褐色或深褐色，革质，高30~100cm。叶状体扁平宽大，中部稍厚，其两侧一至二回羽状深裂，裂片长舌状或更长，略有皱，边缘多具粗锯齿。叶柄茎状，呈圆柱形或稍扁，长4~12cm，直径3~8mm。游孢子囊群在成熟叶状体中央部分及两侧裂片的表面形成。固着器由二叉式分枝的假根组成。孢子囊初夏形成，孢子秋季成熟。（图4-27-6A）

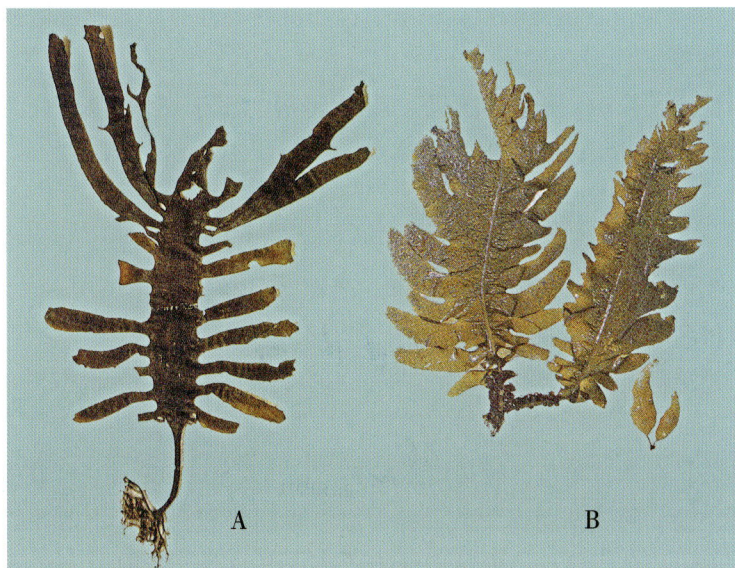

图4-27-6 鹅掌菜（A）与裙带菜（B）（原植物）

生长于水肥、流急的低潮线附近或自大干潮线至7~8m深处的岩礁上。我国分布于浙江、福建沿海。

【化学成分】含褐藻酸及其钠盐、昆布淀粉、岩藻依多糖、甘露醇、维生素、卤化物、硫酸盐、磷酸盐、碘（0.2%以上）及其他微量元素。尚含具抗凝血作用的多糖，聚硫酸多糖（fucan sulfate）B-Ⅰ和聚硫酸多糖B-Ⅱ、聚硫酸多糖C-Ⅰ和聚硫酸多糖C-Ⅱ及抗纤溶酶的二苯双恶衍生物（dibenzon-1, 4-dioxin）鹅掌菜酚（eckol）、6, 6'-鹅掌菜酚（6, 6'-bieckol）、8, 8'-双鹅掌菜酚、二鹅掌菜酚（dieckol）、间苯三酚岩藻鹅掌菜酚（phlorofucoeckol）A、2-O-间苯三酚基鹅掌菜酚（2-O-phloroeckol）、2-O-间苯三酚基二鹅掌菜酚（2-O-phlorodieckol）、2-O-间苯三酚基-6, 6'-双鹅掌菜酚（2-O-phloro-6, 6'-bieckol）。

【药材性状】 叶状体卷缩成不规则团块。全体呈黑褐色或深棕色，表面被有白色盐霜，革质而硬脆。用水浸软后，叶片扁平，呈卵形或扁圆形，长 30～50cm，一至二回羽状深裂，裂片长舌状，边缘具疏锯齿或全缘。革质，柔滑。柄部圆柱形，近叶片部渐扁平；固着器呈粗壮的树枝状。气腥，味咸。水浸泡，手捻分层。

【显微特征】 与昆布的主要区别：叶片髓部无黏液腔道，但有黏液腺细胞；藻体柄部的表层下黏液腔道排列成 1～2 环；髓部由不定走向的喇叭管状的藻丝细胞组成。

【药理作用】

1. 抗凝血作用 鹅掌菜所含聚硫酸岩藻多糖均有明显抗凝血作用。所含鹅掌菜酚等二苯双噁衍生物对纤维蛋白溶解酶均有强力拮抗作用；间苯三酚岩藻鹅掌菜酚 A 对血浆中主要纤维蛋白溶解酶抑制物 α_2 – 巨球蛋白和 α_2 – 巨球蛋白溶酶抑制物的 IC_{50} 分别为 1.0μg/ml 和 0.3μg/ml。其所含岩藻依多糖亦有强抗凝血作用。

2. 其他 鹅掌菜所含褐藻酸及其钠盐、昆布淀粉等亦有降血脂、增强机体免疫功能及一定的抗肿瘤作用。

【功效】 性寒，味咸。能消痰软坚，利水退肿。用于瘿瘤、瘰疬、癥瘕、噎膈、脚气水肿。煎服，5～15g；或入丸、散剂。

裙带菜（习用品）

【别名】 裙带、海芥菜（浙江），和布、若布（日本）

【处方应付名称】 裙带菜

【来源】 翅藻科植物裙带菜 *Undaria pinnatifida*（Harv.）Sur. 的干燥叶状体。夏季采捞，晒干。

【植物形态】 藻体黄褐色，软革质，高 1～2m，宽 50～100cm。叶状体扁平，中部有明显隆起的中肋，两侧渐薄而柔软，并形成多数羽状裂片或大小不齐的缺刻，但无锯齿。叶面上布满黑色小斑点，为黏液细胞向表皮开口处。成熟时，在下部叶柄两侧生有木耳状重叠褶皱的孢子叶，黏滑肉厚，其上密生孢子囊。叶柄下端为叉状分枝的假根所组成的固着器。（图 4 – 27 – 6B）

生长于风浪不太大、水质肥沃的海湾内，大干潮线下 1～5m 处的岩礁上。我国分布于大连、山东及浙江沿海。

【化学成分】 含多糖类成分，主要有褐藻酸、昆布淀粉及脂多糖。尚含类脂，其中磷脂占 80%，磷脂中的 40.6%～42.9% 为磷脂酰胆碱（phosphatidylcholine）。另含具吞噬细胞刺激剂作用的二半乳糖基二酰基甘油（digalactosyldiacylglycerol）、单半乳糖基二酰基甘油、磺酸基异鼠李糖基二酰基甘油（sulfuquinovosyldiacylglycerol）和含砷的类脂。还含甾醇类，主要有：24 – 亚甲基胆甾醇（24 – methylenecholesterol）、胆甾醇、岩藻甾醇、大褐马尾藻甾醇（saringosterol）。又含阻抑胰岛素在脂肪组织中降解的成分：眼晶体酸（ophthalmic acid，γ – L – 谷氨酰 – L – α – 氨基丁酰基甘氨酸）、去甲眼晶体酸（nor ophthalmic acid，γ – L – 谷氨酰 – L – 丙氨基甘氨酸），并含挥发油（主要成分

为荜澄茄油烯醇和 β – 紫罗兰酮）以及地芰普内酯（digiprolactone）、无羁萜（friedelin）、植物醇（phytol）、N' – 甲基烟酰胺（N' – methylnicotinamide）、维生素 B_{12}（$3.2\mu g/100g$）、亚麻酸、花生四烯酸（arachidonic acid）、卤化物、硫酸盐、磷酸盐、镁、钠和其他微量元素。

【药材性状】叶状体卷缩成不规则团块。全体呈棕绿色或棕褐色，表面被有白色盐霜。质薄而脆。用水浸泡，溶出大量黏液，展开后叶片呈长卵形，长 20～100cm，中央有自柄部延伸而来的肥厚的中肋，两侧羽状深裂，裂片长舌状，全缘；质薄柔滑，半透明，极易剥离成两层，表面散有多数黑色小点。柄部扁平，中间稍隆起，两侧有时可见木耳状重叠褶缩的孢子叶。固着器呈叉状分枝。气腥，味咸。

【显微特征】叶片和柄横切面：自外而内由表层、皮层和髓组成。表层与皮层间有多数黏液细胞。

【药理作用】

1. 降血脂作用　从裙带菜提取的岩藻甾醇用以喂饲雏鸡，能明显降低莱克亨雏鸡的血清胆固醇。其所含褐藻酸钠、昆布淀粉均有降血脂和抗动脉粥样硬化等作用。

2. 抗凝血作用　裙带菜水提取物中所含多糖的硫酸酯 A、硫酸酯 B 和硫酸酯 C 的抗凝血酶活性分别相当于肝素的 1/27、1/3 和 2 倍。

3. 其他　裙带菜所含昆布淀粉及其硫酸酯、褐藻酸钠均有增强机体免疫功能的作用。

【功效】性寒，味咸。能消痰软坚，利水退肿。用于瘿瘤、瘰疬、癥疝、噎膈、脚气水肿。煎服，5～15g；或入丸、散剂。

石莼（习用品）

【别名】石莼（《中华本草》），白昆布、绿昆布（《中药材品种论述》），海白菜（《中药志》），石被（《连江县志》），纸菜、青菜婆（广东），绿菜、岐菜、猪母菜、蛎皮菜（福建），青昆布、洗水青昆布（香港）

【处方应付名称】石莼，广昆布，昆布（广东、广西、香港、澳门）

【来源】石莼科石莼 Ulva lactuca L. 或孔石莼 U. pertusa Kjellm. 的干燥藻体。夏季采捞，晒干。

【植物形态】

1. 石莼　藻体淡黄绿色，高 10～40cm。藻体类卵形，边缘常略具波状皱褶；或呈宽广的叶片状，中部厚约 45μm，近基部厚 120～140μm；膜质。生长于海湾内中、低潮带的岩石上或石沼中。分布于浙江至广东、海南沿岸。（图 4 – 27 – 7B）

2. 孔石莼　幼藻黄绿色，逐渐长成蓝绿色，片状，高 10～40cm。单生或 2～3 株丛生。藻体变异较大，呈卵形、椭圆形、披针形或类圆形等，边缘皱褶稍呈波状；膜质。藻体上有大小不等的孔，随着藻体生长，几个小孔可成为较大的孔，最后形成不规则的裂片。固器盘状，无柄。生长于中、低潮带及大干潮线附近的岩石上或石沼中。我国沿海均有分布，以辽宁、山东较多，由北向南逐渐减少。（图 4 – 27 – 7A）

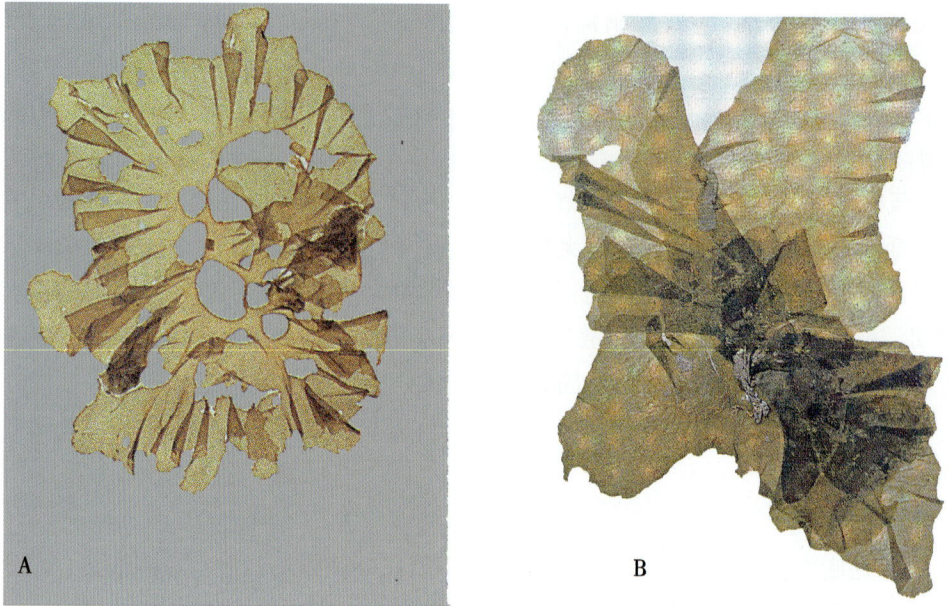

图 4 - 27 - 7　孔石莼（A）与石莼（B）（原植物）

【化学成分】

1. 石莼　含杂多糖（heteropolysaccharide）、糖蛋白（glycoprotein）、蛋白质、脂肪、粗纤维（crude fiber）、甘露糖、半乳糖等。尚含 28 - 异岩藻甾醇（28 - isofucosterol）、环木菠萝烯醇（cycloartenol）、24 - 亚甲基环木菠萝烷醇（24 - methylene cycloartanol）、Δ^5 - 燕麦甾烯醇（Δ^5 - avenasterol）、麦角甾醇、二甲基 - β - 丙酸噻亭（dimethyl-β - propiothetin），还含钠、钾、镁、锶、磷、铁、锌等多种元素。

2. 孔石莼　含硫酸多糖（sulfated polysaccharide）、蛋白质、戊聚糖，尚含氨基酸、乙酸、丙酸、丁酸、缬草酸（valeric acid）、肉豆蔻酸（myristic acid）、棕榈酸、亚油酸等；还含 1' - O - 棕榈酰基 - 3' - O - （6 - O - α - D - 半乳糖基 - β - D - 半乳糖基）甘油 [1' - O - palmitoyl 3' - O - （6 - O - α - D - galactopyranosyl - β - D - galactopyranosyl）glycerol]、1' - O - 棕榈酰基 - 3' - O - （6 - 磺基 - O - α - D - 吡喃异鼠李糖基）甘油 [1' - O - palmitoyl 3' - O - （6 - sulfo - O - α - D - quinovopyranosyl）glycerol]、二半乳糖基二酰基甘油、1，2 - 二酰甘油基 - 4' - O - （N，N，N - 三甲基）高丝氨酸 [1，2 - diacylglyceryl - 4' - O - （N，N，N - trimethyl）homoserine]、28 - 异岩藻甾醇、胆甾醇、24 - 亚甲基胆甾醇、植醇等，并含挥发油。

【药材性状】

1. 石莼　藻体呈不规则团块状，淡绿色或绿色，表面稍被白色盐霜。水浸展平后，呈膜状薄片，透明或半透明，大小不等，多已破碎；完整者呈类卵形，边缘略具波状皱褶；表面平滑。有时可见盘状固着器。质极松软，纸质，易破碎。气腥，味淡微咸。（图 4 - 27 - 8，图 4 - 27 - 9）

2. 孔石莼　与石莼的主要区别是：叶状体呈卵形、披针形或类圆形，有多数大小不等的孔，或为不规则的裂片。

【显微特征】石莼叶状体横切面：藻体由两层细胞组成，细胞排列不规则，类方形，直径 10~20μm，每个细胞含一杯状叶绿体和 1~3 个淀粉核。

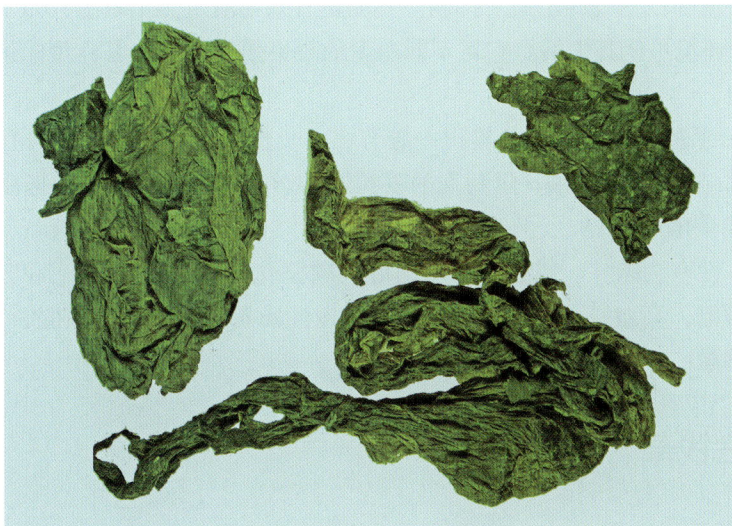

图 4 – 27 – 8　石莼（淡）

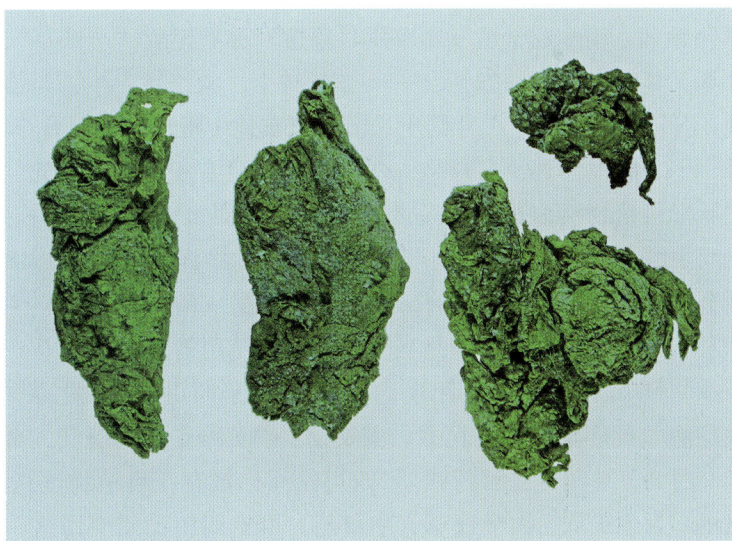

图 4 – 27 – 9　石莼（咸）

孔石莼与上述相似，唯细胞横切面观呈纵向延长，长为宽的 2~3 倍。

【紫外光谱鉴别】

石莼零阶光谱：峰位 314，329；谷位 355，372，378

一阶导数光谱：峰位 225，266，272，275，361，392，451，527；谷位 240，284，345，375，474

二阶导数光谱：峰位 221，252，273，337，353，367，388，441，488；谷位 230，269，280，331，341，364，371，461（图 4 – 27 – 3 ~ 图 4 – 27 – 5）

【药理作用】

1. 凝血作用　石莼提取物对番木瓜蛋白酶处理过的人红细胞有凝集作用，该作用可被 L–岩藻糖和乙二胺四乙酸所抑制。其凝血有效物质对热不敏感，60℃时仍保持活性；但低 pH 环境可使其失活。它对不同血型的凝集强度不同，以 O 型的最强，其次为 B＞A＞AB 型。

2. 抑制心肌的作用　孔石莼提得一腺苷，具负性肌力作用，其减弱心肌收缩的作用不受 β 阻断剂普萘洛尔和 α 阻断剂酚妥拉明的影响，故其对心肌的抑制可能不是通过肾上腺素能受体产生的。

【功效】性寒，味甘、咸。能利水消肿，软坚化痰，清热解毒。用于水肿，颈淋巴结肿大，瘿瘤，高血压，喉炎，疮疖，急、慢性肠胃炎，疳疾。煎服，15~30g；外用，适量，捣敷。

28　金钱草

【考证】"金钱草"之名最早见于明代兰茂《滇南本草》，但其所述植物形态和功效均与现今使用之金钱草不同。是何种植物尚难考证，但可说明在明代西南地区就已应用"金钱草"治病。清·赵学敏《本草纲目拾遗》亦有记载"金钱草"，谓："一名遍地香、佛耳草。其叶对生，圆如钱，……二瓣对生，象铙钹，生郊野湿地，二月发苗，蔓生遍地，开淡紫花，间一二寸则生二节，节布地生根，叶四周有小缺痕，皱面，以叶大者为胜，干之清香者真，三月采，勿见火。纲目有积雪草，即此。……"以上其描述与今之唇形科植物活血丹 *Glechoma longituba*（Nakai）Kupr. 相符。金钱草一名尚见于民国期间中医文献期刊《医林一谔》第六期，此中详细记述了 1918~1923 年间广东民间应用金钱草治疗膀胱结石数例，屡见奇效。据《岭南草药志》（1961 年）考证，认为《医林一谔》所述金钱草即是当今两广地区使用的广金钱草 *Desmodium styracifolium*（Osbeck）Merr. 。清代乾隆期间（1736~1795）四川百草堂之草药治病验方抄本中就有金钱草治"黄痨走胆"的记载，其文曰："黄痨走胆周身黄，金钱草是救命王，炕干研末冲甜酒，草药更比官药强。"四川民间称报春花科植物过路黄 *Lysimachia christinae* Hance 为金钱草、大金钱草、小黄药，可见四川民间应用这一药物治疗黄疸症至少已有二百多年历史。《本草纲目拾遗》另载有"神仙对座草"，谓"一名蜈蚣草，山中道旁皆有之，蔓生，两叶相对，青圆似佛耳草，夏开小黄花，每节间有两朵，故名对座草。"其描述与今之过路黄一致。现今江、浙一带亦称过路黄为"神仙对座草"或"对座草"，也治黄疸。由此看来，无论是西南地区，还是华东地区，虽然药名的称谓不同，但自清代以来就应用过路黄治黄疸症这一点是完全一致的。

目前，全国各地用于治疗结石症的"金钱草"，其品种逾 8 科 11 种，主要有：报春花科的过路黄 *Lysimachia christinae* Hance（四川大金钱草）、豆科的广金钱草 *Desmodium styracifolium*（Osbeck）Merr. 、唇形科的活血丹 *Glechoma longituba*（Nakai）Kupr. 、伞形科的天胡荽 *Hydrocotyle sibthorpoides* Lam. 、旋花科的马蹄金 *Dichondra repens* G. Forst.（四川称"小金钱草"）等。多数是民间药物，主要用来治疗黄疸症；后来经大量的临床实践经验总结，认为上述品种在治疗结石病方面有较好疗效，并广为应用。

【述评】

1. 金钱草之名最早见于《滇南本草》，但其原植物尚无从考证，其功效也与现今广泛应用的金钱草不同。目前广泛应用于治疗胆结石的金钱草是报春花科植物过路黄 *Lysimachia christinae* Hance。其曾是《植物名实图考》收载之"过路黄之二"，曰："江西坡塍多有之。铺地拖蔓，叶如豆叶，对生附茎。叶间春开五尖瓣黄花，绿跗尖长，与叶并茁。"本种亦是《本草纲目拾遗》之"神仙对座草"。早在 200 多年前的清代，四川民间即广泛用于治疗"黄疹走胆"（即黄疸症），现今江、浙一带民间亦用于治黄疸。可见过路黄用于治黄疸有着悠久的历史。《中国药典》将其作为金钱草的正品予以收载，符合历史事实。

2. 各地用于治疗结石病的其他中草药，除唇形科植物活血丹 *Glechoma longituba*（Nakai）Kupr. 曾以"金钱草"之名收载于《本草纲目拾遗》（祛风，治湿热）、以"活血丹"之名收载于《植物名实图考》（治吐血，下血）；伞形科植物天胡荽 *Hydrocotyle sibthorpoides* Lam. 曾在孙思邈《千金·食治》"蘩蒌"条下提及"别有一种……，可以疗痔病，一名天胡荽"、在《滇南本草》以"破钱草、千里光、千光草"之名记载其能"发汗、散诸风头痛、明目、退翳膜、利小便、疗黄疸"，其变种破铜钱 *H. sibthorpoides* Lam. var. *batrachium*（Hance）Hand. – Mazz. ex Shan 在《植物名实图考》"积雪草"条下提及"又有一种相似而有锯齿，名破铜钱"；其余品种均未见本草记载。上述品种除天胡荽记载能"利小便，疗黄疸"外，其余均与现今的临床应用不同。

3. 上述品种，有的本草记载可治"湿热"或疗"黄疸"，此两证候亦与胆结石病有一定联系；但均未见有治"石淋"的记载。因此，可能是现代应用中发展起来的。广金钱草亦是近代两广地区使用的金钱草，谓"治疗膀胱结石数例，屡见奇效"。

4. 目前全国各地应用的"金钱草"均是来源于不同科的植物，它们之间所含的化学成分与生物活性均有较大的不同。实际应用中也发现，它们在治疗结石病的疗效和适应证也不相同。例如，过路黄对胆结石疗效较好，广金钱草和活血丹治疗泌尿系统结石的疗效较好，而天胡荽则主要用于"湿热黄疸"；因此，不同品种应区别应用。

5.《中国药典》2005 年版始收载金钱草和广金钱草，前者为报春花科植物过路黄 *Lysimachia christinae* Hance，后者是豆科植物广金钱草（龙鳞草）*Desmodium styracifolium*（Osbeck）Merr.。《中国药典》2010 年版始将活血丹 *Glechoma longituba*（Nakai）Kupr. 以"连钱草"之名列条收载。

金钱草（正品）

【别名】神仙对座草（《百草镜》），蜈蚣草（《本草纲目拾遗》），铜钱草（《草木便方》），四川大金钱草、大金钱草（四川），对坐草（江苏），黄花过路草、龙鳞片

（福建），正金钱草（香港）

【处方应付名称】 金钱草，四川大金钱草

【来源】 报春花科植物过路黄 *Lysimachia christinae* Hance 的干燥全草。9～10 月采收，拣去杂草，洗净，晒干或烘干。

【植物形态】 多年生蔓生草本。茎柔弱，平卧延伸，表面灰绿色或带红紫色，全株无毛或被疏毛，幼嫩部分密被褐色无柄腺体，下部节间较短，常有不定根。叶对生；叶柄长 1～3cm，无毛；叶片卵圆形或肾圆形，先端锐尖或圆钝，基部楔形或浅心形，稍肉质，对光透视可见多数暗棕色或紫黑色条纹（分泌道），干时呈黑色，两面均具腺毛，全缘，仅主脉明显。花单生叶腋；花梗长 1～5cm；花萼 5 深裂，裂片披针形、椭圆状披针形或线形或上部稍扩大而近匙形；花冠黄色，辐状钟形，5 深裂，先端锐尖或钝，具黑色条纹；雄蕊 5，花丝下半部合生成筒；子房上位，花柱单一。蒴果球形，无毛，表面有紫黑色条纹，瓣裂。花期 5～7 月，果期 7～10 月。（图 4－28－1）

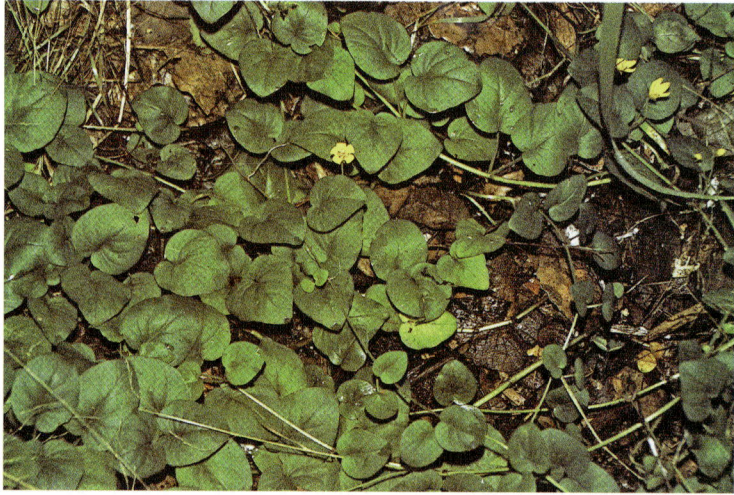

图 4－28－1　过路黄（原植物）

生长于山坡路边、沟边及林缘较阴湿处，垂直分布可达 2300m 处。主产于四川及长江流域各省区。

【化学成分】 全草含多种黄酮类成分：槲皮素、异槲皮苷（isoquercitrin，即槲皮素 3－O－葡萄糖苷）、山奈酚（kaempferol）、三叶豆苷（trifolin，即山奈酚 3－O－半乳糖苷）、3，2′，4′，6′－四羟基－二甲氧基查尔酮（3，2′，4′，6′－tetrahydroxy－4，3′－dimethoxy－ chalcone）、山奈酚－3－O－珍珠菜三糖苷（kaempferol－3－O－lysimachia trioside）、山奈酚－3－O－葡萄糖苷、山奈酚－3－O－α－L－鼠李糖（1→2）－β－D－木糖苷（金钱草素，lycimachiin）、鼠李柠檬素－3，4′－双葡萄糖苷（rhamnocitrin－3，4′－diglucoside）、山奈酚－3－O－芸香糖苷（kaempferol－3－O－rutinoside）等；另含鼠李糖酸－γ－内酯（rhamnonic acid－γ－lactone）、对羟基苯甲酸、尿嘧啶、环腺苷酸（cAMP）、环鸟苷酸（cGMP）样物质、多糖、氯化钠、氯化

钾、亚硝酸盐及多种无机元素。

【药材性状】 全草多皱缩成团，下部茎节上常有纤细须根。茎扭曲，直径约1mm，表面红棕色，具纵直纹理，折断面灰白色。叶对生，叶柄长1~3cm；叶片多皱缩破碎，完整者展平后呈阔卵形或心形，长2~6cm，宽1~4cm，全缘；表面灰绿色或黄绿色，背面色较浅，主脉1条于背面突起，用水浸后，对光透视可见黑色或棕色条纹。有时叶腋具长梗的花或果。质易碎。气微，味淡。（图4-28-2，图4-28-3）

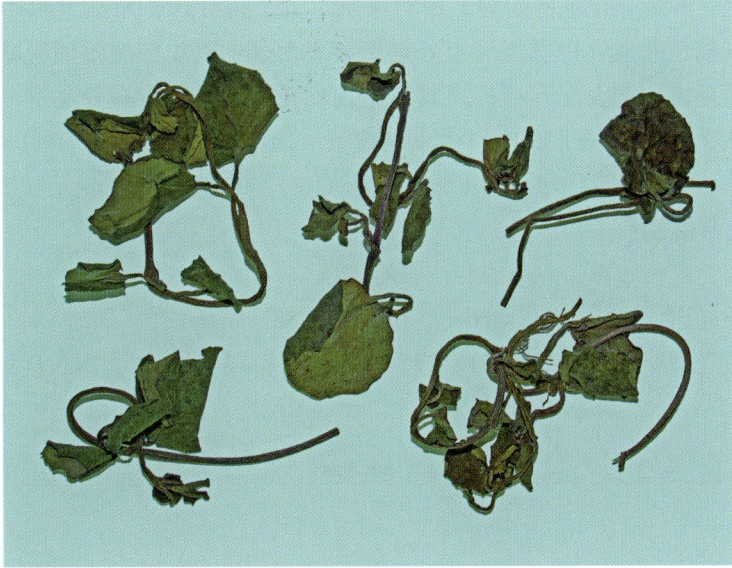

图4-28-2　金钱草（过路黄，四川）

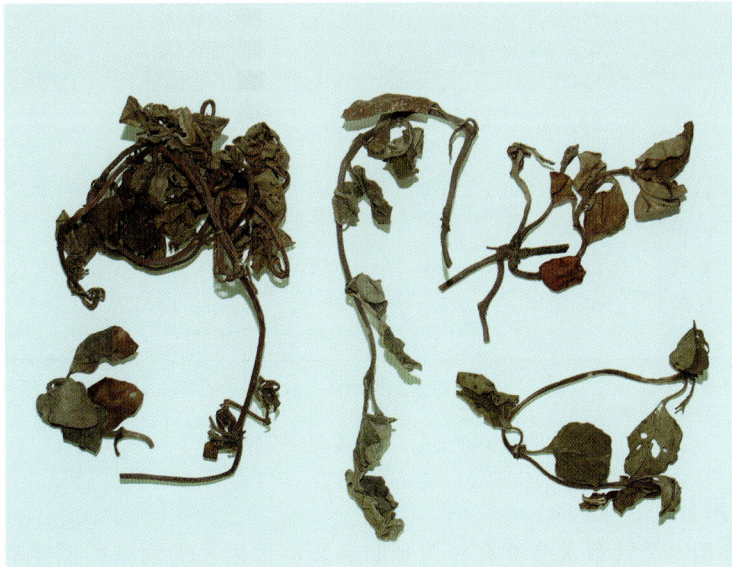

图4-28-3　金钱草（过路黄，香港）

【显微特征】 茎横切面：表皮外被角质层，有时可见腺毛，腺毛具单细胞头和单细胞柄，偶有柄部为双细胞，腺头内常含淡黄色物质。皮层宽广，有的细胞含红棕色物质，遇乙酸铜试液渐显淡蓝色；分泌道散在，周围分泌细胞 5～10 个环列，内含红棕色物质；内皮层明显。中柱鞘纤维微木化，断续排列成环；韧皮部狭窄，形成层不明显，老茎的木质部偶有纤维；髓部长圆形。薄壁细胞含淀粉粒。

　　叶横切面：上、下表皮均为 1 列薄壁细胞，有单细胞头和单细胞柄的腺毛，偶见多细胞非腺毛；叶肉分化不甚明显，栅栏细胞 1 列，短柱形，海绵组织中有离生型分泌道，内含红棕色物质；中脉维管束外韧型。表面观：表皮细胞垂周壁略弯曲，具角质纹理与圆形毛痕；下表皮有不等式或不定式气孔；叶肉组织有分泌道，内含红棕色物质。幼嫩茎、叶尚可见非腺毛，由 1～17 个细胞组成，平直或弯曲，外壁具角质线纹。

【紫外光谱鉴别】
　　零阶光谱：峰位 273；谷位 259
　　一阶导数光谱：峰位 236，266；谷位 245，288
　　二阶导数光谱：峰位 225，251，277，294；谷位 241，274，281（图 4 - 28 - 4～图 4 - 28 - 6）

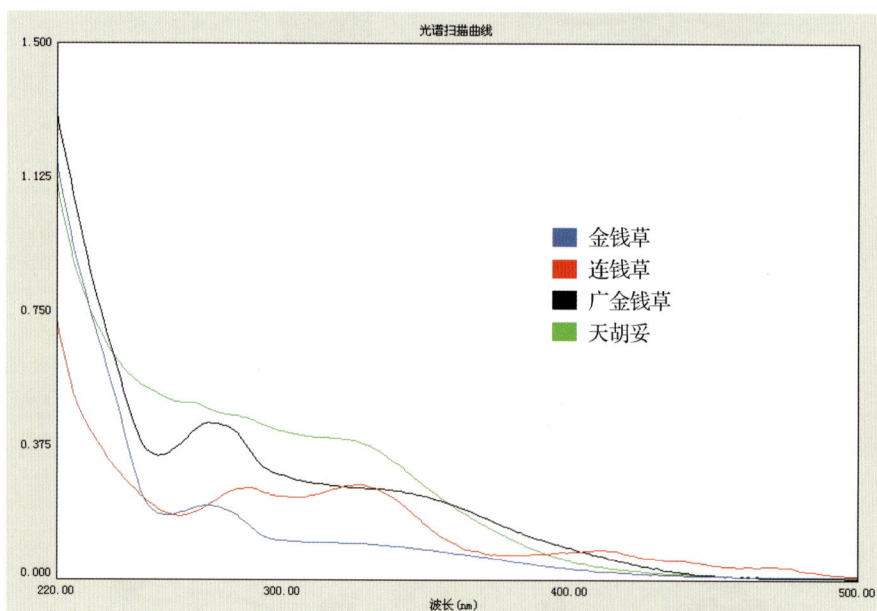

图 4 - 28 - 4　金钱草的零阶光谱

【药理作用】
　　1. 排石作用　金钱草水煎液有显著利胆和利尿作用。动物试验还证明，其煎剂能抑制一水合草酸钙结晶的生长，并能增加输尿管上段腔内压力、增强输尿管蠕动、增加尿量，因而有利结石的排出。金钱草治疗泌尿道结石可能与其中所含黄酮类成分有

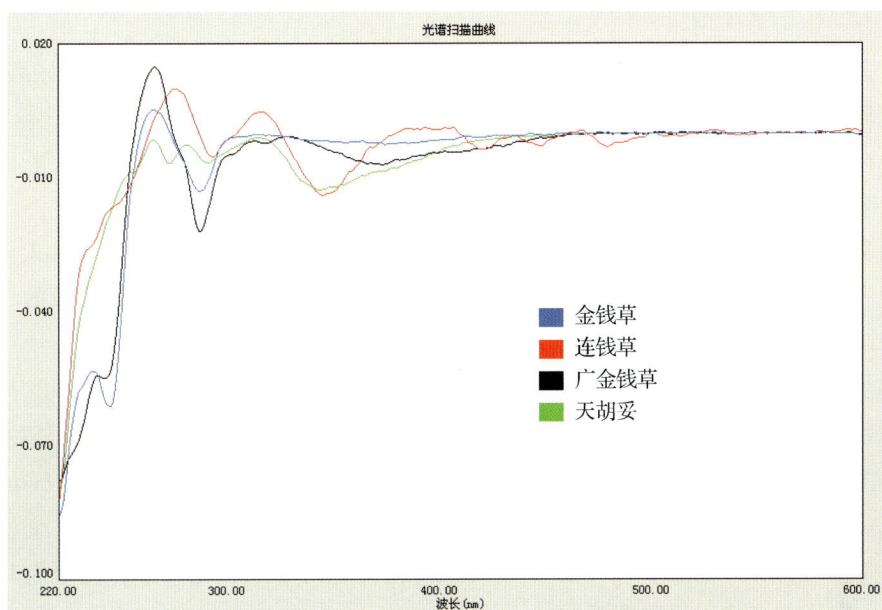

图 4 - 28 - 5　金钱草的一阶导数光谱

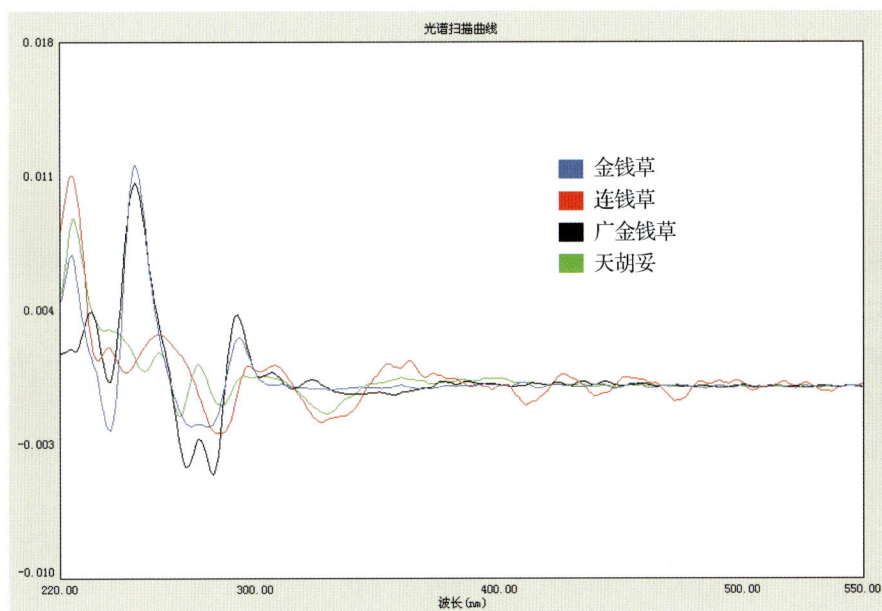

图 4 - 28 - 6　金钱草的二阶导数光谱

关：黄酮类化合物的羟基可与 Ca^{2+} 配位结合，从而降低尿液中 Ca^{2+} 浓度与草酸钙的过饱和度，抑制结石的生长。所含氨基酸及鞣质亦可有类似作用。

2. 抗炎作用　金钱草及其总黄酮和酚酸类对组胺、巴豆油、蛋清所引起的炎症均有显著抑制作用。

3. 抑菌作用　金钱草水煎液（2g/ml）对金黄色葡萄球菌、白色葡萄球菌及柠檬球菌均有一定抑菌作用。

4. 降低血清尿酸水平　金钱草水提物能显著降低高尿酸血症小鼠的血清尿酸水平，而对正常小鼠的血清尿酸水平无显著影响。

5. 对免疫系统的作用　金钱草对细胞免疫和体液免疫均有抑制作用，并能增强小鼠巨噬细胞的吞噬功能。

6. 其他　金钱草对血管平滑肌有松弛作用，对 ADP 及花生四烯酸诱导的人血小板聚集有一定的抑制作用。临床报道有服用金钱草引起接触性皮炎和过敏反应的个别病例。金钱草水煎液小鼠灌胃的 LD_{50} 为 81.92g/kg。

【功效】性微寒，味甘、咸。能清利湿热，通淋，消肿。用于热淋，砂淋，尿涩作痛，黄疸尿赤，痈肿疔疮，毒蛇咬伤，肝胆结石，尿路结石。煎服，15~60g；外用适量。

【附注】（1）金钱草商品中有时混有同属植物点腺过路黄（少花排草）*Lysimachia hemsleyana* Maxim.，注意区别。本品的主要特征是：枝端延伸成细长鞭状，全株被短柔毛；叶柄长为叶片的 1/2 以下，叶片两面具稍突起的小点；花较小，花冠裂片上疏生点状小腺体；子房与果实有毛。

（2）同属植物聚花过路黄 *Lysimachia congestiflora* Hemsl. 有时也混杂于金钱草商品中，但本品在四川作"风寒草"入药，主要用于咳嗽痰多、咽喉肿痛、腹泻及小儿脐风等，并不用来治疗胆石症。本品的主要特征是：叶片较小，长 1.4~3cm，宽 1.3~2.2cm，呈卵形、阔卵形，两面疏被糙伏毛，侧脉 2~4 对；花通常 2~4 朵集生于茎端。

广金钱草（正品）

【别名】广东金钱草，金钱草，落地金钱，铜钱草，马蹄香，银蹄草，假花生

【处方应付名称】广金钱草，金钱草（广东、广西、香港、澳门）

【来源】豆科植物广金钱草（龙鳞草）*Desmodium styracifolium* (Osbeck) Merr. 的干燥地上部分。夏、秋季采收，除去杂草，晒干。

【植物形态】半灌木状草本，枝条密被黄色长柔毛。小叶 1 或 3，中间小叶具柄，两侧小叶无柄；叶片近圆形，先端微缺，基部心形，全缘，上面绿色，无毛，下面浅灰绿色，密被伏生的金黄色绢丝状绒毛，侧脉羽状；总状花序顶生或腋生，花冠蝶形，紫色，有香气；花后结荚果，腹缝线直，背缝线波状，有 3~6 荚节，被短柔毛和钩状毛。花期 6~9 月。（图 4-28-7）

生长于山坡、草地、土坎或灌木丛中。主产于广东。

【化学成分】全草主要含皂苷、黄酮及生物碱，已知有大豆皂苷（soyasaponin）Ⅰ和Ⅱ、22 位酮基大豆皂苷 B（22-keto-soyasaponol B）、3-O-[α-L-吡喃鼠李糖基（1→2）-β-D-吡喃半乳糖基（1→2）-β-D-吡喃葡糖醛酸基]大豆皂醇 E，新西兰牡荆苷（vicenin）Ⅰ和新西兰牡荆苷Ⅱ、夏弗塔雪轮苷（schaftoside）、异荭

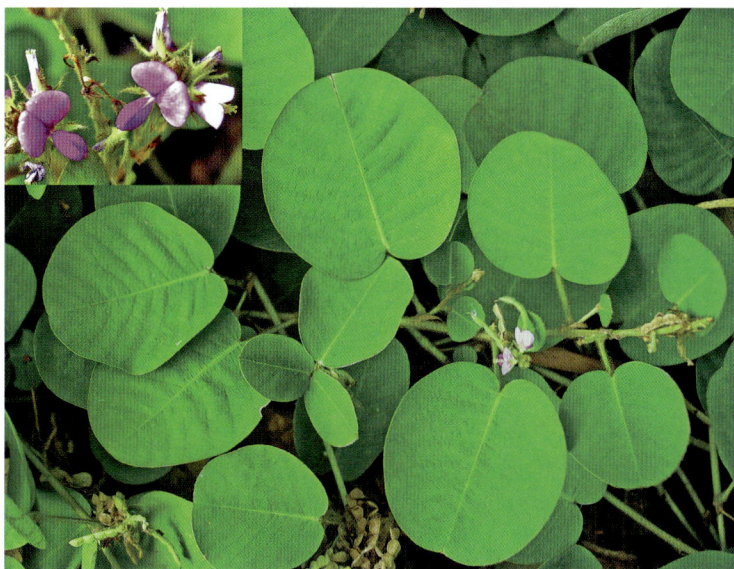

图 4 - 28 - 7　广金钱草（原植物，左上角示花）

草苷（isoorientin）、异牡荆苷（isovitexin），广金钱草碱；另含广金钱草内酯、羽扇豆酮、羽扇豆醇、多糖、挥发油等。

【药材性状】茎枝圆柱形，直径 2～5mm；表面淡棕黄色，密被黄色柔毛；质稍脆，断面中央有髓。叶互生，小叶 1～3，圆形或矩圆形，直径 2～4cm，先端微凹，基部心形，全缘，上面黄绿色或灰绿色，下面密被灰白色伏生的丝状毛，侧脉羽状；托叶 1 对，披针形，长约 8mm。气微香，味微甘。（图 4 - 28 - 8）

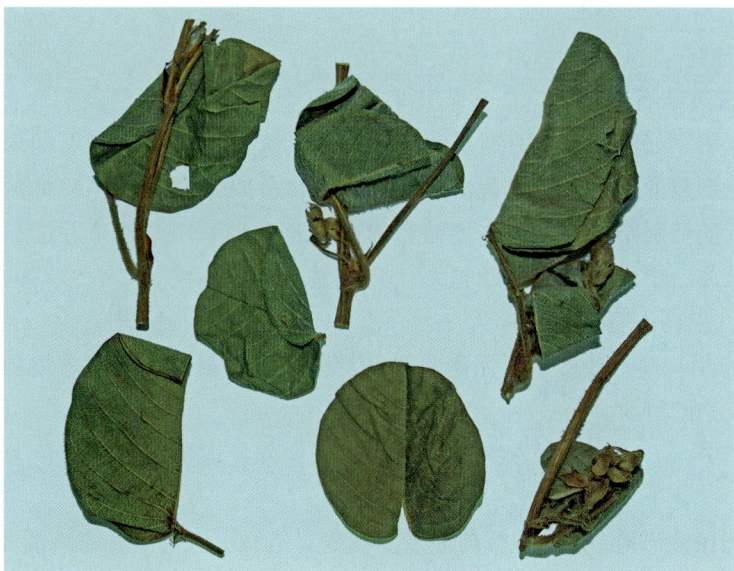

图 4 - 28 - 8　广金钱草

【显微特征】 茎横切面：呈类圆形，表皮密被毛茸。表皮细胞 1 列，外被薄角质层，毛茸有两种：一种为钩状毛，较短小，长 20～12μm，1～2～3 个细胞组成，基部细胞短小，壁稍增厚，先端细胞较长，末端弯曲如钩，外壁平滑；另一种为丝状毛，长可达 1000μm，1～3 细胞组成，基部 1～2 细胞短小，壁增厚，棕黄色，先端细胞极长，渐尖，壁厚，外壁具角质疣突，有的丝状毛基部细胞膨大。皮层宽 5～7 列细胞，有的细胞含草酸钙方晶。中柱鞘纤维断续排列成环，多数纤维的壁极厚，胞腔窄小，非木化，其外侧薄壁细胞有的含方晶。韧皮部窄，分泌道 2～3 个成群，内含棕色物质，纵切面观呈长管状，中有横隔。木质部连结成筒状。髓宽阔，有的中空，髓部有多数含草酸钙方晶的异细胞群，含晶细胞较小，每个含方晶 1（2）个，异细胞间壁稍增厚，木化。

叶：上、下表皮细胞表面观呈多角形，垂周壁稍弯曲，上下表皮均有气孔，尤以下表皮为多。气孔细小，平轴式，少数为不定式。上表皮无毛茸，下表皮密被毛茸，与表皮的相似。钩状毛分布于脉间，丝状毛多分布于脉部，毛茸脱落后留下类圆形毛痕。叶脉处可见众多含方晶的晶鞘细胞排列成行。叶肉异面型，栅栏细胞 1 列，不通过中脉。叶脉上表面呈脊状突起，下表面强烈突起，并密布毛茸，多为丝状毛。中脉维管束 1 个，木质部浅槽状，其直上方尚可见 1～2 个小形维管束；韧皮束有分泌道，其下方为纤维束，晶鞘细胞常含方晶。茎与叶的粉末中可见晶鞘纤维、方晶、分泌道、钩状毛、丝状毛及导管等。

【紫外光谱鉴别】

零阶光谱：峰位 274；谷位 256

一阶导数光谱：峰位 266，314，328；谷位 242，288，317

二阶导数光谱：峰位 233，251 277，293，307，324；谷位 226，240，272，283，302，316（图 4-28-4～图 4-28-6）

【药理作用】

1. 抗泌尿系结石作用 广金钱草及多种以广金钱草为主药的制剂均有显著的抗泌尿系结石的作用。如广金钱草冲剂对喂结石形成剂大鼠肾及膀胱结石的形成有显著预防效果，对已形成的结石也有显著治疗作用；在体外对水合草酸钙晶体的形成和聚集均有不同程度的抑制作用。上述作用的有效成分是多糖。广金钱草并能显著增加输尿管上段腔内压力、增加输尿管蠕动频率，并有显著利尿作用。广金钱草的抗泌尿系结石效果与其上述作用有关。

2. 利尿作用 广金钱草煎剂无论是胃肠给药还是注射，均能显著增加大鼠和犬的尿量，并促进钠的排泄。

3. 抑菌作用 广金钱草水煎液（2g/ml）对金黄色葡萄球菌、白色葡萄球菌有一定抑菌作用。

4. 抗炎与镇痛作用 广金钱草煎剂及总黄酮对组胺、巴豆油和蛋清诱导的急性炎症均有显著抑制作用；并能显著抑制醋酸致小鼠扭体反应及提高热板法实验中小鼠痛阈。

5. 对心脑血管的作用 广金钱草的水提取物及总黄酮均能显著增加犬冠状动脉和脑动脉血流量，提高小鼠常压耐缺氧能力，拮抗垂体后叶素致大鼠急性心肌缺血。

6. 抗凝血和抗血栓形成作用　广金钱草所含黄酮在体外有显著的抑制血小板聚集与抗血栓形成作用。

7. 其他　广金钱草煎剂能显著拮抗樟柳碱致小鼠记忆获得障碍、改善氯霉素致小鼠记忆巩固不良等及抗脑缺氧作用，尚有显著利胆作用。本品毒性很小，小鼠灌服煎剂相当于 400g 生药/kg 未见死亡，腹腔注射的 LD_{50} 为 11.57g/kg。

【功效】性凉，味甘、淡。能清热除湿，利尿通淋。用于热淋，砂淋，石淋，小便涩痛，水肿尿少，黄疸尿赤，尿路结石。煎服，15～30g。

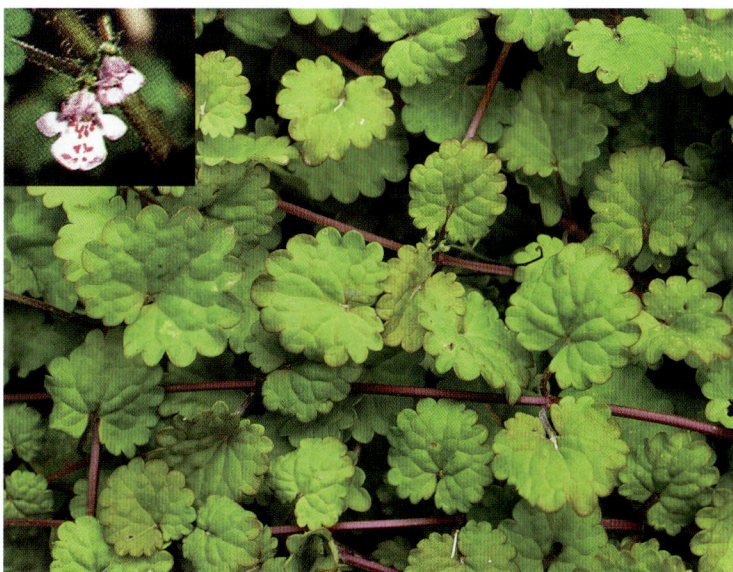

图 4-28-9　江苏金钱草（活血丹，原植物，左上角示花）

【附注】全国各地使用的金钱草除上述两种外，常见的还有：①连钱草（活血丹），本品在江苏一带作"金钱草"入药，俗称"江苏金钱草"（图 4-28-9）。茎叶含挥发油及熊果酸、琥珀酸、咖啡酸、阿魏酸、胆碱等，亦有利胆、利尿、使尿液变酸及抗菌等作用。4 种金钱草的利尿作用以连钱草最强（$P < 0.01$），其煎剂对大鼠未显示利胆作用。能利湿通淋，清热解毒，散瘀消肿。用于热淋，石淋，湿热黄疸，疮痈肿痛，跌打损伤。其主要形态特征是：茎方柱形，叶对生，叶柄长于叶片；叶片肾形或近心形，边缘具圆齿；轮伞花序腋生，花冠淡蓝色，二唇形；气芳香，味微苦。连钱草的零阶光谱：峰位 287、327，谷位 263、304；一阶导数光谱：峰位 275、317，谷位 293、345；二阶导数光谱：峰位 225、240、261、298、308　谷位 236、248、285。（图 4-28-4～图 4-28-6）②天胡荽，本品在江西作"金钱草"入药，俗称"江西金钱草"或"小金钱草"。全草含黄酮类成分槲皮素、异鼠李素及槲皮素半乳糖苷，尚含木脂素类成分左旋芝麻素及香豆素等。有一定的利尿、抗菌及抗疟作用。能清热利湿，解毒消肿。用于黄疸，痢疾，水肿，淋症，目翳，喉肿，痈肿疮毒，带状疱疹，跌打损伤。其主要形态特征是：茎极纤细，节处有根痕及细根；叶互生，叶片质薄，圆肾形或近圆形，基部心形，3～7 浅裂或不分裂，裂片阔卵形，边缘有钝齿；托叶膜质；

伞形花序小，与叶对生；双悬果略呈心形，两侧压扁。气香，味微咸。（图4-28-10）
同属植物破铜钱在当地亦作"金钱草"使用。其主要区别是：叶片较小，3~5深裂，几
达基部，而侧裂片间有一侧或两侧仅裂达基部1/3处，裂片均呈楔形。气微香，味淡。
（图4-28-11）以上两种茎叶中均有色素细胞，表皮具多列非腺毛。天胡荽叶表面非腺
毛多且粗长，破铜钱的较少；果实外侧中果皮均有网纹细胞；天胡荽中果皮内侧有数列
石细胞环列，破铜钱则无。天胡荽的零阶光谱：峰位、谷位不明显；一阶导数光谱：峰
位266，281，315；谷位273，291，344；二阶导数光谱：峰位226，240，261 277，
303，360；谷位255，269，286，288，299，329。（图4-28-4~图4-28-6）

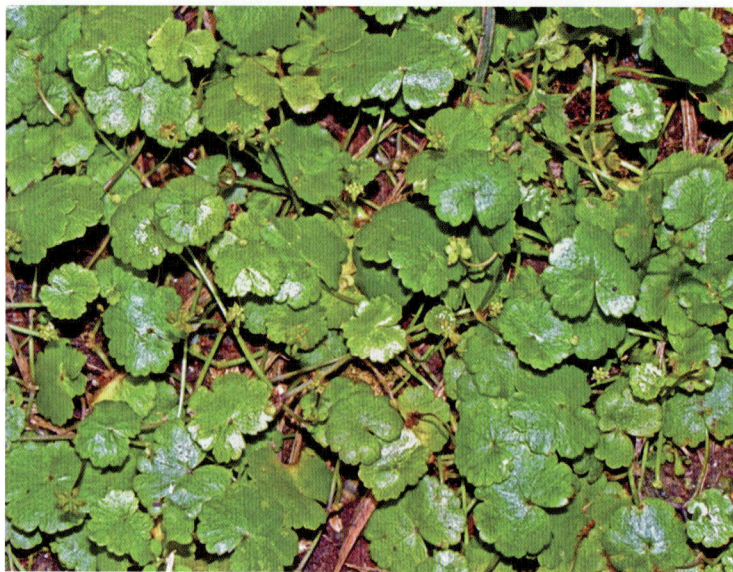

图4-28-10   江西金钱草（天胡荽，原植物）

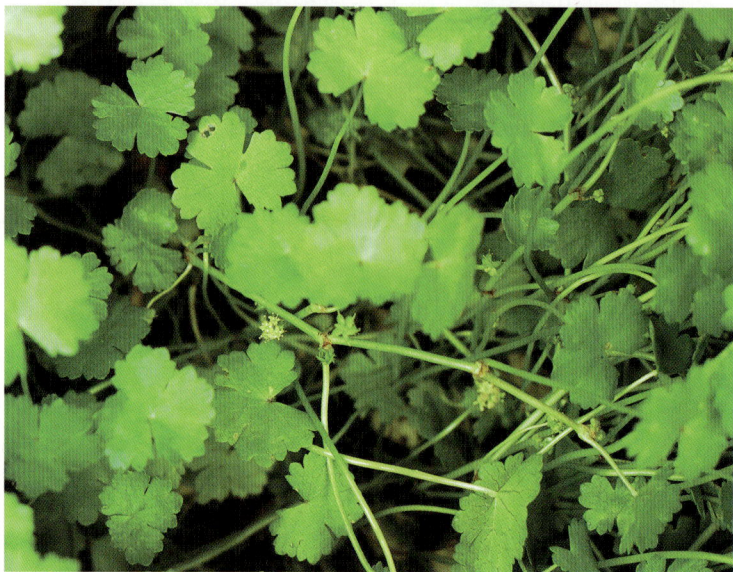

图4-28-11   江西金钱草（破铜钱，原植物）

29　海风藤

【考证】海风藤之名最早见于清代叶天士的《本草再新》，谓："海风藤行经络，和血脉，宽中理气，下湿除风，理腰脚气，治疝，安胎。"今人多用作宣痹化湿、通络舒筋药，用于风寒湿痹、关节疼痛。其后，《岭南采药录》亦有记载，但均无形态描述和附图。古代应用之海风藤究竟是何种植物？据范尚坦等的考证认为，现今使用的胡椒属海风藤与历代本草所记载的"风藤"（《名医别录》）、"南藤"（《开宝本草》《图经本草》《本草纲目》）和"石南藤"（《本草纲目》释名）乃是一物。这与目前全国大多数地区以胡椒属风藤和山蒟等用作海风藤使用是相吻合的。

海风藤虽是少常用中药，但其同名异物现象极为严重，全国各地用作海风藤的计有9科19种之多。大多数地区使用胡椒属植物风藤 *Piper kadsura*（Choisy）Ohwi、山蒟 *Piper hancei* Maxim.、毛蒟 *P. puberulum*（Benth.）Maxim.、瓦氏胡椒（石南藤）*P. wallichi*（Miq.）Hand. – Mazz.，西北、中南及西南部分地区以松萝科植物松萝 *Usnea diffracta* Vain、长松萝 *U. longissima* Ach.、花松萝 *U. florida*（L.）Wigg. 等（叶状体），江苏、四川以木通科植物五叶木通 *Akebia quinata*（Thunb.）Decne、白木通 *A. trifoliata* var. *australis*（Diels）Rehd.，广东、广西、海南和内蒙古以木兰科植物异型南五味子 *Kadsura heteroclita*（Roxb.）Craib. 的藤茎作海风藤药用。上述数种胡椒属植物的带叶茎枝在广东、广西、浙江、福建、云南、贵州及四川等地又作"石南藤"入药。香港亦以异型南五味子藤茎作海风藤入药。

【述评】

1. 海风藤之名虽较晚才见于本草记载，亦无形态描述与附图；但与历代本草记载之"风藤""南藤""石南藤"（非石南）乃为一物。《图经本草》所附泉州南藤图和台州石南藤图，均是今之胡椒属植物。目前，全国大多数地区亦以胡椒属数种植物作为海风藤入药。古今应用基本一致。

2. 胡椒属植物风藤、山蒟、瓦氏胡椒均含挥发油、木脂素、生物碱、黄酮等成分，功效也相似，均能祛风除湿、行气止痛。古今应用基本一致。而其他科属植物，如松萝科、木兰科、木通科等植物所含化学成分极不相同，且上述海风藤混淆品在本草中已作其他药物分别列条记载，如松萝科植物松萝等是《神农本草经》记载之"松萝"，木通科植物五叶木通等是《神农本草经》之"通草"（即今之木通），木兰科异型南五味子未见本草记载，只是西南和华南地区民间应用之药物。上述3科植物所含化学成分和功效亦与海风藤极不相同。松萝等主要含地衣酸类成分，有抗菌等活性；五叶木通等主要含木通苷等三萜皂苷类，有利尿、抗菌等活性；异型南五味子藤茎主要含有木脂素等类成分。因此，上述品种实属误用，应予以纠正。

3.《中国药典》2010 年版将异型南五味子 *Kadsura heteroclita*（Raxb.）Craib. 的藤茎分别以"广西海风藤"与"黑老虎根"之名收载于附录中。

海风藤（正品）

【别名】满坑香，细叶青篓藤，大风藤，荖藤，岩胡椒

【处方应付名称】海风藤

【来源】胡椒科植物风藤 *Piper kadsura*（Choisy）Ohwi 的干燥藤茎。秋季采收，洗净，晒干。

【植物形态】常绿木质藤本。茎有纵棱，幼时被疏毛，节上常生不定根。叶互生，近革质，卵形或长卵形，先端短尖或钝，基部浅心形或圆形，有时上部叶基部楔形，两侧对称或稍不对称；叶脉 5～7 条，由叶基或近于基部发出；叶面具白色腺点，无毛，叶背常被短柔毛；叶柄长 1～2cm，有时被毛；叶鞘仅基部有。花单性，无花被，雌雄异株，聚集成与叶对生的穗状花序；雄花序长 3～5.5cm，总花梗略短于叶柄，花序轴被微硬毛，苞片近圆形，无柄，雄蕊通常 3 枚，花丝极短；雌花序短于叶片，总花梗与叶柄等长，子房类球形，柱头3～4。浆果球形，褐黄色至红色。花期5～8 月。（图4－29－1）

生长于低海拔林中，常攀援于树上或岩石上。主产于福建、浙江、广东等地。

【化学成分】胡椒属植物均含有木脂素、生物碱、黄酮及挥发油。

风藤茎叶含海风藤酮（kadsurenone）、山蒟素（chancinone）、玉兰脂 B（denudation B）与毛蒟碱（puberulumine），尚含细叶青篓藤素（futoxide）、细叶青篓藤烯酮（futoennone）、细叶青篓藤醌醇（futoquinol）、细叶青篓藤酰胺（futoamide）等。

【药材性状】藤茎长圆柱形而扁，直径 0.3～1～2.5cm；表面灰褐色或褐色，粗糙，具纵向棱状纹理，节明显，节间长3～6～12cm，节部膨大，常有不定根；体轻，质脆，断面纤维状，皮部窄，木部宽广，灰黄色，与灰白色射线相间排列成放射状，皮部与木部交界处常有孔隙；中央有灰褐色的髓，髓固有 4～9 个灰黄色筋脉点排成一轮（髓维管束）。气香，味微苦、辛。（图4－29－2）

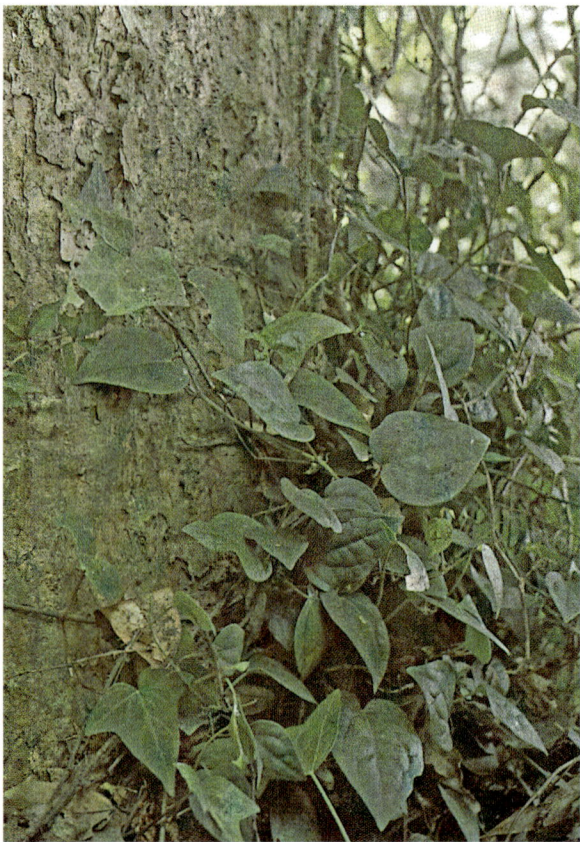

图 4－29－1　风藤（原植物）

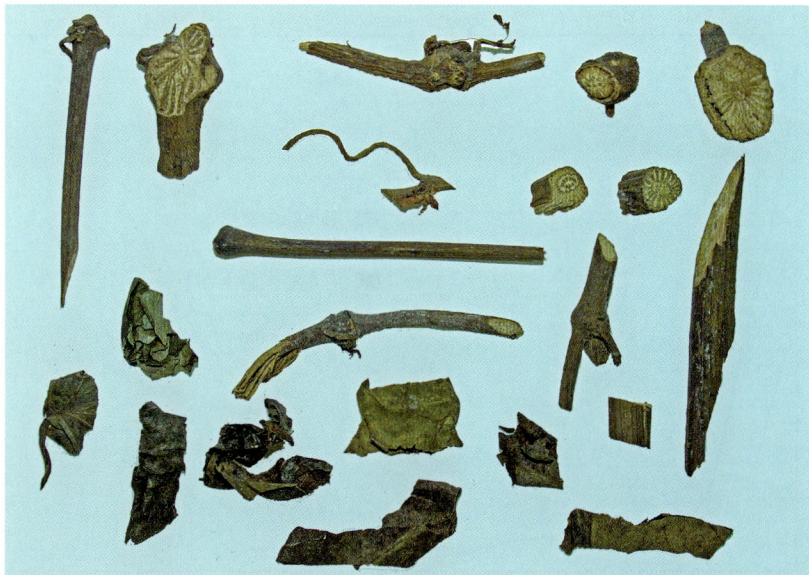

图 4 - 29 - 2　海风藤（风藤，北京）

【显微特征】茎横切面：表皮细胞形小，角质层突起呈浅齿状。皮层外侧为 2 ~ 3 列厚角细胞，内侧有 2 ~ 3 列纤维断续排列成环状；石细胞偶见；内皮层凯氏带明显。外韧型维管束 20 ~ 30 个，维管束之间被厚壁组织连结成浅波状环；较大的维管束常有初生韧皮纤维束，韧皮束间常有石细胞。髓部宽阔，有大型黏液腔，髓维管束 4 ~ 9 个排成一轮。薄壁细胞含淀粉粒及草酸钙砂晶和小方晶。

【紫外光谱鉴别】

海风藤（北京）零阶光谱：峰位、谷位不明显

　　　　一阶导数光谱：峰位 228，261；谷位 240，290

　　　　二阶导数光谱：峰位 223，233，247，281，293，302；谷位 237，269，287，297

四川海风藤（花松萝）零阶光谱：峰位 268，296；谷位 246，288

　　　　一阶导数光谱：峰位 258，292；谷位 276，317

　　　　二阶导数光谱：峰位 225，236，283，326；谷位 229，269，305（图 4 - 29 - 3 ~ 图 4 - 29 - 5）

【药理作用】

1. 镇痛作用　海风藤的 95% 乙醇提取物（$1/5LD_{50}$ 剂量下）对醋酸致小鼠扭体反应有明显抑制作用（$P < 0.001$），镇痛作用强度顺序依次为风藤、山蒟、瓦氏胡椒、毛蒟；$1/10LD_{50}$ 剂量下，风藤和山蒟对热板致小鼠疼痛亦有镇痛作用。

2. 抗炎作用　海风藤、山蒟、毛蒟的 95% 乙醇提取物（$1/10LD_{50}$ 剂量下）对巴豆油致小鼠耳廓肿胀均有明显抑制作用（$P < 0.001$）。

3. 抗血小板聚集作用　上述 4 种海风藤的 95% 乙醇提取物（5mg/ml，10mg/ml）

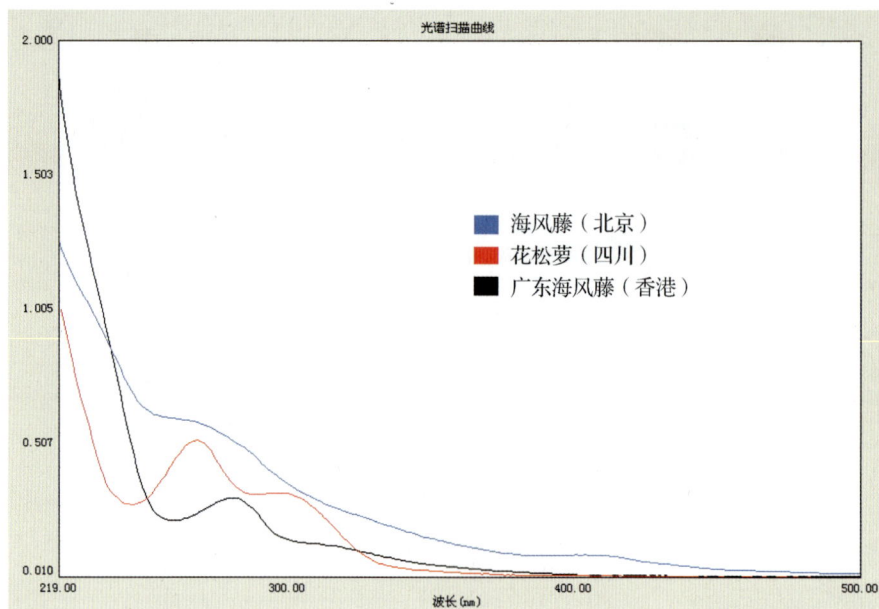

图 4 - 29 - 3　海风藤的零阶光谱

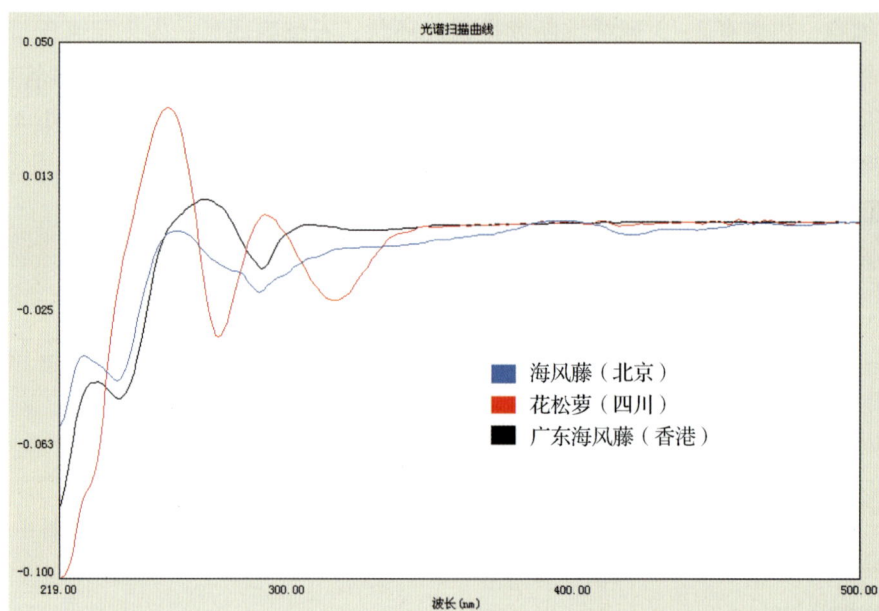

图 4 - 29 - 4　海风藤的一阶导数光谱

对 ADP 诱导的大鼠血小板聚集均有明显抑制作用，以风藤、山蒟的作用最好（$P < 0.001$），瓦氏胡椒、毛蒟次之（$P < 0.01$）。

4. 其他　海风藤提取物可减轻内毒素所致低血压和通透性增强性肺水肿。海风藤尚能增加小鼠营养性血流量，降低犬心肌缺血区侧支的血管阻力。

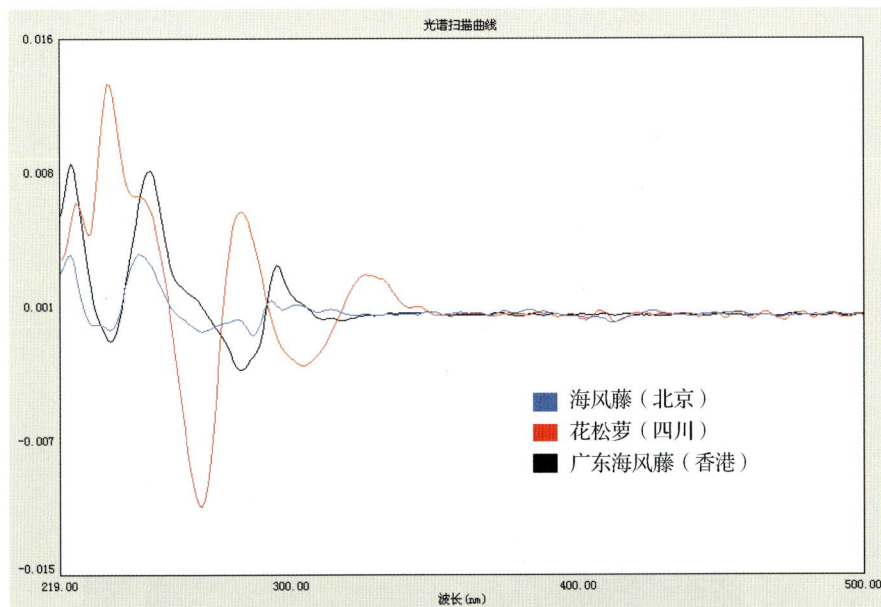

图 4 – 29 – 5　海风藤的二阶导数光谱

【功效】性微温，味辛、苦。能祛风湿，通经络，理气，止痛。用于风寒湿痹，肢节疼痛，筋脉拘挛，脘腹冷痛，水肿。煎服，6～15g；或浸酒。

【附注】胡椒属植物山蒟 *Piper hancei* Maxim. 亦含海风藤酮（kadsurenone）、山蒟素（chancinone）、玉兰脂 B 与毛蒟碱，其抗炎、镇痛及抗血小板聚集作用均与风藤相似；瓦氏胡椒 *P. wallichi* （Miq.）Hand. – Mazz. 所含成分及药理作用与风藤和山蒟相近；而毛蒟 *P. puberulum* （Benth.）Maxim. 中海风藤酮含量极低，挥发油成分亦与风藤差异明显，其镇痛及抗血小板聚集作用也最弱，且毒性较大，小鼠灌胃的 LD_{50} 为 3.65g/kg。不宜作海风藤入药。

广东海风藤（广西海风藤）（习用品）

【别名】地血香、通血香、大钻骨风、绣球香（云南），大饭团、风藤（广西），南蛇风（湖南），冷饭团（湖北），大风沙藤、过山龙藤、海风藤（广东），海风荕（香港），广东海风藤（澳门）

【处方应付名称】广东海风藤，地血香（云南），海风藤（广东、广西、香港、澳门）

【来源】木兰科植物异型南五味子 *Kudsura heteroclita* （Roxb.）Craib. 的干燥藤茎。全年均可采收，切片，晒干。

【植物形态】木质大藤本。老茎有厚而疏松的栓皮，块状纵裂，内皮红色，清香。叶互生，纸质，具短柄；叶片卵状椭圆形或阔椭圆形，先端渐尖或急尖，基部阔楔形或近圆形，上部边缘有疏齿或全缘，侧脉 7～11 对，网脉明显。花单性，雌雄异株，生于叶腋，花被淡黄色，11～15 片，排成 4～5 轮；雄蕊群球形，先端无附属物，雄蕊 50～65，稀35；雌蕊群球形，心皮 30～55，柱头盾状；聚合果近球形，小浆果倒卵形。花期 5～8 月，果期 8～12 月。（图 4－29－6）

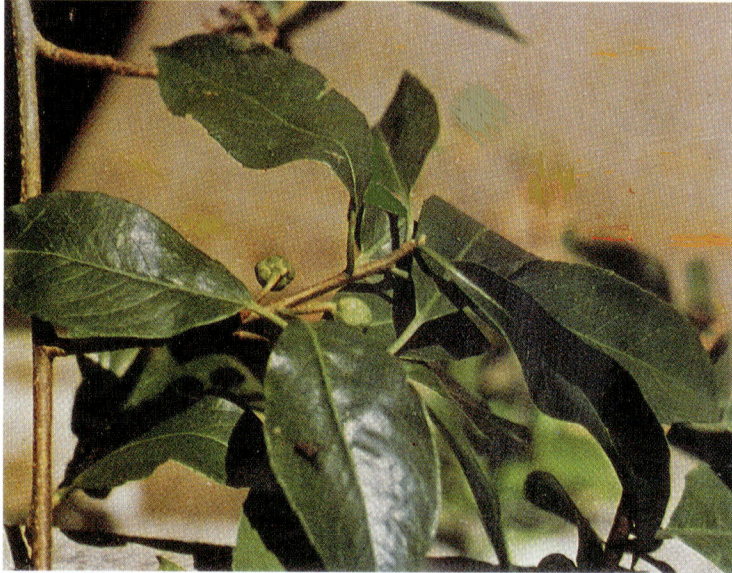

图 4－29－6　异型南五味子（原植物）

生长于海拔 400～2000m 的山坡林缘或疏林中。分布于广东、海南、广西、贵州、云南等地。主产于广西、广东。

【化学成分】茎含木脂素类成分异型南五味子素（heteroclitin）A～E，南五味子素（kadsurin），内南五味子素（interiorin），南五味子内酯（kadsulactone）A 与开环新南五味子酸（seco－neokadsuraric acid）以及 12β－乙酰氧基黑老虎酸（12β－acetoxy-coccinic acid）、12β－羟基黑老虎酸、12α－羟基黑老虎酸、β－谷甾醇等。根含异安五酸（isoanwuweizic acid）。

【药材性状】藤茎圆柱形，稍弯曲，直径 1.5～5cm；老藤栓皮黄白色，厚达 6mm，具纵向凹沟和横向裂隙，将栓皮分割成条块状，并常附有苔类和地衣，栓皮易成块剥落，内皮呈暗红紫色。质坚硬，难折断，横切面皮部窄，红褐色，强纤维性；木部宽，浅棕色，管孔排列成轮状；髓部小，黑褐色，呈空洞状。具特殊香气，味淡而微涩。（图 4－29－7）

【显微特征】茎横切面：木栓层极厚，大木栓细胞层与小木栓细胞层相间排列成数轮，栓内层细胞数列；皮层细胞切向延长，壁较厚，有的可见径向纹理，嵌晶石细胞散在分布，胞壁上嵌有众多的草酸钙小方晶；中柱鞘纤维束排列成环状；韧皮部窄，韧皮纤维壁极厚，并嵌有众多的草酸钙小方晶；形成层不明显；木质部宽阔，导管大小不一，纤维壁厚，分布于导管周围；射线宽 1～3 列细胞；髓部细胞多已颓废，有的含棕色物质。

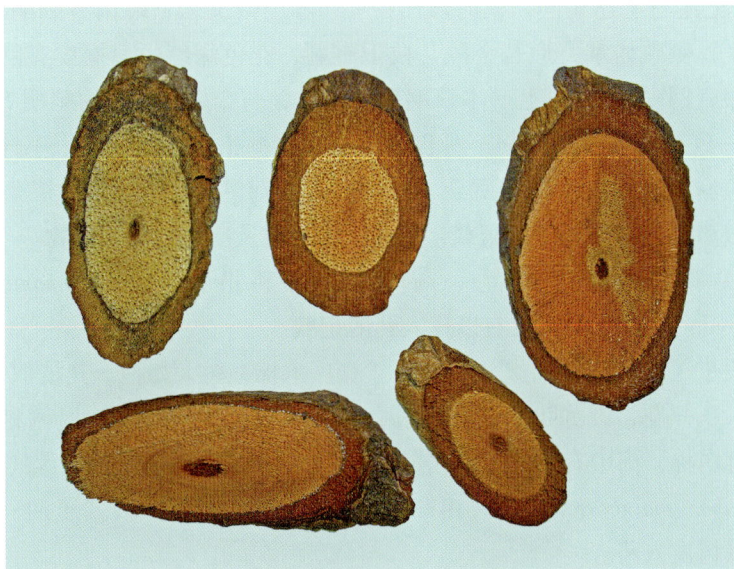

图 4 - 29 - 7 广东海风藤

粉末：深棕色。①嵌晶石细胞，大多分枝成不规则形状，壁极厚，胞壁中嵌有众多的草酸钙小方晶；②嵌晶韧皮纤维，众多，两头渐尖，壁极厚，胞壁中嵌有众多的草酸钙小方晶；③导管主具缘纹孔。此外，尚可见木栓细胞、射线细胞、木纤维（纤维管胞）和少数中柱鞘纤维。

【紫外光谱鉴别】

零阶光谱：峰位 280；谷位 260

一阶导数光谱：峰位 233，271；谷位 241，291

二阶导数光谱：峰位 223，251，295；谷位 237，283（图 4 - 29 - 3 ~ 图 4 - 29 - 5）

【药理作用】 本品所含木脂素类成分在体内、外试验中均具有抗脂质过氧化作用。从其二氯甲烷提取物中分离得到的成分Ⅲ和Ⅳ有抑制血小板活化因子活性，因而有抗凝血作用。

【功效】 性温，味辛、苦。能祛风除湿，行气止痛，舒筋活络。用于风湿痹痛，胃痛，腹痛，痛经，产后腹痛，跌打损伤，慢性腰腿痛。煎服，9 ~ 15g；或研末，1.5 ~ 3g；或浸酒。外用适量，研末调敷。

30 海桐皮

【考证】 海桐始载于宋《开宝本草》。海桐释名刺桐，唐·李珣《海药本草》谓："生南海山谷中，似桐皮黄白色，故以名之。"《图经本草》载："海桐皮，出南海已（以）南山谷。今雷州及近海州郡亦有之。叶如手大，作三花尖。皮若梓白皮而坚韧，可作绳，入水不烂。不拘时月采之。古方多用浸酒治风蹷。"并附有雷州海桐皮图。

《证类本草》记述与上述相同。李时珍曰："（苏颂）又云：岭南有刺桐，叶如梧桐。其花附干而生，侧敷如掌，形若金凤，枝干有刺，花色深红。海桐皮有巨刺，如鼋甲之刺，或云即刺桐皮也。"以上《本草纲目》所述，与今之豆科植物刺桐 *Erythrina variegata* L. 相一致。而《海药本草》所言"所出与槟榔相似，茎叶根干小异，生南海诸国"及清·黄宫绣《本草求真》所绘"海桐皮图"则俱与棕榈科植物相类似。

樗叶花椒和朵椒均未见本草记载，为浙江、福建及广西的民间药物。

刺楸仅见载于《救荒本草》，与今之五加科植物刺楸 *Kalopanax septemlobus* (Thumb.) Koidz. 相近，但未见有以皮入药的记载。

木棉始载于《本草纲目》，李时珍曰："交广木棉，树大如抱。其枝似桐。其叶大，如胡桃叶。入秋开花，红如山茶花，黄蕊，花片极厚，为房甚繁，逼侧相比。结实大如拳，实中有白棉，棉中有子。"以上描述，除"入秋开花"有误外，均与今之木棉科植物木棉 *Bombax malabaricum* DC. 相符；但李氏仅载"白棉"及"子油"的气味、主治，未言及以树皮入药。

目前，全国各地使用的海桐皮品种极其复杂，包括 4 科数种植物的树皮。浙江、安徽使用芸香科植物樗叶花椒 *Zanthoxylum ailanthoides* Sieb. et Zucc. 及朵椒 *Z. molle* Rehd. 的树皮，称为"浙桐皮"；四川、贵州、河北、安徽、湖南、湖北及广西部分地区使用五加科植物刺楸 *Kalopanax septemlobus* (Thumb.) Koidz. 的树皮，称为"川桐皮"；广东、广西、福建使用木棉科植物木棉 *Bombax malabaricum* DC. 的树皮；广西、云南、陕西、河南又多以豆科植物刺桐 *Erythrina variegata* L. 及乔木刺桐 *E. arborescens* Roxb. 的树皮入药。

香港、澳门的用药习惯源于广东，故亦以木棉科植物木棉的树皮作海桐皮入药。

【述评】

1. 根据《本草纲目》之记载，海桐皮应是豆科植物刺桐 *Erythrina variegata* L. 的干燥树皮。本种应视为海桐皮之正品。其余 3 类树皮，均未见有本草记载其功效，为混淆品种，可暂作地区性习惯用药应用。

2. 现今应用的海桐皮的品种如此复杂，皆因本草记载"海桐皮有巨刺"有关，上述 4 科植物树干表面均有巨刺，但它们所含化学成分有极大的不同：刺桐皮主要含生物碱和黄酮类成分，樗叶花椒和朵椒主要含生物碱类及呋喃香豆素成分美花椒内酯（xanthoxyletin），刺楸主要含鞣质和三萜皂苷类，木棉树皮仅知含三萜类成分羽扇醇（lupeol）、羽扇酮（lupenone）及阿拉伯胶。它们的生物活性研究和临床疗效均只有零星的报道，彼此间亦有一定差异。刺桐皮和浙桐皮均具有镇痛、镇静与抗真菌等作用，部分地反映了它们祛风除湿、舒筋活络和杀虫止痒的功效内涵。而木棉皮仅有抗炎作用，并无镇痛和镇静作用；刺楸皮尚无上述方面的研究报道。因此，有必要对它们进行系统、深入的化学成分、药理作用与临床疗效比较研究，以明确各自的生物活性与临床适应范围，区别应用。除刺桐树皮称为"海桐皮"外，其余 3 类应分别暂称其为"浙桐皮""刺楸皮"和"木棉皮"。

海桐皮（正品）

【别名】钉桐皮，鼓桐皮，丁皮，刺桐皮；刺通，接骨药（贵州）

【处方应付名称】海桐皮，刺桐皮，桂桐皮（广西）

【来源】豆科植物刺桐 *Erythrina variegata* L. 或乔木刺桐 *E. arborescens* Roxb. 的干燥干皮或根皮。栽后 8 年即可剥取树皮。常于夏、秋季剥取，除去表面灰垢，晒干。

【植物形态】

1. 刺桐 大乔木，树皮灰棕色或灰黄棕色，枝淡黄色或土黄色，密被灰色绒毛，具黑色圆锥状刺，二三年后即脱落。叶互生或簇生于枝顶，托叶 2，线形，早落；三出复叶，小叶阔卵形至斜方状卵形，长 10～15cm，顶端小叶宽大于长，先端渐尖而钝，基部近截形或阔菱形，两面叶脉均疏被毛茸。总状花序被绒毛，花萼佛焰苞状，花冠蝶形，红色；雄蕊 10，二体，花丝淡紫色，花药黄色；花柱淡绿色，柱头不分裂，密被紫色软毛。荚果串珠状，微弯曲，种子 1～8 粒，球形，暗红色。花期 3 月。野生或栽培为行道树。主产于广东、广西。（图 4 – 30 – 1）

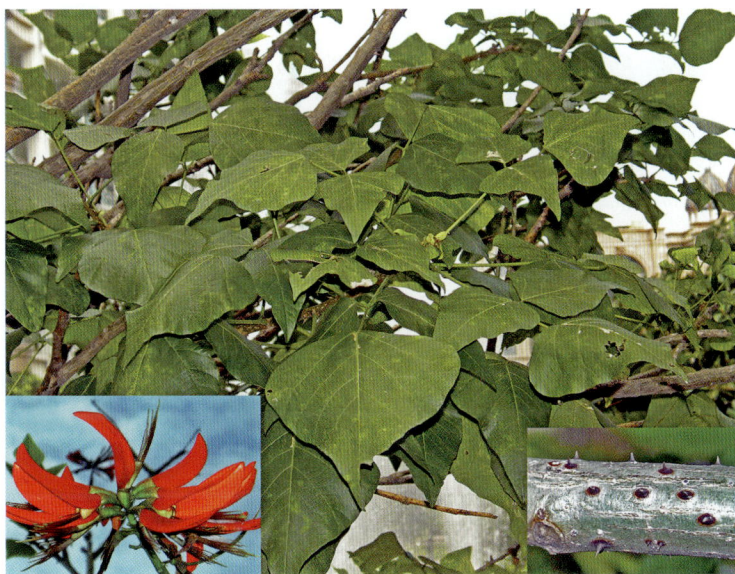

图 4 – 30 – 1　刺桐（原植物，左下角示花，右下角示枝刺）

2. 乔木刺桐 乔木，树皮有刺。三出复叶，小叶肾状扁圆形，先端急尖，基部近楔形，两面无毛，小叶柄粗壮；总状花序腋生，花密集于总花梗上部；花序轴和花梗无毛；花萼二唇形，无毛；翼瓣短于龙骨瓣；雄蕊 10，5 长 5 短；子房具柄，被黄色毛。荚果梭状，稍弯，两端尖，顶端具喙，基部有柄。生于山沟或草坡上。主产于云南。

【化学成分】树皮含多种生物碱：刺桐文碱（erysovine）、水苏碱（stachydrine）、刺桐特碱（erysotrine）、刺桐定碱（erysodine）、刺桐灵碱（erythraline）、刺桐平碱（erysopine）、刺桐宁碱（erysonine）、刺桐匹亭碱（erysopitine）、刺桐二烯酮碱（erysodienone）、刺桐亭碱（erysonine）等；另含黄酮类，如攀登鱼藤异黄酮（warangalone scandenone）、海鸡冠刺桐素（erycrisfagallin）、阿比西尼亚刺桐素-Ⅱ（erythrabyssin-Ⅱ）、菜豆素（phaseollin）、菜豆素定（phaseollindin）、异补骨脂双氢黄酮（isobavachin）等；尚含豆甾醇、β-谷甾醇、油菜甾醇及氨基酸和有机酸。

【药材性状】

1. 刺桐皮 呈槽状或板片状，两边稍卷曲，长约40cm，厚2.5～15mm；外表面黄绿色、黄棕色或棕黑色，常有宽窄不等的纵沟纹，外皮薄，易开裂，剥落而露出绿色内皮。老树皮栓皮较厚，未除去栓皮者表面粗糙，有黄色皮孔，并散布钉刺或除去钉刺留下的圆形疤痕，钉刺长圆锥形，高5～8mm，顶端锐尖，基部径5～10mm。根皮无刺。内表面浅黄色或浅黄棕色，较平坦，有细密纵纹。质坚韧，易纵裂，不易折断，断面浅棕色，裂片状。气微，味微苦。（图4-30-2）

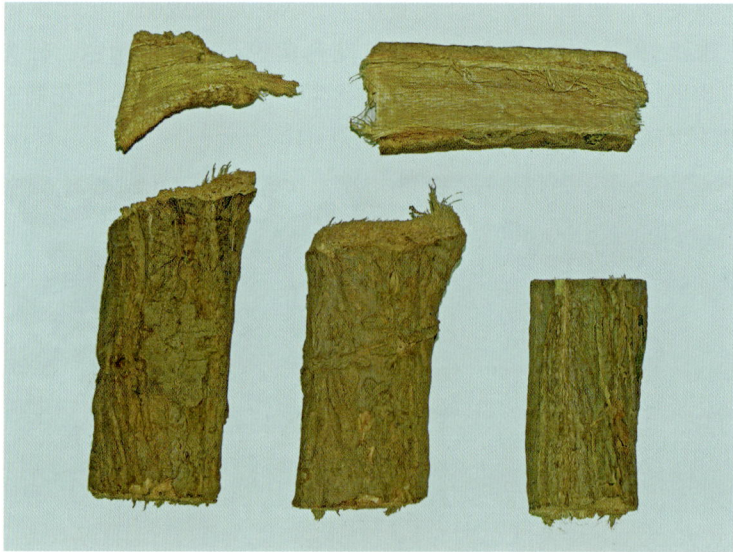

图4-30-2 海桐皮

2. 乔木刺桐皮 与刺桐皮相似。呈内卷的横长条形或平坦的小方块，厚3～6mm；外表面黄棕色、棕褐色或棕黑色，粗糙，栓皮多脱落，钉刺基部与栓皮界线不明显；内表面浅黄棕色，平滑，有细纵纹。质坚硬，折断面黄色，纤维性。气微，味微苦。

【显微特征】

1. 刺桐 树皮横切面：木栓层极厚；栓内层和皮层均有多数含草酸钙方晶的木化厚壁细胞；韧皮部宽阔，韧皮薄壁组织与筛管组织切向相间排列，后者大多颓废，壁且木化；韧皮纤维细小，单个散在或数个成群，有的排列成弧形，壁极厚，木化，纤维束周围的薄壁细胞含草酸钙方晶，直径8～30μm；射线宽3～11列细胞，外侧处多向一侧弯曲。薄壁细胞含淀粉粒，有的含棕色物质。

粉末：灰色。①含晶厚壁细胞，类方形或类圆形，壁增厚不均匀，木化，胞腔内含草酸钙方晶，直径8～30μm。②纤维及晶鞘纤维，多成束，纤维宽9～30μm，壁极厚，胞腔缝状，木化或微木化。③单粒淀粉，类球形，直径3～12μm，脐点点状，复粒偶见，由 2 ~ 4 分粒组成。④钉刺细胞，类圆形或多角形，直径 11 ~ 45μm，壁木化，具单纹孔。

2. 乔木刺桐 树皮横切面：与刺桐的相似。主要区别点：韧皮纤维较多且大，常成群，并切向排列成层，纤维束周围的薄壁细胞含草酸钙方晶，方晶直径 5 ~ 35μm；颓废筛管组织壁非木化。

【紫外光谱鉴别】

零阶光谱：峰位 273；谷位 249

一阶导数光谱：峰位 260，321；谷位 227，297

二阶导数光谱：峰位 244，277，303；谷位 223，268，290（图 4 - 30 - 3 ~ 图 4 -
　　　　　　　30 - 5）

【药理作用】

1. 镇痛与镇静作用 海桐皮煎液可明显抑制醋酸引起的小鼠扭体反应，显著延长热板法试验的小鼠痛阈时间，并可显著减少小鼠自主活动，延长戊巴比妥钠致小鼠睡眠时间。

2. 抗菌作用 海桐皮水浸液（1∶3）对铁锈色小芽孢癣菌、红色毛癣菌有不同程度的抑制作用。

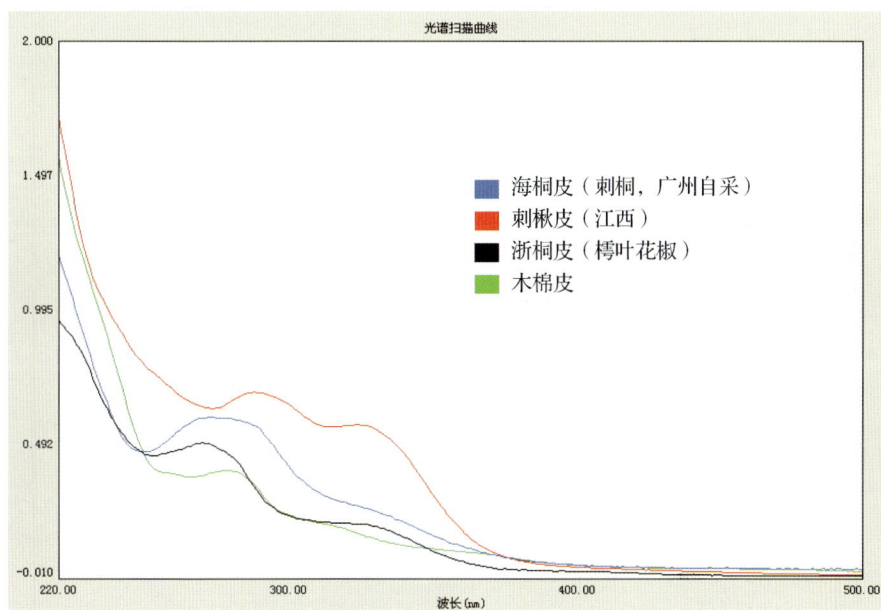

图 4 - 30 - 3　海桐皮的零阶光谱

3. 其他 显著拮抗乙酰胆碱所致肠管收缩作用，煎液小鼠腹腔注射给药的 LD_{50} 分别为：乔木刺桐（26.9 ± 2.8）g/kg，刺桐（40.5 ± 4.4）g/kg。本品的种子含多种生物碱，有箭毒样作用。

【功效】性平，味苦、辛。能祛风除湿，舒筋通络，杀虫止痒。用于风湿痹痛，肢节拘挛，跌打损伤，疥癣，湿疹。煎服，6 ~ 12g；外用适量，煎汤熏洗，或浸酒搽，或研末调敷。

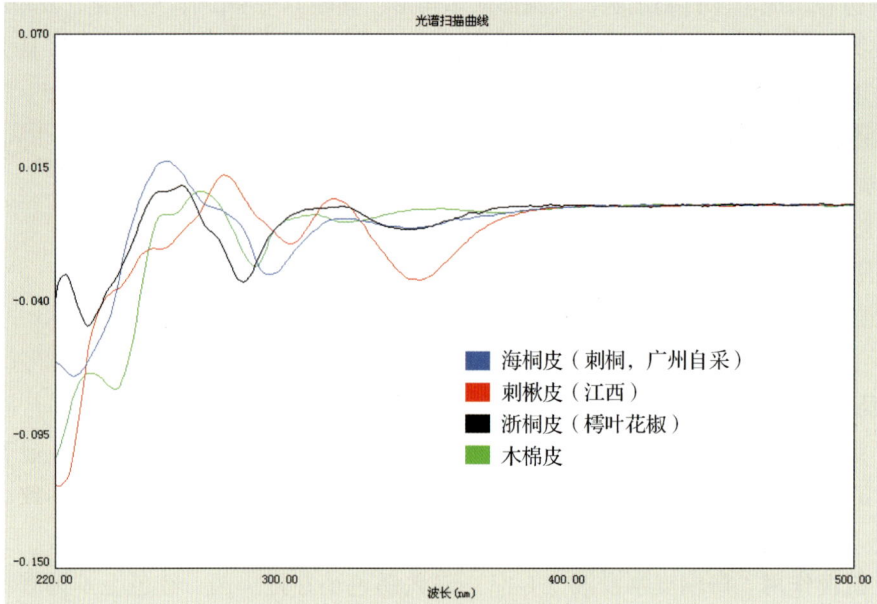

图 4 - 30 - 4　海桐皮的一阶导数光谱

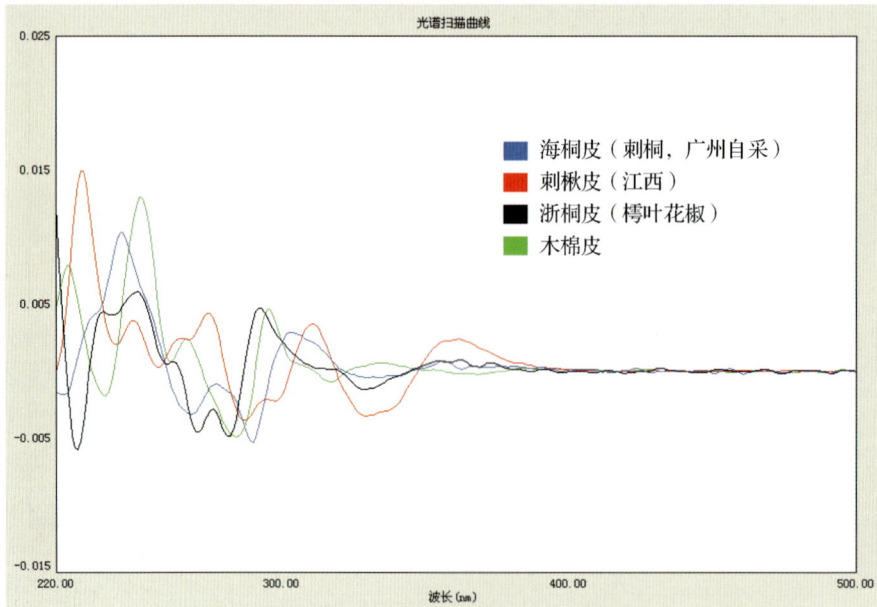

图 4 - 30 - 5　海桐皮的二阶导数光谱

浙桐皮（习用品）

【别名】木满天星（广西），鼓钉柴（福建）

【处方应付名称】浙桐皮，海桐皮

【来源】 芸香科植物樗叶花椒 *Zanthoxylum ailanthoides* Sieb. et Zucc. 及朵椒 *Z. molle* Rehd. 的干燥树皮。夏、秋季剥取树皮，晒干。

【植物形态】

1. 樗叶花椒 落叶乔木。树干上常有基部为圆环状凸起的锐刺，树皮灰褐色或灰黑色，具纵裂纹，幼枝的髓部常中空。奇数羽状复叶互生，具长柄，基部膨大，叶轴浑圆，无毛；小叶片 11～27，卵状长椭圆形或长椭圆形，先端渐尖或尾尖，基部圆，略偏斜，边缘具浅圆锯齿，齿缝处有透明腺点，上面深绿色，下面灰青色，被白霜，无毛；中脉及侧脉略下陷，在下面凸出。伞房状圆锥花序生于枝端，花单性，花部 5 基数，雄花有雄蕊 5，退化子房极短小；雌花花柱短，柱头头状，子房略呈球形，5 心皮组成。蓇葖果由成熟的 2～3 枚心皮形成，果爿先端具极短的尖嘴，果皮红色。种子广椭圆形而近似半月形，棕黑色，有光泽。花期 7～8 月，果期 10～11 月。

生长于海拔 800m 左右的密林中或路旁湿润处。主产于浙江、福建、广东、广西、台湾。

2. 朵椒 本种与樗叶花椒的主要区别：当年生枝髓部细小。小叶 7～9，厚纸质，卵圆形或长圆形，先端短急尖，基部圆形，边缘有粗大腺点，背面密被长绒毛。花期 7～9 月，果期 9～10 月。主产于江西、浙江、安徽、福建。（图 4－30－6）

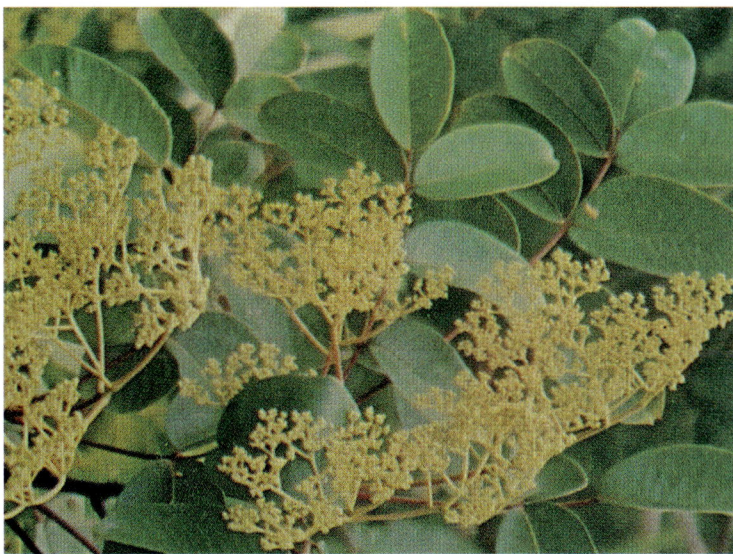

图 4－30－6 朵椒（原植物）

【化学成分】 樗叶花椒树皮含光叶花椒碱（nitidine）、茵芋碱（skimmianine）、樟叶木防己碱（laurifoline）、木兰花碱（magnoflorine）、衡州乌药碱及挥发油等。

【药材性状】

1. 樗叶花椒 呈板片状，两边稍弯曲，厚 0.5～3mm；外表面灰色或淡棕色，具纵裂纹及少数皮孔，钉刺较多，多数呈乳突状，少数纵扁或横扁状，高 1～1.5cm，顶端尖锐，基部略圆，直径0.8～2cm，顶端的尖刺在加工时多已折断；内表面黄白色或黄棕色，光滑，有细纵纹，在钉刺相对的皮内有卵状凹痕。质坚韧，折断面裂片状。气微，味微苦涩。（图4-30-7）

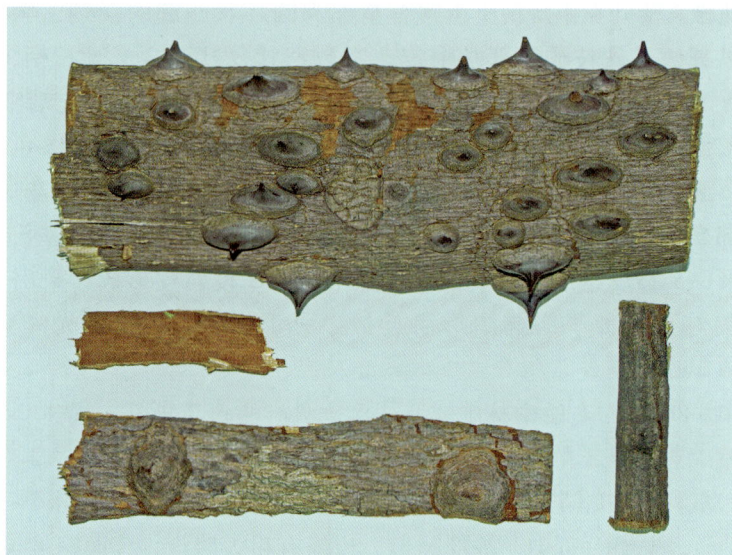

图4-30-7　浙桐皮（生药）

2. 朵椒　皮厚1.5～2mm，外表面灰褐色，钉刺乳突状或纵扁状，高0.4～1.2cm，基部直径0.7～2cm，有时两个钉刺合生在一起。有的钉刺已全部除去。

【显微特征】

1. 樗叶花椒　树皮横切面观：木栓层内侧为石细胞层，宽3～10列细胞，石细胞类长方形或类方形，内切向壁增厚；栓内层细胞数列，有的含草酸钙方晶；钉刺部位由数至数十列木化细胞组成，细胞呈类方形、长方形或类多角形，壁稍增厚，有的呈连珠状，壁孔和孔沟可见。皮层细胞多切向延长，石细胞分布其间，多数个或十数个成群，类圆形或纺锤形，有的形状不规则；韧皮部较宽，筛管组织多已颓废，纤维成群，与韧皮薄壁组织和筛管组织切向相间排列成层，另有少数石细胞和椭圆形分泌细胞；草酸钙方晶尚存在于纤维束和石细胞周围的薄壁细胞中。

粉末：淡绿黄色。①纤维与晶鞘纤维，多见，宽12～26μm，壁极厚，木化，初生壁与次生壁有时分离，胞腔缝状，晶鞘细胞的壁增厚，木化；②石细胞，大多成群，淡黄色，类圆形、类长方形或形状不规则，直径24～56μm，壁极厚，孔沟细，层纹明显；③木栓石细胞，无色或淡黄色，断面观呈类长方形或类方形，壁极厚，胞腔常偏于一侧，表面观呈多角形，胞腔不明显或呈圆点状；④钉刺细胞，成片，圆多角形，壁厚3～8μm，木化，纹孔细密；⑤草酸钙方晶，多呈正方或长方多面体形，直径5～20μm。尚有木栓细胞等。

2. 朵椒　与樗叶花椒的主要区别是：木栓石细胞宽仅2～4列；皮层薄壁细胞含少数方晶或簇晶，方晶直径12～61μm，簇晶直径18～43μm，有的方晶与簇晶合生；石细胞少数，单个散在或数个成群，直径 23 ~ 79μm，壁较薄，1 ~ 6μm。

【紫外光谱鉴别】

榉叶花椒（浙江）零阶光谱：峰位 270；谷位 253

一阶导数光谱：峰位 224，265，322；谷位 232，287

二阶导数光谱：峰位 237，249，262，276，292；谷位 228，240，271，281

（图 4 - 30 - 3 ~ 图 4 - 30 - 5）

【药理作用】

1. 镇静与镇痛作用　榉叶花椒与朵椒茎皮的水提醇沉液可显著延长戊巴比妥钠致小鼠睡眠时间，对醋酸所致小鼠扭体反应有显著抑制作用，并可极显著提高热板法试验的小鼠痛阈值。

2. 抗菌作用　榉叶花椒与朵椒茎皮的水提醇沉液对金黄色葡萄球菌及堇色毛癣菌、许兰黄癣菌、铁锈色小芽孢癣菌、红色毛癣菌等均有一定的抑制作用。

3. 解痉作用　榉叶花椒茎皮提取液（20mg/ml）可拮抗乙酰胆碱致小鼠离体回肠的收缩作用。

4. 毒性　榉叶花椒茎皮提取液（100g/kg）给小鼠灌胃，连续 7d，肉眼观察及尸检未见异常；小鼠腹腔注射给药的 LD_{50} 为（82 ± 11.07）g/kg。

【功效】性平，味辛、微苦，有小毒。能祛风除湿，通络止痛，利小便。用于风寒湿痹，腰膝疼痛，跌打损伤，腹痛腹泻，小便不利，齿痛，湿疹，疥癣。煎服，9 ~ 15g；外用适量，捣敷，研末调敷或煎水洗。

刺楸皮（习用品）

【别名】丁桐皮，钉皮（四川），刺楸皮、山上虎、狼牙棒（陕西），野海桐皮（浙江），刺五加（贵州），海桐皮（安徽）

【处方应付名称】刺楸皮，川桐皮，海桐皮

【来源】五加科刺楸 *Kalopanax septemlobus* (Thumb.) Koidz. 的干燥树皮。全年均可采收，剥取周长 20cm 以上的树皮，洗净，晒干。

【植物形态】落叶大乔木。树皮暗灰棕色，小枝圆柱形，淡黄棕色或灰棕色，具鼓钉状皮刺。叶在长枝上互生，在短枝上簇生，叶柄细长，无毛；叶片近圆形或扁圆形，掌状 5 ~ 7 浅裂，裂片三角状卵形至长椭圆状卵形，先端渐尖，基部心形，边缘有细锯齿，上面深绿色，无毛，下面淡绿色，仅脉上具淡棕色软毛或除基部脉腋外无毛。伞形花序集成顶生圆锥花序，伞形花序有花数朵，花部 5 基数，花瓣白色或淡黄绿色，雄蕊内曲，花丝较花瓣长 1 倍以上；子房下位，2 室，花盘隆起，花柱 2，合生，柱头分离。核果近球形，熟时蓝黑色，花柱宿存；种子 2，扁平。花期 7 ~ 10 月，果期 9 ~ 12 月。（图 4 - 30 - 8）

生长于海拔 200 ~ 1400m 的山坡稀疏灌丛中。主产于江苏、浙江、安徽、湖南、四川、贵州。

【化学成分】 含刺楸皂苷（kalopanax saponin）A，水解生成常春藤皂苷元；另含生物碱、鞣质和挥发油。

【药材性状】 树皮呈卷筒状、板片状或向内弯曲的条块，厚 2～7mm；外表面灰白色或灰褐色，粗糙，有灰黑色纵裂隙及横向裂纹，散生黄色圆点状皮孔，钉刺长1～3cm，基部直径 1～1.7cm，常纵向延长呈椭圆形，先端扁而尖锐，长约3mm，钉刺脱落露出黄色内皮；内表面棕黄色或紫褐色，光滑，具明显细纵纹。质坚韧，折断面外侧灰棕色，内侧灰黄色，强纤维性，并呈片层状。气微香，味苦。（图 4-30-9）

【显微特征】 树皮横切面：木栓细胞多列，壁木化；钉刺基部为径向延长的木

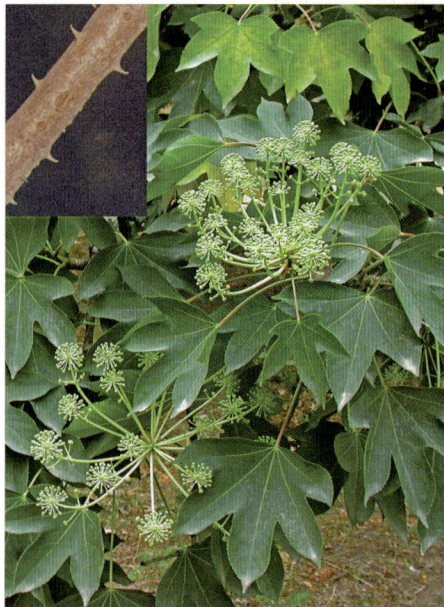
图 4-30-8　刺楸（原植物，左上角示枝刺）

化细胞，边缘及尖端为纤维。皮部较窄，石细胞散在。韧皮部有多数纤维束与韧皮薄壁组织和筛管组织切向相间排列成 4～8 层，有的伴有石细胞，纤维多角形，壁极厚，木化，层纹明显；筛管颓废；韧皮薄壁组织中有分泌腔，切向断续排列成层。射线宽1～3列细胞，向外渐弯曲。薄壁细胞含草酸钙簇晶，尚有少数方晶或簇晶与方晶合生。

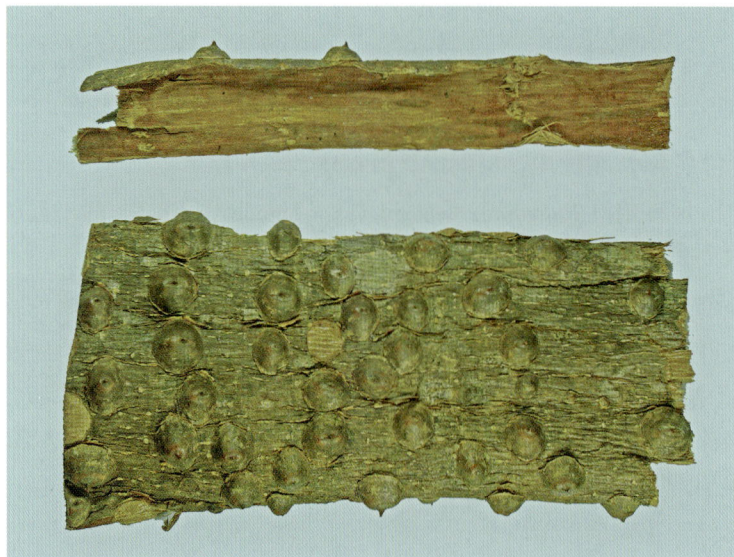
图 4-30-9　刺楸皮

粉末：①草酸钙簇晶，极多，直径 12～120μm，晶瓣先端钝，有的簇晶与大形方晶合生。②韧皮纤维，甚长，末端钝圆，宽16～40μm，壁极厚，木化，胞腔缝状。③

钉刺中纤维，大多成束，淡黄色或黄棕色，长梭形，宽 18～30μm，末端斜尖或钝，斜裂隙状单纹孔稀少。④筛管分子，端壁极度倾斜，具复筛板，筛域十数个，排列成梯状。此外，尚有木栓细胞、方晶和少量淀粉粒。

【紫外光谱鉴别】

刺楸皮 1（江西）零阶光谱：峰位 288，323；谷位 274，314

　　　　一阶导数光谱：峰位 255，280，319；谷位 221，257，303，349

　　　　二阶导数光谱：峰位 229，248，274，311，362；谷位 242，256，267，287，
　　　　　　　　　　　298，330

刺楸皮 2（杭州）零阶光谱：峰位 279；谷位 258

　　　　一阶导数光谱：峰位 226，266，311；谷位 238，290，343

　　　　二阶导数光谱：峰位 251，296；谷位 231，281，327，338

刺楸皮 3（四川）零阶光谱：峰位 325；谷位 263，301

　　　　一阶导数光谱：峰位 230，277，313；谷位 249，299，345

　　　　二阶导数光谱：峰位 225，259，306，357；谷位 235，285，327（图 4 - 30 - 10 ～ 图 4 - 30 - 12）

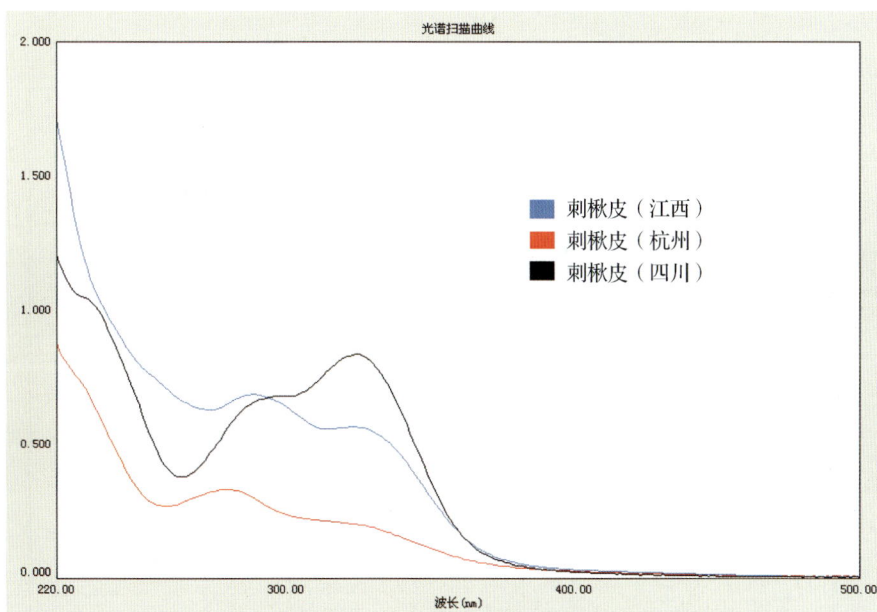

图 4 - 30 - 10　不同产地刺楸皮的零阶光谱

【药理作用】

1. 镇痛作用　刺楸茎皮的水提醇沉液对醋酸所致小鼠扭体反应有显著抑制作用，并可显著提高热板法试验的小鼠痛阈值。（$P < 0.01$）

2. 抗菌作用　刺楸茎皮的水提醇沉液对金黄色葡萄球菌及堇色毛癣菌、许兰黄癣菌、铁锈色小芽孢癣菌、红色毛癣菌等均有一定的抑制作用。

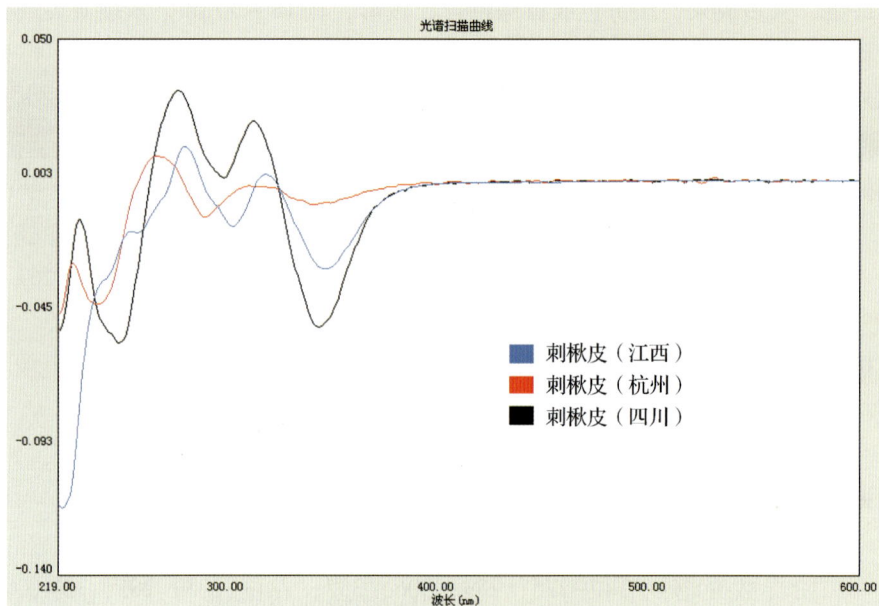

图 4 − 30 − 11　不同产地刺楸皮的一阶导数光谱

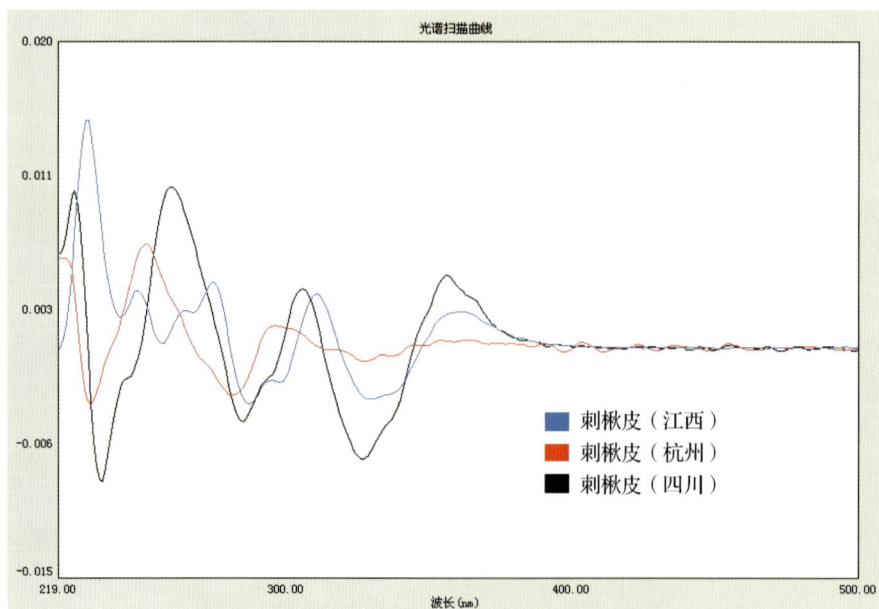

图 4 − 30 − 12　不同产地刺楸皮的二阶导数光谱

3. 解痉作用　樗叶花椒茎皮提取液（20mg/ml）可拮抗乙酰胆碱致小鼠离体回肠的收缩作用。

4. 毒性　樗叶花椒茎皮提取液（100g/kg）给小鼠灌胃，连续 7d，肉眼观察及尸检未见异常；小鼠腹腔注射给药的 LD_{50} 为 5.7 ± 0.03。

【功效】性凉，味辛、苦。能祛风除湿，活血止痛，杀虫止痒。用于风湿痹痛，肢体麻木，风火牙痛，跌打损伤，骨折，痈疽疮肿，口疮，痔肿，疥癣。煎服，9～15g；外用适量，煎水洗，或捣敷，或研末调敷。

木棉皮 （习用品）

【别名】古贝（三国·万震《南州异物志》），斑枝花（唐·王维《汪右丞集》），攀枝花（《本草纲目》），英雄树，广东海桐皮（香港）

【处方应付名称】木棉皮，广桐皮，海桐皮（广东、香港、澳门）

【来源】木棉科植物木棉 *Bombax malabaricum* DC. 的干燥树皮。全年均可采收，剥取树皮，晒干。

【植物形态】落叶大乔木。干和枝有短而大的圆锥形硬刺，枝平伸。掌状复叶，具长叶柄；小叶5～7，具柄，叶片矩圆形或椭圆状矩圆形，先端渐尖，基部阔或渐狭，全缘，薄革质，无毛。花大，红色，叶前开放，聚生于枝的近顶端，花萼杯状，先端5裂，厚革质，外面无毛，内面被丝毛；花瓣5，肥厚，矩圆形，两面被少数星状毛；雄蕊多数，花丝下部合生成多束，排成3轮，最外轮5束与花瓣相对；子房5室，柱头5裂，胚珠多数。蒴果大，矩圆形，木质，果瓣内有绵毛；种子多数，黑色。花期5月。（图4－30－13）

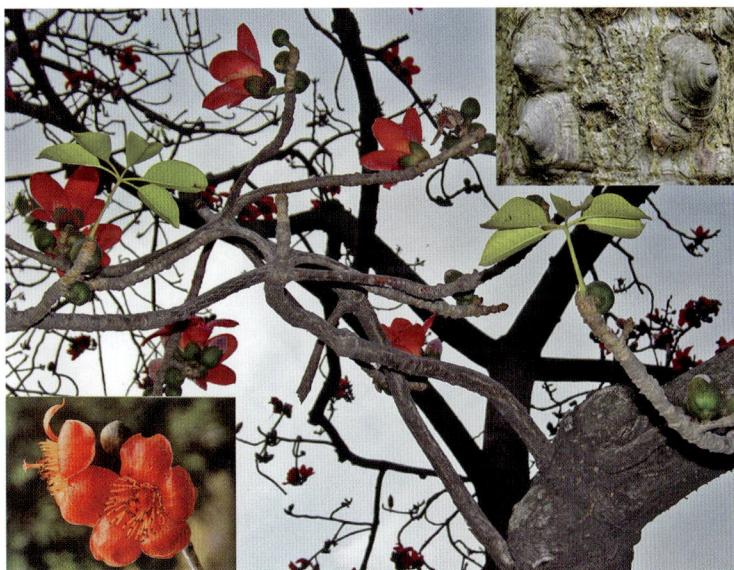

图4－30－13　木棉（原植物，左下角示花，右上角示皮刺）

主产于广东、广西。

【化学成分】树皮含三萜类羽扇醇、羽扇酮及阿拉伯胶。

【药材性状】树皮呈条片状或卷筒状，厚1～2cm。外表面灰黄棕色或红棕色，粗糙，密生椭圆形或圆锥形钉刺，钉刺呈乳头状而微突，独个或成对并生，基部直径

1～3.5cm，钉刺上有横环纹，顶端有尖刺，有的已被除去。内表面红棕色，平滑，具细纵纹。质坚韧，断面纤维状。有微弱香气，味淡，嚼之有黏性。内地饮片常为横切短块，长0.5～2.5cm，宽1～5cm，木部易成片层状开裂或分离。香港饮片为纵切薄片或条，常用红绳捆扎成束，长8～11cm，厚1.5～5mm，纵切面皮部浅棕色，可见多数浅色的颗粒状突起（石细胞），木部淡棕色至棕褐色，纤维性。（图4-30-14）

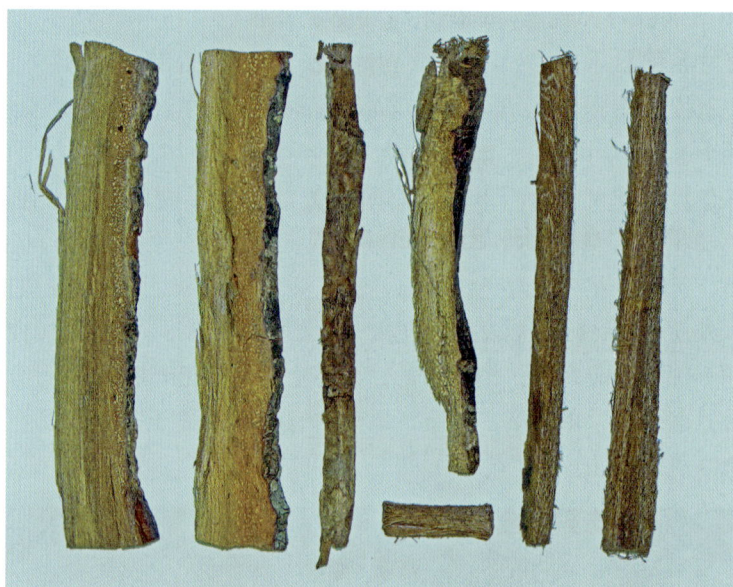

图4-30-14　木棉皮（饮片，香港）

【显微特征】树皮横切面：落皮层有木栓组织带2～3条，其中可见木栓石细胞群及被分割的射线及韧皮纤维束；木栓石细胞切向长方形，孔沟细密。栓内层及外侧韧皮部有石细胞群，韧皮纤维束与韧皮薄壁组织和筛管组织切向相间排列成层，纤维多角形，壁极厚，层纹明显；筛管组织多颓废；射线宽2～4（7）列细胞；薄壁细胞中含草酸钙簇晶，有的充满棕色物质。

粉末：①纤维，甚长，宽10～35μm，壁厚，木化，有裂纹；②草酸钙簇晶，众多，直径24～58μm；③黏液细胞，单个散在或2～3个成群，呈类圆形或椭圆形，直径48～115μm；④钉刺细胞，橙棕色，呈类圆形、多角形或长方形，直径10～50μm，壁厚至74μm，木化。尚有木栓石细胞、射线细胞、淀粉粒等。

【紫外光谱鉴别】

零阶光谱：峰位278；谷位266

一阶导数光谱：峰位233，272，312；谷位242，261，291，322

二阶导数光谱：峰位224，250，266，296，335；谷位238，261，284，317

（图4-30-3～图4-30-5）

【药理作用】

1. 与上述各类海桐皮平行进行药效学比较，木棉皮的水提醇沉液并未显示镇静、镇痛及抗炎作用。但亦有文献报道，树皮及木部对大鼠角叉菜胶致足趾肿胀有明显的抗炎作用，并可抑制金黄色葡萄球菌，明显减轻四氯化碳致肝组织损伤。

2. 其他　木棉皮提取物能拮抗乙酰胆碱所致大鼠离体回肠痉挛性收缩，小鼠腹腔注射的 LD_{50} 为（1.9 ± 0.03）g/kg。

【功效】　性凉，味辛、苦。能清热解毒，散瘀止血。用于风湿痹痛，泄泻，痢疾，慢性胃炎，胃溃疡，崩漏下血，疮疖肿痛。煎服，15～30g；外用，适量，鲜品捣敷。

31　浮萍

【考证】　浮萍始载于《神农本草经》，原名水萍。《名医别录》载："一名水白，一名水苏，生雷泽（今山东荷泽县东北）池泽，三月采，暴干。"《新修本草》谓："水萍者有三种，大者名苹，水中又有荇菜，亦相似而叶圆。水上小浮萍主火疮。"陈藏器《本草拾遗》谓："本经云水萍应是小者。"《图经本草》亦载："水萍，生雷泽池泽。今处处溪涧水中皆有之。苏恭云：此有三种，大者曰苹，中者荇菜，小者水上浮萍，即沟渠间生者是也。大苹，今医方鲜用。浮萍（小者），俗医用治时行热病，亦堪发汗，甚有功。又治恶疾遍身疮者，取水中浮萍浓煮汁，渍浴半日，多效。"并附有水萍图。《证类本草》记载与上述相同。李时珍的记述最为详尽："本草所用水萍，乃小浮萍，非大苹也。陶、苏俱以大苹注之，误矣。…浮萍处处池泽止（静，死也）水中甚多，季春始生。或云扬花所化。一叶经宿即生数叶。叶下有微须，即其根也。一种背面皆绿者。一种面青背紫赤若血者，谓之紫萍，入药为良，七月采之。"根据以上本草（尤以《本草纲目》）记述及《图经本草》水萍图和《本草纲目》小萍图，与今之浮萍科植物紫萍 *Spirodela polyrrhiza*（L.）Schleid. 和浮萍 *Lemna minor* L. 相符。

大浮萍之名始载于《生草药性备要》，又名水浮莲。似为水萍之大者。《嘉祐补注本草》载："苹，荓，其大者苹，注水中浮荓，江东谓之藻。"《图经本草》亦载："此是水中大萍，叶圆，阔寸许，叶下有一点如水沫，一名苶菜，《尔雅》谓之苹。"李时珍认为"本草所用水萍，乃小浮萍，非大苹也。"并附有大藻图。根据以上记述，与今之天南星科植物大藻 *Pistia stratiotes* L. 基本吻合。

目前，全国大多数地区使用的浮萍为浮萍科植物紫萍 *Spirodela polyrrhiza*（L.）Schleid，部分地区（内蒙古、山西、河南、甘肃、浙江、湖北、湖南）同时应用同科植物浮萍 *Lemna minor* L.。而广东、广西及香港则以天南星科植物大藻 *Pistia stratiotes* L. 作浮萍入药。四川重庆所用浮萍（红浮萍）为蕨类植物满江红科满江红 *Azolla imbricata*（Roxb.）Nakai。

【述评】

1. 浮萍原名水萍。虽然水萍有大、中、小三种，但古代本草所用应是小者，即今之浮萍科植物紫萍 *Spirodela polyrrhiza*（L.）Schleid. 与青萍 *Lemna minor* L.，并谓"紫萍，入药为良"。古今应用基本一致。《中国药典》2015 年版收载紫萍为浮萍的正品。

2. 大浮萍似为古代本草所载水萍之大者，但自宋《图经本草》始，即谓"大苹，今医方鲜用。"其功效与浮萍不尽相同，故不应作浮萍入药。仍称其为"大浮萍"，区别应用。

3. 满江红为重庆民间草药。虽有疏风解表、祛湿止痒功效，但不应称作"浮萍"，仍以"满江红"名称作民间药物应用为妥。

浮萍（正品）

【别名】水萍、水花（《神农本草经》），小萍子（《本草拾遗》），浮萍草（《图经本草》），水藓（《本草品汇精要》），萍、田萍（《中药志》）

【处方应付名称】浮萍

【来　源】浮萍科植物紫萍 *Spirodela polyrrhiza*（L.）Schleid. 或青萍 *Lemna minor* L. 的干燥全草。6～9 月采收，除去杂质，晒干。

【植物形态】

1. 紫萍　多年生细小草本，漂浮水面。根 5～11 条束生，细长，纤维状，长 3～5cm。在根的着生处一侧产生新芽，新芽与母体分离之前由一细弱的柄相连结。叶状体扁平，单生或 2～5 簇生，阔倒卵形，长 4～10mm，宽 4～6mm，先端钝圆，上面稍向内凹，深绿色，下面呈紫色，有不明显的掌状脉 5～11 条。花序生于叶状体边缘的缺刻内；花单性，雌雄同株；佛焰苞袋状，短小，二唇形，内有雄花 2 和雌花 1，无花被；雄花有雄蕊 2，花丝纤细；雌花有雌蕊 1，子房无柄，1 室，直立胚珠 2，花柱短，柱头扁平或环状。果实圆形，边缘有翅。花期 4～6 月，果期 5～7 月。生于池沼、水田、湖湾或静水中。广布于我国南北各地。（图 4-31-1）

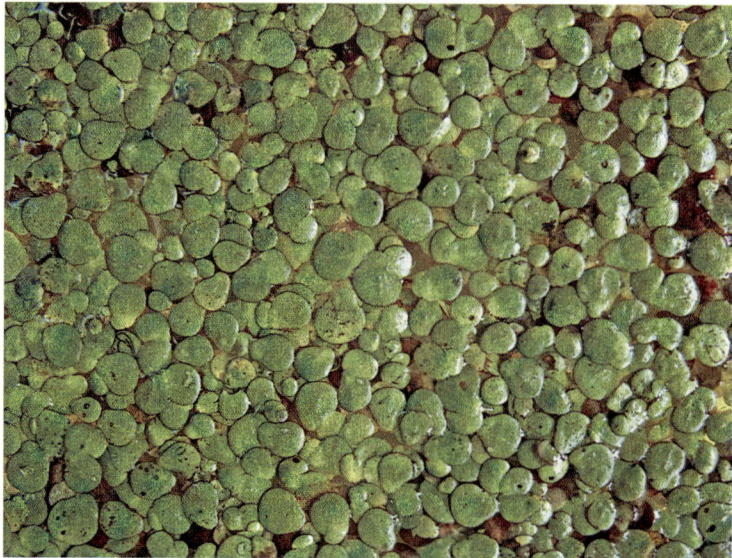

图 4-31-1　浮萍（原植物）

2. 青萍　又名浮萍。浮水小草本。根 1 条，长 3 ~ 4cm，纤细，根鞘无翅，根冠钝圆或截形。叶状体对称，倒卵形、椭圆形或类圆形，长 1.5 ~ 6mm，宽 2 ~ 3mm，上面平滑，绿色，不透明，下面浅黄色或紫色，全缘，具不明显的 3 脉纹。叶状体背面一侧具囊，新叶状体于囊内形成浮出，以极短的细柄与母体相连，随后脱落。花单性，雌雄同株，生于叶状体边缘开裂处；佛焰苞囊状，内有雌花 1，雄花 2；雄花花药 2 室，花丝纤细；雌花具 1 雌蕊，子房 1 室，具弯生胚珠 1 枚。果实近陀螺状，无翅。种子具凸起的胚乳及不规则的凸脉 12 ~ 15 条。生长于池沼、水田、湖泊或静水中，常与紫萍混生。分布于我国南北各地。

【化学成分】

1. 紫萍　全草含黄酮类，如荭草素（orientin）、木犀草素 – 7 – 单糖苷（luteolin – 7 – monoglycoside）、牡荆素（vitexin）、芹菜素 – 7 – 单糖苷（apigenin – 7 – monoglyco-side）、丙二酰矢车菊素 – 3 – 葡萄糖苷（malonylcyanidin – 3 – monoglucoside）、β – 胡萝卜素、叶黄素、环氧叶黄素（epoxyluteine）、堇黄质（violaxanthin）及新黄质（neoxan-thin）。另含脂类 8% 及蛋白质 24.4%，脂类所含脂肪酸主要为亚麻酸、棕榈酸及亚油酸，蛋白质中亮氨酸、天冬氨酸、谷氨酸占 9.05% ~ 9.79%，必需氨基酸指数为 52.2% ~ 52.7%。

2. 青萍　全草含黄酮类，如 8 – 羟基 – 木犀草素及黄酮苷 A，后者水解得木犀草素及葡萄糖；另含反式 1，3 – 植二烯（trans – 1，3 – phytadiene）、十氢蕃茄红素（lyco-persene）、谷甾醇、植醇（phytol）、$4R$ – 4 – 羟基异植醇及 $10R$ – 羟基 – $7Z$，$11E$，$13Z$ – 十六碳三烯酸等。

【药材性状】

1. 紫萍　为扁平叶状体，卵形或卵圆形，长径 2 ~ 5mm。多单一或 2 ~ 5 片集生在一起。上表面淡绿色、灰绿色或棕绿色，边缘整齐或微卷曲，两侧各有 1 小凹陷；下表面紫绿色或紫棕色，着生须根数条。体轻，手捻易碎。气微，味淡。（图 4 – 31 – 2）

2. 青萍　与紫萍的主要区别是：上、下表面均呈绿色或灰绿色，下表面仅着生须根 1 条。（图 4 – 31 – 3）

【显微特征】　紫萍叶状体表面观：上表皮垂周壁波状弯曲，具不定式气孔；下表皮细胞垂周壁近平直，无气孔。上表皮内侧的薄壁细胞类椭圆形或类圆形，胞间隙明显，有的细胞含草酸钙簇晶，簇晶直径 13 ~ 20μm；有的则含针晶，针晶长 17 ~ 30μm，含晶细胞较大。下表皮内侧为通气组织，由薄壁细胞组成，细胞间隙较大。

【紫外光谱鉴别】

紫萍（四川）零阶光谱：峰位 269，343，398；谷位 256，301，337

　　　　一阶导数光谱：峰位 265，322，403；谷位 275，314，318，374

　　　　二阶导数光谱：峰位 222，234，250，261，280，307，339，385；谷位 228，

　　　　　　　　　　243，258，270，292，333，351，360

青萍（河南）零阶光谱：峰位 268，342；谷位 262，300

　　　　一阶导数光谱：峰位 253，265，323，406，463，499，530；谷位 259，275，

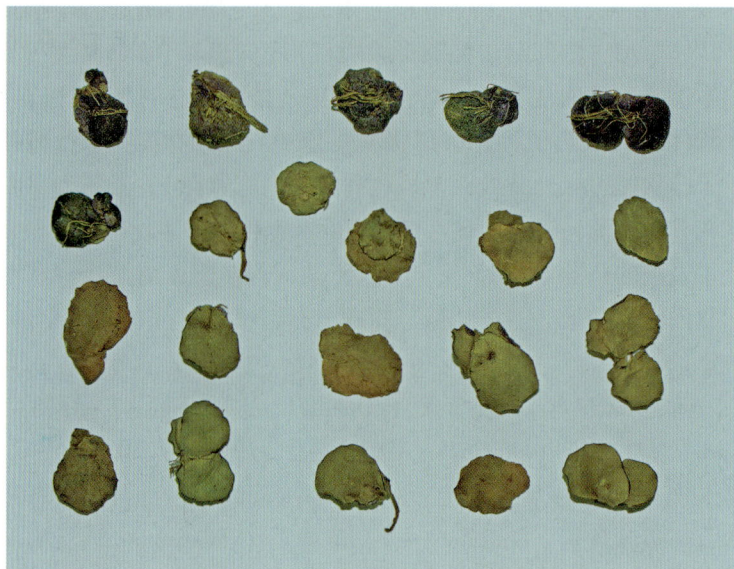

图 4 - 31 - 2　紫萍

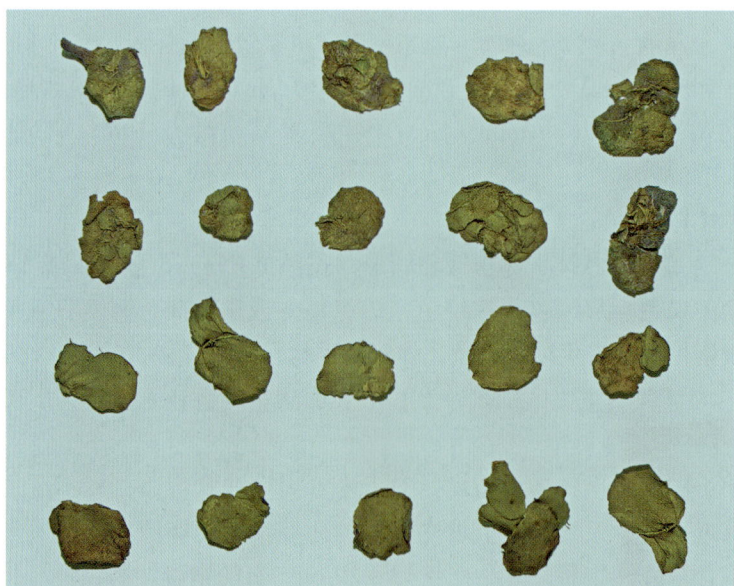

图 4 - 31 - 3　青萍

373，421，472，512

二阶导数光谱：峰位 222，235，262，280，307，85；谷位 228，256，270，292，357，413（图 4 - 31 - 4 ~ 图 4 - 31 - 6）

【药理作用】

1. 解热作用　青萍煎剂或浸剂灌胃（2g/kg），对静脉注射伤寒混合菌苗致发热家兔有微弱的解热作用。

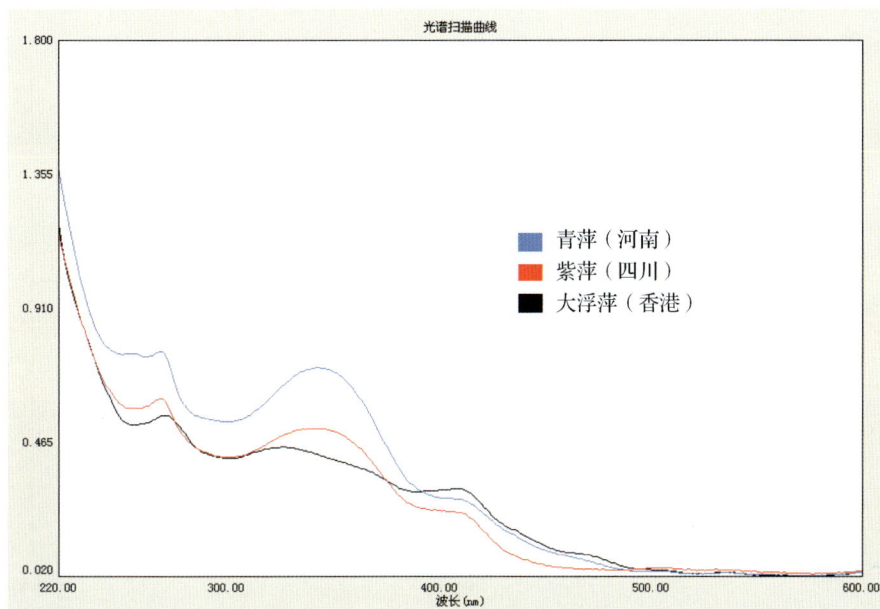

图 4 – 31 – 4　浮萍的零阶光谱

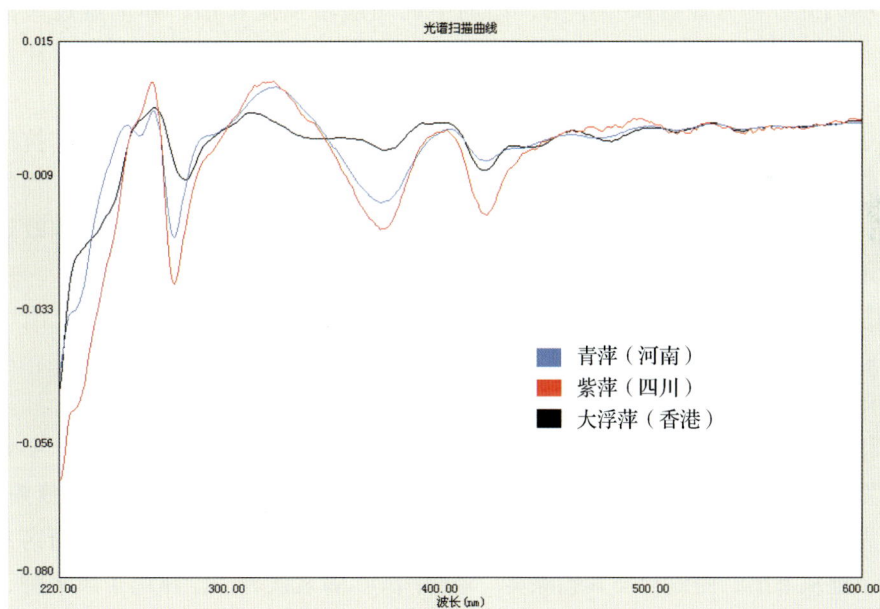

图 4 – 31 – 5　浮萍的一阶导数光谱

2. 抗感染作用　紫萍（1：20）在体外对肠道埃可病毒（$ECHO_{11}$）有抑制作用；在感染同时或感染后给药，均可延缓人胚肾原代单层细胞病变的出现时间。青萍无抗菌和抗疟作用。

3. 对心血管作用　1% 浮萍煎剂对健康的离体或在体蛙心均无强心作用，但对奎

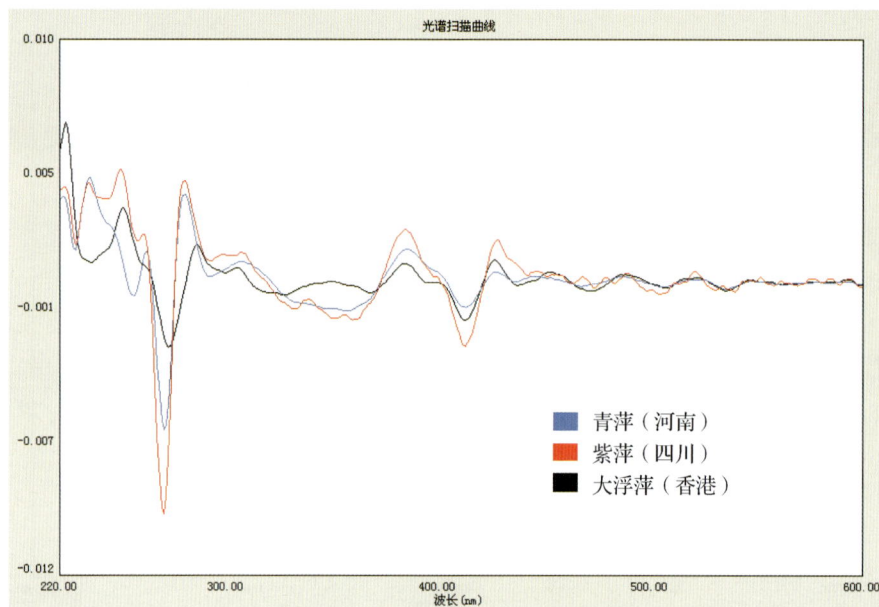

图 4 - 31 - 6　浮萍的二阶导数光谱

宁致衰竭的蛙心则有显著强心作用，钙剂中的钙能增强此作用；如剂量过大，可使心跳停止在舒张期。强心作用机制可能是直接作用。浮萍尚有收缩血管和升高血压作用。

4. 其他　浮萍能延长牛凝血酶及人血纤维蛋白原的凝聚时间，故有一定抗凝血作用。其醇提物对豚鼠离体气管无抗组胺作用。紫萍叶片在野外和实验条件下均能吸收水中氟，积蓄氟化物，故可用于降低天然水中氟的水平。青萍对库蚊幼虫和蚊蛹均有杀灭作用，能抑制蚊类幼虫生长。

【功效】　性寒，味辛。能发汗解表，透疹止痒，利水消肿，清热解毒。用于风热表症，麻疹不透，隐疹瘙痒，水肿，癃闭，疮癣，丹毒，烫伤。煎服，3～9g；或入丸散；外用适量，煎水熏洗，或研末调敷。

【附注】　清·黄宫绣《本草求真》论浮萍："浮萍浮于水上，体轻气浮，辛寒。古人谓其发汗胜于麻黄，下水捷于通草，一语括尽浮萍治功，故凡风湿内淫，瘫痪不举，在外而见皮肤瘙痒，一身暴热，在内而见水肿不消，小便不利，用此疏肌通窍，俾风从外散，湿从下出，而瘫与痪其悉除矣。"名中医叶橘泉认为，浮萍用于风水肿、遍身浮肿、喘咳无汗、小便不利，特别是因皮肤病如疥疮、湿疹、脓疮等湿毒内攻所致之浮肿喘满，其效尤著。并谓：相传宋时东京开河掘得一石牌，其上有梵书大篆记载之"浮萍治风方歌"，其曰："天生灵草无根干，不在山间不在岸，始因飞絮逐东风，泛梗青青飘水面，神仙一味去沈疴，采时须在七月半，选甚瘫风与大风，些小微风都不算，豆淋酒化服三丸，铁镤头上也出汗。"其方以紫萍晒干研末，炼蜜和丸如弹子大，每服一丸，日三次，以豆淋酒化下。主治左瘫右痪、三十六种风、偏正头风、口眼㖞斜、大风癫风、一切无名风毒、脚气并跌打损伤。名"去风丹"，后人易名为"紫萍一粒丹"。

大浮萍（习用品）

【别名】水浮莲（《生草药性备要》），猪乸莲、大浮萍（《岭南采药录》），水浮萍、浮藻、莲花藻、浮萍（广西），水白菜（四川），草包草、水芙蓉、番萍、大番萍（福建），大浮萍（香港）

【处方应付名称】大浮萍，浮萍（广东、广西、香港）

【来源】天南星科植物大藻 *Pistia stratiotes* L. 的干燥全草。夏季采收，除去须根，洗净，晒干。

【植物形态】水生漂浮草本。有多数长而悬垂的根，须根羽状，密集。叶簇生成莲座状，叶片倒三角形、倒卵形、扇形或倒卵状长楔形，长 1.3~10cm，宽 1.5~6cm，先端截头状或浑圆，基部厚，二面被毛，基部尤为密集；叶脉扇状伸展，背面明显隆起成折皱状。佛焰苞白色，长 0.5~1.2cm，外被茸毛，中部两侧缢缩，管部卵圆形，檐部卵形，锐尖，近兜状；肉穗花序短于佛焰苞，花单性同序；下部雌花序具单花，上部雄花序有花 2~8，排列成轮状，无附属器；花无花被；雄花有雄蕊 2，极短，彼此合生，雄蕊柱基部宽，无柄，长卵圆形，顶部稍扁平，花药 2 室，对生，纵裂；雌花单一，子房卵圆形，斜生于花序轴上，1 室，胚珠多数。浆果小，卵圆形。种子圆柱形。花期 5~11 月。（图 4-31-7）

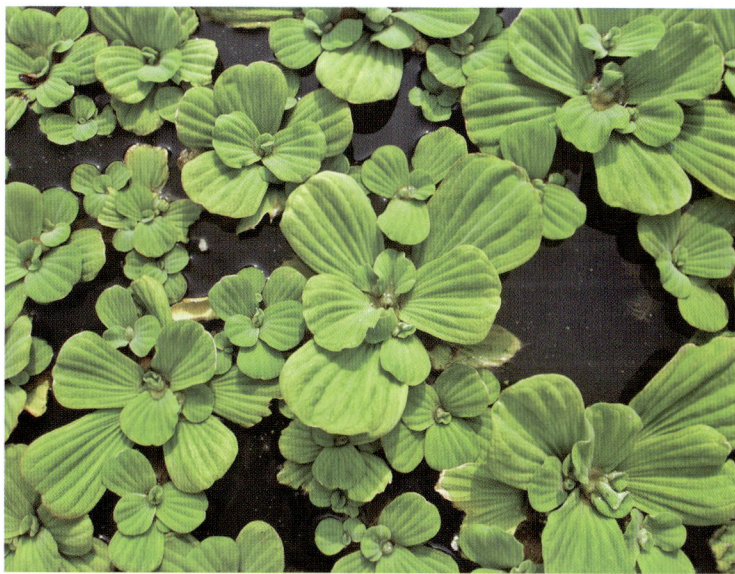

图 4-31-7　大漂（原植物）

喜生长于高温多雨、平静的淡水池塘，沟渠。长江以南各地均有分布。

【化学成分】含芹菜素糖苷和光牡荆素类型的二碳链黄酮苷类，已知有矢车菊素-3-葡萄糖苷（cyanidin-3-glucoside）、木犀草素-7-葡萄糖及微量的荭草素和牡荆素。尚含亚油酸、亚麻酸、（12*R*, 9*Z*, 13*E*, 15*Z*）-12-羟基-9，13，15-十八碳三烯酸等、α-细辛脑、24*S*-乙基-4，22-胆甾二烯-3，6-二酮等及谷甾醇的葡萄糖苷和木糖苷；另含蛋白质、β-胡萝匐素和多酸类化合物。

【药材性状】多皱缩呈团状。叶簇生，叶片展平后呈倒卵状扇形，长 2~10cm，宽 2~4cm，先端钝圆并呈微波状，灰绿色或黄绿色，两面均被细密的白色短柔毛；基部渐狭，被浓密的棕黑色长毛。须根细长或仅部分残留。质松软，易碎。气微，味咸。（图 4 -31 -8）

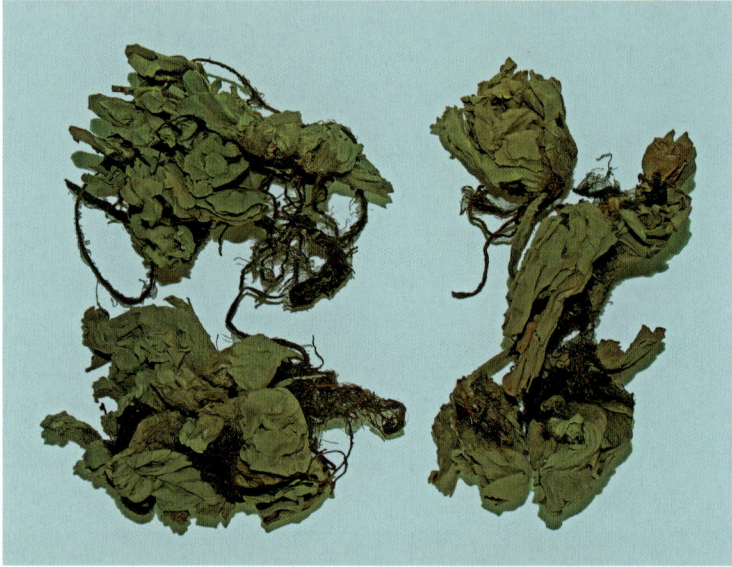

图 4 -31 -8　大浮萍

【紫外光谱鉴别】

零阶光谱：峰位 271，327，408；谷位 255，300，388

一阶导数光谱：峰位 266，312，401，435，463，529；谷位 280，374，422，440，445，481，512，542

二阶导数光谱：峰位 223，251，286，305，384，427；谷位 235，272，299，327，413（图 4 -31 -4 ~图 4 -31 -6）

【功效】性寒，味辛。能疏风透疹，利尿除湿，凉血活血。用于风热感冒，麻疹不透，荨麻疹，血热瘙痒，汗斑，湿疹，水肿，小便不利，风湿痹痛，臁疮，丹毒，无名肿毒，跌打肿痛。煎服，9 ~15g；外用适量，煎水熏洗。

32　狼毒

【考证】狼毒始载于《神农本草经》，列为下品，主欬逆上气、破积聚饮食、寒热水气、恶疮鼠瘘疽、蚀鬼精蛊毒、杀飞鸟走兽。《名医别录》云："生秦亭（今陕西境内）山谷及奉高（今山东泰安县东北）。二月、八月采根，阴干。陈而沉水者良。"《本草经集注》并云："岩昌亦出之。"《新修本草》亦云："今出秦州、成州（今甘肃成县），秦亭原在二州之界。"宋《开宝本草》载："叶似商陆及大黄，茎叶上有毛，四月开花，八月结实，根皮黄，肉白。秦亭在陇西，奉高乃太山下县亦出。"《图经本草》又载："今陕西州郡及辽、石州亦有之。状如马志所说。"《本草纲目》亦载："狼毒出秦、晋地。今人往往以草蔄茹为之，误矣。"按秦亭在今陕西，岩昌在今甘肃。据调查，今甘肃兰州、武都、岩昌所产狼毒均为瑞香科植物瑞香狼毒（红狼毒）*Stellera chamejasme* L. 。又，《图经本草》所附石州狼毒图，其地上茎多个丛生于根头部，据此特征亦可说明古代本草记载之狼毒应是瑞香科植物瑞香狼毒；而不是大戟科植物月戟大戟等，因后者的茎是单生的。

狼毒在古代即存在品种混乱现象，李时珍曾说："今人往往以草蔄茹为之，误矣。"按草蔄茹以"蔄茹"之名始载于《神农本草经》，列为下品，主蚀恶肉败疮死肌、杀疥虫、排脓恶血、除大风热气、善忘不乐。《本草经集注》载："今第一出高丽，色黄，初断时汁凝黑如漆，故云漆头。次出近道，名草蔄茹，色白，皆烧铁烁头令黑，以当漆头，非真也。"《图经本草》亦载："蔄茹生代郡（河北蔚县东北，山西大开市）川谷。今河阳、淄、齐州亦有之，二月生苗，叶似大戟，而花黄色，根如萝蔔，皮赤黄，肉白……"李时珍亦在"蔄茹"条下云："草蔄茹出建康，白色。今亦处处有之，生山原中。春初生苗，高二、三尺，根长大如萝蔔，蔓青状，或有歧出者。皮黄赤，肉白色，破之有黄浆汁。茎叶如大戟，而叶长微阔，不甚尖，折之有白汁。抱茎有短叶相对，团而出尖。叶中出茎，茎中分二、三小枝。二、三月开细紫花，结实如豆大，一颗三粒相合，生青熟黑，中有白仁如续随子状。今人往往皆呼其根为狼毒，误矣。"由此可见，古代本草记载之"蔄茹"（草蔄茹）为大戟科植物月腺大戟等，至少在明代已有以草蔄茹作狼毒入药的现象。但李时珍认为，那是误用。

日本正仓院保存有我国唐代药用狼毒的实物标本，《正仓院药物》记载此狼毒为大戟科植物 *Euphorbia ebracteata* Hayata 的干燥根。这也有力地证明了在唐代已有以大戟科植物作狼毒药用的情况。

海芋以"天荷"之名首载于《本草拾遗》，谓"天荷与野芋相似而大也。"《本草纲目》亦谓："海芋生蜀中，今亦处处有之。春生苗，高四五尺，大叶如芋叶而有干。夏秋间抽茎开花，如一瓣莲花，碧色，花中有蕊，长作穗……"以上描述与今之天南星科植物海芋 *Alocasia macroirrhiza*（L.）Schott. 相符，但未见有作狼毒入药的记载。

目前，全国各地使用的狼毒的品种较为复杂。大多数地区使用大戟科植物狼毒大戟 *Euphorbia fischeriana* Steud.（商品称"白狼毒"）和月腺大戟 *E. ebracteata* Hayata，云南用同属植物小狼毒；部分地区使用瑞香科植物瑞香狼毒（商品称"红狼毒"）*Stellera chamejasme* L. ；广东、广西及福建则以天南星科植物海芋 *Alocasia macrorrhiza*（L.）Schott. 根茎作狼毒入药。

香港的用药习惯源于广东，亦以海芋根茎作狼毒入药。

【述评】

1. 历代本草记载之狼毒是瑞香科植物瑞香狼毒（红狼毒）*Stellera chamejasme* L. 。至少自唐代始，即有以大戟科植物作狼毒使用的混乱现象。李时珍认为那是误用。因此，瑞香科植物瑞香狼毒应视为狼毒的正品。

2. 至今，大戟科植物狼毒大戟和月腺大戟仍被广泛当做狼毒入药，可能是历史误用现象的延续。因为上述两种即是古代本草记载之"蒴茹"或"草蒴茹"。古代本草已明确狼毒与蒴茹为两种不同的药物，性味、主治亦有不同，且两者所含化学成分迥异，毒性强弱亦有不同。因此，不应混淆使用。今将瑞香科瑞香狼毒的根称为"红狼毒"，将大戟科月腺大戟、狼毒大戟的根称为"白狼毒"，容易造成混淆。后两者以恢复其本草名称"蒴茹"或"草蒴茹"为妥。《中国药典》2010 年版始将狼毒大戟和月腺大戟作为"狼毒"收载，实为欠妥。

3. 海芋在《本草纲目》已有记载，味辛，有大毒，主治疟、瘴、毒肿、风癞，伏砂。性味、功效亦与狼毒不同，纯属误用。应恢复其本来名称"海芋"，区别应用。

狼毒（正品）

【别名】续毒（《神农本草经》），绵大戟、山萝蔔（《滇南本草》），热加巴（西藏），一扫光、搜山虎、药萝蔔（云南），断肠草（内蒙古），猴子根（贵州）

【处方应付名称】狼毒，红狼毒，瑞香狼毒

【来源】瑞香科植物瑞香狼毒 *Stellera chamejasme* L. 的干燥根。秋季采挖，洗净，切片晒干。

【植物形态】多年生草本，高 20 ~ 40cm。茎丛生，基部木质化；根粗壮，圆锥形，木质多纤维。单叶互生，无柄或几无柄；叶片椭圆状披针形，先端渐尖，基部楔形，两面无毛，全缘。花两性，多数聚生于枝顶集成头状花序，具总苞；花萼花瓣状，黄色或白色，先端 5 裂，裂片倒卵形，其上有紫红色网纹；萼筒圆柱形，有明显纵脉纹；雄蕊 10，排成二轮，着生于萼筒中部以上，花丝极短；子房上位，一室，上部密被细毛；花柱短，柱头球形。果实圆锥形，干燥，包藏于宿存萼筒基部。花期 5 ~ 6 月，果期 6 ~ 8 月。（图 4 - 32 - 1）

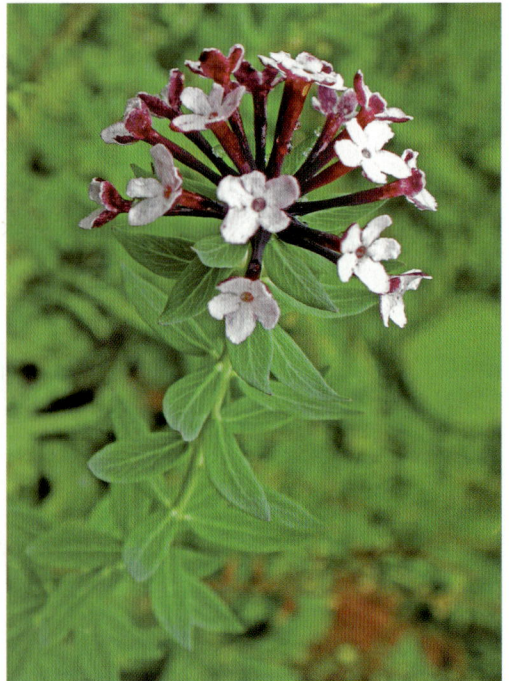

图 4 - 32 - 1　瑞香狼毒（原植物）

生长于向阳山坡、草丛中。主产于西北、东北、河北、内蒙古等地。

【化学成分】根含二萜、黄酮、木脂素、香豆素等类成分。二萜类：河朔尧花素（simplexin）、瑞香狼毒任（stelleramacrin）A 和瑞香狼毒任 B、gnidimacrin、pimeleafactor P_2、subtoxin A、huratoxin；黄酮类：狼毒素（chamaejasmine）A、B 和 C，异狼毒素，7 - 甲氧基狼毒素，新狼毒素 A 和 B，狼毒色酮（chamaechromone）及二氢山柰酚（dihydrokaempferol）。木脂素：鹅掌楸树脂酚 B（lirioresinol B）、松脂酚（pinoresinol）、穗罗汉松脂酚（matairesinol）。香豆素：茴芹香豆素（pimpinellin）、异茴芹香豆素、异香柑内酯（isobergapten）、牛防风素（sphondin）。另含挥发油、蔗糖等。

【药材性状】根呈肥大的纺锤形、圆锥形或长圆柱形，稍弯曲，有的有分枝；根头部有数个地上茎残基。表面棕色或棕褐色，具扭曲的纵沟、横向突起的皮孔样疤痕及侧根痕，栓皮剥落处露出白色柔软纤锥。体轻质韧，不易折断，断面强纤维性，皮部类白色，木部淡黄色。气微，味微辛、苦。（图 4 - 32 - 2，图 4 - 32 - 3）

【显微特征】根横切面：木栓层为 5～20 余列黄棕色木栓细胞；韧皮射线宽 2～3 列细胞，常向一侧弯曲，韧皮纤维束众多，薄壁细胞含淀粉粒；形成层明显；木质部宽阔，导管呈放射状排列，内侧有三生维管束散布，三生形成层弧状、半环状或略呈微波状，多向内分化产生韧皮部，向外分化产生木质部。

粉末：黄白色。①纤维，多成束，细长，有的扭曲状，有的局部膨大或一侧呈瘤状突起，先端渐尖或钝圆，直径 7～25μm，壁厚 2～3μm，非木化或微木化；②导管，多具缘纹孔，少数具网纹，直径 30～50μm，具缘纹孔圆形或椭圆形，纹孔口裂隙状，常数个相连；③淀粉粒，多为单粒，类球形或盔形，直径 3～15μm，脐点点状或裂隙状，层纹不明显。

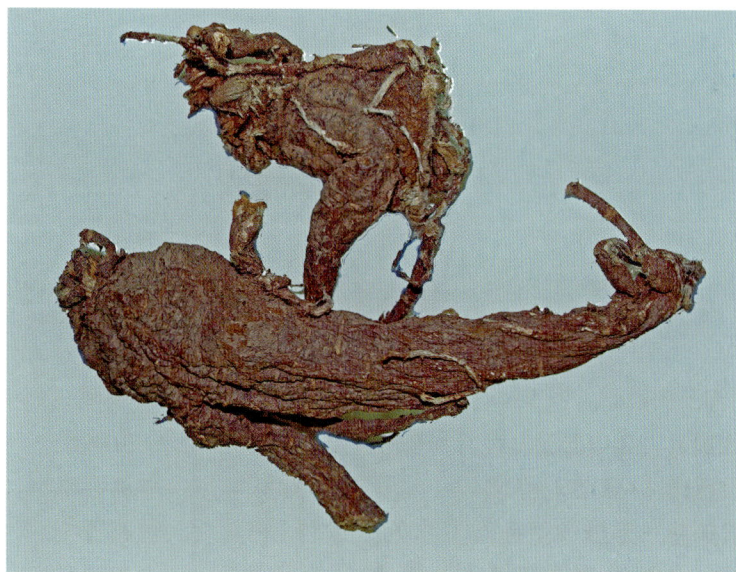

图 4 - 32 - 2　红狼毒（四川）

【紫外光谱鉴别】

零阶光谱：峰位 223，265，299；谷位 251，273

一阶导数光谱：峰位 259，283，323；谷位 236，269，308，347，350

二阶导数光谱：峰位 228，244，276，314，358；谷位 225，230，264，299，334

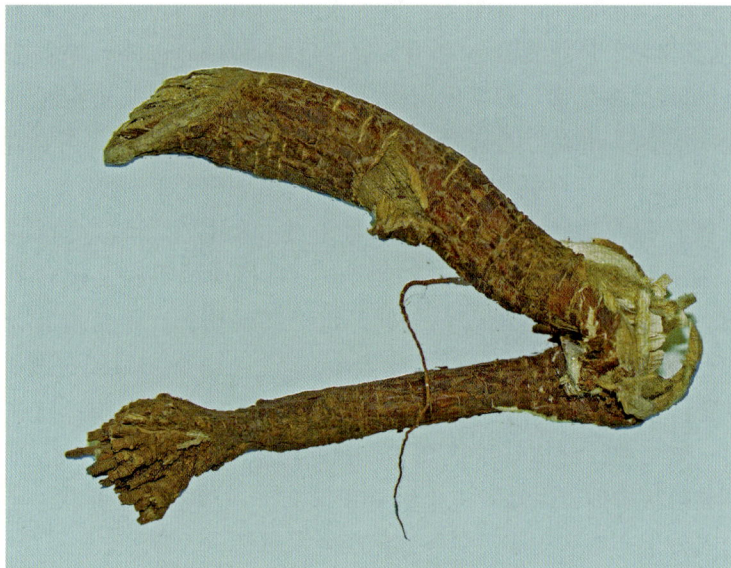

图 4 – 32 – 3　红狼毒（甘肃）

（图 4 – 32 – 4 ~ 图 4 – 32 – 6）

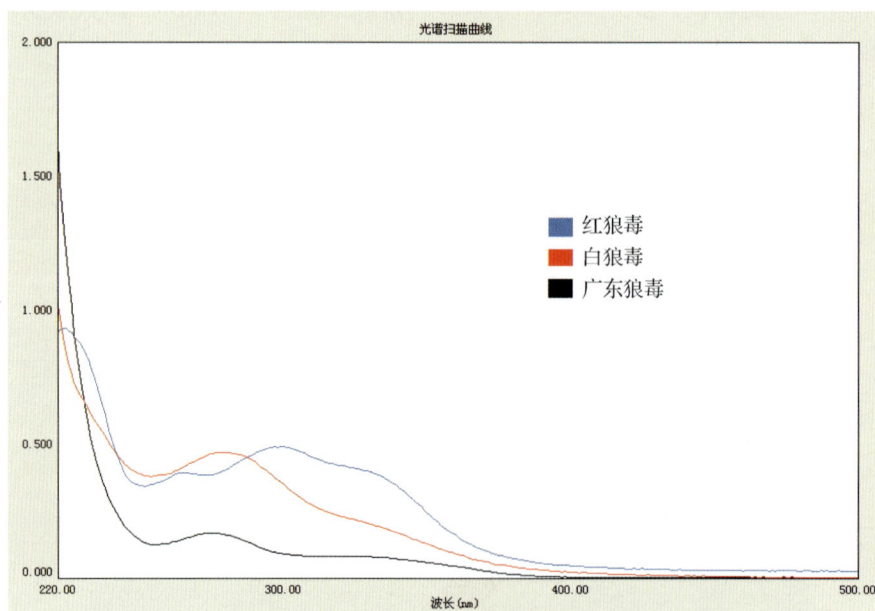

图 4 – 32 – 4　狼毒的零阶光谱

【药理作用】

1. 镇痛作用　小鼠电击法与热板法试验表明，狼毒煎剂灌服（0.6g 生药/kg）可提高痛阈20% ~ 50%。

2. 抗肿瘤作用　狼毒的醇提取物或水提取物对肺癌 Lewis、肝癌、子宫颈癌的抑制

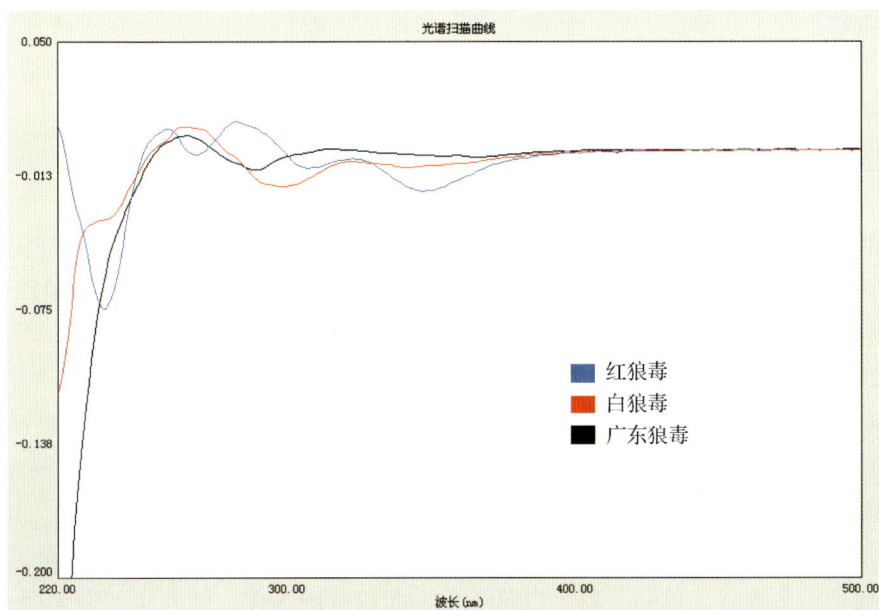

图 4 - 32 - 5　狼毒的一阶导数光谱

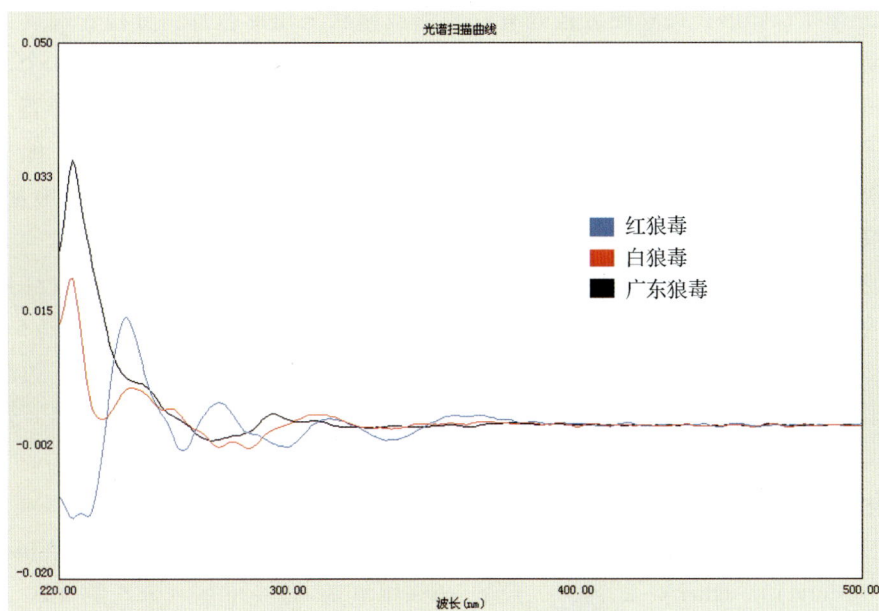

图 4 - 32 - 6　狼毒的二阶导数光谱

率分别为 70.2%、36.8% 和 50.5%。二萜类成分 gnidimacrin 有较强的抗癌活性，腹腔注射（0.01 ~ 0.03mg/kg）对白血病 P_{388}、L_{1210} 腹水型肿瘤、肺癌 Lewis、黑色素瘤 B_{16}、结肠癌$_{26}$小鼠均可延长生命 40% ~ 80%。

3. 其他　狼毒苷（川狼毒素）有抗菌作用；叶、根中可能含有蒽苷，能增加小肠蠕动。

【功效】性平，味苦、辛，有毒。能泻水逐饮，破积杀虫。用于水肿腹胀，痰饮虫积，心腹疼痛，癥瘕积聚，结核，疥癣。煎服，1～3g；或入丸、散。外用适量，研末调敷或以醋磨汁涂。本品有毒，体虚及孕妇禁服。

茼茹（白狼毒）（习用品）

【别名】茼茹（《神农本草经》），白茼茹（《肘后方》），草茼茹（《本草经集注》），漆头茼茹（《圣惠方》），狼毒（《中药志》，《中国药典》2010 年版），黄皮狼毒（《中药材品种论述》），狼毒疙瘩（黑龙江），大猫眼草（湖北、黑龙江）

【处方应付名称】茼茹，白狼毒，狼毒，大戟狼毒

【来源】大戟科植物狼毒大戟 *Euphorbia fischeriana* Steud. 或月腺大戟 *E. ebracteata* Hayata 的干燥根。春、秋季采挖，洗净泥砂，切片晒干。

【植物形态】

1. 月腺大戟　多年生草本，植物体具白色乳汁。根肉质肥厚，纺锤形至圆锥形，外表黄褐色。茎直立，单一，疏生白色柔毛，尤以叶腋为多。叶互生，近无柄；叶片披针状长圆形，先端钝，基部楔形，全缘，中脉粗大，上面无毛，下面疏生长柔毛。总状花序腋生或顶生，顶生的常有 5 伞梗，基部具 5 枚轮生的总苞片，总苞片卵状披针形或三角状长卵形；每伞梗分枝处有三角形或卵状三角形苞片；分枝先端具二枚较小苞片及 1 个杯状聚伞花序；杯状总苞 5 裂，先端又有不规则浅裂，腺体 4 个，圆心形，总苞内有多数雄花，每花仅有 1 雄蕊；雌花 1 朵生于总苞中央，仅具 1 雌蕊，常伸出总苞而下垂，子房 3 室，花柱 3，柱头 2 裂。蒴果三角状扁球形，光滑。种子卵圆形，棕褐色。花期 4～6 月，果期 5～7 月。（图 4 - 32 - 7）生长于山坡、草地及林下。主产于安徽、河南。

2. 狼毒大戟　与月腺大戟相近，主要区别是：根肉质，长圆锥形，外皮红褐色或褐色；茎中部以上的叶 3～5 轮生；叶片长圆形；多岐聚伞花序顶生，通常具 5 伞梗，每伞梗又生出 3 小梗或再 3、4 小伞梗；杯状总苞外面有柔毛，内面近无毛，边缘有睫毛，腺体肾形；蒴果密生短柔毛或无毛。花期 5～6 月，果期 6～7 月。（图 4 - 32 - 8）生长于草甸、向阳丘陵地。产于东北、华北及内蒙古。

【化学成分】

1. 月腺大戟　根含大戟醇（euphol）、双［（5 - 甲酰基 - 糠基）- 醚］［bis（5 - formyl - furfuryl））- ether］、2，4 - 二羟基 - 6 - 甲氧基 - 3 - 甲基 - 苯乙酮（2，4 - dihydroxy - 6 - methoxy - 3 - methyl - acetophenone）、2 - 羟基 - 6 - 甲氧基 - 3 - 甲基 - 苯乙酮 - 4 - β - 葡萄糖苷、二十八烷酸、胡萝卜苷、β - 谷甾醇及三萜酸等。

2. 狼毒大戟　根含二萜内酯类成分大戟醇、狼毒大戟素（fischeriana）A、岩大戟内酯（jolkinolide）A 和岩大戟内酯 B、17 - 羟基 - 岩大戟内酯以及 *O* - 乙酰基 - *N* - (*N* - 苯甲酰 - L - 苯丙氨基）- 苯基 - 阿兰醇［*O* - acetyl - *N* - （*N* - benzoyl - L - phenylalanyl）phenylalantol］、羽扇豆醇（lupeol）、羽扇豆醇 - 3 - 乙酰化物（lupeol - 3 - acetate）及多种甾醇类：β - 谷甾醇、油菜甾醇、7 - 氧代豆甾醇等及它们的酯。

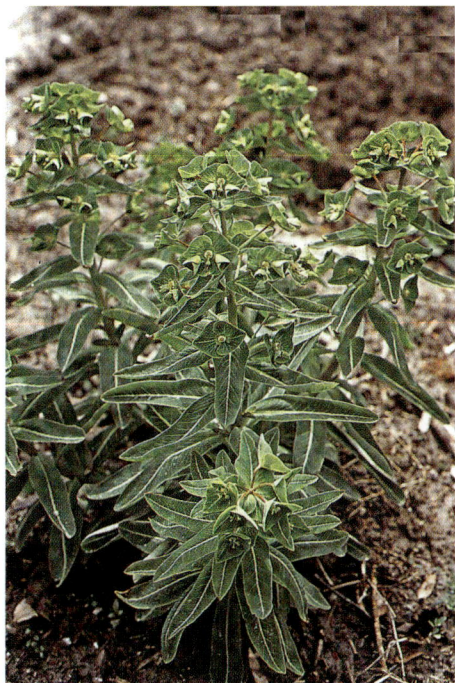

图 4 - 32 - 7　月腺大戟（原植物）

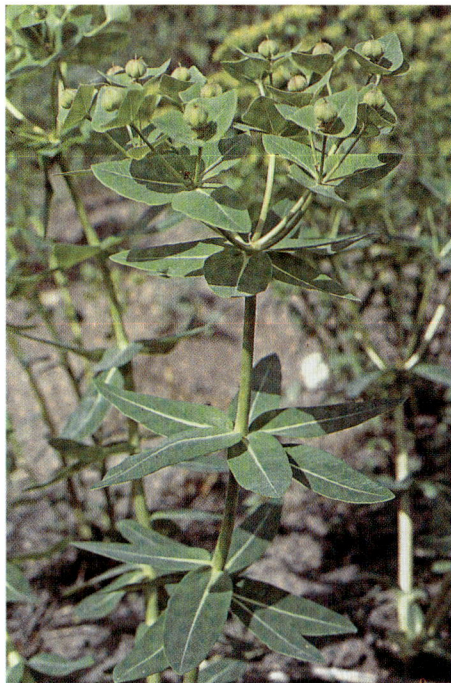

图 4 - 32 - 8　狼毒大戟（原植物）

【药材性状】

1. 月腺大戟　商品多为横切、斜切或纵切片，呈类圆形、长圆形或块状，直径 1.5～6cm，厚0.5～1cm。外皮灰褐色，呈层叠的薄片状，易剥落而显棕黄色；切面不平坦，有黄白色相间或黄褐色与白色相间的大理石样或同心性环纹（多环维管束）。质轻易折断，断面粉性。气微，味甘。（图4 - 32 - 9）

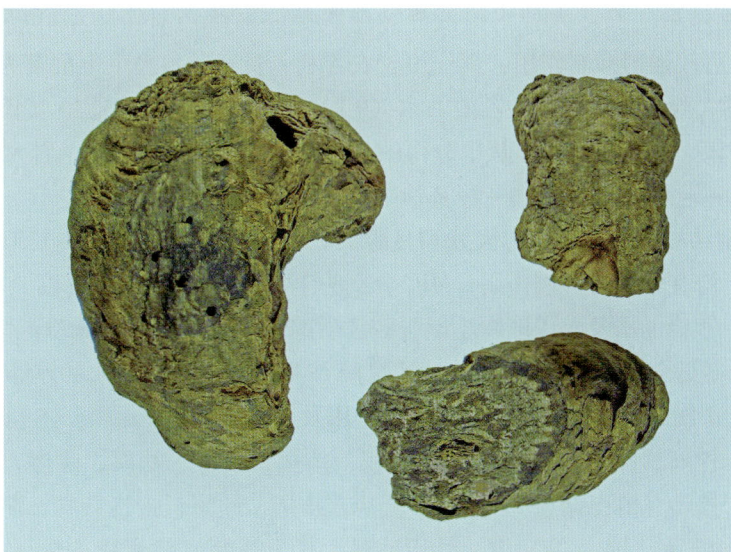

图 4 - 32 - 9　白狼毒（月腺大戟）

2. 狼毒大戟 外皮灰棕色，易剥落而显棕黄色或棕红色；切面黄白色，异型维管束形成较明显的同心性环纹，贮久呈棕褐色。

【显微特征】

1. 月腺大戟 根横切面观，木栓层细胞 8 ~ 40 余列。韧皮部有多数乳汁管散布，管壁稍厚，内含鲜黄色颗粒状或团块状物质；韧皮射线宽 10 余列至数十列细胞；筛管群明显。形成层环不明显。木质部宽阔，薄壁组织发达，导管单个散在或 2 ~ 4 个径向稀疏排列；木质部内有数个复合维管束略呈同心环状排列，三生形成层呈长圆状、狭条状、类纺锤状或不规则形，外木型，导管少数。薄壁细胞含众多淀粉粒。粉末：淡黄白色。①淀粉粒甚多，单粒呈类球形、长圆形或盔形，直径 2 ~ 26 ~ 56 μm，长至 65 μm，脐点星状、人字形、圆点状或三叉状，大粒层纹隐约可见；复粒由 2 ~ 8 分粒组成；半复粒易见。②导管主具缘纹孔与网纹，直径 18 ~ 90 μm。③乳汁管为无节乳管，有的分枝，壁稍厚，内含鲜黄色颗粒状或团块状物质。此外，尚可见少数厚壁细胞与木栓细胞。

2. 狼毒大戟 与月腺大戟的主要区别点：木质部内侧有 1 ~ 5 个同心环状排列的三生维管组织（多环维管组织），三生形成层产生的木质部与韧皮部内、外排列顺序与其外侧的相反，呈交替变化；乳汁管内含物呈白色或乳白色。粉末：白色。淀粉粒较小，直径 2 ~ 14 ~ 31 μm，长至 37 μm，半复粒少见；导管直径 20 ~ 116 μm。

【紫外光谱鉴别】

狼毒大戟的零阶光谱：峰位 279；谷位 253

一阶导数光谱：峰位 265；谷位 298

二阶导数光谱：峰位 225，245，259，281，311；谷位 235，276，286（图 4 - 32 - 4 ~ 图4 - 32 - 6）

【药理作用】

1. 抗肿瘤作用 狼毒大戟水提液静脉或腹腔注射给药对实体型肝癌、肉瘤 S_{180}、肺癌 Lewis 均可较强的抑制作用，其作用较农吉利、长春碱和去甲斑蝥素为高，灌胃效果较差。狼毒大戟乙醇提取物的乙酸 - 水（9 : 1）萃取物对肉瘤 S_{180}、艾氏腹水癌、肺癌 Lewis 均有较强的抑瘤作用。从中分得的羽扇豆醇 - 3 - 乙酰化物、岩大戟内酯 A 和 B、17 - 羟基 - 岩大戟内酯及 7β - 羟基油菜甾醇均有显著抗癌活性。

2. 抗人型结核菌作用 狼毒大戟和月腺大戟的乙醇提取液（10%）对强毒人型结核杆菌 $H_{37}Rv$ 均有较好的抑制作用，MIC 分别为 1/3200 和 1/400 稀释度。

3. 毒性 狼毒的水及醇提取物小鼠腹腔注射的 LD_{50} 分别为 275.9g/kg 和 171.9g/kg，抗实验肿瘤的安全界在 20 以上。小鼠腹腔注射狼毒水提取物 40g/kg、醇提取物 20g/kg，每日 1 次，连续 10d，未见明显副作用及小鼠死亡。

【功效】 性寒，味辛，有小毒。能破积，杀虫，拔毒，祛腐，除湿，止痒。用于癥瘕，瘰疬，鼠瘘（淋巴结核），痈疽，流痰，疥疮，顽癣，慢性咳喘，阴囊湿痒。煎服，炮制后 1 ~ 2.4g；或入丸、散。外用适量，研末或制成软膏搽、敷。本品有小毒，孕妇禁服。不宜与密陀僧配伍。

海芋（习用品）

【别名】天荷（《本草拾遗》），隔河仙、观音莲（《本草纲目》），狼毒头（《生草药性备要》），老虎芋（贵州），毒芋头、痕芋头、大狼毒（广西），天河芋（湖南），本狼毒（福建），广东狼毒（广东、广西），痕芋头（香港）

【处方应付名称】海芋，广东狼毒，大狼毒，狼毒（广东、广西、香港）

【来源】天南星科植物海芋 Alocasia macrorrhiza（L.）Schott. 的干燥根茎。全年均可采收，削去外皮，切片，清水浸漂5~7d，勤换水，取出晒干。

【植物形态】多年生草本，高可达5m。茎粗壮，可达30cm。叶互生，叶柄粗壮，长60~90cm，下部粗大，抱茎；叶片绿色，阔卵形，先端短尖，基部广心状箭形，侧脉9~12对，粗而明显。花雌雄同株，花序柄粗壮，佛焰苞管长3~4cm，苞片舟状，绿黄色，先端锐尖；肉穗花序短于佛焰苞，自下而上依次为雌花、中性花和雄花，顶端附属器长约3cm，具网状槽纹；子房3~4室。浆果红色。种子1~2颗。花期春至秋季。（图4-32-10）

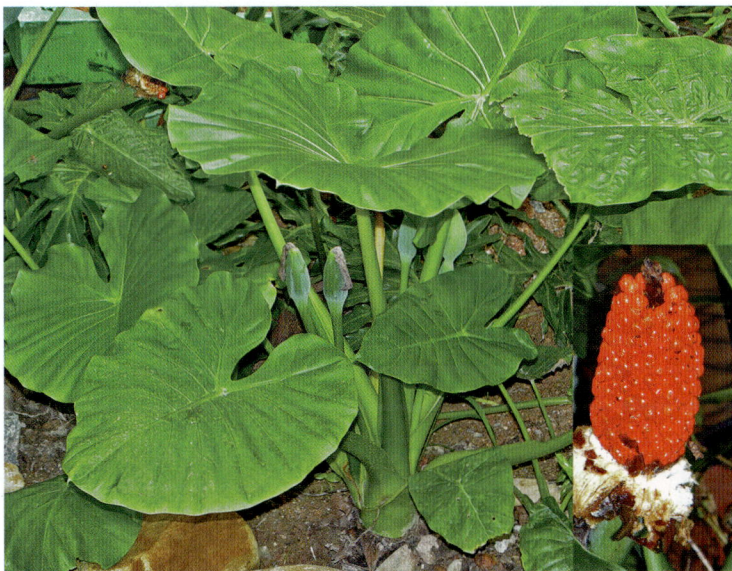

图4-32-10　海芋（原植物，右下角示果序）

生长于海拔1700m以下的山野间。主产于广东、云南。

【化学成分】含多种甾醇、糖脂、脂肪酸及维生素类成分：胆甾醇、油菜甾醇、岩藻甾醇（fucosterol）、β-谷甾醇、胡萝葡苷，糖脂（glycolipids）、三半乳糖基二甘油酯（trigalactosyl diglycerids）、四半乳糖基二甘油酯、磷脂及中性酯类，亚油酸、亚麻酸、棕榈酸、油酸，维生素 B_1、维生素 B_2、维生素 C、烟酸、去氢抗坏血酸等。

【药材性状】根茎呈椭圆形、长椭圆形圆柱形。商品多为横切片或纵切片，类圆形、长椭圆形或长条状，常卷曲，直径6~10cm，厚2~3mm；外皮棕黄色或棕褐色，有时可见环形的节及圆点状根痕；切面白色或黄白色，内皮层环明显，并可见淡黄色点状散在的维管束。体轻质脆，易折断，断面白色或黄白色，颗粒性。气微，味淡，嚼之麻舌、刺喉。（图4-32-11）

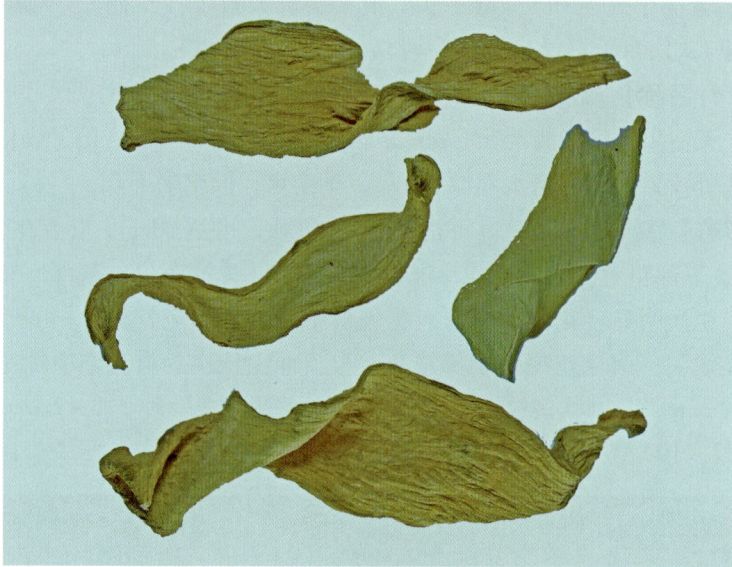

图4-32-11　广东狼毒

【显微特征】根茎横切面观：木栓细胞5～19列；皮层较宽阔，有外韧型根迹维管束散布；中柱与皮层的界限不明显；中柱维管束散在，多为周木型，少数外韧型。薄壁组织中有黏液细胞散布，内含草酸钙针晶束与簇晶，含晶细胞以皮层内侧较为密集，形成含晶细胞环。薄壁细胞含淀粉粒及颗粒状物质。

粉末：类白色。①草酸钙簇晶众多，直径28～51μm，晶瓣先端平截或稍尖；②草酸钙针晶束存在于黏液细胞中或散在，长28～97μm；③淀粉粒单粒长卵形、肾形或类圆形，直径4～17μm，脐点、层纹均不明显。尚可见环纹导管、棕色块及木栓化细胞。

【紫外光谱鉴别】

零阶光谱：峰位274，318；谷位255

一阶导数光谱：峰位265；谷位290

二阶导数光谱：峰位225，295；谷位274（图4-32-4～图4-32-6）

【药理作用】

1. 抗人型结核菌作用　海芋根茎的乙醇提取液（10%）对强毒人型结核杆菌$H_{37}Rv$有较好的抑制作用，MIC为1/400稀释度。

2. 毒性　海芋全株有毒，以茎干毒性最强。小鼠腹腔注射根茎水提液可致惊厥而死亡。对消化道黏膜有刺激性，误食可引起舌喉发痒，肿胀，流涎，恶心，呕吐，腹泻，出汗，胃肠烧灼痛，严重者窒息、心脏麻痹而死亡。认为其毒性成分为毒皂苷（sapotoxin）。

【功效】性寒，味辛，有毒。能清热解毒，行气止痛，散结消肿。用于流感，感冒，腹痛，肺结核，风湿骨痛，疔疮，痈疽肿毒，瘰疬，附骨疽，斑秃，疥癣，虫蛇咬伤。煎服，3～9g；外用鲜品适量，捣敷，或焙贴或煨热擦。

33　骨碎补

【考证】骨碎补始载于《雷公炮炙论》。《本草拾遗》载："骨碎补本名猴姜。(唐) 开元皇帝以其主伤折，补骨碎，故命此名。岭南虔 (今江西赣州)、吉州亦有之。叶似石韦而一根，余叶生于木。"《开宝本草》亦载："骨碎补生江南。根着树石上，有毛。叶如庵䕡。江西人呼为胡孙姜，一名石庵䕡，一名骨碎布。"《图经本草》记载最为详尽："骨碎补，生江南。今浙、淮、陕西、夔 (今四川奉节) 路州郡亦有之。根生大木或石上，多在背阴处，引根成条，上有黄毛及短叶附之。又有大叶成枝，面青绿色，有黄点，背青白色，有赤紫点。春生叶，至冬干黄，无花实，唯根入药。采无时，削去毛用之。"并附有海州骨碎补、戎州骨碎补、舒州骨碎补及秦州骨碎补图 (按：海州，今江苏东海县东北；戎州，今四川宜宾市；舒州，今安徽怀宁、安庆一带；秦州，今甘肃天水一带)《本草衍义》并谓："每一大叶两旁，小叶叉牙，两两相对，叶长有尖瓣也。"李时珍亦曰："其根扁长，略似姜形。其叶有丫缺，颇似贯众叶。庵䕡主折伤破血，此物功同，故有石庵䕡之名。"根据以上诸家本草所述，骨碎补主要是水龙骨科槲蕨属数种植物。

全国各地使用的骨碎补共有 2 科 7 种之多，均为蕨类植物根茎，药材性状相似。绝大多数地区均使用水龙骨科植物槲蕨 *Drynaria fortunei* (Kze.) J. Sm.；少数地区 (陕西、甘肃、青海、四川及云南丽江、大理) 使用同属植物中华槲蕨 *D. baronii* (Christ) Diels；广西、云南和四川还使用近邻槲蕨 *D. propinqua* (Wall.) J. Sm.；广东和辽宁使用同科植物崖姜 *Pseudodrynaria coronans* (Wall.) Ching；广东、辽宁、广西及上海还使用骨碎补科植物大叶骨碎补 *Davallia orientalis* C. Chr.，商品称"硬骨碎补"；山东则使用骨碎补 *D. mariesii* Moore。香港、澳门使用的主要是崖姜与大叶骨碎补的根茎。

【述评】

1. 古代本草记载的骨碎补已不止一种，但主要是水龙骨科植物槲蕨 *Drynaria fortunei* (Kze.) J. Sm.，还可能包括近邻槲蕨 (光叶槲蕨) *D. propinqua* (Wall.) J. Sm.，即是《图经本草》与《证类本草》之"舒州骨碎补"和"戎州骨碎补"，如《图经本草》所述"引根成条，上有黄赤毛及短叶附之；又抽大叶成枝"者；"秦州骨碎补"可能就是中华槲蕨 (秦岭槲蕨) *D. baronii* (Christ) Diels，"海州骨碎补"则与今之骨碎补 *D. mariesii* Moore 相近。古今应用基本一致。

2. 崖姜 (崖姜蕨) 的植物形态与本草记载的骨碎补不甚相似 (无短叶，大叶丛生)，是近代出现的地区性习用品种。大叶骨碎补因与骨碎补科骨碎补是同属植物，形态亦较为相似，但从其地理分布看，不是古代本草应用之品种，亦是近代出现之地区性习惯用药。

3.《中国药典》收载槲蕨作为骨碎补的正品，符合古今应用情况。

骨碎补（正品）

【别名】猴姜、猢狲姜（《本草拾遗》），石毛姜（《图经本草》），石庵䕡（《开宝本草》），申姜、毛姜（《本草纲目》），过山龙（《植物名实图考》），爬岩姜、石岩姜、碎补（四川），树蜈蚣、地蜈蚣、黄爬山虎、麻鸡翅膀、搜山虎（云南），肉碎补、猴掌姜、石连姜、飞鹅草、大飞龙（广西），石巴掌（四川），毛姜、申姜（湖北），岩姜（浙江），板岩姜、凤凰鸡（广东），软碎补、鸭脷碎补（广州）

【处方应付名称】骨碎补

【来源】水龙骨科植物槲蕨*Drynaria fortunei*（Kze.）J. Sm. 的干燥根茎。全年均可采收，除去泥沙、杂物，干燥；或再燎去表面毛茸（鳞片）。

【植物形态】植株高25～40cm。根状茎横生，粗壮肉质，密被钻状披针形鳞片，有缘毛。叶二型；营养叶，槲叶状，灰棕色，卵形，无柄，干膜质，长5～7cm，宽约3.5cm，基部心形，背面被疏短毛，边缘有粗浅裂；孢子叶高大，纸质，绿色，无毛，长椭圆形，宽14～18cm，基部渐狭而成波状，下延成有翅的短柄，中部以上深羽裂，裂片7～13对，略斜上，短尖头，边缘有不明显的疏钝齿，网状脉，两面均显著。孢子囊群类圆形，着生于内藏小脉的交叉点上，沿中脉两侧各排成2～3行，无囊群盖。（图4-33-1）

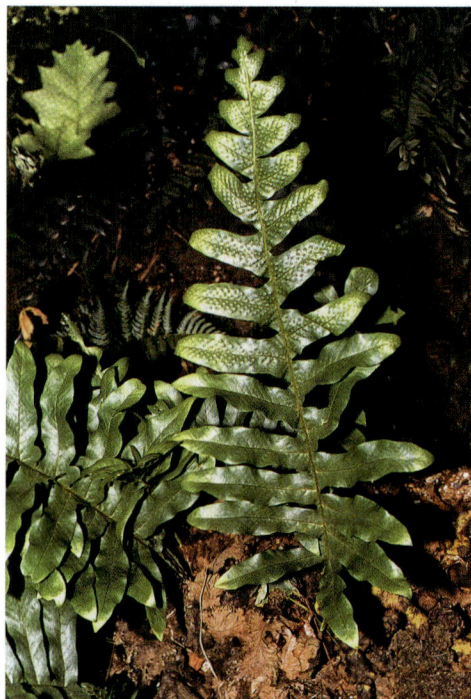

图4-33-1 槲蕨（原植物，左上角示营养叶）

附生于海拔200～1800m的林中岩石或树干上。分布于西南及浙江、江西、福建、湖北、湖南、广东、广西等地。主产于湖南、浙江、广西及江西。

【化学成分】根茎含黄酮苷类、五环及四环三萜和甾醇类成分。黄酮苷有柚皮苷（naringin，0.50%以上），五环三萜烯类有21-何帕烯（hop-21-ene）、9（11）-羊齿烯（fern-9（11）-ene）、7-羊齿烯、3-雁齿烯（filic-3-ene），四环三萜类化合物有环木菠萝甾醇乙酸酯（cycloardenyl acetate）、环水龙骨甾醇乙酸酯（cyclomargenyl acetate）、环鸦片甾烯醇乙酸酯（cyclolaudenyl acetate）、9，10-环羊毛甾-25-烯

醇 $-3\beta-$ 乙酸酯（9，10 – cyclolanost – 25 – en – 3β – yl – acetate）及 β – 谷甾醇、豆甾醇、菜油甾醇（campesterol）。

【药材性状】根茎为背腹扁平的不规则长条形、块状或片状，多弯曲，两侧常有缢缩和分枝，长 3～20cm，宽 0.7～1.5cm，厚 0.2～0.5cm。表面密被棕色或红棕色小鳞片，柔软如毛，紧贴者呈膜质盾形；直伸者披针形，先端尖，边缘流苏状（睫毛），于叶柄基部和根茎嫩端较为密集。鳞片脱落处呈棕色，可见细小纵向纹理和沟脊。经火燎者呈棕褐色或暗褐色。上面及两侧有凸起或凹下的圆形叶柄痕，下面有纵脊纹及细根痕；少数有叶柄残基及须根残留。体轻质脆，断面红棕色，有白色或黄色点状分体中柱多个，排成扁圆形。气微，味苦。（图 4 – 33 – 2，图 4 – 33 – 3）

【显微特征】槲蕨根茎横切面：呈扁圆形。表皮细胞 1 列，外壁稍厚；鳞片基着生于表皮凹陷处，细胞 3～4 列，壁厚，内含红棕色物质。内皮层环绕分体中柱，细胞切向延长。网状中柱有分体中柱18～28 个，断续排列成扁圆形环；木质部管胞多角形，直径 6～40μm，中部较大，向两侧渐次变小，发育几达两端将韧皮部分成内外两部分，内侧韧皮部有的细胞壁增厚，并充满黄棕色物质。

中华槲蕨的主要区别点：横切面呈椭圆形；表皮细胞排列不整齐；鳞片基着生于表皮凸起处，细胞 2 列，壁薄，内含棕黄色物质；表皮及其内侧 2～3 列细胞和内皮层外侧的 1 列细胞的内壁均增厚。分体中柱 18～25 个，排成类圆形，管胞直径 10～26μm。

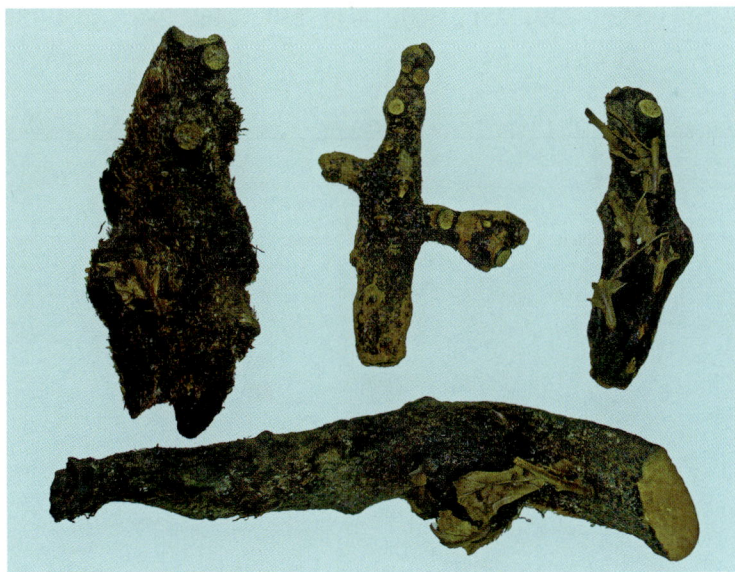

图 4 – 33 – 2　骨碎补（北京）

近邻槲蕨的主要区别点：表皮外壁被厚的蜡被；鳞片基 2～3 列细胞；表皮及其内侧 3～5 列细胞，壁稍增厚；内皮层外侧 1 列细胞壁呈马蹄形增厚，孔沟和层纹明显，胞腔内含黄棕色物质；分体中柱圆形，排列成环状，管胞直径 10～48μm。

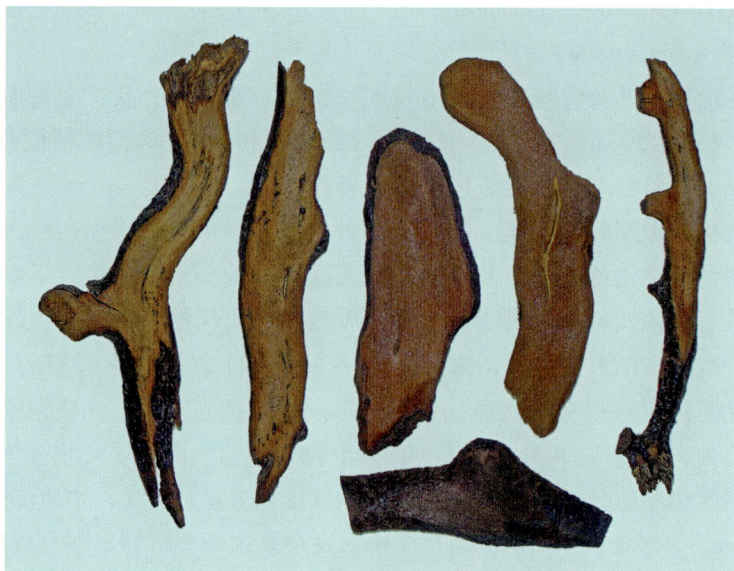

图 4 – 33 – 3　骨碎补（饮片，香港）

【紫外光谱鉴别】

零阶光谱：峰位 282；谷位 254

一阶导数光谱：峰位 225，270；谷位 234，293

二阶导数光谱：峰位 239，251，300；谷位 230，246，286（图 4 – 33 – 4 ~ 图 4 – 33 – 6）

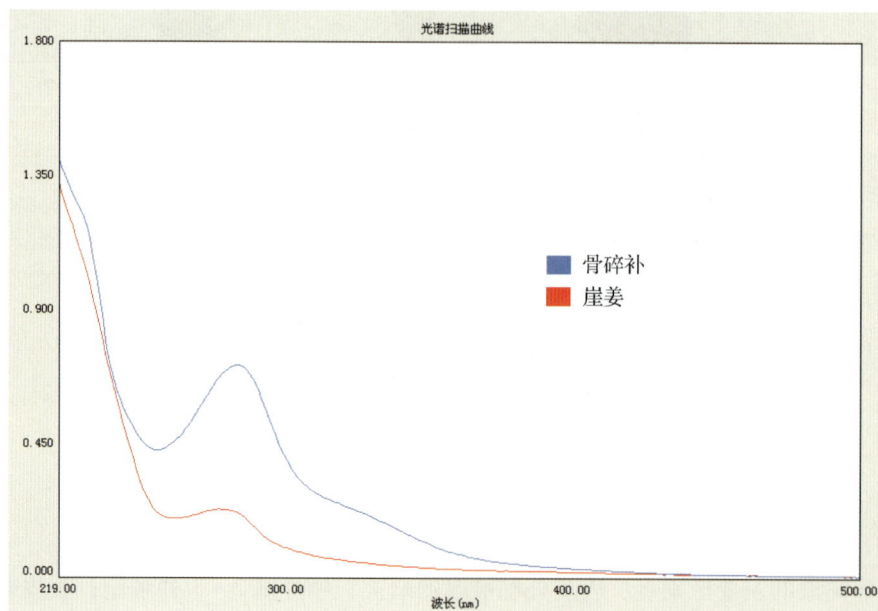

图 4 – 33 – 4　骨碎补的零阶光谱

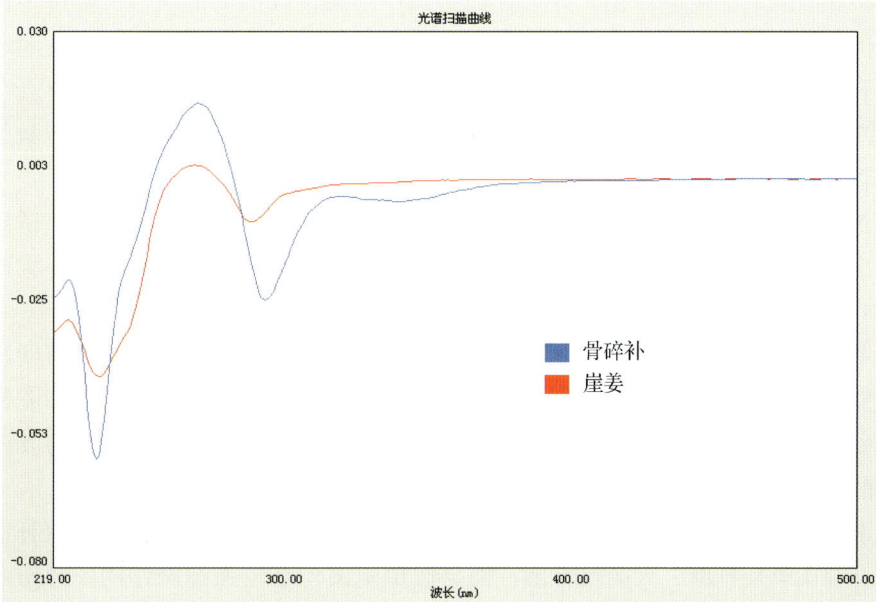

图 4-33-5　骨碎补的一阶导数光谱

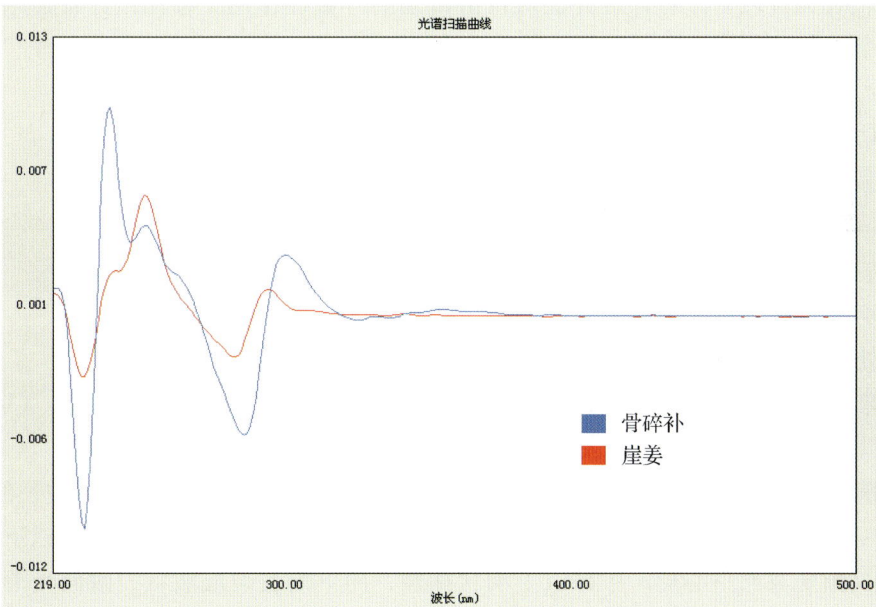

图 4-33-6　骨碎补的二阶导数光谱

【药理作用】

1. 壮骨作用　槲蕨（20g，30g/kg）和中华槲蕨（20g/kg）水煎液对大鼠骨损伤愈合有显著促进作用（P 分别 $<0.05\sim0.01$ 和 0.01），柚皮苷是促进骨损伤愈合的活性成分。应用 ^{45}Ca 同位素示踪法亦证明，骨碎补能促进骨对钙的吸收，并能提高血钙和血磷水平，有利于骨钙化和骨质形成。骨碎补提取液对组织培养中的鸡胚骨原基生长

和钙磷沉积有明显的促进作用，并能提高组织中的碱性磷酸酶的活性，促进蛋白多糖合成，但抑制胶原合成。用骨碎补水提醇沉液饲喂新孵出的莱亨鸡 10～25d，对小鸡骨发育亦有显著的促进作用，可增加股骨的湿重和体积以及单位长度皮质骨内钙、磷、羟脯氨酸和氨基己糖的含量。尚能显著抑制醋酸可的松引起的骨丢失，防治激素引起的大鼠骨质疏松。

2. 抑制血小板聚集作用　中华槲蕨（0.004g～0.2g/ml）水煎液对 ADP 诱导的健康人血小板聚集有显著抑制作用，并呈量效关系。（$P < 0.01 \sim 0.001$）槲蕨、大叶骨碎补、光叶槲蕨与海州骨碎补均无明显抑制作用。

3. 镇静和镇痛作用　骨碎补所含黄烷酮苷小鼠腹腔注射（125mg/kg）有明显的镇静和镇痛作用，并能提高小鼠常压耐缺氧能力；但灌胃给药（250mg/kg）却明显减少戊巴比妥钠所致小鼠翻正反射发生率及缩短翻正反射消失持续时间，可能与其诱导启动肝药酶、加速戊巴比妥钠代谢有关。

4. 抑菌作用　骨碎补在试管内对金黄色葡萄球菌、溶血性链球菌、炭疽杆菌、白喉杆菌、福氏痢疾杆菌、大肠埃希菌、铜绿假单胞菌均有较强抑制作用，对伤寒杆菌亦有抑制作用。

5. 其他　骨碎补尚有降血脂、防止动脉粥样硬化作用，多糖酸盐是其抗动脉粥样硬化的活性成分之一。骨碎补并能对抗链霉素的耳毒性作用。毒性：曾有临床报道，成人大剂量（100～150g/d）煎服，可致急性中毒，表现为口干、多语、心悸、胸闷、神志恍惚、瞳孔散大等；经对症处理后症状消失。

【功效】性温，味苦。能补肾强骨，续伤止痛。用于肾虚腰痛，耳鸣耳聋，牙齿松动，跌扑闪挫，筋骨折伤；外治斑秃，白癜风。煎服 3～9g。

崖姜（习用品）

【别名】穿石剑，马骝姜，玉麒麟，齐手骨碎补，齐碎补（香港）

【处方应付名称】崖姜，骨碎补（广东、广西、香港），大碎补（广州）

【来源】水龙骨科植物崖姜（崖姜蕨）*Pseudodrynaria coronans* (Wall.) Ching 的干燥根茎。全年均可采收，除去泥沙，干燥；或燎去毛状鳞片。

【植物形态】多年生附生草本。植株高 80～140cm。根状茎粗壮，密被长线形鳞片。叶一型，簇生成圆形中空的高丛；叶片长 80～140cm，先端渐尖，中部以下渐狭，近基部又渐变宽而呈心形；中部以上羽状深裂，向下渐浅裂成波状，两面光滑无毛，全缘；叶脉网状，两面明显，网眼内有单一或分叉的小脉。孢子囊群着生于小脉交叉处，每对侧脉之间有 1 行，圆形或通常沿第三回延长，成熟时呈断线状。孢子椭圆形，孢壁具小刺或小瘤块状纹，无囊群盖。（图 4-33-7）

附生于海拔 1000～1900m 的林中树干或岩石上。分布于华南、西南及福建、台湾等地。主产于广东、福建。

【化学成分】根茎含五环三萜烯类、四环三萜类及甾醇类成分。前者有 21-何帕烯、13（18）-新何帕烯、9（11）-羊齿烯；后者有环木菠萝甾醇乙酸酯、环水龙骨

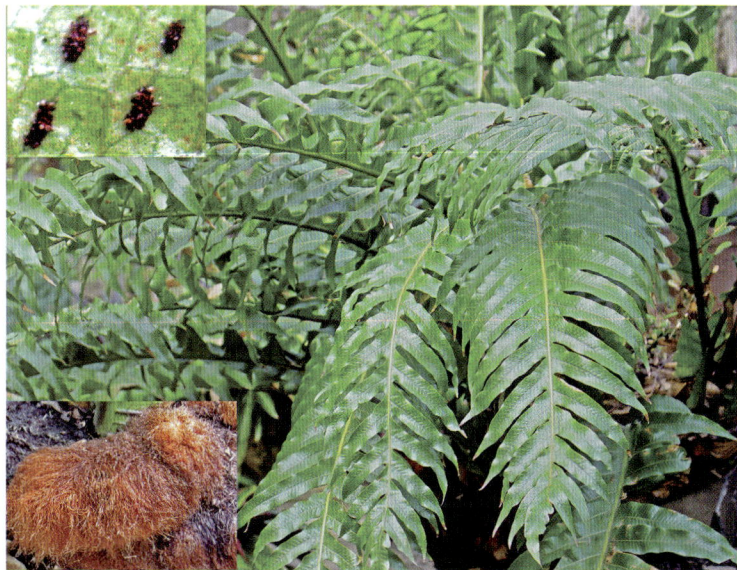

图4-33-7　崖姜（原植物，左上角示孢子囊群，左下角示根状茎及毛茸）

甾醇烯醇乙酸酯、环鸦片甾烯醇乙酸酯、9，10-环羊毛甾-25-烯醇-3β-乙酸酯、β-谷甾醇、豆甾醇和菜油甾醇。

【药材性状】根茎圆柱形或扁条形，粗大，略弯曲且扭曲，不分枝，长7～15cm，直径1～2cm；表面密被条状披针形而松软的鳞片，鳞片脱落处呈紫褐色，有大小不等的纵向沟脊及细小纹理；上面有突起的圆形叶痕，直径约1cm。质坚硬，不易折断，断面不平坦，红棕色或棕褐色，黄色点状分体中柱排成类圆形。气极微，味涩。（图4-33-8，图4-33-9）

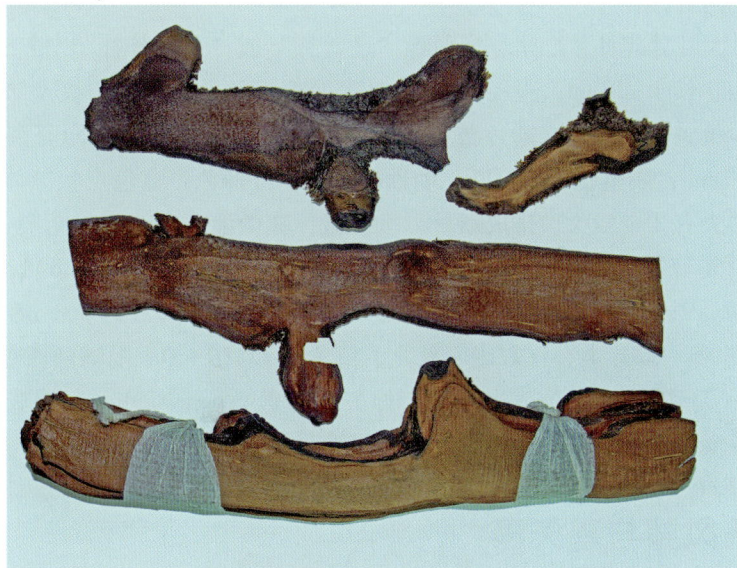

图4-33-8　齐碎补（香港）

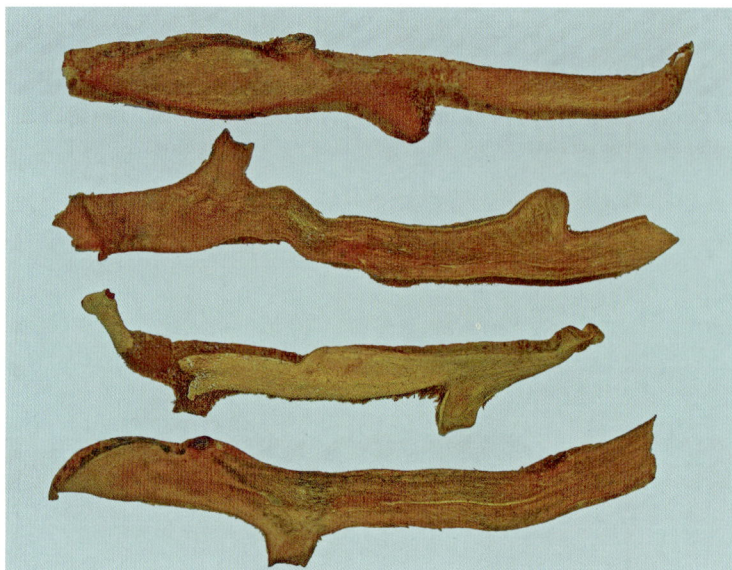

图 4 - 33 - 9　齐手骨碎补（香港）

【显微特征】根茎横切面：表皮外被厚的蜡被，鳞片基 2 ~ 3 细胞；内皮层外侧 1 列细胞壁增厚；分体中柱排成不规则 2 ~ 3 环，中央一环 28 ~ 35 个，圆形或长圆形。

【紫外光谱鉴别】

零阶光谱：峰位 276；谷位 260

一阶导数光谱：峰位 224，269；谷位 235，288

二阶导数光谱：峰位 251，294；谷位 230，242，282（图 4 - 33 - 4 ~ 图 4 - 33 - 6）

【药理作用】未见研究报道。

【功效】同骨碎补。

【附注】大叶骨碎补：广州、广西称"硬碎补"或"硬骨碎补"。根茎呈扭曲的圆柱形，或稍扁，长 4 ~ 13cm，直径 7 ~ 9cm；表面棕褐色，具纵向沟纹及皱纹，叶基处及沟中残留少量黄棕色鳞片，鳞片披针形，棕色，膜质；一侧及上面有突起的圆形叶痕，直径 5 ~ 7mm；质坚硬，易折断，断面略平坦，红棕色，黄色点状分体中柱断续排列成环状，中央有 2 个较大，排成新月形。气微，味微涩。根茎含三萜类、黄烷 - 3 - 醇糖苷类及原矢车菊素糖苷类成分。三萜类有骨碎补酸（davallic acid）、24 - 去甲羊齿烯 - 4（23），9（11）- 二烯、何帕 - 21 - 烯、何帕 - 22（29）- 烯、新何帕 - 12 - 烯；黄烷 - 3 - 醇苷类有：右旋 - 表儿茶精 - 3 - O - β - D - 吡喃阿洛糖苷（epicatechin - 3 - O - β - D - allopyranoside）等；原矢车菊素（procyanidin）、原矢车菊素三聚物及原矢车菊素 - β - 2，3′ - O - β - 吡喃阿洛糖苷等。

34　清风藤与鸡矢藤

【考证】清风藤始载于《图经本草》，谓："清风藤生天台山中，其苗蔓延木上，四时常有，彼土人采其叶入药，治风有效。"观其附图似为清风藤科清风藤属（Sabia）植物（但清风藤属植物为落叶藤本，与"四时常有"不符）。《本草纲目》列入草部蔓草类，释名青藤、寻风藤，谓："主治风疾。治风湿流注，历节鹤膝，麻痹瘙痒，损伤疮肿。入酒药中用。"其附图之叶互生，五裂，与目前药用清风藤的主流品种防己科植物青藤 Sinomenium acutum（Thunb.）Rehd et Wils. 有些相似。《植物名实图考》所载"清风藤"则与今之卫矛科植物扶芳藤 Euonymus fortunei Hand. – Mazz. 相似，吴氏引《本草拾遗》所述，并谓"清风，扶芳，一音之转，土音大率如此。"现代植物分类学著作所述"清风藤"均为清风藤科植物清风藤 Sabia japonica Maxim.，该种在广西、江西、浙江部分地区亦作"清风藤"入药。

鸡矢藤之名始载于《植物名实图考》卷十九蔓草类，谓："鸡矢藤产南安（今四川夹江县）。蔓生，黄绿茎。叶长寸余，后宽前尖，细纹无齿。藤梢秋结青黄实，硬壳有光，圆如绿豆稍大，气臭。"根据以上所述及其附图，与今之茜草科植物鸡矢藤 Paederia scandens（Lour.）Merr. 相一致。《本草纲目拾遗》载有"臭藤根"，赵氏引《草宝》云："此草二月发苗，蔓延地上，不在树间，系草藤也。叶对生，与臭梧桐叶相似。六七月开花，粉红色，绝类牵牛花，但口不甚开放。搓其叶嗅之，有臭气……人因其臭，故名为臭藤。"又引李氏《草秘》云："臭藤一名却节，对叶延蔓，极臭，煎洗腿足诸风寒湿痛、拘挛不能转舒，如神。"并引汪氏《药录》："臭葡萄蔓延而生，子如葡萄而臭，治风。"赵学敏所引述之"臭藤"亦与今之茜草科植物鸡矢藤相似。

目前，全国大多数使用之清风藤（青风藤）为防己科植物青藤 Sinomenium acutum（Thunb.）Rehd et Wils.，药用其藤茎，其根在河南、四川又作"防己"药用。陕西、湖北又使用同科植物华防己 Diploclisia chinensis Merr. 的藤茎。广西、江西、浙江则使用清风藤科植物清风藤 Sabia japonica Maxim.，福建、广西、广东曾以茜草科植物鸡矢藤 Paederia scandens（Lour.）Merr. 藤茎作"清风藤"入药，今已更正以"鸡矢藤"之名入药。

香港、澳门至今仍以茜草科植物鸡矢藤 Paederia scandens（Lour.）Merr. 藤茎或根作"清风藤"入药。

【述评】

1. 清风藤为不常用中药。由于本草记载过于简略，很难确定是哪种植物。始载之《图经本草》，观其附图似为清风藤科清风藤属（sabia）植物。而《植物名实图考》所载"清风藤"又与今之卫矛科植物扶芳藤 Euonymus fortunei Hand. – Mazz. 相似。《本草纲目》之清风藤附图则与现今全国大多数地区使用之清风藤（青风藤）相似。现代药理学研究结果表明，青风藤及青藤碱均有镇痛、抗炎及免疫抑制等作用，应用青风藤及青藤碱治疗类风湿性关节炎（历节风，鹤膝风）有较好疗效。以上结果与清风藤的功效较为吻合；因此，防己科植物青藤 Sinomenium acutum（Thunb.）Rehd et Wils. 可视为清风藤之正品。古今应用基本一致。

2. 茜草科植物鸡矢藤 Paederia scandens（Lour.）Merr. 与《本草纲目拾遗》所载

"臭藤根"及《植物名实图考》之鸡矢藤相一致。已明确为另一药物。其与清风藤虽然均能祛风除湿，但性味功效仍有差别：清风藤味苦、辛，性平，能祛风通络，除湿止痛，用于风湿痹痛，历节风，鹤膝风，脚气肿痛。而鸡矢藤味甘、微苦，能祛风除湿，消食化积，解毒消肿，活血止痛。且两者所含化学成分迥异：清风藤含清风藤碱、青藤碱等多种异喹啉类生物碱，而鸡矢藤主要含鸡矢藤苷等多种环烯醚萜苷类成分。故不应作"清风藤"使用，仍以"鸡矢藤"之名应用为妥。

清风藤（青风藤）（正品）

【别名】青藤、寻风藤（《本草纲目》），滇防己（《植物名实图考》），大青木香、大青藤、岩见愁、排风藤（贵州），过山龙、追骨风、爬地枫、毛防己（陕西），风龙（广西），苦藤（浙江），黑防己、吹风散、追骨散（云南），土藤（四川），大风藤（湖北），青防己

【处方应付名称】清风藤，青风藤

【来源】防己科植物青藤 Sinomenium acutum（Thunb.）Rehd et Wils. 及毛青藤 Sinomenium acutum（Thunb.）Rehd et Wils. var. cinereum Rehd et Wils. 的干燥藤茎。6～7月割取藤茎，除去细茎枝及叶，晒干；或用水润透，切段，晒干。

【植物形态】木质大藤本，长可达20m。茎灰褐色，有不规则裂纹；小枝圆柱形，具直线纹，被柔毛或近无毛。叶纸质或革质，心状圆形或卵圆形，长7～15cm，宽5～10cm，先端渐尖或急尖，基部心形或近截形，全缘或3～7角状浅裂，上面绿色，下面灰绿色，嫩叶被柔毛，老叶无毛或仅下面被柔毛，掌状脉通常5条；叶柄长5～15cm。圆锥花序腋生，大型，有毛；花小，淡黄绿色，单性异株；萼片6，2轮，背面被柔毛；花瓣6，长0.7～1mm；雄花有雄蕊9～12；雄花的不育雄蕊丝状，心皮3。核果扁球形，稍歪斜，直径5～8mm，红色或暗红色。花期夏季，果期秋季。（图4－34－1）

生长于林中、林缘、沟边或灌丛中，攀援于树上或石山上。分布于长江流域及其以南各地，南至广东北部。主产于西南、中南及华东等地。

【化学成分】茎及根含多种异喹啉类生物碱：清风藤碱（sinoacutine，2.85～3.99mg/g）、青藤碱（sinomerine）、尖防己碱（acutumine）、N－去

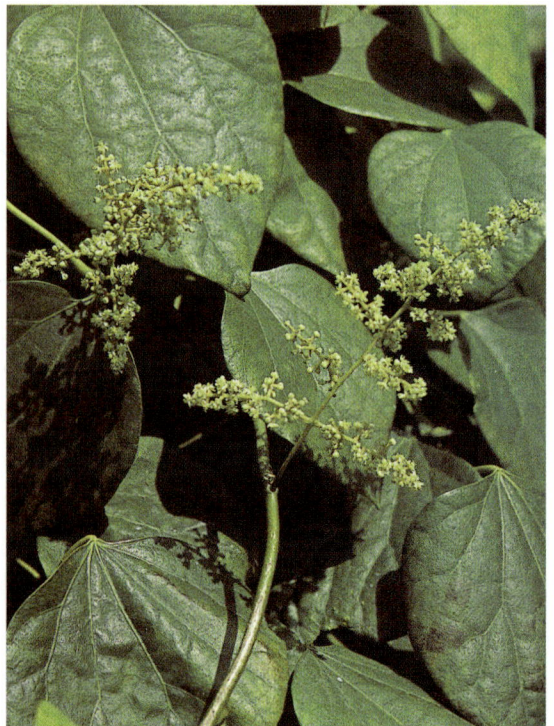

图4－34－1　清风藤（原植物）

甲尖防已碱（N – acutumidine）、白兰花碱（michelalbine）、光千金藤碱（stepharine）、双青藤碱（disinomenine）、木兰花碱（magnoflorine）、四氢表小檗碱（sinactine）、异青藤碱（isosinomerine）、土藤碱（tuduranine）。另含豆甾醇、β – 谷甾醇、消旋丁香树脂酚及十六烷酸甲酯。

【药材性状】茎圆柱形，稍弯曲，细茎常弯绕成束，直径 0.5 ~ 2cm。表面绿棕色或灰棕色，具纵皱纹、细横裂纹及皮孔，节部稍膨大，有突起的枝痕或叶痕。细茎质脆，较易折断，断面木部灰棕色，呈裂片状；粗茎质硬，断面棕色，木部具车轮纹，管孔多数，中央具髓，细小，黄白色。气微，味微苦。饮片多为粗茎之斜切片，断面棕色，木部具明显车轮纹，管孔多数，中央具髓，细小，黄棕色。（图 4 – 34 – 2）

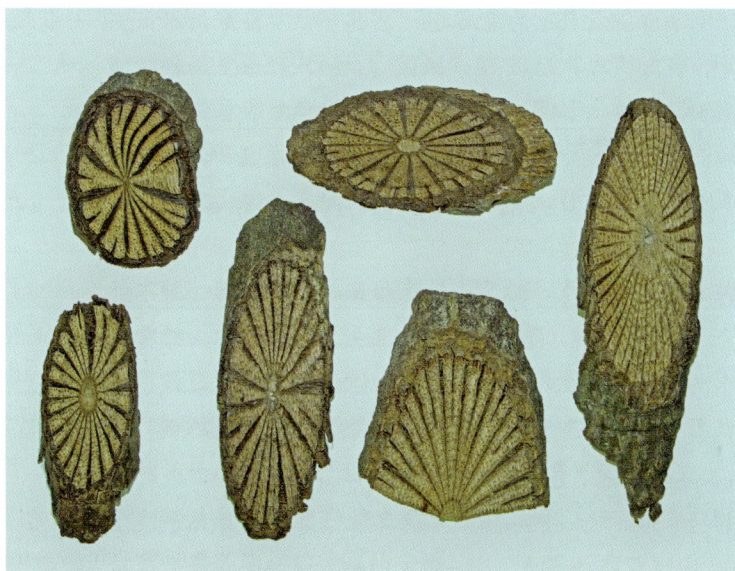

图 4 – 34 – 2　清风藤（饮片，河南）

【显微特征】茎横切面：表皮细胞 1 列，外被角质层，较老的茎为木栓层。皮层散有纤维及石细胞。中柱鞘纤维束呈新月形，其内侧为石细胞群，并与射线石细胞联结成波形环。韧皮部有少数纤维与石细胞。木质部导管数个切向相连或单个散在。髓部小，亦有少数纤维与石细胞。薄壁细胞含淀粉粒和草酸钙针晶，针晶长 5 ~ 10μm。

【紫外光谱鉴别】

青风藤（浙江）零阶光谱：峰位 275；谷位 261

一阶导数光谱：峰位 226，266，309；谷位 240，293

二阶导数光谱：峰位 249，299；谷位 232，280（图 4 – 34 – 3 ~ 图 4 – 34 – 5）

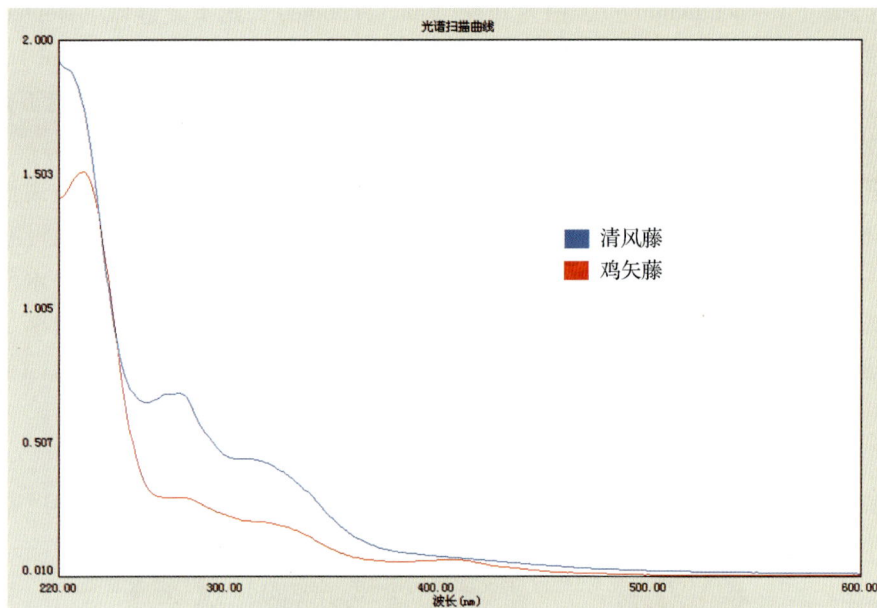

图 4 - 34 - 3 清风藤与鸡矢藤的零阶光谱

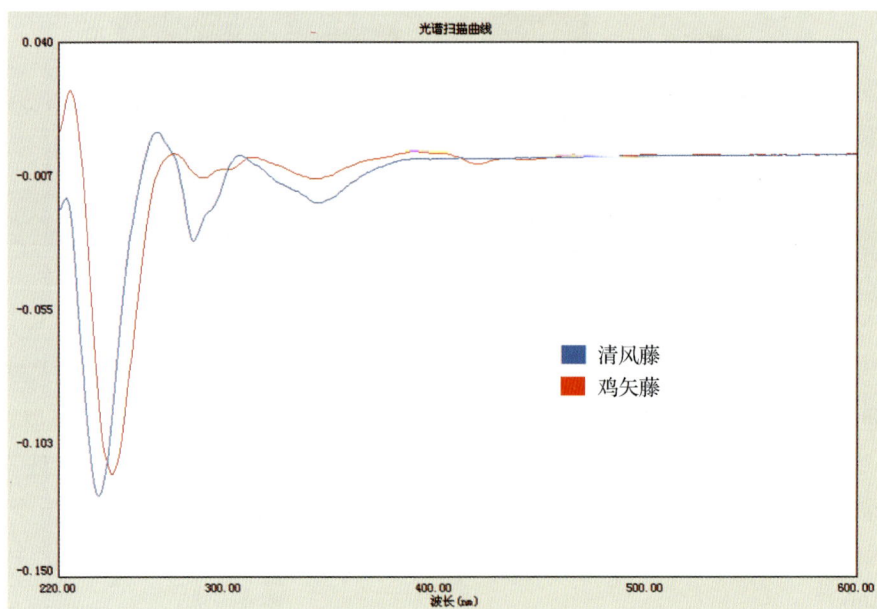

图 4 - 34 - 4 清风藤与鸡矢藤的一阶导数光谱

【药理作用】

1. 镇痛作用 毛青藤水提物与青藤碱对乙酸诱发的小鼠扭体反应有明显的抑制作用，镇痛率为 58.3% ~76.7% ；青藤的镇痛率仅为 37.8% 。小鼠热板法及家兔光热刺激法试验表明，青藤碱有肯定的镇痛作用。脑内注射的镇痛剂量仅为腹腔注射的

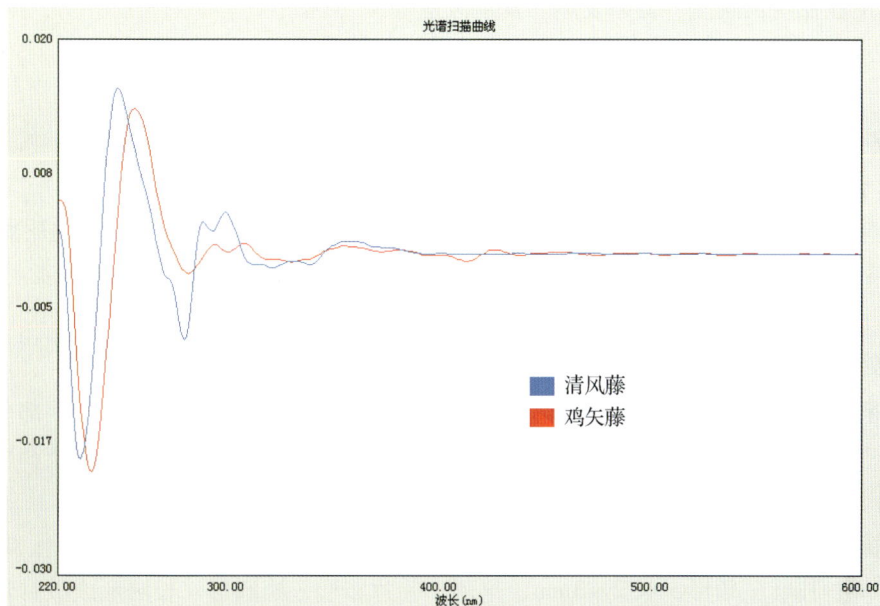

图 4 - 34 - 5　清风藤与鸡矢藤的二阶导数光谱

1/2000；与丙烯吗啡合用产生协同作用，连续应用可产生耐受性，但无成瘾性。

2. 抗炎作用　毛青藤水提物与青藤碱能明显降低小鼠腹腔毛细血管通透性，抗炎率分别为 52.1% 和 44.9%；青藤的抗炎率仅为 26.3%。青藤碱对实验性关节炎有显著消退作用，其机制可能是通过下丘脑影响垂体 - 肾上腺系统，而与组胺释放无关。对豚鼠的主动性过敏性休克亦有预防作用。毛青藤 95% 乙醇提取物与青藤碱均有显著抗超氧负离子作用，其作用强度与青藤碱含量呈正相关。青藤碱含量越高，其抗超氧负离子作用越强，抗炎作用亦更好。

3. 免疫抑制作用　青藤碱对机体非特异性免疫、细胞免疫和体液免疫均有抑制作用，与环磷酰胺的作用相似。青藤碱腹腔注射或肌内注射（25mg，50mg 或 100mg/kg）均能显著降低小鼠炭廓清率及脾脏和胸腺重量，并显著抑制小鼠腹腔巨噬细胞的吞噬功能及引起血浆中 cGMP/Camp 比值下降。

此外，青藤碱尚有镇静、抗心律失常、抗心肌缺血和再灌流损伤、降低血压等作用，并能降低心肌的兴奋性、延长功能不应期等。

4. 毒性　青藤碱小鼠口服的 LD_{50} 为（580 ± 51）mg/kg，皮下注射为（535 ± 41.9）mg/kg。猫腹腔注射青藤碱的致死量为 75mg/kg。

【功效】　性平，味苦、辛。能祛风通络，除湿止痛，用于风湿痹痛，历节风，鹤膝风，脚气肿痛。煎服，9～15g；或浸酒或熬膏服。外用适量，煎水洗。

【附注】　用清风藤或根制成针剂、汤剂和片剂，治疗类风湿性关节炎 311 例，总有效率为 93.4%，其中显效率为 13.1%。汤剂的常规剂量为清风藤 96g，加麻黄 6g。应用盐酸青藤碱治疗各种风湿病 263 例，其中以类风湿性关节炎患者居多。其中 204 例以片剂口服，有效率为 89%。不良反应占 31%。常见不良反应为皮肤瘙痒、皮疹、头昏头痛、皮肤发红及腹痛、畏寒发热、食欲减退等。

鸡矢藤（习用品）

【别名】斑鸠饭、女青、主屎藤（清·吴继光《质问本草》），却节（李氏《草秘》），皆治藤、臭藤根（《本草纲目拾遗》），牛皮冻、臭藤（《天宝本草》），毛葫芦（《岭南采药录》），甜藤、雀儿藤（广西），香藤、母狗藤、大鸡矢藤、鸭屎藤（四川），清风藤、苦藤、玉明砂（福建），臭屎藤、鸡脚藤（云南），鸡屙藤（浙江），解暑藤，五香藤，臭狗藤

【处方应付名称】鸡矢藤，清风藤（香港、澳门）

【来源】茜草科植物鸡矢藤 Paederia scandens（Lour.）Merr. 的干燥地上部分或藤茎。9~10月采收地上部分，捆扎成把，晒干或晾干（鸡矢藤）；或除去嫩枝和叶，切段，晒干（清风藤）。

【植物形态】多年生草质藤本，长3~5m。基部木质，多分枝。叶对生；叶柄长1.5~7cm；托叶三角形，长2~3mm，早落；叶片卵形、椭圆形、长圆形或披针形，长5~15cm，宽1~6cm，先端急尖或渐尖，基部阔楔形，两面无毛或下面稍被短柔毛；叶纸质，新鲜揉之有臭气。聚伞花序排成顶生的带叶的大圆锥花序或腋生而疏散少花；花紫色，几无梗；萼狭钟形；花冠筒长7~10mm，先端5裂，镊合状排列，内面红紫色，被粉状柔毛；雄蕊5；子房下位，2室。浆果球形，直径5~7mm，成熟时光亮，草黄色。花期7~8月，果期9~10月。（图4-34-6）

生长于溪边、河边、路边及灌木丛中，常攀援于其他植物或岩石上。广布于长江流域及以南各地。

【化学成分】全株含多种环烯醚萜苷类成分：鸡矢藤苷（paederoside）、鸡矢藤次苷（scandoside）、鸡矢藤苷酸（paederoside acid）、车叶草苷（asperuloside）、去乙酰车叶草苷（deacetyl asperuloside）。尚含黄酮类成分：矢车菊素糖苷（cyanidin glycoside）、矮牵牛素糖苷（petunidin glycoside）、飞燕草素（delphinidin）、锦葵花素（malvidin）、芍药花

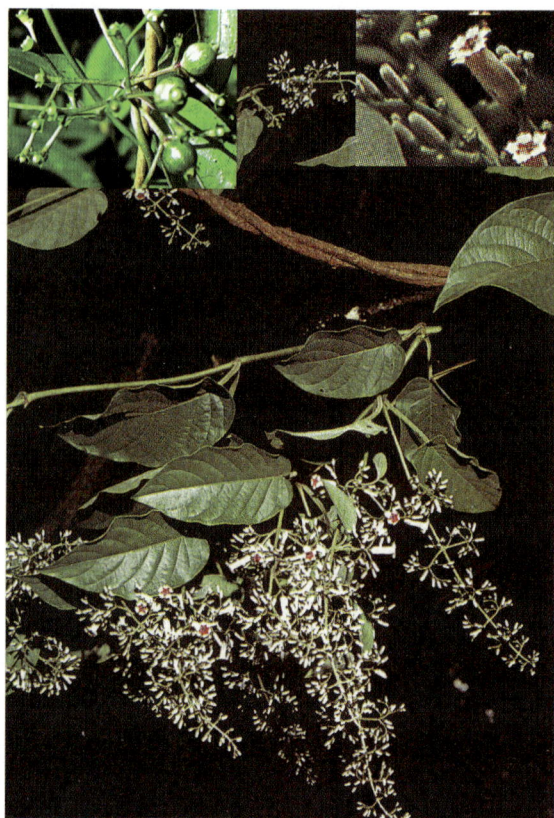

图4-34-6　鸡矢藤（原植物，左上角示果，右上角示花）

素（peonidin）、蹄纹天竺素（pelargonidin），另含生物碱（可能是环烯醚萜类成分经氨水处理后的产物）。叶尚含熊果酚苷（arbutin）及挥发油。

【药材性状】茎扁圆柱形，稍扭曲，无毛或近无毛；老茎灰棕色，直径 3～12mm，栓皮常脱落，具纵皱纹及叶柄断痕，易折断，断面平坦，灰黄色；嫩茎黑褐色，直径 1～3mm，质韧，不易折断，断面纤维性，灰白色或浅绿色。有时可见少数叶及花序。叶对生，多皱缩或破碎，完整者展平后呈阔卵形或披针形，长 5～15cm，宽 2～6cm，先端尖，基部楔形、圆形或浅心形，全缘，绿褐色，两面无柔毛或近无毛；叶柄长 1.5～7cm，无毛或被毛。聚伞花序顶生或腋生，前者多带叶，后者疏散少花，花序轴及花均疏被柔毛，花淡紫色。气特异，味微苦、涩。饮片为 2～6cm 长段；直径 2～12mm，表面灰棕色，栓皮常脱落，具纵皱纹及叶柄断痕，易折断，断面平坦，灰黄色；横切面见多数管孔散在，木质部二束状，中央髓小。（图 4 - 34 - 7）

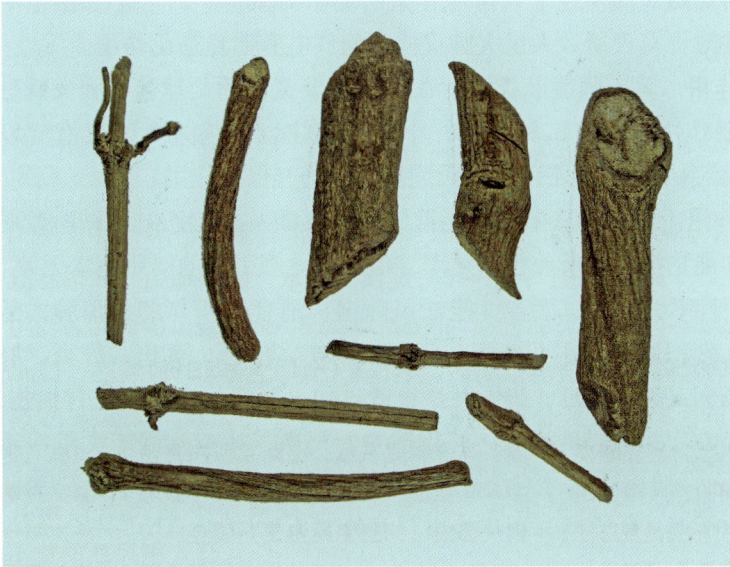

图 4 - 34 - 7　鸡矢藤（清风藤，饮片，香港）

【显微特征】幼茎横切面：呈扁圆形。表皮细胞 1 列，外壁稍厚，被角质层，有时可见非腺毛残基。皮层宽 7～8 列细胞，外侧 1～2 列为厚角细胞。维管束外韧型。韧皮部外侧有纤维，单个散在或数个成群，断续排列成环，壁非木化，韧皮部散有油细胞；木质部导管常数个或十数个成群，木纤维多见。髓部较宽阔，呈扁圆形。薄壁细胞含草酸钙针晶。老茎横切面呈圆形，韧皮部外侧为木栓组织。

叶横切面：表皮细胞外壁被角质层，有非腺毛，3～15 细胞组成；叶肉异面型，栅栏细胞 1 列，不通过中脉；海绵组织中有大形含晶细胞，针晶束长可达 150μm。中脉上、下表皮内侧均有厚角组织，维管束外韧型，薄壁细胞含黄棕色物质。上、下表皮细胞表面观均呈多角形，垂周壁平直，表面具明显角质线纹，气孔多数，平轴式；叶脉部常有非腺毛，长 50～500μm，3～15 细胞组成，外壁具角质线纹。

【紫外光谱鉴别】

零阶光谱：峰位 232，279；谷位 380

一阶导数光谱：峰位 226，276，314；谷位 247，291，300，343

二阶导数光谱：峰位 256，295，308，324；谷位 236，282，300（图 4 - 34 - 3 ~
图 4 - 34 - 5）

【药理作用】

1. 镇静、镇痛及抗惊厥作用　鸡矢藤总生物碱腹腔注射可抑制小鼠自发活动，延长戊巴比妥钠的睡眠时间；热板法试验表明，腹腔注射鸡矢藤叶或根注射液（50 ~ 150g/kg）可使小鼠痛阈提高 1.5 ~ 2.8 倍，比吗啡起效较慢而维持较久；腹腔注射鲜鸡矢藤水蒸馏浓缩液，对电刺激小鼠亦有镇痛作用，并对戊四氮诱发的小鼠惊厥有较强保护作用。从挥发油分得的二甲基二硫化物对家兔膈神经电位发放具有兴奋 - 抑制双相效应，对蟾蜍外周神经干兴奋传导呈明显阻滞效应，对心率和脑电活动亦有明显抑制作用，并对青霉素所致大鼠大脑皮质癫痫放电有明显易化作用。

2. 抗菌作用　鸡矢藤煎液或浸膏在体外对金黄色葡萄球菌、肺炎链球菌和福氏痢疾杆菌有抑制作用。体内试验表明，小鼠腹腔注射鲜鸡矢藤注射液（5g/ml），每日 0.5ml，对腹腔感染大肠埃希菌、福氏痢疾杆菌均有保护作用。

3. 解痉作用　鸡矢藤总生物碱能抑制肠肌收缩及拮抗乙酰胆碱所致肠肌痉挛。鸡矢藤注射液亦能拮抗组胺所致肠肌痉挛，但对氯化钡引起的肠肌痉挛无效。

【功效】性平，味甘、微苦。能祛风除湿，消食化积，解毒消肿，活血止痛。用于风湿痹痛，食积腹胀，小儿疳积，腹泻，痢疾，中暑，黄疸，肝炎，肝脾肿大，咳嗽，瘰疬，肠痈，无名肿毒，脚湿肿烂，烫火伤，湿疹，皮炎，跌打损伤，蛇咬蝎螫。煎服，10 ~ 15g，大剂量 30 ~ 60g；外用适量，捣敷，或煎水洗。文献报道，鲜鸡矢藤注射液（5g/ml）肌内注射，治疗胃肠疼痛、胆及肾绞痛、各种外伤、骨折和手术后疼痛、神经痛 537 例，均有明显镇痛效果，有效率为 97.7%。

35　侧柏叶

【考证】《神农本草经》载有"柏"，列为上品。《雷公炮炙论》载："柏叶有花柏叶、丛柏叶及有子圆叶。其有子圆叶成片，如大片云母，叶皆侧，叶上有微赤毛者，宜入药。"《名医别录》又载："柏实生太山山谷，柏叶尤良。主吐血、衄血、痢血、崩中赤白。轻身益气，令人耐寒暑，去湿痹，止（生）肌。"《本草经集注》亦载："处处有柏，当以太山为佳尔。其叶以秋夏采者良。"《图经本草》载："其叶名侧柏，密州（今山东诸城县）出者尤佳。虽与他柏相类，而其叶皆侧向而生，功效殊别。"并附有密州侧柏图。李时珍亦谓："柏有数种，入药惟取叶扁而侧生者，故名侧柏。"以上本草所述"叶皆侧"之柏木，与今之侧柏 *Platyladus orientalis*（L.）Franco 相吻合。

《本草纲目拾遗》载有"罗汉松实"，谓："罗汉松阔瓣厚叶，树老结实，长四五分，底平上锐，色紫黑，干之可入药。补肾，其香益肺。治心胃痛，大补元气。"又引水宁僧云："罗汉松叶长者名长青，能结实，叶短者名短青，不结实，其结实俨如佛，大者如鸡子，小者如豆。"《植物名实图考》亦载："罗汉松，繁叶长润，如竹而团，多植盆玩，实如罗汉形，故名。"以上所述，叶长者与今之罗汉松 *Podocarpus macrophyllus*（Thunb.）D. Don 相一致；叶短者与短叶罗汉松 *Podocarpus macrophyllus*（Thunb.）D. Don var. *maki* Endl. 相符。

目前，全国大多数地区使用的侧柏叶为柏科植物侧柏 *Platyladus orientalis*（L.）Franco 的干燥枝梢及叶，并发现有以同科植物柏木 *Cupressus funebris* Endl. 的干燥枝梢及叶混充侧柏叶入药的现象。而广东等地则以竹柏科植物短叶罗汉松 *Podocarpus macrophyllus*（Thunb.）D. Don var. *maki* Endl. 或罗汉松 *Podocarpus macrophyllus*（Thunb.）D. Don 的幼嫩枝叶作侧柏叶入药。

香港的用药习惯源于广东，亦以短叶罗汉松或罗汉松的幼嫩枝叶作侧柏叶入药。

【述评】

1. 古代应用之柏叶及侧柏叶均为柏科植物侧柏 *Platyladus orientalis*（L.）Franco 的干燥枝梢及叶。古今应用一致。柏木叶的薄层色谱图虽与侧柏叶有 3 个相似的斑点，但其另 2 个与侧柏叶相似的斑点含量甚微，并比侧柏叶多出 3 个不同斑点，表明两者成分仍有较大差别，不宜混淆应用。

2. 罗汉松实供药用的记载始于《本草纲目拾遗》，用于治心胃痛。罗汉松叶及短叶罗汉松叶均未见药用的记载。两者与侧柏叶所含化学成分亦有较大差异：侧柏叶含挥发油及双黄酮、黄酮类成分；而罗汉松叶含蜕皮甾酮、尖叶土杉甾酮、罗汉松甾酮及双黄酮类成分，双黄酮类成分与侧柏叶亦有不同。因此，短叶罗汉松之用作"侧柏叶"入药纯属误用，《广东中药志》将其收载并谓其有"止血"功效，亦缺乏科学依据。因此，有必要对两者进行系统的药效学和临床应用之比较研究，以明确两者在上述方面的差异及罗汉松叶的临床适应证。

侧柏叶（正品）

【别名】柏叶（《雷公炮炙论》《金匮要略》），丛柏叶（《闽东本草》），正侧柏叶、喜柏（香港）

【处方应付名称】侧柏叶

【来源】柏科植物侧柏 *Platyladus orientalis*（L.）Franco 的干燥枝梢及叶。多在夏、秋季采收，阴干。

【植物形态】常绿乔木。树皮薄，浅灰褐色，纵裂。小枝扁平，直展，排成一平面。叶鳞形，交互对生，长 1～3mm，先端微钝，位于小枝上下两面之叶的露出部分呈侧卵状菱形或斜方形，两侧的叶折覆于上下之叶的基部两侧，呈龙骨状。叶背中部俱有腺槽。雌雄同株；球花单生于短枝顶端；雄球花黄色，卵圆形，长约 2mm。球果当年成熟，卵圆形，长 1.5～2cm，熟前肉质，蓝绿色，被白粉；熟后木质，张开，红褐色；种鳞 4 对，扁平，背部近先端有反曲的尖头，中部种鳞各有种子 1～2 颗。种子卵圆形或长圆形，长 4～6mm，灰褐色或紫褐色，无翅或有棱脊，种脐大而明显。花期

3~4月，球果9~10月成熟。生长于湿润肥沃地。分布几遍全中国。（图4-35-1）

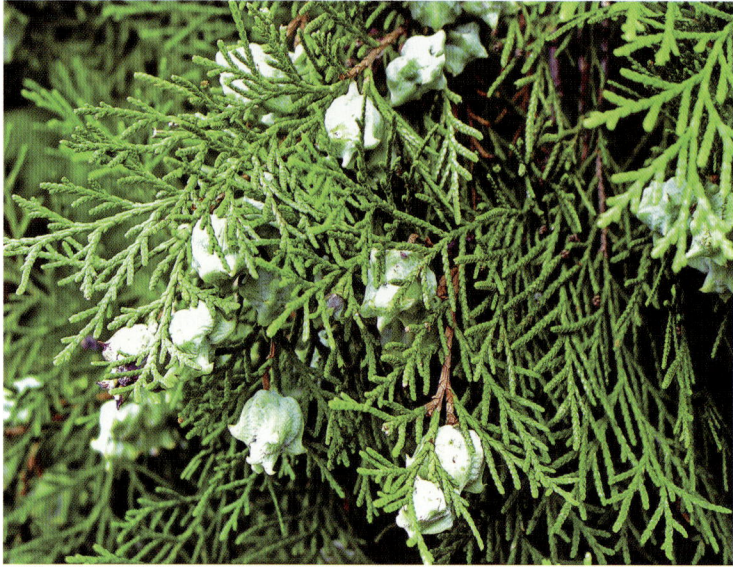

图4-35-1　侧柏（原植物）

柏木与本种的主要区别是：小枝细长，下垂；鳞叶先端尖，呈刺状向外伸出，触之有刺手感；能育种鳞有种子5~6，种子两侧具窄翅。

【化学成分】叶含挥发油及黄酮类。油中主要为α-侧柏酮（α-thujone），尚含侧柏烯（thujene）、小茴香酮（fenchone）、蒎烯、丁香烯等。黄酮类已知有：柏木双黄酮（cupressuflavone）、扁柏双黄酮（hinokiflavone）、穗花杉双黄酮（amentoflavone）、芹菜素（apigenine）、槲皮苷、山奈酚-7-O-葡萄糖苷、槲皮素-7-O-鼠李糖苷、杨梅树皮素（myricetin）及其3-O-鼠李糖苷等。另含10-二十九烷醇、β-谷甾醇、缩合鞣质、脱氧鬼臼毒素（deoxypodophyllotoxin）、异海松酸（isopimaric acid）。

【药材性状】枝长短不一，多分枝，小枝扁平。叶细小鳞片状，交互对生，贴伏于枝上，先端微钝，触之不刺手，深绿色或黄绿色。质脆，易折断。气清香，味苦涩、微辛。（图4-35-2）

【显微特征】鳞叶及小枝横切面：叶表皮细胞细小，类方形，外被角皮层，气孔内陷；内侧有1~2列下皮纤维间断排列，壁极厚；叶肉薄壁细胞形大，叶脉维管束外侧有一圆形树脂道，两侧为转输组织，呈翅状延伸，韧皮部细胞形小，木质部细胞多角形。小枝的皮层薄壁组织中有时可见树脂道，内侧可见含棕色物质的扁平细胞；韧皮纤维切向长圆形，单个横向排列成数轮；木质部管胞和纤维径向整齐排列，射线细胞1列；髓部纺锤形或十字形。射线、叶肉和皮层薄壁细胞均含草酸钙砂晶。

粉末：黄绿色。①表皮细胞，长方多角形，壁略增厚；气孔下陷，保卫细胞侧面观呈电话筒状。②下皮纤维，长200~1500μm，宽12~25μm，壁厚5~10μm，微木化或非木化，胞腔线形。③韧皮纤维，长350~1350μm，宽6~20μm，壁厚1.5~7.5μm，具细小圆形或长圆形单纹孔，壁较厚者可见斜向交错纹理，木化。④转输细

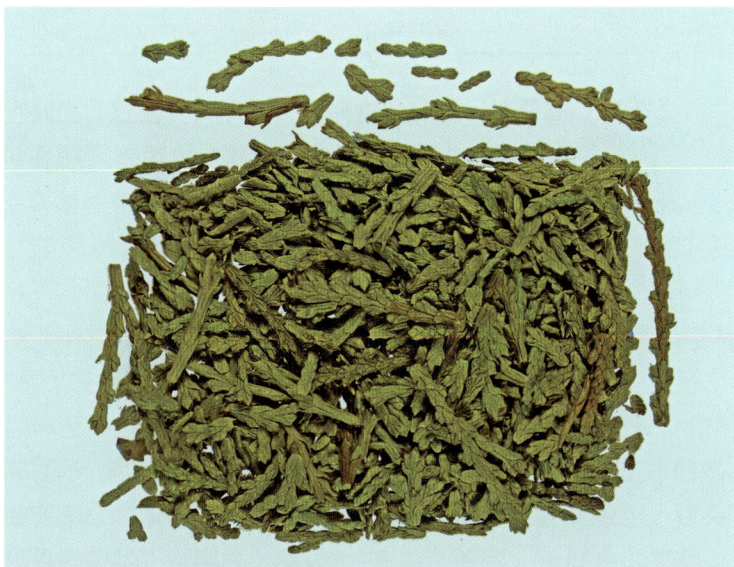

图 4 - 35 - 2　侧柏叶

胞，类方形、类长方形或类三角形，具缘纹孔，壁增厚不均匀，木化。尚可见管胞、分泌细胞、木纤维及草酸钙砂晶。

【紫外光谱鉴别】

零阶光谱：峰位 269，332；谷位 259

一阶导数光谱：峰位 236，264，277；谷位 245，289

二阶导数光谱：峰位 224，252，276，295；谷位 241，269，283（图 4 - 35 - 3 ~
　　　　　图 4 - 35 - 5）

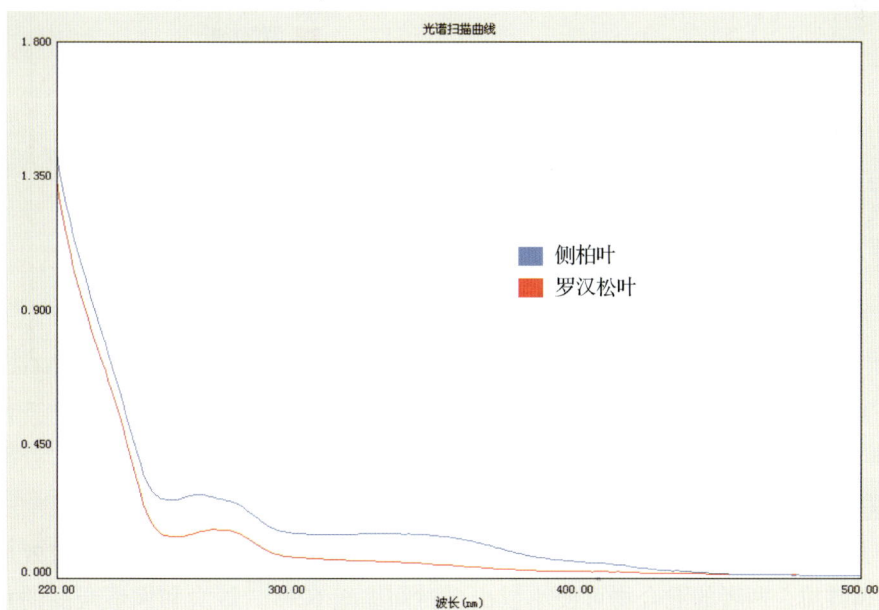

图 4 - 35 - 3　侧柏叶的零阶光谱

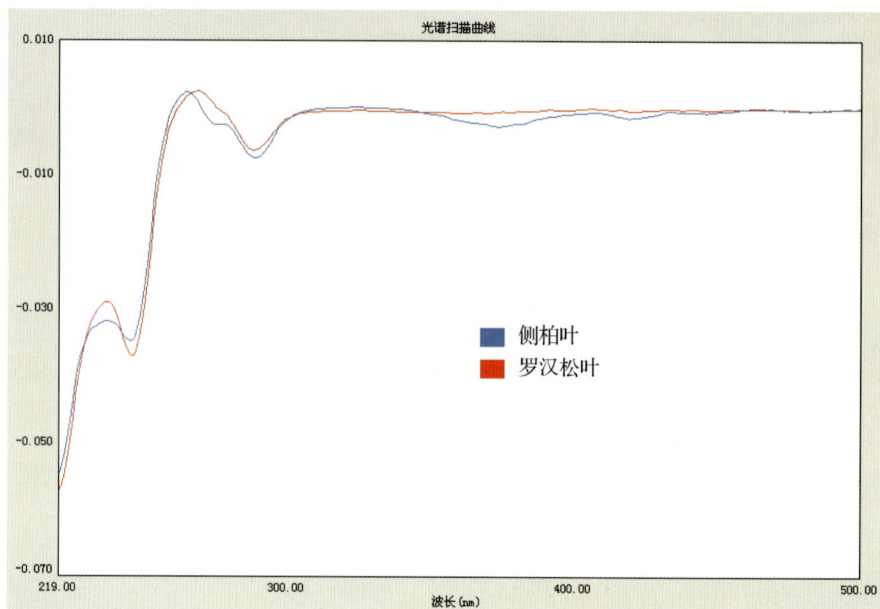

图 4 - 35 - 4　侧柏叶的一阶导数光谱

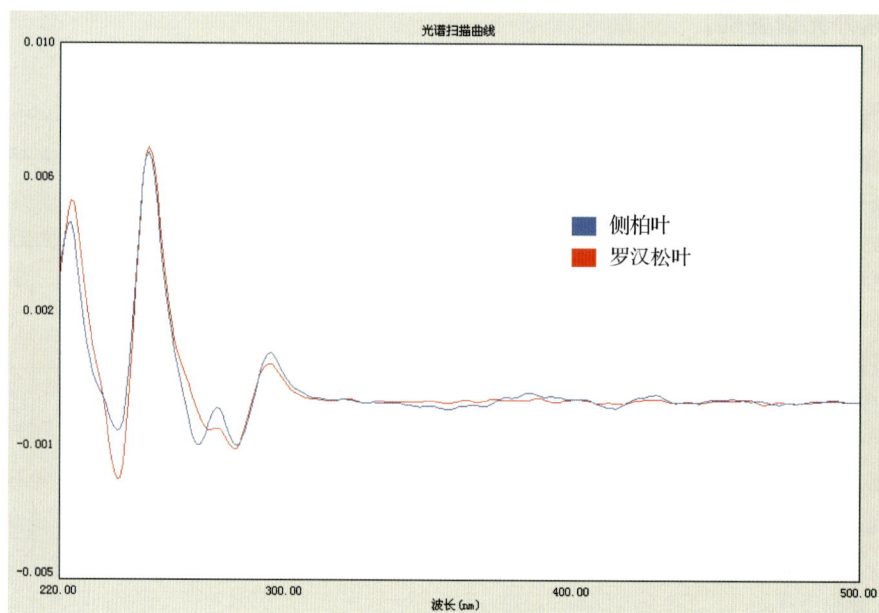

图 4 - 35 - 5　侧柏叶的二阶导数光谱

【药理作用】

1. 止血作用　侧柏叶煎剂可明显缩短小鼠止血时间和兔凝血时间。其有效成分是槲皮苷和鞣质，两者的混合物可使小鼠出血时间缩短 62%。炒炭和焖煅炭品的止血作用强于侧柏叶。

2. 镇咳作用　腹腔注射侧柏叶煎剂的醇沉部分、醇提取物（10g/kg）及其总黄酮（250mg/kg）对 SO_2 致小鼠咳嗽有明显镇咳作用。其石油醚提取物、乙醚析出物及酚性成分对氨熏法致小鼠咳嗽亦有明显镇咳作用。其镇咳作用可能是中枢性的。

3. 祛痰作用　侧柏叶石油醚提取物能增加家兔呼吸道排泄酚红的作用，小鼠灌服其总黄酮（1g/kg）或腹腔注射（200mg/kg）均有明显祛痰作用。异海松酸是其祛痰有效成分之一。

4. 抗病原微生物作用　侧柏叶煎剂对金黄色葡萄球菌、卡他球菌、乙型链球菌、痢疾杆菌、伤寒杆菌、白喉杆菌、炭疽杆菌均有抑制作用，其水煎剂（1∶100）及醇浸剂（1∶180 000）对人型结核杆菌有抑制作用。其煎剂（1∶40）对流感病毒京科68-1型、疱疹病毒均有抑制作用。

5. 其他　尚有平喘作用、镇静作用和轻度降压作用。小鼠灌服侧柏叶煎剂（60g/kg），观察72h，未见死亡；小鼠腹腔注射的 LD_{50} 为15.2g/kg。

【**功效**】　性寒，味苦、涩。能凉血止血，生发乌发，止咳祛痰。用于吐血衄血，咯血，便血，崩漏下血，血热脱发，须发早白，咳嗽痰多。煎服，6~12g；或入丸、散剂。久服、多服，易致胃肠不适及食欲减退。

罗汉松叶（习用品）

【**别名**】　江南柏叶，江南侧柏叶（《广东中药志》）

【**处方应付名称**】　罗汉松叶，侧柏叶（广东、香港）

【**来源**】　竹柏科植物短叶罗汉松 *Podocarpus macrophyllus*（Thunb.）D. Don var. *maki* Endl. 或罗汉松 *Podocarpus macrophyllus*（Thunb.）D. Don 的干燥幼嫩枝叶。夏、秋季采收，晒干。

【**植物形态**】

1. 短叶罗汉松　常绿小乔木或灌木状。树皮灰色或灰褐色，浅纵裂成薄片状脱落。枝条向上斜展；叶螺旋状排列，条状披针形，长2.5~7cm，宽3~7mm，先端钝或圆，基部楔形，具短柄，上面深绿色，有光泽，中脉显著突出，下面带白色、淡绿色，中脉微突起。雌雄异株；雄球花穗状，常3~5簇生于极短的总梗上；雌球花单生于叶腋，有梗。种子类球形，熟时肉质假种皮紫色或紫红色，被白粉，着生于肥厚肉质的种托上，种托红色或紫红色。（图4-35-6）

2. 罗汉松　本种与短叶罗汉松的区别：乔木，高达20m。枝开展或斜展，叶长7~12cm，宽7~10mm，先端渐尖或钝尖。

原产日本。我国各地多有栽培，作庭园树或盆栽。

【**化学成分**】　罗汉松叶含蜕皮甾酮（ecdysterone）、尖叶土杉甾酮（kponasterone）、罗汉松甾酮（makisterone）A~D 及双黄酮类成分：扁柏双黄酮（hinokiflavone）、新柳杉双黄酮（neocriptomerin）、金松双黄酮（sciaclopitysin）、竹柏双黄酮（podocarpusflavone）A 和竹柏双黄酮 B、榧双黄酮（kayaflavone）。另含挥发油，油中主要为 α-蒎

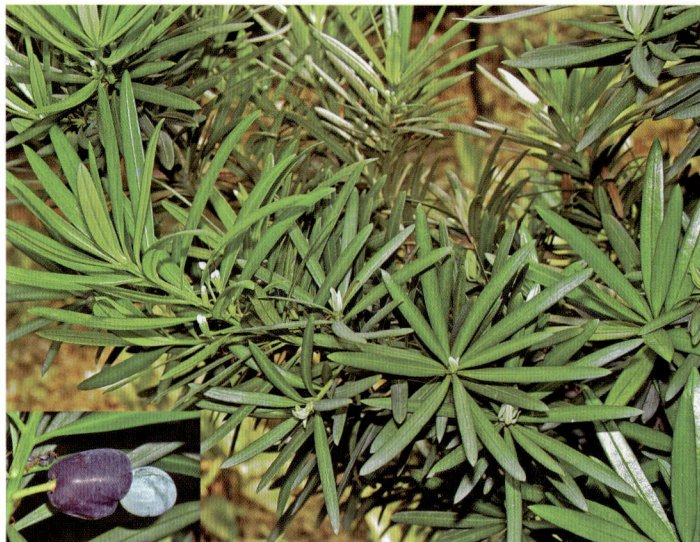

图 4 – 35 – 6　短叶罗汉松（原植物，雌株，
左下角示未成熟种子与紫色种托）

烯、β – 蒎烯、莰烯、荜澄茄烯、罗汉松烯。

【药材性状】小枝圆柱形，直径 2 ~ 5mm，表面淡黄褐色，粗糙，具类三角形的叶痕。叶互生，螺旋状排列，条状披针形，长 3 ~ 7cm（短叶罗汉松）或 7 ~ 12cm（罗汉松），宽 3 ~ 7mm（短叶罗汉松）或 7 ~ 10mm（罗汉松），先端钝、圆（短叶罗汉松）或渐尖、钝尖（罗汉松），上面灰绿色或暗褐色，下面黄绿色或淡棕色。质脆，易折断。气微，味微苦。（图 4 – 35 – 7）

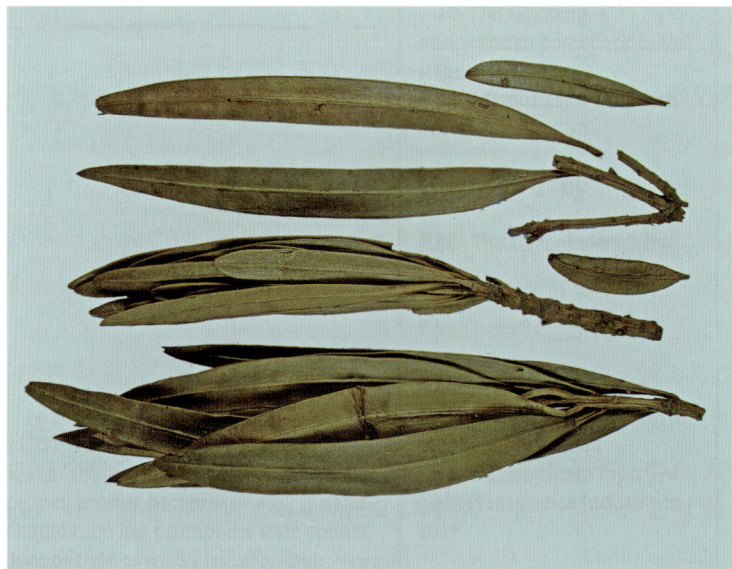

图 4 – 35 – 7　罗汉松叶

【紫外光谱鉴别】

零阶光谱：峰位 274；谷位 260

一阶导数光谱：峰位 236，268；谷位 246，288

二阶导数光谱：峰位 224，252，276，295；谷位 241，282（图 4 - 35 - 3 ~ 图 4 - 35 - 5）

【功效】性平，味淡。能止血。用于吐血，咯血。煎服：10 ~ 30g。

36　商陆

【考证】商陆始载于《神农本草经》，列为下品。辛，平，有毒。主治水肿疝瘕痹，熨除痈肿，杀鬼精物。《图经本草》载："商陆，俗名章柳根，生咸阳山谷。今处处有之。多生于人家园圃中。春生苗，高三、四尺，叶青如牛舌而长。茎青赤，至柔脆。夏秋开红紫花，作朵，根如芦菔（萝葍）而长，八月九月内采根，暴干。"并附有并州商陆和凤翔府商陆两图。均与今之商陆科商陆 *Phytolacca acinosa* Roxb. 相符。《证类本草》的并州商陆、《救荒本草》的章柳根与《植物名实图考》的"商陆一"亦与上述相一致。

又，唐《新修本草》谓商陆"有赤白二种，白者入药，用赤者见鬼神，甚有毒，但贴肿外用，若服之伤人，乃至痢血不止而死也。"《图经本草》亦谓"花赤者根亦赤，花白者根白。赤者不入药，服食用白者。"按商陆之茎、枝、花色确有赤白之分，花冠通常初白而后红，但在植物分类上均属同种；现时入药也不分赤白，其根均作商陆入药。

目前，全国大部分地区使用的商陆均是商陆科植物商陆 *Phytolacca acinosa* Roxb. (*P. esculenta* van Hott.)，山东、浙江、江西及安徽个别地区以垂序商陆（美商陆）*P. americana* L.（*P. decandra* L.）入药。另有少数地区以其他科植物的根或根茎作商陆入药，如河南、湖北以石竹科植物丝石竹 *Gypsophila oldhamiana* Miq 的根，广东曾以姜科植物闭鞘姜 *Costus speciosus*（Koen.）Smith. 的根茎作商陆入药等。

香港用药习惯源于广东，仍以闭鞘姜根茎作商陆药用。

【述评】

1. 古代本草记载之商陆与今之商陆科植物商陆 *Phytolacca acinosa* Roxb. 相符，古今应用基本一致。同属植物垂序商陆 *P. americana* L. 所含化学成分及生物活性均与商陆相似。《中国药典》收载上述两种作为商陆的正品，符合历史和现实情况。

2. 其他科属植物被用作商陆，均属误用，应予以纠正。姜科植物闭鞘姜 *Costus speciosus*（Koen.）Smith. 根茎在广东等地被误作商陆药用，可能与本草记载"商陆，俗名章柳根"有关，闭鞘姜在《生草药性备要》中称作"章柳头"。其所含化学成分及生物活性均与商陆迥异。商陆与垂序商陆均含多种三萜皂苷及美商陆毒素等，而闭鞘姜则含姜黄素、薯蓣皂苷元及薯蓣皂苷、生物碱、高级烷酸、高级烷醇及它们的酯等。闭鞘姜根茎虽也有一定利尿作用，但仍不宜作商陆入药，并应对其进行系统的药理作用与临床应用等研究，以明确其临床适应证，区别名称，正确应用。

商陆（正品）

【别名】葛根、夜呼（《神农本草经》），章陆（《雷公炮炙论》），章柳根（《图经本草》），见肿消、山萝蔔（《分类草药性》），白母鸡、长不老（南京），牛萝蔔、春牛头（四川），湿萝蔔（贵州），下山虎、牛大黄（湖南），金七娘、猪母耳、金鸡母（福建），地萝蔔、土母鸡（湖北），娃娃头（江西），野萝蔔（西北，云南）。

【处方应付名称】商陆

【来源】商陆科植物商陆 *Phytolacca acinosa* Roxb. 与垂序商陆 *P. americana* L. 的干燥根。冬季枯萎时采挖，除去地上部分，洗净，切成约1cm厚的横片，晒干或炕干。

【植物形态】

1. 商陆　多年生草本。全株光滑无毛。根粗壮，圆锥形，肉质，外皮淡黄色，有横长皮孔，侧根甚多。茎绿色或紫红色，多分枝。单叶互生，具柄，柄的基部稍扁宽；叶片卵状椭圆形或椭圆形，长12~15cm，宽5~8cm，先端急尖或渐尖，基部渐窄，全缘。总状花序生于枝端或侧生于茎上，花序直立；花被片5，初白色后渐变为淡红色；雄蕊8~10；心皮8~10，分离，但紧密靠拢；浆果，扁球形，有宿萼，熟时呈深红紫色或黑色。种子肾形，黑色。花、果期5~10月。生长于路旁疏林下，或栽培于庭院中。分布于全国大部分地区，主产于河南、安徽、湖北等地。（图4-36-1）

2. 垂序商陆　与商陆的主要区别是：茎紫红色，棱角较显著，叶片通常较上种略窄，总状花序和果序下垂，

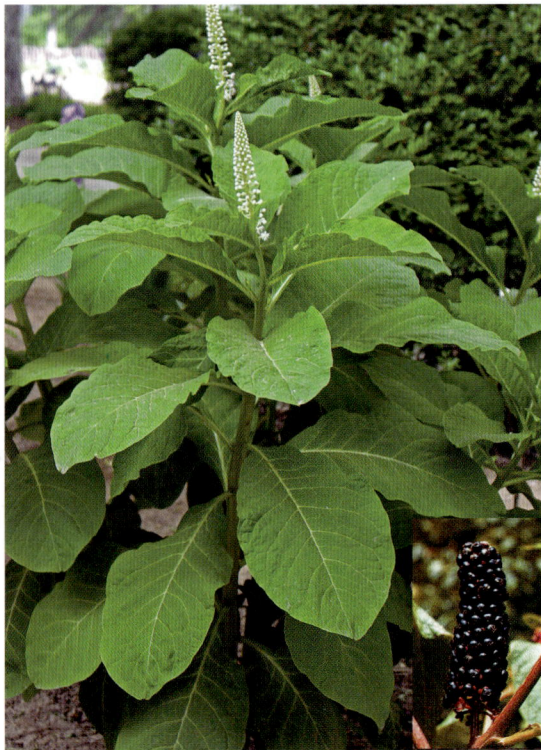

图4-36-1　商陆（原植物，右下角示果序）

雄蕊和心皮通常10枚。花期7~8月，果期8~10月。主产于山东、浙江、江西等地。（图4-36-2）

【化学成分】

1. 商陆　根含多种三萜皂苷，如商陆苷（esculentoside）A~Q 16种（其中商陆苷E即美商陆苷G）及美商陆苷G（phytolaccoside G）、美商陆皂苷E、商陆皂苷元、

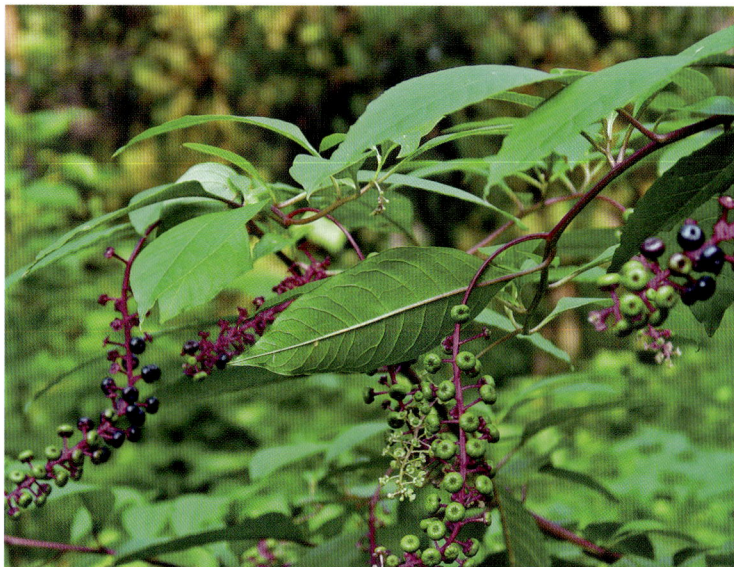

图 4 – 36 – 2 垂穗商陆（原植物）

美商陆皂苷元；另含商陆酸（esculentic acid）、美商陆酸（phytolaccagenic acid）、2 – 羟基商陆酸（jaligonic acid）、γ – 氨基丁酸、2，23，29 – 三羟基齐墩果酸、α – 菠菜甾醇（α – spinasterol）、Δ^7 – 豆甾烯醇（Δ^7 – stigmasterol）及其葡萄糖苷、6′ – 棕榈酰基 – α – 菠菜甾醇-β – D – 葡萄糖苷以及多种脂肪酸及酯类。

2. 垂序商陆 根亦含多种三萜皂苷，如美商陆皂苷（phytolaccasaponin）A、美商陆皂苷 B、美商陆皂苷 D、美商陆皂苷 D_2、美商陆皂苷 E、美商陆皂苷 F、商陆苷 E、美商陆皂苷元；另含 2 – 羟基商陆酸、商陆酸、美商陆酸、齐墩果酸、α – 菠菜甾醇（α – spinasterol）、Δ^7 – 豆甾烯醇（Δ^7 – stigmasterol）及其葡萄糖苷、6′ – 棕榈酰基 – α – 菠菜甾醇 – β – D – 葡萄糖苷及多种氨基酸；另含美商陆毒素（phytolaccatoxin）、黄美味草醇（xanthomicrol）、美商陆根抗病毒蛋白（PAP – R）、美商陆根抗真菌蛋白 R_1 和 R_2、有丝分裂原（mitogen）等。

【药材性状】 两者的性状相似。根圆锥形，有多数分枝；表面灰棕色或灰黄色，有明显的横向皮孔及纵沟纹。商品多为横切或纵切的块片。横切片为不规则圆形，边缘皱缩，直径 2～8cm，厚 2～6mm，切面浅黄色或黄白色，有多个凹凸不平的同心性环纹（多环维管束），俗称"罗盘纹"。纵切片为不规则长方形，弯曲或卷曲，长 10～14cm，宽 1～5cm，表面凹凸不平，有多数隆起的纵条纹（多环维管束的木质部）。质坚硬，不易折断。气微，味甘淡，久嚼麻舌。（图 4 – 36 – 3，图 4 – 36 – 4）

【显微特征】 商陆根横切面：木栓层为数列至十余列棕黄色细胞；皮层窄；三生维管束断续排列成三至数环，维管束外韧型，三生形成层连结成环，木纤维分布于导管旁；中央维管束较大。薄壁细胞充满淀粉粒，有的并含草酸钙针晶束，针晶长 40～70μm，尚含少数草酸钙方晶或簇晶。

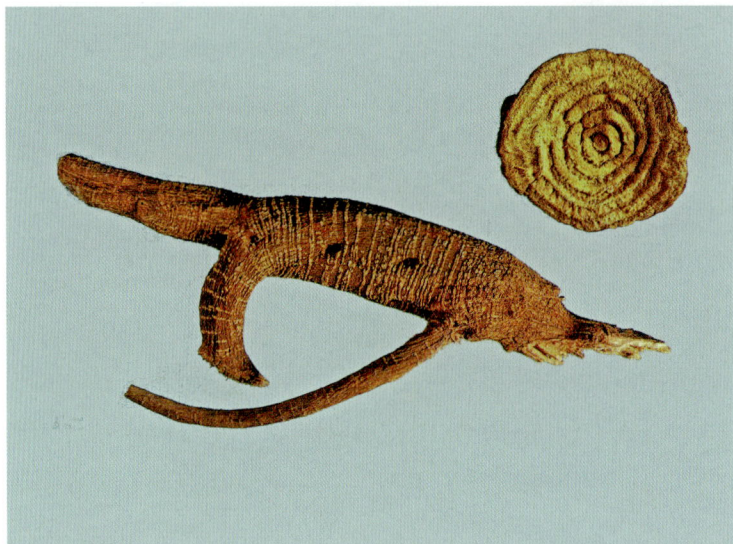

图 4 - 36 - 3　商陆（生药）

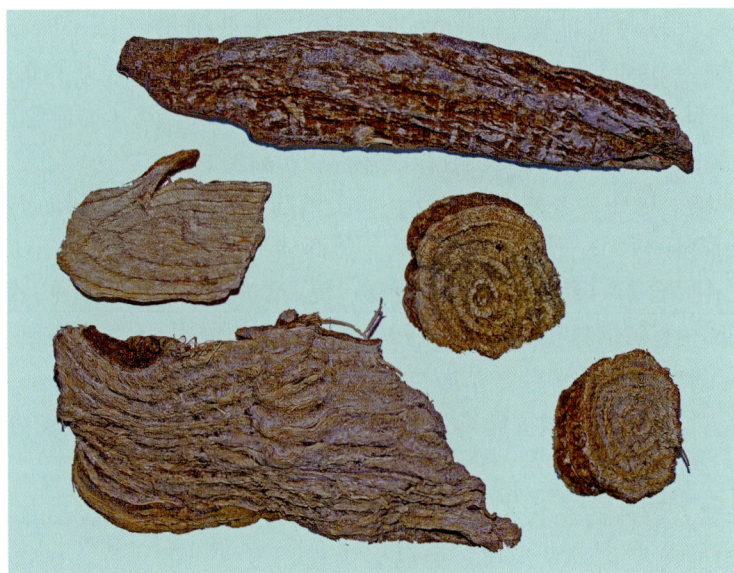

图 4 - 36 - 4　商陆（饮片）

垂序商陆的组织构造与商陆相似，唯针晶束稍长，$40 \sim 96 \mu m$，无方晶与簇晶。

【紫外光谱鉴别】

商陆（河南）零阶光谱：峰位 266；谷位 249

一阶导数光谱：峰位 257；谷位 280

二阶导数光谱：峰位 226，292；谷位 268　（图 4 - 36 - 5 ~ 图 4 - 36 - 7）

【药理作用】

1. 对免疫功能的影响　垂序商陆所含有丝分裂原（PWM）在试管内可诱导人外周

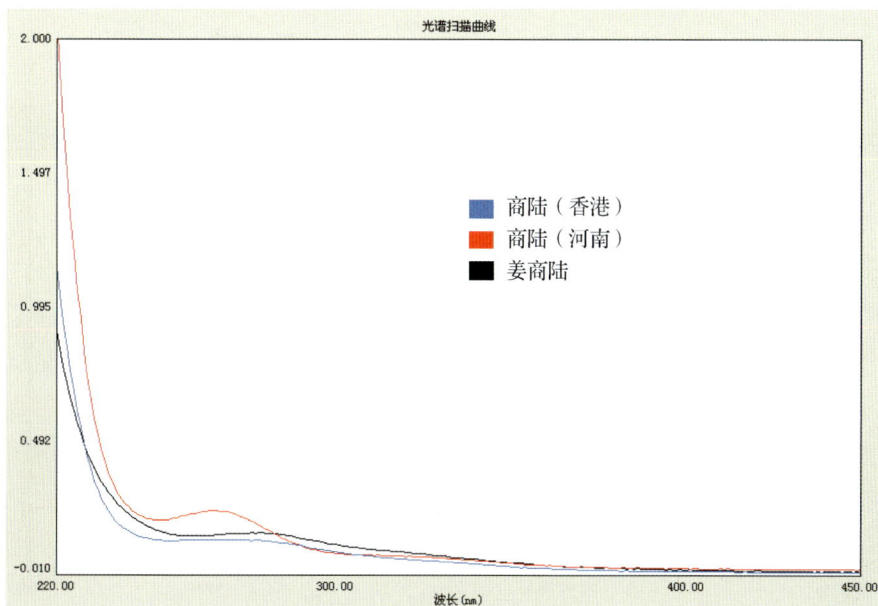

图 4 - 36 - 5　商陆的零阶光谱

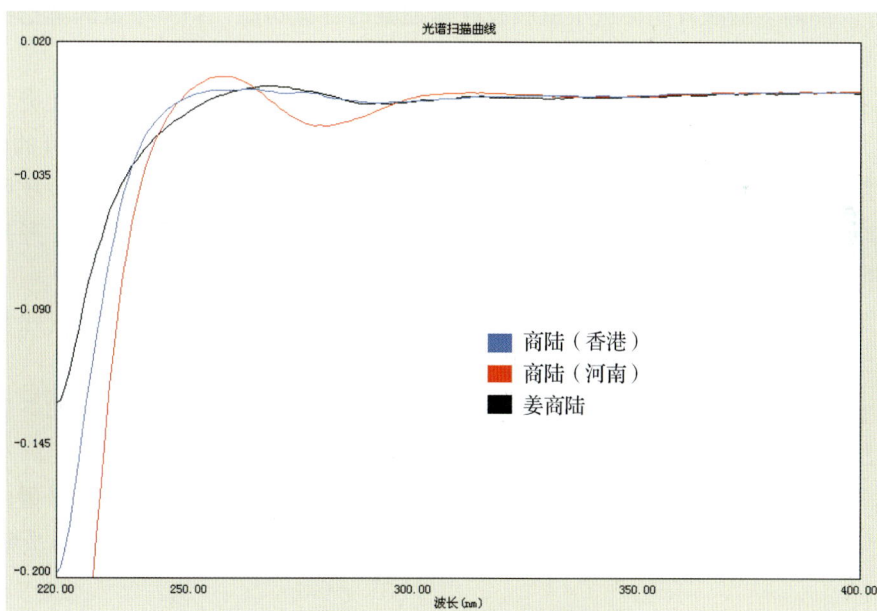

图 4 - 36 - 6　商陆的一阶导数光谱

血淋巴细胞转化，促进 T 细胞和 B 细胞有丝分裂。PWM 促进淋巴细胞转化的作用强大，在含有垂序商陆根提取物 1/400 培养液中即有淋巴细胞转化和有丝分裂发生。红细胞和血小板能增强 PWM 的促有丝分裂活性。PWM 尚能抑制正常小鼠脾培养液对绵羊红细胞的原发性免疫反应。在有巨噬细胞存在下，PWM 能诱导 T 细胞和 B 细胞产生干扰素。此外，PWM 尚能刺激 T 细胞产生多种集落刺激因子（CSF）及白介素 - 2

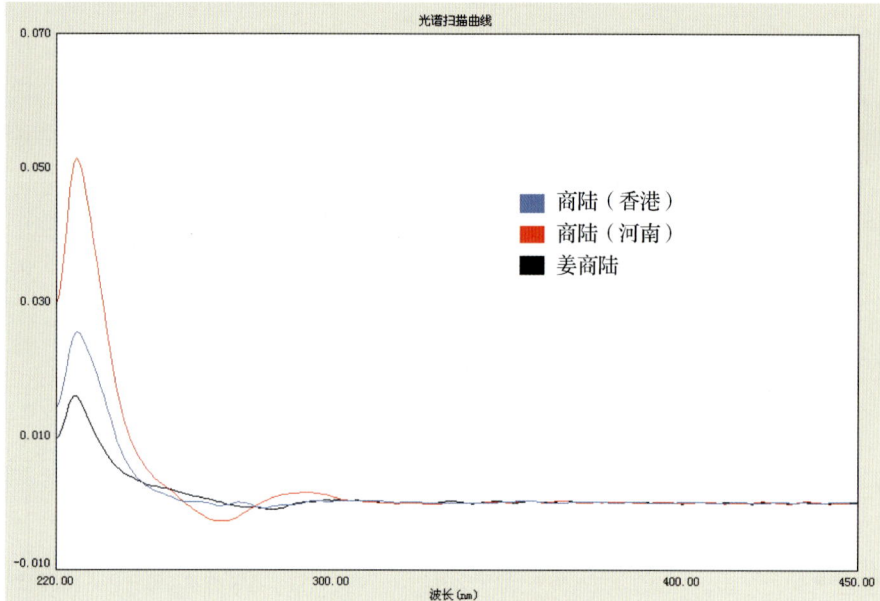

图 4 – 36 – 7   商陆的二阶导数光谱

（IL - 2）。商陆多糖灌胃能促进小鼠腹腔巨噬细胞的吞噬功能，刺激小鼠脾淋巴细胞增殖，诱导脾细胞产生 IL - 2、腹腔巨噬细胞产生 IL - 1。

2. 抗炎作用   垂序商陆皂苷和皂苷元胃肠外给药，对大鼠和小鼠的急性炎症水肿均有强大抑制作用，垂序商陆皂苷的抗渗出和抗肉芽组织增生活性是氢化可的松的 8 倍。大剂量垂序商陆皂苷可破坏动物胸腺。商陆的醇浸膏能明显抑制蛋清性及甲醛性炎症反应。其抗炎作用主要是通过中枢神经兴奋垂体 - 肾上腺皮质系统。二羟基商陆酸亦有抗炎作用，其作用强度与氢化可的松相似。

3. 利尿作用   商陆煎剂灌胃对小鼠有显著利尿作用。商陆提取物灌注蟾蜍肾可明显增加尿量；直接滴于肾或蹼可使毛细血管扩张，血流量增加。

4. 抗菌与抗病毒作用   商陆煎剂和酊剂在体外对流感杆菌、肺炎杆菌和奈瑟菌有一定抑制作用，煎剂的作用优于酊剂。水浸液及挥发油对许兰黄癣菌、羊毛样小芽孢癣菌等真菌均有抑制作用。脂肪酸酯对皮肤真菌和原虫亦有抑制作用。商陆蛋白有明显的抗单纯疱疹病毒（Ⅱ型）作用。垂序商陆肽能抑制哺乳动物脊髓灰质炎病毒的复制。

5. 抗肿瘤作用   商陆多糖能增强巨噬细胞的免疫细胞毒反应，在脂多糖（LPS）辅助下，诱生肿瘤坏死因子（TNF）和 IL - 1，因而有抗小鼠肉瘤 S_{180} 和白血病 L_{929} 的作用。商陆皂苷辛（EsH）亦能诱导小鼠产生 TNF。

6. 其他   商陆所含生物碱部分有明显镇咳作用，其煎剂、三氯甲烷提取物和皂苷则有祛痰作用。垂序商陆中树脂样物质对中枢神经系统有强烈抑制作用，其流浸膏能使猫强烈呕吐；其根提取物对红细胞和白细胞均有显著凝集作用。商陆煎剂尚有一定抗辐射作用。

7. 毒性　商陆水浸液、煎剂、酊剂及浸膏小鼠灌胃，LD_{50} 分别 26.0g/kg，28.0g/kg，46.5g/kg，11.9g/kg。垂序商陆植物各部分对人和牲畜均有毒性，以根和果实的毒性较大。毒性成分酸性皂苷小鼠腹腔注射的 MLD 为 0.13mg/kg。

【功效】性寒，味苦，有毒。能逐水消肿，通利二便，解毒散结。用于水肿胀满，二便不通，癥瘕，疝癖，瘰疬，疮毒。煎服，3～10g，或入散剂。外用适量，捣敷。体虚水肿慎服，孕妇忌服。

姜商陆（习用品）

【别名】樟柳头（《生草药性备要》），广东商陆（《岭南草药志》），观音姜、山冬笋（广西），老妈妈拐棍、毛姜、石笋（云南），水蕉花（海南），姜商陆（香港）

【处方应付名称】姜商陆，广东商陆，商陆（香港）

【来源】姜科植物闭鞘姜 *Costus speciosus* （Koen.）Smith. 的干燥根茎。秋季采挖，除去地上部分和须根，洗净，晒干或切片晒干。

【植物形态】多年生高大草本，高 1～3m。茎基部近木质，上部常分枝。叶片长圆形或披针形，先端渐尖或尾尖，基部近圆形，全缘，平行羽状脉自基部中央斜出，下面密被绢毛；叶鞘封闭，抱茎。穗状花序顶生，椭圆形或卵形，苞片卵形，红色，被短柔毛，具厚而尖锐的短尖头，每一苞片内有花 1 朵；花萼革质，红色，花冠管长约 1cm，裂片长约 5cm，白色或红色；唇瓣喇叭形，白色，先端具裂齿或皱波纹；雄蕊花瓣状，白色，基部橙黄色。蒴果稍木质，红色。种子黑色，光亮。花期 7～9 月，果期 9～11 月。（图 4-36-8）

生长于海拔 45～1700m 的疏林下、山谷阴湿地、路边草丛、荒坡地、水沟边。主产于广东、海南、广西、云南及台湾。

【化学成分】根茎和根含薯蓣皂苷元（diosgenin）、替告皂苷元（tigogenin）、甲基原薯蓣皂苷（methylprotodioscin）、薯蓣皂苷（dioscin）、薯蓣皂苷的前皂苷元（prosapogenin）A 和前皂苷元 B、纤细薯蓣皂苷（gracillin），多种生物碱、高级脂肪酸、脂肪醇及酯，姜黄素等。

【药材性状】根茎呈指状分枝，表面浅黄棕色，具明显的环节，节间有鳞片样叶柄残茎。商品多为纵切、斜切或横切片，长 4～7cm，宽 2～

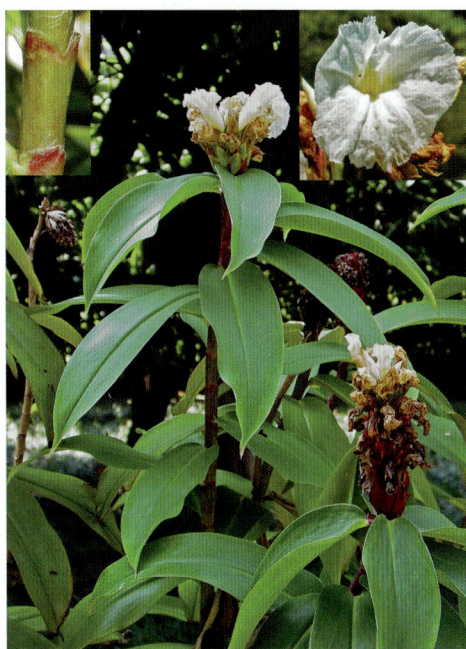

图 4-36-8　闭鞘姜（原植物，左上角示叶鞘，右上角示花）

5cm，厚2～3mm，外皮灰黄色或棕褐色，具纵皱与深棕黄色环纹及残存细根和根痕；切面灰黄色，可见众多点状或条状突起的维管束。气微，味微苦。（图4-36-9）

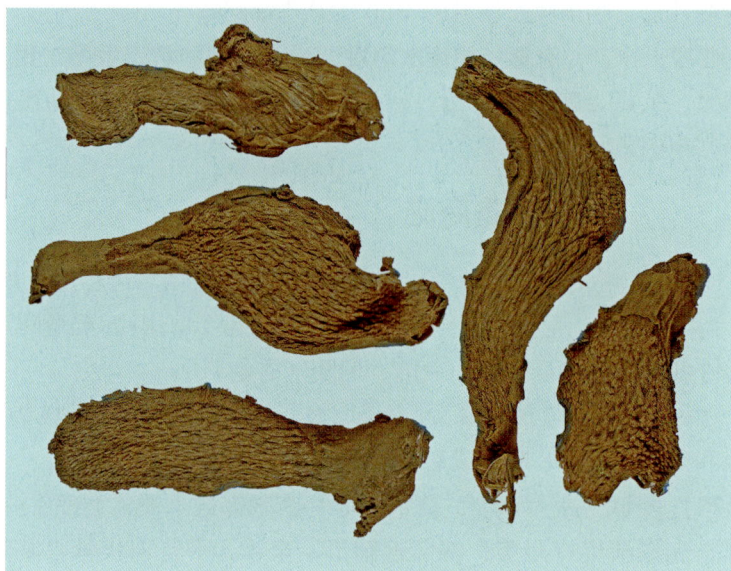

图4-36-9　姜商陆

【显微特征】根茎横切面：木栓层为数列木栓细胞；皮层可见众多的叶迹维管束，并散有分泌细胞，内含黄棕色物质；内皮层明显；中柱内散有众多外韧型维管束，其周围常有纤维群。薄壁细胞含淀粉粒与草酸钙方晶。

粉末：①淀粉粒，极多，长椭圆形、棒状、长卵形或类圆形，有的一侧突起，长10～55μm，宽7～24μm，脐点与层纹多不明显；②纤维，多成束，直径14～26μm，壁具斜单纹孔；③草酸钙方晶，多见，直径3～14μm，常有少数砂晶伴存；④梯纹导管，直径52～114μm，尚可见螺纹导管。

【紫外光谱鉴别】

零阶光谱：峰位276，279；谷位258

一阶导数光谱：峰位268；位290

二阶导数光谱：峰位225，299；谷位283（图4-36-5～图4-36-7）

【药理作用】

1. 子宫兴奋作用　闭鞘姜根茎的汁液对兔、豚鼠及妇女的子宫均有强烈的直接兴奋作用，对犬、兔的在体子宫亦有兴奋作用。其催产缩宫的有效成分主要是皂苷。闭鞘姜皂苷对大鼠、豚鼠和兔的离体回肠均引起痉挛，而其生物碱对上述回肠及豚鼠、大鼠子宫、犬气管则有舒张解痉作用。

2. 雌激素样作用　闭鞘姜皂苷有雌激素样作用，可使子宫增重、糖原浓度增高、上皮增高成粒状、肿胀、固有层肥大、腺体扩张及白细胞浸润，子宫肌亦变肥大，其作用与己烯雌酚相似，并有抗着床作用。薯蓣皂苷元亦有雌激素样作用。

3. 抗病原微生物作用 闭鞘姜挥发油（1%）对金黄色葡萄球菌、白色葡萄球菌、溶血性链球菌、霍乱弧菌、伤寒杆菌、铜绿假单胞菌等均有抑制作用。其醇水提取物能抑制 *Ranikhet* 及 *Vaccinia* 病毒，有效剂量为 $500\mu g/kg$。其根茎的乙醇提取物可使离体人蛔虫瘫痪，但不致死。

此外，闭鞘姜水提取物能降低犬血压，其皂苷与薯蓣皂苷元均可使犬血压降低、心搏徐缓；生物碱能明显增加犬的胆汁分泌，并有利尿作用。

4. 毒性 醇水（1∶1）提取物小鼠腹腔注射的 LD_{50} 为 $500mg/kg$，皂苷 $>1000mg/kg$，生物碱为 $750mg/kg$。

【功效】性寒，味辛，有毒。能利水消肿，清热解毒。用于水肿臌胀，淋症，白浊，痈肿恶疮。煎服，3~6g；外用适量，煎水洗；或鲜品捣敷，或捣汁滴耳。孕妇及脾胃虚弱者禁服，不宜过量及服用鲜品。

37 败酱草

【考证】败酱始载于《神农本草经》，列为中品。《名医别录》载："败酱，生江夏（今湖北黄冈县）川谷，八月采根，暴干。根作陈败豆酱气，故以为名。"《本草经集注》谓："出近道，叶似豨莶，根形似柴胡，气如败豆酱，故以为名。"《新修本草》又载："此药不出近道，多出岗岭间，叶似水莨及薇衔，丛生，花黄，根紫，作陈酱色，其叶殊不似豨莶。"《图经本草》亦载："败酱生江夏山谷，今江东亦有之。丛生，花黄，根紫色，似柴胡，作陈败豆酱气，故以为名。"并附有江宁府败酱。以上记述均与败酱科植物黄花败酱 *Patrinia scabiosaefolia* Fisch. 相近，但《图经本草》附图有误，不似败酱科植物。《本草纲目》又载："处处原野有之，俗名苦菜，野人食之，江东人每采收储焉。春初生苗，深冬始凋，初时叶布地生，似莴菜叶而狭长，有锯齿，绿色，面深背浅。夏秋，茎高二、三尺而柔弱，数寸一节，节间生叶四散如伞，巅顶开白花，成簇如芹菜、蛇床子花状，结小实成簇，其根白紫，颇似柴胡。"李时珍在［释名］中又说"南人采嫩者，暴蒸作菜食，味微苦而有陈酱气，故又名苦菜，与苦荬、龙葵同名，……苗形则不同也。"李时珍描述的应是白花败酱 *P. villosa* Juss.。现今，四川、福建山区亦有以其嫩苗作菜食，并称之为"苦斋"或"苦栽"。败酱能除暴热火疮赤气，疥疮疽痔（《神农本草经》）；疗痈肿浮肿结热，风痹不足，产后腹痛（《名医别录》）；化脓为水，止腹痛（隋唐名医甄权）；善排脓破血（《本草纲目》）。

苦菜，始载于《神农本草经》。《嘉祐本草》另载有"苦荬"和"苦苣"，实同类也，均为菊科植物，故李时珍将后两种合并于"苦菜"条下。《植物名实图考》有中肯的描述："苦菜，铺地生叶，数十为簇，开黄花甚小，花罢为絮，所谓荼也。根细有须，味极苦，北地野菜之先出者，亦采食之，至苣荬生而此菜不复入筥篮矣。……大抵苦菜花小而繁；苦苣俗呼苣荬，花大而稀，正同蒲公英花，……"从以上描述可以看出，苦菜、苦荬均为菊科苦荬菜属（*Ixeris*）植物，而苦苣则为菊科苦苣菜属（*Sonchus*）植物。从历代本草对其描述看，《嘉祐本草》《证类本草》《救荒本草》记载之"苦苣"与今之苣荬菜 *Sonchus arvensis* L. 基本一致，而《本草纲目》之"苦菜"、"苦苣"则与苦苣菜 *Sonchus oleraceus* L. 相近，《救荒本草》《植物名实图考》之"山苦荬"与苦荬菜 *Ixeris denticulata*（Houtt.）Stebb. 相似，《救荒本草》之"苦荬菜"、《植物名实图考》之"野苦荬"又与抱茎苦荬菜 *I. sonchifolia* Hance 相似。以上数种在我国北方均有称"苦菜"，并采食之。苦菜能除五脏邪气（《神农本草经》），肠澼渴热，中疾恶疮（《名医别录》）。捣汁饮，除面目及舌下黄；其白汁，涂疗肿，拔根；滴痛上，立溃（《本草拾遗》）。

菥蓂，自《神农本草经》始已有记载，列为上品，此后，历代本草均有收载。《蜀本草》载："……似荠叶而细，俗呼为老荠。"《图经本草》亦载："菥蓂子，生咸阳川泽及道傍，今处处有之。《尔雅》云，菥蓂，大荠……陈藏器以大荠当是葶苈，非菥蓂，菥蓂大而扁，葶苈细而圆，二物殊也。"《本草纲目》亦谓："荠与菥蓂一物也，但分大小二种耳。小者为荠，大者为菥蓂，菥蓂有毛（？）。"又谓："葶苈与菥蓂同类，但菥蓂味甘花白，葶苈味苦花黄为异耳。"以上可知，菥蓂为十字花科植物菥蓂 *Thlaspi arvense* L. 无疑。菥蓂性味甘，平，无毒。能明目，治目痛泪出，除痹，补五脏，益精光（《神农本草经》）；能和中益气，利肝明目（《本草纲目》）。

目前，全国各地使用之败酱草品种极为复杂，且多与本草记载不符。北方多数地区多使用菊科植物，多达 7 种，主要是苦荬菜属和苦苣菜属植物（多为带根幼苗），如中华苦荬菜 *Ixeris chinensis*（Thunb.）Nakai、抱茎苦荬菜 *I. sonchifolia* Hance、苦荬菜 *I. denticulata*（Houtt.）Stebb.、苣荬菜 *Sonchus arvensis* L.、苦苣菜 *Sonchus oleraceus* L. 和圆耳苦苣菜 *S. asper*（L.）Hill.，个别地区（山西）使用山莴苣属植物紫花山莴苣 *Lactuca tatarica*（L.）C. A. May；而华东、华中和华南多数地区则以十字花科植物菥蓂 *Thlaspi arvense* L. 的带果全草作败酱草入药。败酱科植物黄花败酱 *Patrinia scabiosaefolia* Fisch. 仅在东北、内蒙古、华北和湖南、江西等的局部地区使用；白花败酱 *P. villosa* Juss. 亦仅在河南、福建、湖南、江西和四川的局部地区使用。

广东、广西、香港、澳门及日本均以菥蓂作败酱草入药。

【述评】

1. 从"败酱，根……气如败豆酱"可知，古代本草记载之败酱应为败酱科植物。宋代以前使用的主要是黄花败酱 *Patrinia scabiosaefolia* Fisch.；明代以后，则包括白花败酱 *P. villosa* Juss.。古代药用其根，而近代则多用其带根全草，少数地区亦只用其根。《中国药典》2010 年版将黄花败酱的全草作为"败酱"、黄花败酱与白花败酱的全草作为"败酱草"收载于附录中。

2. 菥蓂自《神农本草经》起即明确其为另一药物，与败酱分别列条记载。两者之功效亦迥异：败酱为清热解毒、活血排脓药，多用于肠痈、肺痈、痈肿、痢疾、产后瘀血腹痛，张仲景"薏米仁附子败酱汤"以及单味败酱草用于治疗肠痈（阑尾炎）均有良效；而菥蓂为和中益气、利肝明目药，用于目赤肿痛、消化不良、肾炎水肿、肝硬化腹水等。两者所含化学成分迥异：黄花败酱根和根茎含三萜皂苷及挥发油，白花败酱含环烯醚萜类成分；而菥蓂全草含芥子油苷类成分。故两者不得混淆使用。

3. 菊科多种植物在本草中多有记载，并明确为另一药物。如自《神农本草经》始，历代本草均收载有"苦菜"；《嘉祐本草》另载"苦荬"和"苦苣"，李时珍将后两种并入"苦菜"条下；《救荒本草》、《植物名实图考》更载有"山苦荬"、"苦荬菜"、"野苦荬"等。以上植物民间均俗称"苦菜"，亦采之为食。它们的功效相近，均能清热解毒、凉血止血。《中国药典》2010 年版将苣荬菜 Sonchus arvensis L. 作为"北败酱"、中华苦荬菜 Ixeris chinensis（Thunb.）Nakai 以"苦菜"之名收载于附录中。

4. 菥蓂于何时、何地，又如何被误作"败酱"入药，尚无从考证，但可能是近代的事情，其原因可能有二：其一，菥蓂在某些地区民间亦称"苦菜"（安徽）或"苦稽（甘肃）"，而李时珍曾将"苦菜"作为"败酱"的释名；其二，菥蓂的果实与败酱有些相似，均有翅。至于菊科多种植物被误作"败酱"使用，则可能与李时珍称"败酱"俗名"苦菜"有关。《中国药典》2010 年版始将菥蓂 Thlaspi arvense L. 以"菥蓂"之名列条收载，但中医只知其为"败酱草"，而不知"菥蓂"为何物。

5. 败酱、苦菜与菥蓂，自古以来就是 3 种不同的药物，三者所含化学成分也极不相同，生物活性也有较大差异，特别是菥蓂的功效与败酱迥异。因此，应恢复以上三种药物的本来名称，区别应用，不得混淆。《中国药典》1977 年版曾将黄花败酱和白花败酱、苣荬菜及菥蓂分别以"败酱""北败酱""苏败酱"之名列条收载。

败酱草（正品）

【别名】鹿肠（《神农本草经》），泽败（《名医别录》），鹿酱（唐·甄权《药性论》），苦菜（《本草纲目》），野苦菜（《植物名实图考》），苦斋公（四川），苦苣（闽东），苦叶菜（浙江），正败酱草（香港）。

【处方应付名称】败酱，败酱草

【来源】败酱科植物黄花败酱 Patronia scabiosaefolia Fisch. ex Trev. 或白花败酱 P. villosa（Thunb.）Juss. 的干燥根茎和根或全草。夏、秋采挖，洗净，晒干。

【植物形态】

1. 黄花败酱　多年生草本。根茎细长，横走，具特殊臭气。茎直立，基生叶丛生，具长柄，叶片长卵形，先端尖，边缘有粗锯齿；茎生叶对生，具短柄或近无柄，叶片披针形或窄卵形，2~3 对羽状深裂，中央裂片最大，椭圆形或卵形，两侧裂片窄椭圆形或条形，两面疏被粗毛或无毛。聚伞圆锥花序在枝顶常 5~9 序集成疏大伞房状，苞片小，花小，黄色，花萼不明显，花冠筒短，上端 5 裂，雄蕊 4，子房下位，3 室，仅 1 室发育。瘦果长椭圆形，无膜质增大苞片，不发育子房扩展成极窄翅状。花期 7~9 月，果期 9~10 月。生长于山坡沟谷灌丛边、林缘东池或半湿草地。分布于东北、华北、华东、华南及四川、贵州。（图 4-37-1）

2. 白花败酱　与上种的主要区别是，茎具倒生白色长毛，叶不裂或 3 裂，花白色，瘦果倒卵形，贴生于增大的膜质圆形苞片。生长于海拔 500~800m 的荒山草地、林缘灌丛中。分布于东北、华北、华东、华南和西南等地。（图 4-37-2）

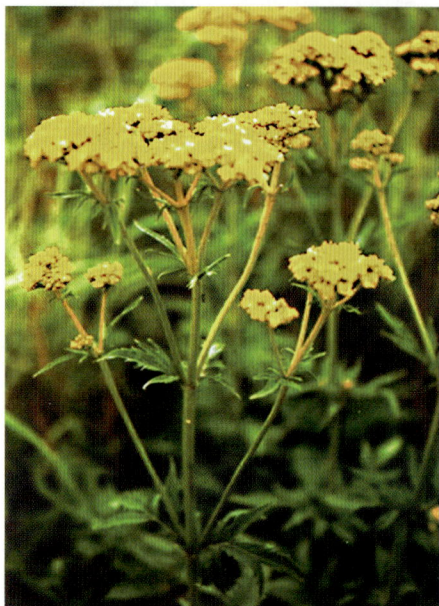

图 4 - 37 - 1   黄花败酱（原植物）

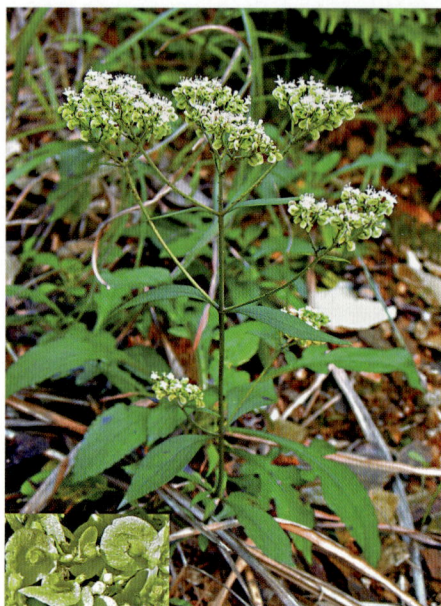

图 4 - 37 - 2   白花败酱（原植物，
左下角示果实）

【化学成分】

1. 黄花败酱   根和根茎含多种三萜皂苷黄花败酱苷（scabioside）A ~ G，败酱皂苷（patrinoside）A_1，B_1，C_1，D_1，E ~ H，J，K，L 以及常春藤皂苷元和齐墩果酸组成的皂苷多种；尚含 3，4 - 二羟基苯甲酸、2α - 羟基乌苏酸、2α - 羟基齐墩果酸、东莨菪素、β - 谷甾醇、胡萝蔔苷及挥发油约 8%，油中主要含败酱烯、异败酱烯等。

2. 白花败酱   根和根茎含环烯醚萜类成分白花败酱苷（villoside）、马钱苷（loganin）、莫罗忍冬苷（morroniside），全草含白花败酱醇苷（villosolside）、齐墩果酸、肌醇及少量挥发油。

【药材性状】

1. 黄花败酱   根茎圆柱形，常向一侧弯曲，表面紫棕色或暗棕色，栓皮易脱落；节明显，节间短于 2cm，节上有细根及芽痕。茎圆柱形，表面黄绿色或黄棕色，节上有倒生粗毛；质脆，断面有髓或中空。茎生叶对生，多卷缩或破碎，完整者呈羽状深裂至全裂，裂片边缘有粗锯齿，两面疏生白毛，叶柄短或近无柄；茎上部叶较小，常仅 3 裂。有的枝端带伞房状聚伞圆锥花序或果序。气特异，败酱样，味苦。（图 4 - 37 - 3）

2. 白花败酱   根茎节间较长，3 ~ 6cm，着生数条粗壮的根，茎不分枝，有倒生白色长毛，茎生叶多不分裂，叶柄长 1 ~ 4cm。（图 4 - 37 - 4）

【显微特征】 黄花败酱根茎横切面：自外而内依次为周皮、韧皮部、木质部和髓。栓内层细胞多列，其间有不规则裂隙，断续排列成环状；束内形成层较明显；木质部中部有 10 余列薄壁细胞组成的环带，环带的内侧或全部细胞木栓化。栓内层、韧皮部、木射线和髓薄壁细胞中均含淀粉粒和草酸钙簇晶。根的组织构造与根茎相似，唯

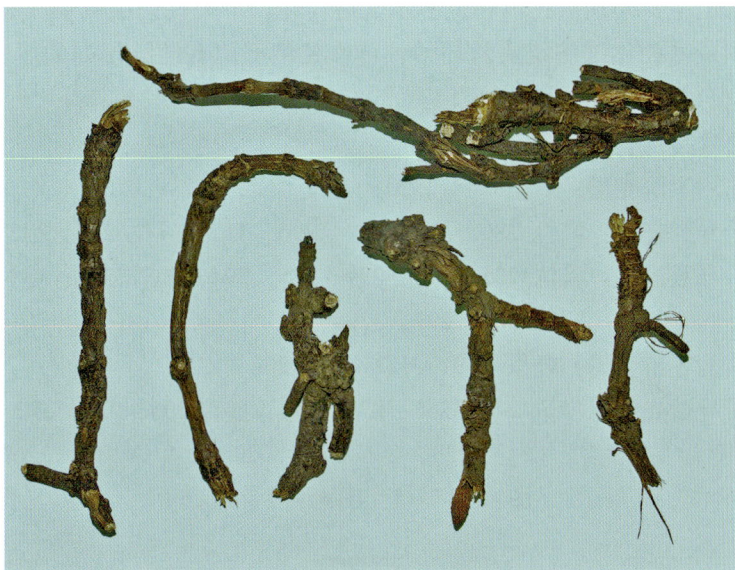

图 4 – 37 – 3　黄花败酱（根茎与根，生药）

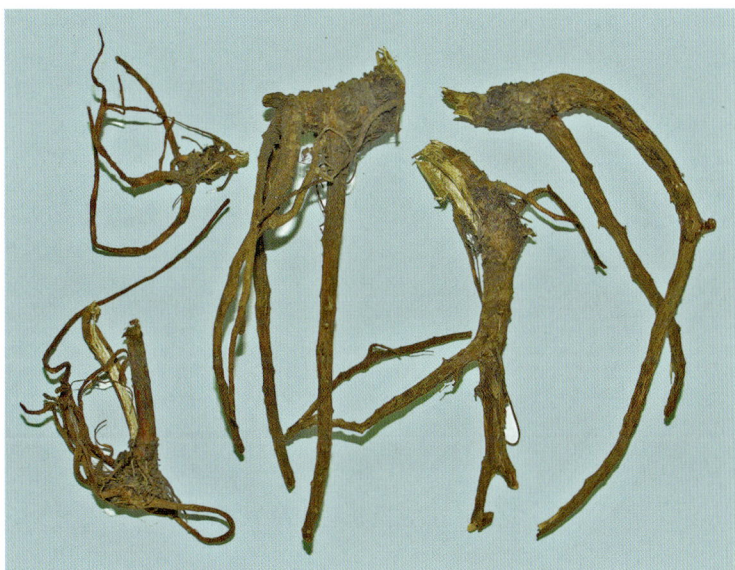

图 4 – 37 – 4　白花败酱（根，生药）

木质部无木栓化的薄壁细胞环带，初生木质部二原型。根茎和根的导管主具缘纹孔、梯纹和网纹，端壁具单穿孔或梯状穿孔。茎表皮存在，外被腺毛和单细胞非腺毛，腺毛头部由 8 个细胞组成，柄部单细胞。皮层外侧具 1～2 列板状厚角细胞；导管主具缘纹孔，端壁多具梯状穿孔板，斜置；髓部可见少量簇晶。叶的上、下表皮均被腺毛和非腺毛，均与茎中所见相同，上表皮无气孔，下表皮具不规则形气孔，副卫细胞 3～4 个。叶肉异面型，栅栏细胞多为 3（2）列，不通过中脉；中脉维管束外韧型。

　　白花败酱的主要区别点：根和根茎不含淀粉粒，草酸钙簇晶极少；根茎木质部中部无薄壁细胞或木栓化细胞组成的环带；茎中柱鞘部位有断续排列的厚壁细胞环带；叶仅中脉处有少量簇晶；叶和茎的腺毛头部由 4 个细胞组成。

【紫外光谱鉴别】

黄花败酱的零阶光谱：峰位 288，323；谷位 262，307

　　　　一阶导数光谱：峰位 230，268，279，296，315；谷位 237，272，300，347

　　　　二阶导数光谱：峰位 225，243，259，275，294，308，362；谷位 234，247，270，286，297，329

白花败酱的零阶光谱：峰位 269，318；谷位 262

　　　　一阶导数光谱：峰位 227，266，279，311；谷位 235，274，290，343

　　　　二阶导数光谱：峰位 223，246，277，294；谷位 231，269，285，328

　　　　（图 4 - 37 - 5 ~ 图 4 - 37 - 7）

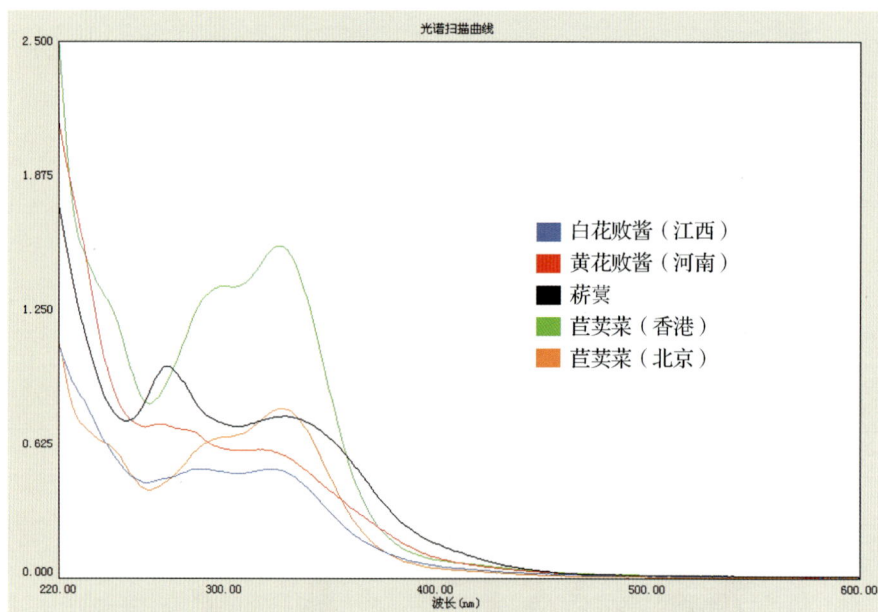

图 4 - 37 - 5　败酱及其混淆品的零阶光谱

【药理作用】

1. 抗菌与抗病毒作用　黄花败酱和白花败酱（口服液、煎剂和冲剂）对金黄色葡萄球菌有较强的抑制作用，前者的 MIC 为 0.0313g/ml，后者的 MIC 为 0.0713g/ml；对志贺痢疾杆菌、伤寒杆菌、白色葡萄球菌的作用较弱。败酱草的水或醇提物（含生药 10mg/kg）对单纯疱疹病毒 I 型有较强的抑制作用，但白花败酱水煎液在鸡胚内对流感病毒的作用不明显。

2. 镇静作用　黄花败酱的醇提物及挥发油、败酱烯、异败酱烯均有明显的镇静作用，可减少小鼠自主活动，显著延长戊巴比妥钠或环己巴比妥钠的睡眠时间。皂苷和除去挥发油的浸膏无镇静作用。

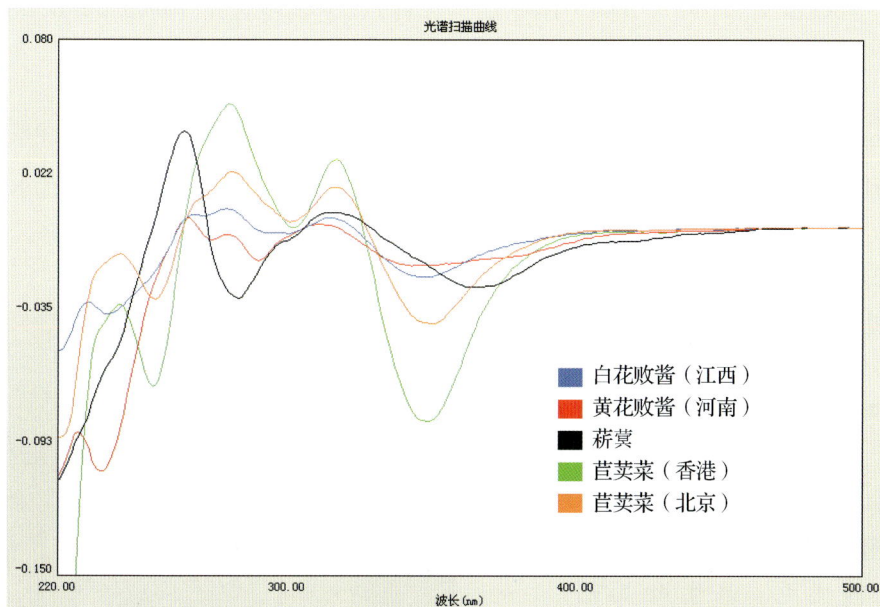

图4-37-6　败酱及其混淆品的一阶导数光谱

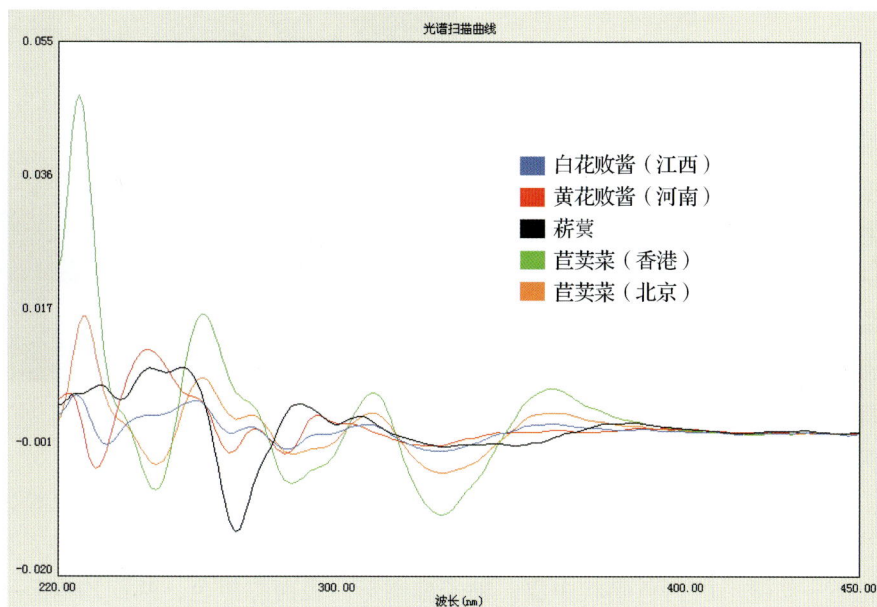

图4-37-7　败酱及其混淆品的二阶导数光谱

3. 其他　黄花败酱根的甲醇提取物可致小鼠血清氨基转移酶升高，并有组织病理改变。

【功效】　性微寒，味辛，苦。能清热解毒，祛瘀排脓。用于肠痈，肺痈，痈肿，痢疾，产后瘀滞腹痛。煎服，10～15g。

【附注】　除上述两种败酱科植物外，尚有糙叶败酱 *Patrinia scabra* Bunge（北京，天津），岩败酱 *P. rupestris* Juss（黑龙江、吉林），单蕊败酱 *P. monandra* C. B. Clarke（云南）也作败酱草使用。

菥蓂（习用品）

【别名】大蕺（《神农本草经》），析目（《吴普本草》），遏蓝菜（《救荒本草》），花叶荠、水荠（《植物名实图考》），老鼓草（《中国药用植物志》），苏败酱、瓜子草（《中药志》《中国药典》1977 年版）

【处方应付名称】菥蓂，苏败酱，败酱草（广东、广西、香港、澳门）

【来源】十字花科植物菥蓂 *Thlaspi arvensis* L. 的干燥带果全草。5~6 月果实成熟时采收，晒干。

【植物形态】一年生草本。茎直立，全体无毛。基生叶具柄，1~3cm；茎生叶互生，无柄，倒卵状长圆形，先端钝圆或急尖，基部抱茎，两侧箭形，边缘具疏齿。总状花序顶生，花白色。短角果卵圆形而扁，周围有宽翅，先端凹陷。花、果期 5~7月。（图 4-37-8）

分布几乎遍及全国。

【化学成分】全草含芥子油苷（glucosinolate）；种子含黑芥子苷（sinigrin）、芥子酶及挥发油、脂肪油。

【药材性状】茎圆柱形，表面灰黄色或灰绿色，具细纵纹，质脆易折断，断面中央有白色疏松的髓。叶互生，多

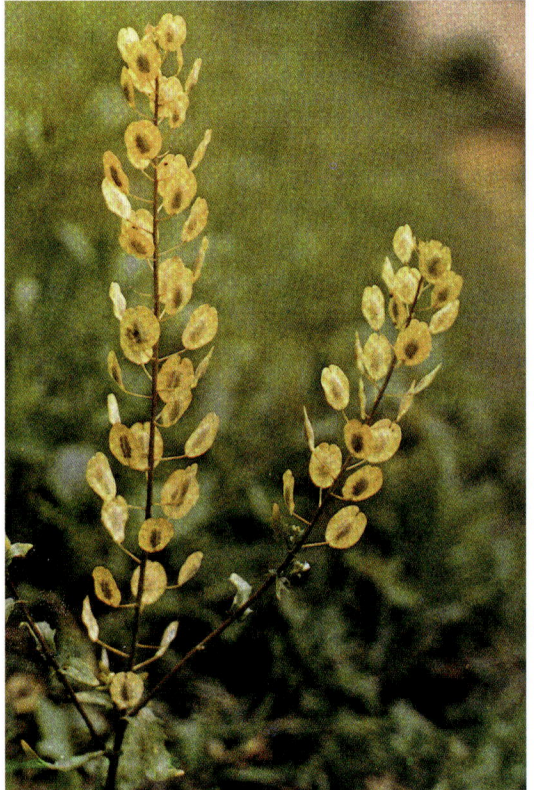

图 4-37-8　菥蓂（原植物）

已脱落。总状果序生于茎枝顶端，果实卵圆形而扁平，两面中间各有一条纵棱线，先端凹陷，基部有细果梗。果实内分两室，中间有纵隔膜，每室有种子 5~7 粒，果实开裂后，留下一纺锤形的白色膜状中膈。种子扁圆形，表面棕黑色，两面均有 5~6 条突起的偏心性环纹；胚珠倒生。气微，味淡。（图 4-37-9）

【显微特征】茎与果序柄的组织构造相同。表皮有不等式气孔，中柱鞘纤维淡黄色，数个至十余个成群，壁微木化或非木化；木质部导管主具缘纹孔和螺纹。束间区域为浅黄色的纤维所充满。髓宽阔。

果皮构造分外果皮、中果皮和内果皮。外果皮细胞垂周壁强烈弯曲，有多数不等式气孔。中果皮外侧为薄壁细胞，内侧为 1~2 列纤维，心皮汇合处纤维层增厚至

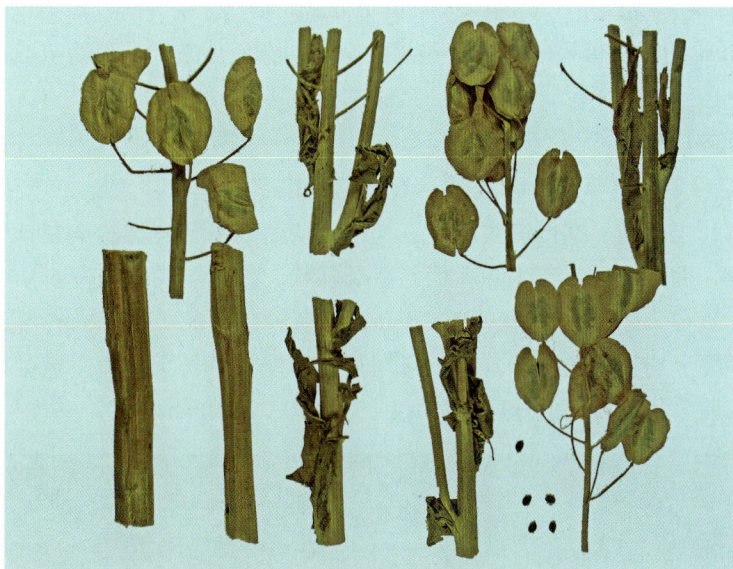

图 4 - 37 - 9　菥蓂（苏败酱）

5～10列。内果皮为1列薄壁细胞。中脉维管束的木质部内外两侧均为韧皮部，其外缘均有一至数个中柱鞘纤维。翼缘维管束外韧型。中脉两侧各伸出一层薄壁的假膈细胞，在果室中部内弯并互相连接。假膈细胞表面观类纺锤形，垂周壁略弯曲，每个细胞被4～14个横壁分隔而成梯状。

【紫外光谱鉴别】

零阶光谱：峰位 272，329；谷位 253，307

一阶导数光谱：峰位 264，315；谷位 283，366

二阶导数光谱：峰位 232，246，256，289，306，337，345，384　谷位 226，238，251，271，300，331，340，351（图 4 - 37 - 5～图 4 - 37 - 7）

【药理作用】

1. 杀菌作用　黑芥子苷被酶解成黑芥子油而有杀菌作用。菥蓂的水提醇沉液对铜绿假单胞菌有较好的抑菌与杀菌效果，最小杀菌浓度（MIC）为 0.051，最小杀菌浓度（MBC）为 0.51；对金黄色葡萄球菌、大肠埃希菌、普通变形杆菌亦有一定的抑菌效果，最小抑菌浓度为 0.10～0.66。

2. 抗痛风作用　黑芥子苷可增加尿酸的排泄，因而可用于痛风的治疗。

【功效】性平，味甘，无毒。能和中益气，清肝明目。用于眼目赤肿，目痛泪出，心腹腰痛，眼中胬肉。煎服，10～30g。

苦菜（习用品）

【别名】苦荬，苦苣，北败酱，苦菜（《中国药典》2010 年版）

【处方应付名称】苦菜，北败酱，败酱草（我国北方多数地区）

【来源】 菊科植物苣荬菜 *Sonchus arvensis* L. 或中华苦荬菜 *Ixeris chinensis* (Thunb.) Nakai 的干燥带根幼苗或带花果的全草。春、夏采挖带根幼苗或全草，洗净，晒干。

【植物形态】

1. 苣荬菜 多年生草本，含乳汁。具发达的根茎，地上茎直立。叶互生，基生叶长圆状披针形，先端钝，基部渐狭成柄，具稀疏缺刻或不整齐羽状浅裂，裂片三角形，边缘具小尖刺，两面无毛；茎生叶无柄，基部耳状，抱茎。头状花序 4~9 枚，于枝端排成伞房状，直径 2~4cm；总花梗 1~8cm；总苞钟状，长 1.5~2cm，苞片 4~7 层，总苞片和花序梗上均被白色毛茸。花、果期夏、秋季。生长于路边、地旁、庭院等地。分布于我国东北、华北及西北地区。（图 4 – 37 – 10）

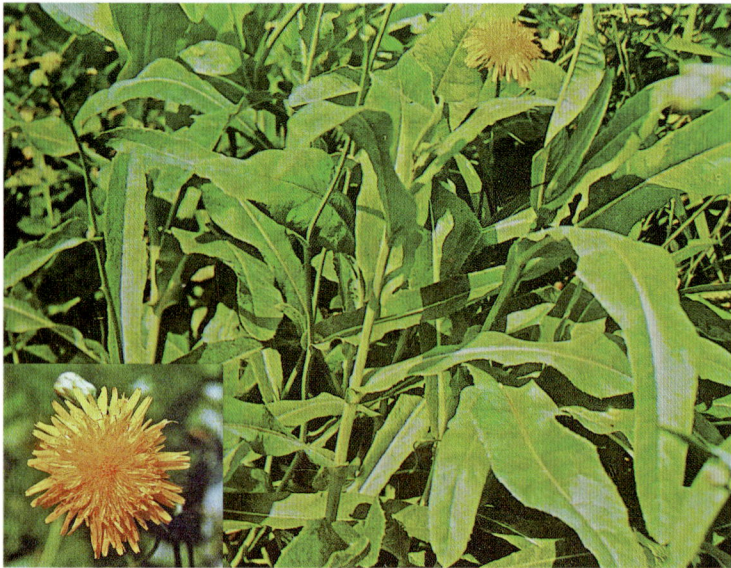

图 4 – 37 – 10   苣荬菜（原植物，左下角示花序放大）

2. 中华苦荬菜 多年生草本，含乳汁。根粗壮直伸。茎直立，自基部分枝。基生叶和下部叶条状披针形或倒披针形，基部下延成窄叶柄，边缘具疏小齿或不规则羽裂，或全缘，两面无毛；茎生叶 1~4 枚，无柄，不抱茎。头状花序直径约 1cm，多数在枝端排成疏伞房状；总苞管状，总苞片 2 层，外层极小，卵形，内层条状披针形，边缘薄膜质；全为舌状花，舌片黄色，先端 5 齿裂。瘦果狭披针形，红棕色，长 4~6mm，有纵棱数条，表面有众多的小突起，具长喙，几与果身等长；冠毛白色，1 轮。花期春末至秋初。生长于山地及荒野。分布于我国北部、东部和南部。（图 4 – 37 – 11）

【化学成分】 从中华苦荬菜全草中检出黄酮类、内酯及甾萜类成分；抱茎苦荬菜全草亦含黄酮类、酚性化合物、有机酸、内酯、氨基酸及植物甾醇，并含腺嘌呤核苷 (adenosine)。苦苣菜地上部分含苦苣菜苷 (sonchuside) A~D、葡萄糖中美菊素 (glucozaluzanin) C、9 – 羟基 – 葡萄糖中美菊素 (macroliniside) A、假还阳参苷 (crepidiaside）A、毛连菜苷（picriside）B 和 C 及木犀草素 –7 – O – 吡喃葡萄糖苷、金丝桃苷（hyperoside）、蒙花苷（linarin）、芹菜素、槲皮素、山柰酚等。圆耳苦荬菜含多种三萜醇（9.8%）及其乙酸酯（16.1%）和长链脂肪酸酯（4.6%），其中三萜醇类有：α – 香树脂醇 4%、β – 香树脂醇 8%、计曼尼醇（germanicol）6%、ψ – 蒲公英甾醇（ψ – taraxasterol）17%、蒲公英甾醇 36%、羽扇豆醇（lupeol）28%；另含芹菜素、木犀草素及它们的葡萄糖醛酸苷，苦荬菜苷 D～I，苦荬菜丁烯酮苷（sonchuionoside）A～C 和淫羊藿苷（icariside）B 等。紫花山莴苣含山莴苣苦素（lactupicrin）、山莴苣素（lactucin）、α – 香树脂醇等。

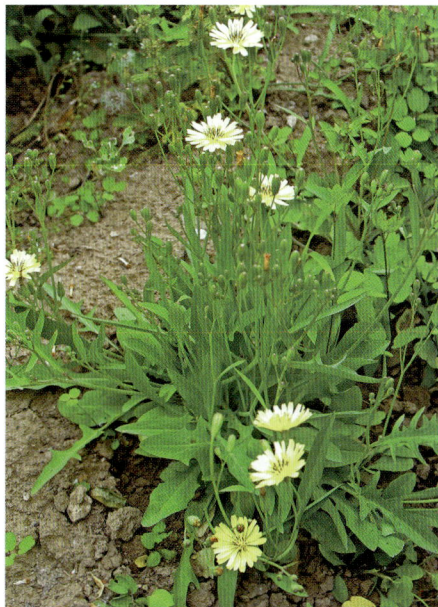

图 4 – 37 – 11　中华苦荬菜（原植物）

【药材性状】

1. 苣荬菜　商品为带根茎的幼苗，少数混有开花植株。多数具发达的根茎，细长圆柱形，上部直径 2～5mm，下部渐细；表面浅黄棕色，有纵皱纹，上部有近环状突起的叶痕，下部有细根或突起的根痕。茎短，长 1～6cm，基生叶卷缩或破碎，完整者展平后，呈长圆状披针形或广披针形，先端多钝，有小尖刺，具稀疏的缺刻或不整齐羽状分裂，或不分裂，边缘有小尖齿，每 1cm 内 5 个以上，基部渐狭成柄；上表面灰绿色，下表面色较浅；幼叶表面密布毛茸。茎生叶互生，与基生叶相似，但基部耳形，抱茎。质脆，气微，味微咸。（图 4 – 37 – 12）

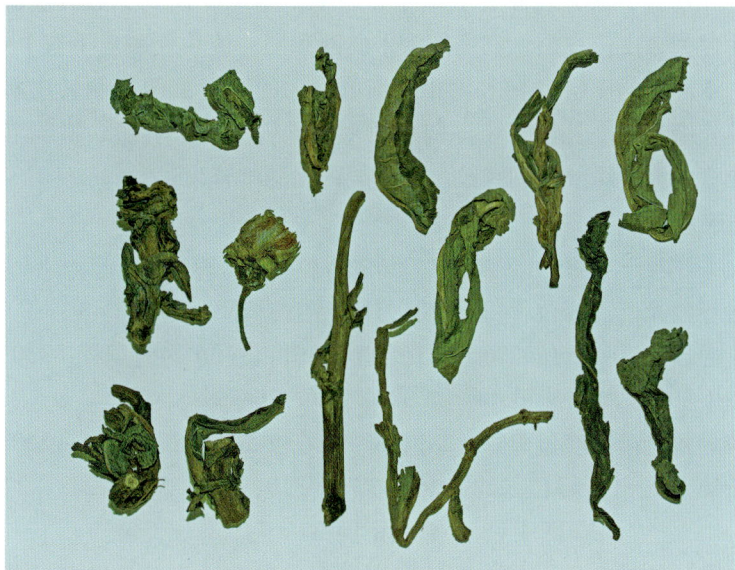

图 4 – 37 – 12　苣荬菜（北败酱，北京）

2. 中华苦荬菜　商品为带花果的全草。地下部分多为根茎，少数是根，两者外形相似，细长圆柱形，直径1~5mm，表面浅红棕色，具细纵皱纹及疣状突起，味微甘。茎自基部分枝，表面灰绿色，具细纵皱纹，折断面中央具疏松的髓。基生叶丛生，条状披针形或倒披针形，先端尖锐，基部下延成窄柄，边缘具疏小齿或不规则羽裂或全缘；茎生叶1~4枚，无柄，不抱茎。头状花序排成稀疏的伞房状聚伞花序；未开放的总苞呈圆筒形，总苞片2层；全为舌状花，舌片黄色。瘦果狭披针形，红棕色，表面有纵棱数条及众多的小突起，具长喙，几与果体等长；冠毛白色，1轮。

【显微特征】

1. 苣荬菜　叶表面观，基生叶的上、下表皮细胞呈多角形，上表皮细胞垂周壁平直，气孔较少；下表皮细胞垂周壁弯曲，气孔众多，为不等式或不定式。下表皮气孔指数为30~36~41。茎生叶的上、下表皮细胞垂周壁均平直，其余与基生叶相同。幼叶的上、下表皮均有少数多细胞非腺毛，由2~7个细胞组成，壁极薄，顶端的1~2个细胞常膨大。叶肉异面型，栅栏细胞1列，细胞甚短，不通过中脉。幼苗的茎横切面观，呈类圆形或略呈四棱形，外韧型维管束20~30个，排成环状，皮层常有1~3个大的叶迹维管束，髓部宽阔，有众多的髓束散在。外侧韧皮部为厚角组织束，在较老的茎中，厚角细胞特化为纤维，壁木化；其外缘有数至十数个乳管断续排列成弧形。乳管为有节乳管，分枝联结，横隔消失。木质部导管常数个径向相连，主为螺纹、网纹和具缘纹孔导管。髓部有多数髓维管束散在，由少数筛管、小形薄壁细胞和乳管组成。根茎构造与地上茎相似，唯表皮下有周皮发生；木质部导管主具缘纹孔，端壁平置，有的具梯网状穿孔板；髓常中空；所有薄壁细胞均含大形的菊糖块。

2. 中华苦荬菜　叶表面观，表皮细胞多窄长，垂周壁弯曲；上、下表皮均有气孔，多为不等式，少数不定式。下表皮的气孔指数21~24~26。叶肉组织未分化，均为海绵组识。基生叶基部中脉上表面有多细胞非腺毛，茎生叶仅见少数。茎横切面呈类五边形。自外而内为表皮、皮层、韧皮部、木质部和髓。棱角处表皮下有1~3列板状厚角细胞，中、下部茎的皮层中有木化孔纹细胞。大的维管束的外侧韧皮薄壁细胞呈厚角细胞状，其外缘有数个乳管断续排列成弧形，乳管为有节乳管，横隔消失，分枝联结。木质部导管多为具缘纹孔和螺纹。髓宽阔，无髓维管束。

【紫外光谱鉴别】

苣荬菜1（香港）零阶光谱：峰位326；谷位264，304

一阶导数光谱：峰位242，280，317；谷位253，302，348

二阶导数光谱：峰位226，261，310，361；谷位248，287，330

苣荬菜2（北京）零阶光谱：峰位327；谷位264

一阶导数光谱：峰位242，281，317；谷位221，254，301，350

二阶导数光谱：峰位228，261，276，310，363；谷位248，271，287　330

（图4-37-5~图4-37-7）

【药理作用】苣荬菜的水提醇沉液对铜绿假单胞菌、金黄色葡萄球菌、大肠埃希菌及普通变形杆菌均有一定的抑菌效果，最小抑菌浓度为0.228~0.457，最小杀菌浓度为 0.457～0.914。

【功效】性寒，味苦，无毒。能清热解毒。用于黄疸，胃炎，痢疾，肺热咳嗽，肠痈，睾丸炎，疔疮，痈肿，黄水疮等。煎服，9～15g。

【附】除上述两种在我国北方地区用作败酱草外，尚有菊科植物苦苣菜 *Sonchus oleraceus* L.（陕西、新疆、甘肃）、圆耳苦苣菜 *S. asper*（L.）Hill.（甘肃）、紫花山莴苣 *Lactuca tatarica*（L.）C. A. May.（山西）、抱茎苦荬菜 *Ixeria sonchifolia* Hance（山东、辽宁、新疆，图 4 - 37 - 13）和苦荬菜 *I. denticulata*（Houtt.）Stebb.（辽宁、山东）也作败酱草使用。

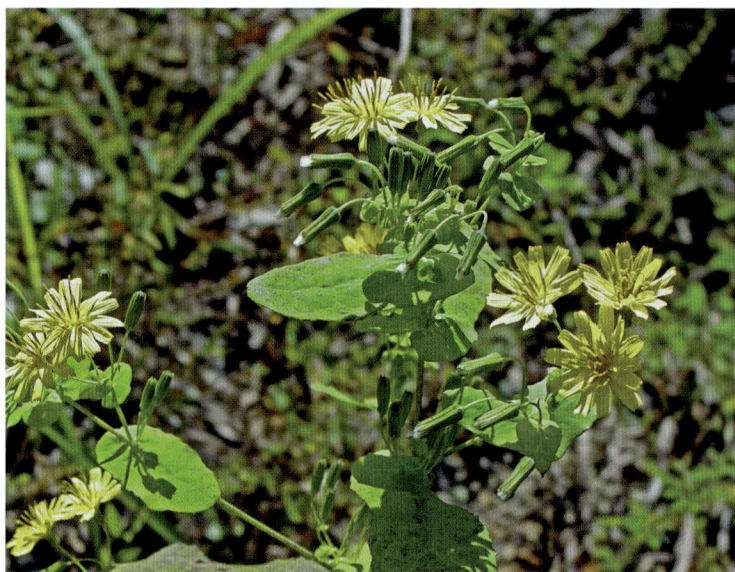

图 4 - 37 - 13　抱茎苦荬菜（原植物）

38　旋覆花

【考证】旋覆花始载于《神农本草经》，列为下品，谓"一名金沸草，一名盛椹，生川谷。"《名医别录》载："生平泽川谷，五月采花，日干，二十日成。"《本草经集注》亦载："出近道下湿地，似菊花而大。"《蜀本草》载："叶似水苏，花黄如菊，六月至九月采花。"《本草衍义》又载："旋覆花叶如大菊，又如艾蒿，八九月有花，大如梧桐子，花淡黄绿，繁茂，圆而覆下，示一异也。其香过于菊。行痰水去头目风。其味甘、苦、辛，亦走散之药也。"《图经本草》记载最为详实："今所在皆有。二月以后生苗，多近水旁，大似红蓝（红花）而无刺，长一、二尺以来。叶如柳，茎细。六月开花如菊花，小铜钱大，深黄色。上党田野人呼为金钱花，七月、八月采花，暴干，二十日成。"并附有随州旋覆花图（随州，今湖北省境内）。《证类本草》记载亦与上述相同。观其附图，叶呈长圆状披针形，叶基渐窄，与今之旋覆花 *Inula japonica*

Thunb. 相一致。《本草纲目》亦载："花状如金钱菊，水泽边生者，花小瓣单；人家栽者，花大蕊簇，盖壤瘠使然。"观其附图，亦为上种。《救荒本草》又载："苗长二、三尺以来，叶似柳叶稍宽大，茎细如蒿干，开花似菊花，如铜钱大……"观其附图，叶多为矩圆形，基部宽而抱茎，与今之欧亚旋覆花 Inula britannica L. 相符。《植物名实图考》的附图更为精确，叶基宽而抱茎，故亦与欧亚旋覆花一致。

《滇南本草》载有水朝阳草，谓："水朝阳草，生水内，似鼓槌草，包叶，初生子，花朝阳，叶尖长大，梗紫绿绵软，独苗。"《植物名实图考》的记载尤为详实"水朝阳草，生云南水边，独茎柔绿，叶如金凤花叶而肥短，细纹密齿，梢端开花，黄瓣如千层菊，大如小杯，繁心孕实，密叶承附……"观其附图确与现时云南作旋覆花药用的水朝阳旋覆花 Inula helianthus – aquatica C. Y. Wu 相吻合。

目前，全国多数地区使用的旋覆花主要是菊科植物旋覆花 Inula japonica Thunb. 与欧亚旋覆花（大花旋覆花）I. britannica L. 两者药材性状相似，难于区别。有的地区尚用其全草，称为"金沸草"。少数地区使用同属植物窄叶旋覆花 I. linariaefolia Turcz.，商品称"小朵旋覆花"，其全草在江苏、湖南多作金沸草使用。云南、贵州使用水朝阳旋覆花 I. helianthus – aquatica C. Y. Wu；湖北及四川、贵州、浙江部分地区尚使用湖北旋覆花 I. hupehensis（Ling）Ling。广东、广西则以同科植物山黄菊 Anisopappus chinensis Hook et Arn. 的头状花序作旋覆花药用。广东、广西今亦同时使用旋覆花 Inula japonica Thunb.。

香港的用药习惯源于广东，亦以山黄菊作旋覆花药用。

【述评】

1. 古代本草记载的旋覆花包括菊科植物旋覆花 Inula japonica Thunb. 与欧亚旋覆花（大花旋覆花）I. britannica L.，古今应用一致。上述两种是旋覆花的正品。

2. 水朝阳旋覆花是《滇南本草》与《植物名实图考》记载之"水朝阳草"，亦为今云南、贵州使用之旋覆花，可视为上述两地的地区习惯用药。

3. 窄叶旋覆花曾在少数地区作旋覆花使用，虽为同属植物，但临床应用中发现有恶心、呕吐不良反应，与旋覆花的止呕作用相反，故不应再作旋覆花入药。同时，应对上述 4 种旋覆花做进一步的化学成分、药理作用（包括毒性）及临床疗效等比较研究，以明确它们在上述方面的差异。

4. 山黄菊的生境及叶的形态均与本草记载之旋覆花不同，又非正品之同属植物，故不应继续作旋覆花药用。同时，应对其进行系统的化学成分、药理作用及临床疗效等研究，以明确其生物活性及临床适应证，正确应用之。

旋覆花（正品）

【别名】盛椹（《神农本草经》），戴椹（《名医别录》），金钱花（《图经本草》），滴滴金、夏菊（《本草纲目》），黄熟花（南京），水葵花、金盏花（贵州），小黄花（河北），猫耳朵花、驴耳朵花（山东），金沸花、伏花、全福花（上海）

【处方应付名称】旋覆花

【来源】 菊科植物旋覆花 *Inula japonica* Thunb. 与欧亚旋覆花（大花旋覆花）*I. britannica* L. 的干燥头状花序。7～10月间分批采收花序，晒干。

【植物形态】

1. 旋覆花 多年生草本。茎单生或丛生，绿色或紫色，有细纵沟，被长伏毛。基部叶花期枯萎，中部叶长圆形或长圆状披针形，先端尖，基部渐狭，常有圆形半抱茎的小耳，无柄，全缘或有疏齿，上面具疏毛或近无毛，下面具疏伏毛和腺点，中脉和侧脉有较密的长毛；上部叶较小，线状披针形。头状花序，直径3～4cm，多数或少数排成疏散的伞房花序；花序梗细长；总苞半球形，直径1.3～1.7cm，总苞片约5层，线状披针形，最外层常叶质且较长；外层的基部革质，上部叶质；内层干膜质；舌状花黄色，较总苞长2～2.5倍，舌片线形，长10～13mm,；管状花花冠长作5mm，有三角状披针形裂片，冠毛白色，1轮，有20余条粗糙毛。瘦果圆形，长1～1.2mm，有10条纵沟，被疏短毛。花期6～10月。生长于海拔150～2400m的山坡路旁、湿润草地、河岸和田埂上。主产于河南、江苏、河北、浙江，以河南产量最大，江苏、浙江的质量最佳。（图4-38-1）

2. 欧亚旋覆花 与旋覆花的主要区别：叶片长圆状或椭圆状披针形，基部宽大，心形，有耳，半抱茎。头状花序径2.5～5cm，总苞径1.5～2.2cm，长达1cm。瘦果圆柱形，有浅沟，被短毛。（图4-38-2）

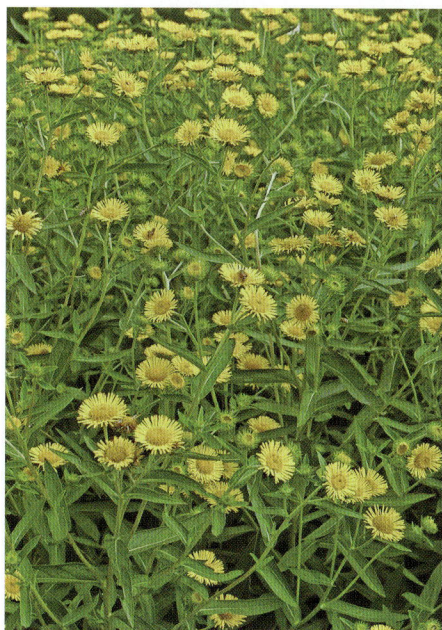

图4-38-1 旋覆花（原植物）

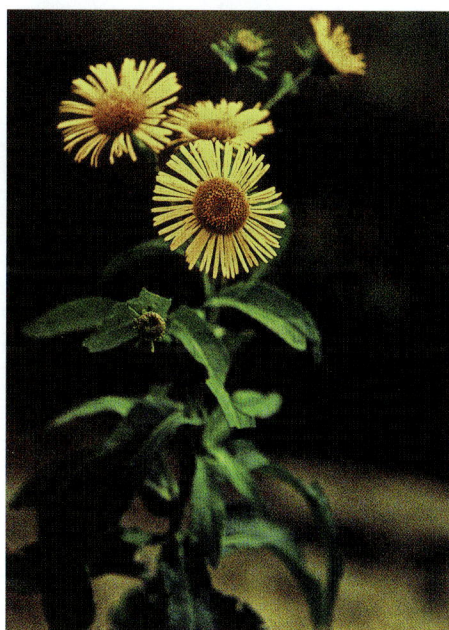

图4-38-2 欧亚旋覆花（原植物）

【化学成分】 花含内酯类、黄酮类（2.19%）、甾醇类及有机酸等成分。

1. 旋覆花 花含旋覆花次内酯（inulicine）、去乙酰旋覆花次内酯（deacetyl inulicine）、欧亚旋覆花内酯（britannilactone）、乙酰欧亚旋覆花内酯（monoacetylbritannilactone）、二乙酰欧亚旋覆花内酯、环醚欧亚旋覆花内酯（britannilide）、氧化欧亚旋覆花内酯（oxobritannilactone）、旋覆花佛手内酯（eremobritannilin）、山柰酚、槲皮素、5，4′-二甲氧基槲皮素、怪柳素（tamarixetin）、红车轴草素（pratensein）、杜鹃黄素（azaleatin）、蒲公英甾醇、蒲公英甾醇乙酸酯、胡萝萄苷、旋覆花酸（inulalic acid）、肉豆蔻酸（myristic acid）、棕榈酸等。

2. 欧亚旋覆花　花含天人菊内酯、欧亚旋覆花内酯、乙酰欧亚旋覆花内酯、二乙酰欧亚旋覆花内酯、环醚欧亚旋覆花内酯、氧化欧亚旋覆花内酯、山柰酚、怪柳素、红车轴草素、杜鹃黄素、4′，5-二甲氧基槲皮素、蒲公英甾醇及其乙酸酯、旋覆花酸。

【药材性状】

1. 旋覆花　头状花序球形或扁球形，直径 1～1.5cm。总苞球形，花托无托片；总苞片 5 层，覆瓦状排列，狭披针形；外层苞片上部叶质、下部革质，内层苞片干膜质，较窄。舌状花 1 轮，黄色，长约 1cm，先端具 3 齿，多卷曲，常脱落，无退化雄蕊；管状花多数，棕黄色，长约 5mm，先端 5 裂，子房圆柱形，具 10 条纵棱，棱上被毛。冠毛 1 轮，22～30 条，毛状，白色，长 4～5mm。气微，味苦、辛、咸。（图 4-38-3）

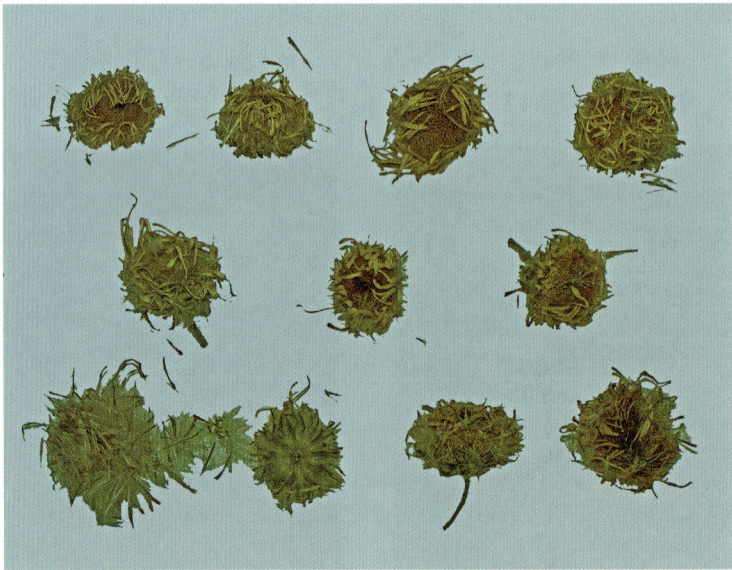

图 4-38-3　旋覆花

2. 欧亚旋覆花　主要区别是：头状花序较大，直径 1～2cm，总苞片 4～5 层。舌状花花冠长 1～2cm，宽 1～1.5mm；管状花花冠长 4～6mm。冠毛 20～25 条。（图 4-38-4）

【显微特征】粉末特征

1. 旋覆花　①外层苞片非腺毛，多分布于下表面中脉附近及叶缘，长 200～560μm，4～8 个细胞组成，单列，顶部细胞较长，常折断。腺毛棒槌状，长 84～100μm，直径 26～33μm，单列或双列，5～18 个分泌细胞组成，外被角质囊。②舌状花表皮细胞，长多角形或长方形，基部细胞壁较厚且木化，具横裂隙状单纹孔；腺毛多数。③柱头顶端乳突，长而尖，长 33～40μm，侧面乳突较短；柱头细胞含草

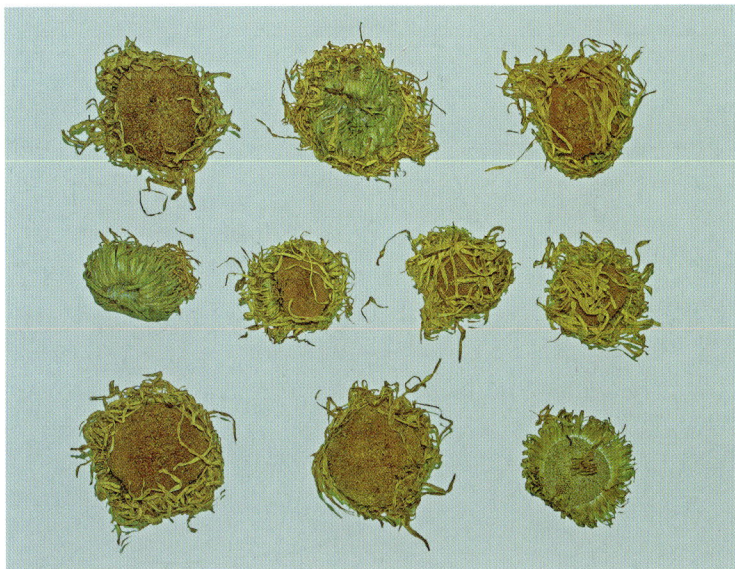

图 4 - 38 - 4　欧亚旋覆花

酸钙柱晶，花柱细胞含方晶或柱晶；子房非腺毛长 78～180μm，多为双列 3 细胞毛，有时其中 1 列为单细胞，另一列为双细胞。④冠毛，为数列呈 30 列细胞并生，细胞上端尖而游离，外倾成刺状。⑤管状花裂片，下表面有少数腺毛。⑥花粉粒，类球形，直径 22～28μm，外壁具刺状突起，萌发孔 3 个。

2. 欧亚旋覆花　主要区别是：外层苞片非腺毛密布于叶缘中下方，长 350～1280μm，腺毛长 90～140μm，直径 30～45μm；舌状花喉部有时可见少数或多数非腺毛；花柱细胞常见多数草酸钙方晶和柱晶；花粉粒直径 22～33μm。

【紫外光谱鉴别】

旋覆花（香港）零阶光谱：峰位 297，325；谷位 264，304

　　　　一阶导数光谱：峰位 244，280，316；谷位 223，255，301，348

　　　　二阶导数光谱：峰位 228，239，263，276，307，361，403，445；谷位 236，250，291，328，392，442，470

欧亚旋覆花（香港）零阶光谱：峰位 296，319；谷位 263，305

　　　　一阶导数光谱：峰位 233，279，313；谷位 235，301，344

　　　　二阶导数光谱：峰位 228，241，264，276，305，357，404，456，499；谷位 235，252，293，326，392，470，492（图 4 - 38 - 5～图 4 - 38 - 7）

【药理作用】

1. 镇咳祛痰作用　小鼠腹腔注射旋覆花水煎剂，有明显的镇咳（1.5g 生药/kg）与祛痰作用（1.5g 生药/kg，1.0g 生药/kg），但灌胃给药则未见有祛痰作用。水朝阳旋覆花亦有明显镇咳作用，而湖北旋覆花则无镇咳作用。

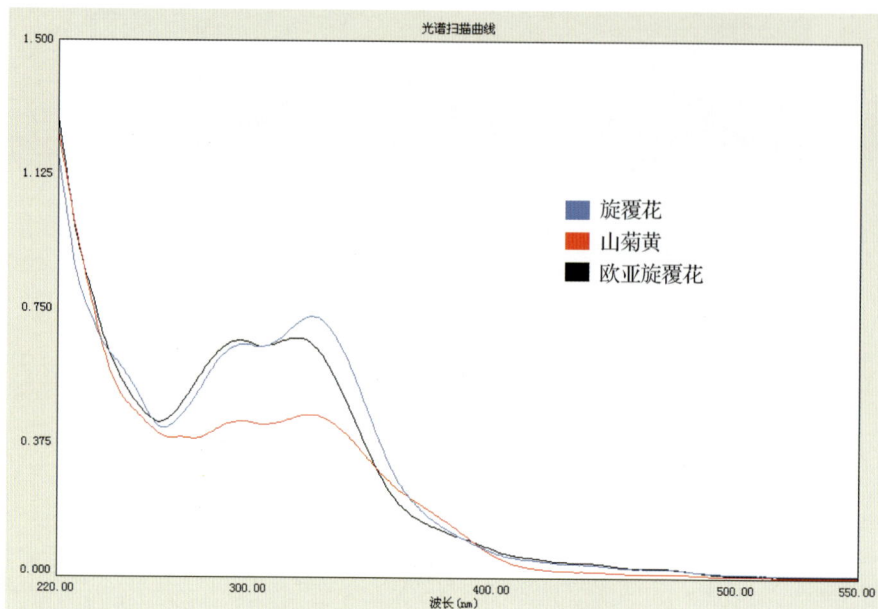

图 4 - 38 - 5　旋覆花的零阶光谱

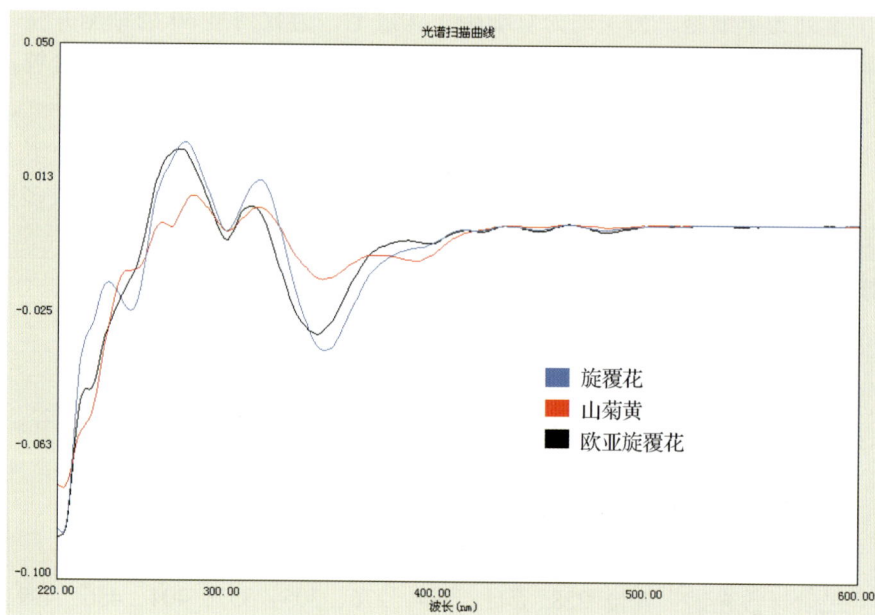

图 4 - 38 - 6　旋覆花的一阶导数光谱

2. 平喘作用　旋覆花黄酮对组胺诱导的豚鼠支气管痉挛性哮喘有明显的保护作用，对组胺引起的离体豚鼠支气管痉挛亦有抑制作用，但较氨茶碱的作用慢而弱。

3. 抗炎作用　腹腔注射旋覆花水煎剂（1.5g 或 1.0g 生药/kg），对巴豆油致小鼠耳部炎症有较强的抑制作用，湖北旋覆花及水朝阳旋覆花的作用较旋覆花为强，但灌

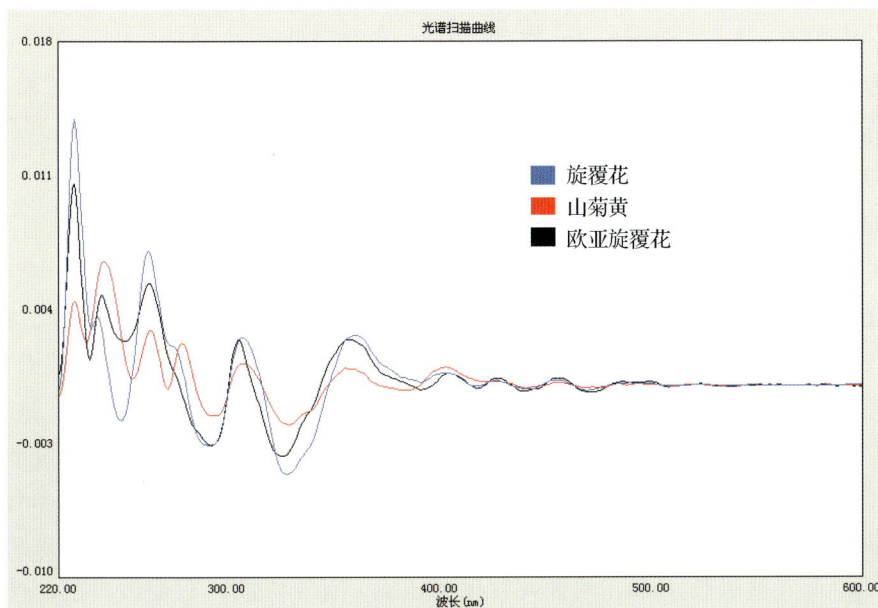

图 4 – 38 – 7　旋覆花的二阶导数光谱

胃均无作用。

4. 抗菌作用　旋覆花煎剂（1∶1）对金黄色葡萄球菌、炭疽杆菌及福氏痢疾杆菌Ⅱa株有明显的抑制作用，但对溶血性链球菌、大肠埃希菌、伤寒杆菌、铜绿假单胞菌、白喉杆菌、变形杆菌的作用弱或无抑制作用。欧亚旋覆花内酯（$0.24 \sim 7.8\,\mu\mathrm{g/ml}$）对阴道滴虫和阿米巴原虫均有强大的杀灭作用。

5. 其他　旋覆花热水提取物对四氯化碳、半乳糖胺及细菌脂多糖（LPS）致小鼠肝损伤均有保护作用；天心菊内酯有抗癌作用。旋覆花煎剂小鼠腹腔注射的 LD_{50} 为 $22.5\,\mathrm{g/kg}$，死亡前出现兴奋、呼吸加快、抽搐、四肢震颤等。

【功效】　性微温，味苦、辛、咸。能消痰行水，降气止呕。用于咳喘痰黏，呕吐噫气，胸痞胁痛。煎服，$3 \sim 10\,\mathrm{g}$，纱布包煎或滤去毛。阴虚劳咳、风热燥咳者禁服。

【附注】　金沸草：为旋覆花、欧亚旋覆花或窄叶旋覆花的干燥地上部分。主产于河南、江苏、河北、浙江、安徽等地。亦含多种内酯、黄酮、有机酸等类成分，与花序的相似。唯旋覆花尚含旋覆花内酯（kinuchinenolide）A、旋覆花内酯 B 和旋覆花内酯 C，4 – 表异黏性旋覆花内酯（4 – epiisoinuviscolide）、天人菊内酯、15 – 脱氧 – 顺，顺 – 蒿叶内酯（15 – deoxy – *cis*，*cis* – artem isifolin）、银胶菊素、豚草素（ivalin）等。欧亚旋覆花另含多种黄酮类和有机酸类成分，如槲皮万寿菊苷（quercetagitrin）、万寿菊苷（papulitrin）、尼泊尔黄酮苷（nepitrin）及 6 – 羟基木犀草素和槲皮素的苷，绿原酸、异绿原酸、水杨酸、原儿茶酸、香草酸、丁香酸、咖啡酸、阿魏酸等。金沸草煎剂对金黄色葡萄球菌、肺炎链球菌、铜绿假单胞菌、大肠埃希菌及单纯疱疹病毒Ⅰ型有抑制作用。本品性温，味咸。能散风寒、化痰饮、消肿毒、祛风湿，用于风寒咳嗽、伏饮痰喘、胁下胀痛、疔疮肿毒、风湿疼痛。煎服，$3 \sim 9\,\mathrm{g}$。

山黄菊（习用品）

【别名】旋伏花、金菊花（广西），旱山菊（《中国高等植物图鉴》），正福花、福花（香港）

【处方应付名称】旋覆花（广东、广西、香港）

【来源】菊科植物山黄菊 *Anisopappus chinensis* Hook et Arn. 的干燥头状花序。夏、秋季采收，晒干。

【植物形态】一年生草本。根粗壮。茎直立，单生，不分枝，有细条纹，密被锈色柔毛。中部茎叶呈卵状披针形或狭长圆形，长3~6cm，宽1~2cm，两面被柔毛，沿脉毛较密，先端钝，基部楔形或阔楔形，边缘具钝锯齿，三出脉或离基三出脉，向上叶渐小。头状花序单生或数个集合成顶生伞房状；总花梗密被锈色柔毛；总苞半球形，总苞片3层，披针形或阔条形，外面密被伏柔毛；托片龙骨状，膜质，长5mm；雌花舌状，黄色，舌片倒长三角形，先端3齿裂；两性花管状，先端5齿裂。瘦果圆柱形，疏被柔毛，雌花瘦果长4mm，两性花瘦果稍压扁，有4纵肋；冠毛污白色，膜片状，4~5条，先端有伸长1mm的细芒。花、果期8~11月。

　　生长于海拔840~2100m的干燥山坡、沙地、荒地、草地及林缘。主产于福建、广东、广西、云南等地。

【化学成分】未见研究报道。

【药材性状】头状花序容易散碎，完整者呈半球形，直径0.8~1.5cm。总苞片2~3层，条状披针形，外面密被茸毛。花托具龙骨状托片。舌状花1列，黄色，长矩圆形，先端3~4齿裂，有退化雄蕊5枚。管状花密集于凸起的花托上，长约4mm，先端5齿裂，每一管状花基部伴生一草质托片，约与管状花等长，宿存；冠毛4~6条，膜片状，先端有4~5不等长的细芒，长约1mm。气微香，味微苦。（图4-38-8）

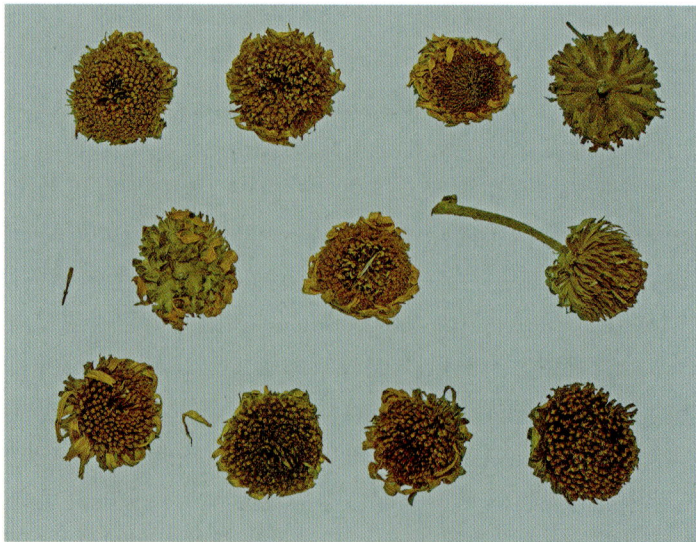

图4-38-8　山黄菊

【显微特征】内、外层苞片表面腺毛极多，均为单列多细胞，各细胞近等长；外层苞片的叶肉具纤维状细胞，长 100~460μm。舌状花，花柱细胞含草酸钙方晶与棒晶，长 4~10μm。管状花，花丝上部表皮细胞多数角隅处显著增厚，木化。花粉粒类球形，外壁刺突密集。花柱中央无管道。

【紫外光谱鉴别】

零阶光谱：峰位 271，297，326；谷位 278，306

一阶导数光谱：峰位 270，285，316，370；谷位 223，274，302，347，392

二阶导数光谱：峰位 228，242，264，279，308，356，403；谷位 233，255，272，295，329，385（图 4-38-5~图 4-38-7）

【药理作用】未见研究报道。

【功效】性凉，味苦。能清热，化痰。用于感冒发热，肺热咳嗽，咽喉痛。煎服，5~10g。

39　贯众

【考证】贯众始载于《神农本草经》，列为下品。《名医别录》载："生玄山（今江苏江宁）山谷及冤句（今山东荷泽）、少室山（今河南嵩山）。二月八月采根，阴干。"《本草经集注》又载："近道（今江苏）亦有。叶大如蕨，其根形色毛芒全似老鸱头，故呼为老鸱头。"《蜀本草》另载："苗似狗脊，状似雉尾，根直多枝，皮黑肉赤，曲者名草鸱头，所在山谷阴处则有之。"《图经本草》亦载："贯众，……今陕西、河东（今山西）州郡及荆、襄间多有之，而少有花者。春生苗，赤，叶大如蕨。茎干三棱。叶绿色，似小鸡翎，又名凤尾草。根紫黑色，形如大瓜，下有黑须毛，又似老鸱。"并附有淄州贯众图。《证类本草》记载与上述相同。李时珍又谓："此草叶茎如凤尾，其根一本而众枝贯之。故草名凤尾，根名贯众、贯节、贯渠。多生山阴近水处。数根丛生，一根数茎，茎大如箸，其涎滑。其叶两两相对，如狗脊之叶而无锯齿，青黄色，面深背浅。其根曲而有尖嘴，黑须丛簇，亦似狗脊根而大，状如伏鸱。"并有附图。从上述本草记载之贯众的植物形态与生境及附图，可以确定贯众为蕨类植物无疑。从分布区域看，可能包括数种蕨类植物。上述本草对贯众的形态描述中，将根茎称为根，将叶柄及羽状全裂或深裂之叶片的叶轴称为茎，将羽片称为叶。但究竟是何种植物很难确定；其中《图经本草》之淄州贯众可能是蹄盖蕨属（*Athyrium*）或鳞毛蕨属（*Dryopteris*）植物，也有人认为即是荚果蕨 *Matteuccia struthiopteris* (L.) Todaro；《本草纲目》附图可能为狗脊属（*Woodwardia*）植物；仅《植物名实图考》附图可以确定其为贯众 *Cyrtomium fortunei* J. Smith.，但该种使用地区较小，仅在河南、甘肃、陕西、湖北、湖南、江西、四川、云南及贵州各省的部分县内使用，并多作草药应用。古代贯众的应用与现今贯众品种的复杂情况有很多相似之处。据近年的系统调查，贯众的同名异物品多达 11 科 18 属 58 种。

贯众的同名异物品种混乱现象极为严重，达 11 科 18 属 58 种之多。东北三省、内蒙古、北京、河北、山西、甘肃和贵州以鳞毛蕨科植物粗茎鳞毛蕨 *Dryopteris crassirhizoma*

Nakai 作贯众入药，同属多种植物分别在云南、浙江、甘肃、新疆、湖南、河南、山东、山西等地亦作贯众入药；河南、山东、安徽、江苏、贵州则以紫萁科植物紫萁 *Osmunda japonica* Thunb. 作贯众入药；华北和西北地区多使用蹄盖蕨科植物蛾眉蕨 *Lunathyrium acrostichoides*（Doell.）Ching 及球子蕨科植物荚果蕨 *Matteuccia struthiopteris*（L.）Todaro；广东、广西则以乌毛蕨科植物乌毛蕨 *Blechnum orientale* L. 或苏铁蕨 *Brainia insignis*（Hook.）J. Sm. 作贯众入药。

香港的用药习惯源于广东，亦以苏铁蕨或乌毛蕨作贯众入药。

【述评】

1. 古代应用的贯众有数种蕨类植物，可以确定的只有《植物名实图考》记述之贯众 *Cyrtomium fortunei* J. Smith. 。现代应用的贯众的品种更为复杂，达 11 科 18 属 58 种之多。古今应用的贯众品种极其复杂，但均为蕨类植物。

2.《中国药典》2005 年版以前仅收载鳞毛蕨科植物粗茎鳞毛蕨 *Dryopteris crassirhizoma* Nakai 作为贯众的正品。现代研究结果表明，其根茎含间苯三酚类衍生物如绵马精、绵马酸、黄绵马酸及东北贯众素等成分，其煎剂及上述成分均有一定的驱除肠道寄生虫及抑制病原微生物作用。上述作用与贯众的功效基本吻合。9 种贯众的抗腺病毒与抗单纯疱疹病毒Ⅰ型的作用以及杀蛔虫作用强度亦以绵马贯众最强。因此，将其作为贯众的正品有一定历史和科学依据。《中国药典》2010 年版始把粗茎鳞毛蕨、紫萁 *Osmunda japonica* Thunb. 分别以"绵马贯众""紫萁贯众"之名列条收载之。

3. 各种来源的贯众均含有鞣质（3.60% ~ 6.95%）；除粗茎鳞毛蕨外，均不含东北贯众素。

4. 绵马贯众、紫萁贯众、狗脊蕨、苏铁蕨、乌毛蕨、荚果蕨均有较强的抗腺病毒作用，单芽狗脊蕨、东方荚果蕨亦有中等抗腺病毒作用；绵马贯众、紫萁贯众、东方荚果蕨尚有较强的抗单纯疱疹病毒Ⅰ型作用。综合评价上述各种贯众抗腺病毒与抗单纯疱疹病毒Ⅰ型的作用强度，其顺序依次为绵马贯众、紫萁、狗脊蕨、荚果蕨、苏铁蕨、乌毛蕨。

5. 各种来源的贯众的止血作用亦以绵马贯众、紫萁、狗脊蕨最佳，苏铁蕨、乌毛蕨对凝血酶原时间（PT）稍有缩短。

6. 贯众的同名异物品种如此复杂，不同来源的贯众所含化学成分存在较大差异，抗病原微生物与驱虫作用的强度亦有较大差别，因此，仍有必要进一步对其进行系统的化学成分、药理作用和临床疗效的比较研究，以明确它们在上述方面的差异及临床适应证，澄清品种混乱现象，做到一物一名，区别应用。

绵马贯众（正品）

【别名】贯节、贯渠、百头、虎卷、扁符（《神农本草经》），贯来、贯中、渠母、贯钟、伯芹、药渠、黄钟（《吴普本草》），伯萍、乐藻、草鸱头（《名医别录》），凤尾草（《图经本草》），蕨薇菜根（《滇南本草》），贯仲、管仲（《本草纲目》），绵马贯众，东北贯众

【处方应付名称】贯众，绵马贯众，东北贯众

【来源】鳞毛蕨科植物粗茎鳞毛蕨 *Dryopteris crassirhizoma* Nakai 的干燥根茎及叶柄残基。秋季采挖，除去地上部分及须根，洗净，晒干。

【植物形态】多年生草本，高50～100cm。根茎粗壮，斜生，有较多坚硬的叶柄残基及黑色细根，密被棕褐色、长披针形的大鳞片。叶簇生于根茎顶端；叶柄长10～25cm，基部以上直达叶轴密生棕色条形或钻形的狭鳞片，叶片革质，倒披针形，长60～100cm，中部稍上处宽20～25cm，二回羽状全裂或深裂，羽片无柄，裂片密接，长圆形，圆头或圆截头，近全缘或先端有钝锯齿；上面深绿色，下面淡绿色，侧脉羽状分叉。孢子叶与营养叶同形。孢子囊群着生于叶中部以上的羽片上，生长于叶背小脉中部以下，囊群盖肾形或圆肾形，棕色。（图4-39-1）

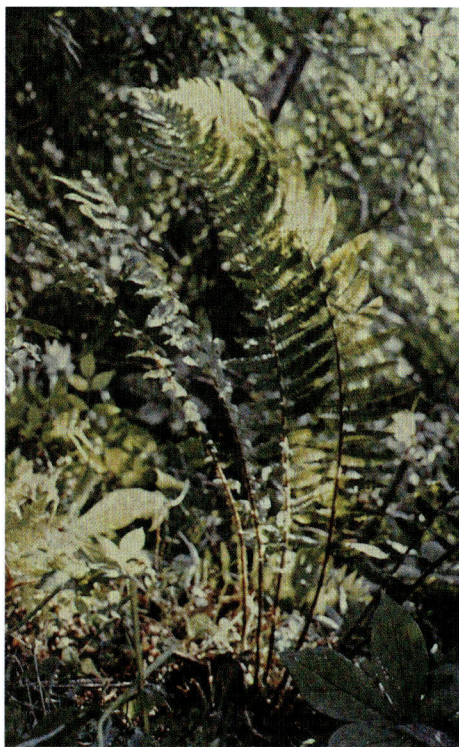

图4-39-1　粗茎鳞毛蕨（原植物）

生长于海拔300～1200m 的林下沼泽地或林下阴湿处。分布于东北及内蒙古、河北、甘肃等地。

【化学成分】根茎含间苯三酚衍生物绵马精（filmarone），性质不稳定，缓慢分解产生绵马酸类（filicic acids）：绵马酸 BBB、绵马酸 PBB、绵马酸 PBP、绵马酸 ABB、绵马酸 ABP 等，黄绵马酸类（flavaspidic acids）：绵马酸 BB、绵马酸 PB、绵马酸 AB，白绵马素类（albaspidins）：白绵马素 AA、BB、PP 去甲绵马素类（desaspidins）：去甲绵马素 AB、去甲绵马素 BB、去甲绵马素 PB 以及绵马酚（aspidinol）、绵马次酸（filicinic acid）等；尚含东北贯众素（dryocrassin）。另含三萜类羊齿烯［9（11）-fernene］、双盖蕨烯（diploplene）等及鞣质（5.12%）、挥发油、树脂等。

【药材性状】全体略呈圆锥形，稍弯曲，长7～20cm，直径4～8cm，上端钝圆或平截，有的纵剖为两瓣。表面黄棕色至黑褐色，根茎四周密生排列整齐的叶柄基部及膜质鳞片，顶端中心有密被鳞片并卷曲的冬芽，鳞片边缘毛状，下端常残留坚韧弯曲的黑色须根。叶柄基部扁圆柱形，末端较细，微有光泽，具纵棱；质硬脆，断面类圆形或半圆形，淡棕色，近边缘有黄白色点状维管束5～13个，排列成环。除去叶柄残基，根茎呈类圆柱形，直径1～2cm，质坚硬，断面类三角形，有较大的维管束5～13个，环列，其外散有多个较小的叶迹维管束。气特异，味初淡而微涩，后渐苦、辛。贮藏超过1年，断面呈棕黑色者，不宜再供药用。（图4-39-2，图4-39-3）

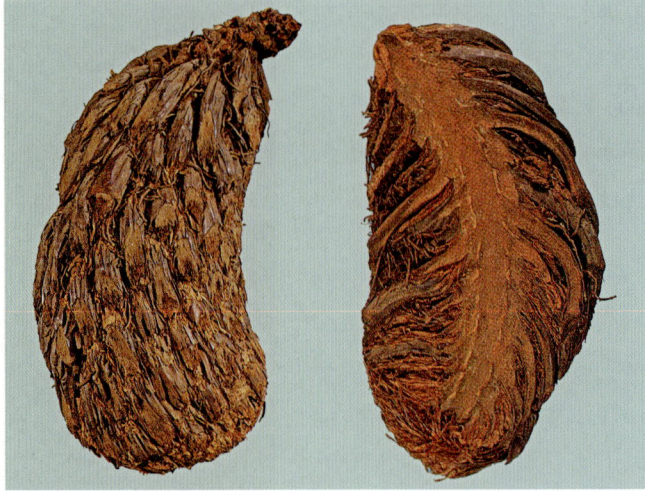

图4-39-2　绵马贯众（生药）

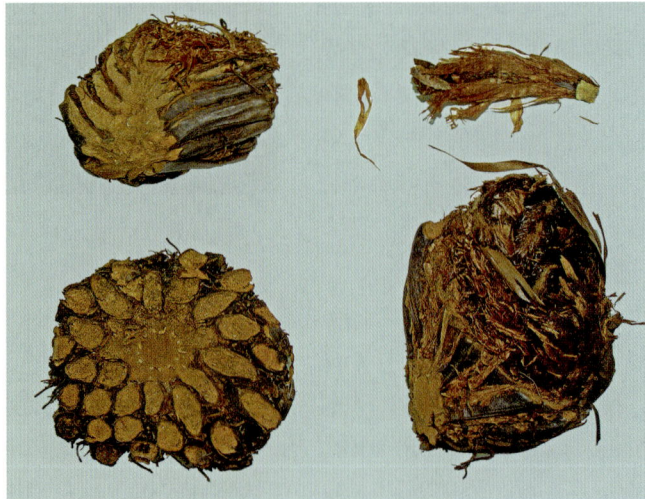

图4-39-3　绵马贯众（饮片）

【显微特征】叶柄基部横切面：表皮为1列外壁稍厚的小形细胞，常脱落。表皮下为1~3列薄壁细胞及4~10列多角形厚壁细胞；基本组织细胞间隙大，有单细胞内生腺毛（间隙腺毛），腺头呈球形或棒状，含棕色分泌物。周韧型维管束（分体中柱）5~13个，环状排列，扁圆形或类圆形，中央为木质部，管胞多角形，周围为数列韧皮部细胞，再外为1列中柱鞘细胞，最外层为内皮层细胞，凯氏点明显。薄壁细胞含淀粉粒。根茎的组织构造类同，在环列的分体中柱外侧尚有多数较小的叶迹维管束。

【紫外光谱鉴别】

零阶光谱：峰位287，343；谷位258，330

一阶导数光谱：峰位274，298，337；谷位243，292，312，371

二阶导数光谱：峰位230，252，295，320；谷位222，238，285，303

（图4-39-4~图4-39-6）

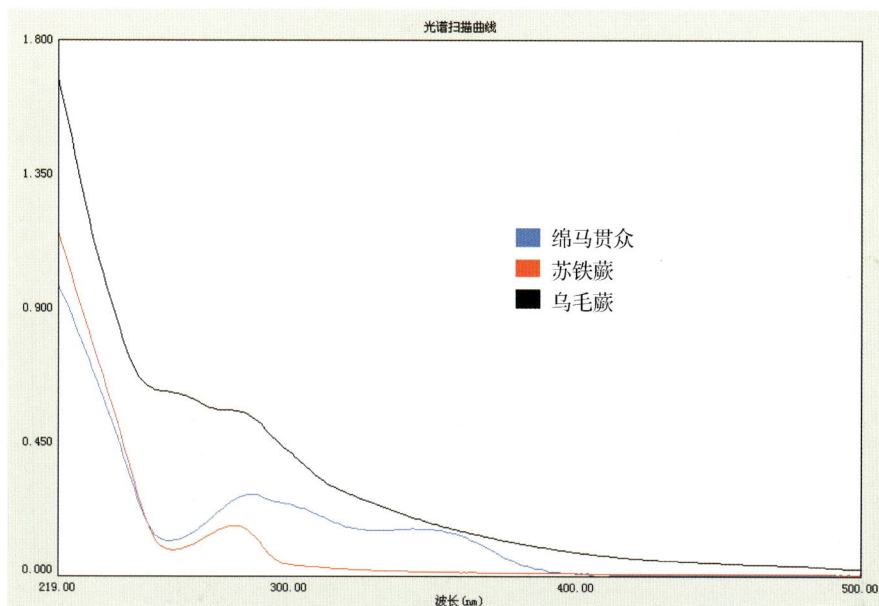

图 4 - 39 - 4　贯众的零阶光谱

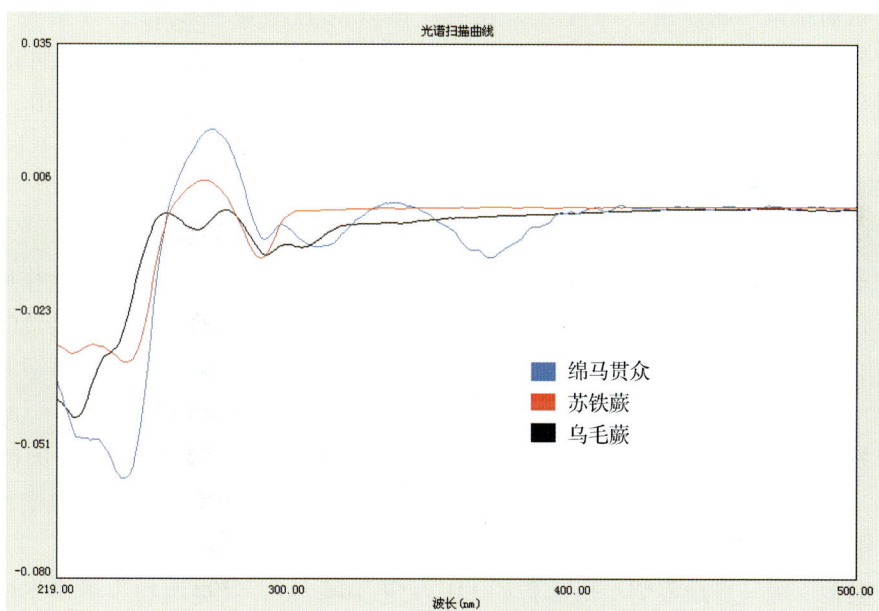

图 4 - 39 - 5　贯众的一阶导数光谱

【药理作用】

1. 驱虫作用　绵马贯众对绦虫有强烈毒性，可使绦虫肌肉麻痹，脱离肠壁，而显驱虫作用。以绵马精的驱虫效力最强，绵马酸、黄绵马酸、白绵马素、去甲绵马素类次之，绵马酚和绵马次酸近于无效。其煎剂对猪蛔虫和牛肝蛭亦有驱除作用。9 种贯众，杀蛔虫作用以绵马贯众最强。

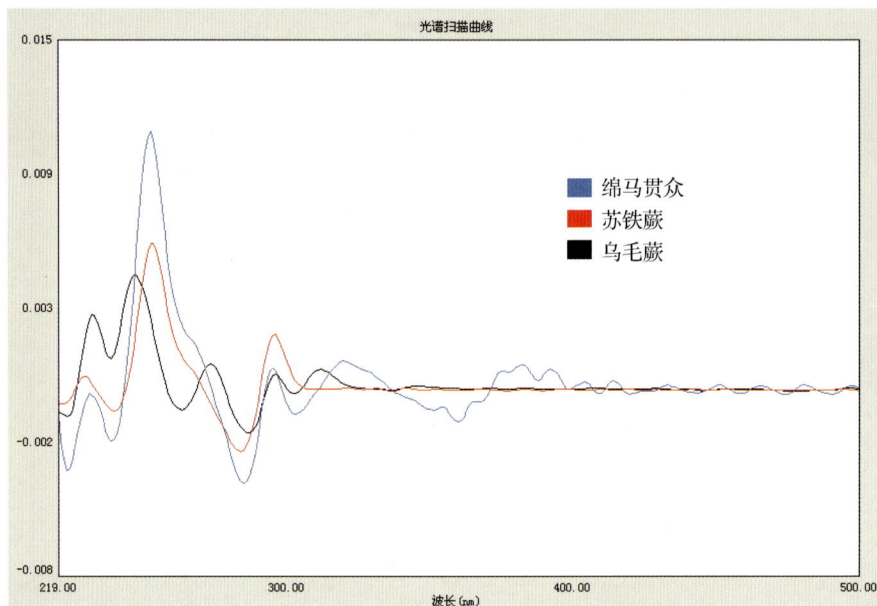

图 4 - 39 - 6　贯众的二阶导数光谱

2. 抗病原微生物作用　绵马贯众煎剂在体外对各型流感病毒、腺病毒Ⅲ型、脊髓灰质炎病毒Ⅱ型、埃可病毒Ⅸ型、柯萨奇病毒、流行性乙型脑炎病毒、单纯疱疹病毒及乙型肝炎病毒表面抗原均有明显的抑制作用，对伤寒杆菌、大肠埃希菌、铜绿假单胞菌、变形杆菌、金黄色葡萄球菌及皮肤真菌均有不同程度的抑制作用。

3. 止血作用　能显著缩短凝血酶原时间，显示有较强的止血作用。

4. 子宫收缩作用　本品乙醚提取物对家兔和豚鼠离体子宫有较强的收缩作用；其绵马酸类混合物（$25 \sim 35 \mu g/ml$）可使豚鼠子宫强直性收缩，其作用强度和持续时间均超过麦角新碱。其提取物皮下注射、阴道给药或灌胃对小鼠均有显著的抗早孕及堕胎作用。

5. 抗肿瘤作用　东北贯众素及含绵马酸类的提取物对小鼠宫颈癌 U_{14}、肉瘤 S_{180}、脑瘤 B_{22}、肺癌 Lewis、乳癌 MA_{737}、腹水型癌 ARS 和 P_{388} 等多种移植性动物癌瘤均有显著抑制作用。

6. 其他　绵马贯众煎剂小鼠灌胃的 LD_{50} 大于 $104g/kg$，其提取物小鼠皮下注射和口服给药的 LD_{50} 分别为 $420mg/kg$ 和 $670mg/kg$，绵马酸灌胃的 LD_{50} 为 $298mg/kg$。

【功效】性微寒，味苦、涩，有小毒。能清热解毒，凉血止血，杀虫。用于虫积（绦虫或十二指肠虫病），子宫功能性出血，流感，慢性气管炎，流行性脑脊髓膜炎，麻疹，热毒疮疡等。煎服，$5 \sim 15g$；或入丸散；外用适量，研末调敷。止血炒炭用。大剂量易引起中毒。

苏铁蕨贯众（习用品）

【别名】贯众，管仲（香港）

【处方应付名称】苏铁蕨贯众，贯众（广东、广西、香港）

【来源】乌毛蕨科植物苏铁蕨 *Brainia insignis*（Hook.）J. Sm. 的干燥根茎。全年均可采挖，用刀削去叶柄，洗净，纵剖成两瓣或斜切或横切成厚片，晒干。

【植物形态】植物高约 1.2m。根茎木质，粗短，直立；有圆柱状主轴；密被红棕色、长钻形鳞片。叶簇生于主轴顶端；叶柄长 6～20cm，棕黄绿色，基部密被鳞片，向上近光滑；叶片革质，长圆状披针形或卵状披针形，长 60～100cm，宽 10～30cm，先端短渐尖，基部略缩狭，两面光滑，一回羽状全裂，羽片线状披针形，互生或近对生，平展，先端渐尖，基部斜心形，边缘有细密锯齿，常向下反卷；叶脉下凹，中脉两侧各有 1 行斜上的三角形网眼，网眼外的小脉分离，单一或分叉。孢子囊群最初沿网脉生长，以后向外布满叶脉；无囊群盖。（图 4-39-7）

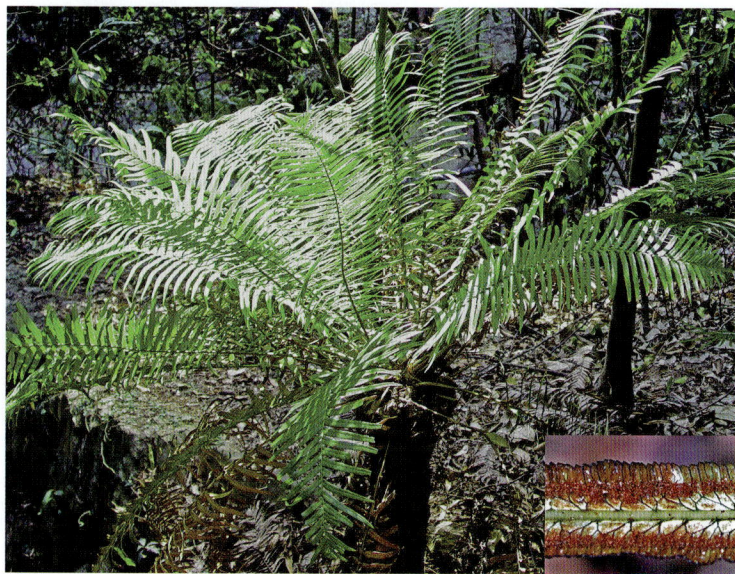

图 4-39-7　苏铁蕨（原植物，右下角示孢子囊群）

生长于海拔 200～1800m 的较干旱的荒坡或路旁。分布于福建、台湾、广东、广西、贵州、云南等地。主产于广东、广西。

【化学成分】薄层色谱检出根茎含东北贯众素。

【药材性状】商品多纵切为两瓣，或为横切厚片或斜切厚片。根茎呈圆柱形，有的稍弯曲，直径 3～5cm，密被极短的叶柄残基及须根和少量褐色鳞片；有的叶柄残基全被削去。横切面圆形或长圆形，灰棕色或红棕色，密布黑色小点；边缘呈不规则圆齿状，外皮黑褐色，其内散有多数黄白色点状叶迹维管束，分体中柱十数个，较大，木质部黄白色，多呈"V"或"U"字形或呈短线状，排列成环状。叶柄基部切面类圆

形或长圆形，直径 5～8mm，密布小黑点，分体中柱 6～10 个，环列。气微，味涩。（图4－39－8）

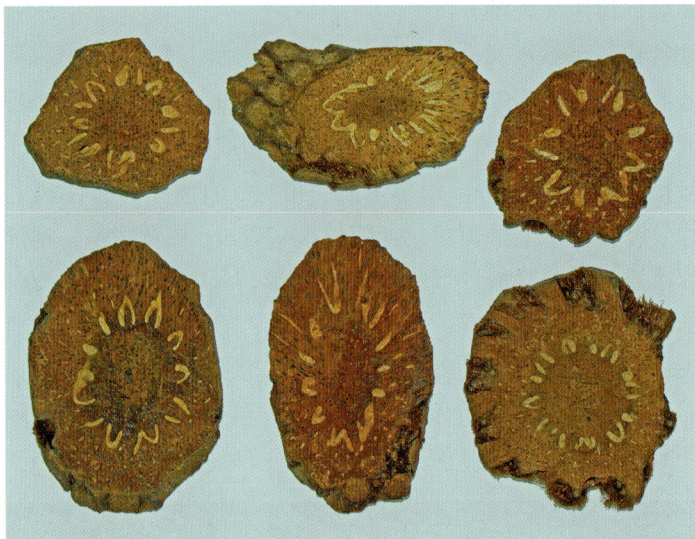

图 4－39－8　苏铁蕨贯众

【显微特征】叶柄基部横切面：外侧为数列厚壁细胞，棕色，类圆形或呈径向延长。基本组织散在众多红棕色石细胞群；分体中柱 6～10 个，周韧型，环状排列。

【紫外光谱鉴别】

零阶光谱：峰位 281；谷位 260

一阶导数光谱：峰位 232，271；谷位 225，243，291

二阶导数光谱：峰位 228，253，296；谷位 220，239，284（图 4－39－4～图 4－39－6）

【药理作用】苏铁蕨有一定的抗腺病毒Ⅲ型与抗单纯疱疹病毒Ⅰ型活性。对猪蛔虫亦有一定的杀灭与驱除作用。其煎剂灌胃（3.54g/kg）稍能缩短家兔凝血酶原时间。

【功效】性凉，味微涩。能清热解毒，活血止血，驱虫。用于感冒，烧伤，外伤出血，蛔虫病。煎服，6～15g。

乌毛蕨贯众（习用品）

【别名】青蕨倪、大蕨锯草、铁蕨、黑蕨猫、铁蕨黑蕨猫（广西），黑狗脊，龙船蕨，大凤尾草

【处方应付名称】乌毛蕨贯众，贯众（广东、广西、香港）

【来源】乌毛蕨科植物乌毛蕨 *Blechnum orientale* L. 的干燥根茎。春、秋季采挖，削去叶柄、须根，除净泥土，晒干。

【植物形态】植株高 1～2m。根茎粗壮，直立，木质，连同叶柄基部均密被暗褐色光亮的披针形鳞片。叶簇生；叶柄棕黄绿色，坚硬，上面有纵沟，沟两侧有瘤状气

囊体疏生，向上无鳞片；叶片革质，长而阔的披针形，长 50～120cm，宽 25～40cm，一回羽状全裂；羽片多数，下部数对较短，近基部的骤然缩小成耳状，线状披针形，基部圆或楔形，全缘；侧脉细密而平行，常分叉。孢子囊群线形，沿中脉两侧着生；囊群盖同形，开向中脉。（图 4-39-9）

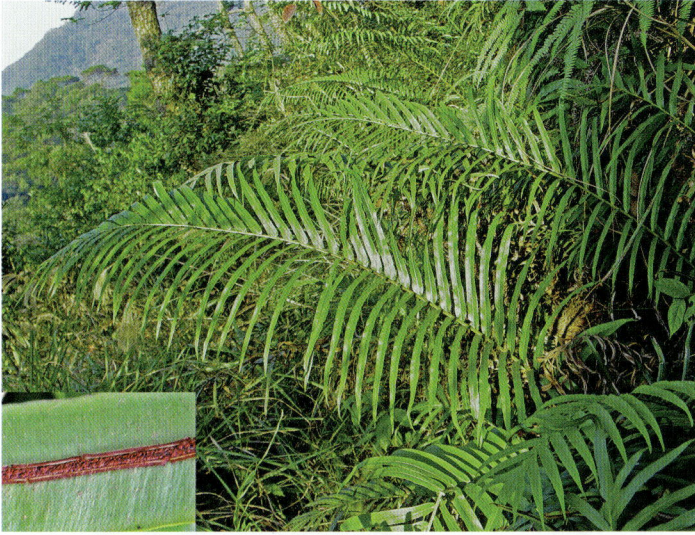

图 4-39-9　乌毛蕨（原植物，左下角示孢子囊群）

生长于海拔 100～1300m 的山坡灌木丛中或溪沟边。分布于西南及浙江、江西、福建、台湾、湖南、广东、海南及广西。主产于湖南、广东、广西。

【化学成分】根茎含绿原酸、类脂（1.30%）及甾醇类（0.10%）。甾醇类已知有：5-胆甾烯醇（cholest-5-enol）、24α-乙基-5-胆甾烯醇、24α-乙基-5,22-胆甾二烯醇、24α-甲基-5-胆甾烯醇及 24β-甲基-5-胆甾烯醇等。

【药材性状】呈圆柱形或棱柱形，上端稍大，长 10～20cm，直径 5～6cm；表面密生有空洞的叶柄残基及须根和鳞片。叶柄残基类圆柱形，内侧有 1 凹沟，外侧有 1 瘤状突起，基部簇生 10 数条须根，表面被黑褐色伏生的鳞片，脱落处呈小突起，粗糙；切面多呈空洞状，皮部薄，约有 20 个点状维管束（分体中柱），环列，近内侧凹沟处的两个较大，排成八字形。除去叶柄残基，根茎呈圆柱形，直径 1～1.5cm，分体中柱 5～11 个，长圆形。气微弱而特异，味微涩。（图 4-39-10，图 4-39-11）

【显微特征】叶柄横切面：外侧为数列厚壁细胞，基本组织中有 8～20 个分体中柱，类圆形，环状排列，每个分体中柱原生中柱状。

根茎横切面：形状不规则，常呈多角形。基本组织中有 8～11 个分体中柱，大小不一，大的呈长圆形、棒状或"V"字形，小的类圆形，环列。

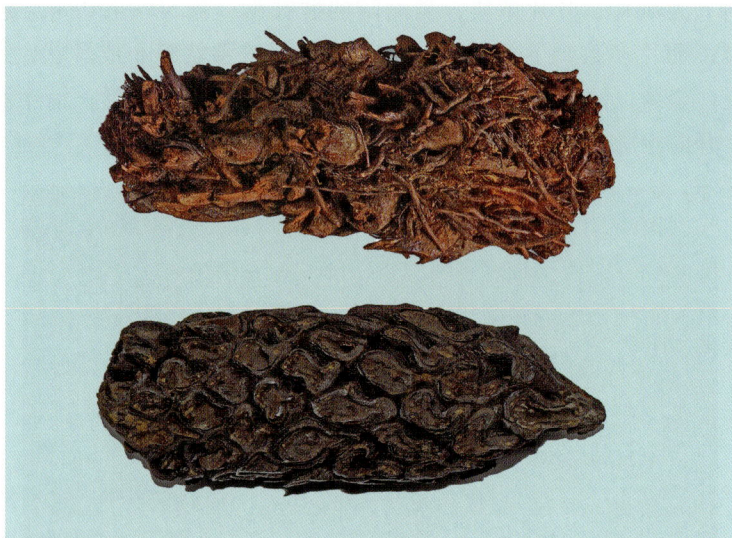

图4-39-10　乌毛蕨贯众（生药）

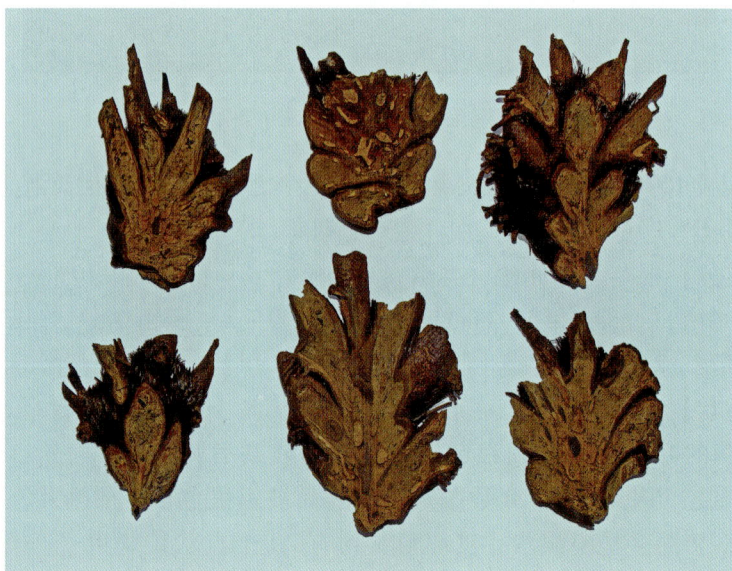

图4-39-11　乌毛蕨贯众（饮片）

【紫外光谱鉴别】

零阶光谱：峰位、谷位不明显

　　一阶导数光谱：峰位 257，278，299；谷位 226，268，293，305

　　二阶导数光谱：峰位 231，246，273，296，312；谷位 222，238，263，287，

　　　　　303（图4-38-4～图4-38-6）

　　【药理作用】乌毛蕨有一定的抗腺病毒Ⅲ型与抗单纯疱疹病毒Ⅰ型活性。对猪

蛔虫亦有一定的杀灭与驱除作用。其煎剂灌胃（13.3g/kg）稍能缩短家兔凝血酶

原时间。

【功效】性凉，味苦。能清热解毒，凉血止血，驱虫。用于感冒，头痛，腮腺炎，痈肿，跌打损伤，鼻衄，吐血，血崩，带下，肠道寄生虫。煎服，6~15g。

40　豨莶草

【考证】豨莶，始载于唐《新修本草》，谓："叶似酸浆而狭长，花黄白色。一名火莶，田野皆识之。"又另列"猪膏莓"条，云："叶似苍耳，茎圆有毛，生平泽下湿地，所在皆有。"《图经本草》载："豨莶，俗呼火杴草，……今处处有之。春生苗，叶似芥菜而狭长。茎高二、三尺。秋初有花如菊，秋末结实，颇似鹤虱。夏采叶，暴干用。"并附有海州豨莶图。《蜀本草》在"猪膏草"条下云："猪膏叶似苍耳，两枝相对，茎叶俱有毛，黄白色，五月、六月采苗，日干。"其时，对豨莶与猪膏莓及地菘在认识上和应用上均有混淆。李时珍经"尝聚诸草订视"后认为"豨莶即猪膏莓者，其说无疑"，遂将"猪膏莓"并入"豨莶"；并谓："猪膏草素茎有直棱，兼有斑点，叶似苍耳而微长，似地菘而稍薄，对节而生，茎叶皆有细毛。肥壤一株分枝数十。八九月开小花，深黄色，中有长子如蒿子，外萼有细刺黏人。……苏恭所谓似酸浆者，乃龙葵，非豨莶也。"以上本草所述及《图经本草》之"海州豨莶图"均与今之菊科植物豨莶 *Siegesbeckia orientalis* L. 等相似。

目前，全国绝大多数地区均使用菊科植物豨莶 *Siegesbeckia orientalis* L.、腺梗豨莶 *S. pubescens* Makino 和毛梗豨莶 *S. glabrescens* Makino，云南昆明以唇形科植物糙苏 *Phlomis umbrosa* Turcz.、广东和广西以唇形科植物防风草 *Epimeredi indica*（L.）Rothm. 作"豨莶草"入药，北京等地则曾以菊科植物鬼针草及狼巴草作"豨莶草"入药。

香港、澳门的用药习惯源于广东，亦以防风草作"豨莶草"入药。

【述评】

1. 古代本草记载之"豨莶""猪膏莓"和"猪膏草"均与今之菊科植物豨莶 *Siegesbeckia orientalis* L.、腺梗豨莶 *S. pubescens* Makino 和毛梗豨莶 *S. glabrescens* Makino　相似。古今应用基本一致。

2. 防风草以"落马衣"之名始载于清《生草药性备要》，为南方民间药物，有祛风湿、消疮毒之功效，用于感冒发热、风湿痹痛、痈肿疮毒、皮肤湿疹、虫蛇咬伤等。防风草与豨莶来源于不同科植物，两者所含化学成分可能有较大的不同，生物活性也可能存在较大的差异；其性味、功效和应用亦与豨莶草并不相同，纯属误用，应恢复其本来药名"落马衣"，区别应用。

豨莶草（正品）

【别名】火莶、火杴草（《新修本草》），猪膏草（《本草拾遗》），粘糊菜（《救荒本草》），希仙、虎莶（《本草纲目》），棉苍狼、粘强子、野芝麻（江苏），粘不扎（东北），虾钳草、铜锤草（广西），黄花草、猪婆菜（福建），风湿草（上海），老前婆、

牛人参（浙江），正豨莶草（香港）

【处方应付名称】豨莶，豨莶草

【来源】菊科植物豨莶 *Siegesbeckia orientalis* L.、腺梗豨莶 *S. pubescens* Makino 和毛梗豨莶 *S. glabrescens* Makino 的干燥地上部分。夏季开花前或花期采收，割取地上部分，晒至半干，再置干燥通风处，晾干。

【植物形态】

1. 豨莶　一年生草本。茎直立，上部分枝常成复二歧状，密被灰白色短柔毛。叶对生，纸质，三角状卵形或卵状披针形，先端渐尖，基部阔楔形，下延成具翼的柄，边缘有不规则浅裂或粗齿，具腺点，两面被毛，三出基脉，侧脉及网脉明显；上部叶渐细，近无柄，边缘浅波状或全缘。头状花序多数，集成顶生的圆锥花序；花梗长 1.5～4cm，

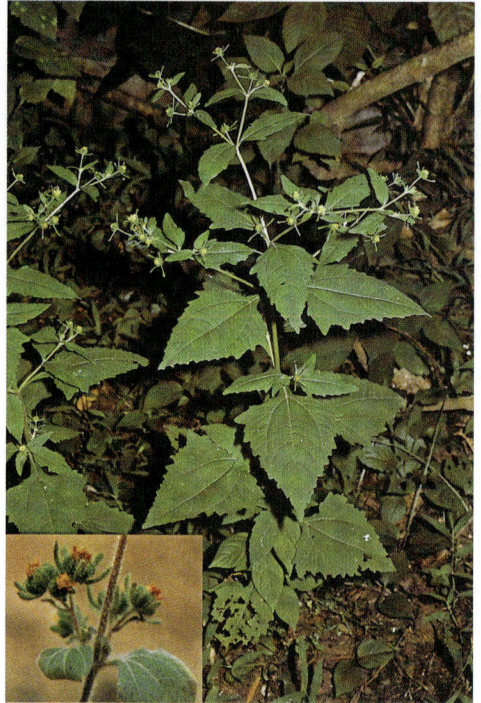

图 4 - 40 - 1　豨莶（原植物，左下角示花放大）

密生短柔毛；总苞阔钟形，总苞片二层，背面被紫褐色头状具柄的腺毛；外层苞片 5～6 枚，线状匙形或匙形，开展，内层苞片卵状长圆形或卵圆形；具托片；花黄色，雌花舌状，两性花管状。瘦果倒卵圆形，具四棱，顶端有灰褐色环状突起。花期 4～9 月，果期 6～11 月。生长于海拔 100～2700m 的山野、荒草地、灌丛及林下。主产于湖南、福建、湖北、江苏等地。（图 4 - 40 - 1）

2. 腺梗豨莶　与豨莶的主要区别点：花梗及分枝的上部均密被紫褐色头状具柄的腺毛及长柔毛；中部以上的叶呈卵圆形或卵形，边缘有尖头齿；分枝非二歧状。（图 4 - 40 - 2）

3. 毛梗豨莶　与前两种的主要区别：花梗及枝上部疏生平伏的短柔毛；叶片卵圆形，有时呈三角状卵形，边缘有规则的齿；托片背面疏被头状具柄腺毛。

【化学成分】从 3 种豨莶中分得 40 余个化合物，主要为二萜及其苷、倍半萜类。二萜类主要为贝壳杉烷型、海松烷型及链状二萜。尚含黄酮类等。

1. 豨莶　茎含多种内酯类成分，如豨莶苷（darutoside）、豨莶精醇（darutigenol）、异豨莶精醇（darutigenol）A 和 B、豨莶醚酸（siegesetheric acid）、豨莶酯酸（siegesesteric acid）、豨莶萜内酯（orientin）、豨莶醛内酯（orientalide）、9β - 羟基 - 8β - 异丁酰氧基 - 木香烯内酯（9β - hydroxy - 8β - isobutyryloxycostunolide）、9β - 羟基 - 8β - 异丁烯酰氧基 - 木香烯内酯（9β - hydroxy - 8β - methacryloxycostunolide）、8β - 异丁酰氧基 - 14 - 醛基 - 木香烯内酯（8β - isobutyryloxy - 14 - al - costunolide）以及 3，7 - 二甲氧基槲皮苷等 40 余个化合物。

2. 腺梗豨莶 全草含腺梗豨莶苷（siegesbeckioside）、腺梗豨莶醇（siegesbeckiol）、豨莶甲醚酸（siegesmethyletheric acid）、腺梗豨莶酸（siegesbeckic acid）、对映 16β，17，18-贝壳杉三醇（ent-kauran-16β，17，18-triol）、对映 16β-17-二羟基-19-贝壳杉酸等及胡萝匐苷等 40 余个化合物。

3. 毛梗豨莶 全草含豨莶精醇、豨莶苷、豨莶新苷（neodarutoside）等 20 余个化合物。

【药材性状】

1. 豨莶 茎圆柱形，表面灰绿色、黄棕色或紫棕色，有纵沟及细纵纹；枝对生，节略膨大，密被白色短柔毛；质轻脆，折断面有明显的白色髓部。叶对生，多脱落或破碎，完整叶片展平后呈三角状卵形或卵状披针形，长 4 ~

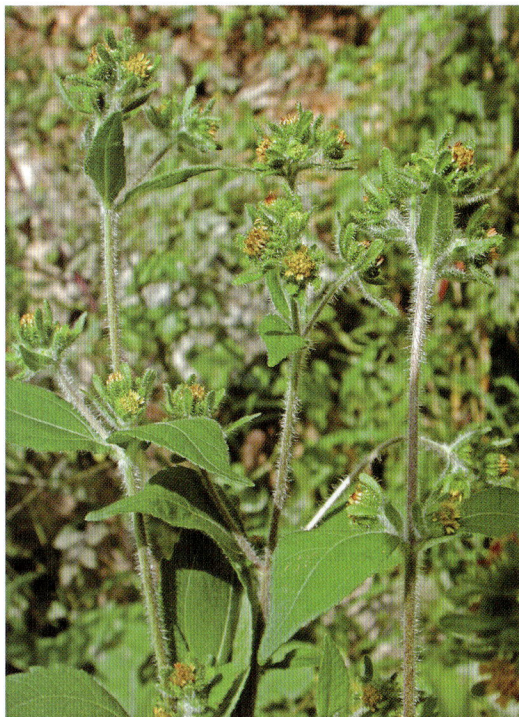

图 4-40-2 腺梗豨莶（原植物）

10cm，宽 1.8 ~ 6.5cm，先端钝尖，基部阔楔形下延成翼柄，边缘有不规则浅裂或粗齿；两面被毛，下面有腺点。有时在茎顶或叶腋可见黄色头状花序。气微，味微苦。（图 4-40-3）

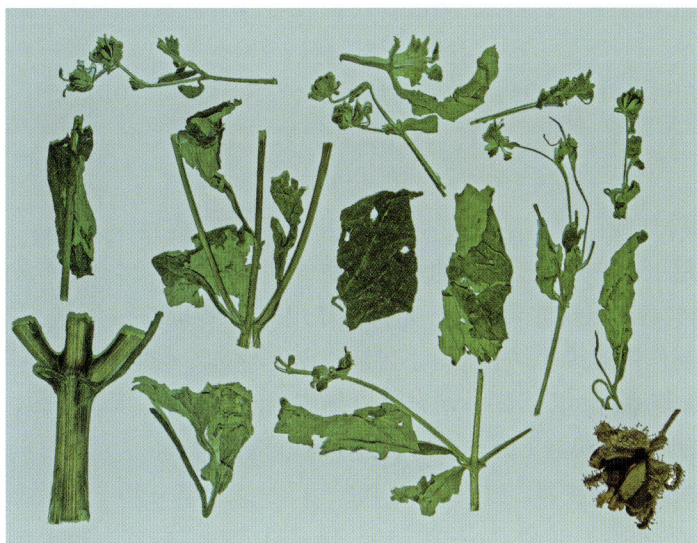

图 4-40-3 豨莶草

2. 腺梗豨莶　与豨莶的主要区别是：枝上部密被长柔毛及紫褐色头状具柄腺毛；叶片卵圆形或卵形，边缘有不规则小锯齿。

3. 毛梗豨莶　与豨莶的主要区别是：枝上部疏生平伏短柔毛；叶片较小，边缘锯齿规则。

【显微特征】三种豨莶的组织构造相似。

1. 豨莶　茎横切面观，茎顶端表皮有众多腺毛及非腺毛。表皮下为 2～3 列角隅厚角细胞，其内为 3～4 列薄壁细胞，在较老茎的皮层中有分泌道；外韧型维管束 15～39 个，初生韧皮纤维束位于韧皮部外侧，在茎的分枝上端初生韧皮纤维束与外侧木化韧皮射线细胞连结成环层，在分枝下端及主茎中初生韧皮纤维束不形成连续的环层。形成层不明显。木质部由导管、木纤维和木薄壁细胞组成。髓部外侧薄壁组织中亦有分泌道散布。分泌道由 4～5 个分泌细胞环列而成，有时可见淡黄色分泌物。

叶上表皮细胞垂周壁近平直，下表皮细胞垂周壁波状弯曲；气孔不定式。花梗表皮可见单细胞头和双细胞柄的腺毛及多细胞头和双列多细胞柄的腺毛；非腺毛有两种：一种较长，由 2～4～8 个细胞组成，长 110～368～758μm，先端锐尖；另一种较短，多弯曲，由 4～6～12 个细胞组成，长 30～130～270μm。花粉粒类球形，直径约 30μm，外壁具刺状突起，萌发孔 3 个。

2. 腺梗豨莶　与豨莶极相似，茎顶端表面有众多非腺毛及少数双列小腺毛，向下渐少至秃净。叶表皮，有的腺毛柄部细胞尚排成 3 列。

3. 毛梗豨莶　茎表皮只有一种非腺毛，由 4～7 细胞组成。叶表皮，仅可见单细胞头和双细胞柄的腺毛。

【紫外光谱鉴别】

零阶光谱：峰位 322，408；谷位 308，381

一阶导数光谱：峰位 235，267，278，315，366，391，464，501，529；谷位 274，288，344，374，441，481

二阶导数光谱：峰位 225，251，276，304，356，384，401，454，489，523；谷位 236，271，282，299，329，370，396，471，507，535（图 4 - 40 - 4～图 4 - 40 - 6）

【药理作用】

1. 镇痛作用　豨莶与腺梗豨莶的水提取物（剂量分别为 28.39g 生药/kg 和 41.73g 生药/kg）对醋酸致小鼠扭体反应有一定抑制作用。（$P < 0.05$）

2. 免疫抑制作用　豨莶草煎剂对小鼠细胞免疫与非特异性免疫功能均有抑制作用，用药组小鼠胸腺萎缩、生长缓慢，结合淋巴细胞绝对值减少，Ea、Et 玫瑰花结形成率下降以及巨噬细胞吞噬功能下降、血清溶菌酶活性降低。

3. 抗炎作用　从腺梗豨莶中分得的 $16\beta - 17 -$ 二羟基 $- 19 -$ 贝壳杉酸、$16\alpha - H$，$17 -$ 二羟基 $- 19 -$ 贝壳杉酸和 $16\alpha - H$，16，19 - 贝壳杉二酸均有抗炎作用，但其水煎液及醇浸液则无明显抗炎作用。

4. 扩张血管与降压作用　豨莶草能扩张在体兔耳血管，并能阻断因刺激神经引起的血管收缩反应；但对离体兔耳血管则无舒张作用，也不能对抗去甲肾上腺素的血管收缩反应。其水浸液及 $16\beta - 17 - $二羟基$ - 19 - $贝壳杉酸（每日 50mg/kg，连服 10d）均有降压作用。

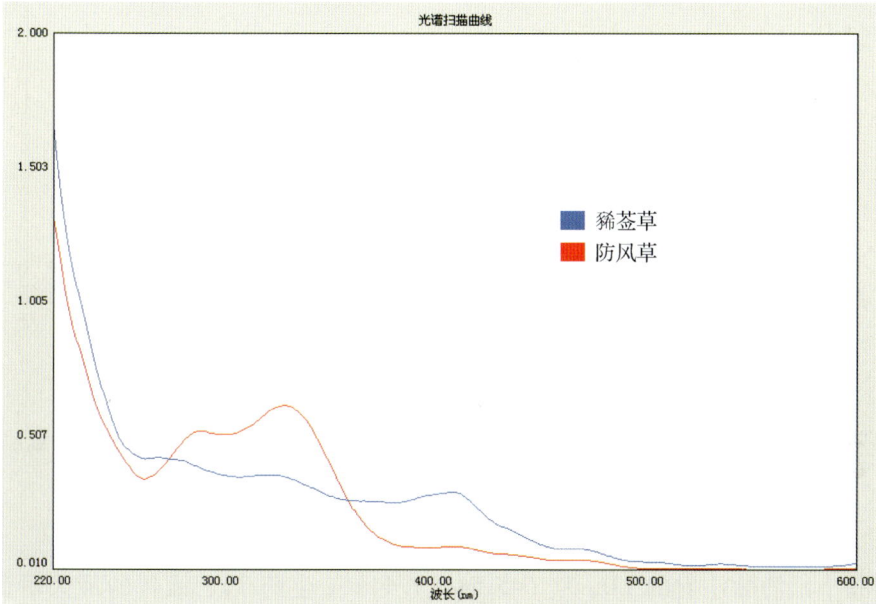

图 4 – 40 – 4　豨莶草的零阶光谱

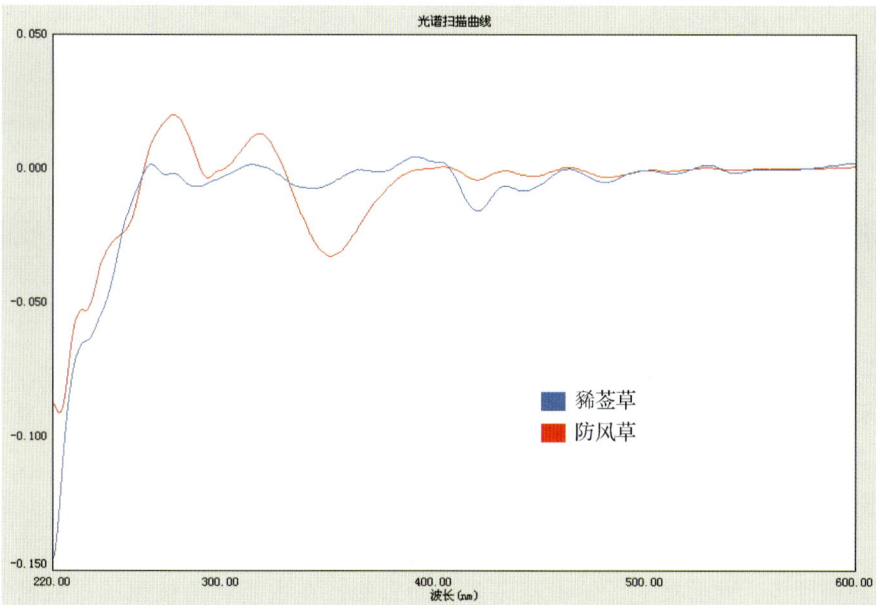

图 4 – 40 – 5　豨莶草的一阶导数光谱

5. 其他　豨莶草尚有抗血栓形成、改善微循环、抗早孕及抗单纯疱疹病毒等作用。

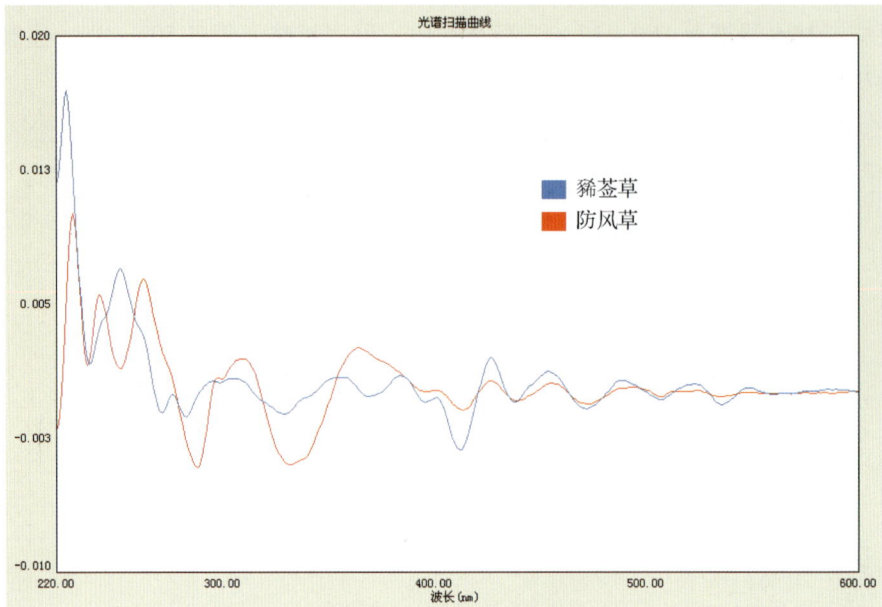

图 4 - 40 - 6　豨莶草的二阶导数光谱

其水煎液小鼠静脉注射的 LD_{50} 为（45.54 ± 1.44）g 生药/kg，灌胃的最大耐受量为 66.25g 生药/kg，小鼠腹腔注射的最大耐受量为人的 400 倍。

【功效】性寒，味苦、辛，有小毒。能祛风湿，通经络，清热解毒。用于风湿痹痛，筋骨不利，腰膝无力，半身不遂，高血压症，疟疾，黄疸，痈肿疮毒，风疹湿疮，虫兽咬伤。煎服，9 ~ 12g；或入丸、散；外用适量，捣敷，或研末撒，或煎水熏洗。

落马衣（习用品）

【别名】马衣叶、假紫苏（《生草药性备要》），豨莶草、土防风（《岭南采药录》），四方茎、臭草、防风草（广西），排风草、土藿香、防风草（广东），广防风，希千草（香港）

【处方应付名称】落马衣，防风草，豨莶草（广东、广西、香港、澳门）

【来源】唇形科植物防风草 *Epimeredi indica*（L.）Rothm. 的干燥全草。夏、秋季割取地上部分，洗净，晒干或鲜用。

【植物形态】直立草本，粗壮，分枝。茎四棱形，密被白色向下卷曲的细柔毛，节明显，略膨大。叶对生，具长柄；叶片阔卵圆形，先端急尖，基部截状阔楔形，边缘具不规则牙齿，两面被毛。轮伞花序多花而密集，在主茎和侧枝顶端排成密集的或间断的长穗状花序；花冠淡紫色，上唇直伸，长圆形，下唇平展，3 裂，中裂片倒心形，边缘微波状，内面中部具髯毛，侧裂片较小，卵圆形；二强雄蕊；小坚果近球形，黑色，有光泽。花期 8 ~ 9 月，果期 9 ~ 11 月。（图 4 - 40 - 7）

生长于海拔 40～2400m 的热带及南亚热带地区林缘或路旁等荒地上。主产于广东、广西、福建等地。

【化学成分】未见研究报道。

【药材性状】茎四方柱形，长100～150cm，直径约5mm，有分枝，表面棕色或棕褐色，被黄色向下卷曲的细柔毛，尤以棱槽内为多；质硬，折断面纤维性，中央有白色的髓。叶对生，叶柄长1～4.5cm，密生淡黄色细柔毛，叶片多皱缩，展平后呈阔卵形，长4～10cm，宽3～5cm，边缘具粗锯齿，叶面灰棕色，叶背灰绿色，两面均密被淡黄色细柔毛；质脆，易破碎。有时可见密被毛茸的顶生假穗状花序，花多脱落，残留灰绿色花萼，内常有1～4枚小坚果。小坚果类球形，表面黑褐色。气微，味微苦。（图4-40-8）

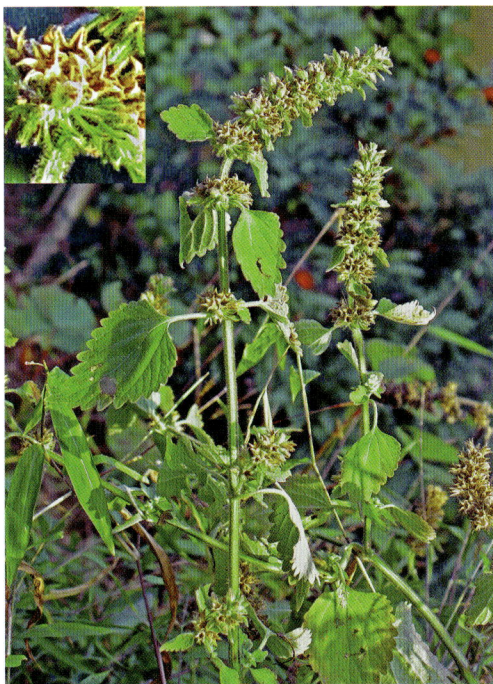

图4-40-7　防风草（原植物，左上角示节部放大）

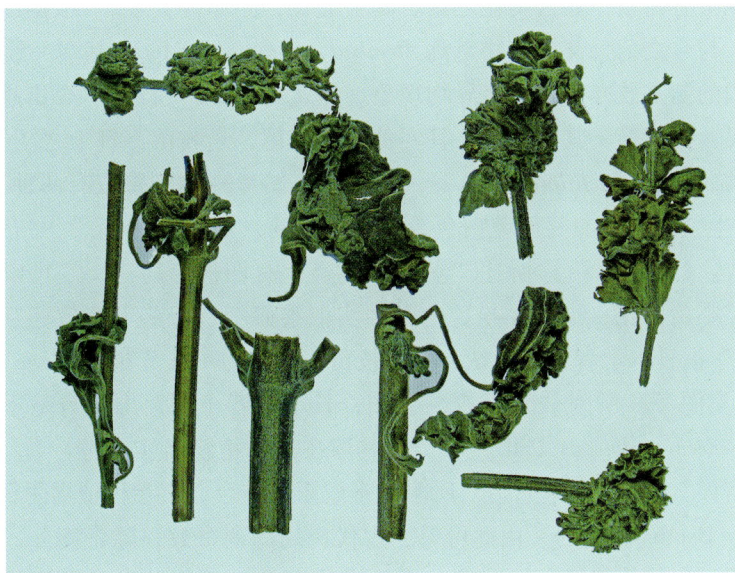

图4-40-8　落马衣（广豨莶草）

【紫外光谱鉴别】

零阶光谱：峰位 290，330；谷位 263，303

一阶导数光谱：峰位 233，278，318，405，464；谷位 223，236，294，351，446，482

二阶导数光谱：峰位 228，241，262，309，364，401，456，493；谷位 235，251，288，300，332，396，439，473，507（图 4 - 40 - 4 ~ 图 4 - 40 - 6）

【药理作用】未见研究报道。

【功效】性平，味辛、苦。能祛风湿，消疮毒。用于感冒发热，风湿痹痛，痈肿疮毒，皮肤湿疹，虫蛇咬伤。煎服，9 ~ 15g；或浸酒；外用适量，煎水洗；或鲜品捣敷。

41　刘寄奴

【考证】刘寄奴始载于《雷公炮炙论》，其后历代本草均有记载。《新修本草》载："刘寄奴草生江南。茎似艾蒿，长三四尺，叶似兰草（今之佩兰）而尖长，一茎上有数穗，叶互生，其子似稗而细。"《图经本草》谓："……今河中府孟州汉中亦有之。春生苗，茎似艾蒿，上有四棱，高三、二尺以来。叶青似柳，四月开碎小黄白花，形似瓦松，七月结实似黍而细，一茎上有数穗互生，根淡紫色，似蒿苣。六月、七月采，苗、花、子通用也。"并附有滁州刘寄奴图。《证类本草》引用了上述本草之记载，所附滁州刘寄奴图亦与《图经本草》相同。《本草纲目》亦载："刘寄奴一茎直上。叶似苍术，尖长糙涩，面深背淡。九月茎端分开数枝，一枝攒簇十朵小花，白瓣黄蕊，如小菊花状。花罢有白絮，如苦荬花之絮。其子细长，亦如苦荬子。"根据以上描述及滁州刘寄奴图，与今之菊科艾属植物奇蒿 *Atemisia anomala* S. Moore 基本一致。

古代使用的刘寄奴亦存在同名异物现象。如《蜀本草》所载："今出越州，蒿之类也。高四五尺，叶似菊，其花白色，其实黄白色作穗，夏收苗，日干之。"可能是指同属植物白苞蒿 *Atemisia lactiflora* Wall. 。《植物名实图考》称刘寄奴有两种，……其二，"叶如菊，排生，茎花俱如蒿而花白色，结黄白小蒴，俗呼菊叶蒿。"并有附图，则与白苞蒿相一致。《图经本草》所述"茎似艾蒿，上有四棱，高三、二尺以来。叶青似柳，四月开碎小黄白花，形似瓦松，七月结实似黍而细，一茎上有数穗互生，根淡紫色，似蒿苣。"据日本学者考证，认为是一枝黄花属植物一枝黄花 *Solidago virga - aurea* L. 。《植物名实图考》所附"刘寄奴二"图，日本学者小野兰山认为是千里光属植物羽叶狗舌草 *Senecio palmatus* Pall. 。又，吴其濬在其《植物名实图考》称"湖南连翘"为"黄花刘寄奴"。明《本草原始》所附刘寄奴图亦与今之玄参科植物阴行草 *Siphonostegia chinensis* Benth. 相吻合。由此可见，古代应用的刘寄奴，除奇蒿外，可能还有同属植物白苞蒿、一枝黄花属一枝黄花、千里光属羽叶狗舌草及玄参科植物阴行草在不同地区亦作刘寄奴药用。

阴行草之名始载于《植物名实图考》，谓："阴行草，丛生，茎硬有节，褐黑色，有微刺；细叶；花苞似小罂，上有岐，瓣如金樱子形而深绿；开小黄花，略似豆花……滇南谓之金钟茵陈，既肖其实行，亦闻名易晓。"又谓"阴行，茵陈，南言无别，宋《图经本草》谓茵陈有数种（未包括本种），此又其一也。"以上描述及附图均与今之玄参科植物阴行草 *Siphonostegia chinensis* Benth. 相一致，亦与《滇南本草》所载"金钟茵陈"相符。

目前，全国使用的刘寄奴品种较为复杂。北方大多数地区以玄参科植物阴行草 *Siphonostegia chinensis* Benth. 作刘寄奴使用，俗称北刘寄奴；南方多数地区（江苏、浙江、安徽、福建、江西、广西）使用菊科植物奇蒿 *Atemisia anomala* S. Moore，俗称南刘寄奴；广东、广西则用同属植物白苞蒿 *A. lactiflora* Wall.，广东潮州地区尚使用菊科植物华佩兰（华泽兰）*Eupatorium chinensis* L.；南方部分地区另以金丝桃科（藤黄科）数种植物，如地耳草 *Hypericum japonicum* Thunb.（四川西部、湖北襄阳）、湖南连翘 *H. ascyron* L.（安徽、湖北、湖南）和元宝草 *H. sampsoni* Hance（湖北、湖南）作刘寄奴药用。

香港、澳门之用药习惯源于广东，故亦以白苞蒿 *Atemisia lactiflora* Wall. 作刘寄奴入药。

【述评】

1. 古代多数本草记载之刘寄奴与今之菊科植物奇蒿 *Atemisia anomala* S. Moore 基本吻合，本种应视为刘寄奴之正品，但目前仅在南方部分地区作刘寄奴使用。《中国药典》2010 年版将其与白苞蒿作为"刘寄奴"之原植物收载于附录中。

2. 阴行草，亦即《滇南本草》记载之"金钟茵陈"。从其以"茵陈"作为基名来命名以及记载之功效，与茵陈相类，均为清热化湿、利胆退黄药；而刘寄奴为破瘀通经、止血消肿药。两者的功效迥异，植物来源相距甚远，所含化学成分与生物活性也极不相同，不应混淆使用。故阴行草应正名为"金钟茵陈"较为恰当。将阴行草作刘寄奴入药的记载始自明代《本草原始》，作者李中立在"刘寄奴图注"中特别说明该图绘自市售药材干品，因此，阴行草可能是当时河南的地区性习惯用药。该本草收载药物 452 种，侧重于当地市售中药材的鉴别，对当时社会的影响也有限，何至于现在全国大多数地区都将它当做刘寄奴使用，实在令人费解。《中国药典》2010 年版以"阴行草"之名列条收载。

3. 金丝桃科（藤黄科）数种植物在南方部分地区被用作"刘寄奴"，可能与《植物名实图考》称本科植物湖南连翘为"黄花刘寄奴"有关。该种至今仍在湖南、湖北等地作刘寄奴入药。其他同属植物皆因形态与湖南连翘相似而被混用。除湖南连翘为中药"红旱莲"外，其余多为民间草药，各自有其本身的功效，所含化学成分也与刘寄奴不同，宜各自用其本名入药为宜。《中国药典》2010 年版附录收载地耳草 *Hypericum japonicum* Thunb. 供成方制剂使用。

4. 白苞蒿与奇蒿为同属植物，《蜀本草》记载之刘寄奴亦可能就是本种，且两者为同属植物，所含化学成分也相似，《生草药性备要》记载的性味、功能主治亦与刘寄奴相近，故可暂作地区性习惯用药，称为"广刘寄奴"；应进一步研究和比较本品的化学成分、药理作用、临床适应证以及与刘寄奴的异同。

刘寄奴（正品）

【别名】刘寄奴草（《新修本草》），金寄奴（《日华子本草》），鸟藤菜（《本草纲目》），六月雪、九里光、白花尾、千粒米、细白花草、九牛草、苦连婆

【处方应付名称】刘寄奴，南刘寄奴

【来源】菊科植物奇蒿 *Atemisia anomala* S. Moore 的干燥带花全草。夏、秋季花开时采收，连根拔起，洗净，晒干，打成捆。防夜露雨淋变黑。

【植物形态】多年生草本。茎直立，中部以上常分枝，上部有花序，被微柔毛。下部叶在花期枯萎；中部叶近革质，长圆状或卵状披针形，先端渐尖，基部渐狭成短柄，不分裂，边缘具密锯齿，上面被微糙毛，下面色浅，被蛛丝状微毛或近无毛；羽状脉5～8对。头状花序极多数，无梗，密集于花枝上，在茎端及上部叶腋组成长达25cm的复总状花序；总苞近钟状，无毛，长约3mm；总苞片3～4层，长圆形，边缘宽膜质，带白色；花杂性，均为管状花，外层雌性，内层两性；雄蕊5，聚药，雌蕊1。瘦果微小，长圆形，无毛。（图4-41-1）

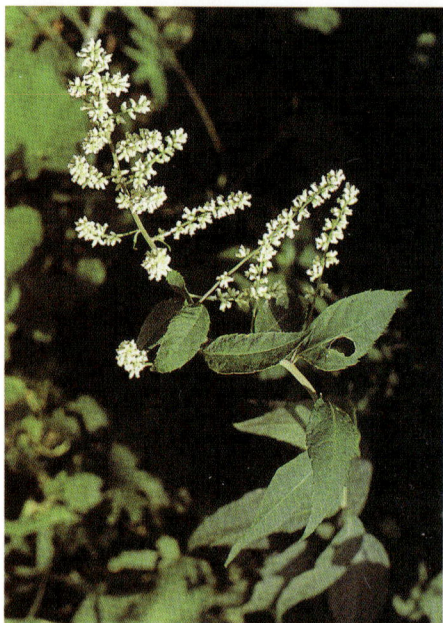

图4-41-1　奇蒿（原植物）

生长于林缘、灌丛中、河岸旁。广布于我国中部和南部地区，主产于江苏、浙江、江西等地。

【化学成分】全草含黄酮、香豆素、内酯、酰胺类和挥发油等。主要有：奇蒿黄酮（arteanoflavone）、5，7-二羟基-6，3′，4′-三甲氧基黄酮、小麦黄素（tricine）、脱肠草素（herniarin）、7-甲氧基香豆素（herniarin，0.014%）、刘寄奴内酯（artanomaloide）、奇蒿内酯（artanomalactone）、东莨菪素（scopoletin）、伞花内酯（umbelliferone）、三裂鼠尾草素（salvigenin）、瑞诺木烯内酯（reynosin）、狭叶墨西哥蒿素（armexifolin）、去氢母菊内酯酮（dehydromatricarin）、去乙酰基去氢母菊内酯酮、断短舌匹菊内酯（secotanapartholide）A、长叶艾菊内酯异构体（tanaphillin isomer）及西米杜鹃醇（simiarenol）、橙黄胡椒酰胺乙酸酯（aurantiamide acetate）、伞花香青酰胺（anabellamide）、刘寄奴酰胺（anomalamide）、反式 *o*-羟基桂皮酸（*trans-o*-hydroxycinnamic acid）、反式 *o*-羟基-*p*-甲氧基桂皮酸、环己六醇单甲醚及挥发油等。

【药材性状】全草长60～90cm，茎圆柱形，直径2～4mm，常弯折；表面棕黄色或棕绿色，被白色茸毛，具细纵棱；质硬而脆，折断面纤维性，黄白色，中央具白色而疏松的髓。叶互生，常皱缩或脱落，完整叶片展平后呈长圆状披针形，长6～10cm，宽3～4cm，叶缘具锯齿，上面棕绿色，下面灰绿色，密被白色毛茸；叶柄短。头状花

序集成穗状圆锥花序，枯黄色。气芳香，味淡。（图4-41-2）

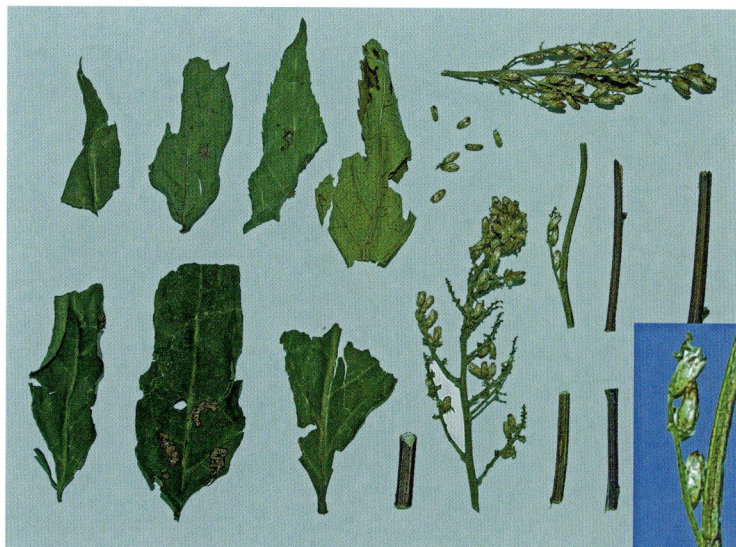

图4-41-2 刘寄奴（饮片）

【显微特征】组织构造与白苞蒿相似，不同点有：①T形毛柄部1~7细胞，以2细胞为多见，柄易脱落。臂细胞较平直或弯曲，长约至730μm，壁薄；有的皱缩。②腺毛顶面观呈椭圆形或鞋底形，双列，排成3~4层，细胞内含淡黄色分泌物。③叶片上表皮细胞表面观呈类多角形，垂周壁略弯曲，少数细胞淡黄色或玫瑰红色。下表皮细胞垂周壁波状弯曲，有众多的腺毛及T形毛脱落后留下的毛痕；气孔不定式，保卫细胞稍拱起。④叶肉等面型，上、下栅栏细胞1~2列，内含细小簇晶，直径3~6μm。中脉维管束1个。⑤花粉粒类球形，直径18~20μm，具3孔沟，外壁具细小颗粒状雕纹。⑥茎表皮非腺毛多数粗长，约至20多个细胞。

【紫外光谱鉴别】

零阶光谱：峰位328；谷位265，304

一阶导数光谱：峰位242，280，318；谷位223，237，253，301，349

二阶导数光谱：峰位228，239，262，310，363；谷位248，287，295，329，335

（图4-41-3~图4-41-5）

【药理作用】

1. 抗血小板聚集 刘寄奴煎剂灌胃（14.4g/kg）有明显抑制大鼠血小板聚集作用，抑制率为42.9%（$P<0.01$）。其水提物、乙醇提取物与乙酸乙酯提取物均能明显抑制大鼠血小板聚集（$P<0.01$）。其中所含7-甲氧基香豆素体外实验时能显著抑制由花生四烯酸、胶原诱导的家兔血小板聚集，体内试验亦能显著抑制胶原诱导的血小板聚集，但作用强度不及阿司匹林。7-甲氧基香豆素还能抑制家兔血小板释放TXB_2，其抑制强度优于阿司匹林。

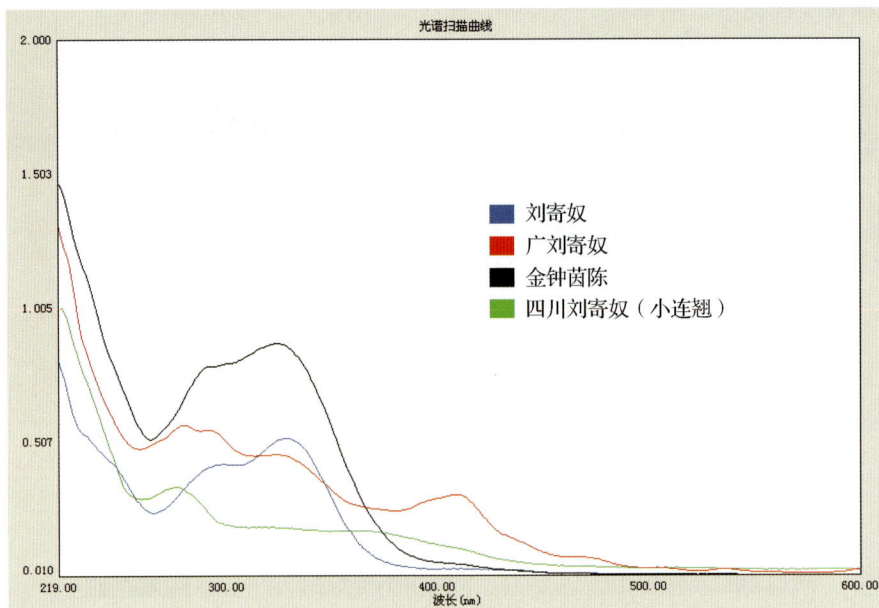

图 4 - 41 - 3   刘寄奴的零阶光谱

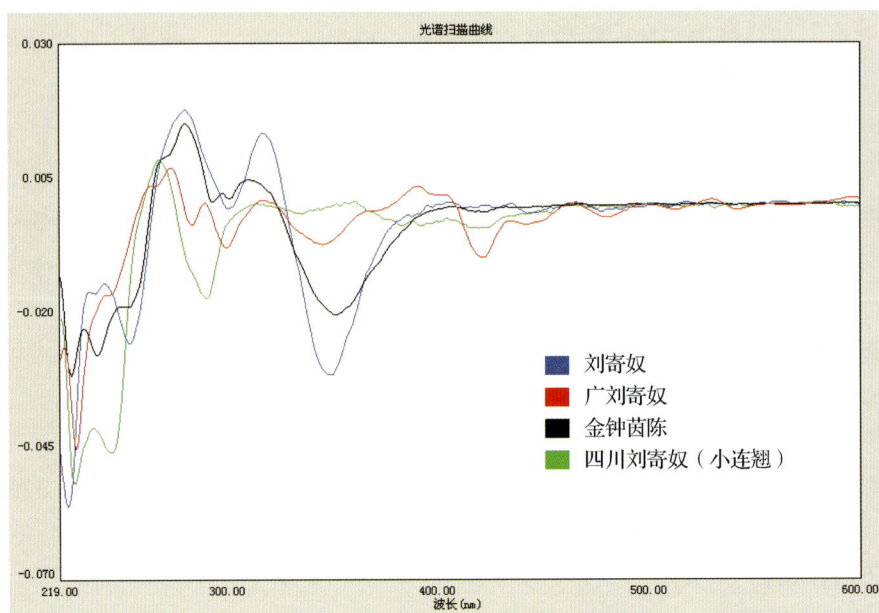

图 4 - 41 - 4   刘寄奴的一阶导数光谱

2. 护肝作用   刘寄奴水提物与乙酸乙酯提取物均能显著降低 CCl_4 致肝损伤大鼠的 SGPT ($P < 0.01$)。

3. 抗缺氧作用   刘寄奴水煮醇沉液腹腔注射 (5g 生药/kg),对氰化钾或亚硝酸钠所致小鼠组织缺氧及结扎颈总动脉所致脑循环障碍性缺氧均有显著的保护作用,并能

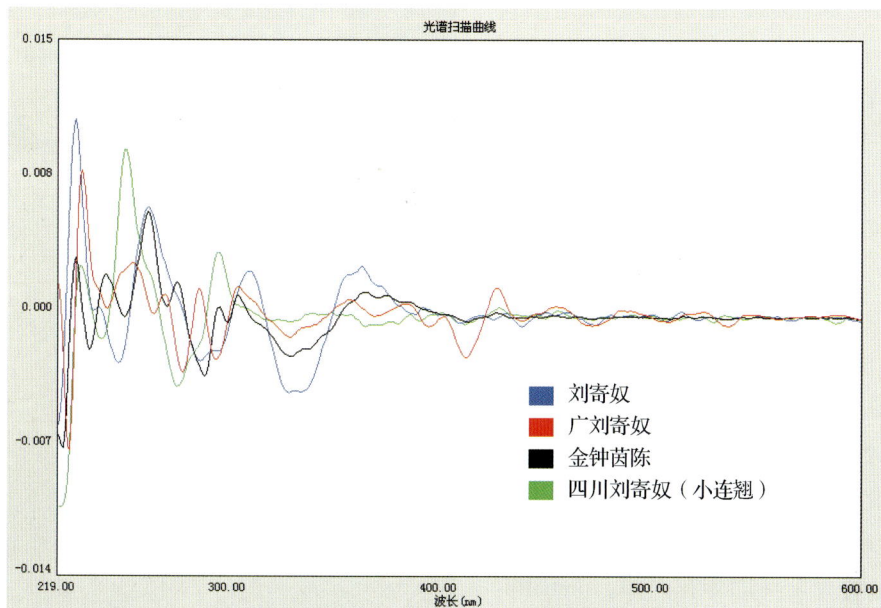

图 4 – 41 – 5　刘寄奴的二阶导数光谱

非常显著地延长密闭减压缺氧小鼠的生存时间。

4. 增加灌流量的作用　指增加离体豚鼠冠状动脉灌流量的作用。

5. 其他　小鼠腹腔注射刘寄奴煎剂的 LD_{50} 为（17.29 ± 2.37）g 生药/kg。

【功效】性温，味辛、微苦。能破瘀通经，止血消肿，消食化积。用于经闭，痛经，产后瘀滞腹痛，恶露不尽，癥瘕，跌打损伤，金疮出血，风湿痹痛，便血，尿血，痈疮肿毒，烫伤，食积腹痛，泄泻痢疾。尚用于治疗黄疸型肝炎和慢性肝炎。煎服，5～10g；消食积单味可至 15～30g；或入丸散。

广刘寄奴（习用品）

【别名】鸭脚艾（《生草药性备要》），秦州庵茼子（《图经本草》），鸡鸭脚艾（《本草纲目拾遗》），甜菜子、四季菜（广州），鸭脚菜、甜艾（南宁），珍珠菊、土鳅菜（福建），刘寄奴（广西），白花蒿（江西、广西、海南），野芹菜、白花艾（湖南、广西），白米蒿、土三七、肺痨草（四川），红姨妈菜（贵州），五指艾

【处方应付名称】广刘寄奴，刘寄奴（广东、广西、香港、澳门）

【来源】菊科植物白苞蒿 *Atemisia lactiflora* Wall. 的干燥全草。夏、秋季割取地上部分，晒干；或鲜用。

【植物形态】多年生草本。主根明显，侧根细长。茎直立，具纵棱，上部多分枝。下部叶花期枯萎；中部叶有柄或假托叶；叶片广卵形或长卵形，二回或一至二回羽状全裂，裂片 3～5 枚，形状变化大，卵形、长卵形、倒卵形或椭圆形，先端渐尖、长尖或钝尖，边缘有细裂齿或全缘；叶柄长 2～5cm；上部叶与苞叶略小，羽状深裂或全裂。

头状花序卵圆形，无柄，基部无小苞叶，在分枝的小枝上数枚或 10 余枚，密集成穗状圆锥花序；总苞钟状卵形；总苞片 3 ~ 4 层，半膜质或膜质；花杂性，均为管状，外层雌花 3 ~ 6 朵，中央两性花 4 ~ 10 朵；雄蕊 5，柱头 2 裂，裂片先端呈画笔状。瘦果椭圆形。花、果期 8 ~ 11 月。(图 4 - 41 - 6)

生长于林下、林缘、路旁、山坡草地及灌丛下。分布于华东、中南、华南及西部各地区。

【化学成分】地上部分含 7 - 甲氧基香豆素（即脱肠草素，herniarin）、7 - 羟基香豆素（即伞花内酯，umbelliferone）、白花蒿素（lactiflorasyne）及挥发油。油中含白花蒿烯醇（lactiflorenol）、匙叶桉油烯醇（spathulenol）、硫愈创木薁（S - guaiazulene）、α - 蒎烯、β - 蒎烯、对聚伞花素（p - cymene）、龙脑等。

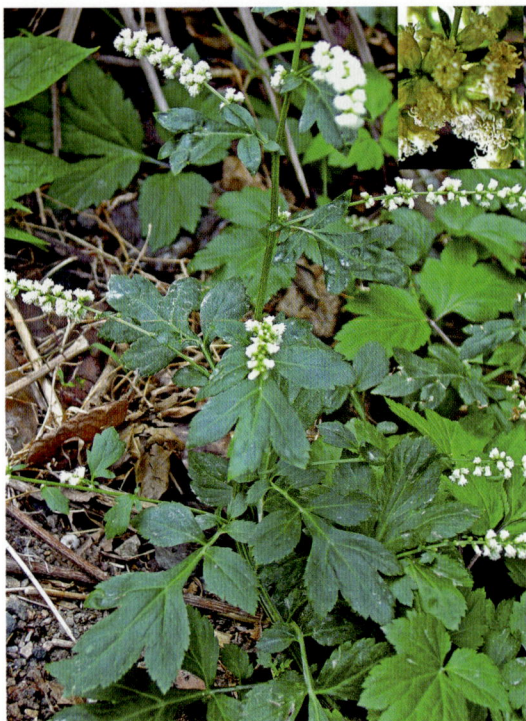

图 4 - 41 - 6   白苞蒿（原植物，
右上角示花序放大）

【药材性状】为带花地上部分。茎圆柱形，上部多分枝，表面灰棕色，具纵棱，无毛。叶互生，叶片广卵形或长卵形，长 5.5 ~ 12.5cm，宽 4.5 ~ 8.5cm，二回或一至二回羽状全裂或深裂，裂片 3 ~ 5 对，先端渐尖、长尖或钝尖，边缘有细裂齿或全缘，叶柄长 2 ~ 5cm，基部常有假托叶 1 对。茎梢分枝着生头状花序，花细小，白色，密集成穗状圆锥花序。气微香，味微苦。(图 4 - 41 - 7)

【显微特征】茎横切面观：呈类圆形，具波形棱脊，棱脊处均有较大的维管束 1 个，其表皮内侧均有厚角组织束，较老茎表皮下可见局部发生的木栓组织。表皮可见少数非腺毛，3 ~ 4 细胞组成。皮层宽 7 ~ 9 列细胞。外韧维管束 14 ~ 22 个，初生韧皮纤维束位于韧皮部外侧，壁木化。形成层明显，成环。髓宽阔，薄壁细胞多含 1 个草酸钙簇晶，直径 4 ~ 65μm，晶瓣较短而尖锐；有的细胞则含方晶，多呈正八面体形，直径 12 ~ 16μm。中部及上部茎的髓周可见少数分泌道，分泌细胞 9 ~ 12 个，老茎中则少见。

叶上下皮细胞表面观：垂周壁均呈波弯曲，上表皮气孔较少，下表皮气孔众多，多为不定式，副卫细 3 ~ 5 个。表皮有腺毛与非腺毛，腺毛 4 细胞，二列二层，顶面观呈鞋底形；非腺毛 5 ~ 6 细胞组成，长约 100μm；丁字毛柄部 3 细胞，臂部单细胞，长可达 250μm。叶肉异面型，栅栏细胞 1 列，不通过中脉。中脉维管束 5 个，外韧型，上下方均有厚角组织束；上下表皮有少数腺毛与非腺毛，薄壁细胞常含簇晶。花粉粒

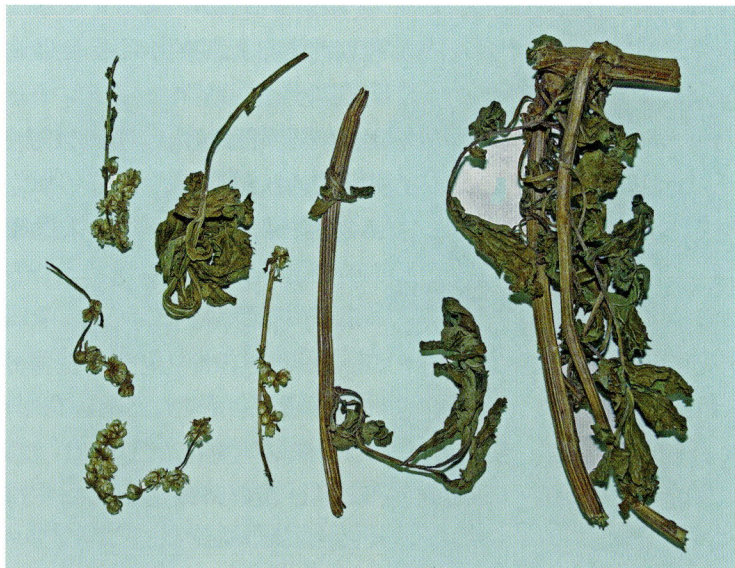

图 4 - 41 - 7　广刘寄奴

类球形或椭圆形，直径 13 ~ 20μm，外壁密布小尖刺，萌发孔 3 个。

【紫外光谱鉴别】

零阶光谱：峰位 280，324，409；谷位 258，380

一阶导数光谱：峰位 221，264，273，290，319，390，403，435，465，499，530；谷位 227，266，283，300，346，370，400，421，443，482，512，542

二阶导数光谱：峰位 231，255，270，286，305，358，383，427；谷位 225，243，265，279，294，329，370，395，413　　（图 4 - 41 - 3 ~ 图 4 - 41 - 5）

【药理作用】

1. 抗血小板聚集　白苞蒿煎剂（14mg/ml）体外试验时能显著抑制 ADP 诱导的家兔血小板聚集（$P < 0.001$）。

2. 护肝作用　白苞蒿煎液及乙醚提取物（约相当于 120g 生药/kg）对四氯化碳致小鼠实验性肝损伤均有明显保护作用，从乙醚提取物中分得的 7 - 甲氧基香豆素亦有明显护肝作用。其煎液对 2 - 萘异硫氰酸酯造成的小鼠高胆红素血症，有明显的退黄作用。

3. 平喘作用　白苞蒿挥发油（2.56×10^{-3}g/ml）对组胺引起的豚鼠离体气管肌有明显松弛作用。挥发油口服（0.2g/kg）能显著延长组胺所致豚鼠的抽搐翻倒潜伏期，减少翻倒次数，其作用优于同剂量的氨茶碱。挥发油腹腔注射（0.5g/kg）可明显抑制卵蛋白被动致敏豚鼠的皮肤反应。提示：白苞蒿可直接扩张痉挛状态的支气管平滑肌、对抗组胺、影响变态反应，从而发挥平喘作用。

4. 毒性　白苞蒿浸膏给小鼠灌胃的 LD_{50} 为 156.6g/kg。连续给大鼠口服（20g/kg、120g/kg）3 个月，均未见明显不良反应及病理改变。挥发油给小鼠腹腔注射的 LD_{50} 为（750±30）mg/kg。

【功效】性微温，味辛、微苦。能活血散瘀，理气化湿。用于血瘀痛经、经闭，产后瘀滞腹痛，慢性肝炎，肝脾肿大，食积腹胀，寒湿泄泻，疝气，脚气，阴疽肿痛，跌打损伤，水火烫伤。煎服，10～15g，鲜品加倍；外用，适量，研末撒或调敷。

金钟茵陈（习用品）

【别名】黄花茵陈（《植物名实图考》），刘寄奴（《中国药用植物图鉴》），铃茵陈、土茵陈、角茵陈、罐儿茶（《中药志》），灵茵陈（江苏），吊钟草（南京），山茵陈、金花屏（闽东），黑茵陈、铁杆茵陈、山芝麻（上海），罐子草（贵州），北刘寄奴、节节瓶、草茵陈、壶瓶草、野油麻（浙江），八角茵陈（湖北），芝麻蒿（辽宁、山东）

【处方应付名称】金钟茵陈，北刘寄奴，刘寄奴，阴行草

【来源】玄参科植物阴行草 *Siphonostegia chinensis* Benth. 的干燥全草。8～9 月割取带花果之地上部分，晒干。

【植物形态】一年生草本。全株密被锈色短毛。根有分枝。茎单一，直立，上部多分枝，稍有棱角，上部茎带淡红色。叶对生，无柄或具短柄，叶片二回羽状全裂，裂片条形或条状披针形。花对生于茎枝上端，集成疏总状花序；花梗极短，有 1 对小苞片，线形；萼筒长 1～1.5cm，有 10 条显著的主脉，萼齿 5；花冠筒部伸直，上唇红紫色，镰状弯曲，额稍圆，背部密被长纤毛，下唇黄色，长 2～2.5cm，先端 3 裂，褶襞高拢成瓣状，外被短柔

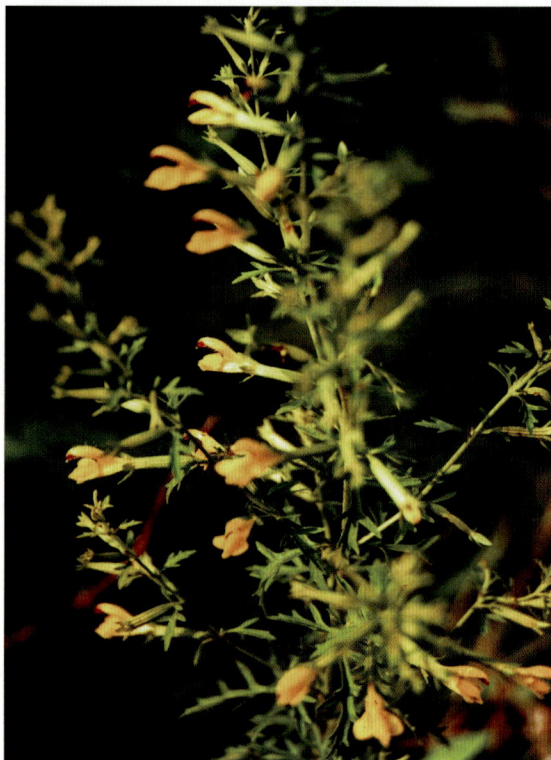

图 4 - 41 - 8　阴行草（原植物）

毛；雄蕊 4，二强，花丝基部被毛，下部与花冠筒合生；花柱长，先端稍粗而弯曲。蒴果宽卵圆形，先端稍扁斜，包于宿存萼内。种子黑色。花期 7～8 月，果期 8～10 月。（图 4 - 41 - 8）

生长于山坡与草地。遍布全国各地。

【化学成分】全草含黄酮、生物碱、内酯及挥发油等，如芹菜素、木犀草素、异吴茱萸碱（isocantleuine）、黑麦草内酯（loliolide）、二氢狝猴桃内酯（dihydroactinidiolide）以及对香豆酸（p – coumaric acid）和 D – 甘露醇。挥发油主要含 α – 柠檬烯、1，8 – 桉叶素、薄荷酮、异薄荷酮、左旋薄荷酮、胡薄荷酮、芳樟醇、丁香油酚、茴香醛、桉叶醇、愈创薁醇、驱蛔素等20多个成分。

【药材性状】为带果穗的全草，全体灰褐色，密被锈色或黄白色短柔毛。茎圆柱形，直径2~4mm；表面灰棕色或棕黑色，折断面黄白色，边缘纤维性，中央为白色疏松的髓。叶多已脱落；如有，展平后呈1~2回羽状全裂，裂片线状披针形。枝梢有多数筒状花萼，长约1.5cm，表面有10条显著的纵棱，顶端5裂；有时可见唇形花冠，呈棕黄色；花萼内多有长椭圆形而尖的果实。果实表面黑色，有纵棱，长5~10mm，质脆易碎，内有多数细小长形的种子；种子表面皱缩，棕色。气微，味淡。（图4 – 41 – 9）

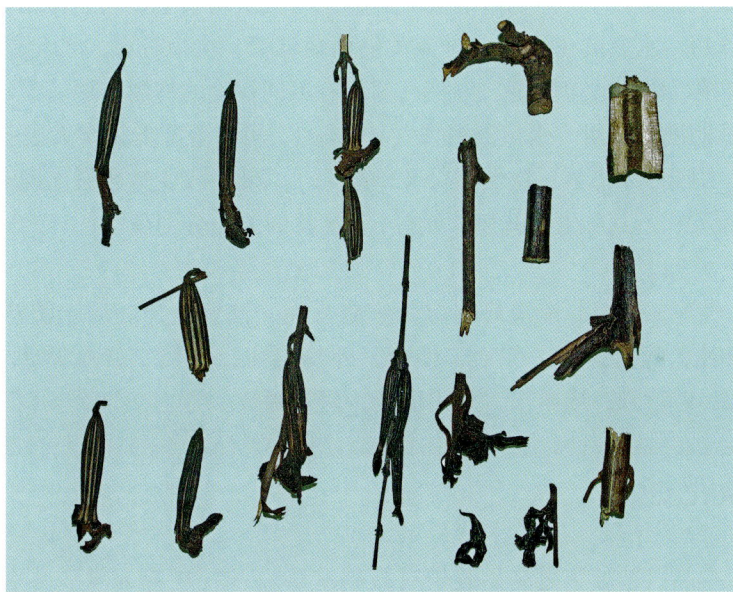

图4 – 41 – 9 金钟茵陈

【显微特征】茎横切面观：表皮有多数腺毛和非腺毛。腺毛头部2细胞，内含棕褐色物质，柄部细胞（3）4~5（8）个；非腺毛1~4（5）细胞，圆锥状。皮层较窄，中柱鞘纤维成环；外韧型维管束联结成筒状；髓宽阔。

叶上表皮细胞表面观：呈长条形，垂周壁平直，下表皮细胞垂周壁波状弯曲，均有多数腺毛和非腺毛。气孔不等式，以下表皮多见。叶肉异面型，栅栏细胞1列，不通过中脉；中脉维管束1个。

【紫外光谱鉴别】

金钟茵陈零阶光谱：峰位 324；谷位 263

一阶导数光谱：峰位 231，280，298，310；谷位 225，238，253，294，302，352

二阶导数光谱：峰位 228，242，262，276，296，305，364，375，385；谷位
222，234，251，271，289，300，330，337

四川刘寄奴零阶光谱：峰位 221，275；谷位 259

一阶导数光谱：峰位 235，268；谷位 227，244，290

二阶导数光谱：峰位 230，252，296；谷位 240，276（图 4 - 41 - 3 ~ 图 4 - 41 - 5）

【药理作用】

1. 抗血小板聚集　阴行草煎剂（14mg/ml）体外试验时能显著抑制 ADP 诱导的家兔血小鼠聚集，其抑制率为 47.3%（$P < 0.01$）；药物浓度为 28mg/ml 时，抑制率为 53.7%（$P < 0.001$）。

2. 保肝利胆作用　水煎液灌服（5g/kg，10g/kg），对四氯化碳造成的小鼠肝损伤有明显的保护作用，可降低丙氨酸氨基转移酶（ALT）；其总生物碱（350mg/kg）及总黄酮（2g/kg）亦能显著降低乙酸棉酚造成的大鼠高血清 ALT；但对四氯化碳致肝损伤则无明显作用。灌服阴行草煎剂浓缩液对麻醉犬与大鼠均有明显利胆作用。

3. 抗菌作用　水煎液在试管内对金黄色葡萄球菌、炭疽杆菌、乙型链球菌、白喉杆菌、伤寒杆菌、铜绿假单胞菌、痢疾杆菌均有不同程度的抑制作用。

4. 降血清胆固醇作用　水煎液灌胃（10g/kg），可显著降低正常大鼠血清胆固醇。

5. 毒性　阴行草水煎液一次性灌胃（130g/kg），2d 后仅少数小鼠出现轻度腹泻，观察 7d 未见小鼠死亡。其总生物碱和总黄酮小鼠灌胃的 LD_{50} 分别是（1.54 ± 0.23）g/kg 和（17.25 ± 1.3）g/kg。

【功效】　性凉，味苦。能清热利湿，凉血止血，祛瘀止痛。用于湿热黄疸，肠炎痢疾，小便淋浊，痈疖丹毒，尿血，便血，外伤出血，痛经，瘀血经闭，跌打损伤，关节炎。煎服，9 ~ 15g；或研末。外用适量，研末调敷。

42　紫花地丁

【考证】　本品以堇堇菜之名始载于《救荒本草》，谓："堇堇菜，一名箭头草。生田野中。苗初塌地生。叶似铍箭头样，而叶蒂甚长。其后叶间窜葶，开紫花。结三瓣蒴儿，中有子如芥子大，茶褐色。"以上描述与堇菜科植物紫花地丁 *Viola yedoensis* Mikino. 相符。《本草纲目》载有紫花地丁，释名"箭头草"，谓："紫花地丁，处处有之。其叶似柳而微细，夏开紫花结角。平地生者起茎，沟壑边生者起蔓。"附图亦有误。《植物名实图考》在"犁头草"下载："犁头草即堇堇菜。按此草江西、湖南平隰多有之，或呼为紫金锁，又呼为紫花地丁。南北所产，叶长圆、尖缺各异；花亦有白紫之别，又名宝剑草、半边莲诸名，而结实则同。"并附图 3 幅，其中宝剑草图与紫花地丁相似。

目前，全国各地使用的地丁品种极其复杂，共有以下四大类：其一，为堇菜科植物紫花地丁 *Viola yedoensis* Mikino. 及同属数种植物，吉林、云南及华北、华东、华中等地区使用；其二，为豆科植物米口袋 *Gueldenstaedtia verna*（Georgi）A. Bor 及小米口

袋 *G. pauciflora* Pallas 等，商品称"甜地丁"，东北、华北、华东、华中及云南等地使用；其三，为罂粟科植物紫堇 *Corydalis bungeana* Turcz.，商品称"苦地丁"，东北、内蒙古、华北等地使用；其四，为龙胆科植物华南龙胆 *Gentiana loureiri* Grisb 在广东、广西，作地丁使用，俗称"广地丁"。灰绿龙胆 *Gentiana yokusai* Burkill 在四川成都、江油、西昌、平武、达县等地作地丁药用，称为"苦地丁"。现发现该地区尚以堇菜属浅圆齿堇菜 *Viola schneideri* W. Beok. 作地丁入药，并称之为"甜地丁"。

【述评】

1. 本草记载之紫花地丁，又名堇堇菜、箭头草、犁头草、宝剑草，尤以《救荒本草》"苗初塌地生。叶似铍箭头样，而叶蒂甚长。其后叶间审葶，开紫花。结三瓣蒴儿，中有子如芥子大，茶褐色。"之描述最为准确，与今之紫花地丁 *Viola yedoensis* Mikino. 较为一致。原为救荒植物，至《本草纲目》始记载其药物用途。

2. 紫花地丁在古代已有同名异物混乱情况，如《本草纲目》云："……平地生者起茎，沟壑边生者起蔓。普济方云，乡村篱落生者，夏季开小白花，如铃儿倒垂，叶微似木香花之叶，此与紫花者相戾。恐别一种也。"以上描述并非堇菜科植物，其附图亦是据此而绘。《植物名实图考》在紫花地丁条下载："紫花地丁生田塍中。赭茎对叶，叶似薄荷而圆。梢开长紫花，微似丹参花而色紫不白，与本草纲目地丁异。"另又列紫花地丁，谓："按各处所产紫花地丁皆不同，此又一种，……"所附之图亦非紫花地丁。

3. 米口袋以"米布袋"之名始载于《救荒本草》，谓："米布袋生田野中，苗塌地生，叶似泽漆叶而窄，其叶顺茎排生，梢头攒结三四角，中有子如黍粒大微扁，味甘……"并有附图，与今之豆科植物米口袋 *Gueldenstaedtia verna*（Georgi）A. Bor（*Gueldenstaedtia multiflora* Bge.）相符。但未见有作紫花地丁药用的记载。除苗塌地生、花紫色外，其植物形态与紫花地丁殊异，何时，缘何被用作紫花地丁尚无从考证。

4. 苦地丁及紫堇均未见本草记载。我国北方地区缘何称其为"地丁"、"地丁草"及"紫花地丁"，尚有待考证。

5. 华南龙胆、灰绿龙胆、龙胆地丁或广地丁均未见于本草记载，它们的植物形态除花紫味苦外，余均与紫花地丁殊异。广东、广西与四川缘何作紫花地丁入药，亦尚有待考证。

6. 上述四类地丁分别来源于 4 个不同科的植物，它们之间所含化学成分也极不相同。紫花地丁主要含有机酸及黄酮苷类，甜地丁根含大豆皂醇、生物碱和黄酮类，苦地丁含多种生物碱，而龙胆地丁可能含裂环烯醚苦苷类与𠮿酮类成分。各种地丁对金黄色葡萄球菌、大肠埃希菌、铜绿假单胞菌、变形杆菌均有不同程度的杀灭作用，其作用强度依次为：早开堇菜＞龙胆地丁（灰绿龙胆）＞苦地丁＞甜地丁＞紫花地丁（光瓣堇菜）。因此，它们的功效亦可能有较大的差别，故不宜混淆使用，并应对它们进行系统的化学、药理和临床疗效等比较研究，以明确各自的作用和临床适应证，区别应用。

7. 《中国药典》2010 年版始将紫花地丁（光瓣堇菜）*Viola yedoensis* Makino、米口

袋 *Gueldenstaedtia verna*（Georgi）A. Bor、紫堇 *Corydalis bungeana* Turcz. 分别以"紫花地丁""甜地丁""苦地丁"之名列条收载。其他均视为地区性习用品种。早开堇菜的抗菌作用最强，抗菌活性成分菊苣苷、七叶内酯亦以早开堇菜的含量最高。建议《中国药典》将其作为紫花地丁的正品予以收载。

紫花地丁（正品）

【别名】堇堇菜，箭头草（《救荒本草》），犁头草，宝剑草（《植物名实图考》），紫地丁，兔耳草（《中药大辞典》）

【处方应付名称】紫花地丁，地丁

【来源】堇菜科植物紫花地丁（光瓣堇菜）*Viola yedoensis* Makino 的干燥全草。5～6月间果实成熟时采收全草，洗净，晒干。

【植物形态】多年生草本。叶多数，基生，莲座状；叶柄于花期长于叶片1～2倍，具狭翅，于果期长可达10cm，上部具较宽的翅；下部叶片通常较小，呈三角状卵形或狭卵形，上部叶片较长，呈长圆形、狭卵状披针形或长圆状卵形，先端圆钝，基部截形或楔形，边缘具浅圆齿；托叶膜质，离生，部分线状披针形。花葶多数；花两侧对称，萼片5，卵状披针形，基部附器矩形或半圆形，顶端截形、圆形或有小齿；花瓣5，紫堇色或淡紫色，稀白色，最下面一片有距，细管状。蒴果长圆形，熟时3裂，种子淡黄色。花果期3～9月。（图4-42-1）

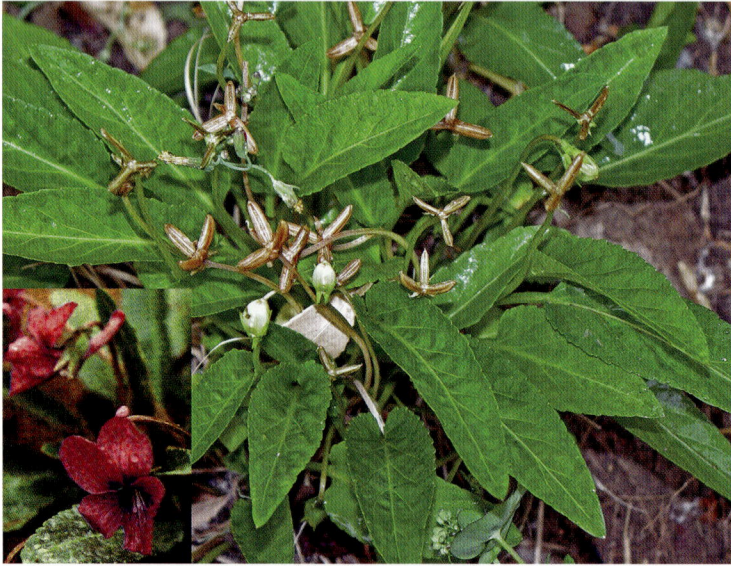

图4-42-1　紫花地丁（原植物，左下角示花）

生长于田间、荒地、山坡草地、林缘或灌丛中。分布于我国大部分地区。主产于江苏、浙江、安徽等地。

【化学成分】全草含棕榈酸（palmitic acid）、对羟基苯甲酸、反式对羟基桂皮酸、琥珀酸（succinic acid）、地丁酰胺（violyedoenamide）10 个芹菜素与木犀草素的C - 糖苷、山奈酚 - 3 - 吡喃鼠李糖苷（kaempferol - 3 - O - rhamno pyranoside）、槲皮素和芦丁、维生素 C 以及微量七叶内酯，另分离得到可抑制艾滋病病毒的磺化寡糖。

【药材性状】多卷缩成团。主根圆锥形，淡黄棕色。叶丛生，灰绿色，展平后叶片呈披针形或卵状披针形，先端钝，基部楔形或微心形，边缘具浅圆齿，两面被毛；叶柄细长，上部具明显狭翅。花茎纤细；花瓣5，淡紫色，距细管状；蒴果3 裂，种子多数，淡黄色。气微臭，味微苦而稍黏。（图4 - 42 - 2）

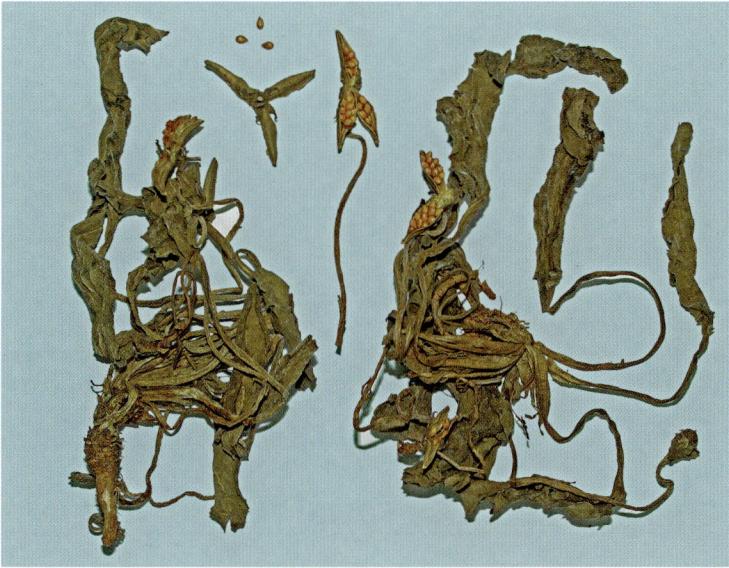

图4 - 42 - 2　紫花地丁

【显微特征】根横切面：自外而内依次为木栓层、栓内层、韧皮部、形成层和木质部。栓内层宽阔，细胞内含草酸钙簇晶和方晶；薄壁细胞含众多淀粉粒和草酸钙簇晶，簇晶直径 20 ~ 30μm。

叶横切面：上表皮细胞内、外壁均增厚，下表皮偶有黏液细胞；上、下表皮均有气孔和单细胞非腺毛；叶肉异面型，栅栏细胞2 ~ 3 列，海绵细胞含簇晶；中脉维管束外韧型。叶片表面观：上表皮细胞垂周壁近平直，呈连珠状增厚，表面具明显角质纹理，有少数不等式气孔；下表皮细胞垂周壁略弯曲，气孔较多；上、下表皮均有单细胞非腺毛，一种较短，呈圆锥形，壁厚，有明显疣状突起，另一种较长，略弯曲，壁具短线纹。叶肉细胞含草酸钙簇晶，直径 15 ~ 40μm。

【紫外光谱鉴别】

紫花地丁零阶光谱：峰位 284，347；谷位 271，310

一阶导数光谱：峰位 225，258，277，328，396；谷位 234，264，303，374

二阶导数光谱：峰位 242，270，291，311，384；谷位 229，261，283，298，349，402（图4 - 42 - 3 ~ 图4 - 42 - 5）

浅圆齿堇菜（四川甜地丁）

零阶光谱：峰位 266，343；谷位 256，299，307

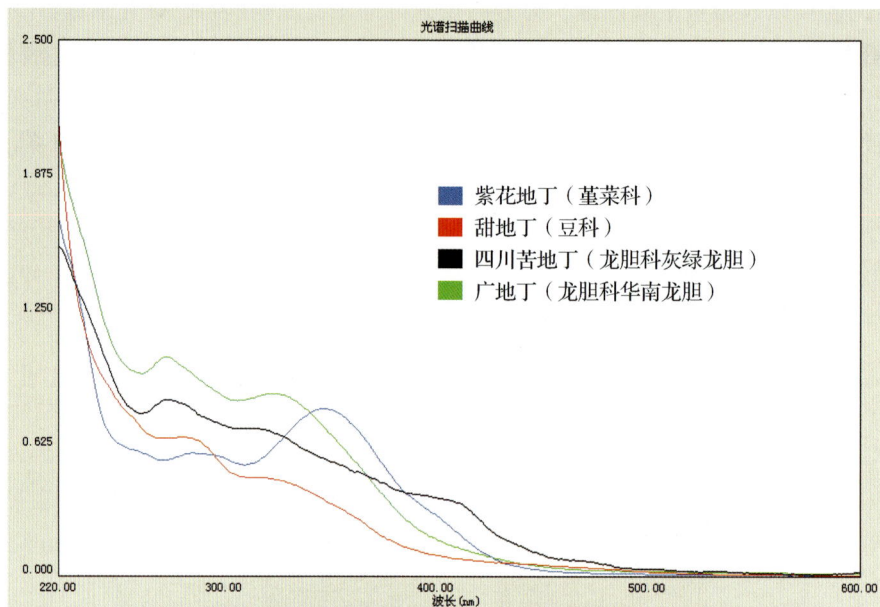

图 4 - 42 - 3 地丁的零阶光谱

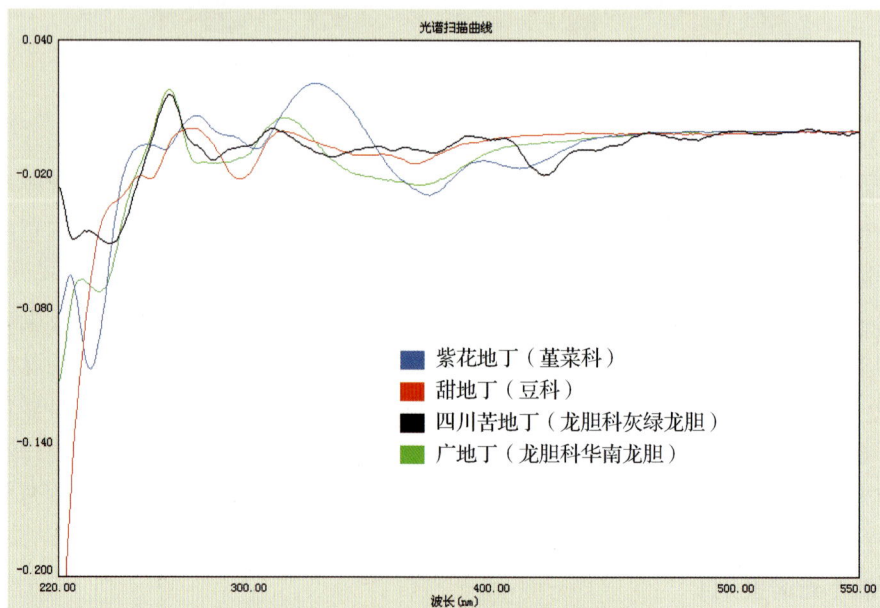

图 4 - 42 - 4 地丁的一阶导数光谱

一阶导数光谱：峰位 239，261，281，311；谷位 245，273，289

二阶导数光谱：峰位 225，235，251，277，295；谷位 241，267，285，315，

352，361，371（图4-42-8~图4-42-10）

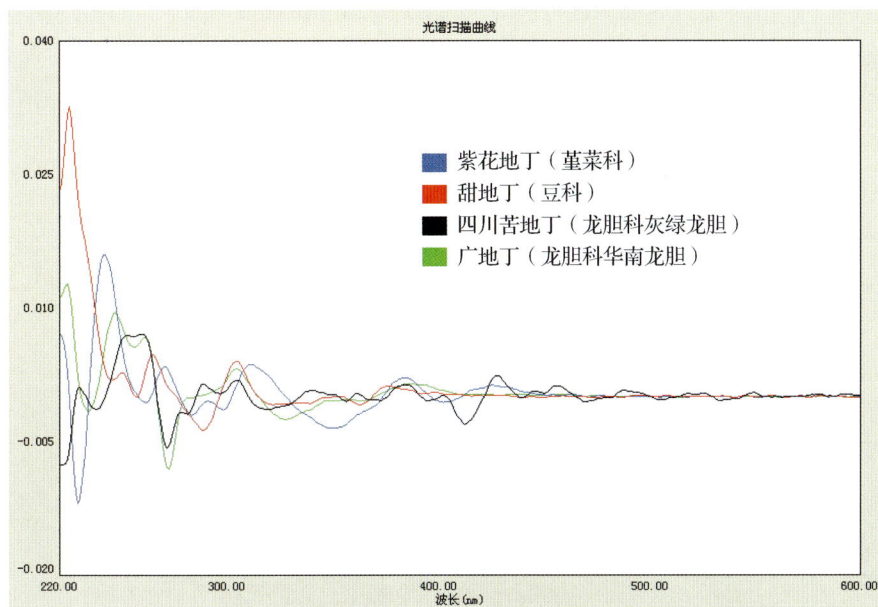

图4-42-5 地丁的二阶导数光谱

【药理作用】 抗病原微生物作用：100%煎剂对金黄色葡萄球菌、肺炎链球菌、大肠埃希菌、流感杆菌、铜绿假单胞菌、白色念珠菌等均有不同程度的抑制作用；醇或水提取物对钩端螺旋体有抑制作用；紫花地丁提取物在低于毒性剂量的浓度下即可完全抑制艾滋病病毒，尤以二甲亚砜提取物的作用最强，上述提取物同时具有细胞毒性。

【功效】 性寒，味苦、辛。能清热解毒，凉血消肿。用于疔疮痈疽，丹毒，痄腮，乳痈，肠痈，瘰疬，湿热泻痢，黄疸，目赤肿痛，毒蛇咬伤。煎服，10~30g；外用适量，捣敷。

【附注】 商品紫花地丁的品种极其复杂，常为数种堇菜属（*Viola*）植物混杂在一起。除光瓣堇菜外，尚有早开堇菜（*V. prionantha* Bunge）、东北堇菜（*V. manshurica* W. Beck.）、白花堇菜（*V. patrinii* DC. ex Ging）、长萼堇菜（*V. inconspicua* Bl.）、戟叶堇菜（*V. betonicifolia* Smith.）及尼泊尔堇菜[*V. betonicifolia* Smith. subsp. *nepalensis*（Ging.）W. Beck.]等。抗菌作用以早开堇菜最强，对金黄色葡萄球菌的最小杀菌浓度（MBC）为55.2mg生药/

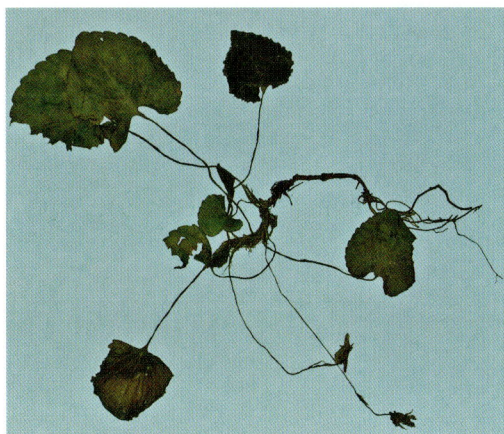

图4-42-6 浅圆齿堇菜

ml，其他品种亦有一定抗菌作用。从早开堇菜分离得到 3 种香豆素类化合物菊苣苷（cichoriin）、七叶内酯（esculetin）与早开堇菜苷（prionanthoside），3 种均有抗菌活性。已发现四川地区尚以堇菜属浅圆齿堇菜 *Viola schneideri* W. Beok. 作地丁入药，并称之为"甜地丁"。（图4 – 42 – 6，图 4 – 42 – 7）

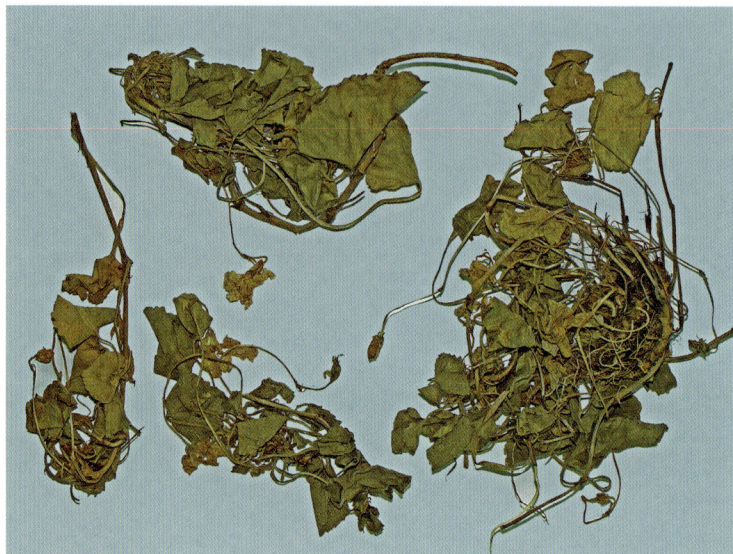

图 4 – 42 – 7　四川甜地丁

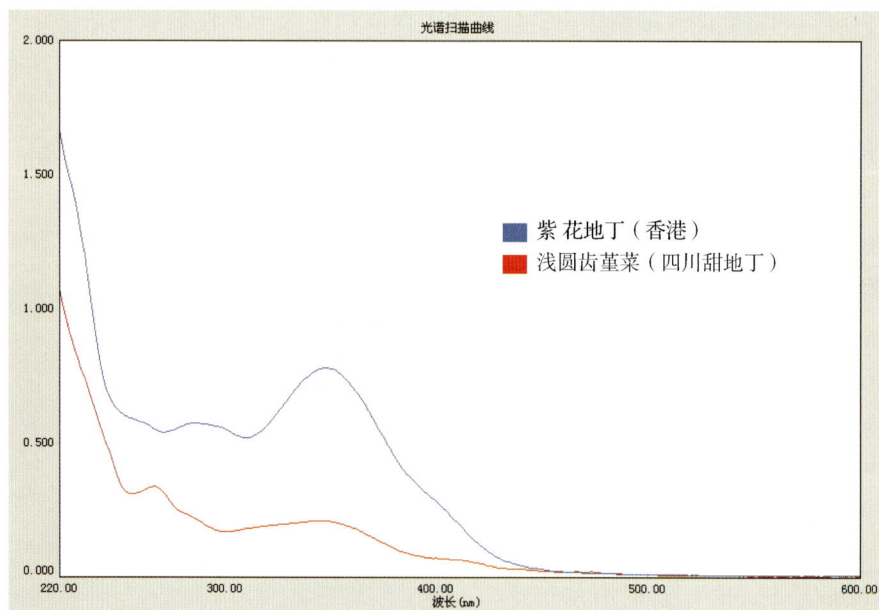

图 4 – 42 – 8　紫花地丁的零阶光谱

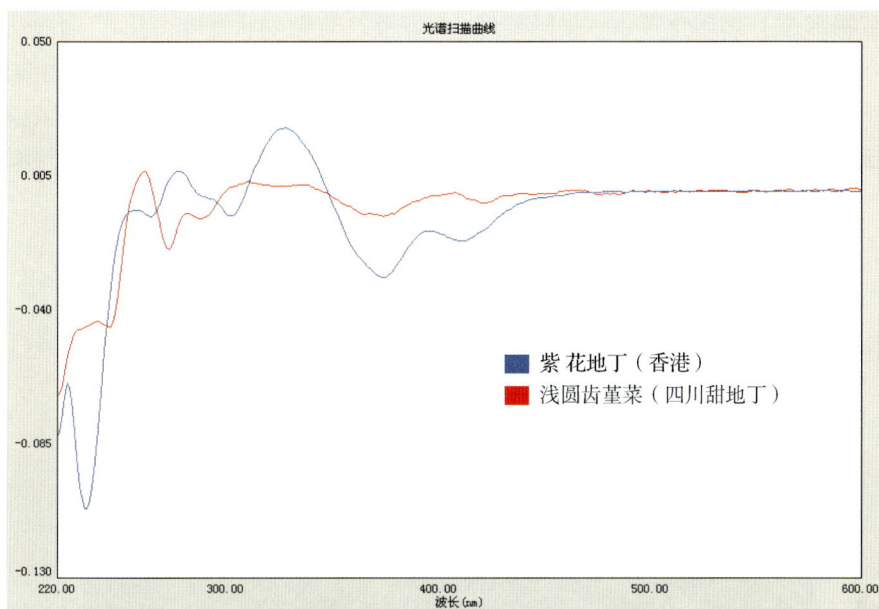

图 4 – 42 – 9 紫花地丁的一阶导数光谱

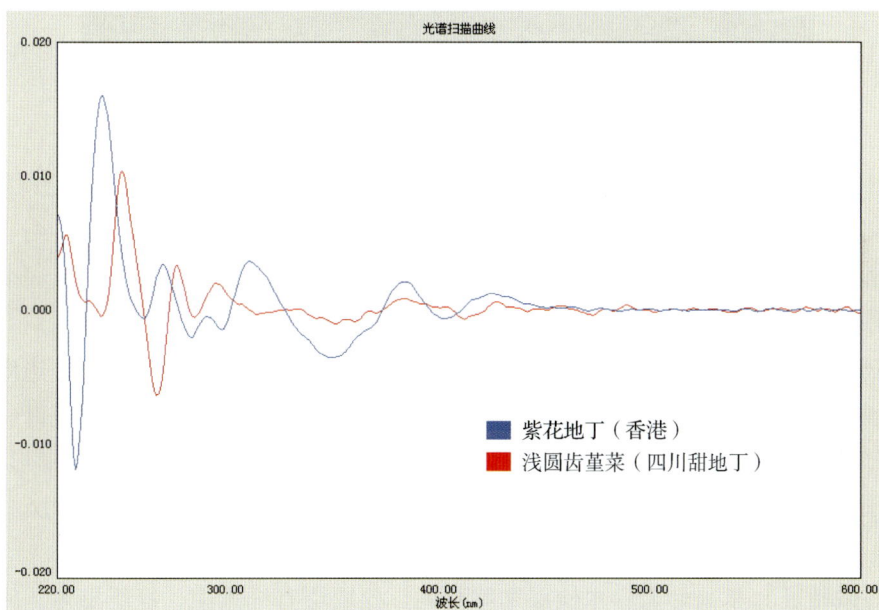

图 4 – 42 – 10 紫花地丁的二阶导数光谱图

甜地丁（习用品）

【别名】米布袋（《救荒本草》），地丁（吉林），痒痒草（江苏），米口袋

【处方应付名称】甜地丁，地丁

【来源】豆科植物米口袋 *Gueldenstaedtia verna*（Georgi）A. Bor（*G. multiflora* Bge.）的干燥带根全草。夏、秋季采收，扎把晒干。

【植物形态】多年生草本，根圆锥形。叶丛生，奇数羽状复叶，托叶三角形，被长柔毛；小叶 11～21，椭圆形、卵形或长椭圆形；伞形花序有花 4～6 朵，总花梗细长，花萼钟状，上面二萼齿较大，与花梗均被长柔毛；蝶形花冠紫色；雄蕊 10，二体；荚果圆筒形，无假膈膜，种子肾形，具凹点，有光泽。花期 4 月，果期 5～6 月。（图 4-42-11）

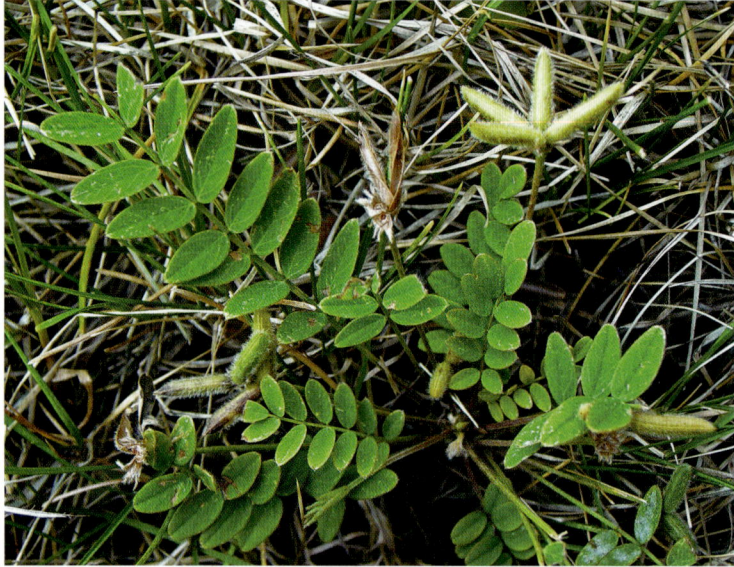

图 4-42-11　米口袋（甜地丁，原植物）

生长于山坡、草地或路旁。分布于东北、华北及江苏、安徽、湖北、湖南等地。

【化学成分】地上部分含黄酮类，如芹菜素及其 7-β-D-葡萄糖苷、4，7-二羟基黄酮与槲皮素-3-β-D-葡萄糖苷。根含叶虱硬脂醇（psyllostearyl alcohol）、β-谷甾醇、大豆皂醇（soyasapogenol）B 和 E，另检出生物碱。

【药材性状】根长圆锥形，表面红棕色或灰黄色，质硬，断面黄白色，边缘绵毛状，中央颗粒状；茎短而细，灰绿色，有茸毛；奇数羽状复叶，丛生，具托叶，小叶多皱缩、脱落，展平后小叶片呈椭圆形，灰绿色，被白色茸毛。有时可见伞形花序，蝶形花冠紫色或黄棕色。荚果圆柱形，棕色，被白色茸毛，种子黑色，细小。气微，味微甜，有豆腥气。（图 4-42-12）

【显微特征】根横切面：木栓层细胞数列，栓内层有纤维束，纤维壁厚，不木化或微木化；韧皮部有较多的纤维束；木质部导管较大，单个散在或 2～3 个成群，木纤维成束；薄壁细胞含淀粉粒。

叶表面观：上、下表皮细胞均呈多角形，垂周壁平直；气孔下陷，不等式，少数不定式；非腺毛极多，由 2 个细胞组成，壁厚，具疣状突起。

【紫外光谱鉴别】

甜地丁 1（根，河南）

　　零阶光谱：峰位、谷位均不明显

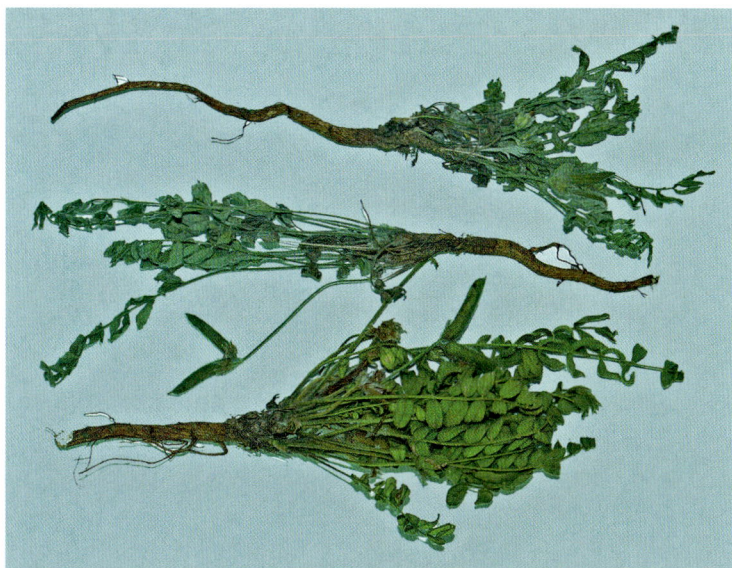

图 4 - 42 - 12　甜地丁（生药）

一阶导数光谱：峰位 258，276，304；谷位 274，287，312

二阶导数光谱：峰位 224，235，276，294；谷位 229，262，283，308

甜地丁 2（地上部分，北京）

零阶光谱：峰位 280；谷位不明显

一阶导数光谱：峰位 254，277，313；谷位 258，297

二阶导数光谱：峰位 223，251，264，275，304，354，377；谷位 246，257，289，322，339，362（图 4 - 42 - 13 ~ 图 4 - 42 - 15）

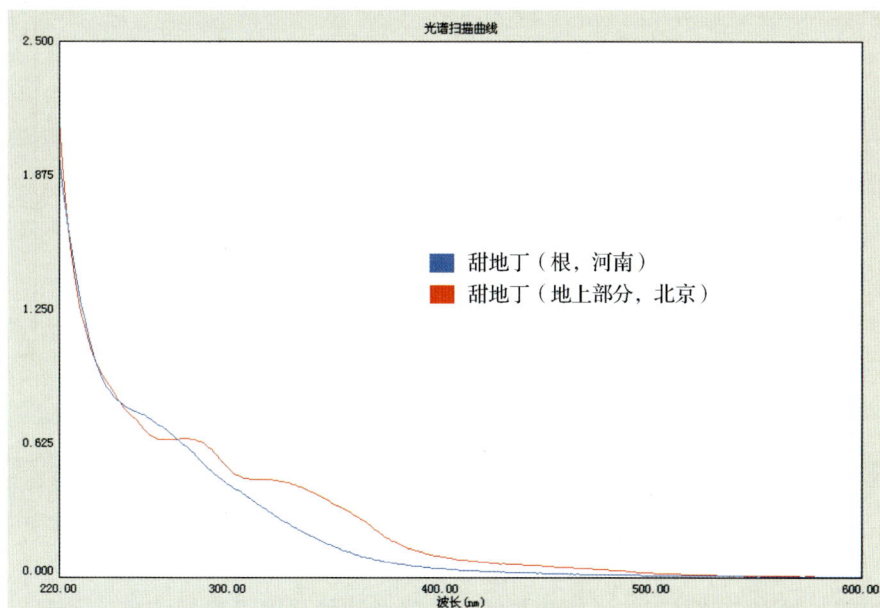

图 4 - 42 - 13　甜地丁的零阶光谱

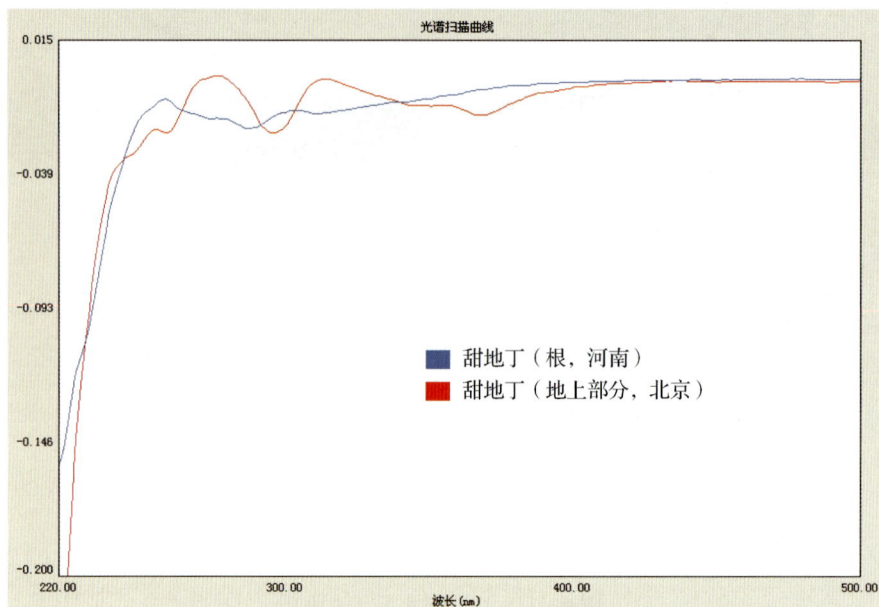

图 4 - 42 - 14　甜地丁的一阶导数光谱

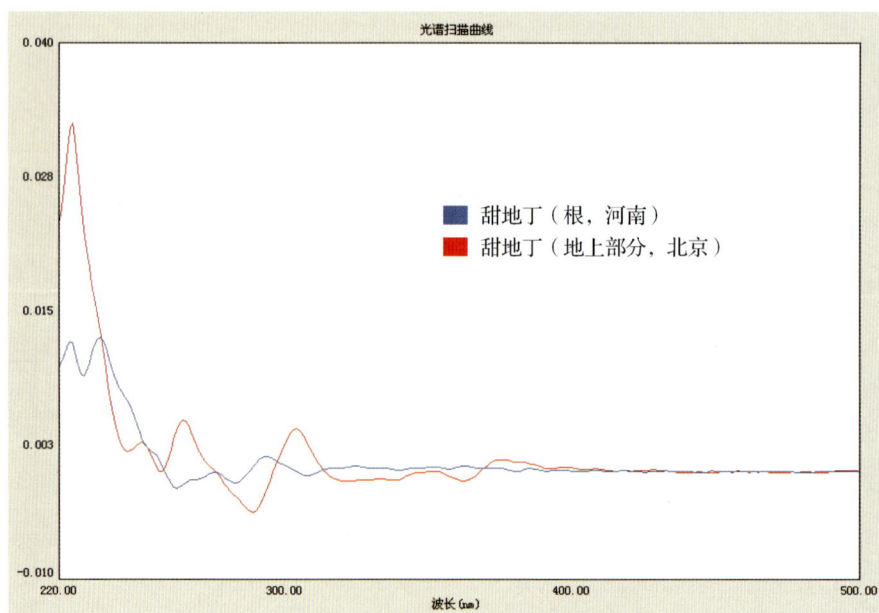

图 4 - 42 - 15　甜地丁的二阶导数光谱

【药理作用】甜地丁的水煎液经乙醇沉淀后的干浸膏对金黄色葡萄球菌、铜绿假单胞菌、大肠埃希菌与变形杆菌均有一定抗菌活性，对金黄色葡萄球菌的最小杀菌浓度为 100mg 生药/ml。

【功效】性寒，味甘、苦。能清热解毒，凉血消肿。用于痈肿疔疮，丹毒，肠痈，瘰疬，毒虫咬伤，黄疸，肠炎，痢疾。煎服，6～30g；外用适量，鲜品捣敷，或煎水洗。

【附注】同属植物少花米口袋 *Gueldenstaetia pauciflora*（Pall.）Fisch.、狭叶米口袋 *G. stenophylla* Bunge、蓝花米口袋 *G. coelestis*（Diels）Simpson 等在某些地区也作"甜地丁"入药。

苦地丁（习用品）

【别名】古地丁（辽宁），紫花地丁（辽宁、内蒙古、河北），地丁草（《中国高等植物图鉴》）

【处方应付名称】苦地丁，紫花地丁，地丁

【来源】罂粟科植物布氏紫堇 *Corydalis bungeana* Turcz. 的干燥带根全草。夏季采收，洗净，晒干，切段。

【植物形态】多年生草本。根细长，少分枝。茎3～4条丛生。茎生叶互生，具柄，叶片二至三回羽状全裂，末裂片倒卵形，上部常2浅裂而成3齿状。总状花序顶生，花淡紫色，花瓣4，外轮2瓣先端兜状，中下部狭细成距；雄蕊6，每3枚花丝合生，形成2束。蒴果狭扁椭圆形，花柱宿存。种子黑色，扁球形，光滑。花期4～5月，果期5～6月。（图4－42－16）

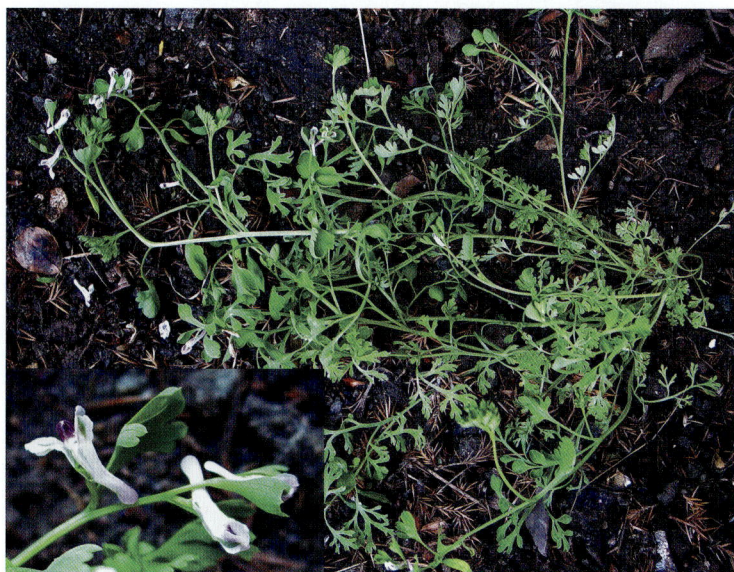

图4－42－16　紫堇（原植物，左下角示花放大）

生长于旷野、宅旁草丛中或丘陵、山坡疏林下。分布于辽宁、内蒙古及华北地区。

【化学成分】全草含多种异喹啉类生物碱：紫堇醇灵碱（corynoline）、异紫堇醇灵碱、乙酰紫堇醇灵碱（acetylcorynoline）、四氢黄连碱（tetrahydrocopticine）、原阿片碱（protopine）、四氢刻叶紫堇明碱（tetrahydrocorysamine）、二氢血根碱（dihydrosanguinarine）、紫堇文碱（corycavine）、比枯枯灵碱（bicuculline）、右旋地丁紫堇碱（bungeanine）等。

【药材性状】　全草皱缩成团。主根扁圆柱形，棕黄色或黄白色，常呈二股扭曲状，质硬脆，断面平坦。根茎短，长 2～5mm，节上可见叶痕。茎丛生，纤细，有 5 条纵棱，表面灰绿色或黄绿色，节间较长；叶多皱缩或破碎，暗绿色或灰绿色，有长柄；叶片二至三回羽状全裂，末裂片倒卵形，上部常二浅裂。花少见，淡紫色。蒴果扁长椭圆形，常破碎或 2 裂。气青草样，味苦。（图 4－42－17）

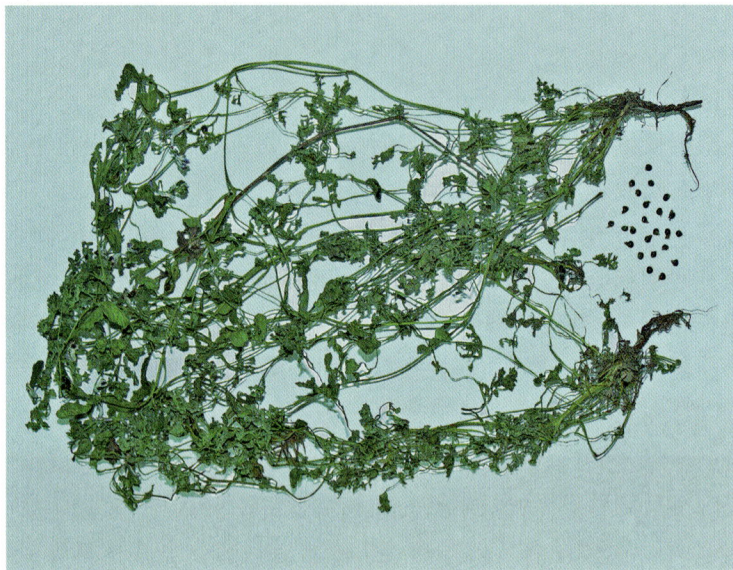

图 4－42－17　苦地丁（生药）

【显微特征】　茎横切面：略呈五角形。表皮细胞外被较厚角质层，棱脊处表皮下有厚角组织；中柱鞘纤维束联结成环状，壁非木化；外韧型维管束位于棱脊处；髓部宽阔且中空。

叶表面观：上表皮细胞垂周壁稍弯曲，气孔较少，不定式；下表皮细胞垂周壁呈波状弯曲，气孔较多，副卫细胞 3～6 个。

【药理作用】

1. 抗菌作用　苦地丁注射液对甲型链球菌、肺炎链球菌、葡萄球菌、卡他球菌、八叠球菌、痢疾杆菌、大肠埃希菌、铜绿假单胞菌均有抑制作用。苦地丁的水煎液经乙醇沉淀后的干浸膏对金黄色葡萄球菌、铜绿假单胞菌、大肠埃希菌与变形杆菌均有较强抗菌活性，对金黄色葡萄球菌的最小杀菌浓度为 70.4mg 生药/ml。

2. 抗病毒作用　10% 苦地丁注射液对副流感病毒仙台株有抑制作用。

3. 其他　苦地丁注射液静脉注射可使麻醉猫与犬呈现暂时性血压下降，对离体蛙心有抑制作用。本品毒性很小，用相当于人用量 120 倍的苦地丁注射液给小鼠腹腔注射未见死亡。

【功效】性寒，味苦。能清热毒，消痈肿。用于流行性感冒，上呼吸道感染，扁桃体炎，传染性肝炎，肠炎，痢疾，肾炎，腮腺炎，结膜炎，急性阑尾炎，疔疮痈肿，瘰疬。煎服，9~15g；外用适量，捣敷。

广地丁（习用品）

【别名】紫花地丁，地丁（广西），广地丁，海地丁（广东），广地丁（香港）

【处方应付名称】广地丁，龙胆地丁，紫花地丁（广东、广西、香港）

【来源】龙胆科植物华南龙胆 Gentiana loureirii（G. Den）Griseb. 的干燥带根全草。春、夏季花初开时采收，晒干。

【植物形态】多年生矮小草本。根略肉质，粗壮，外皮易剥落。茎直立，少数，丛生，紫红色，密被乳突，有少数分枝。基生叶呈莲座状，具短柄，叶片狭披针形，全缘；茎生叶对生，无柄，叶片椭圆形或长圆状披针形，先端锐尖；主脉明显，侧脉不显。花单生于小枝顶端，花梗紫红色，花萼钟形，先端5裂；花冠紫色，漏斗形，先端5裂，裂片披针形或线状披针形，褶较短，约为裂片的1/3，先端截形；雄蕊5，着生于花冠中下部，子房椭圆形，子房柄长约3mm，柱头2裂。蒴果倒卵形，先端钝圆，有宽翅，两侧边缘有狭翅。种子细小，多数。花、果期7~9月。（图4-42-18）

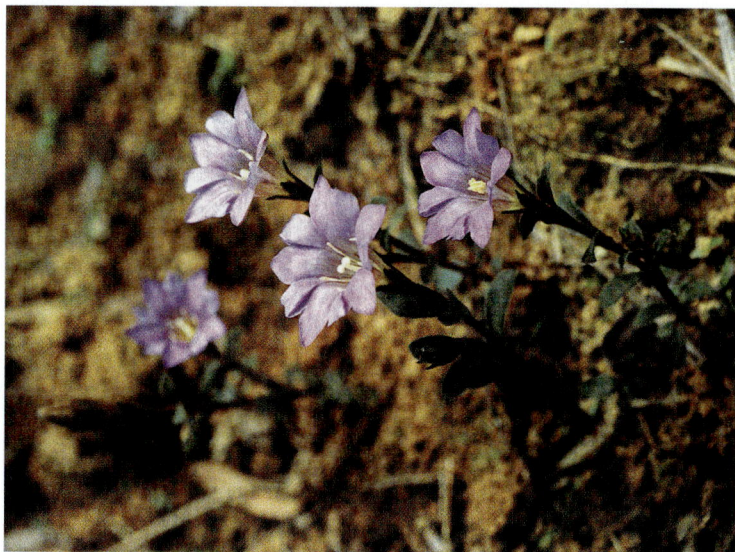

图4-42-18　华南龙胆（原植物）

主产于广东、广西。

【化学成分】龙胆属植物根常含裂环烯醚萜苷类成分龙胆苦苷（gentiopicroside）等，茎叶尚含𠮟酮类成分。

【药材性状】多皱缩成团，根土黄色。茎自基部丛生，紫红色，枝端有淡紫色的钟状花；茎生叶对生，叶片椭圆形或长圆状披针形，无柄。质较脆，易碎。有青草气，味微苦。（图4-42-19）

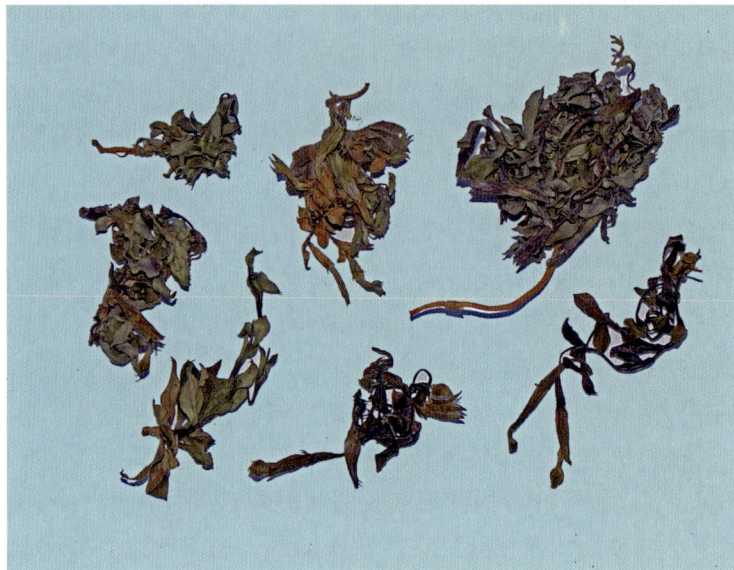

图 4 - 42 - 19   广地丁

【显微特征】 与龙胆科龙胆属植物的组织构造相似。

【紫外光谱鉴别】

广地丁（华南龙胆）零阶光谱：峰位 272，322；谷位 260，306

　　一阶导数光谱：峰位 230，266，281，315；谷位 238，284，369

　　　二阶导数光谱：峰位 224，246，261，304，386；谷位 234，255，272，328，362

四川苦地丁（灰绿龙胆）零阶光谱：峰位 272，313，363；谷位 261

　　一阶导数光谱：峰位 233，267，309，353，364，391，405，466，499；谷位 226，242，285，298，334，377，484

　　二阶导数光谱：峰位 230，252，259，278，289，305，340，362，369，384，402，456，487；谷位 221，237，256，271，281，297，318，356，373，395，439，450，470，504，536（图 4 - 42 - 3 ~ 图 4 - 42 - 5）

【药理作用】 四川苦地丁的水煎液经乙醇沉淀后的干浸膏对金黄色葡萄球菌、铜绿假单胞菌、大肠埃希菌与变形杆菌均有较强抗菌活性，对金黄色葡萄球菌的最小杀菌浓度为 30.2mg 生药/ml。

【功效】 性寒，味苦。能清热利湿，解毒消痈。用于肝炎，痢疾，小儿发热，咽喉肿痛，白带，血尿，阑尾炎，疮疡肿毒，淋巴结结核。煎服，9 ~ 15g；外用适量，鲜品捣敷。

【附注】 灰绿龙胆 *Gentiana yokusai* Burkill 在四川成都、江油、西昌、平武、达县等地作地丁药用，称为"苦地丁"。

43　紫荆皮

【考证】紫荆，原名紫珠，始载于陈藏器《本草拾遗》，谓："一名紫荆，树似黄荆，叶小无丫，……至秋子熟正紫，圆如小珠。江东林泽间有之。"根据以上描述，似与马鞭草科紫珠属（*Callicarpa* L.）植物相类。《图经本草》记述与此相似，并谓："紫荆，旧不着所出州郡。今处处有之，人多于庭园间种植。……花深紫可爱，或云田氏之荆也。至秋子熟如小珠，名紫珠，江东林泽间尤多。"并附有紫荆图一幅。但根据所附紫荆图及"今处处有之，人多于庭园间种植。"之描述，又与今之千屈菜科植物紫薇 *Lagerstroemia indica* L. 相似。尔后，宋《本草衍义》又载："紫荆木，春开紫花甚细碎，共作朵，生出无常处，或生于木身之上，或附根土之下直出花。花罢叶出，光紧微圆。园圃间多植之。"根据以上描述，则与今之豆科植物紫荆 *Cercis chinensis* Bunge 相吻合。李时珍除引述以上本草记载外，并谓："高树柔条，其花甚繁，岁二三次。其皮入药，以川中厚而紫色味苦如胆者为胜。"所绘紫荆图亦与《图经本草》的相似。由此可见，古代本草记载的"紫荆"存在着品种混乱现象。清代吴其濬在其《植物名实图考》中对此进行了考评，认为："紫荆，《开宝本草》始著录，处处有之。又《本草拾遗》有紫荆子，圆紫如珠，则是一种，湖南亦呼为紫荆，《梦溪笔谈》（北宋·沈括）未能博考，李时珍并为一条，亦踵误。"并附有紫荆图，亦与豆科植物紫荆相符。

木兰科植物长梗南五味子 *Kadsura longipedunculata* Finet et Gagn.，以"红木香"之名始载于清《本草纲目拾遗》，谓："红木香，立夏后生苗，枝茎蔓延。叶类桂，略尖而软，叶蒂红色，嚼之微香，有滑涎。根入土，入药用须以水洗净，去外粗皮，取内皮色红者用之。入口气味辛香而凉，沁如龙脑。"《植物名实图考》载有"紫金皮"，云："紫金皮，……蔓延林间，紫根坚实，茎亦赭赤。叶如橘柚，光滑无齿。叶节间垂短茎，结青蒂，攒生十数子，圆紫如述，鲜嫩有汁出。"并有附图，亦与今之木兰科植物长梗南五味子 *Kadsura longipedunculata* Finet et Gagn. 相符。

余甘子，原名"庵摩勒"，始载于《南方草木状》（西晋·稽含）。唐《新修本草》载："庵摩勒生岭南交、广、爱等州。树叶细似合欢，花黄，子似李、奈，青黄色，核圆，作六、七棱，其中人亦入药用。"《图经本草》记述尤详："庵摩勒，余甘子也。生岭南交、广、爱等州。今二广诸郡及四川蛮界山谷中皆有之。木高一、二丈，枝条甚软，叶青细密，朝开暮敛，如夜合。而叶微小，春生冬凋，三月有花，着条而生，如粟粒，微黄。随即结实作荚，每条三、两子，至冬而熟，如李子状，青白色，连核作五、六瓣，干即并核皆裂，其俗亦作果子啖之。初觉味苦，良久更甘，故以为名也。"并附有戎州庵摩勒图（戎州，今四川宜宾市）。《证类本草》记述与以上记述相同。李时珍亦谓："余甘，泉州山中亦有之。状如川楝子，味类橄榄，亦可蜜渍、盐藏。按陈祈畅《异物志》云：余甘树叶如夜合及槐叶，其枝如柘，其花黄。其子圆，大如弹丸，色微黄，有文理如定陶瓜，核有五六棱，初入口苦涩，良久饮水更甘，盐而蒸之尤美。其说与两苏所言相合。"根据以上本草记述及图，均与今之大戟科植物余

甘子 *Phyllanthus emblica* L. 相符。

目前，全国各地使用的紫荆皮的品种较为混乱。大多数地区均以木兰科植物长梗南五味子*Kadsura longipedunculata* Finet et Gagn. 的根皮作"紫荆皮"入药；部分地区（黑龙江、吉林、北京、广东、广西）则使用大戟科植物余甘子 *Phyllanthus emblica* L. 的树皮；千屈菜科植物紫薇 *Lagerstroemia indica* L. 亦在四川、贵州使用；云南另以卫矛科植物昆明山海棠 *Tripterygium hypoglaucum* Hutch. 根皮作紫荆皮入药；而豆科植物紫荆 *Cercis chinensis* Bunge 仅在天津、河南洛阳及陕西作紫荆皮入药。

香港、澳门亦以大戟科植物余甘子 *Phyllanthus emblica* L. 的树皮作紫荆皮入药。

【述评】

1. 紫荆在古代即存在同名异物品种混乱现象，但根据《本草衍义》之论述及吴其濬对紫荆的考证与《植物名实图考》之附图，应是豆科植物紫荆 *Cercis chinensis* Bunge；故本品可视为紫荆之正品。古时，皮、梗及花均供药用，功效相同。今世人仅用其皮，称"紫荆皮"，但仅在少数地区供药用。

2. 目前，全国大多数地区使用的"紫荆皮"却是木兰科植物长梗南五味子*Kadsura longipedunculata* Finet et Gagn. 的根皮。此种曾以"红木香"之名始载于清《本草纲目拾遗》；其之被用作"紫荆皮"，可能与《植物名实图考》称其为"紫金皮"有关。它主要含木脂素类成分，本草所载功效亦与紫荆皮不同，故不宜作紫荆皮药用。但自清代始，医家多称其为"紫金皮"，如《证治准绳》载有人参紫金丸，《本草纲目拾遗》所附"治雷头风肿痛方"中亦称其为"紫金皮"；因此，似以称其为紫金皮，区别应用为妥。

3. 余甘子，原名"庵摩勒"，古代本草多有记载，已明确为另一药物，并以果实入药，且功效亦与紫荆迥异，故不应作"紫荆皮"入药。缘何其树皮被用作"紫荆皮"？可能与李时珍称紫荆皮"以川中厚而紫色味苦如胆者为胜"有关。因余甘子树皮厚，其栓皮薄且易脱落而露出红色内皮，味亦苦、涩。以称其为"余甘皮"或"油柑皮"，区别应用为妥。《中国药典》2010 年版始将余甘子 *phyllanthus emleica* L. 的干燥果实作为藏药"余甘子"列条收载。

紫荆皮（正品）

【别名】满条红（陕西、江西、湖南），紫花树、清明花（湖南）

【处方应付名称】紫荆皮

【来源】豆科植物紫荆 *Cercis chinensis* Bunge 的干燥树皮。7 ~ 8 月剥取树皮，晒干。

【植物形态】落叶小乔木或大灌木。树皮幼时暗灰色而光滑，老时粗糙且呈片状开裂。幼枝被细毛。单叶互生；叶柄长达 3cm；叶片近圆形，长 6 ~ 14cm，宽 5 ~ 14cm，先端急尖或骤尖，基部深心形，上面无毛，下面叶脉被细毛，全缘。花先叶开放，4 ~ 10 朵簇生于老枝上；小苞片 2，阔卵形，长约 2mm；花梗细，长 6 ~ 15cm；花萼钟状，5 齿裂；花玫瑰红色，长 1.5 ~ 1.8cm，花冠蝶形，大小不等；雄蕊 10，分离，花丝细长；雌蕊1，子房无毛，具柄，花柱上部弯曲，柱头短小，压扁状。荚果狭长方形，扁平，长 5 ~ 14cm，宽1 ~ 1.5cm，沿腹缝线有狭翅，暗褐色。种子 2 ~ 8 粒，类扁圆形，长约 4mm。花期 4 ~ 5 月，果期 5 ~ 7 月。（图 4 - 43 - 1）

生长于山坡、溪边及灌丛中。通常栽培于庭园向阳处。分布于华北、华东、中南、西南及陕西、甘肃等地。

【化学成分】树皮含鞣质。花含黄酮类成分：阿福豆苷（afzelin）、槲皮素 - 3 - α - L - 鼠李糖苷、杨梅树皮素 - 3 - α - L - 鼠李糖苷（myricetin - 3 - α - L - rhamnoside）、山奈酚、花色苷（anthocyanins）以及松醇（pinitol）。

【药材性状】树皮呈筒状、槽状或不规则之块片，向内卷曲，长 6 ~

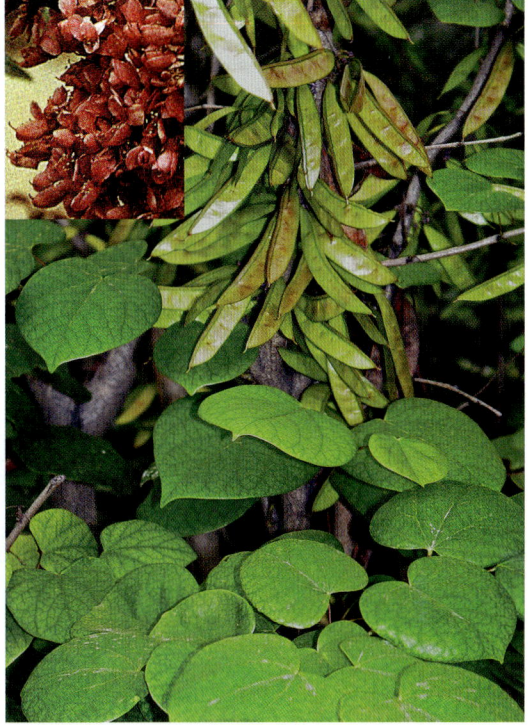

图 4 - 43 - 1　紫荆（原植物，左上角示花）

25cm，宽约3cm，厚 3 ~ 6mm；外表灰棕色，粗糙，有多数横向断纹，栓皮易脱落，内皮棕褐色，粗糙，可见多数细小凹窝及沟纹；内表面紫棕色或红棕色，具细纵纹；质坚实，难折断，断面灰红棕色；气无，味涩。饮片多为横切厚片，长 2 ~ 8mm，切面红棕色，颗粒性，可见灰棕色外皮嵌入内皮，深可达2/3以上，多呈条状或乳滴状。（图 4 - 43 - 2）

【显微特征】树皮横切面：落皮层常深入到皮层及韧皮部，细胞棕褐色，中有众多石细胞，石细胞多形大，壁极厚。皮层较窄，薄壁细胞含棕色物质。韧皮射线宽1 ~ 6 列细胞，向外逐渐扩展成漏斗状，内侧细胞径向长方形，中、外侧呈切向长方形，内含棕色物质，方晶少见。韧皮束窄带状，中有纤维及方晶，纤维单个散在或数个成群，壁极厚，胞腔极小，层纹及孔沟多明显。韧皮薄壁细胞不含棕色物质，方晶存在于韧皮薄壁细胞及纤维旁。薄壁细胞含淀粉粒。

粉末：①纤维，多成束，长 450 ~ 700μm，直径 20 ~ 35μm，其周围薄壁细胞含草酸钙方晶，形成晶鞘纤维，草酸钙方晶直径 20 ~ 30μm。②石细胞，类圆形，直径 60 ~ 200μm。③淀粉粒，众多，多为单粒，类球形，脐点及层纹不明显；复粒由 2 ~ 3 分粒组成。

【紫外光谱鉴别】

紫荆皮（江西）零阶光谱：峰位 273；谷位 258

一阶导数光谱：峰位 240，265，296；谷位 245，287，307

二阶导数光谱：峰位 233，252，277，291，316；谷位 243，272，282，301

（图 4 - 43 - 3 ~ 图 4 - 43 - 5）

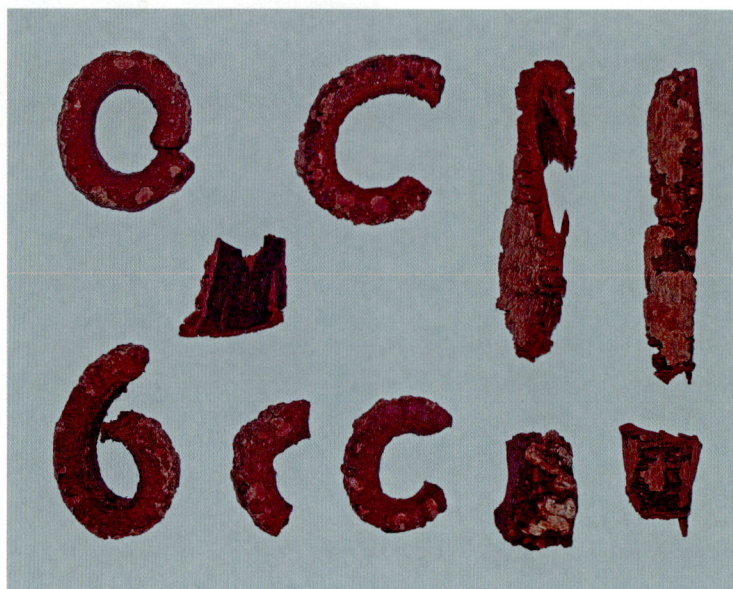

图 4 – 43 – 2　紫荆皮（江西）

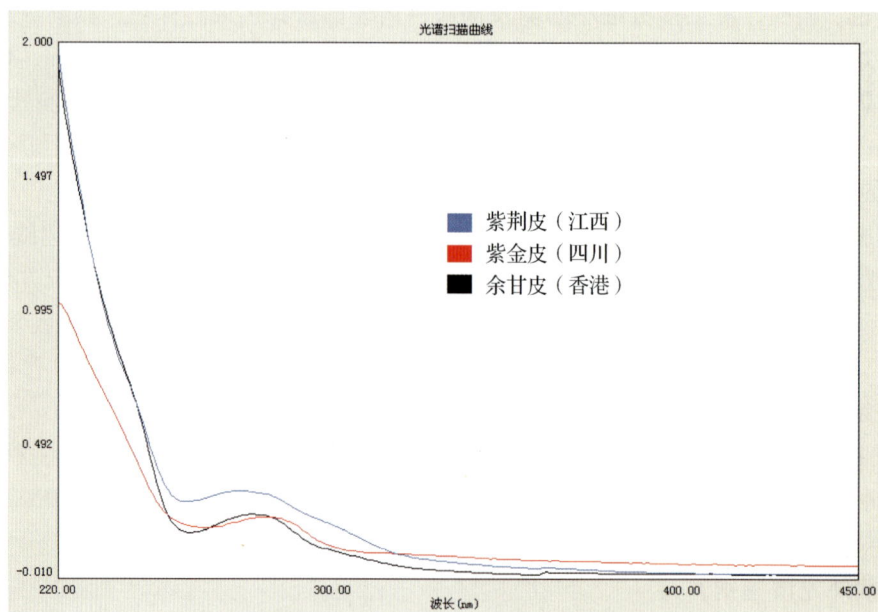

图 4 – 43 – 3　紫荆皮的零阶光谱

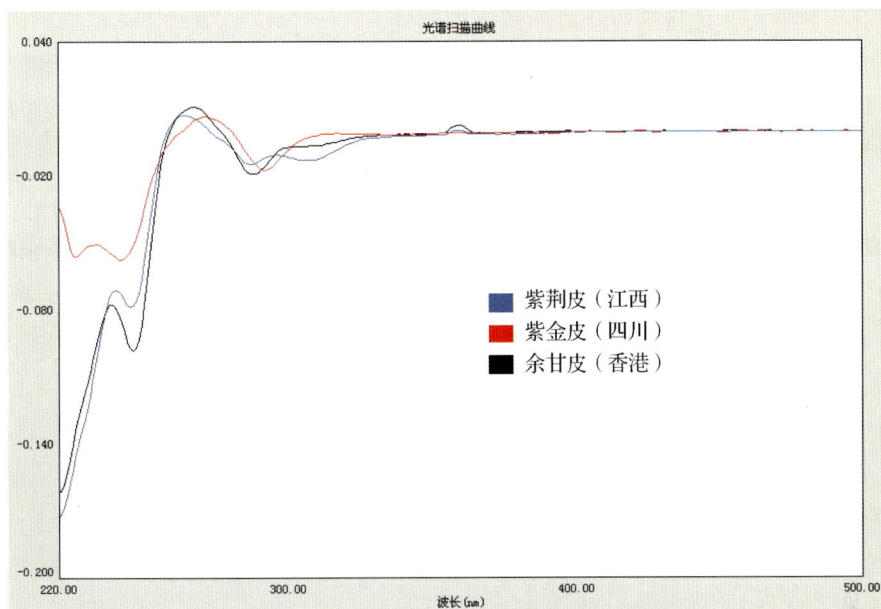

图 4 - 43 - 4　紫荆皮的一阶导数光谱

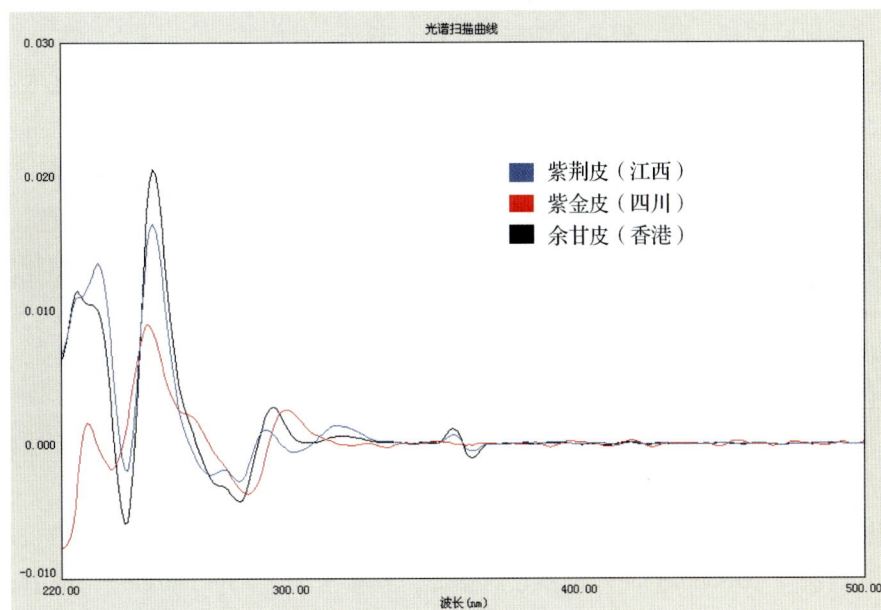

图 4 - 43 - 5　紫荆皮的二阶导数光谱

【药理作用】

1. 抗炎与镇痛作用　紫荆皮煎剂灌胃（20g/kg），对二甲苯致小鼠耳肿胀及角叉菜胶致小鼠足肿胀均有显著抑制作用，并能抑制乙酸引起的小鼠扭体次数。

2. 抗病原微生物作用　紫荆皮煎剂在体外对金黄色葡萄球菌、铜绿假单胞菌、大肠埃希菌、痢疾杆菌及红色毛癣菌、紫色毛癣菌、许兰黄癣菌等均有一定抑制作用，并可抑制流感病毒，延缓埃可病毒所致细胞病变。

3. 解痉作用　紫荆皮煎剂（40mg/ml）可抑制离体大鼠十二指肠平滑肌的自发运动，使收缩幅度降低、频率减慢。当浓度为20mg/ml时，还可显著拮抗乙酰胆碱及氯化钡引起的肠管痉挛。

4. 毒性　紫荆皮煎剂灌胃对大鼠的 LD_{50} 为（100.5±10.8）g/kg。

【功效】　性平，味苦。能活血，通淋，解毒。用于妇女月经不调，瘀滞腹痛，风湿痹痛，小便淋病，喉痹，疥癣，跌打损伤，蛇虫咬伤等。煎服，6～15g；或浸酒；或入丸、散剂；外用，适量，研末调敷。

【附注】　紫荆的木部、花及根亦供药用，功效相似。

紫金皮（习用品）

【别名】　红木香（《本草纲目拾遗》），广福藤、内风消（《植物名实图考》），冷饭包、大活血、香藤根、过山龙（浙江），小血藤、大红袍（云南文山），内红消（江西），小钻、钻骨风（广西），紫金藤（安徽）

【处方应付名称】　紫金皮，紫荆皮，红木香

【来源】　木兰科植物长梗南五味子 Kadsura longipedunculata Finet et Gagn. 的干燥根皮。立冬前后采挖，除去残茎及细根，洗净，晒干。

【植物形态】　常绿木质藤木。小枝褐色或紫褐色，皮孔明显。叶柄长1.5～3cm；叶片长圆状披针形、倒卵状披针形或狭椭圆形，革质，长5～13cm，宽2～6cm，先端渐尖或尖，基部楔形，边缘具疏齿或有时下半部全缘；上面深绿色而有光泽，下面淡绿色；侧脉5～7对。花单生叶腋；雌雄异株；花梗细长，花下垂；花被黄色，8～17片，长8～13cm，宽4～10mm，排成3轮，外轮较小，卵形或椭圆形，内轮较大，长圆形或阔倒卵形；雄蕊群球形，雄蕊30～70，花丝极短；雌蕊群椭圆形，心皮40～60，柱头圆盘状。聚合果球形，直径1.5～3.5cm，熟时红色或暗蓝色。种子2～3，肾形，淡灰褐色，有光泽。花期5～7月，果期7～12月。（图4-43-6）

生长于海拔1000～1200m的山坡、山谷及溪边阔叶林中。分布于长江流域以南各地。主产于浙江。

【化学成分】　根、茎及种子中均含木脂素类成分。根中含右旋安五脂素（anwulignan）、五内脂（schisanlactone）B和五内脂E、五味子素（schisandrine）、华中五味子醇（schisandrol）B、戈米辛（gomisin）H和戈米辛 M_2、当归酰戈米辛（angeloylgomisin）H、翼梗五味子酚（schisanhenol）、华中五味子酯（schisantherin）B、巴豆酰戈米辛（tigloylgomisin）P、内消旋二氢愈创木脂酸（meso-dihydroguaiaretic acid）及四环三萜类长南酸（changnanic acid）、β-谷甾醇等。

【药材性状】　根皮呈卷筒状或不规则块片，厚1～4mm。外表面灰白色或灰棕色，栓皮松软，常脱落而露出紫色内皮；内表面暗棕色或灰棕色，可见多数细密的纵向纤维。质坚而脆，断面纤维性。气微香而特异，味苦、辛。（图4-43-7）

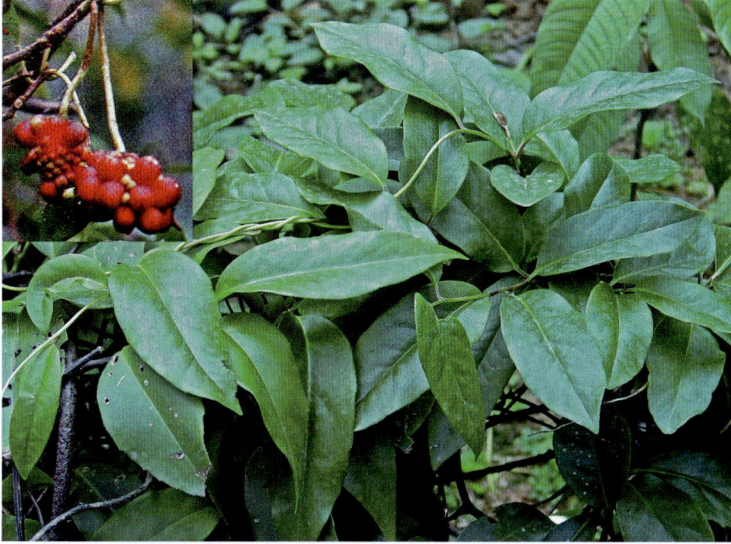

图 4 - 43 - 6　长梗南五味子（原植物，左上角示果）

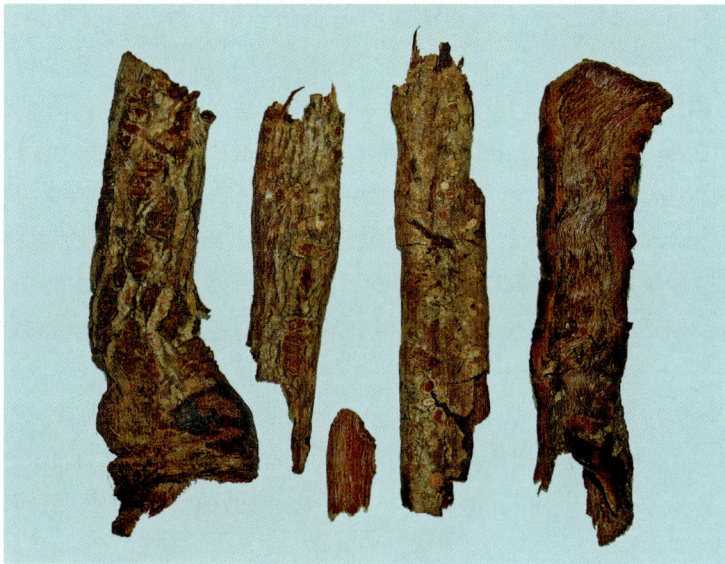

图 4 - 43 - 7　紫金皮

【显微特征】根皮横切面：木栓细胞多列，深棕色或棕紫色，径向壁整齐排列。皮层散有油细胞及嵌晶石细胞，石细胞形状不规则，分枝状或分枝纤维状，其外壁嵌有草酸钙小方晶。韧皮部亦有油细胞散在；韧皮纤维众多，外侧的多单个散在，内侧的多 2～4 个成束，纤维壁极厚，胞腔极小，外壁亦嵌有多数草酸钙小方晶，形成嵌晶纤维。薄壁细胞含淀粉粒。

【紫外光谱鉴别】

紫金皮 1（四川）零阶光谱：峰位 282；谷位 264

一阶导数光谱：峰位 234，272；谷位 226，232，242，292

二阶导数光谱：峰位 229，250，298；谷位 238，285（图 4 - 43 - 3 ~ 图 4 - 43 - 5）

紫金皮 2（浙江）零阶光谱：峰位 281；谷位 263

一阶导数光谱：峰位 229，274；谷位 240，292

二阶导数光谱：峰位 225，249，298；谷位 234，286

【药理作用】

1. 镇静、镇痛及抗炎作用 紫金皮煎剂小鼠灌胃（66g/kg），对阈下剂量的戊巴比妥钠有协同作用，能增加翻正反应消失的鼠数；明显延长戊巴比妥钠的睡眠时间，并与剂量呈正相关。上述煎剂（66g/kg）给小鼠灌胃，每 12h 1 次，连续 2 ~ 3 次，对醋酸致小鼠扭体反应及角叉菜胶致小鼠足肿胀均有显著抑制作用。

2. 抗胃溃疡作用 紫金皮乙醇提取物对幽门结扎型大鼠胃溃疡有较好的保护作用，但对胃液分泌影响不大。本品所含木脂素及三萜酸能显著抑制吲哚美辛致胃黏膜损伤，抑制率达 95% 以上；对无水乙醇致大鼠胃黏膜损伤亦有良好预防作用。

3. 抗菌作用 体外试验结果表明，本品对金黄色葡萄球菌极度敏感，对痢疾杆菌、伤寒杆菌中度敏感，对大肠埃希菌和铜绿假单胞菌轻度敏感。亦有报道，煎剂在体外无抑菌作用。

4. 毒性 煎剂小鼠灌胃的 LD_{50} 为（334.1 ± 42.4）g/kg。

【功效】性温，味辛、苦。能理气止痛，祛风通络，活血消肿。用于胃痛，腹痛，风湿痹痛，痛经，月经不调，产后腹痛，咽喉肿痛，痔疮，无名肿毒，跌打损伤。煎服，9 ~ 15g；或研末，1 ~ 1.5g；外用，适量，煎水洗；或研末调敷。临床应用红木香粉末治疗病毒性肝炎及烧伤有较好疗效。

余甘皮（习用品）

【别名】庵摩勒（《南方草木状》），余甘、庵摩勒（《新修本草》），庵摩落迦果（《本草拾遗》），油柑（《岭南采药录》），土橄榄（《云南记》），油甘子（广东），牛甘子、喉甘子、鱼木果（广西），橄榄子（四川），滇橄榄（云南），橄榄（贵州），油柑皮（《陆川本草》）

【处方应付名称】余甘皮，油柑皮，紫荆皮（广东、广西、香港、澳门）

【来源】大戟科植物余甘子 *Phyllanthus emblica* L. 的干燥树皮。全年均可采收，剥取树皮，晒干。

【植物形态】落叶小乔木或灌木，高 3 ~ 8m。树皮灰白色，薄而易脱落，露出大块赤红色内皮。叶互生于细弱的小枝上，2 列，密生，极似羽状复叶；近无柄；落叶时整个小枝脱落；托叶线状披针形；叶片长方线形或线状长圆形，长 1 ~ 2cm，宽 3 ~ 5mm。花簇生于叶腋，花小，黄色；单性，雌雄同株，具短柄；每花簇有 1 朵雌花，每花有花萼 5 ~ 6 片，无瓣；雄花花盘成 6 个极小的腺体，雄蕊 3，合生成柱；雌花花盘杯状，边缘撕裂状，子房半藏其中。果实肉质，直径约 1.5cm，圆而略具 6

棱，初为黄绿色，成熟后呈红色，味先酸涩而后回甘。花期4～5月，果期9～11月。（图4－43－8）

生长于海拔300～1200m的疏林下或山坡向阳处。分布于福建、台湾、广东、海南、广西、四川、贵州、云南等地。

【化学成分】树皮含鞣质及黄酮苷、无色飞燕草素（leucodelphinidin）等。

【药材性状】树皮呈筒状或槽状，长4～12cm，宽1～3cm，厚2～5mm，两端及切面常反卷。外表面灰棕色，具不规则纵皱及横纹，有的附有白色地衣斑；外皮薄，易剥落而露出红棕色内皮。内表面紫棕色，具细纵纹。质坚实而硬，难折断，断面浅紫棕色，颗粒性，外侧略带灰蓝白色，内侧红棕色。气微，味苦、涩。（图4－43－9）

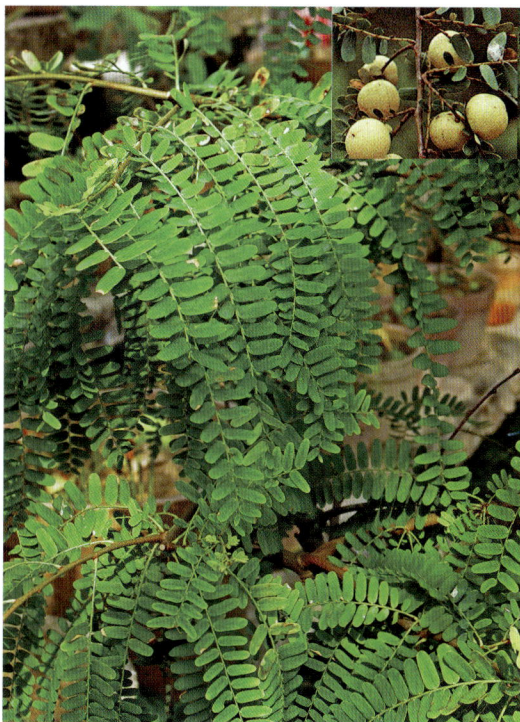

图4－43－8 余甘子（原植物，右上角示果）

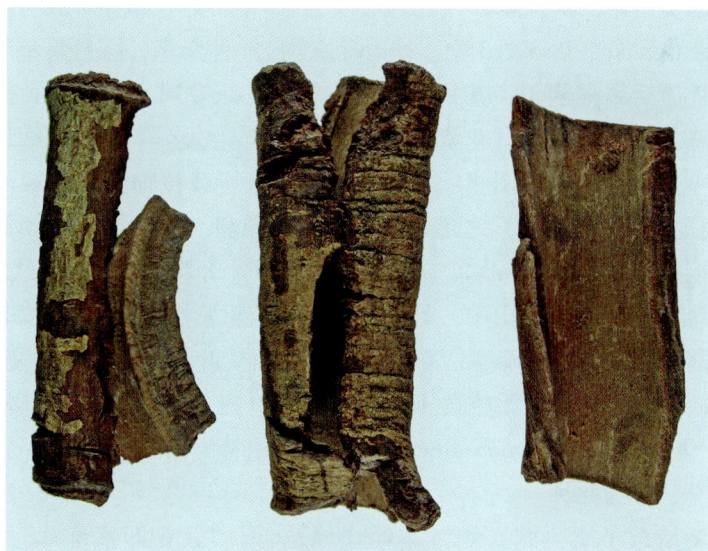

图4－43－9 余甘皮（香港）

【显微特征】横切面观：木栓细胞数列，红棕色。皮层有厚壁细胞，常数个切向或纵向排列，有的含方晶，薄壁细胞多充满红棕色物质。韧皮部宽阔，韧皮射线向外逐渐扩展，呈长漏斗形，内侧射线细胞径向延长，中、外侧的呈切向延长，均充满红棕色物质，邻近韧皮束的射线细胞常含棱晶，尤以内侧为多，含晶细胞纵向排列成行。韧皮束窄长，韧皮薄壁细胞壁较厚，厚角组织状，中有纤维束和厚壁细胞散布，纤维壁极厚，胞腔极小，有的韧皮薄壁细胞亦含方晶。方晶直径 10～20μm，棱晶长 35～60μm。

【紫外光谱鉴别】

零阶光谱：峰位 277；谷位 258

一阶导数光谱：峰位 239，267；谷位 246，288

二阶导数光谱：峰位 226，252，294；谷位 242，282，307（图 4-43-3～图 4-43-5）

【功效】 性凉，味甘。能清热利湿，凉血解毒。用于湿热泄泻，口疮，疔疮，痔疮，阴囊湿疹，跌打损伤，外伤出血。煎服，9～18g；外用，适量，研末撒敷；或煎水洗。本品为中成药冲和散（冲和膏）之主要组成药物。

44　紫草与紫草茸

【考证】 紫草始载于《神农本草经》，列为中品。《名医别录》载："紫草生砀山（《证类本草》引为阳山，今内蒙古狼山）山谷及楚地，三月采根，阴干。"《本草经集注》谓："今出襄阳，多从南阳新野（今河南境内）来，彼人种之，即是今染紫者，……"《新修本草》又载："所在皆有，人家或种之。苗似兰香，茎赤节青，二月开花紫白色，结实白色，秋月熟。"《图经本草》及《证类本草》所载与上述相似，并附紫草、单州紫草和东京紫草图 3 幅。李时珍又谓："种紫草，三月逐垄下子，九月子熟时割草，春社前后采根阴干，其根头有白毛如茸。未花时采，则根色鲜明；花过时采，则根色黯恶。"并谓："此草花紫根紫，可以染紫，故名。"《本草纲目》所附紫草图与《图经本草》之单州紫草图相近。根据上述本草所载植物分布区域与"根紫，可以染紫"的特征及《图经本草》之单州紫草、紫草图和《本草纲目》所附紫草图，均与今之紫草科植物紫草 *Lithospermum erythrorhizon* Sieb. et Zucc. 基本一致。《植物名实图考》所载"湘中瑶峒及黔滇山中，野生甚繁，根长粗紫黑，初生铺地，叶尖长浓密，白毛长分许，渐抽圆茎，独立亭亭，高及人肩，四面生叶，叶亦有毛，夏开红筒子花，无瓣，亦不舒放，茸跗半含，柔枝盈干，层花四垂，宛如璎珞"者及其附图与今云南所产之滇紫草 *Onosma paniculatum* Bur. Et Franch. 相符。据考证，明·兰茂《滇南本草》所载之紫草，亦为此种。

紫草茸之名始载于清·张石顽《本经逢原》，谓"紫铆即紫草茸"。而紫铆（音矿），始载于唐《新修本草》，至《证类本草》均与骐麟竭（今之血竭）同条收载，皆因旧说与紫铆同类；李时珍将其分出，单独列条叙述。《新修本草》载："紫铆，紫色如胶。作麞皮及宝钿，用为假色，亦以胶宝物。云蚁于海畔树藤皮中为之。"《开宝本草》谓："紫铆、骐麟竭二物同条，功效全别。紫铆色赤而黑，其叶大如盘，铆从叶中出。骐麟竭色黄而赤，叶如樱桃，三角，成竭从木中出，如松脂。"《图经本草》亦谓：

"按段成式《酉阴杂俎》云：紫铆出真腊国，国人呼为勒佉。亦出波斯国，……波斯国使人呼及沙利。两人说如此，而真腊国使人言：是蚁运土上于木端作窠，蚁壤为雾露所沾，即化为紫铆。"李时珍曰："铆与矿同。此物色紫，状如矿石，破开乃红，故名。今南番连枝折取，谓之紫梗是也。紫铆出南番。乃细虫如蚁、虮缘树枝造成，正如今之冬青树上小虫造白腊一般，故人多插枝造之。今吴人用造胭脂。"根据以上本草记述，紫铆与今之紫草茸来源相一致，即为胶蛤科动物紫胶虫 *Laccifer lacca* Kerr 在树枝上所分泌的干燥胶质。

全国大多数地区使用的紫草均为紫草科植物紫草 *Lithospermum erythrorhizon* Sieb. et Zucc. 和新疆紫草 *Arnebia euchroma*（Royle）Johnst. 的干燥根。前者称为"硬紫草"；后者为近代发现的紫草新资源，属新兴品种，称为"软紫草"。四川、云南、贵州等地则使用同科植物滇紫草 *Onosma paniculatum* Bur. et Franch. 。同科植物黄花软紫草（内蒙紫草）*Arnebia guttata* Bunge 在内蒙古、新疆（商品称内蒙古紫草）、天山紫草 *Lithospermum tschimganicum* B. Fedtsch. 和帕米尔紫草 *Arnebia thomsonii* Clarke 在新疆亦作紫草使用。广东、广西则以蔷薇科植物委陵菜 *Potentilla chinensis* Ser. 的带根幼苗作"紫草"入药。

全国绝大多数地区均以胶蛤科动物紫胶虫 *Laccife lacca* Kerr 在树枝上所分泌的干燥胶质作紫草茸入药。

香港、澳门称硬紫草为"红紫草"，又将蔷薇科植物委陵菜 *Potentilla chinensis* Ser. 的带根幼苗称作"北紫草"或"紫草茸"，作紫草和紫草茸入药。

【述评】

1. 古代本草记载之紫草为紫草科植物紫草 *Lithospermum erythrorhizon* Sieb. et Zucc. ，古今应用基本一致。新疆紫草 *Arnebia euchroma*（Royle）Johnst. 和黄花软紫草 *Arnebia guttata* Bunge 均为近代发现的紫草新资源，属新兴品种，质量较优。《中国药典》（2000 年版）将上述 3 种均作为紫草正品收载。同科他种植物虽含有相似的化学成分，亦只宜在产地作地区性习用品种使用。而《中国药典》2005 年版始只收载后两种，是否因它们所含萘醌类色素含量较高的缘故？但此类色素难溶于水，是否即为紫草之有效成分，尚属可疑。

2. 紫草茸在清代以前称为紫铆，为胶蛤科动物紫胶虫 *Laccife lacca* Kerr 在树枝上所分泌的干燥胶质。古今应用一致。

3. 香港、澳门均以蔷薇科植物委陵菜 *Potentilla chinensis* Ser. 的带根幼苗，既作"白头翁"使用又作"北紫草"或"紫草茸"供药用，均属误用。究其原因，可能与《本草纲目》记载"紫草……其根头有白毛如茸"及《小儿药证直诀》称紫草为"紫草茸"有关。委陵菜所含化学成分及功效均与紫草和紫草茸殊异，应予以纠正。

紫草（正品）

【别名】紫丹、紫芙（《神农本草经》），地血草（《吴普本草》），紫草茸（《小儿药证直诀》），鸦衔草（《本草纲目》），山紫草、大紫草（江苏），红石根（辽宁），紫根、紫草根子（长白山），野紫草、野麻灯（湖南），红紫草（湖北），红条紫草（广西），红条紫草、正紫草（香港）

【处方应付名称】紫草

【来源】紫草科植物紫草 *Lithospermum erythrorhizon* Sieb. et Zucc.、新疆紫草 *Arnebia euchroma*（Royle）Johnst. 或黄花软紫草（内蒙紫草）*Arnebia guttata* Bunge 的干燥根。春、秋季采挖，除去泥沙，晒干。

【植物形态】

1. 紫草 多年生草本，高 50～90cm。全株密被白色粗硬毛。根粗大，肥厚，圆锥形，略弯曲，常分枝，外皮紫红色。茎圆柱形，不分枝或上部有分枝。单叶互生；无柄；叶片长圆状披针形或卵状披针形，长 3～8cm，宽 5～17mm，先端渐尖，基部楔形，全缘，两面均被糙伏毛。聚伞花序总状，顶生或腋生；花小，两性；苞片披针形或狭卵形，长达 3cm，两面被粗毛；花萼 5 深裂至近基部，裂片线形，长约 4mm；花冠白色，筒状，长 6～8mm，先端 5 裂，裂片阔卵形，开展，喉部附属物半球形，先端微凹；雄蕊 5，花丝长约 0.4mm，着生于花冠筒中部；子房 4 深裂，花柱线形，柱头球状，2 浅裂。小坚果卵球形，长约 3mm，灰白色或淡黄褐色，平滑，有光泽。种子 4 粒。花期 6～8 月，果期 8～9月。（图 4-44-1）生于向阳山坡草地、灌丛或林缘。分布于东北地区及河北、河南、山西、陕西、宁夏、甘肃、青海、山东、江苏、安徽、江西、湖北、湖南、广西、四川、贵州等地。主产于东北及华北。

2. 新疆紫草 多年生草本，高 15～40cm。全株被白色或淡黄色长硬毛。根粗壮，略呈圆锥形，扭曲，根头部常分裂成数束，外皮暗红紫色。茎直立，单一或基部分成两歧，基部有残存叶基形成的茎鞘。基生叶丛生，线状披针形或线形，长 5～20cm，宽 5～15mm，先端短渐尖，基部扩展成鞘状，全缘；茎生叶线状披针形，渐尖，基部非鞘状；无

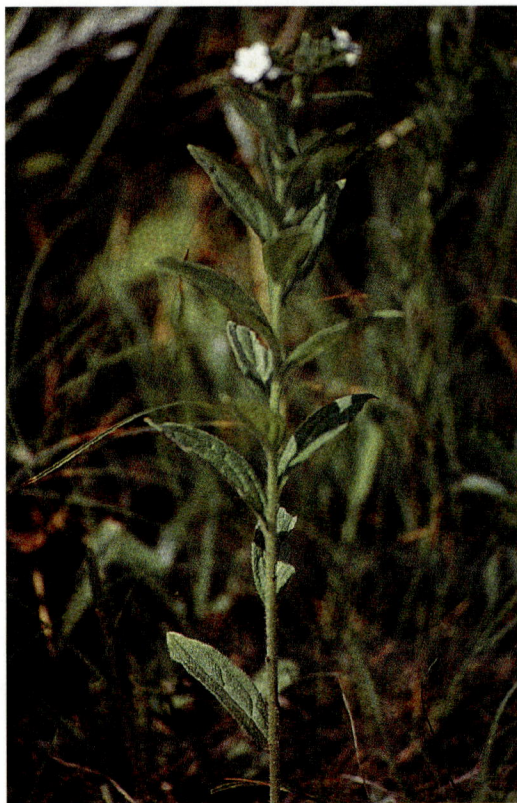

图 4-44-1　紫草（原植物）

叶柄。镰状聚伞花序密集于茎上部叶腋，长 2～6cm；花两性，苞片叶状，披针形，具硬毛；花萼短筒状，5 裂，裂片狭条形，两面均密被淡黄色硬毛；花冠筒状钟形，紫色或淡紫色，长 1～1.5cm，裂片椭圆形，开展，外侧略被白毛，喉部与基部光滑，无附属物；雄蕊 5，花丝短或无，着生于冠筒中部或喉部；子房 4 深裂，花柱纤细，先端浅 2 裂，柱头 2，倒卵形。小坚果阔卵形，褐色，长 3.5mm，宽约 3mm，有粗网纹和少数疣状突起。花期 6～7 月，果期 8～9 月。（图 4－44－2）生长于海拔 2500～4200m 的砾石山坡、草地及草甸处。分布于新疆、甘肃和西藏西部。主产于新疆。

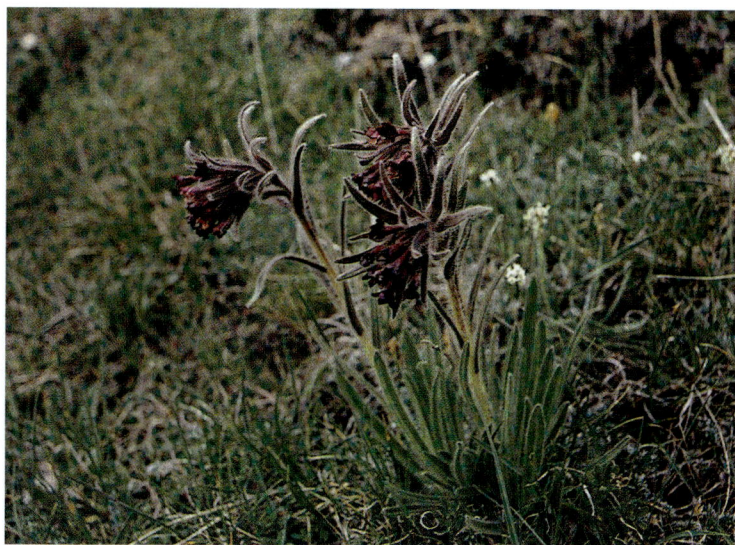

图 4－44－2　新疆紫草（原植物）

3. 黄花软紫草（内蒙紫草）　多年生草本，高 10～35cm。根圆锥形或圆柱形，梢扭曲，外皮紫褐色，常呈片状剥离。茎直立，通常于基部 2～4 分枝，密被开展的长硬毛或短伏毛。叶无柄，互生，椭圆形、长卵状披针形或匙状线形，长 1.5～5.5cm，宽 3～11mm，先端尖或钝，基部渐狭下延，全缘或有微缺刻，两面密被具基盘的白色长硬毛。镰状聚伞花序着生于茎枝的先端，长 3～10cm；花多数，密集；苞片线状披针形；花萼短钟状，5 裂，裂片线状披针形；花冠鲜黄色，筒状钟形，顶端裂片卵形，开展，常有紫黑色斑点；喉部无附属物；雄蕊 5，着生于冠筒中部或喉部；子房 4 裂。小坚果 4，三角状卵形，长 2～3mm，淡黄褐色，有小疣状突起。花期 6～8 月，果期 8～10 月。生长于荒漠草原、戈壁、向阳石质山坡及湖滨砾石沙地。分布于内蒙古、河北北部、宁夏、甘肃西部、新疆及西藏。主产于内蒙古、甘肃。

【化学成分】根均含多个萘醌类色素，主要有：β, β－二甲基丙烯酰紫草素（β, β－dimethylacrylshikonin）、乙酰紫草素（acetylshikonin）、紫草素（shikonin）、脱氧紫草素（deoxyshikonin）等。总色素含量：新疆紫草 3.1%～7.0%，紫草 1.05%～1.75%，内蒙古紫草 1.90%～2.49%，滇紫草 0.49%～1.05%（根皮），均以 β, β－

二甲基丙烯酰紫草素的含量最高。尚从紫草中分得紫草呋喃（shikonofuran）A～F，紫草嘧啶（lithospermidin）A 和紫草嘧啶 B，紫草多糖（lithosperman）A～C；从新疆紫草中还分得前列腺素合成抑制剂紫草二醇（arnebinol）、紫草双酮（arnebinon）、紫草二呋喃酮（arnebifuranone）等。紫草素及其衍生物在光、空气和高温下可产生聚合作用而失去抗菌活性。

【药材性状】

1. 硬紫草　根略呈圆锥形或纺锤形，稍扭曲，有分枝，长 7～15cm，直径 0.5～2cm；根头有残茎，表面被粗硬毛；根表面紫红色或紫黑色，粗糙，有纵沟纹及细小支根痕，外皮有时呈鳞片状剥裂。质硬脆，断面皮部紫红色，木部类白色或灰黄色，射线色深，老根木部有时朽蚀。气特异，味酸、甜。（图 4 - 44 - 3）

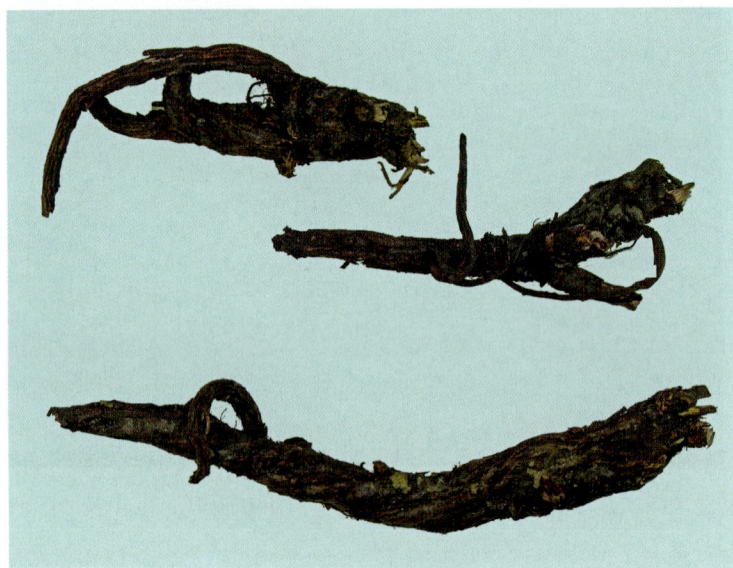

图 4 - 44 - 3　硬紫草

2. 软紫草　根及根茎略呈圆锥形，扭曲，长 8～22cm，直径 1.5～2.5cm；根茎约占全体的一半，常 2～5 分枝，顶端残存茎基，每分枝又分成数束（组织内产生数个木栓环将根茎分裂）而扭结。表面紫红色或紫褐色，有光泽，极疏松，成扭曲的条片状，多层相叠，易剥落成鳞片状薄片。质轻软，将皮部薄片层层剥去，露出结实的木部，直径约至 1cm，断面黄白色，中心常显紫色。气特异，味微苦、涩。（图 4 - 44 - 4）

3. 内蒙古紫草　根呈圆锥形或圆柱形，扭曲，长 6～20cm，直径 1～2cm；根头部略粗大，顶端有 1 或多个残茎，外被短硬毛；表面紫红色或暗紫色，皮部较薄，常数层相叠，易剥离。质硬脆，断面较平坦，皮部紫红色，木部较小，黄白色。气特异，味涩。

【显微特征】粉末特征

1. 硬紫草　紫红色。①栓化细胞，表面观呈类多角形或长方多角形，壁薄或稍厚，

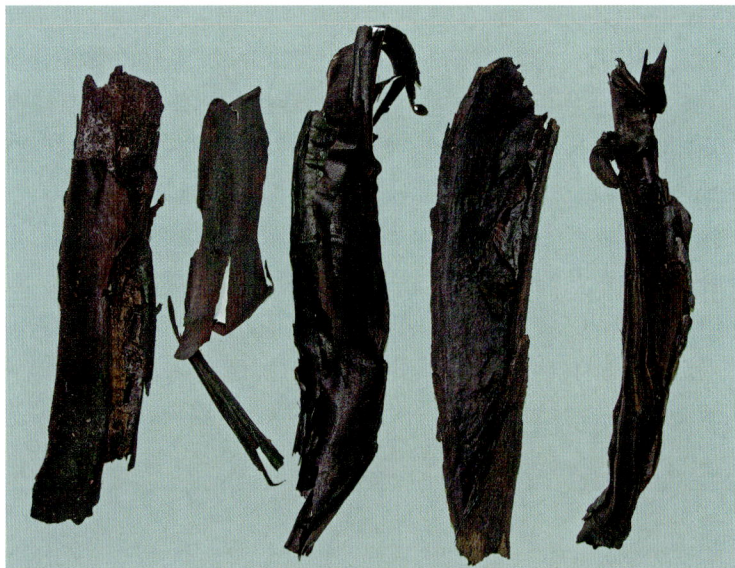

图 4 - 44 - 4　软紫草

有的呈连珠状，木栓化，胞腔内充满紫红色物质，遇水合氯醛试液逐渐溶解。②薄壁细胞，极皱缩，有的壁稍厚，具单纹孔，少数细胞含紫红色物质。③纤维管胞，梭形或细长，直径 9～29μm，壁厚 1～4μm，纹孔内口呈斜裂隙状，有的纵向排行成行，有的纹孔对交叉成人字形或十字形，常超出纹孔缘。④导管，多具缘纹孔或网纹，直径 9～72μm。

2. 软紫草　深紫红色。①非腺毛，单细胞，多断碎，直径 13～56μm，基部扩大呈喇叭状，宽可至 185μm，壁厚 5～13μm，常有纵细条纹，有的胞腔含紫红色物质。②栓化细胞，棕色，表面观呈多角形，壁厚薄不一，木栓化，胞腔内充满紫红色物质，常凝集成条状或团块状，遇水合氯醛试液逐渐溶解。③薄壁细胞，呈棕色或棕黄色，细胞轮廓不清晰，胞腔内多充满紫红色物质。④导管，多具网纹或具缘纹孔，直径 7～111μm。

3. 内蒙古紫草　与软紫草相似，唯单细胞非腺毛，直径 10～30μm，基部扩大呈漏斗状，宽可至 80μm，壁厚 2～5μm，外壁具半球形角质疣突。

【紫外光谱鉴别】

硬紫草的零阶光谱：峰位 273，518；谷位 251，389

　　一阶导数光谱：峰位 261；谷位 292

　　二阶导数光谱：峰位 224，244，274，300，501，535，548；谷位 238，281，486，521，542，562

软紫草（河南）的零阶光谱：峰位 271，519；谷位 252，411

　　一阶导数光谱：峰位 260，320，512，555；谷位 292，345，529，571

　　二阶导数光谱：峰位 224，244，275，298，505，535，549；谷位 237，271，281，339，486，522，562（图 4 - 44 - 5～图 4 - 44 - 7）

【药理作用】

1. 抗病原微生物作用　紫草煎剂、紫草素、2，3 - 二甲基戊烯酰紫草素、β，β - 二甲基丙烯酰紫草素对金黄色葡萄球菌、大肠埃希菌、枯草杆菌、流感病毒等均有抑制作用，紫草素还能显著抑制痢疾杆菌、伤寒杆菌和铜绿假单胞菌，并对卵黄八叠菌、结核杆菌、阿米巴原虫及皮肤真菌有抑制作用。结构中酚羟基烷化后即失去抗菌活性。6 种药用紫草中，以新疆紫草的作用最强，又以水提取物优于醇提取物。紫草多糖、紫草水煎液对单纯疱疹病毒及疱疹病毒地方株 HSV - 1 均有明显抑制作用。

2. 抗炎作用　紫草的乙醚、水、醇提取物及乙酰紫草素对正定霉素、甲醛、角叉菜胶或醋酸等引起的炎症有明显抑制作用，并能对抗缓激肽、菠萝蛋白酶及大鼠 - 兔血清引起的毛细血管通透性增高。6 种药用紫草的抗炎作用也以新疆紫草为最强。

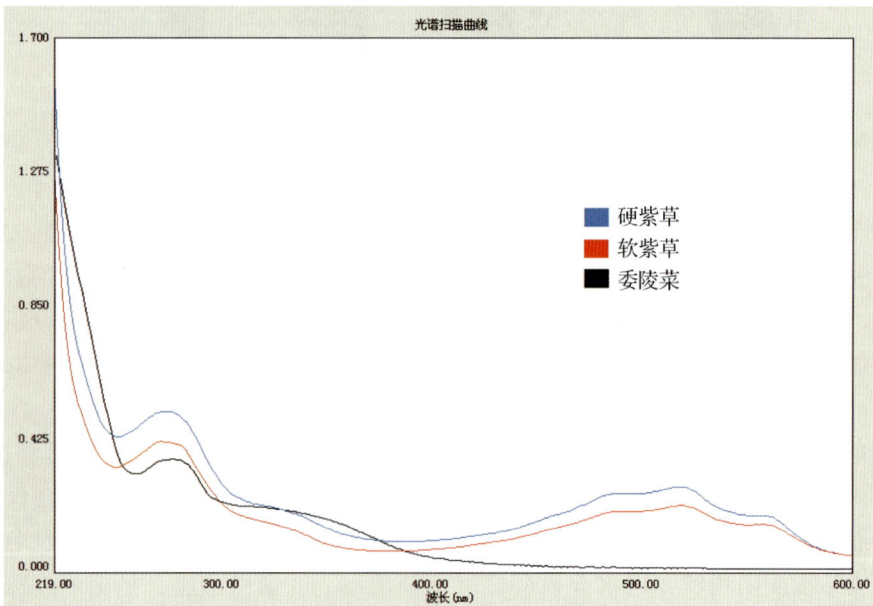

图 4 - 44 - 5　紫草的零阶光谱

3. 解热、镇痛及镇静作用　紫草煎剂及乙醚提取物口服对动物实验性发热有明显的解热作用，而水提取物的解热作用轻微。紫草素及乙酰紫草素有较强的镇痛作用，小鼠口服的 ED_{50} 分别为 160mg/kg 和 180mg/kg。上述成分及紫草乙醚提取物尚能显著延长雌性小鼠环己巴比妥的睡眠时间，而对雄性小鼠无明显影响。

4. 止血作用　黄花软紫草、软紫草、滇紫草的乙醇提取液及软紫草、滇紫草水提液对小鼠断尾均有显著止血作用，紫草的醇提液与水提液均无止血作用。

5. 抗生育作用　紫草有明显的抗垂体促性腺激素及抗绒毛膜促性腺激素的作用，可使卵巢明显减轻、胎盘的绒毛细胞坏死，有明显的抗着床、抗早孕作用。停药后仍可生育。对妊娠子宫有兴奋作用。

6. 其他　紫草尚有抗癌、降血糖及兴奋心脏等作用。

【功效】性寒，味甘、咸。能凉血，活血，解毒透疹。用于血热毒盛，斑疹紫黑，

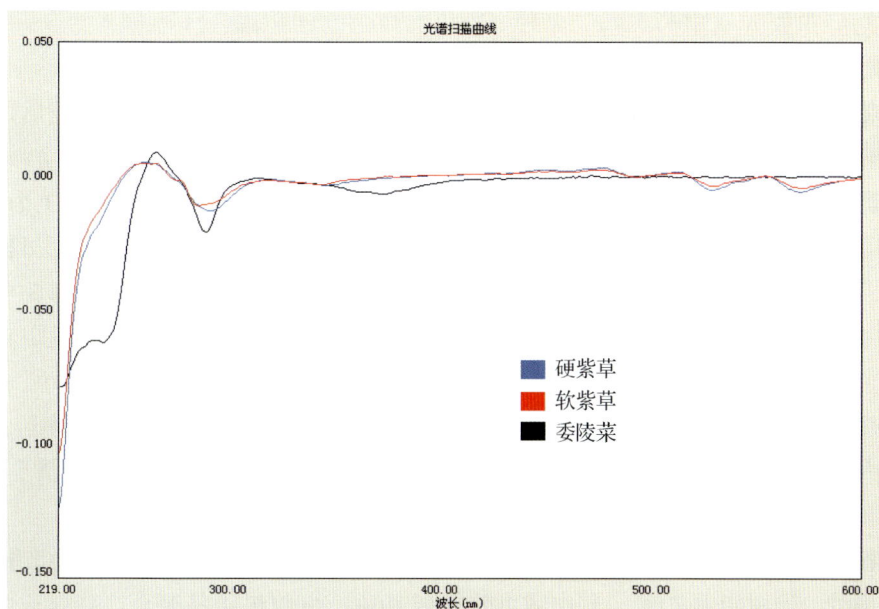

图 4 – 44 – 6　紫草的一阶导数光谱

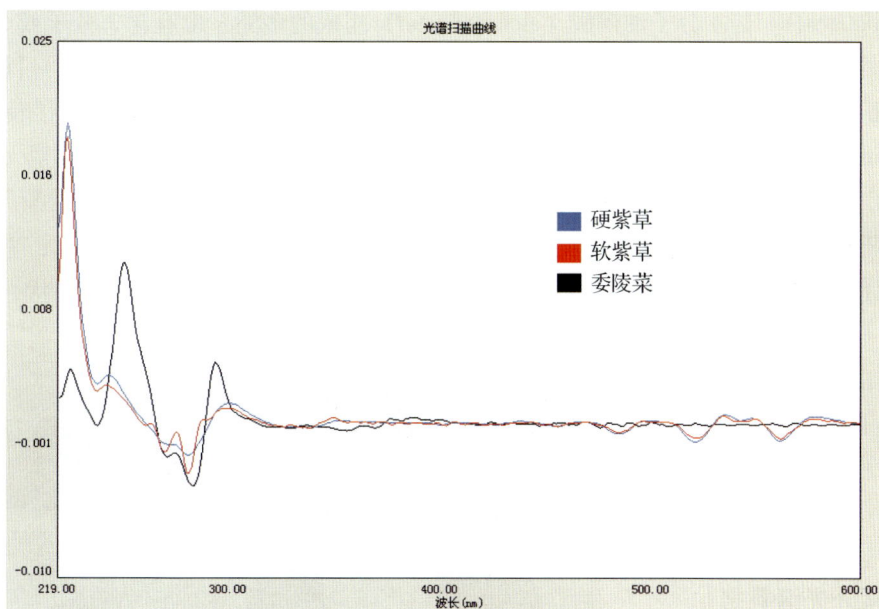

图 4 – 44 – 7　紫草的二阶导数光谱

麻疹不透，急、慢性肝炎，水火烫伤，疮疡，湿疹。煎服，5～9g；外用，适量，熬膏或用植物油浸泡涂搽。

紫草茸（正品）

【别名】紫铆、紫矿（《新修本草》），紫梗（《本草纲目》），紫胶（蔡帮华《昆虫

分类学》），虫胶（《中药志》），紫梗（香港）

【处方应付名称】紫草茸

【来源】胶蚧科动物紫胶虫 *Laccifer lacca* Kerr 在树枝上所分泌的干燥胶质。用刀将紫胶剥下，除去杂质，平摊于阴凉通风处，干燥。

【动物形态】雌虫体为不规则圆球形，紫色，深藏于胶质中。表面有 3 个突起，为肛门及 2 个中胸气门，周围环绕有丝状腊质。肛门周围为肛门环及肛门棘。雄虫小，分有翅及无翅两型。有翅型体长 1mm，宽约 0.4mm，紫红色；翅膜质；腹部 8 节，腹端着生一角质化的阴茎鞘，两侧各具一根白蜡丝。无翅型体长 2～3mm；触角 1 对，细长，向前伸；足 3 对，细弱，浅黄色。

寄生于钝叶黄檀、秧青、三叶豆、泡火绳、酸香、大叶榕、小叶榕等树上，吸取树液，并分泌胶质覆盖体外。雄虫泌胶量很少，主要靠雌虫泌胶。分布于台湾、广东、四川、云南等地。主产于云南、四川及台湾。

【化学成分】虫胶含树脂 70%～80%，蜡 6%～7%，色素 4%～8%。虫胶树脂分硬、软两种，硬树脂占 70%，其中纯虫胶树脂 10%。虫胶树脂易聚合，高分子虫胶树脂主要是由 4 分子萜烯酸［即 3 分子紫草茸醇酸（jalaric acid）或表虫胶酸（epishellolic acid）和 1 分子紫草茸酸（laccijalaric acid）或表紫草茸虫胶酸（epilaccishellolic acid）］与 4 分子油桐酸（aleuritic acid）组成的多酯，也有含 3 分子或 5 分子萜烯酸的。软树脂分离得 4 种纯的萜烯酸酯，即紫草茸酸酯（laccijalaric ester）Ⅰ和紫草茸酸酯Ⅱ、紫草茸醇酸酯（jalaric ester）Ⅰ和紫草茸醇酸酯Ⅱ。色素主要含虫胶红酸（laccaic acid）A_1、虫胶红酸 A_2、虫胶红酸 B、虫胶红酸 C、虫胶红酸 D 及虫胶红素（erythrolaccin），为蒽醌衍生物。蜡为二十五醇、三十二醇与二十酸、三十二酸组成的酯。

【药材性状】呈半圆柱状，长短宽窄不一，长 3～10cm，宽 1～1.5cm；紫褐色或紫红色，表面凹凸不平，具皱纹及小虫眼孔隙，附着于树枝处呈凹沟状，边缘钝圆。质硬脆，断面有平行排列的长圆形或圆形虫窝，内有长卵形或圆形虫尸，褐色或暗红色。气微臭，味淡。遇热则软化而发黏。（图 4 - 44 - 8）

【紫外光谱鉴别】

零阶光谱：峰位 223；谷位 不明显

一阶导数光谱：峰位 278；谷位 239，295

二阶导数光谱：峰位 251；谷位 229，86（图 4 - 44 - 9 ～图 4 - 44 - 11）

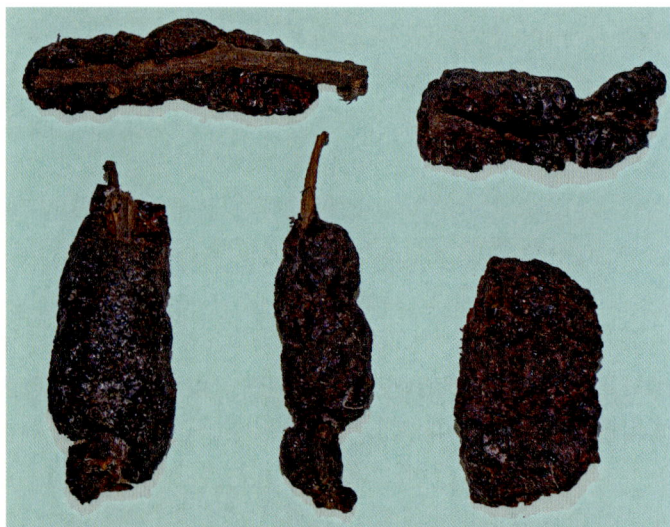

图 4 - 44 - 8　紫草茸

【功效】性平，味甘、咸。能清热，凉血，解毒。用于麻疹、斑疹不透，月经过多，崩漏，疮疡，湿疹。煎服，3～10g；研末，1.5～3g；外用，适量，研末撒布或煎膏涂敷。孕妇慎服。

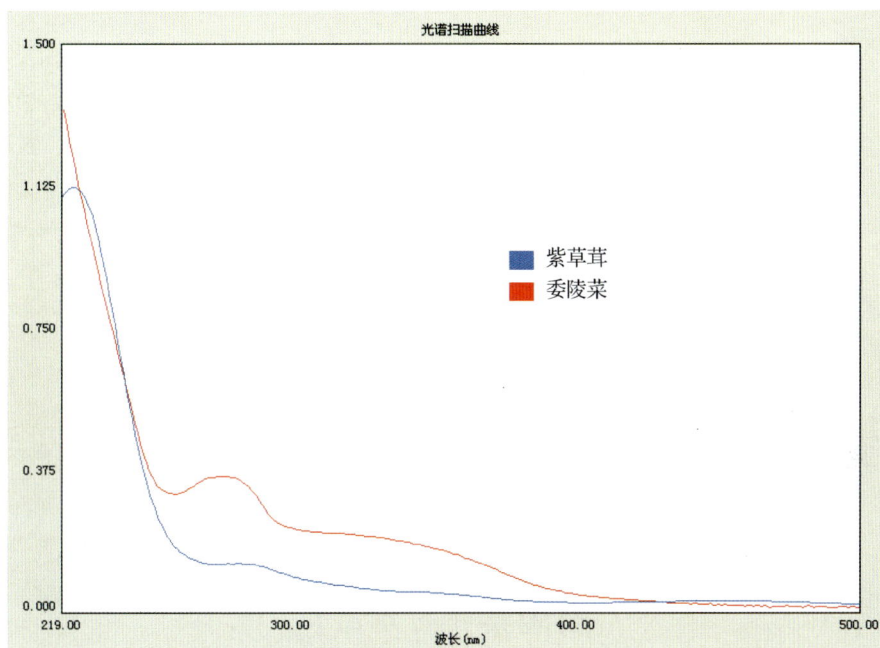

图 4 – 44 – 9　紫草茸的零阶光谱

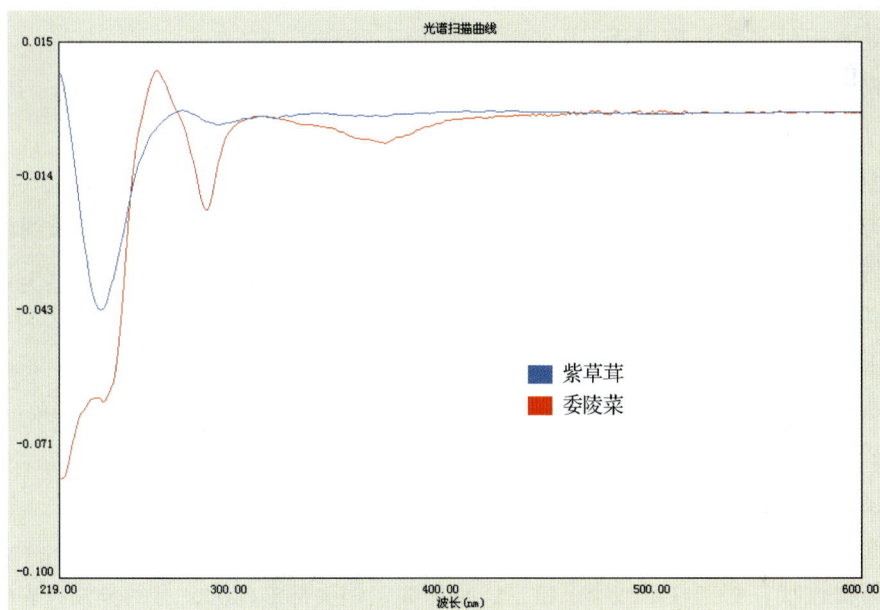

图 4 – 44 – 10　紫草茸的一阶导数光谱

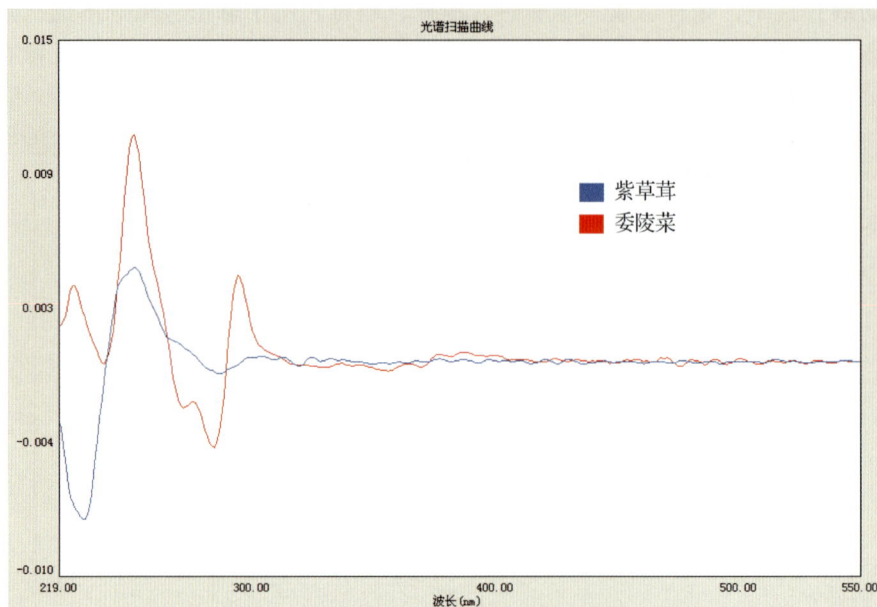

图 4 - 44 - 11　紫草茸的二阶导数光谱

委陵菜（习用品）

【别名】翻白草，白头翁，黄州白头翁（《本草推陈续编》），痢疾草（吉林），北子草（香港、澳门）

【处方应付名称】翻白草，白头翁、紫草茸（香港，澳门）

【来源】蔷薇科植物委陵菜 *Potentilla chinensis* Ser. 的干燥带根全草。4～10月采挖，除去花枝和果枝，洗净，晒干。

【植物形态】多年生草本。根粗壮，圆柱形。基生叶为羽状复叶，小叶5～15对，对生或互生，上部小叶较长，向下渐变短，无柄，小叶片长圆形、倒卵形或长圆状披针形，先端急尖或钝圆，边缘羽状中裂，并向下反卷，中脉下陷，下面被白色绒毛，沿脉被白色绢状长柔毛；茎生叶与基生叶相似唯小叶对数较少，托叶草质，边缘常齿裂。花茎直立或上升，疏被短柔毛及白色绢状长柔毛；伞房状聚伞花序，花瓣5，黄色，花柱近顶生，柱头扩大。瘦果卵球形，深褐色，具明显皱纹。花、果期4～10月。（图4 - 44 - 12）

主产于山东、辽宁、安徽。

【化学成分】全草含槲皮素、山柰酚、没食子酸、壬二酸及3，3′，4′－三甲基并没食子酸（3，3′，4′ - tri - O - methylellagic acid）等。

【药材性状】根圆柱形或类圆锥形，稍扭曲，根头部略膨大，有的分枝；表面暗棕色或暗紫棕色，外皮易片状剥落；质硬脆，断面皮部薄，暗棕色，常与木部分离，中央有放射状纹理。基生叶单数羽状复叶，小叶5～15对，小叶长圆形、倒卵形或长圆状披针形，边缘羽状中裂，下面及叶柄均被灰白色柔毛。气微，味涩、微苦。（图4 - 44 - 13）

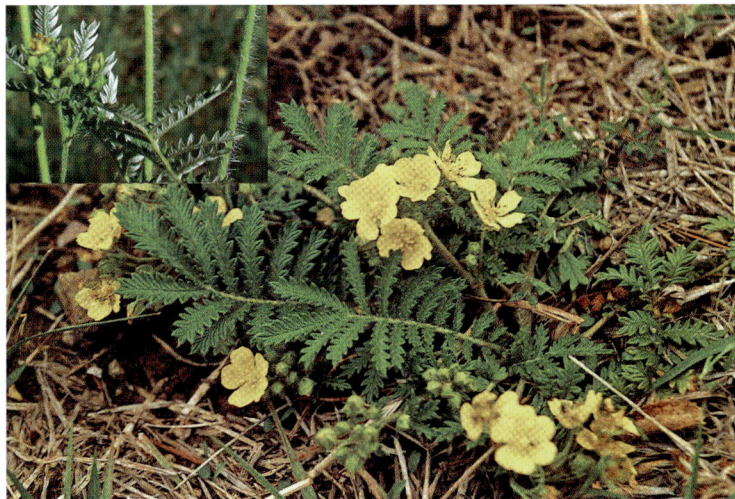

图 4 - 44 - 12　委陵菜（原植物，左上角示叶背与茎上毛茸）

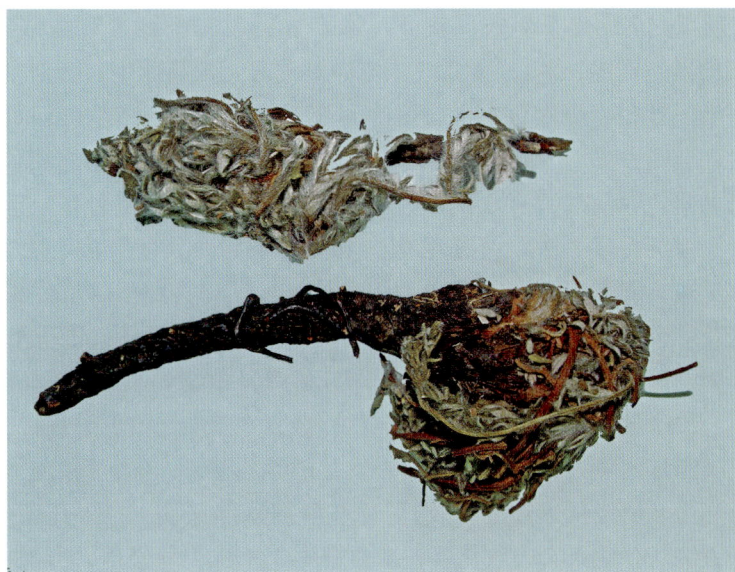

图 4 - 44 - 13　委陵菜

【显微特征】小叶片表面观：小叶片上、下表皮均有多数单细胞非腺毛，尤以下表皮为多，平直或弯曲，长约至4000μm，直径7~37μm，壁极厚或较厚；草酸钙簇晶存在于叶肉细胞中，直径6~65μm，偶见方晶。

【紫外光谱鉴别】

零阶光谱：峰位 277；谷位 259

一阶导数光谱：峰位 237，266，315；谷位 240，290

二阶导数光谱：峰位 225，251，275，294；谷位 238，271，284，356，369（图
　　　　　4 - 44 - 9 ~ 图 4 - 44 - 11）

【药理作用】

1. 抗阿米巴原虫作用　根煎剂每日以 3g/kg 给感染阿米巴的大鼠灌胃，连续 6d，对体内溶组织阿米巴原虫有一定抑制作用；但体外无效。以委陵菜根煎剂，成人每日 20～30g，分 3 次服，7～10d 为一疗程，必要时休息 1～2d 再行第二疗程，治疗 27 例急性、慢性和慢性潜伏期急性发作者，症状大多在 1～4d 消失，病原体平均转阴为 3d。

2. 抗菌作用　没食子酸、槲皮素及壬二酸对痢疾杆菌等肠道致病菌均有较强抑制作用。

3. 其他　煎剂对离体蛙心和兔心均有抑制作用，并可抑制兔离体和在体肠管，扩张豚鼠离体支气管，兴奋子宫。

【功效】
性寒，味苦。凉血止痢，清热解毒。用于赤痢腹痛，久痢不止，痔疮出血，疮痈肿毒。煎服，15～30g。

45　丝瓜络

【考证】
丝瓜之名始见于南宋许叔微《本事方》及杨士瀛《直指方》。《救荒本草》有较详细的形态描述，谓："丝瓜，人家园篱种之，延蔓而生，叶似栝蒌叶，而花又大，每叶间出一丝藤，缠附草木上，茎叶间开五瓣大黄花。结瓜形如黄瓜而大，色青，嫩时可食，老则去皮，内有丝缕……"《本草纲目》记述与上述相似，谓："丝瓜，唐宋以前无闻，今南北皆有之，以为常蔬。二月下种，生苗引蔓，延树竹，或作棚架。其叶大于蜀葵而多丫尖，有细毛刺，取汁可染绿。其茎有棱。六七月开黄花，五出，微似胡瓜花，蕊瓣俱黄。其瓜大寸许，长一二尺，甚则三四尺，深绿色，有皱点，瓜头如鳖首。……老则大如杵，筋络缠纽如织成，经霜乃枯，惟可借靴履，涤釜器，故村人呼为洗锅罗瓜。"以上本草记述，与葫芦科植物丝瓜 *Luffa cylindrica*（L.）Roem. 相一致。关于丝瓜的功效，《滇南本草》载："丝瓜，治五脏虚冷，补肾补精，或阴虚火动，又能滋阴降火。久服能乌须黑发，延年益寿。"《本草蒙筌》则谓："解毒，亦治痘疮痈。多取烧灰，敷上则效。"《本草纲目》又谓："入药用老者。煮食，除热利肠。老者烧灰存性服，去风化痰，凉血解毒，杀虫，通经络，行血脉，下乳汁，治大小便下血，痔漏崩中，黄积，疝痛卵肿，血气作痛，痈疽疮肿，齿䘌，痘疹胎毒。"直至清《本草再新》才有以"丝瓜络"之名入药的记载。今丝瓜络之功效与李时珍以上所述相近，但用药方法不同。

目前，全国绝大多数地区均以葫芦科植物丝瓜 *Luffa cylindrica*（L.）Roem. 的成熟果实维管束作丝瓜络入药，唯广东、广西使用同属植物粤丝瓜 *L. acutangula*（L.）Roxb. 的干燥果实维管束。

香港、澳门的用药习惯源于广东，亦以粤丝瓜的干燥果实维管束作丝瓜络入药。

【述评】

1. 丝瓜供药用始自明代，用其未成熟果实（《滇南本草》）或取成熟果实烧灰疗疾（明·陈嘉谟《本草蒙筌》《本草纲目》）。直至清·叶天士《本草再新》才有以"丝瓜络"之名入药的记载。今丝瓜络之功效与《本草纲目》及《本草蒙筌》的记载相近，但用药方法不同：古代，嫩者煮食，老者烧炭存性用；现代，以其老枯果实的维管束入药，生用或炒用，或炒炭用。其原植物为葫芦科植物丝瓜 *Luffa cylindrica*（L.）Roem.。古今应用基本一致。《中国药典》亦收载本种作为丝瓜络之正品。

2. 粤丝瓜 *Luffa acutangula*（L.）Roxb. 虽与丝瓜为同属植物，但因缺乏系统的实验研究，无法评价两者在化学成分、药理作用及临床疗效等方面异同。目前，可暂作地区性习惯用药使用，同时对两者在化学成分、药理作用及临床疗效等方面进行系统、深入的比较研究，以明确它们在上述方面的差异及各自的临床适应证，正确应用之。

丝瓜络（正品）

【别名】天萝筋（《脉因证治》），丝瓜网（《医林纂要·药性》），丝瓜壳（《分类草药性》），瓜络、絮瓜瓤（广州），丝瓜筋（江苏），丝瓜瓤（河北），千层楼（湖南），丝瓜布（四川）

【处方应付名称】丝瓜络

【来源】葫芦科植物丝瓜 *Luffa cylindrica*（L.）Roem. 的成熟果实维管束。夏、秋季果实成熟、果皮变黄、内部干枯时采摘，除去外皮及果肉，洗净，晒干，除去种子。

【植物形态】一年生攀援草本。茎枝粗糙，具棱沟，被微柔毛。茎须粗壮，通常2~4分枝。叶互生；叶柄粗糙，长 10~12cm，近无毛；叶片三角形或近圆形，直径10~20cm，掌状 5~7 裂，裂片三角形，中间裂片较长，8~12cm，先端尖，边缘具锯齿，基部心形，上面深绿色，有疣点，下面浅绿色，被短柔毛，叶脉掌状，被白色长柔毛。花单性，雌雄同株；雄花常 10~20 朵生于总状花序的顶端，花萼筒钟形，被短柔毛，花冠黄色，辐状，开后直径5~9cm，裂片 5，长圆形，内被黄白色长柔毛，外具3~5 条突起的脉，雄蕊 5，稀 3；雌花单生，花梗长2~10cm，花被与雄花相同，退化雄蕊3，子房长圆柱形，被柔毛，柱头5，膨大。果实圆柱状，直或稍弯，长 15~30cm，直径 5~8cm，表面平滑，通常有深色纵条纹，未成熟时肉质，成熟后干燥，里面有网状纤维，先端盖裂。种子多数，黑色，扁卵形，平滑，边缘狭翼状。花、果期夏秋季。（图 4-45-1）

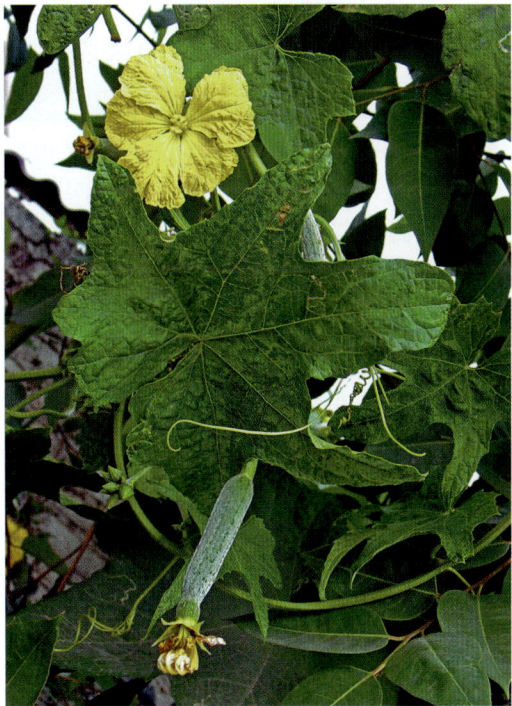

图 4-45-1 丝瓜（原植物）

我国南北各地普遍栽培。主产于江苏、浙江。

【化学成分】丝瓜络含木聚糖（xylan）、甘露聚糖（mannan）、半乳聚糖（galactan）等。果实含三萜皂苷类：丝瓜苷（lycyoside）A、丝瓜苷 E、丝瓜苷 F、丝瓜苷 J、丝瓜苷 K、丝瓜苷 L、丝瓜苷 M，尚含常春藤皂苷元及齐墩果酸皂苷元的 $3-O-\beta-$吡喃葡萄糖苷，瓜氨酸（citrulline）等。从丝瓜组织培养液中分得一种具抗过敏活性的泻根醇酸（bryonolic acid）。

【药材性状】全体由维管束纵横交错而成。多呈长圆筒形，略弯曲，两端稍细，长短不一，长可达 70cm，直径 5~10cm。表面淡黄白色，粗糙，有数条浅纵沟，有时可见残存果皮及膜质状果肉。体轻，质韧，富弹性；横断面可见子房 3 室，空洞状，偶见残留黑色扁平的种子。气微，味淡。（图 4-45-2）

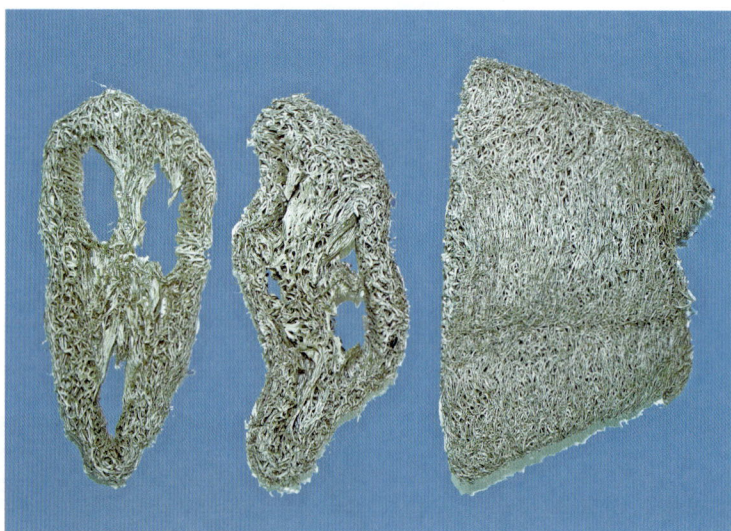

图 4-45-2　丝瓜络

【显微特征】组织解离制片观察：①纤维，成束或单个散在，直径 17~40μm，壁木化，胞腔较小，两端斜尖。②螺纹导管，众多，直径约 34μm。③木薄壁细胞，少，壁较厚，具单纹孔。

【紫外光谱鉴别】

零阶光谱：峰位、谷位不明显

一阶导数光谱：峰位 228，255，276；谷位 235　263　290

二阶导数光谱：峰位 223，245，270，295；谷位 232，259，281（图 4-45-3~图 4-45-5）

【药理作用】

1. 镇痛及镇静作用　采用扭体法（5g/kg）及热板法和电刺激法（10g/kg）实验证明，丝瓜络水煎液小鼠腹腔注射均有明显镇痛作用，纳洛酮不能对抗其镇痛作用，表明其镇痛作用与阿片受体无关。其水煎液（10g/kg，20g/kg）小鼠腹腔注射，对戊巴比妥钠阈下催眠剂量有明显协同作用。

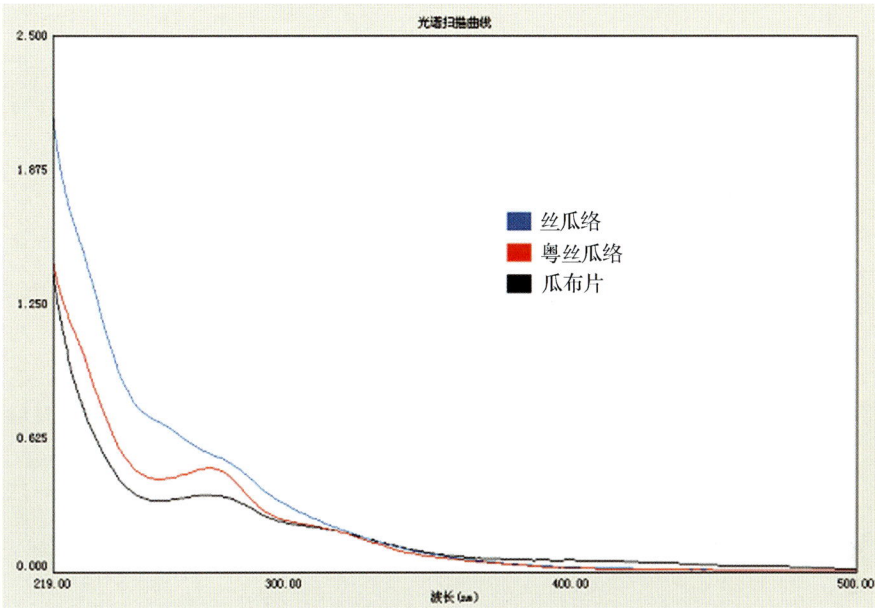

图4－45－3　丝瓜络的零阶光谱

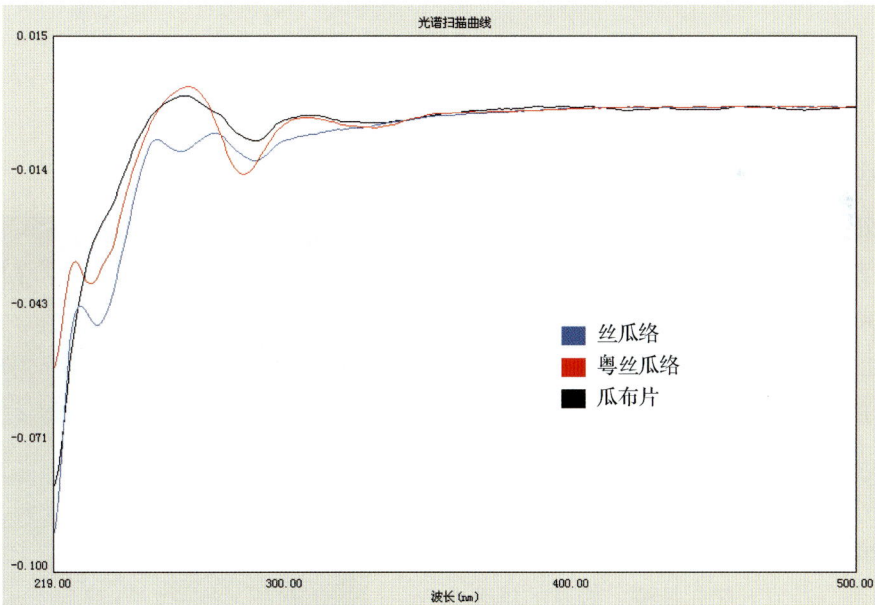

图4－45－4　丝瓜络的一阶导数光谱

2. 抗炎作用　大鼠腹腔注射丝瓜络水煎液（10g/kg），对角叉菜胶致足跖肿及棉球肉芽肿均有明显抑制作用。

3. 毒性　小鼠腹腔注射丝瓜络水煎液，以改良寇氏法计算，LD_{50}为（137.4 ± 16.71）g/kg。

【功效】通络，活血，祛风，解毒，消肿。用于痹痛拘挛，胸胁胀痛，乳汁不通，

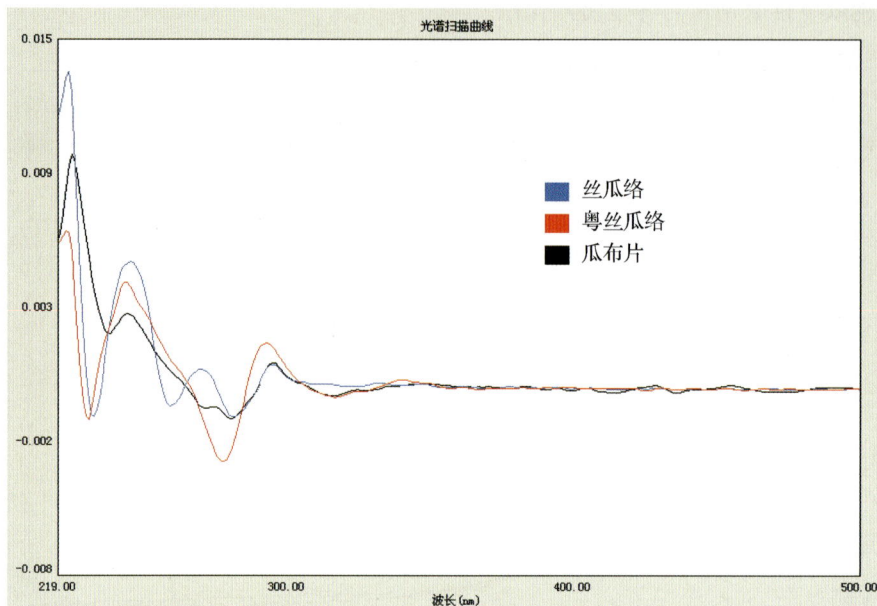

图 4 – 45 – 5　丝瓜络的二阶导数光谱

肺热咳嗽，痈肿疮毒，乳痈。煎服，5 ~ 15g；或烧炭存性，研末，每次 1.5 ~ 3g 内服或取适量，调敷患处。

粤丝瓜络（习用品）

【别名】棱角丝瓜，丝瓜布、瓜布片（香港）

【处方应付名称】粤丝瓜络，丝瓜络（广东、广西、香港、澳门）

【来源】葫芦科植物粤丝瓜 *Luffa acutangula*（L.）Roxb. 的成熟果实维管束。夏、秋季果实成熟、果皮变黄、内部干枯时采摘，除去外皮及果肉，洗净，晒干，除去种子；或采收后，不去外皮和种子，晒干。

【植物形态】其形态与丝瓜相似，唯茎有明显棱角，卷须下部亦具棱；雄花的雄蕊为 3，其中 1 枚 1 室，2 枚 2 室；子房有棱角，棍棒状而无毛茸；果实表面具 8 ~ 10 条纵向的棱；种子边缘无狭翼，基部 2 浅裂。（图 4 – 45 – 6）

广东、广西有栽培，北方少见。

【化学成分】从粤丝瓜种子中分离得到一种糖蛋白，对妊娠小鼠可引起中期流产。

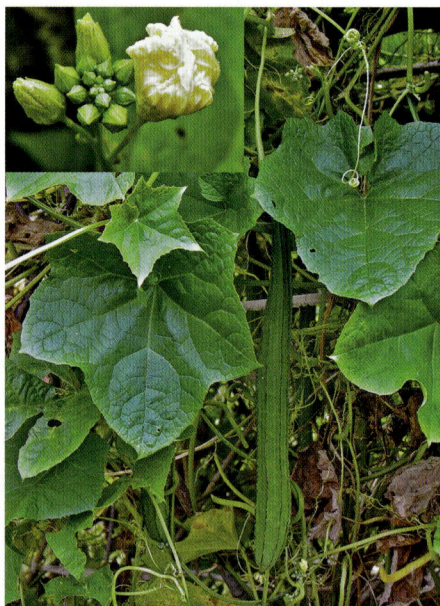

图 4 – 45 – 6　粤丝瓜（原植物）

【药材性状】果实呈长圆柱形，一端渐细，其上有坚韧的果柄；果皮灰黄色，上有 10 条明显突起的纵棱线，果皮质脆。其余与丝瓜络相似。饮片为除去种子后切段并压平的块片，长 3～6cm，宽 2～5cm，厚 1～2mm，常一面为果皮，另一面为网状维管组织，或两果皮间夹有少量网状维管束，果皮灰黄色或浅灰棕褐色，表面仍可见数条压伏的纵棱线；维管束淡黄白色，交错成网状。气微，味淡。(图 4 - 45 - 7，图 4 - 45 - 8)

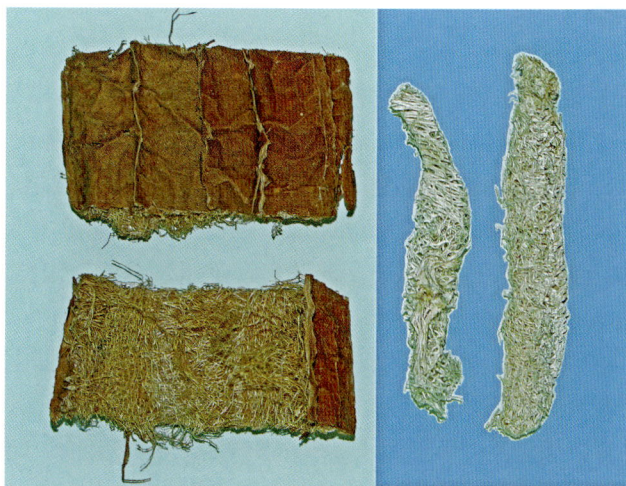

图 4 - 45 - 7　粤丝瓜络（左为广东饮片，右为香港饮片）

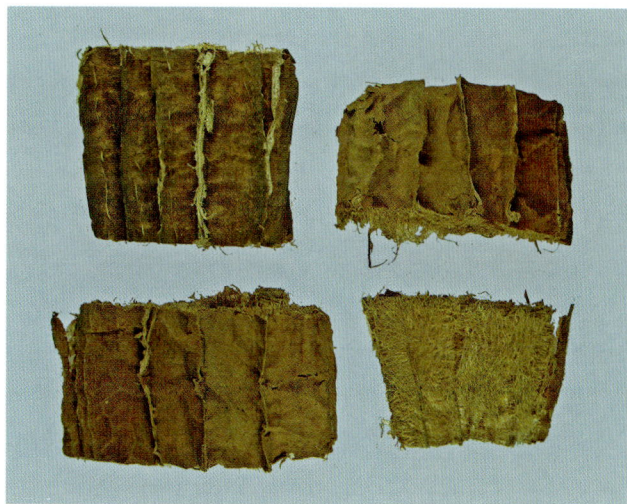

图 4 - 45 - 8　瓜布片

【紫外光谱鉴别】

粤丝瓜络零阶光谱：峰位 274；谷位 257

　　　一阶导数光谱：峰位 227，267，307；谷位 232，286

　　　二阶导数光谱：峰位 222，243，293，340；谷位 230，278，317

瓜布片的零阶光谱：峰位 272；谷位 256

一阶导数光谱：峰位 266，309；谷位 290

二阶导数光谱：峰位 224，244，275，295；谷位 237，280

【药理作用】未见研究报道。

【功效】与丝瓜络相同。

46　络石藤

【考证】络石，始载于《神农本草经》，列为上品。《新修本草》载："此物生阴湿处。冬夏长青，实黑而圆，……若在石间者，叶细厚而圆短；绕树生者，叶大而薄。人家亦种之为饰。"（实黑而圆，显然不是夹竹桃科植物）陈藏器《本草拾遗》曰："在石者良，在木者随木性有功，与薜荔相似。更有石血、地锦等十余种藤，并是其类，大略皆主风血，暖腰脚，变白不老。苏敬言石血即络石，殊误矣。"陈氏所述应指络石 Trachelospermum jasminoides（Lindl.）Lem.，并谓石血与络石并非一物。《蜀本草》载："所在有之，生木石间，凌冬不凋，叶似细桔叶。茎节着处，即生根须，包络石旁。花白子黑。"（除子黑外，此段描述与夹竹桃科植物络石相符）《本草纲目》载："络石贴石而生，其蔓折之有白汁。其叶小于指头，厚白实木强，面青背淡，濇而不光。有尖叶、圆叶二种，功用相同，盖一物也。"上述描述与桑科植物薜荔 Ficus pumila L. 相似，其叶小于指头者指不育枝叶。但李氏将石血列为络石的异名，且又载有木莲，并谓"木莲叶厚坚强，大于络石。不花而实，实大如杯，……"故李氏所述络石极可能是夹竹桃科络石。《植物名实图考》记载与李氏相同，并有附图。

另有石血，《新修本草》载于络石条下，谓："此物生阴湿处，冬夏常青，实黑而圆，其茎蔓延绕树石侧。若在石间者，叶细厚而圆短……俗名耐冬，南山人谓之石血。"《本草拾遗》曰："若呼石血为络石，殊误矣。石血叶尖，一头赤。"所述形态与夹竹桃科植物石血相一致，据此亦可反证当时使用的络石为夹竹桃科植物。《植物名实图考》载："按江西山坡及墙壁木石上极多，……但细审其叶，一茎之上或尖或圆，团如人手指，尖如竹叶……"并有附图，这里显然指络石的变种石血，但未见有以茜草科植物穿根藤作络石入药的记载。

目前，全国多数地区使用的络石藤与本草记载基本相符，主要是络石 Trachelospermum jasminoides（Lindl.）Lem. 和薜荔 Ficus pumila L. 的不育枝叶；络石变种石血 Trachelospermum jasminoides（Lindl.）Lem. var. heterophyllum Tsiang 在山东及浙江温州地区亦作络石藤使用。广东、广西多数地区则以茜草科植物穿根藤 Psychotria serpens L.，粤东地区亦以薜荔不育枝叶，江苏淮阴以卫矛科扶芳藤 Euonymus radicans Sieb.，江苏徐州和连云港一带以葡萄科地锦藤 Parthenocisus tricuspidata（Sieb. et Zucc.）Planch.，四川部分地区以豆科山鸡血藤 Milletia dielsiana Harms 作络石藤入药。

香港、澳门的用药习惯源于广东，亦以穿根藤作络石藤入药。

【述评】

1. 从多数本草的记载看，古代应用的络石可能包括夹竹桃科植物络石和桑科植物薜荔。但从唐《本草拾遗》始，历代本草除收载络石外，还同时收载木莲（薜荔），《图经本草》更指出"薜荔、络石极相类，茎叶粗大如藤状，木莲更大于络石，其实若莲房。"可见，古代已明确络石和薜荔是两种不同药物。

2. 络石的同名异物自古有之。从多数本草描述看，可能包括络石和薜荔。由于陈藏器谓"更有石血，地锦等十余种藤，并是其类，大略皆主风血，暖腰脚，变白不老"，故可能是造成上述十余种藤与络石混用的原因。但未见有以穿根藤作络石应用的记载。

3. 现今使用的络石藤的品种较为混乱，除络石外，尚有薜荔、石血、地锦、扶芳藤、穿根藤、山鸡血藤等在不同地区作络石藤使用。与古代的同名异物情况相似。

4.《中国药典》收载夹竹桃科植物络石 *Trachelospermum jasminoides*（Lindl.）Lem. 作为络石藤的正品，符合古今用药主流。

5. 络石藤与混淆品薜荔和穿根藤分别来源于 3 个不同科的植物，化学成分也存在较大的不同。络石茎叶含甾体苷、生物碱、黄酮等，薜荔含内酯、黄酮、甾醇等，而穿根藤主要含黄酮类、甾醇和皂苷类；因此，生理活性均可能存在差异。从上述 3 种药物的性味、功效和临床应用情况看，也存在一定差异。因此，有必要对它们进行系统的化学、药理和临床疗效的比较研究，以明确各自的医疗用途，并分别冠以正确的名称"络石藤"、"薜荔藤"、"穿根藤"。

络石藤（正品）

【别名】 石鲮（《本经》），石血（《新修本草》），白花藤（《植物名实图考》），石南藤（吉林），爬山虎（江苏），石邦藤（江西），风藤、折骨草（湖南），软筋藤（广西），万字金银、石气柑（四川）

【处方应付名称】 络石藤

【来源】 夹竹桃科植物络石 *Trachelospermum jasminoides*（Lindl.）Lem. 的干燥带叶茎枝。秋末采收，扎成小把，晒干。

【植物形态】 常绿攀援木质藤本，具乳汁。老枝生气根，嫩枝绿色，密被黄褐色短柔毛，老时渐无毛，枝条和节上不生气根。叶对生。聚伞花序腋生或顶生；花萼 5 深裂，反折，花冠白色，高脚杯状，花冠筒中部稍膨大，先端 5 裂，开放时向右旋转，喉部有短柔毛；雄蕊 5，着生于冠筒中部，花药联合围绕于柱头；子房上位，花盘与子房等长；心皮 2，离生。蓇葖果双生，沿腹缝线开裂，种子顶端有白色绒毛。花期 4~5 月，果期 8~10 月。（图 4-46-1）

全国各地均产。主产于江苏、安徽、江西、湖北、山东、福建，销全国。

【化学成分】 茎叶含牛蒡苷（arctiin）、络石苷（traacheloside）、穗罗汉松树脂酚苷（matairesinoside）、去甲络石苷（nortracheloside）、络石苷元、去甲络石苷元、橡胶肌醇（dambonitol）、β-谷甾醇葡萄糖苷（β-sitosteryl glucoside）、加拿大麻糖（cy-

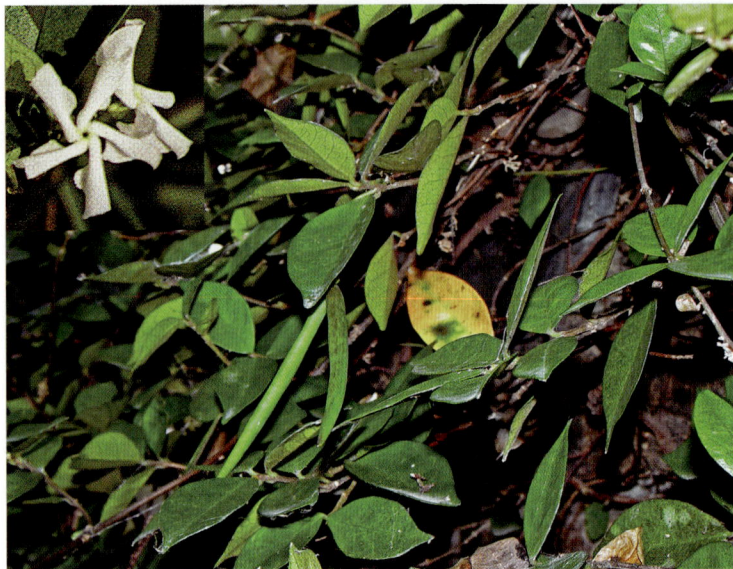

图 4 - 46 - 1　络石（原植物，左上角示花）

marose）等。尚含黄酮类成分芹黄素（apigenin）及其 7 - O - 葡萄糖苷、7 - O - 龙胆二糖苷、7 - O - 新橙皮糖苷，木犀草素（luteolin）及其 7 - O - 葡萄糖苷、7 - O - 龙胆二糖苷、4′ - O - 葡萄糖苷，吲哚类生物碱冠狗牙花定碱（coronaridine）、伏康京碱（wacangine）、白坚木辛碱（appancine）、狗牙花壬碱（conoflorine）、伏康碱（vobasine）、伊波加因碱（ibogaine）、山辣椒碱（tabernamontanine）等，β - 香树脂醇和羽扇豆醇及它们的乙酸酯，羽扇豆醇不饱和脂肪酸酯，β - 谷甾醇、豆甾醇及油菜甾醇等。

【药材性状】茎枝圆柱形，直径 1.5 ~ 5mm，多分枝，弯曲，节略膨大。表面红褐色或棕褐色，有细纵纹，散生点状皮孔、攀援根或根痕，后者以节部为多。质坚韧，折断面淡黄白色。叶对生，具短柄，卵状披针形或椭圆形，先端锐或渐尖，黄绿色或暗绿色，两面被短柔毛，厚纸质。气微，味微苦。（图 4 - 46 - 2）

【显微特征】茎横切面：自外而内为木栓层、皮层、韧皮部、木质部、内生韧皮部和髓。皮层外侧有石细胞群，初生韧皮纤维成束，壁非木化，形成层不明显，木质部内侧为内生韧皮部，其内侧亦有非木化的纤维群及木化的石细胞。薄壁组织散布乳管，草酸钙方晶存在于石细胞旁的薄壁细胞中，乳汁管多不分枝。

叶肉异面型，栅栏细胞 2 裂，通过中脉；叶肉组织中有多数纤维纵横交错成网状，纤维壁厚，微木化；叶肉细胞含草酸钙簇晶。上表皮细胞垂周壁平直，无气孔和毛茸；下表皮细胞垂周壁弯曲，气孔平轴式，非腺毛由 1 ~ 8 个细胞组成，外壁具明显疣状突起。

【紫外光谱鉴别】

零阶光谱：峰位 280，328；谷位 255，310

一阶导数光谱：峰位 225，267，317；谷位 222，239，290

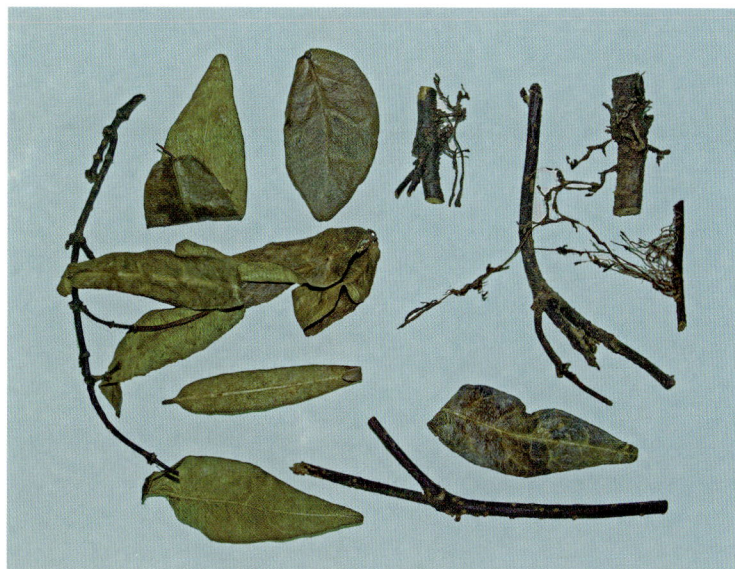

图 4 – 46 – 2　络石藤（江西）

二阶导数光谱：峰位 222，245，294；谷位 232，286（图 4 – 46 – 3～图 4 – 46 – 5）

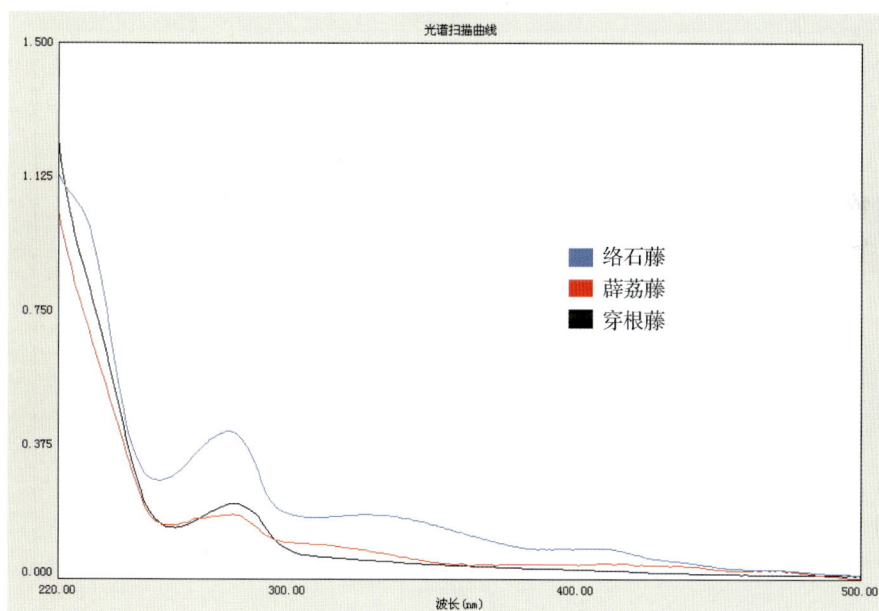

图 4 – 46 – 3　络石藤的零阶光谱

【药理作用】

1. 抗菌作用　50％络石藤煎剂对金黄色葡萄球菌、福氏痢疾杆菌及伤寒杆菌均有抑制作用（平板挖沟法）。

2. 抗痛风作用　叶中所含黄酮类对尿酸合成、黄嘌呤氧化有强抑制作用，故有抗

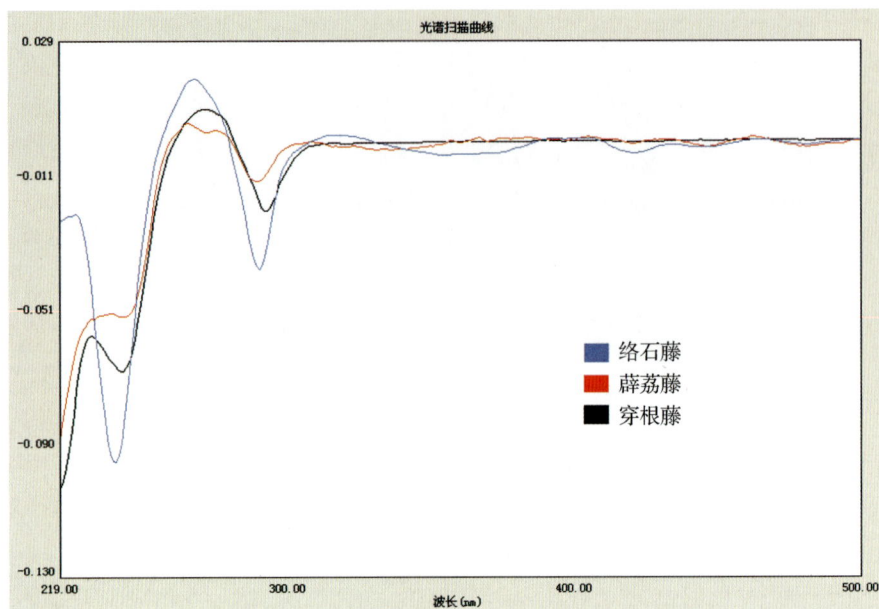

图 4 - 46 - 4　络石藤的一阶导数光谱

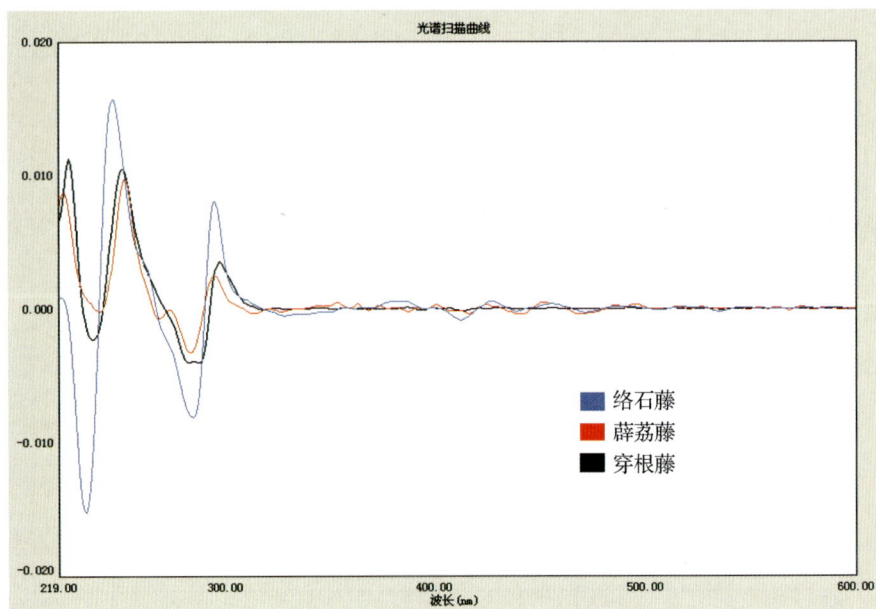

图 4 - 46 - 5　络石藤的二阶导数光谱

痛风作用。其中 1μg/ml 和 10μg/ml 浓度的木犀草素 - 4′ - O - 葡萄糖苷的抑制率分别为 80.7% 和 86.1%，而槲皮黄素 - 4′ - O - 葡萄糖苷的则为 60.3% 和 86.2%。

3. 其他　牛蒡苷可扩张血管，降低血压，并可使冷血和温血动物产生惊厥，大剂量可引起呼吸衰竭，并使小鼠皮肤发红、腹泻，对离体兔肠及子宫有抑制作用。

【功效】性凉，味苦。能祛风，通络，止血，散瘀。用于风湿痹痛，筋脉拘挛，痛肿，喉痹，吐血，跌打损伤，产后恶露不行。煎服，6~15g。

【附注】石血　形态与络石相似，唯枝上长有气根，叶对生，二型，不育枝上叶呈披针形，有时带紫红色或叶面具白色斑纹，叶背被短柔毛；能育枝上的叶常呈卵状椭圆形。质较厚，不易石破碎。气微，味微苦涩。全草含牛蒡酚 $-4'-O-\beta-$ 龙胆二糖苷（aretigenin $-4'-O-$gentiobioside），$\beta-$ 络石苷 II_A 和 $\beta-$ 络石苷 II_B。性温，味苦微涩。能祛风湿，强筋骨，补肾止泻。用于风湿久痹，腰膝酸痛，跌打损伤，肾虚腹泻。

薜荔藤（习用品）

【别名】木莲（《本草拾遗》），木莲藤（《日华子》），王不留行、石莲、爬山虎（广西），追骨风（湖南），凉粉藤（浙江），薜荔络石藤（广东），抱树莲（贵州）

【处方应付名称】薜荔藤，薜荔络石藤，络石藤（粤东）

【来源】桑科植物薜荔 *Ficus pumila* L. 的干燥不育枝叶。全年均可采收，鲜用或晒干。

【植物形态】常绿攀援灌木，有乳汁。叶二型，互生。不育枝上生不定根，叶小而薄，卵状心形，基部稍不对称，叶柄很短；能育枝上无不定根，叶较大，卵状椭圆形，先端急尖至钝，基部圆形至浅心形，厚纸质，叶背被黄色柔毛，基出脉 3 条，侧脉 4~5 对，于叶面下陷，叶背突起，网脉蜂窝状，叶柄长 5~10mm，托叶 2，披针形，被黄色丝状毛。雌雄异株，隐头花序，花序托单生于叶腋。雄株花序托较小，长椭圆形；雌株花序托稍大，梨形或倒卵形。果为木莲，先端平截，中央有一孔，表面紫绿色；瘦果近球形，有黏液。花期 5~6 月，果期 9~10 月。（图 4-46-6）

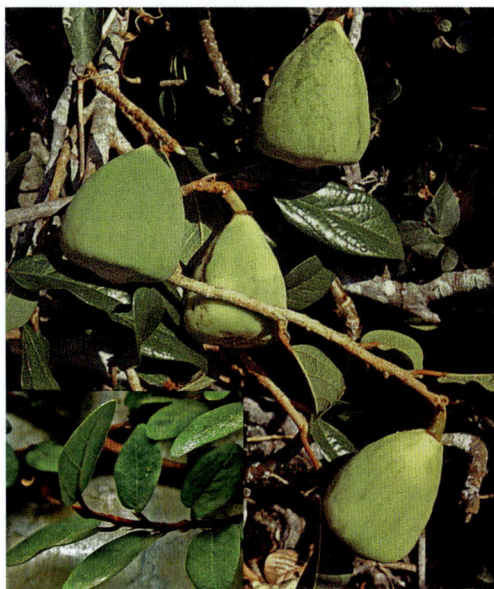

图 4-46-6　薜荔（原植物，左下角示不育枝）

全国大部分地区均产，多自产自销。

【化学成分】叶含脱肠草素（herniarin）、香柑内酯（bergapten）、内消旋肌醇（meso-inositol）、芸香苷（rutin）、$\beta-$谷甾醇、蒲公英甾醇乙酸酯（taraxeryl acetate）、$\beta-$香树脂醇乙酸酯（$\beta-$amyrin acetate），种子含多糖 13%，水解生成葡萄糖、果糖和阿拉伯糖。

【药材性状】茎枝圆柱形，细长，直径 1~4mm，表面灰褐色，常有攀援根或点状突起的根痕。质坚韧或脆，折断面黄色或黄褐色，髓部黄白色，位于一侧。叶互生，有短柄，叶片卵形或椭圆形，先端钝，基部偏斜，棕绿色或黄褐色，叶背网脉明显突起，厚纸质。气微，味淡。(图4-46-7)

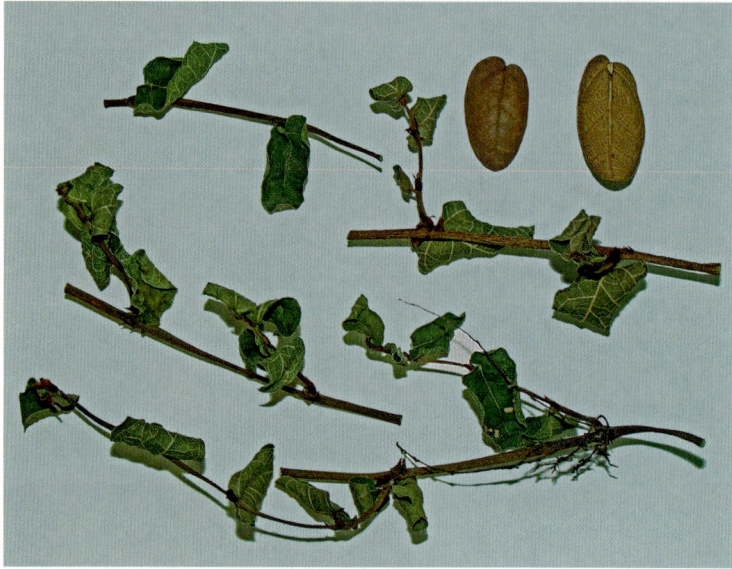

图4-46-7　薜荔藤

【显微特征】茎横切面：最外为木栓层，皮层外侧有断续排列的石细胞群。维管柱偏心性，韧皮纤维成束或散在，壁厚，初生壁木化，次生壁非木化。导管形大，单个散在或数个成群，木纤维与韧皮纤维相似。髓偏于一侧。乳汁管散布于皮层、韧皮部、木质部和髓部；草酸钙方晶存在于栓内层和皮层薄壁细胞中，所有薄壁细胞中均含淀粉粒。粉末中，导管多具缘纹孔；韧皮纤维窄长，末端细长渐尖；石细胞多呈类方形、长方形或长圆形；乳汁管分枝状，不联结。尚有木纤维、方晶和淀粉粒等。

叶肉异面型，栅栏细胞2列，不通过中脉，叶肉细胞有的含草酸钙簇晶；下表皮有含钟乳体的异细胞；中脉维管束外韧型，韧皮部外侧有纤维束，纤维束外方的薄壁细胞含草酸钙方晶，形成晶鞘纤维。上表皮细胞垂周壁平直，无气孔；下表皮细胞垂周壁弯曲，气孔不定式；上、下表皮均有腺毛和非腺毛，腺毛的头部1~6个细胞，腺柄单细胞，非腺毛1~15个细胞组成。乳汁管在中脉和叶片中均有分布，常与叶脉平行。

【紫外光谱鉴别】

零阶光谱：峰位281，谷位259

一阶导数光谱：峰位265，274；谷位240

二阶导数光谱：峰位221，252，273，295，354；谷位239，268，283（图4-46-3~图4-46-5)

【药理作用】本品有一定的抗肿瘤作用。

【功效】性平，味酸。能祛风利湿，活血，解毒。用于风湿痹痛，泻痢，淋病，跌打损伤，痈肿疮疖。煎服，6～15g。

【附注】地瓜藤：为桑科植物地瓜藤 *Ficus ticoua* Bur. 的干燥枝叶。在贵州作络石藤入药。

与薜荔的主要区别点：本品为落叶匍匐灌木，叶小，卵形、倒卵状椭圆形或长椭圆形，先端尖，边缘具波状齿，两面均粗糙，叶柄较长，1～2cm；花托球形，淡红色或红色。性味甘凉，能清热解毒，祛风除湿，止咳。

穿根藤（习用品）

【别名】春根藤、崧根藤、伸筋藤、匍匐九节、蔓九节（广东），木头疟（广西），白花风不动（福建），风不动藤（浙江），松筋藤（香港）

【处方应付名称】穿根藤，广东络石藤，络石藤（广东、广西、香港、澳门）

【来源】茜草科植物穿根藤 *Psychotria serpens* L. 的干燥茎叶。全年均可采收，洗净，切段，晒干。

【植物形态】常绿平卧灌木，全株无毛。攀附枝的一面生短而密的气根。叶对生，叶片革质，卵形、倒卵形或卵状矩圆形，先端短尖或钝；主脉一条，侧脉不明显；叶柄短，托叶膜质，短鞘状。聚伞花序集成圆锥状，生于枝顶。花冠白色，漏斗状，裂片5，略长于管；核果小，近球形，白色，直径约5mm。花期秋季。（图4－46－8）

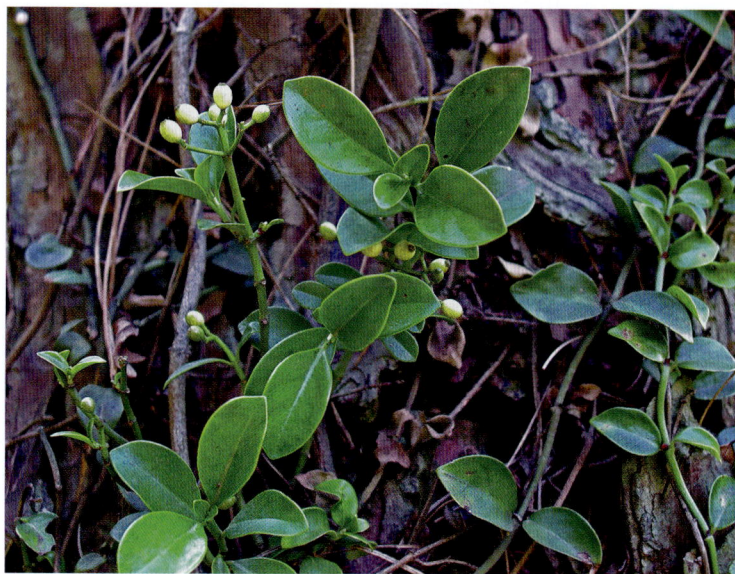

图4－46－8　穿根藤（原植物）

分布于我国南部，主产于广东。

【化学成分】全株含高级脂肪醇、酮，豆甾醇（stigmasterol），β-谷甾醇。不含三萜酸。成分预试结果表明，本品含黄酮类、皂苷、甾醇、鞣质等。

【性状】茎枝呈灰褐色或灰绿色，节略膨大，着生不定根，质硬，断面淡黄色或灰绿色，中央有髓。叶对生，叶片卵形、倒卵形或卵状矩圆形，先端短尖或钝，革质，两面均无毛，侧脉不明显。枝端常带花序或果实，果类球形，棕褐色，表面有纵棱，顶端有宿萼。气微，味微苦、涩。(图4-46-9)

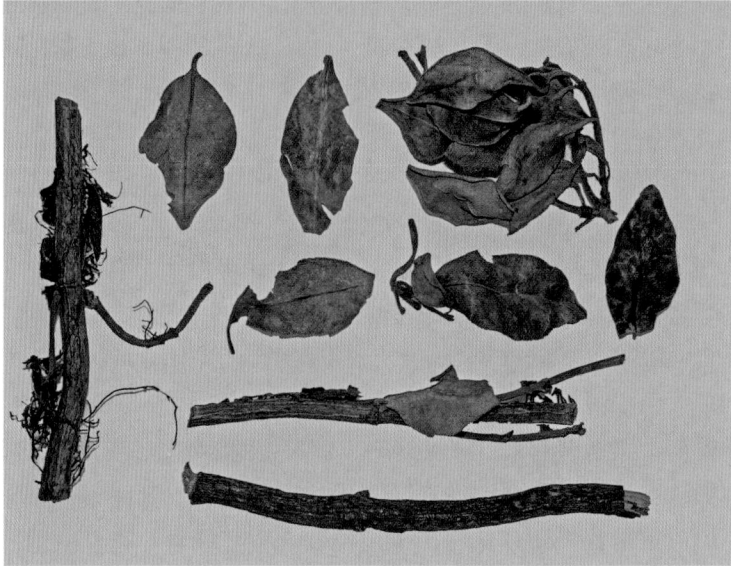

图4-46-9　穿根藤（广东络石藤）

【显微特征】茎横切面：表皮存在，有的表皮细胞特化成单细胞非腺毛，锥形；木栓组织局部发生于表皮下的皮层组织，以皮孔处多见；皮层宽阔；石细胞环带排列在韧皮部外侧；韧皮部较窄；形成层不明显；木质部宽阔，所有的细胞均木化；髓部宽阔，偶见圆形石细胞。皮层和韧皮薄壁细胞有的含草酸钙针晶束。

叶肉异面型，栅栏细胞1列，通过中脉，有的叶肉细胞含草酸钙针晶束；上表皮内侧有1列下皮细胞，形大，横卧长方形；中脉维管束外韧型，韧皮部外侧有石细胞带，上表皮内侧有下皮细胞2~4列；表皮细胞表面观呈多角形，上、下表皮细胞垂周壁均平直，上表皮无气孔，下表皮气孔多见，平轴式；表皮具单细胞非腺毛及毛痕。

【紫外光谱鉴别】

零阶光谱：峰位282；谷位261

一阶导数光谱：峰位230，270；谷位242，292

二阶导数光谱：峰位224，250，285，297；谷位236，287（图4-46-3~图4-46-5）

【功效】性平，味苦、辛。能祛风湿，壮筋骨，止痛，消肿。用于风湿关节痛，咽喉肿痛，痈肿，疥疮。煎服，15~30g。

47　萆薢

【考证】萆薢始载于《神农本草经》，列为中品。《名医别录》载："一名赤节。

生真定山谷（今河北正定县南）。二月三月采根，曝干。”《本草经集注》谓："今处处有。亦似菝葜而小异，根大，不甚有角，节色小浅。"《新修本草》则谓："此药有二种：茎有刺者根白实，无刺者根虚软。内软者为胜，叶似薯蓣，蔓生。"其中"茎有刺者"应为百合科菝葜属 Smilax 植物，而"无刺者……叶似薯蓣，蔓生"者则为薯蓣科薯蓣属 Dioscorea 植物。此后，各家本草或载其中一种，或同时收载上述两类萆薢。《图经本草》载："今河、陕、京东、荆、蜀诸郡有之。根黄白色，多节，三指许大，苗叶俱青，作蔓生。叶作三叉，似山芋，又似绿豆叶，花有黄红白数种，亦有无花结白子者。……今成德军（今河北正定县）所产者，根亦如山芋，体硬，其苗引蔓，叶似荞麦，子三棱。"并附有兴元府（今陕西境内）萆薢、成德军萆薢、邛州（今四川邛崃市）萆薢和荆门军（今湖北江陵县）萆薢图四幅。以上所述"叶作三叉，似山芋（蓣）"者及"子三棱"之成德军萆薢均为薯蓣属植物。其中兴元府萆薢图之根茎与粉背薯蓣 Dioscorea collettii Hook. f. var. hypoglauca（Palibin）Pe'i et Ting 极为相似；而荆门军萆薢图则与石蒜科植物相近，可见其时萆薢的品种较为混乱。李时珍则谓："萆薢蔓生，叶似菝葜而大如碗，其根长硬，大者如商陆而坚。今人皆以土茯苓为萆薢，误矣。……宋史以怀庆萆薢充贡。"李氏所述无疑是菝葜属植物。明《本草原始》所附两幅萆薢药材图则与粉背薯蓣及其原变种又蕊薯蓣 Dioscorea collettii Hook. f. 的根茎相似。吴其濬《植物名实图考长编》亦谓萆薢"其叶大如碗，光滑如柿叶。或有须，或有刺。根长近尺，坚硬磋砑。"以上所述及《植物名实图考》所附两幅萆薢图亦均为菝葜属植物。

　　目前，全国各地使用的萆薢品种较为复杂，商品有粉萆薢、绵萆薢、红萆薢、白萆薢、土萆薢之分。多数地区使用薯蓣科植物粉背薯蓣 Dioscorea collettii Hook. f. var. hypoglauca（Palibin）Pe'i et Ting 的根茎，商品称为"粉萆薢"；浙江、江西、湖南使用同属植物绵萆薢 Dioscorea septemloba Thunb.，福建使用福州绵萆薢 D. futschauensis Uline ex R. Kunth，商品均称"绵萆薢"。而西南地区（四川、云南）则多使用百合科菝葜属多种植物根茎，如无刺菝葜 Smilax mairei Le'vl.、长托菝葜 S. ferox Wal. et Kunth、菝葜 S. china L. 等，商品称为"红萆薢"；云南尚使用同属植物马钱叶菝葜 S. lunglingensis Wang et Tang、疣枝菝葜 S. aspericaulis Wall. ex A. DC.，商品称"白萆薢"。两广地区又以肖菝葜属植物肖菝葜 Heterosmilax japonica Kunth 及其变种合丝肖菝葜 Heterosmilax japonica Kunth var. gaudichaudiana（Kunth）Wang et Tang 或土茯苓 Smilax glabra Raxb. 作萆薢入药，称为"土太"或"土太片"。

　　香港、澳门的用药习惯源于广东，亦以肖菝葜的根茎作萆薢入药。

【述评】

　　1. 唐代以前，萆薢为百合科菝葜属植物。自唐代始，萆薢包括百合科菝葜属与薯蓣科薯蓣属两类来源完全不同的数种植物，各家本草记载不一。唐《新修本草》并认为以后一类为胜。而今，全国多数地区亦以薯蓣科植物粉背薯蓣 Dioscorea collettii Hook. f. var. hypoglauca（Palibin）Pe'i et Ting 的根茎作萆薢入药，部分地区则使用百合科菝葜属多种植物的根茎。古今应用基本一致。根据《图经本草》之兴元府萆薢图及《本草原始》所附草薢药材图，粉背薯蓣可视为草薢的正品。《中国药典》2010 年版始以"粉草薢"收载之。

2.《中国药典》2005 年版始同时收载有"绵草薢"，其原植物为绵草薢 *Dioscorea spongiosa* J. Q. Xi，M. Mizuno et W. L. Zhao 或福州薯蓣 *D. futschauensis* Uline ex R. Kunth。"绵草薢"之名未见本草记载，为近代"草薢"的商品之一，是否即为《新修本草》所谓"内软者"，尚难考证。现代药理研究结果表明，以上两种草薢的镇痛、抗炎作用以及对免疫功能的影响均不及粉背薯蓣。

3. 中药在长期应用中接受临床疗效检验，疗效确切的品种被一直延续至今，如人参、当归、黄芩、地黄、三七等。也有一些中药的品种发生了变化，草薢就是其中一例。唐代以前，使用百合科菝葜属植物，并常与菝葜相乱；唐代以后，有的本草（唐《新修本草》）认为薯蓣科薯蓣属植物质量较好；李时珍收载的却仍是菝葜属植物，但谓"宋史以怀庆草薢充贡"（应是薯蓣属植物）；《本草原始》所附两幅草薢药材图亦是薯蓣属植物根茎。由此可见，唐代以后，上述两类草薢均在各地使用，对其质量（疗效）褒贬不一，气味、主治亦有差异。根据现代研究结果，薯蓣属植物多含甾体皂苷类成分薯蓣皂苷等，种间亦有一定差异；百合科菝葜属植物中，有的亦含薯蓣皂苷等成分（如菝葜），而土茯苓及肖菝葜等则不含薯蓣皂苷与纤细薯蓣皂苷等成分，TLC 图谱亦有较大差异。因此，仍亟有必要对上述两类草薢的主要品种进行系统的化学成分、药理作用及临床疗效的比较研究，以明确它们在上述方面差异及各自的临床适应证，正确应用之。

萆薢（粉萆薢）（正品）

【别名】赤节（《名医别录》），白菝葜（《日华子本草》），川萆薢（《本草原始》），粉萆薢（《本草原始》），麻甲头（广东），北齐太（香港）

【处方应付名称】萆薢，粉萆薢

【来源】薯蓣科植物粉背薯蓣 *Dioscorea collettii* Hook. f. var. *hypoglauca*（Palibin）Pe'i et Ting（*Dioscorea hypoglauca* Palibin）的干燥根茎。秋、冬季采挖，除去须根，洗净，切片，晒干。

【植物形态】多年生缠绕草质藤本。根茎横生，姜块状，断面姜黄色，表面着生许多须根。茎左旋，无毛，有时密被黄色柔毛。单叶互生；叶片三角状心形或卵状披针形，先端渐尖，边缘波状或近全缘，下面灰白色，沿叶脉及叶缘被黄白色硬毛，有的植株叶片边缘呈半透明干膜质，干后黑色。雌雄异株。雄花序单生或 2~3 个簇生于叶腋；雄花无梗，在花序基部 2~3 朵簇生，至顶部常单生；苞片卵状披针形，小苞片卵形；花被碟形，先端 6 裂，裂片黄色，干后黑色；雄蕊 3 枚，着生于花被管上，花丝较短，花开放后药隔变宽，约为花药的一半，呈短叉状，退化雄蕊有时花丝状，与 3 个发育雄蕊互生。雌花序穗状；花全部单生，子房下位，柱头 3 裂，退化雄蕊呈丝状。蒴果具 3 翅，两端平截，先端与基部通常等宽，成熟后反曲下垂；种子 2 颗，着生于中轴中部，成熟时四周有膜质状翅。花期 5~8 月，果期 6~10 月。（图 4-47-1）

生长于海拔 200~1300m 的山腰坡地、山谷缓坡或水沟边阴处的混交林边缘或疏林

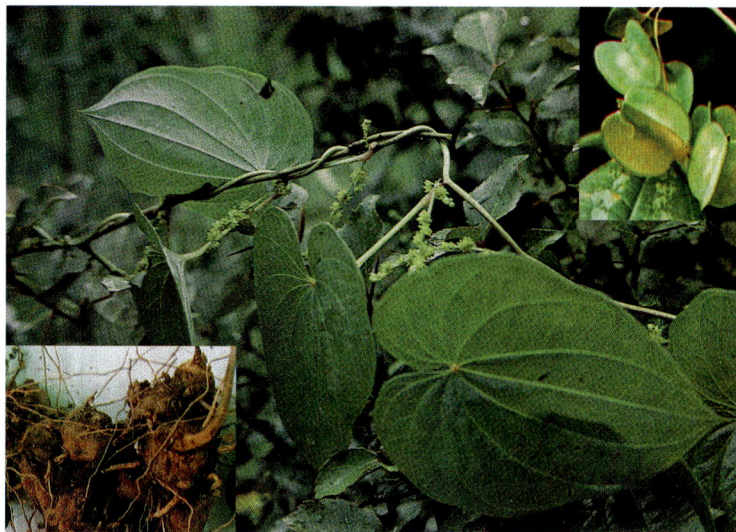

图 4 – 47 – 1　粉背薯蓣（原植物，左下角示根状茎，
右上角示雌株之果实）

下。分布于河南、安徽、浙江、江西、福建、台湾、湖北、湖南、广东、广西等地。主产于浙江、安徽、江西、湖南等地。

　　【化学成分】根茎含甾体皂苷类粉背薯蓣皂苷（hypoglaucine）A、原粉背薯蓣皂苷（protohypoglaucine）A、纤细薯蓣皂苷（gracilin）和原纤细薯蓣皂苷（protogracillin），并分得 9 个甾类成分：薯蓣皂苷元（diosgenin）、雅姆皂苷元（yamogenin）、$\Delta^{3,5}$ – 脱氧替告皂苷元（$\Delta^{3,5}$ – deoxyneotigogenin）、薯蓣皂苷元棕榈酸酯（diosgenin palmitate）、雅姆皂苷元棕榈酸酯、β – 谷甾醇及 1 对差向异构体薯蓣皂苷元乙酸酯（diosgenin acetate）和雅姆皂苷元乙酸酯。

　　【药材性状】根茎呈类圆柱形，竹节状，有分枝，表面皱缩，常残留有茎枯萎疤痕及未除尽的细长须根。商品多为不规则的薄片，大小不一，厚约 0.5mm，边缘不整齐，有的具棕黑色或灰棕色外皮。切面黄白色或淡灰棕色，平坦，细腻，具粉性及不规则的黄色筋脉花纹（维管束），对光照视，极为显著。质松，易折断。气微，味苦、微辛。（图 4 – 47 – 2）

　　【显微特征】根茎横切面：表皮脱落，外侧为多列木栓细胞。皮层窄，近木栓层处的细胞壁木质化，具明显壁孔，皮层散有黏液细胞，内含草酸钙针晶束。中柱有多数有限外韧型维管束，散在。薄壁细胞含淀粉粒。

　　粉末：黄白色。淀粉粒众多，主为单粒，多呈类球形、类肾形或贝壳形，大者边缘多微突或波状，长至 63μm，宽 5～45（58）μm；草酸钙针晶长达 125μm，宽 1～4μm。

　　【紫外光谱鉴别】

　　零阶光谱：峰位 284，317；谷位 260，298

　　一阶导数光谱：峰位 272，302；谷位 237，291，342

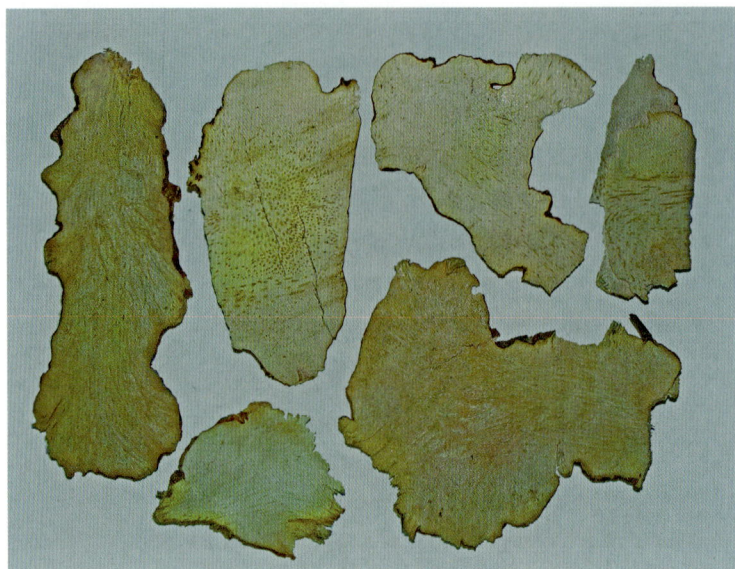

图 4 - 47 - 2　粉萆薢

二阶导数光谱：峰位 224，253，296，309，329，355；谷位 236，284，306，
320，335（图 4 - 47 - 3 ~ 图 4 - 47 - 5）

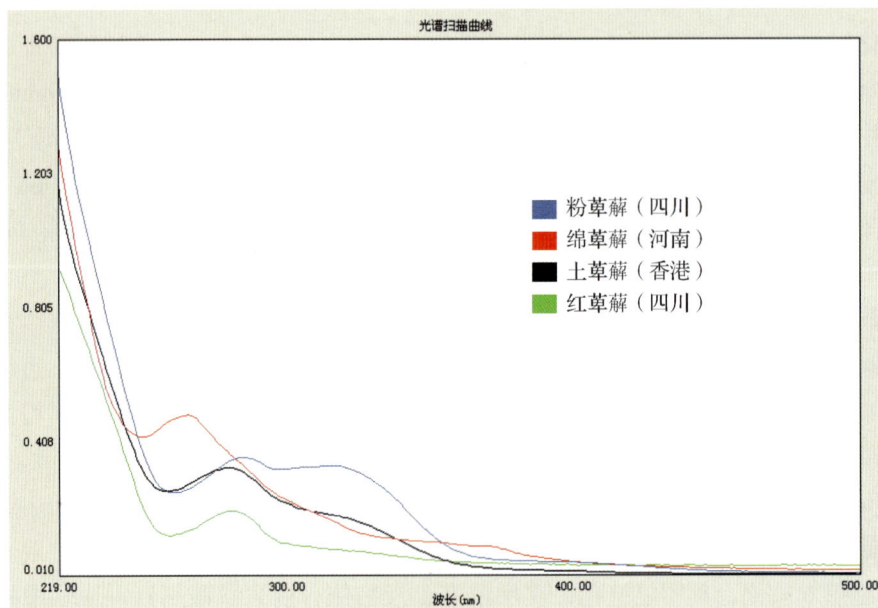

图 4 - 47 - 3　萆薢的零阶光谱

【药理作用】

1. 镇痛作用　粉萆薢的 70% 乙醇浸液灌胃（10g/kg）及腹腔注射（0.5g/kg）对
醋酸引起的小鼠扭体反应有显著的抑制作用（$P < 0.01 \sim 0.001$）；对小鼠痛阈的提高
（热板法）亦有显著作用（$P < 0.001$）。

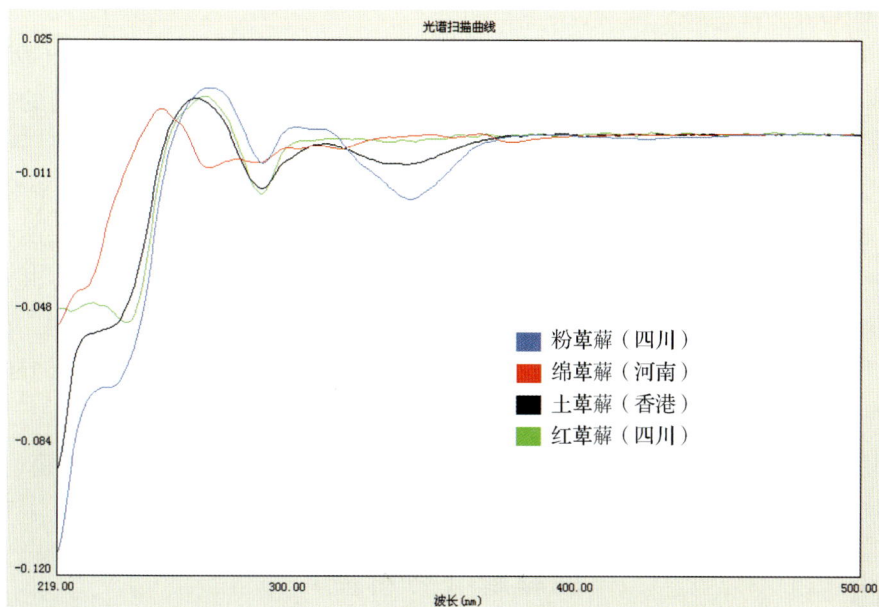

图 4 – 47 – 4　萆薢的一阶导数光谱

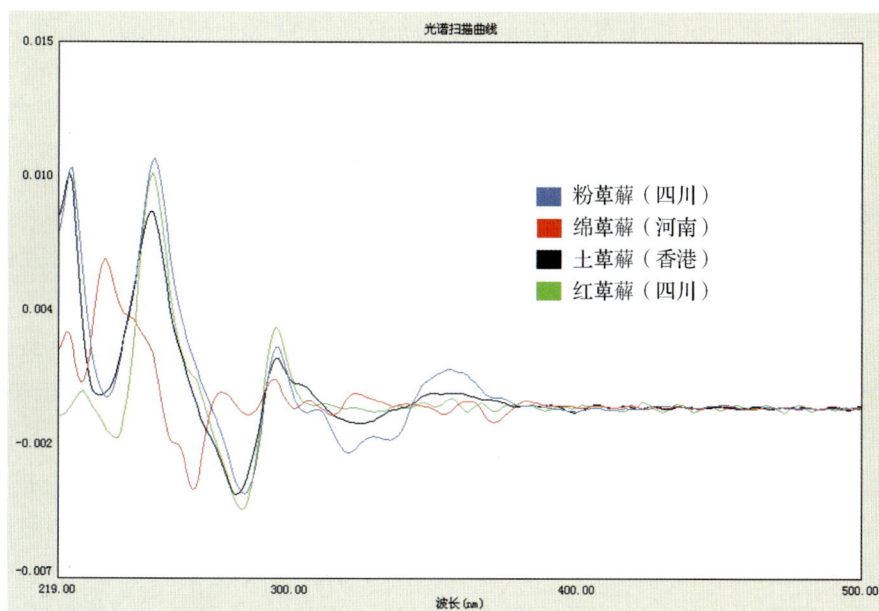

图 4 – 47 – 5　萆薢的二阶导数光谱

2. 抗炎作用　粉萆薢的70%乙醇浸液对二甲苯、巴豆油致小鼠耳廓肿胀及角叉菜胶引起的小鼠足肿胀均有显著的抑制作用。

3. 对免疫功能的影响　粉萆薢的70%乙醇浸液皮下注射对小鼠胸腺有显著抑制作用（5g/kg，$P < 0.0001$），对脾脏则有显著增大作用（2.5g/kg，$P < 0.001$），并可使外周血淋巴细胞 ANAE 染色阳性率明显降低，抑制 DNCB 所致小鼠皮肤迟发型超敏反应

（$P < 0.001$）。

4. 抗动脉粥样硬化作用　给 60d 的雄性鹌鹑喂饲纤细草薢（*Dioscorea gracillima* Miq.）总皂苷粗提取物（10～20mg/kg），对摄取高胆固醇的鹌鹑的血清胆固醇和主动脉粥样硬化发生率均有显著降低作用。

5. 其他　从纤细薯蓣和日本薯蓣分离得到的多糖能降低小鼠血糖；山草薢（*Dioscorea tokoro* Makino）所含薯蓣皂苷（dioscin）能抑制肿瘤细胞白血病 L_{1210}，IC_{50} 为 0.17μg/ml。薯蓣皂苷、纤细薯蓣皂苷及薯蓣皂苷的前皂苷元（prosapogenin）B 对毛发癣菌、梨形孢子菌有抑制作用，但对细菌无效。薯蓣皂苷等尚有杀昆虫作用。小鼠皮下注射粉草薢的70%乙醇浸液的 LD_{50} 为（25.75 ± 1.40）g/kg，灌胃总剂量达160g，分两次给药，间隔6h，未见死亡。薯蓣皂苷对小鼠的 $LD_{50} > 300$mg/kg。

【功效】性平，味苦。能利湿浊，祛风湿。用于膏淋，白浊，带下，疮疡，湿疹，风湿痹痛。煎服，10～15g；或入丸、散剂。

绵萆薢（习用品）

【别名】畚箕斗、山畚箕、山薯、狗粪稞（浙江），大萆薢（福建、湖南）

【处方应付名称】绵萆薢

【来源】薯蓣科植物绵萆薢 *Dioscorea spongiosa* J. Q. Xi，M. Mizuno et W. L. Zhao（*Dioscorea septemloba* Thunb.）或福州薯蓣 *D. futschauensis* Uline ex R. Kun 的干燥根茎。夏、秋季采挖，除去须根，洗净，切片，晒干。

【植物形态】

1. 绵萆薢　多年生缠绕草质藤本。根茎横生，分枝，粗大，直径2～5cm，干后质地疏松，海绵状，外皮灰黄色，着生多数细长须根。茎左旋，圆柱形。单叶互生；叶片稍革质，形态变化大，基部叶掌状深心形，上部叶片卵形，边缘波状或全缘，下面网脉明显，两面疏被白硬毛。雄花序腋生，总状，雄花具梗，与花被均长4～5mm；花被橙黄色，干后褐色；雄蕊6，有时仅3枚发育。蒴果成熟时反曲下垂，翅近半圆形，先端微凹，基部圆形，长1.5～1.8cm，宽约1.2cm。种子扁卵圆形，直径4～5mm，边缘具薄膜质状翅。花期6～7月，果期7～10月。（图4-47-6）生长于海拔450～700m的山坡路旁疏林下或灌丛中。分布于浙江、江西、福建、湖北、湖南、广东、广西。主产于浙江、江西、福建。

2. 福州薯蓣〔又名：猴子薯（浙江），草薢（福建），小萆薢、三脚灵（湖南）〕与上种的主要区别是：基部叶掌状深心形，不等7浅裂，上部叶片卵形三角形。主产于福建、浙江。

【化学成分】福州薯蓣根茎含甾体皂苷类成分：白花延龄草苷（trillin）、薯蓣皂苷、纤细薯蓣皂苷、薯蓣皂苷元及其棕榈酸酯、$\Delta^{3,5}$-脱氧替告皂苷元及 β-谷甾醇。

【药材性状】

1. 绵萆薢　多为纵切或斜切的圆片，大小不等，厚2～5mm；外皮黄棕色，较厚，

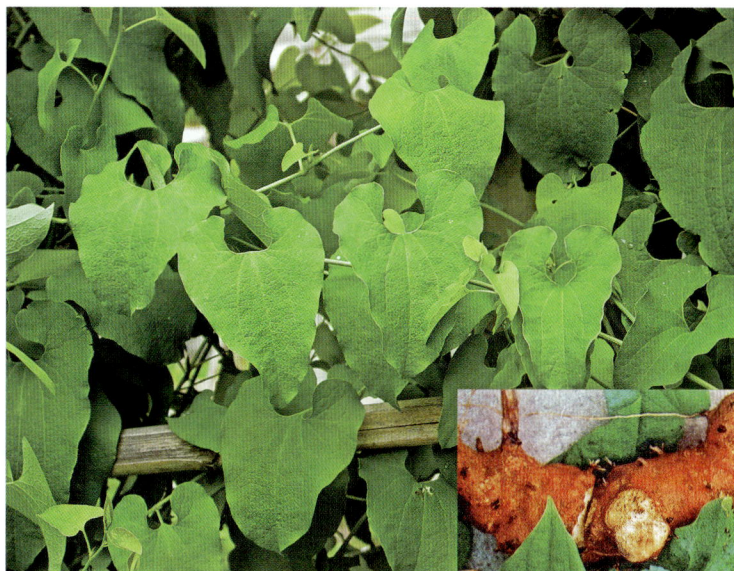

图 4 - 47 - 6　绵萆薢（原植物，右下角示根状茎）

周边多卷曲，切面浅黄白色，粗糙，有黄棕色点状维管束散在。质疏松，略呈海绵状，易折断。气微，味微苦。（图 4 - 47 - 7）

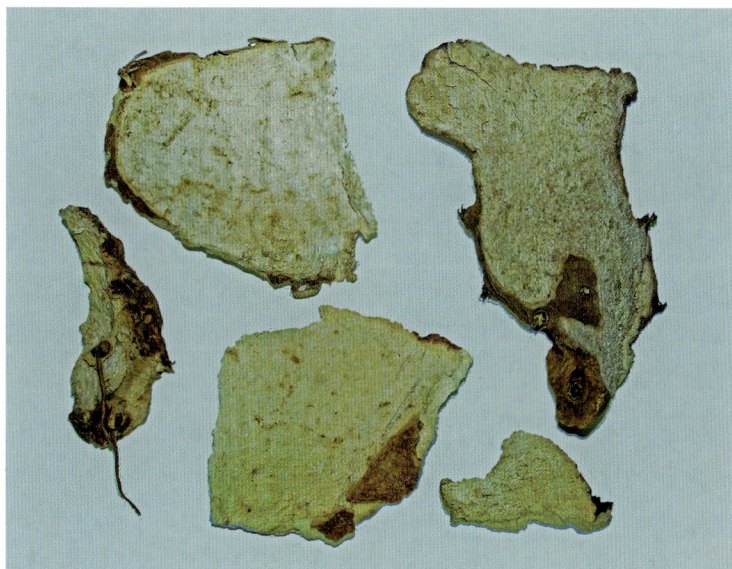

图 4 - 47 - 7　绵萆薢

2. 福州薯蓣　根茎呈不规则长圆柱形，直径 1 ~ 4.5cm；表面凹凸不平，黄褐色，具不规则皱缩沟纹及瘤状突起的茎痕；质坚硬，难折断。商品多为薄片，厚 2 ~ 3mm，切面灰白色或黄白色，粉性，有点状维管束散在。质较疏松，略呈海绵状。气微，味微苦、辛。

【显微特征】根茎横切面。

1. 绵萆薢 木栓细胞多列。皮层窄，散有黏液细胞，内含草酸钙针晶束，针晶长150μm以上，宽2~8μm。中柱有多数有限外韧型维管束，散在。薄壁细胞含淀粉粒，单粒多为类椭圆形或棒槌状，一端常具尖突、瘤突或凹缺，长至158μm，宽5~57μm，脐点点状或裂隙状。

2. 福州薯蓣 与绵萆薢相似，唯木栓层内侧的皮层细胞木质化，具壁孔；淀粉粒多为类椭圆形或类球形，少数一端或一侧凹缺，或具瘤状突起，长至100μm，宽5~48μm。

【紫外光谱鉴别】

零阶光谱：峰位 265；谷位 249

一阶导数光谱：峰位 256，282，310；谷位 272，289，318，357，378

二阶导数光谱：峰位 223，236，276，294，306，324，362，383；谷位 227，266，285，302，314，353，371（图4-47-3~图4-47-5）

【药理作用】

1. 镇痛作用 绵萆薢的70%乙醇浸液灌胃（10g/kg）及腹腔注射（0.5g/kg）对醋酸引起的小鼠扭体反应均有显著的抑制作用（$P < 0.01 ~ 0.001$）；皮下注射则无作用。

2. 抗炎作用 绵萆薢与福州薯蓣的70%乙醇浸液对二甲苯、巴豆油致小鼠耳廓肿胀有显著的抑制作用，对角叉菜胶引起的小鼠足肿胀亦有一定抑制作用。

3. 对免疫功能的影响 绵萆薢与福州薯蓣的70%乙醇浸液皮下注射对小鼠脾脏则有显著增大作用（P分别<0.01，0.05），并可使外周血淋巴细胞 ANAE 染色阳性率明显降低，抑制 DNCB 所致小鼠皮肤迟发型超敏反应（$P < 0.01 ~ 0.001$）。

4. 毒性 小鼠皮下注射绵萆薢的70%乙醇浸液的 LD_{50} 为（26.66 ± 0.64）g/kg，福州薯蓣的 LD_{50} 为（14.80 ± 0.799）g/kg；灌胃总剂量达160g，分两次给药，间隔6h，未见死亡。

【功效】性平，味苦、辛。能祛风湿，利湿浊，消肿毒。用于风湿痹痛，淋痛，白浊，带下，湿疮。煎服，9~20g；或浸酒；或入丸、散剂。

土萆薢（习用品）

【别名】白土茯苓（《中药志》），白萆薢（《中国高等植物图鉴》《台湾植物名汇》），铁架子土茯苓（四川），九牛力、千斤力、土萆薢（广西），土太、土齐太、西齐太、西齐太片、土太片（香港、澳门）

【处方应付名称】土萆薢，萆薢（广东、广西、香港、澳门）

【来源】百合科肖菝葜属植物肖菝葜 *Heterosmilax japonica* Kunth 及其变种合丝肖菝葜 *Heterosmilax japonica* Kunth var. *gaudichaudiana*（Kunth）Wang et Tang 的干燥根茎。春、秋季采挖，除去须根，洗净，切片，晒干。

【植物形态】

1. 肖菝葜　攀援灌木。无毛，小枝具钝棱。叶互生；叶柄长 1～3cm，在下部 1/3～1/4 处有卷须和狭鞘；叶纸质，卵状披针形或心形，长 6～20cm，宽 2.5～12cm，先端渐尖或短渐尖，具短尖头，基部略呈心形；主脉 5～7 条，小脉网状。伞形花序生于叶腋，或生于褐色苞片内；总花梗扁，长 1～3cm；花序托球形；花梗纤细，长 2～7mm；雄花花被筒长圆形或倒卵形，长 3.5～4.5mm，顶端具 3 钝齿，雄蕊 3 枚，长约为花被的 2/3，花药长为花丝的 1/2 强；雌花花被筒卵形，长 2.5～3mm，具 3 枚退化雄蕊，子房卵形，柱头 3 裂。浆果卵圆形，成熟时黑色。生于海拔 500～1800m 的山坡密林中或路边杂木林下。分布于陕西、甘肃、安徽、浙江、江西、福建、台湾、湖南、广东、广西、四川、云南等地。主产于广东、广西。（图 4-47-8）

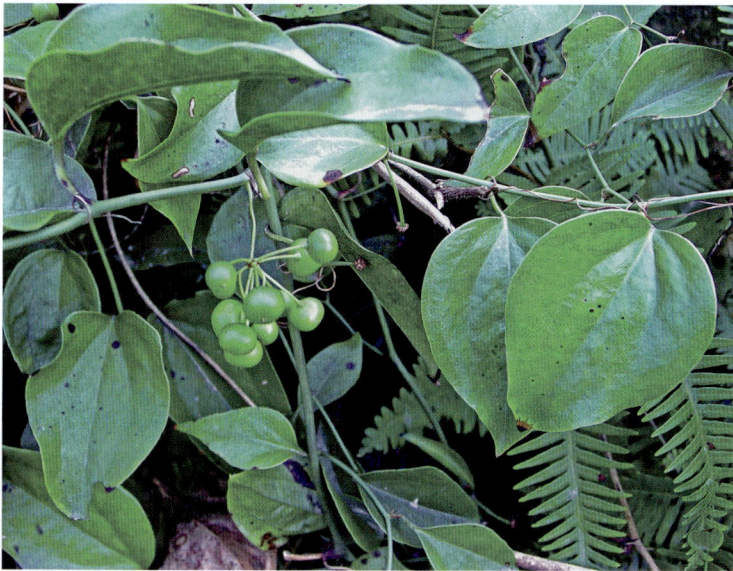

图 4-47-8　肖菝葜（原植物）

2. 合丝肖菝葜　与上种的主要区别是：雄蕊长 3～4mm，几达花被筒口，花药长为花丝的 1/3～1/4，花丝几乎全部合生成柱状。叶片宽卵形，长 6～20cm，宽 4～11cm。浆果成熟时紫黑色。主产于广西、广东和福建。

【化学成分】含 β-谷甾醇、棕榈酸、硬脂酸等。

【药材性状】商品为纵切的长条状或长块状薄片，用纸条捆扎成束，长 6～11cm，宽 3～7cm，厚 0.2～1mm，边缘常被切齐，有的一端较宽，仍可见结节状凹陷或瘤状突起；残存外皮呈棕褐色，皱缩，并可见少数坚硬须根；切面略显粗糙，粉性，类白色或浅黄色，黄色分布不均，常位于切面中央，呈浅棕色或黄棕色的线状或点状的筋脉纹散布其间。质实而软，稍有弹性，易折断。气微，味淡。（图 4-47-9）

【显微特征】根茎横切面：表皮多脱落。下皮细胞 3～5 列，黄棕色，排列紧密，

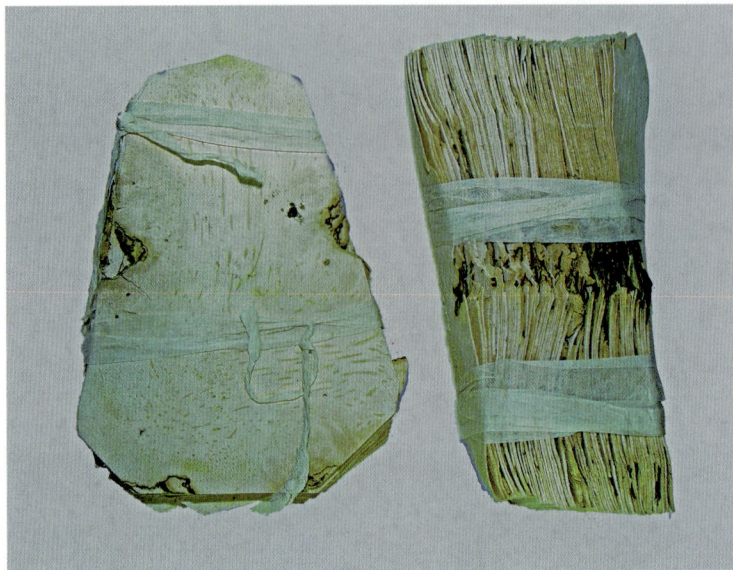

图 4 - 47 - 9　土萆薢（土太片，香港）

壁较厚，具壁孔。皮层散有黏液细胞，内含草酸钙针晶束。维管束散在，多为周木型，少数外韧型，导管数个，大小相近，傍管木薄壁细胞具网状单纹孔。基本薄壁细胞壁增厚，具多数裂隙状或长圆形单纹孔，胞腔内充满淀粉粒。淀粉粒多为单粒，球形、半圆形、类方形或多角形，脐点点状、裂隙状、三叉状、飞鸟状或星状，层纹多明显。

【紫外光谱鉴别】

土萆薢（香港）零阶光谱：峰位 279；谷位 258

一阶导数光谱：峰位 268，313；谷位 291，342

二阶导数光谱：峰位 223，252，295；谷位 234，281，324

红萆薢（四川）零阶光谱：峰位 281；谷位 258

一阶导数光谱：峰位 232，271；谷位 224，243，290

二阶导数光谱：峰位 228，252，295；谷位 239，283（图 4 - 47 - 3 ~ 图 4 - 47 - 5）

【药理作用】未见研究报道。

【功效】性平，味甘、淡。能清热利湿，解毒消肿。用于小便淋涩，白浊，带下，痈肿疮毒。煎服，15 ~ 30g。

48　萹蓄与射干

【考证】萹蓄始载于《神农本草经》，列为下品。《本草经集注》载："处处有，布地生，花节间白，叶细绿，人亦称为萹竹。"《图经本草》亦载："萹蓄，亦名萹竹，生东莱山谷。今在处有之。春中布地生道旁，苗似瞿麦，叶细绿如竹，赤茎如钗股，节间花出甚细，微青黄色，根如蒿根，四月五月采苗。"并附有冀州萹蓄图。《本草纲目》还载："其叶似落帚叶而不尖，弱茎引蔓，促节，三月开细红花。如蓼蓝花，结细子。"以上本草所述"布地而生"、"叶细绿"、"节间花出甚细，微青黄色"、"三月开细红花"均与今之蓼科植物萹蓄 *Polygonum aviculare* L. 基本一致，冀州萹蓄图也与今之萹蓄相似。

目前，全国大多数地区均使用蓼科植物萹蓄 *Polygonum aviculare* L.；安徽、江苏、浙江、四川、云南、贵州使用同属植物异叶蓼 *P. aviculare* L. var. *vegetum* Ledeb.，四川称为"大萹蓄"；四川还以习见蓼 *P. plebeium* R. Br. 入药，称作"小萹蓄"；福建北部和东部则以豆科植物鸡眼草 *Kummerowia striata*（Thunb.）Schindl. 和长萼鸡眼草 *K. stipulacea*（Maxim.）Makino 作萹蓄药用，称为"小萹蓄"；广东、广西曾以鸢尾科植物射干 *Belamcanda chinensis*（L.）DC. 根茎用作"萹蓄"，现已纠正。

香港的用药习惯源于广东，至今仍以射干作"萹蓄"药用。

【述评】

1. 历代本草记载之"萹蓄"，为今之蓼科植物萹蓄 *Polygonum aviculare* L.。古今应用一致。少数地区使用其变种异叶蓼及同属植物习见蓼。

2. 射干始载于《神农本草经》，又名"乌扇、"乌蒲""，其后历代本草均有记载，《图经本草》附有滁州射干图，均与今之鸢尾科植物射干 *Belamcanda chinensis*（L.）DC. 相符。《本草纲目》释名"扁竹"。射干为常用清热解毒、利咽消痰药，与萹蓄之功效迥异。广东、广西曾将射干用作萹蓄，纯属误用，可能与《本草纲目》释名"扁竹"及《生草药性备要》称"黄花萹蓄"、《图经本草》亦谓"萹蓄亦名萹竹"有关。香港至今仍以射干用作萹蓄，应予以纠正。

3. 鸡眼草始载于《救荒本草》，又名蚂蚁草，所述与今之豆科植物鸡眼草 *Kummerowia striata*（Thunb.）Schindl. 相符。《植物名实图考》载有斑珠科，其描述与今之长萼鸡眼草（毛鸡眼草）*K. stipulacea*（Maxim.）Makino 相一致。以上两种均为民间药物，有清热解毒、健脾利湿、活血止血功效，用于感冒发热、暑湿吐泻、黄疸、痈疖疔疮、痢疾、疳积、血淋、咯血、衄血、跌打损伤、赤白带下等证。福建部分地区以其作萹蓄药用，亦属误用，应予纠正。

4. 《中国药典》2005 年版始将鸢尾作为"川射干"予以收载，功能与主治亦与射干相同，实有不妥。鸢尾，历代本草均有记载，其功效亦与射干迥异，故不宜作射干入药，应予以纠正。

萹蓄（正品）

【别名】 萹竹（《本草经集注》），粉节草、道生草（《本草纲目》），萹蓄蓼（《植物名实图考》），百节草、铁绵草（《新本草纲目》），大蓄片（南京），大萹蓄（四川），路柳（贵州），萹蓄草（香港）

【处方应付名称】 萹蓄

【来源】 蓼科植物萹蓄 *Polygonum aviculare* L. 的干燥全草。7~8 月采收，拣去杂草，洗净泥土，捆把，晒干。

【植物形态】 一年生或多年生草本，植物体被白色粉霜。茎平卧地上或斜上伸展，基部分枝，绿色，具明显沟纹，无毛，基部茎圆柱形，幼枝具棱角。单叶互生，几无柄；托叶鞘抱茎，膜质；叶片狭椭圆形或披针形，长1～5cm，宽0.5～1cm，先端钝或急尖，基部楔形，两面无毛，侧脉明显；花小，常1～5朵簇生于叶腋；花梗短，顶端有关节；花被绿色，5裂，裂片椭圆形，边缘白色或淡红色，结果后显覆瓦状包被果实；雄蕊8，花丝短；瘦果三角状卵形，棕黑色至黑色，具不明显细纹及小点，无光泽。花期4～8月，果期6～9月。（图4-48-1）

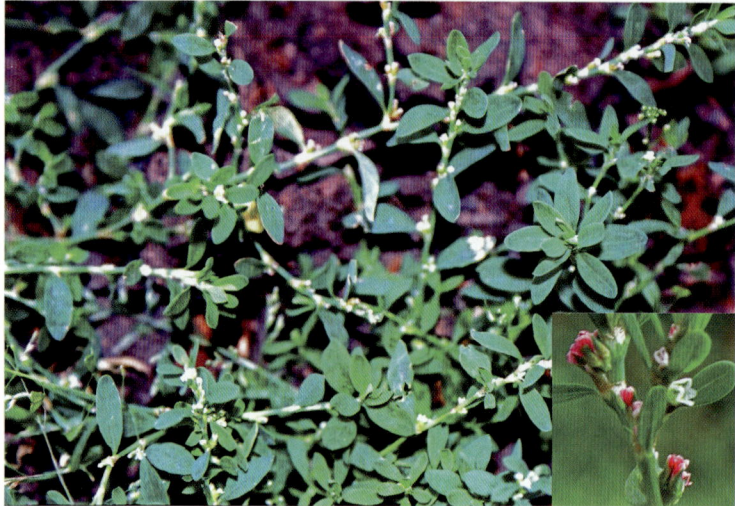

图4-48-1　萹蓄（原植物）

生长于山坡、田野及路旁。分布于全国各地，以东北及河南、山西、湖北等地产量较大。

【化学成分】全草含黄酮类成分槲皮素（quercetin）、槲皮苷（quercitrin）、萹蓄苷（avicularin）、牡荆素（vitexin）、异牡荆素、木犀草素（luteolin）、鼠李素-3-半乳糖苷（rhamnetin-3-galactoside）、金丝桃苷（hyperin），并含香豆素类成分伞花内酯（umbelliferone）、东莨菪素（scopoletin），另含多种有机酸：阿魏酸（feruric acid）、芥子酸（sinapic acid）、香草酸（vanillic acid）、丁香酸（syringic acid）等及氨基酸、糖类。

【药材性状】茎圆柱形而略扁，有分枝，直径1～3mm，表面灰绿色或棕红色，具细密纵纹；节部稍膨大，有浅棕色的膜质托叶鞘，节间长短不一；质硬脆，断面髓部白色。叶互生，叶片多脱落或皱缩破碎，完整者展平后呈长椭圆形或披针形，长1～5cm，宽0.5～1cm，灰绿色或棕绿色，先端钝或急尖，基部楔形，全缘，两面无毛，侧脉明显。有时可见具宿存花被的小瘦果，黑褐色，卵状三棱形。气微，味微苦。（图4-48-2）

【显微特征】叶表皮细胞表面观呈多角形，垂周壁平直或微弯曲，略呈连珠状增厚；上、下表皮均有不等式气孔。叶肉等面型，上、下表皮内侧均有栅栏组织，上栅栏细胞2列，下栅栏细胞较短，1～2列，叶肉细胞含草酸钙簇晶。

【紫外光谱鉴别】
零阶光谱：峰位 279；谷位 258

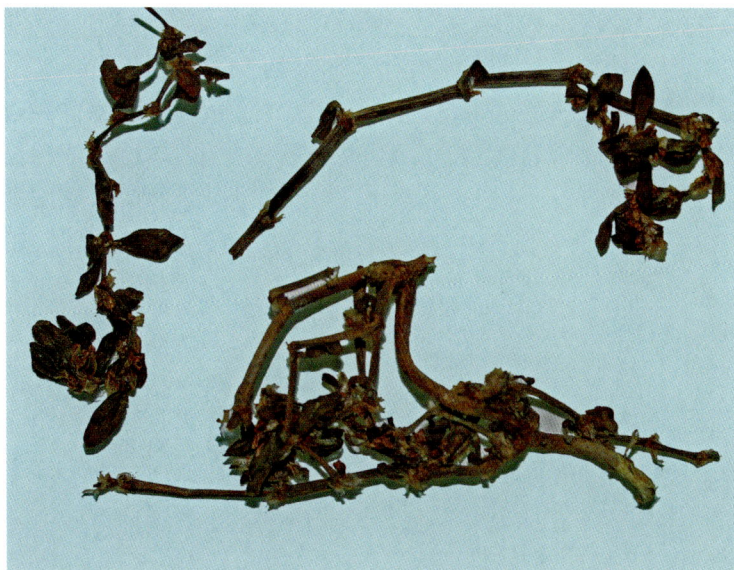

图4-48-2　萹蓄

一阶导数光谱：峰位 240，266；谷位226，245，291

二阶导数光谱：峰位 233，252，276，295；谷位 222，242，272，284（图4-48-3～图4-48-5）

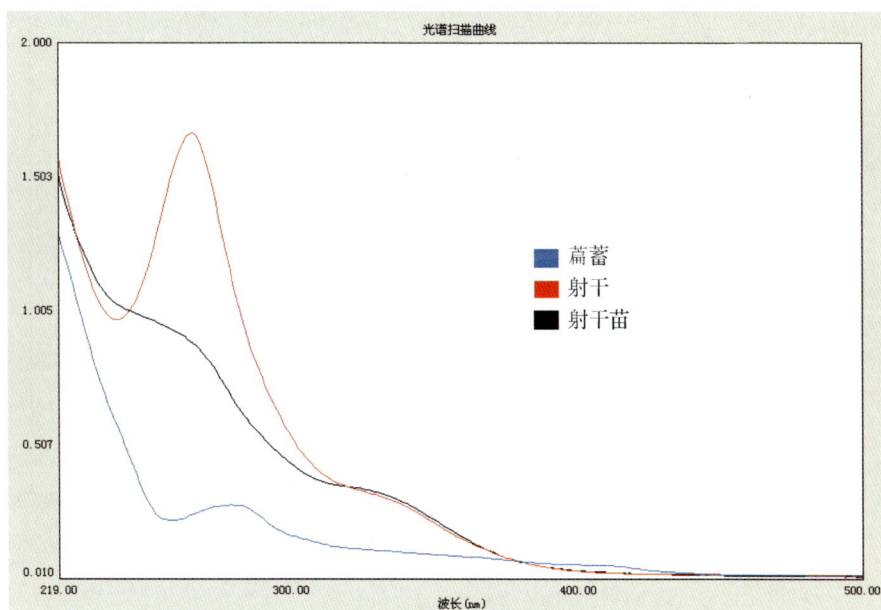

图4-48-3　萹蓄与射干的零阶光谱

【药理作用】

1. 利尿作用　萹蓄煎剂给大鼠皮下注射（1g生药/kg或5g生药/kg）均有极显著的利尿作用，1g生药/kg的利尿强度相当于0.2mg/kg的双氢氯噻嗪或50mg/kg的氨茶

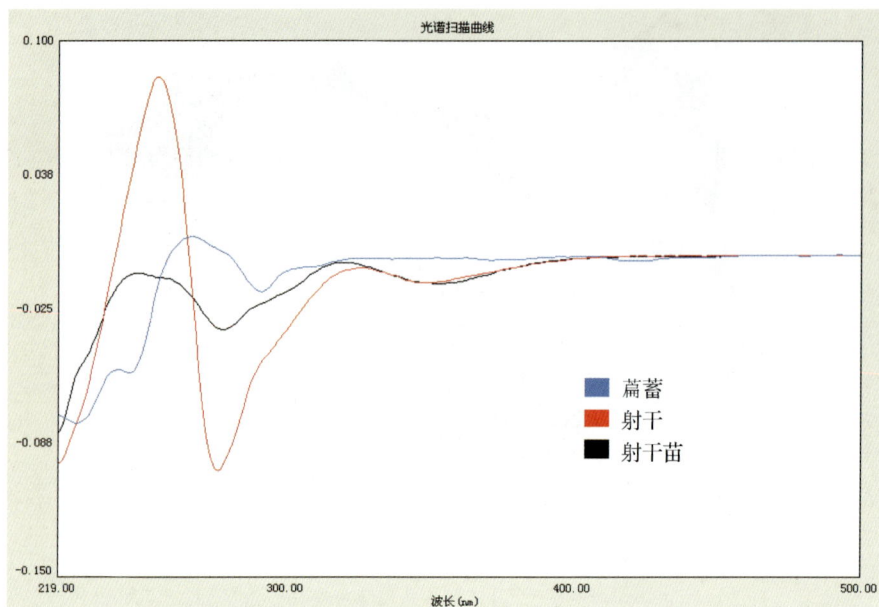

图 4 – 48 – 4　萹蓄与射干的一阶导数光谱

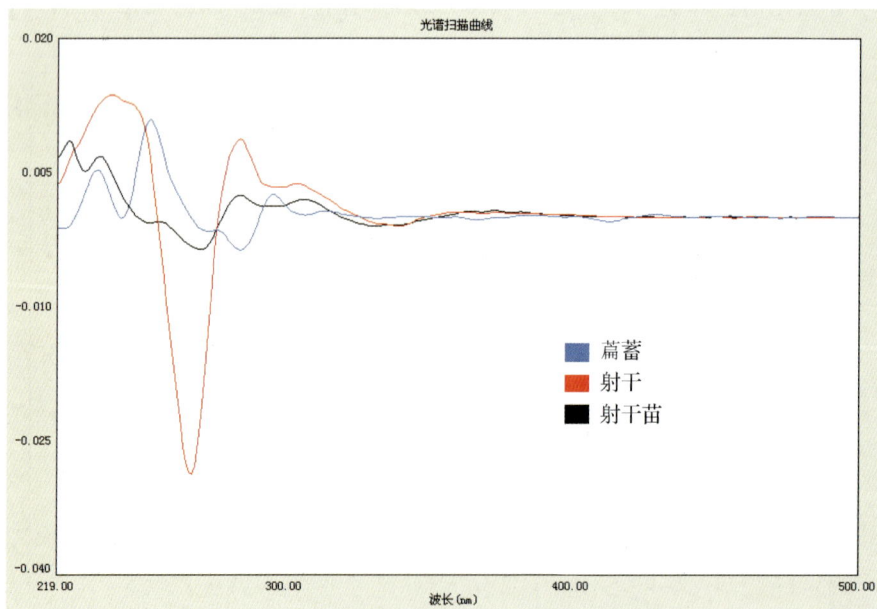

图 4 – 48 – 5　萹蓄与射干的二阶导数光谱

碱；但灌胃需 20g 生药/kg 才有显著利尿作用。萹蓄的利尿作用生效较慢，且无耐受性。其灰分亦有利尿作用，故有人推测其利尿有效成分可能是钾盐。萹蓄苷亦有利尿作用，但其强度不及氨茶碱。

2. 抗菌作用　萹蓄对痢疾杆菌有一定抑制作用，抗菌作用与其浓度呈正相关。其临床疗效与氯霉素相当。萹蓄浸剂对须发癣菌和羊毛状小芽孢菌等亦有抑制作用。

3. 其他　萹蓄尚有降压作用，对血小板凝集素有抑制或加强作用，利胆作用，并可增强子宫张力、增加呼吸运动幅度和肺换气量，还有轻微收敛作用。本品对动物有一定毒性，对马和羊可引起皮炎和胃肠功能紊乱，鸽对萹蓄的毒性作用最为敏感。10%～20% 浸剂给猫、兔静脉注射的最小致死量为 20ml/kg，1∶4 煎剂为 20ml/kg，1∶50水提取物为 2ml/kg。

【功效】　性微寒，味苦。能利水通淋，杀虫止痒。用于淋证，小便不利，黄疸，带下，泻痢，妇女阴蚀，皮肤湿疮，疥癣，痢疾及肠道寄生虫症。煎服，10～15g；或入丸、散；外用适量，煎水洗，鲜品捣烂敷或捣汁搽；杀虫单用 30～60g，鲜品捣汁饮50～100g。

【附注】　异叶蓼与习见蓼在少数地区也作萹蓄入药。异叶蓼与萹蓄的主要形态区别是：植物体无白色粉霜，叶具柄。本品亦含萹蓄苷，另含微量大黄素（emodin）、鞣质等。习见蓼的主要特征是：叶通常较小，长 5～16mm，宽 3～5mm，呈狭长披针形，侧脉不明显；托叶鞘上只有脉 1 条。

射干（正品）

【别名】　乌扇、乌蒲（《神农本草经》），夜干（《本草经集注》），野萱花、扁竹（《本草纲目》），较剪草、黄花萹蓄（《生草药性备要》），冷水丹（南京），金蝴蝶、金绞剪（浙江），紫良姜、铁扁担（江苏），六甲花、扇把草（广西），山蒲扇（山东），老君扇、凤凰草（湖南），扁速（香港）

【处方应付名称】　射干，萹蓄、萹蓄片（香港）

【来源】　鸢尾科植物射干 Belamcanda chinensis（L.）DC. 的干燥根茎。春、秋季采挖，洗净，晒干，搓去须根。

【植物形态】　多年生草本。根茎粗壮，横生，鲜黄色，呈不规则结节状，着生多数细长须根。茎直立，实心，下部生叶。叶互生，扁平，宽剑形，对折，互相嵌迭，排成2列，先端渐尖，基部抱茎，全缘，绿色，常带白粉；叶脉数条，平行。伞房状聚伞花序顶生，二歧状分枝，枝端着花数朵；花梗及分枝基部均有膜质苞片；花被片6，二轮，基部合生成短筒，花被裂片倒卵形或长椭圆形，橘黄色，有暗红色斑点；雄蕊3，短于花被，花药外向；子房下位，3室，中轴胎座，柱头3浅裂；蒴果倒卵形或长椭圆形，具3纵棱，室背开裂，果瓣向外弯曲；种子多数，近球形，黑紫色，有光泽。花期6～8月，果期7～9月。（图4-48-6）

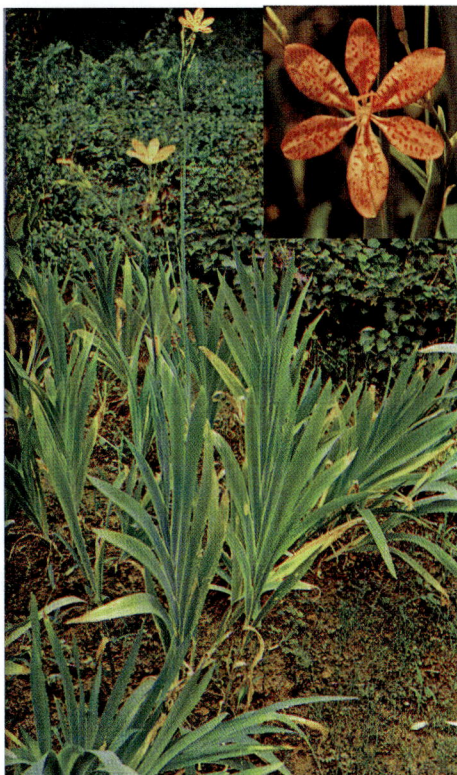

图 4-48-6　射干（原植物）

生长于山坡、草原、田野旷地、杂木林缘，常见栽培。主产于湖北、河南、江苏、安徽。

【化学成分】根茎及根含多种异黄酮类成分：鸢尾苷元（irigenin）、鸢尾黄酮（tectorigenin）、鸢尾黄酮苷（tectoridin）、射干异黄酮（belamcanidin）、甲基尼泊尔鸢尾黄酮（methylirisolidone）、鸢尾黄酮新苷元（iristectoriginin）A、洋鸢尾素（irisflorentin）、野鸢尾苷（iridin）、5 - 去甲洋鸢尾素（noririsflorentin）等。另含射干酮（sheganone）、茶叶花宁（香草乙酮，apoxinin）、射干醛（belamcendal）、肉豆蔻酸甲酯等。花、叶含杧果苷（mangiferin）。

【药材性状】根茎呈不规则结节状，有分枝，长 3～10cm，直径 1～2cm。表面黄棕色、暗棕色或黑棕色，皱缩，有排列较密而扭曲的环纹。上面有圆盘状凹陷的茎痕，偶见残存茎基；下面及两侧有残存的细根及根痕。质硬，折断面黄色，颗粒性。气微，味苦、微辛。（图 4 - 48 - 7）

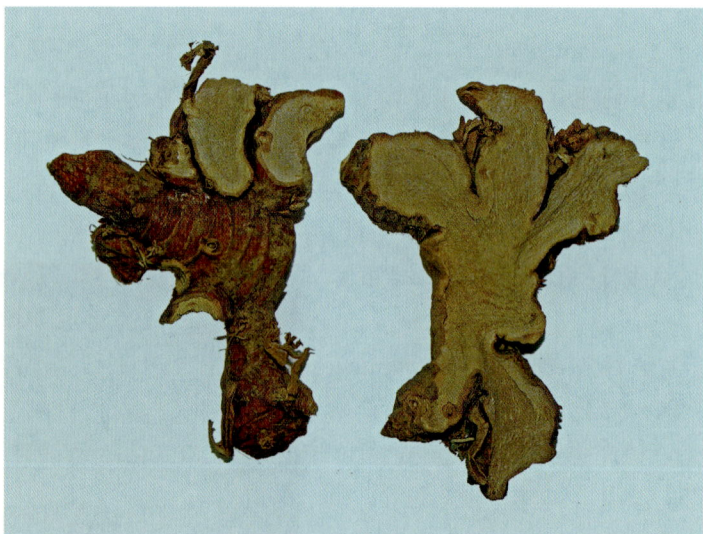

图 4 - 48 - 7　射干

【显微特征】根茎横切面：表皮细胞外壁增厚，角质化。表皮内侧有木栓细胞数列。皮层宽，有少数叶迹维管束。内皮层不明显。散生中柱，维管束周木型或外韧型，以外侧较多。薄壁细胞含淀粉粒及油滴，草酸钙柱晶存在于细胞间隙中。

粉末：橙黄色。①草酸钙柱晶，易见，棱柱形，多已断碎，完整者长 50～240～315μm，直径约至 50μm；②淀粉粒，单粒球形或椭圆形，直径 2～17μm，脐点点状；复粒极少，2～5 分粒组成；③薄壁细胞，类圆形或椭圆形，壁稍厚或呈连珠状，具单纹孔。尚可见木栓细胞、导管等。

【紫外光谱鉴别】

射干的零阶光谱：峰位 266；谷位 239

　　一阶导数光谱：峰位 255，326；谷位 275，346

二阶导数光谱：峰位 238，284，304；谷位 267，297，339

射干苗的零阶光谱：峰位、谷位不明显。

一阶导数光谱：峰位 247，320；谷位 277，253

二阶导数光谱：峰位 223，234，255，284，306；谷位 229，252，270，293，330（图 4 − 48 − 3 ~ 图 4 − 48 − 5）

【药理作用】

1. 抗病原微生物作用　煎剂对葡萄球菌、链球菌、炭疽杆菌、白喉杆菌、伤寒杆菌、人型结核杆菌均有较强的抑制作用；对常见皮肤致病真菌及病毒亦有一定抑制作用。其乙醇提取物对各种细菌和真菌的抑制强度和抗菌谱均优于煎剂和水浸液。其10%乙醇提取物对京防 86 − 1（甲 1 型）流感病毒亦有抑制作用。

2. 抗炎作用　射干对组胺、醋酸、巴豆油、透明质酸酶、甲醛等多种致炎剂引起的炎症均有显著的抑制作用。鸢尾黄酮苷、鸢尾黄酮、杧果苷及 1，4 − 苯醌均是抗炎有效成分。

3. 其他　射干尚有解热、抗过敏、抗凝血、祛痰等作用。其抗凝血有效成分是一种分子量为 10000 的酸性多糖。所含杧果苷还有利胆作用，鸢尾苷有利尿和改善毛细血管通透性作用。射干乙醇提取物给小鼠灌胃的 LD_{50} 是 66.78g/kg。

【功效】 性寒，味苦。能清热解毒，消痰利咽，消瘀散结。用于热毒痰火郁结，咽喉肿痛，痰涎壅盛，咳嗽气喘，瘰疬结核，痈肿疮毒。煎服，5 ~ 10g；或入丸、散；外用适量，煎水洗或研末吹喉。

【附注】 ①香港以射干的叶或地上部分作射干入药，称为"射干苗"（图 4 − 48 − 8），纯属错用，应予以纠正。②西南地区以同科植物鸢尾 *Iris tectorum* Maxim. 的根茎作射干药用，称为"川射干"或"白射干"。鸢尾，历代本草均有记载，其功效亦与射干迥异，故不宜作射干入药，应予以纠正。《中国药典》2005 年版始作为"川射干"予以收载，值得商榷。本品根茎呈扁圆柱形，表面灰棕色或淡黄色，具横环纹；节上常有分岐，节间一端膨大（形似鸭屁股），而另一端缩小，膨大部分密生环纹。

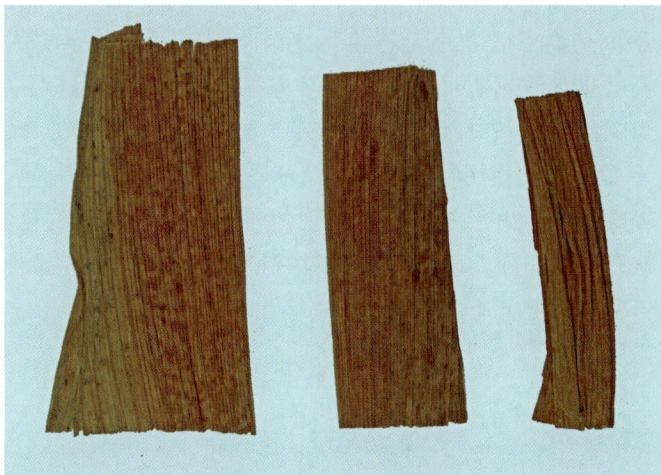

图 4 − 48 − 8　射干苗

49　谷精草

【考证】谷精草始载于唐《本草拾遗》，谓："味甘平。亦入马药。白花细叶"。《图经本草》载："谷精草，旧不载所出州土。今处处有之。春生于谷田中，叶秆俱青，根花并白色。二月三月内采花用。一名戴星草，以其叶细，花白而小圆似星，故以名尔。又有一种，茎梗差（稍）长有节，根微赤，出秦陇间，古方稀用，今口齿药多使之。"并附有江宁府谷精草及秦州谷精草图二幅。（按，江宁府为今之江苏省南京市，秦州为今之甘肃省天水市一带）《证类本草》记述与上述相同。李时珍记述尤详，谓："此草收谷后，荒田中生之。江湖南北多有。一科丛生，叶似嫩谷秧。抽细茎，高四五寸，茎头有小白花，点点如乱星。九月采花，阴干。云二三月采者，误也。"其附图与《图经本草》秦州谷精草图相似。根据以上本草记述，谷精草与今之谷精草科谷精草属 Eriocaulon 植物相近；而《图经本草》江宁府谷精草图则与报春花科植物点地梅 Androsace umbellata（Lour.）Merr. 相似。

目前，全国多数地区（江苏、浙江、安徽、湖北、湖南、四川、贵州、云南）均以谷精草科植物谷精草 Eriocaulon buergerianum Koern. 的带花茎的头状花序或全草作谷精草入药，部分地区（黑龙江、江苏、湖北、四川、贵州）还使用同属植物赛谷精草 E. sieboldianum Sieb. et Zucc.；广东、广西、福建又以同属植物华南谷精草 E. sexangulare L. 及毛谷精草 E. australe R. Br. 的头状花序入药，称"谷精珠"；河南、青海、宁夏则以石竹科植物蚤缀 Arenaria serpyllifolia L. 的全草作"谷精草"入药。

香港用药习惯源于广东，亦以华南谷精草及毛谷精草的头状花序入药，称为"谷精珠"。

【述评】

1. 古代应用之谷精草为今之谷精草科谷精草属 Eriocaulon 植物。古今应用一致。《中国药典》（2015 年版，一部）收载谷精草 Eriocaulon buergerianum Koern. 作为谷精草之正品。

2. 蚤缀原为民间药物，以"小无心菜"之名收载于《植物名实图考》，未见本草记载其医药用途。虽亦有清热明目之功效，但与谷精草的来源迥异，功效亦有一定差别，故不应称其为"谷精草"；应以"小无心菜"或"蚤缀"之名，区别应用为妥。

3. 全国绝大多数地区均使用谷精草科谷精草属 Eriocaulon 4 种植物，它们的植物形态及药材性状均较相似。但由于对它们缺乏现代科学研究，它们的化学成分、生物活性及临床疗效均缺乏了解；因此，亟有必要对谷精草属的不同药用品种进行上述方面的系统比较研究。

谷精草（正品）

【别名】戴星草（《图经本草》），文星草、流星草（《本草纲目》），珍珠草、癫痫头草（江苏），挖耳朵草、衣钮草（浙江），天星草（广西），佛顶草、灌耳草（四

川），翳子草、满天星、羊壳珠（湖南），鼓锤草（湖北）

【处方应付名称】 谷精草

【来源】 谷精草科植物谷精草 *Eriocaulon buergerianum* Koern. 的干燥带花茎的头状花序。秋季采收花序及花茎，晒干。

【植物形态】 一年生草本，呈莲座状。须根多数，细软。无茎。叶基生，线状披针形，长 6～30cm，中部宽 3～4mm，基部最宽可达 8mm，先端稍钝，具纵脉 10 余条，多数横脉与其连结成小方格。花葶多数，质软，长短不一，高者达 30cm；头状花序近球形，直径 4～6mm，总苞片倒卵形，秆黄色；花苞片倒卵形，先端急尖，上部密被短毛。雄花较少，生长于花序中央，外轮花被片合生成倒圆锥形佛焰苞状，先端 3 浅裂，钝，被短毛；内轮花被片合生成倒圆锥状筒形；雄蕊 6，花药黑色。雌花多数，生于花序周围，几无花梗；外轮花被片合生成椭圆形苞状，内轮花被片 3，离生，匙形，先端有一黑色腺体，被细长毛；雌蕊 1，子房 3 室，柱头 3 裂。蒴果三棱状球形，长约 1mm。种子长椭圆形，被毛茸。花、果期 7～12 月。（图 4 - 49 - 1）

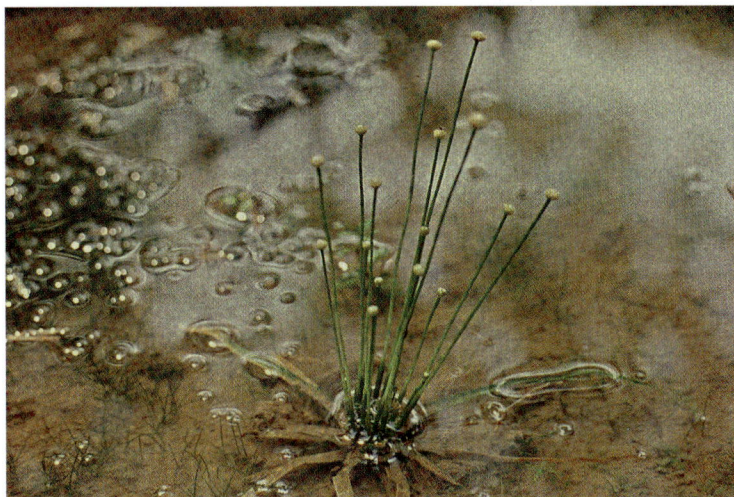

图 4 - 49 - 1　谷精草（原植物）

生长于沼泽、溪沟和田边阴湿处。分布于华东、西南及湖南、台湾等地。主产于浙江、江苏、湖北。

【化学成分】 主要含黄酮类成分。同属植物勃氏谷精草 *E. brownianum* Mart. 与七棱谷精草 *E. septangullare* With. 含槲皮万寿菊素（quercetagetin）；前者叶中尚含万寿菊素（patuletin）、槲皮素等。

【药材性状】 商品多扎成小把，全体淡棕色。花茎纤细，长 14～24cm，直径不及 1mm，表面淡黄绿色，有 4～5 条扭曲纵棱，质柔软。头状花序半球形，直径 4～5mm；底部有黄白色总苞，总苞片膜质，倒卵形，紧密排列成盘状。小花数十朵，灰白色，被白粉。用手搓碎花序，可见多数黑色花药及未成熟果实。气微，味淡。（图 4 - 49 - 2，图 4 - 49 - 3）

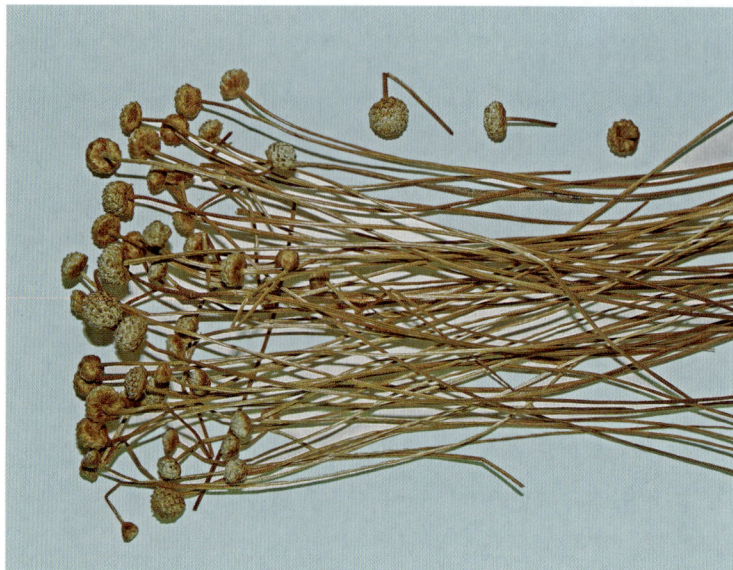

图4-49-2　谷精草（北京）

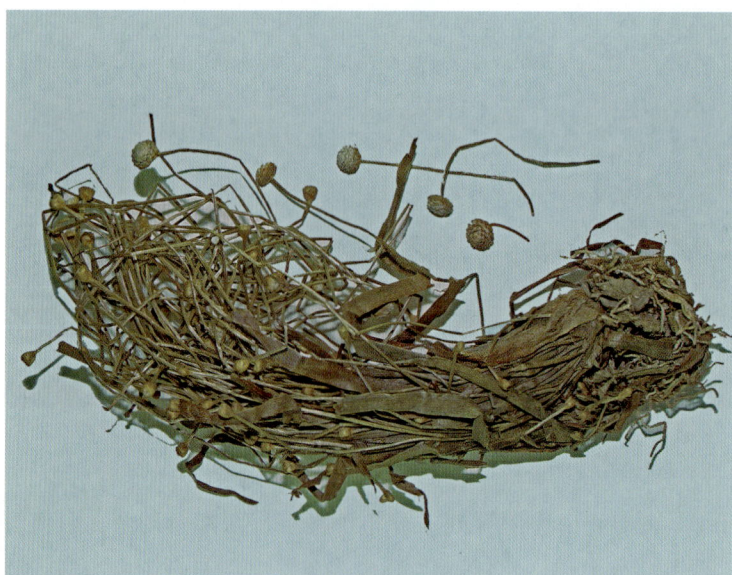

图4-49-3　谷精草（河南）

【显微特征】粉末：①花茎表皮细胞，类长条形，表面具纵直角质线纹；气孔类长方形，副卫细胞2个，狭长，侧立于保卫细胞两旁。②非腺毛，细长，1~4个细胞，长可达1200μm。③腺毛，头部长椭圆形或长条形，1~4细胞，单列；腺柄单细胞，柄短小。④花粉粒，类球形，直径约27μm，外壁具细小颗粒状突起，萌发孔不明显。⑤花粉囊内壁细胞，具螺旋状增厚。此外，尚可见草酸钙小方晶等。

【紫外光谱鉴别】

零阶光谱：峰位 261，359；谷位 240，307

一阶导数光谱：峰位 255，320；谷位 271，418

二阶导数光谱：峰位 227，243，277；谷位 237，261，412（图 4 - 49 - 4 ～ 图 4 - 49 - 6）

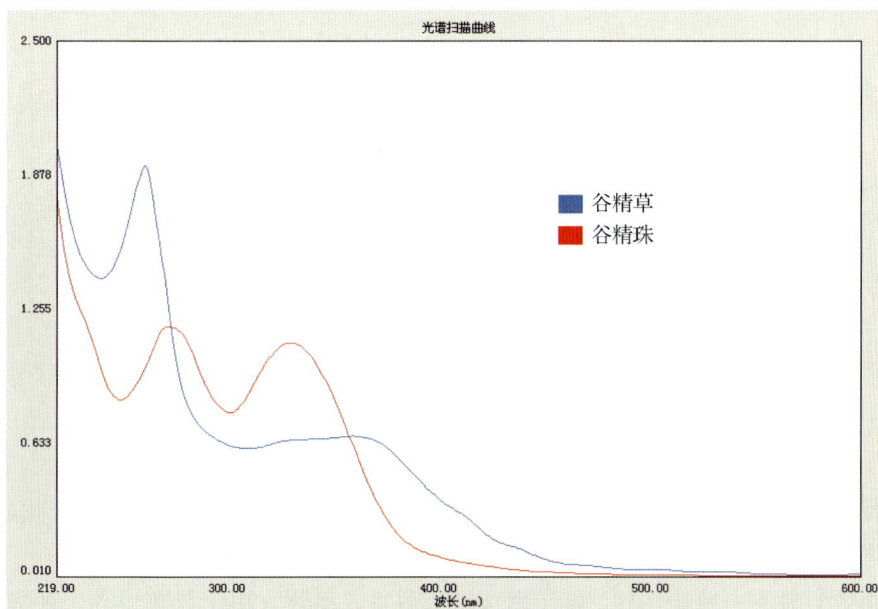

图 4 - 49 - 4　谷精草的零阶光谱

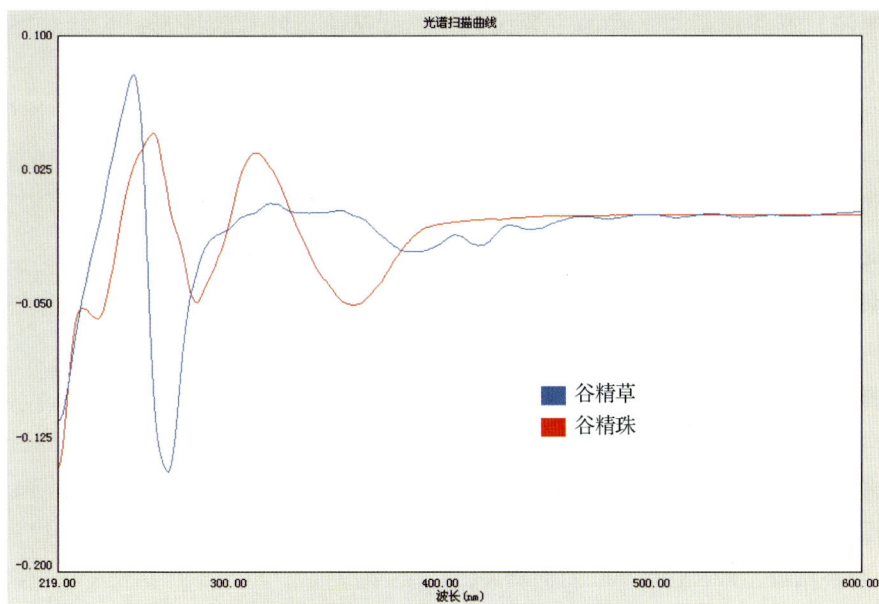

图 4 - 49 - 5　谷精草的一阶导数光谱

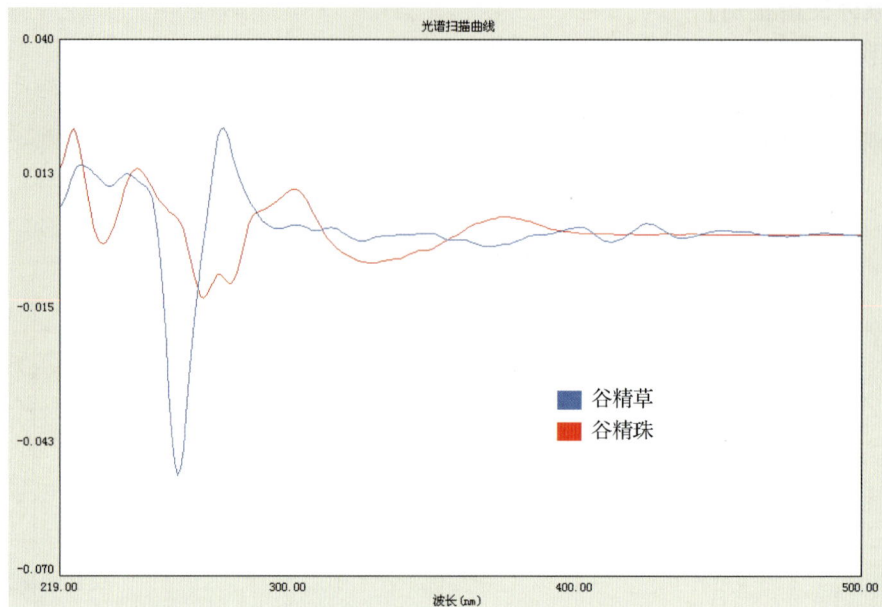

图 4 - 49 - 6　谷精草的二阶导数光谱

【药理作用】抗菌作用：谷精草水浸液或水煎液在体外对须发癣菌、絮状表皮癣菌、奥杜盎小芽孢癣菌等多种致病皮肤真菌及铜绿假单胞菌有抑制作用。

【功效】性平，味辛、甘。能疏散风热，明目，退翳。用于风热目赤，肿痛羞明，眼生翳膜，风热头痛，鼻渊，喉痹，牙痛及风疹瘙痒。煎服，5 ~ 9g；或入丸、散剂。外用，适量，煎汤外洗；或研末外撒、吹鼻。

【附注】赛谷精草与上种的主要区别点：叶丛生，叶片狭线形；头状花序疏松，无白粉；花药白色；雌花花被1轮，2 ~ 3片，离生，狭线形。

谷精珠（习用品）

【别名】谷精子（福建），正谷精（香港）

【处方应付名称】谷精珠，谷精草（广东、广西、香港）

【来源】谷精草科植物华南谷精草 *Eriocaulon sexangulare* L. 或毛谷精草 *E. australe* R. Br. 的干燥头状花序。秋季采收头状花序，晒干。

【植物形态】与谷精草和赛谷精草的主要区别点如下。

1. 华南谷精草　头状花序坚实，被白粉；雄花与雌花的外轮花被（花萼）形状相似，离生，均为3片，其中2片较大，舟状，背面有翅状的龙骨状突起。叶长6.5 ~ 15cm，背面无毛。花茎稍比叶长。分布于广东、广西、福建、台湾。（图4 - 49 - 7）

2. 毛谷精草　叶长达60cm，背面疏被长柔毛。花茎通常与叶等长，稀长于叶1倍。头状花序坚实，被白粉，干燥后形状亦不改变；雄花内轮花被（花瓣）先端密被长柔毛，具黑色腺点；雌花花瓣狭线形，较厚，先端亦密被长柔毛，下部具黑色腺点。分布于广东、云南。

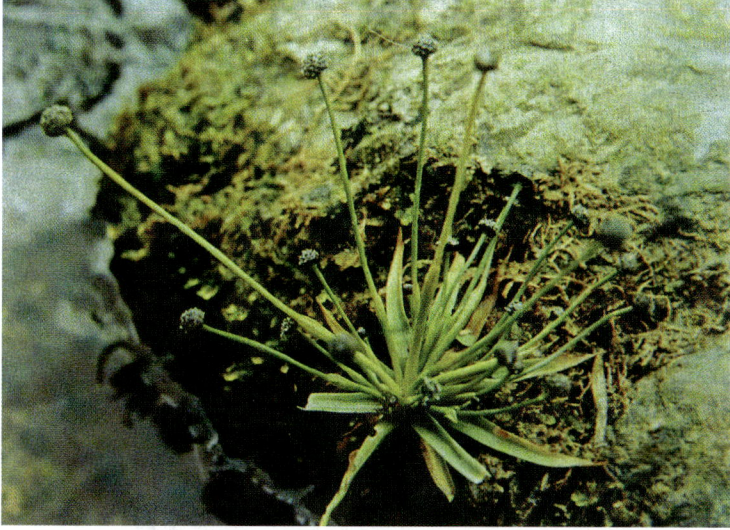

图 4 - 49 - 7　华南谷精草（原植物）

【化学成分】　未见研究报道。

【药材性状】

1. 华南谷精珠　花序呈半球形或短圆柱形，顶端微凹陷，基部截形，雌雄花紧密排列，直径 4 ~ 7mm，高 2 ~ 7mm，粉褐色，质坚硬。花序底部着生薄革质总苞，总苞片类圆形，黄棕色，排列紧密，短于盘花。花茎多已除去，仅留短段，直径约 1mm，表面浅黄绿色或浅棕绿色，有数条扭曲的纵棱，质柔韧。气微香，味淡。（图 4 - 49 - 8）

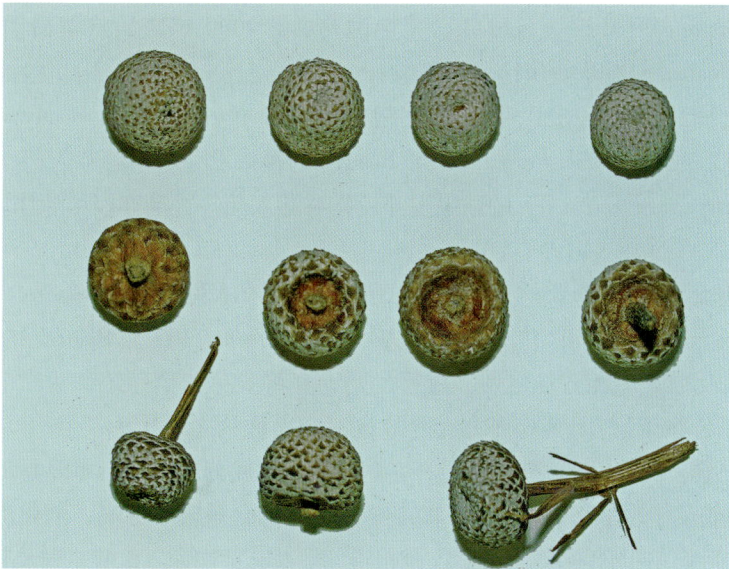

图 4 - 49 - 8　谷精珠（香港）

2. 毛谷精珠　头状花序扁球形，顶端及底部均向内凹陷，直径 6 ~ 8mm，高 4 ~

6mm，雌雄花紧密排列，粉白色或粉褐色，坚硬。花序底部着生黄褐色总苞，总苞片倒卵形，革质，比盘花短一半。微有香气，味淡。

【紫外光谱鉴别】

零阶光谱：峰位 271，330；谷位 249，302

一阶导数光谱：峰位 231，264，313；谷位 238，285，359

二阶导数光谱：峰位 224，247，276，288，302，375；谷位 234，270，280，329
（图 4-49-4～图 4-49-6）

【药理作用】未见研究报道。

【功效】与谷精草相同。

50　谷芽

【考证】谷芽原称蘖米，始载于《名医别录》。《新修本草》谓："蘖犹孽也，生不以理之名也。皆当以可生之物生之，取其蘖中之米入药。按食经用稻蘖……"宋《本草衍义》谓："蘖米，粟蘖也，今谷神散中用之。"李时珍曰："别录止云蘖米，不云粟作也。苏恭言凡谷皆可生者，是矣。有粟、黍、谷、麦、豆诸蘖，皆水浸胀，候生芽曝干去须，取其中米，炒研面用。其功皆主消导。粟蘖一名粟芽。"从以上本草记述可知，谷芽即古之蘖米，主要是以粟发芽入药，故又称粟蘖，一名粟芽。粟分两种，大者称粱，小者称粟。李时珍谓："古者以粟为黍、稷、粱、秫之总称，而今之粟，在古但呼为粱。后人乃专以粱之细者名粟……北人谓之小米也。稻蘖一名谷芽"，而今之植物分类学家将粱命名为 *Setaria itarica*（L.）Beauv.，粟命名为 *Setaria itarica*（L.）Beauv. var. *germanica*（Mill.）Schred.。《中国药典》2000 年版始将粟命名为 *Setaria itarica*（L.）Beauv.，当是使用广义种概念。

目前，我国北方地区多以禾本科植物粟 *Setaria itarica*（L.）Beauv. var. *germanica*（Mill.）Schred. 或粱 *Setaria itarica*（L.）Beauv. 的颖果发芽后作谷芽入药；南方地区则以禾本科植物稻 *Oryza sativa* L. 的颖果发芽后作谷芽入药。香港亦以稻芽作谷芽入药。

【述评】

1. 谷芽古代称之为蘖米，又名粟蘖、粟芽，以禾本科植物粟 *Setaria itarica*（L.）Beauv. var. *germanica*（Mill.）Schred. 或粱 *Setaria itarica*（L.）Beauv. 的颖果发芽后入药。因为粟及稻等均属五谷之列，故近代始，又将粟芽和稻芽统称为"谷芽"。李时珍称"稻蘖一名谷芽"，因其为南方人之故也，南人称稻之果实为"谷"。

2. 五谷之蘖，功效相近，皆主消导；它们所含有效成分亦相似，主要是消化酶及维生素 B 类。但功效及疗效亦有某些差别，如麦芽的消化酶含量较谷芽高，消化淀粉的能力也比谷芽强；麦芽尚能回乳消肿。此外，文献报道，粟及其芽中含氢氰酸。稻及其芽含否？两种谷芽有无毒性？均有必要从化学成分、药理作用、毒性及临床疗效等方面进行比较研究。

3. 《中国药典》（2015 年版）收载谷芽为粟 *Setaria itarica*（L.）Beauv. 的成熟颖果经发芽的干燥品。为区别于前者，可将稻 *Oryza sativa* L. 的成熟颖果发芽干燥品称为"稻芽"，以示区别。

谷芽（正品）

【别名】蘖米（《名医别录》），粟蘖（《本草衍义》），粟芽（《本草纲目》），谷芽（山东），正谷芽（香港）

【处方应付名称】谷芽，粟芽

【来源】禾本科植物粟 *Setaria itarica*（L.）Beauv. var. *germanica*（Mill.）Schred. 或梁 *Setaria itarica*（L.）Beauv. 的颖果发芽后的干燥品。将粟之成熟果实入水中浸透，捞出置筐内，上盖稻草或蒲包，置温暖地方，每日洒水 4~5 次，待须根长至约 6mm 时，取出，晒干或低温烘干。

【植物形态】

1. 梁　一年生栽培作物，须根粗大。秆粗壮，直立。叶鞘松裹茎秆，密被疣毛或无毛，边缘密具纤毛；叶舌为一圈纤毛；叶片长披针形或线状披针形，长 10~45cm，宽 5~33mm，先端尖，基部钝圆，上面粗糙，下面稍光滑。圆锥花序圆柱状或类纺锤形，长 10~40cm，宽 1~5cm，通常下垂，主轴密被柔毛，刚毛显著长于或稍长于小穗，黄色、褐色或紫色；小穗椭圆形或类球形，长 2~3mm，黄色、橘红色或紫色；第 1 颖长为小穗的 1/3~1/2，具 3 脉，第 2 颖具 5~9 脉；第 1 外稃与小穗等长，具 5~7 脉，其内稃薄纸质，披针形，第 2 外稃等长于第 1 外稃，卵圆形或圆球形，质坚硬，平滑或具细点状皱纹，成熟后自第 1 外稃基部和颖分离脱落；鳞被先端不平，呈微波状；花柱基部分离。花、果期夏、秋季。

2. 粟　本变种的主要特征：植株细弱矮小；圆锥花序呈圆柱形，紧密，长 6~12cm，宽 5~10mm；小穗卵形或卵状披针形，长 2~2.5mm，黄色，刚毛长约小穗的 1~3 倍，小枝不延伸。（图 4-50-1）

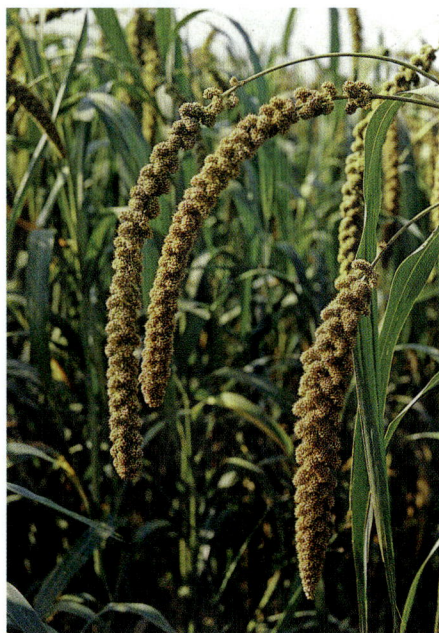

图 4-50-1　粟（原植物）

我国南北各地均有栽培。

【化学成分】颖果含蛋白质 15.9%、糖类 63%~70%。其中游离糖 0.46%~0.69%、淀粉 56%~61%、纤维素 0.70%~1.08%、戊聚糖 5.50%~7.20%。70% 乙醇提取物中含木糖 1.5%~4.3%、果糖 8.6%~15%、葡萄糖 9.9%~15%、蔗糖 31%~35%、麦芽糖 8%~11%、棉子糖 8.6%~12%、麦芽三糖 5%~6.1% 及高级低聚糖 5%~9%。水溶部分中主要含阿拉伯糖、木糖，还含少量甘露糖、半乳糖和葡萄糖。颖果及其芽中尚含氢氰酸（prussic acid）。

【药材性状】本品呈细小类球形，直径 1~2mm，顶端钝圆，基部略尖；外壳为革质的稃片，淡黄色，具点状皱纹，多数裂开，露出初生细根，长 3～6mm；剥去稃片，内含淡黄色或黄白色颖果（俗称小米）1 粒，光滑，基部有黄褐色的胚；质坚，断面粉质。无臭，味微甘。（图 4－50－2）

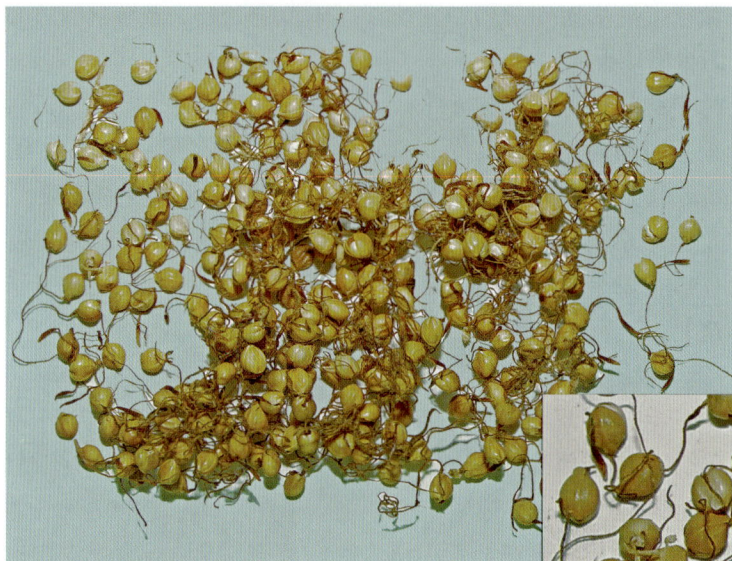

图 4－50－2　谷芽

【紫外光谱鉴别】

零阶光谱：峰位 272；谷位 257

一阶导数光谱：峰位 224，266，314；谷位 233，292，339

二阶导数光谱：峰位 239，251，277，297，304；谷位 228，243，271，283
　　　　　　　（图 4－50－3～图 4－50－5）

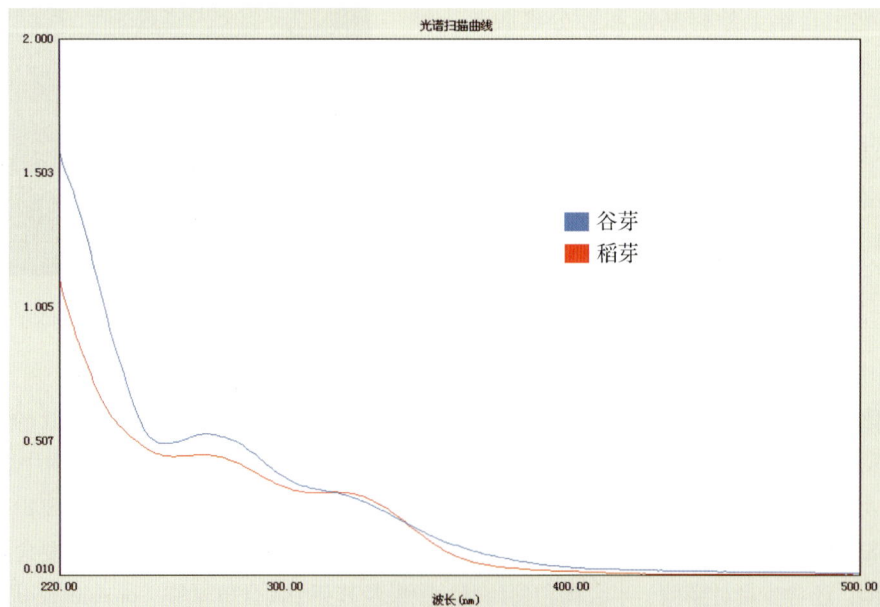

图 4－50－3　谷芽的零阶光谱

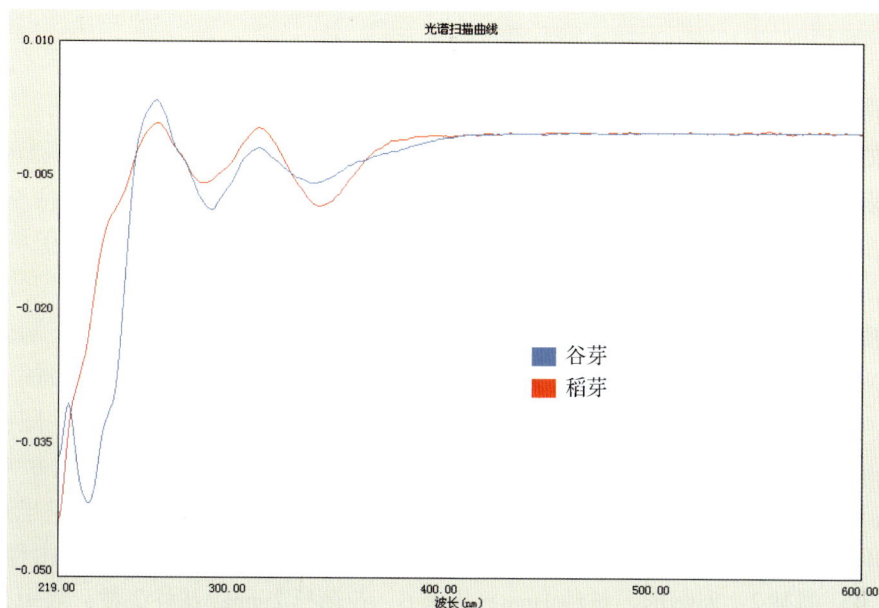

图 4 - 50 - 4　谷芽的一阶导数光谱

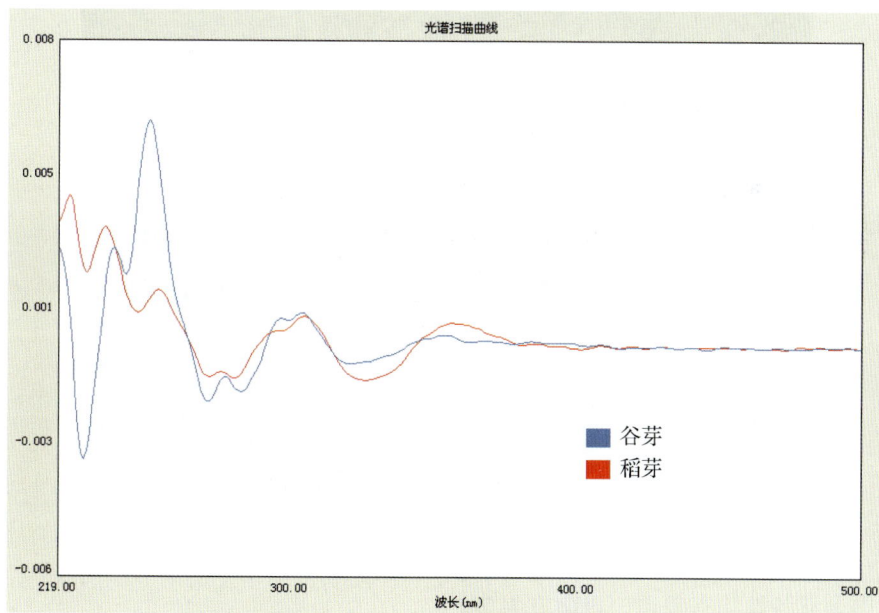

图 4 - 50 - 5　谷芽的二阶导数光谱

【药理作用】未见研究报道。

【功效】消食和中，健脾开胃。用于食积不消，腹胀口臭，脾胃虚弱，不饥食少。炒谷芽偏于消食，用于不饥食少；焦谷芽善化积滞，用于积滞不消。煎服，9～15g；或研末入丸、散剂。

稻芽（习用品）

【别名】稻蘖、谷芽（《本草纲目》）

【处方应付名称】稻芽，谷芽（广东、广西、香港）

【来源】禾本科植物稻 *Oryza sativa* L. 的颖果发芽后的干燥品。春、秋两季加工：取净稻谷，水浸泡 1～2d，捞出，置能排水的容器，加盖，每日淋水 1 次，保持湿润，使发芽，待须根长 4～7mm，取出晒干。

【植物形态】一年生栽培植物。秆直立，丛生，高约 1m。叶鞘无毛，下部者长于节间；叶舌膜质而较硬，披针形，基部两侧下延与叶鞘边缘结合，长 5～25mm，幼时具明显叶耳；叶片扁平，披针形或条状披针形，长 30～60cm，宽 6～15mm。圆锥花序疏松，成熟时向下弯曲，分枝具角棱，常粗糙；小穗长圆形，两侧压扁，长 6～8mm，含小花 3，下方 2 小花退化而仅存极小的外稃；颖极退化，在小穗柄之顶端呈半月形痕迹；退化外稃长 3～4mm，两性小花外稃有 5 脉，常具细毛，有芒或无芒，内稃 3 脉，亦被细毛；鳞被 2，卵圆形，长约 1mm；雄蕊 6，花药长 2mm；花柱 2 枚，筒短，柱头扫帚状，自小花两侧伸出。颖果平滑。花、果期 6～10 月。（图 4-50-6）

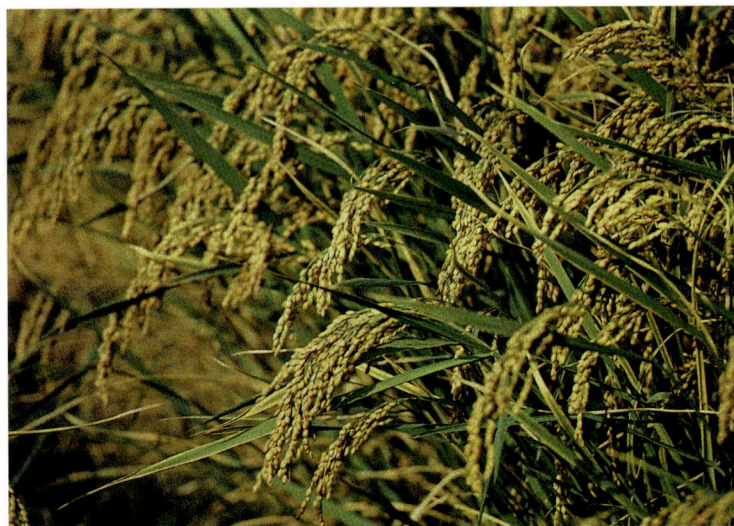

图 4-50-6　稻（原植物）

我国南北各地均有栽培，以南方为多。

【化学成分】含蛋白质、脂肪油、淀粉、淀粉酶、麦芽糖、腺嘌呤、胆碱及天冬氨酸、γ-氨基丁酸等 18 种氨基酸。粳米含淀粉 75% 以上，蛋白质约 8%、脂肪 0.5%～1%，另含少量 B 族维生素，如维生素 B_1、维生素 B_2、维生素 B_6 等；尚含乙酸、延胡索酸、琥珀酸、羟基乙酸（glycolic acid）、枸橼酸、苹果酸等 15 种有机酸及葡萄糖、果糖和麦芽糖等。脂肪部分主要是胆甾醇、油菜甾醇、豆甾醇、谷甾醇、单酰甘油（monoglyceride）、二酰甘油（diglyceride）或三酰甘油（triglyceride）、磷脂及二十四酰基鞘氨醇葡萄糖（N – lignoceryl sphingosyl glucose）、游离脂肪酸。

【药材性状】果实呈稍扁的长椭圆形，两端略尖，长 6 ~ 9mm，宽约 3mm。外稃坚硬，表面黄色，具短柔毛，有脉 5 条。基部有白色线形的浆片 2 枚，长约 2mm，淡黄色，膜质，由一侧的浆片内伸出淡黄色弯曲的初生根。内稃薄膜质，光滑，黄白色，内藏果实。颖果坚硬，断面白色，粉性。气无，味微甜。（图 4 – 50 – 7）

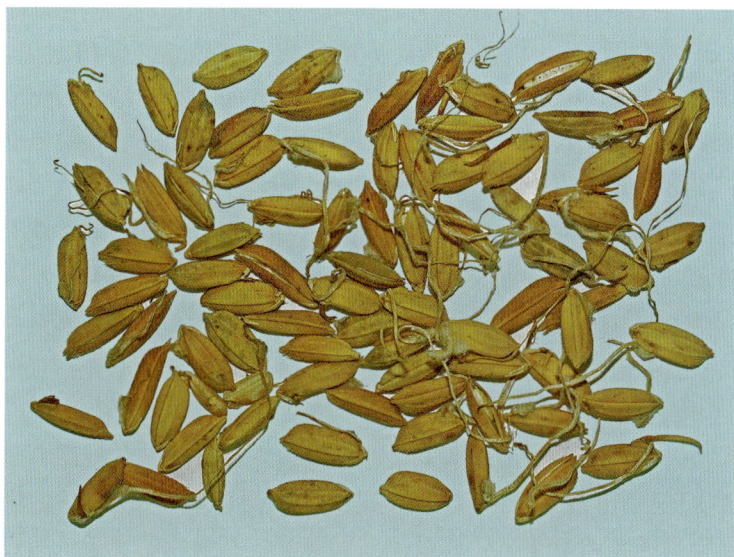

图 4 – 50 – 7　稻芽

【显微特征】粉末：黄白色。①胚乳细胞含淀粉粒，单粒呈不规则多角形，边缘尖锐，直径 2 ~ 10μm，偶见凹形脐点，层纹不明显；复粒多呈卵圆形。②外稃上可见单细胞非腺毛，长 150 ~ 250μm。

【紫外光谱鉴别】

零阶光谱：峰位 271，318；谷位 261

一阶导数光谱：峰位 267，314；谷位 288，343

二阶导数光谱：峰位 223，236，254，276，305；谷位 229，247，272，281，327（图 4 – 50 – 3 ~ 图 4 – 50 – 5）

【药理作用】未见研究报道。

【功效】性平，味甘。能消食化积，健脾开胃。用于食积停滞，胀满泄泻，脾虚少食，脚气浮肿。煎服，10 ~ 15g，大剂量 30g；或研末，冲服。

51　闹羊花与洋金花

【考证】闹羊花，原名羊踯躅，始载于《神农本草经》，列为下品。《名医别录》载："一名玉支，生太行山山谷及淮南山。三月采花，阴干。"陶弘景谓："近道（今江苏）诸山皆有之。花苗似鹿葱，羊误食其叶，踯躅而死，故以为名。"（按，鹿葱与今之石蒜科或百合科植物相近）《新修本草》谓："花亦不似鹿葱，正似旋葍花色黄者也。"《蜀本草》载："树生高二尺，叶似桃叶，花黄似瓜花。三月、四月采花，日干。"《图经本草》又谓："春生苗似鹿葱，叶似红花叶，高三四尺，夏开花似凌霄、山石榴、旋葍辈而正黄色。……三月四月采花，阴干。今岭南蜀道山谷遍生，皆深红色如锦绣。然或云此种不入药。"并附有海州羊踯躅及润州羊踯躅图2幅（海州，今江苏东海县东北）。《证类本草》记述与上述相同。李时珍则谓："韩保升所说似桃叶者最的。其花五出，蕊瓣皆黄，气味皆恶。苏颂所谓深红色者，即山石榴名红踯躅者，无毒，与此别类。"根据以上本草所述"树生高二尺，叶似桃叶，花黄似瓜花"、"其花五出，蕊瓣皆黄，气味皆恶"、"羊误食其叶，踯躅而死"及《图经本草》之润州羊踯躅图，与今之杜鹃花科植物羊踯躅 *Rhododendron molle*（Bl.）G. Don 相一致。

洋金花，原称山茄花，又名曼陀罗花。宋·窦材《扁鹊心书》载有"睡圣散"（山茄花、火麻花）治人难忍艾火灸痛，服此即昏睡，醒后可再服再灸，又用于治"风狂妄语"。周去非《岭外代答》亦载："广西曼陀罗花，遍生原野，大叶白花，结实如茄子，而遍生小刺，乃'药人草'也。盗贼采干而末之，以置人饮食，使人醉闷，则掣篋而趋。"李时珍亦谓："曼陀罗生北土，人家亦栽之。春生夏长，独茎直立，高四五尺，生不旁引，绿茎碧叶，叶如茄叶。八月开白花，凡六（五）瓣，状如牵牛花而大，攒花中坼（裂），骈叶（花萼）外包，而朝开夜合。结实圆而有丁拐（下垂弯曲的果柄），中有小子。八月采花，九月采实。"根据以上记述，与今之茄科植物白曼陀罗 *Datura metel* L. 及毛曼陀罗 *D. innoxia* Mill. 相一致。

目前，全国多数地区使用杜鹃花科植物羊踯躅 *Rhododendron molle*（Bl.）G. Don 的花，而广东、广西、云南、四川等地则以茄科植物白曼陀罗 *Datura metel* L. 花作"闹羊花"入药。

香港、澳门亦以茄科植物白曼陀罗花作"闹羊花"入药。

【述评】

1. 古代本草记载之闹羊花为杜鹃花科植物羊踯躅 *Rhododendron molle*（Bl.）G. Don 的花，古今应用基本一致。《中国药典》（2015年版，一部）亦收载本品作为闹羊花的正品。

2. 洋金花，古代本草早有记载，明确为另一药物，两者的功效迥异。现代研究结果亦表明，两者所含化学成分及生物活性（包括中毒症状）均明显不同；因此，不得混淆使用。其之被用作"闹羊花"，可能与《生草药性备要》称白曼陀罗花为"大闹杨（羊）花"有关，广东等地民间亦称其为"闹羊花"。

闹羊花（正品）

【别名】玉枝（《名医别录》），羊踯躅花（《吴普本草》），踯躅花（《图经本草》），黄踯躅、惊羊花、老虎花（《本草纲目》），石棠花（《本草纲目拾遗》），黄喇叭花、黄杜鹃花、闷头花、石菊花、黄牯牛花（浙江），水兰花、老鸦花、豹狗花（湖南），三钱三、一杯倒、一杯醉（广西），雷公花、黄花女（广东），毛老虎（江西）

【处方应付名称】闹羊花

【来源】杜鹃花科植物羊踯躅 *Rhododendron molle*（Bl.）G. Don 的干燥花。四月、五月采花，阴干或晒干。

【植物形态】落叶灌木，高 1 ~ 2m。老枝光滑，无毛，褐色，幼枝被短柔毛及刚毛。花芽卵圆形，鳞片 9 ~ 12 片，阔卵形。单叶互生；叶柄短，长 2 ~ 6mm；叶片纸质，常簇生于枝顶，椭圆形或椭圆状倒披针形，长 6 ~ 15cm，宽 3 ~ 6cm，先端钝，具短尖，基部楔形，边缘有睫毛，两面被灰白色柔毛。花多数，排列成短总状伞形花序，顶生，先叶开放或与叶同时开放；花萼小，5 裂，半圆形，宿存；花冠阔钟状，金黄色，先端 5 裂，裂片椭圆形或卵形，上面一片较大，具淡绿色斑点；雄蕊 5，与花冠等长或稍伸出花冠外，花药孔裂；雌蕊 1，子房上位，5 室，外被灰色长毛，花柱细长，无毛，长于雄蕊，柱头头状。蒴果长椭圆形，长达 2.5cm，熟时深褐色，被细柔毛和疏刚毛，胞间开裂。种子多数，细小，灰棕色，扁卵形，边缘具薄膜状翅。花期 4 ~ 5月，果期 6 ~ 8 月。（图 4 - 51 - 1）

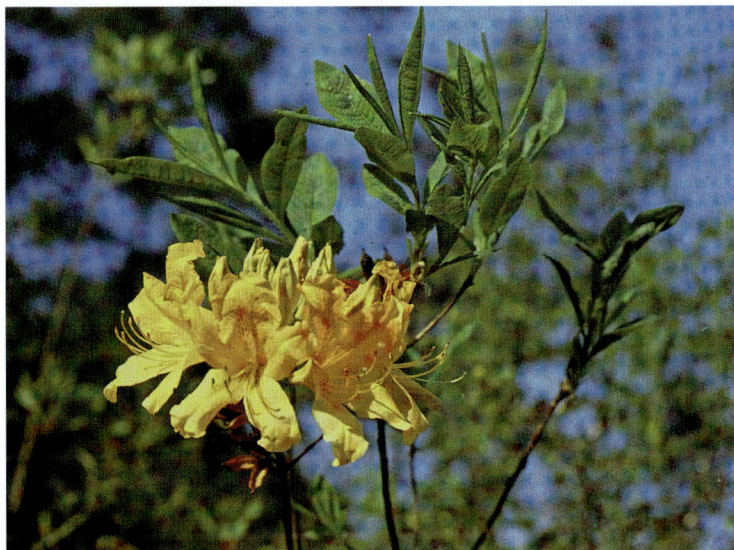

图 4 - 51 - 1　羊踯躅（原植物）

生长于丘陵山坡、石缝、灌丛或草丛中。分布于江苏、安徽、浙江、江西、福建、河南、湖北、湖南、广东、广西、四川、贵州。主产于江苏、浙江、湖北、湖南、河南。

【化学成分】花含二萜类成分榡木毒素（andromedotoxin，即木藜芦毒素 I（grayanotoxin I）或杜鹃花毒素（rhodofoxin）、石楠素（ericolin）、羊踯躅素（rhodomellein）Ⅲ、日本杜鹃素Ⅲ（rhodojaponin Ⅲ，即日本羊踯躅素Ⅲ、闹羊花毒素Ⅲ或八厘麻毒素Ⅲ）、木藜芦毒素（grayanotoxin）Ⅲ及山月桂萜醇（kalmanol）。

【药材性状】花多皱缩，不带子房，花萼及花梗亦常除去。残存花梗灰白色，长短不一；花萼 5 裂，边缘具较长的细毛。花冠钟状，灰黄色或黄褐色，长至 3cm，先端

5裂，顶端卷折，表面疏被短柔毛。雄蕊5，弯曲，常露出花冠外，花药棕黄色，2室，孔裂。气微，味微苦。（图4-51-2）

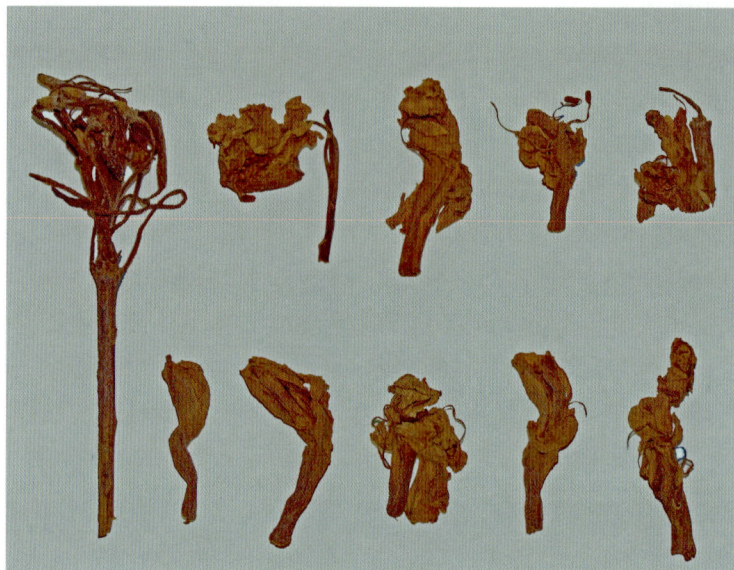

图4-51-2 闹羊花

【显微特征】粉末：黄棕色。①花粉粒，四面体形，直径58~97μm，萌发孔3个。②花冠非腺毛，单细胞，基部宽10~20μm，长可达400μm，壁薄，有的外壁可见疣状突起。③花萼非腺毛，多细胞，交叉排列成数列，基部宽29~68μm。

【紫外光谱鉴别】

闹羊花1（香港）零阶光谱：峰位281；谷位256

一阶导数光谱：峰位228，265，276，307；谷位237，293，299，300

二阶导数光谱：峰位223，249，275，295，304，344；谷位232，269，282，299，315

闹羊花2（北京）零阶光谱：峰位275，282；谷位257

一阶导数光谱：峰位262，271，282，308；谷位266，278，289

二阶导数光谱：峰位225，248，259，268，280，293，304；谷位237，255，265，275，286，299（图4-51-3~图4-51-5）

【药理作用】

1. 镇痛作用 闹羊花煎剂及粉混悬剂灌胃均有显著镇痛作用，但其治疗指数低，安全范围窄。木藜芦毒素I镇痛作用的最小有效剂量为0.5mg/kg（电刺激鼠尾法），东莨菪碱可明显增强其阈下剂量（0.25mg/kg）的镇痛作用。

2. 降压作用 闹羊花醇提取物及木藜芦毒素I对麻醉猫均有显著降压作用。前者静脉注射（50~100μg/kg）能对抗氯化钡诱发的大鼠心律失常，但对氯化钙和三氯甲烷诱发的心律失常无效。

3. 抑菌与杀虫作用　闹羊花煎剂在体外对金黄色葡萄球菌、白喉杆菌、炭疽杆菌及乙型链球菌有较强的抑制作用。对昆虫有强烈接触性和胃毒作用，可使鳞翅目吕生及蝽象等昆虫呕吐和迅速麻醉，二萜类成分是其有效成分。

4. 其他　木藜芦毒素 I 对横纹肌有先兴奋后麻痹作用，对高级神经中枢亦有麻痹作用，但对脊髓无明显影响；尚有中枢性催吐作用。

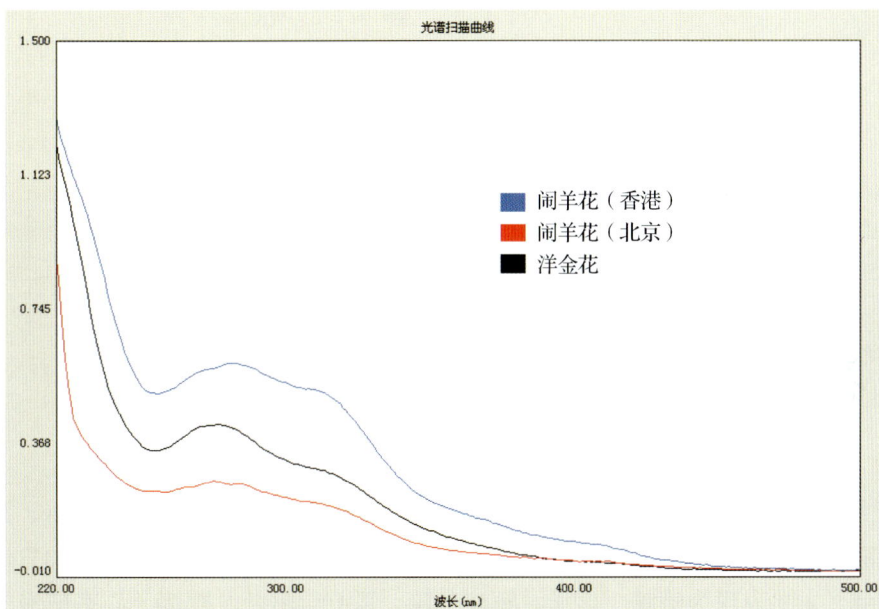

图 4 - 51 - 3　闹羊花与洋金花的零阶光谱

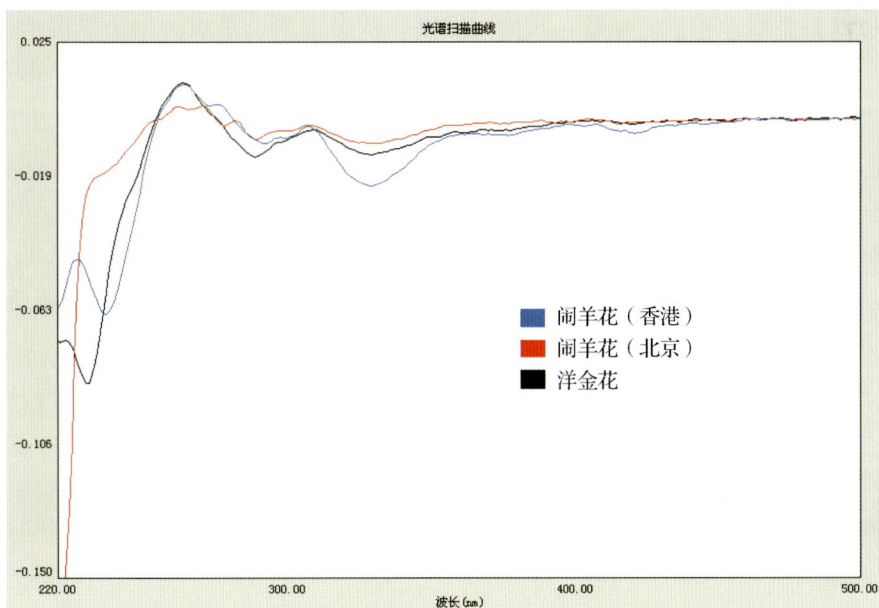

图 4 - 51 - 4　闹羊花与洋金花的一阶导数光谱

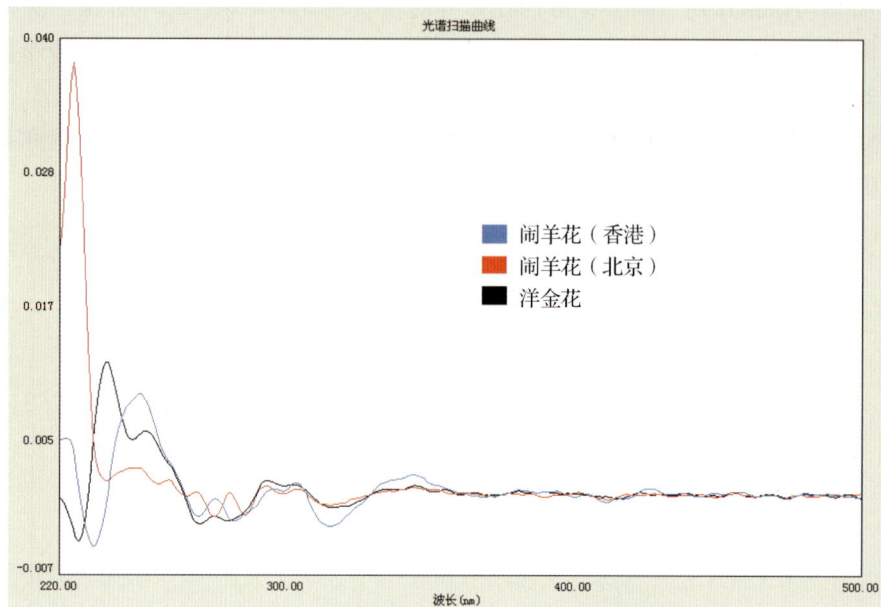

图 4 - 51 - 5   闹羊花与洋金花的二阶导数光谱

5. 毒性   闹羊花浸剂和酊剂小鼠灌胃的 LD_{50} 分别为 5.85g/kg 和 5.13g/kg，其混悬剂小鼠灌胃的最小致死量（MLD）为 3.4g/kg。闹羊花制剂和木藜芦毒素 Ⅰ 的急性中毒症状相似，主要表现为嗜睡、出汗、唾液分泌、恶心、呕吐、腹泻、心率减慢、血压下降、动态失调、轻瘫，严重者出现呼吸困难、进行性麻痹、心律失调、惊厥，常死于室颤或呼吸停止。

【功效】 性温，味辛，有毒。能祛风除湿，散瘀定痛，杀虫。用于风湿痹痛，偏正头痛，跌打损伤，龋齿疼痛，皮肤顽癣，疥疮。0.6 ~ 1.5g，浸酒或入丸、散剂。外用，适量，煎水洗或鲜品捣敷。

洋金花（正品）

【别名】 曼陀罗花（《妙法莲华经》），山茄花（《扁鹊心书》），胡茄花（明·李中立《本草原始》），风茄儿、山茄子（《本草纲目》），大闹羊花、马兰花、大颠茄（《生草药性备要》），风茄花（清·赵其光《本草求原》），佛花、天茄弥陀花（《和汉药考》），洋大麻子花、关东大麻子花、虎茄花（山东），风麻花、酒醉花（陕西），羊惊花、枫茄花、广东闹羊花、大喇叭花（《全国中草药汇编》）

【处方应付名称】 洋金花，闹羊花（广东、广西、香港、澳门）

【来源】 茄科植物白曼陀罗 Datura metel L. 的干燥花。4 ~ 11 月花初开时采收，晒干或低温烘干。

【植物形态】 一年生草本，高 30 ~ 100cm。全株近无毛。茎直立，圆柱形，基部木质化。上部呈叉状分枝，绿色，表面有不规则皱纹，幼枝四棱形，略带紫色，被短柔毛。叶互生，上部叶近对生；叶柄长 2～5cm；叶片宽卵形、长卵形或心形，长 5～20cm，宽 4～15cm，先端尖或锐尖，基部不对称，边缘具不规则短齿或全缘而波状，两面无毛或疏被短毛，背面叶脉隆起。花单生于枝叉间或叶腋；花梗长约 1cm，直立或斜伸，被白毛短柔毛；花萼筒状，淡黄绿色，先端 5 裂，花后萼管自近基部处周裂而脱落，遗留的萼筒基部则宿存，果时增大呈盘状，直径 2.5～3cm，边缘不反折；花冠管漏斗状，长 14～20cm，下部较小，向上逐渐扩大呈喇叭状，檐部直径 5～7cm，白色，具 5 棱，裂片 5，三角形，先端长尖；雄蕊 5，生于花冠管内，花药线形，扁平，基部着生；雌蕊 1，子房球形，2 室，疏生短刺毛，胚珠多数，花柱丝状，长 11～16cm，柱头盾形。蒴果圆球形或扁球形，直径 3cm，外被疏短刺，熟时淡褐色，不规则 4 瓣裂。种子多数，扁平，略呈三角形，熟时褐色。花期 3～11 月，果期 4～11 月。（图 4－51－6）

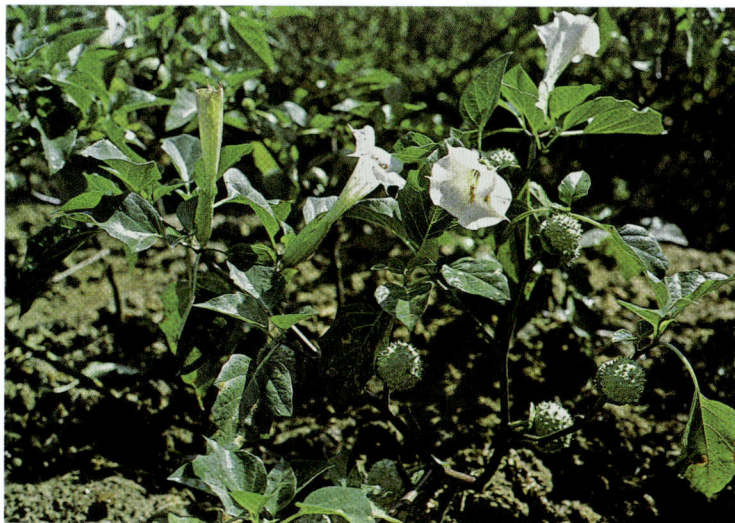

图 4－51－6　白曼陀罗（原植物）

　　生长于山坡、草地或住宅附近。分布于江苏、浙江、福建、湖北、广东、广西、四川、贵州、云南；上海、南京等地有栽培。

　　【化学成分】花含莨菪烷类生物碱 0.12%～0.82%，其中东莨菪碱（scopolamine），即天仙子碱（hyoscine）0.11%～0.15%；莨菪碱，即天仙子胺（hyoscyamine）0.01%～0.37%；并含阿托品（atropine）。

　　【药材性状】多皱缩成条状，完整者长 9～15cm。残存花萼呈筒状，长为花冠的 2/5，黄绿色，先端 5 裂，微被茸毛；花冠呈喇叭状，黄棕色，陈旧者深棕色，5 浅裂，裂片先端长尖，裂片之间微凹，花冠筒上有粗棱线 5 条；雄蕊 5 枚，花丝贴生于花冠筒内，花药盾形，柱头棒状。气微，味微苦。（图 4－51－7）

　　【显微特征】粉末：灰棕色。①花粉粒，类球形或长圆形，直径 42～65μm，外壁具条纹状雕纹，自两极向四周放射状排列，萌发孔 2～3 个。②腺毛，有两种，短腺毛

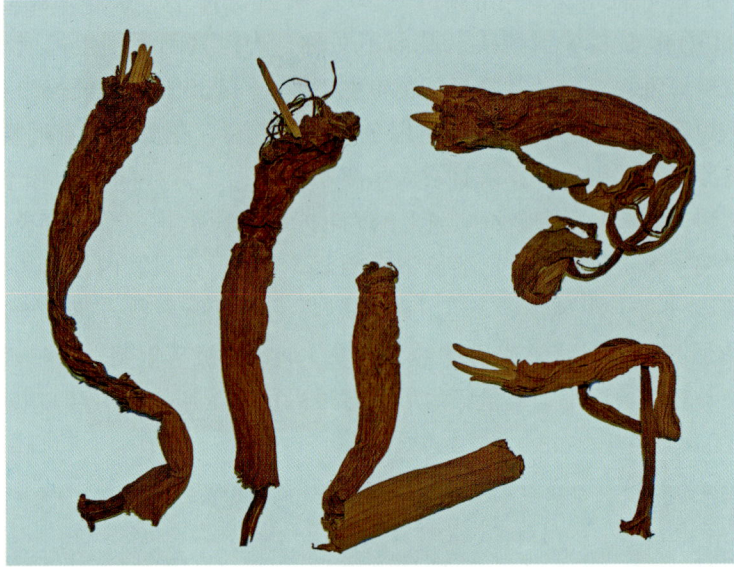

图 4 – 51 – 7　洋金花

头部梨形，2~6 细胞，柄 1~2 细胞；长腺毛头部球形，单细胞，柄 2~6 细胞。③非腺毛，1~5（10）细胞，先端渐尖，基部稍宽，壁具细小疣状突起，有的中间细胞缢缩。④花冠上表皮细胞外壁具乳头状突起。⑤花萼、花冠薄壁细胞含草酸钙砂晶、方晶及簇晶。此外，尚可见花粉囊内壁细胞、不定式气孔、螺纹及环纹导管等。

【紫外光谱鉴别】

零阶光谱：峰位 276；谷位 254

一阶导数光谱：峰位 223，264，310；谷位 230，289，330

二阶导数光谱：峰位 237，251，274，294，303；谷位 227，246，270，279，300，317（图 4 – 51 – 3 ~ 图 4 – 51 – 5）

【药理作用】　所含生物碱为 M 受体阻断剂，药理作用广泛，主要有以下几点。

1. 中枢抑制作用　人肌内注射或静脉滴注洋金花总生物碱后出现头晕、眼重、肌体无力、嗜睡等中枢抑制现象。东莨菪碱与冬眠合剂合用于人、猴、犬均可产生全身麻醉，与戊巴比妥或甲丙氨酯（眠尔通）合用可使小鼠活动明显减少，并能显著提高痛阈，有一定强度的镇痛作用；但人应用大剂量阿托品时，则出现以兴奋为主的精神症状。

2. 解痉作用　洋金花注射液能拮抗乙酰胆碱引起的离体豚鼠气管平滑肌收缩，其生物碱能松弛支气管平滑肌，抑制呼吸道腺体分泌，改善纤毛运动，因而有平喘、祛痰、止咳作用。

3. 改善微循环　洋金花生物碱能改善微循环，使休克患者四肢转暖，脉压增宽，尿量增加，亦能改善气管微循环，减轻急性和慢性气管炎大鼠的气管微循环障碍。

4. 其他　拮抗肾上腺素引起的心律失常，对抗拟胆碱药引起的血管扩张、大剂量时又能拮抗去甲肾上腺素的血管收缩作用，并有散瞳与抑制多种腺体分泌等作用。东莨菪碱能降低胃肠道的蠕动及张力，能阻断胆碱能神经的功能，使膀胱逼尿肌松弛，尿道括约肌收缩，引起尿潴留。洋金花注射液小鼠静脉注射的 LD_{50} 为 8.2mg/kg。

【功效】性温，味辛，有毒。能平喘止咳，镇痛，解痉。用于哮喘咳嗽，脘腹冷痛，风湿痹痛，小儿慢惊，外科麻醉。煎服，0.3~0.6g，宜入丸、散剂。

52　泽兰与佩兰

【考证】泽兰始载于《神农本草经》，列为中品。此后，《名医别录》《吴普本草》《本草经集注》《唐本草》《本草拾遗》《图经本草》《证类本草》《本草纲目》等均有记载。《本草经集注》载："今处处有，多生下湿地。……或生泽旁，故名泽兰，亦名都梁香……"《新修本草》载："泽兰，茎方，节紫色，叶似兰草而不香。今京下用之者是。"《图经本草》亦载："泽兰生汝南诸大泽旁。今荆、徐、随、寿、蜀、梧州、河中府皆有之。二月生苗，茎秆青紫色，作四棱。叶生相对如薄荷，微香。七月开花，带紫白色，萼通紫色（？），亦似薄荷花。……泽兰生水泽中及下湿地，叶尖，微有毛，不光润，方茎紫节，七月、八月初采，微辛……今妇人方中最急用也。"并附有梧州泽兰图及徐州泽兰图。《证类本草》在"地笋"条下谓"地笋……即泽兰根也"。

佩兰原名兰草，始载于《神农本草经》，列为上品。其后，历代本草均有记载。《名医别录》载："兰草生太吴池泽，四月、五月采。"陶弘景曰："太吴应是吴国太伯所居，故呼太吴。今东间有煎泽草，名兰香，是今人所种都梁香草也。泽兰亦名都梁香。"《唐本草》载："圆茎紫萼，八月花白。俗名兰香，煮以洗浴。生溪涧水旁，人间亦多种之，以饰庭池。"《本草拾遗》载："兰草、泽兰二物同名。兰草生泽畔，叶光润，根小紫，五月、六月采，阴干，即都梁香也。泽兰叶尖微有毛，不光润，茎方节紫，初采微辛，干之亦辛。"《蜀本草》载："生下湿地，叶似泽兰，尖长有岐，花红白色而香。"马志《开宝本草》对兰草的描述最为精辟，谓："叶似马兰，故名兰草。其叶有岐，俗呼燕尾香。时人煮水以浴，疗风，故又名香水兰。"《本草纲目》亦载："兰草、泽兰一类二种也。俱生水旁下湿处。二月宿根生苗成丛，紫茎素枝，赤节绿叶，叶对节生，有细齿。但以茎圆节长，而叶光有岐者，为兰草；茎微方，节短而叶有毛者，为泽兰。"佩兰之名始见于《本草再新》。

古代对泽兰与兰草（即今之佩兰）常相混淆，正如陈藏器所说"兰草、泽兰二物同名"。本草对泽兰的描述自《吴普本草》始也常有误。如吴普曰："泽兰……叶如兰"；陶弘景亦曰："……叶微香，可煎油及作浴汤，人家多种之，而叶小异。今山中又有一种甚相似，茎方，叶小强，不甚香。既云泽兰，则山中者非，而药家乃采用之。"苏敬（恭）曰："陶说乃是兰草，茎圆紫萼白花，殊非泽兰也。"雷敩曰："大泽兰茎叶皆圆，根青黄，能生血调气（此乃佩兰也）；与荣合小泽兰迥别，叶上斑，根头尖，能破血，通久积（此乃泽兰也）。"寇宗奭曰："泽兰出土便分枝梗，叶皆如菊，但尖长矣。吴普言叶似兰，误矣。"李时珍对以上本草记载的评述亦有此是彼非之误，曰："吴普所说，乃真泽兰也。雷敩所说，大泽兰即兰草也，小泽兰即此泽兰也。寇宗奭所说泽兰则是，而破吴普之说则非，盖由误认兰花为兰草也。"对于泽兰与兰草的鉴别，数苏颂与李时珍的描述较为准确。颂曰："……但兰草生水旁，叶光润，根小紫，五六月盛；而泽兰生水泽中及下湿地，叶尖，微有毛，不光润，方茎紫节，七月、八月初采，微辛，此为异尔。"李时珍又曰："以茎圆节长，而叶光有岐者，为兰草；茎微方，节短而叶有毛者，为泽兰。"

目前，全国大部分地区使用的泽兰是唇形科植物毛叶地瓜儿苗 *Lycopus lucidus* Turcz. var. *hirtus* Regel 及地瓜儿苗 *L. lucidus* Turcz.；广东、广西则以佩兰 *Eupatorium fortunei* Turcz. 作泽兰使用，广西、贵州还以同属植物山佩兰（山泽兰）*E. japonicum* Thunb.、云南以异叶佩兰（异叶泽兰）*E. heterophyllum* DC. 作泽兰入药。全国大部分地区使用的佩兰是菊科植物佩兰 *Eupatorium fortunei* Turcz.，部分地区还使用山佩兰（山泽兰，北京、上海、甘肃、江苏、山东、浙江、湖北、湖南）、华佩兰（华泽兰，浙江）或林佩兰（林泽兰）*E. lindleyanum* DC.（甘肃、山东、湖南）；而广州、广西亦曾以泽兰作佩兰入药。

香港的用药习惯源于广东，至今仍以佩兰作泽兰、以泽兰作佩兰入药。

【述评】

1. 古代多数本草记载的泽兰，从其形态特征"茎方，节紫色""茎秆青紫色，作四棱。叶生相对如薄荷"、"地笋……即泽兰根也"及生境"生水泽中及下湿地"，与今之唇形科植物地瓜儿苗 *Lycopus lucidus* Turcz. 及毛叶地瓜儿苗 *L. lucidus* Turcz. var. *hirtus* Regel 相符，古今应用基本一致。

2. 现今使用之佩兰 *Eupatorium fortunei* Turcz. 与古代本草记载之"生下湿地，叶似泽兰，尖长有岐，花红白色而香。"的"兰草"相一致。古今应用一致。

3. 如前所述，古代泽兰常与兰草相混淆，并有"大泽兰"（即今之佩兰）与"小泽兰"之谓。对于泽兰与兰草的鉴别，本草亦有精辟的描述。正如李时珍所言："以茎圆节长，而叶光有岐者，为兰草；茎微方，节短而叶有毛者，为泽兰。"

4. 泽兰与兰草，两者功效不同。李时珍曰："兰草走气道，故能利水道，除痰癖，杀蛊辟恶，而为消渴良药；泽兰走血分，故能治水肿，除痈毒，破瘀血，消癥瘕，而为妇人要药。"现时中医对泽兰与佩兰的应用，与本草记载基本一致：泽兰为活血化瘀药，主治妇女经闭、痛经、产后瘀滞腹痛、癥瘕等证；佩兰为芳香化湿药，主治感受暑湿、寒热头痛、湿浊内蕴、脘痞不饥、恶心呕吐、口中甜腻、消渴等证。因此，两者不可混淆使用。

5. 目前大多数植物分类学著作均将 *Eupatorium* 称作"泽兰属"，属下许多品种亦以"…泽兰"为基名来命名，如水泽兰、山泽兰、红泽兰、华泽兰、林泽兰等。但佩兰 *Eupatorium fortunei* Turcz. 不是泽兰的正品，故植物分类学中的 *Eupatorium* 不应称作"泽兰属"，而以称作"佩兰属"较为妥当，以免与中药泽兰或泽兰属植物相混淆。

泽兰（正品）

【别名】 都梁香（《本草经集注》），水香（《吴普本草》），小泽兰（《雷公炮炙论》），地瓜儿苗（《救荒本草》），红梗草（《滇南本草》），风药（《本草纲目》），草泽兰（陕西），方梗草（江苏），麻泽兰（贵州），矮地瓜儿苗（吉林），野麻花（内蒙古）

【处方应付名称】 泽兰，佩兰（香港）

【来源】 唇形科植物毛叶地瓜儿苗 *Lycopus lucidus* Turcz. var. *hirtus* Regel 及地瓜儿苗 *L. lucidus* Turcz. 的干燥地上部分。夏、秋季茎叶生长茂盛时采收，割取地上部分，切段，晒干。

【植物形态】

1. 地瓜儿苗　多年生草本。具多节的圆柱状横走根茎，节上具鳞片和须根，并长出乳白色肉质肥厚的长纺锤形块茎，块茎有环节 7 ~ 12 个，称地笋，可食。茎直立，不分枝，四棱形，节部多呈紫红色，无毛或节上有毛。叶交互对生，柄极短或无柄；茎下部叶多脱落，上部叶椭圆形、狭长圆形或披针形，先端渐尖，基部渐狭呈楔形，边缘具不整齐的粗锐锯齿，上面暗绿色，无毛，略有光泽，下面具凹陷的腺点，无毛或脉上疏生白色柔毛。轮伞花序多花，腋生；小苞片卵状披针形，先端刺尖；花萼钟形，两面无毛，4 ~ 6 裂，裂片狭三角形，先端芒刺状；花冠钟形，白色，外面无毛，有黄色发亮的腺点，上、下唇近等长，上唇先端微凹，下唇 3 裂，中裂片较大，近圆形；前对能育雄蕊 2，超出于花冠，药室略叉开，后对雄蕊退化，仅花丝残存或全部消失，有时 4 枚雄

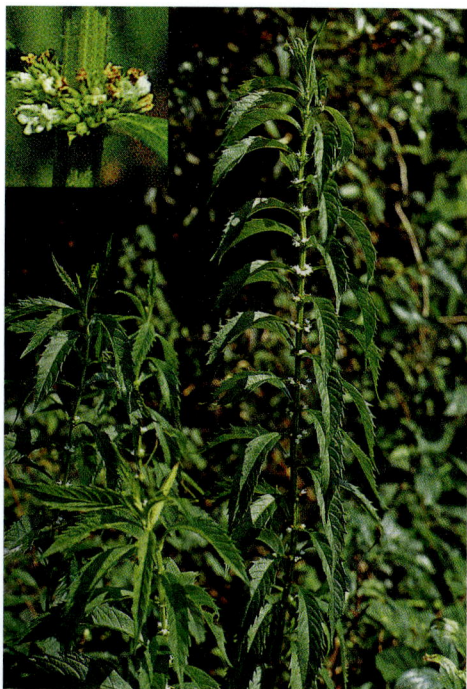

图 4 - 52 - 1　泽兰（原植物，左上角示节部放大）

蕊全部退化；子房长圆形，4 深裂，着生于花盘上，花柱伸出于花冠外，无毛，柱头不均等 2 裂，扁平。小坚果扁平，倒卵状三棱形，暗褐色。花期 6 ~ 9 月，果期 8 ~ 10 月。（图 4 - 52 - 1）

生长于海拔 2100m 以下的沼泽地、山野低洼地、水边潮湿地。全国大部分地区均产。

2. 毛叶地瓜儿苗（毛叶地笋，硬毛地笋）　与原变种的主要区别：茎棱上被白色向上小硬毛，节部密集硬毛；叶披针形，暗绿色，先端渐尖，基部渐狭，上面密被细刚毛状硬毛，下面肋及脉上被刚毛状硬毛，边缘具锐齿，并有缘毛。

【化学成分】

1. 地瓜儿苗　全草含糖类：葡萄糖、半乳糖、泽兰糖（lycopose）、水苏糖（stachyose）、棉子糖（raffinose）、蔗糖；挥发油 0.04%，油中主要为：柠檬烯（11.5%）、反式丁香烯（11.7%）、月桂烯（5.40%）、α-蒎烯（5.21%）、δ-荜澄茄烯（5.17%）、蛇麻烯（4.0%）等。另含虫漆蜡酸（lacceroic acid）、白桦脂酸（betulinic acid）、熊果酸（ursolic acid）及 β-谷甾醇。从欧地笋 *Lycopus europaeus* 中分离得到熊果酸、木犀草素-7-葡萄糖苷（luteolin-7-mono-glucoside）、酚酸、芥子酸、阿魏酸、丁香酸等，尚含 0.2% 挥发油、2.3% 类黄酮、0.12% 香豆素、0.24% 生物碱及 0.9% 树脂。

2. 毛叶地瓜儿苗　全草含挥发油 0.08% 与鞣质，油中主要为：月桂烯（26.92%）、蛇麻烯（14.34%）、反式丁香烯（10.24%）等。

【药材性状】

1. 地瓜儿苗　茎方柱形，少分枝，直径 2~5mm，表面黄绿色或略带紫色，具浅纵沟，节明显，紫色，节间长 2~11cm；质脆，易折断，断面髓部中空。叶对生，多皱缩，完整者展平后呈披针形或长圆形，边缘具锯齿，上表面黑绿色，下表面灰绿色，有棕色腺点。花簇生于叶腋成轮状，花冠多脱落，苞片及花萼宿存。气微，味淡。（图4-52-2）

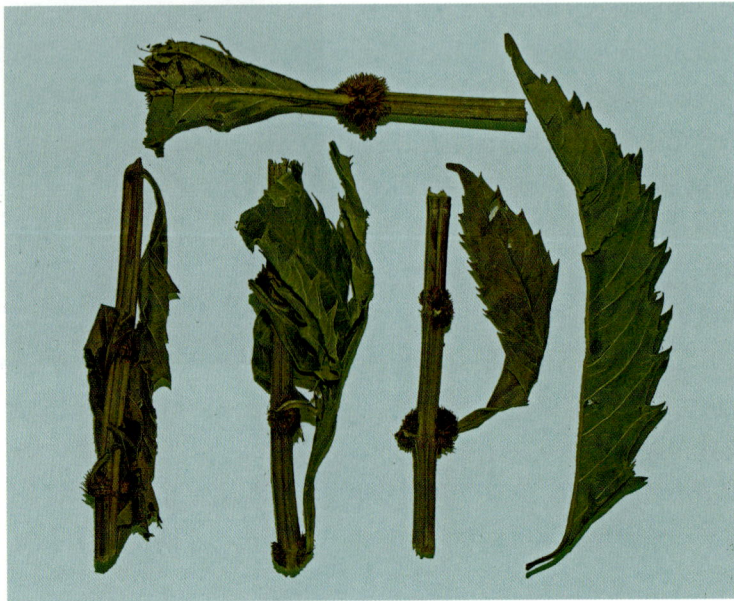

图 4-52-2　泽兰（饮片）

2. 毛叶地瓜儿苗　茎节及叶面上密被硬毛，余与地瓜儿苗相似。

【显微特征】地瓜儿苗与毛叶地瓜儿苗的显微特征相似，唯后者具众多的非腺毛。

叶表面观：上表皮细胞垂周壁平直，表面隐约可见波状角质线纹，并有少数非腺毛与小腺毛。非腺毛长圆锥形，1~5 个细胞组成，表面隐现疣状突起；小腺毛腺头

1～2细胞，柄单细胞。下表皮细胞垂周壁波状弯曲，腺鳞较多，并有少数小腺毛，叶脉上有多数非腺毛。腺鳞头部6～8细胞，小腺毛腺头单细胞，非腺毛表面具明显的疣状突起。气孔直轴式。茎表皮亦有腺鳞、小腺毛及非腺毛。

叶肉组织分化，栅栏细胞1列，不通过中脉。

【紫外光谱鉴别】

零阶光谱：峰位 284，325；谷位 263，305，382

一阶导数光谱：峰位 228，277，316，393，406，462；谷位 244，292，345，480

二阶导数光谱：峰位 224，249，274，304，356，385，455，489；谷位 233，283，329，372，394，470（图4-52-3～图4-52-5）

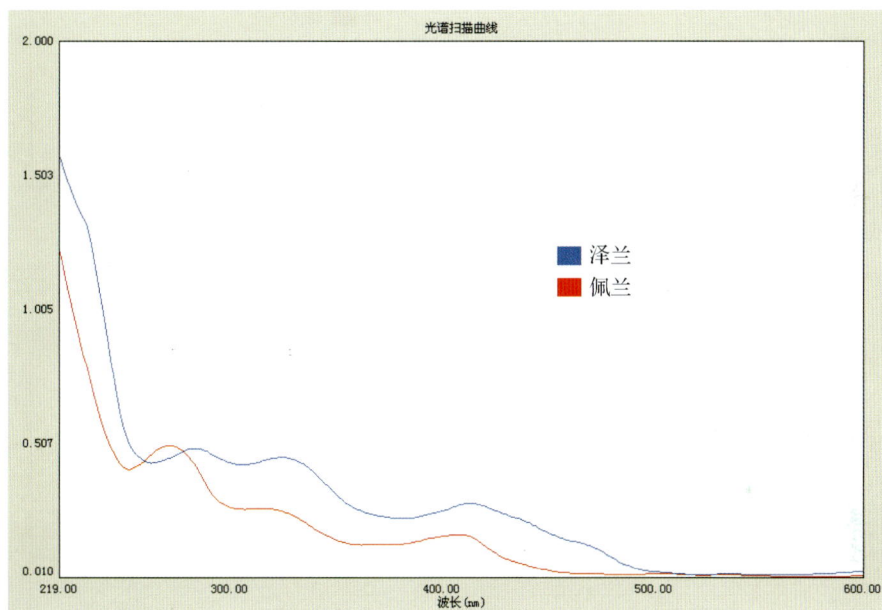

图4-52-3 泽兰与佩兰的零阶光谱

【药理作用】

1. 对微循环及血液流变学的影响 泽兰的水浸膏对失重致血瘀的家兔的微循环障碍有明显的改善作用，并能改善血液黏度、降低纤维蛋白原含量及红细胞聚集指数。对血瘀证微循环障碍有明显改善作用，用药10min后，血流加快，使原来的粒缓、粒摆流变为粒流、粒线流，团块状物减少，但作用不及川芎嗪。

2. 轻度抗血栓作用 泽兰煎剂喂饲大鼠，对血栓形成时间、血栓长度、血栓湿重均有一定抑制作用，但无统计学意义。对血栓干重则有明显抑制作用。

3. 抗肝纤维化作用 泽兰能抑制四氯化碳中毒小鼠的肝纤维增生，对抗肝硬化，降低 ALT 与 AGT 活力，提高总蛋白与白蛋白含量。

4. 对离体子宫平滑肌的影响 泽兰的水提物均能使子宫收缩幅度升高、肌张力加强、频率加快，收缩幅度、频率、强度与剂量有明显的量-效关系，作用与垂体后叶素相近。

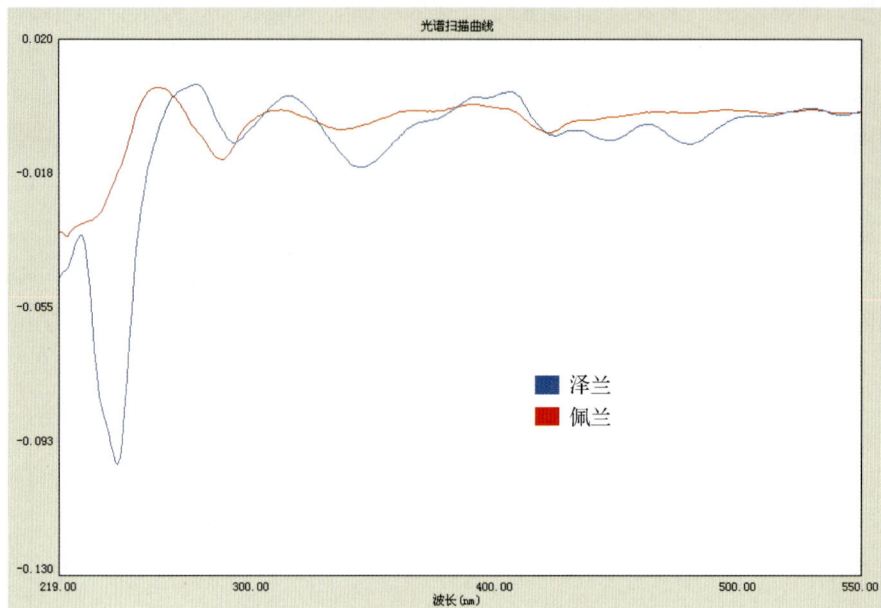

图 4 - 52 - 4　泽兰与佩兰的一阶导数光谱

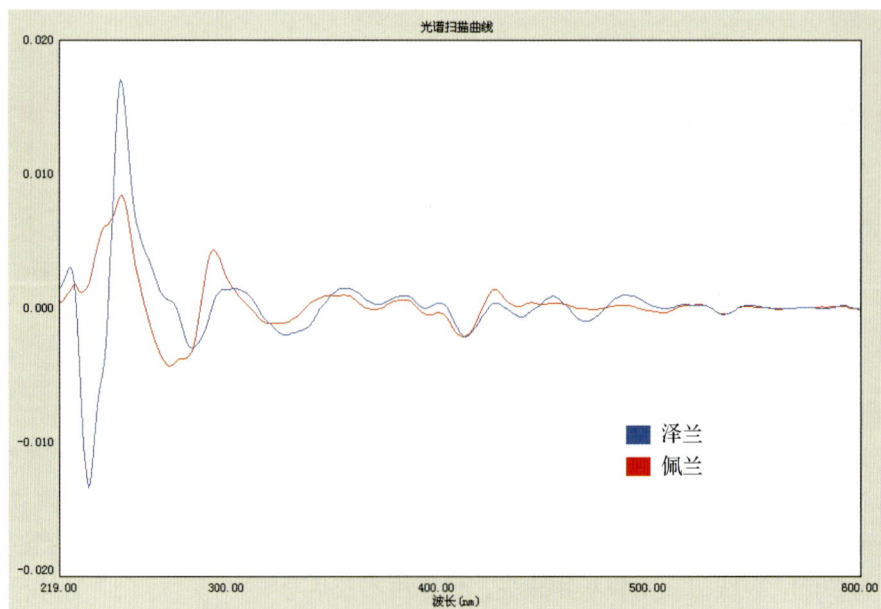

图 4 - 52 - 5　泽兰与佩兰的二阶导数光谱

5. 强心作用　地瓜儿苗制剂有强心作用。

【功效】性味苦、辛，微温。能活血化瘀，行水消肿，解毒消痈。用于妇女经闭，痛经，产后瘀滞腹痛，癥瘕，身面浮肿，跌打损伤，痈肿疮毒。煎服，6 ~ 12g；或入丸、散；外用适量，煎水敷洗。

佩兰（正品）

【别名】兰草、水香（《神农本草经》），都梁香（《李氏药录》），煎泽草、兰香（《本草经集注》），大泽兰（《雷公炮炙论》），兰泽香草（《新修本草》），燕尾香、香水兰（《开宝本草》），省头草、千金草、孩儿菊（《本草纲目》），石瓣、针尾风（广东）

【处方应付名称】佩兰，泽兰（香港）

【来源】菊科植物佩兰 *Eupatorium fortunei* Turcz. 的干燥地上部分。7月或9月，选取晴天中午割取地上部分，立即摊晒至半干，扎成束，置室内回潮，再晒至全干。

【植物形态】多年生草本。茎直立，绿色或红紫色，下部光滑无毛。叶对生，通常3全裂或3深裂，中裂片较大，长椭圆形或长椭圆状披针形，先端渐尖，边缘具粗齿或不规则细齿，两面光滑或沿脉疏被柔毛，无腺点；上部叶较小，常不分裂。头状花序多数在茎顶或枝端排成复伞房花序，总苞钟状，总苞片2~3层，紫红色，覆瓦状排列；每个头状花序具花4~6朵，花白色或微红色，全部为管状花，两性，花冠先端5齿裂；雄蕊5，聚药；雌蕊1，子房下位，柱头2裂，伸出花冠外。瘦果圆柱形，熟时黑褐色，具5棱，冠毛白色。花、果期7~11月。（图4-52-6）

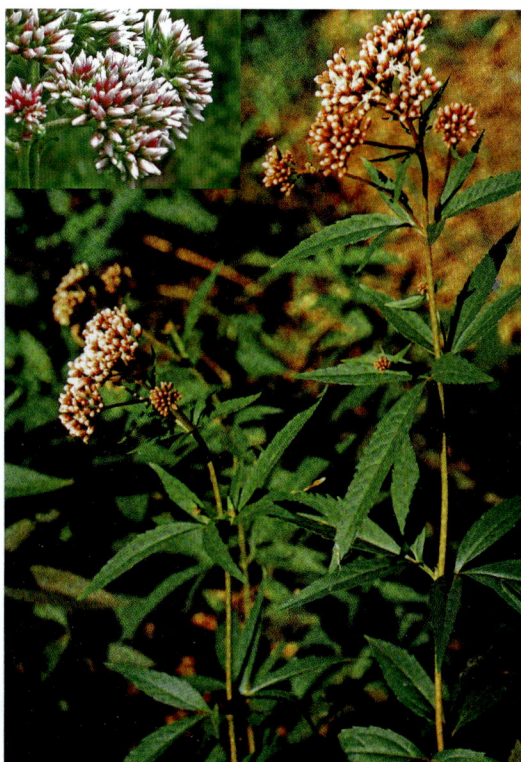

图4-52-6 佩兰（原植物，左上角示花序放大）

生长于路边灌丛或溪边。主产于江苏、河北、安徽、山东及上海。

【化学成分】茎叶含延胡索酸（fumaric acid）、琥珀酸（succinic acid）、甘露醇（mannitol）及林德洛菲碱（lindelofine）。全草含挥发油1.5%~2.0%，主要含反-丁香烯、δ-荜澄茄烯（δ-cadinene）、γ-荜澄茄烯、对聚伞花素（p-cymene）、α-水芹醇（α-phellandrene）、百里香酚甲醚（methyl thymyl ether）等。花和叶尚含蒲公英甾醇（taraxasterol）及其乙酸酯和棕榈酸酯、β-香树脂醇（β-amyrin）乙酸酯与棕榈酸酯、豆甾醇、β-谷甾醇、棕榈酸等。根含林德洛菲碱、仰卧天芥菜碱（supinine）及兰草素（euparin）。从同属植物飞机草 *E. odoratum* L. 叶中分得多个黄酮及查尔酮成分。

【药材性状】茎圆柱形，长30~100cm，直径2~5mm。表面黄棕色或黄绿色，具明显的节及纵棱线，节间长3~7cm；质脆，断面髓部白色或中空。叶对生，多皱缩破碎，完整者展平后，通常3裂，裂片长椭圆形或长椭圆状披针形，先端渐尖，边缘有

锯齿，表面绿褐色或暗绿色。气芳香，味微苦。（图4－52－7）

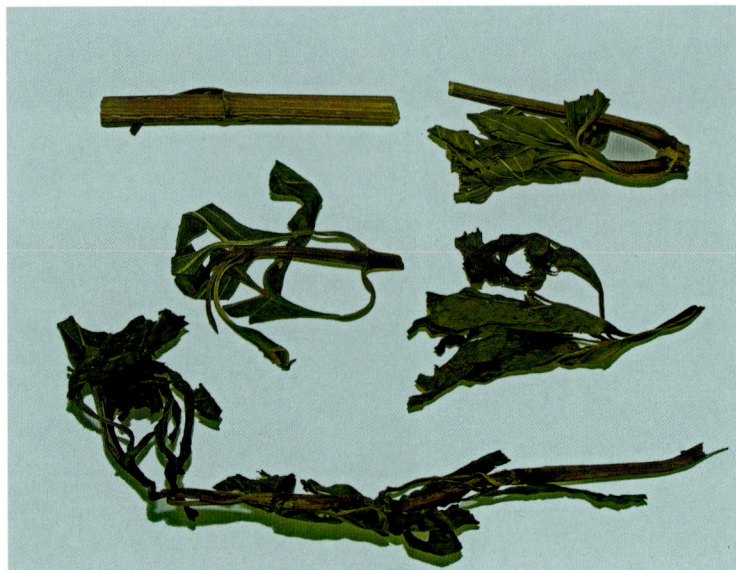

图4－52－7　佩兰（饮片）

【显微特征】叶片表面观：上表皮细胞垂周壁略弯曲，偶见多细胞非腺毛，叶脉上非腺毛较多，由7～8细胞组成，气孔不定式，副卫细胞3～5个。下表皮细胞垂周壁波状弯曲，非腺毛较上表皮多，常由3～6细胞组成；气孔多，不定式。

叶肉异面型，栅栏细胞2列，不通过中脉。

【紫外光谱鉴别】

零阶光谱：峰位 272，318；谷位 253，362

一阶导数光谱：峰位 261，312，368，391；谷位 223，287，337

二阶导数光谱：峰位 227，250，294，350，357，385，401；谷位 230，273，280，320，327，370，396（图4－52－3～图4－52－5）

【药理作用】

1. 抗病毒作用　佩兰挥发油及对聚伞花素、乙酸橙花醇酯对流感病毒有直接抑制作用，其挥发油对流感病毒甲3型无抑制与早期治疗作用。

2. 抗炎作用　佩兰挥发油胃饲和腹腔给药均能显著抑制小鼠耳肿胀（$P < 0.001$）。

3. 增强淀粉酶活性作用　佩兰挥发油对淀粉酶活性有显著增强作用（$P < 0.001$）。

4. 祛痰作用　佩兰挥发油（455mg/kg）及对聚伞花素（425mg/kg）给小鼠灌胃，有明显祛痰作用。

5. 抗癌作用　佩兰总生物碱对人宫颈癌细胞株 HeLa 细胞及腹水型肉瘤细胞 S_{180} 均有抑制作用，前者的抑制率为50%，后者可延长荷瘤小鼠生存时间34%～44%。

【功效】性味辛，平。能解暑化湿，辟秽和中。用于感受暑湿，寒热头痛，湿浊内蕴，脘痞不饥，恶心呕吐，口中甜腻，消渴。煎服，6～10g。

53　鸡血藤与大血藤

【考证】《图经本草》在本经外木蔓类卷二十载有"鸡翁藤"，谓："鸡翁藤，出施州（今湖北施恩）。其苗蔓延大木，有叶，无花（？），味辛，性温，无毒。采无时。彼土人与半天回、野兰根、岩棕四味净洗，去粗皮，焙干等分捣罗为末，每服二钱，用温酒调下，疗妇人血气并五劳七伤。"并附有施州鸡翁藤图。从其所述习性、功效及附图与今之豆科植物密花豆 *Spatholobus suberectus* Dunn 相似。但其后本草皆无记载，仅见李时珍在其《本草纲目》中"崖棕"条下引用苏颂的以上记述，亦未加任何评论。鸡血藤之名始见于《滇游杂记》，载："云南河度里地方，亦一山绵桓数十里，产藤甚异，粗类樑梁，细似芦苇，中空似竹，剖断流汁，色赤若血，故土人名之为鸡血藤。"《本草纲目拾遗》载有"鸡血藤胶"，谓："鸡血藤，近日云南亦产。其藤长桓蔓地上或山崖，一茎长数十里。土人得之，以刀割断，则汁出如血。每得一茎，可得汁数升，干者极似山羊血。取药少许，投入滚汤中，有一线如鸡血走散者真。"《顺宁（今凤庆）府志》载："鸡血藤枝干年久者，周围四五寸，小者亦二三寸。叶类桂叶而大，缠附树间，伐其枝，津液滴出，入水煮之色微红。佐以红花、当归、糯米熬膏，为血分之要药。"（"叶类桂叶而大"之特征与木兰科五味子属植物内南五味子 *Kadsura interior* A. C. Smith 及异型五味子 *K. heteroclita*（Roxb.）Craib. 相近）据产地调查及考证，自近代至今，云南产"鸡血藤胶"有"凤庆（旧称顺宁）鸡血藤膏"和"禄功鸡血藤膏"两种，古今均以凤庆鸡血藤膏为上品。"凤庆鸡血藤膏"的原植物为木兰科植物内南五味子、异型五味子及黄龙藤 *Schisandra propinqua*（Wall.）Baill.，"禄功鸡血藤膏"原植物为豆科植物巴豆藤 *Craspedolobium schochii* Harms。

《图经本草》在本经外木蔓类卷第二十另载有"血藤"，谓："血藤，生信州（今江西信宜）。叶如婆蒿叶，根如大拇指，其色黄，五月采，行血治气块，彼土人用之。"并附有信州血藤图。其图与今之木通科植物大血藤 *Sargentodoxa cuneata*（Oliv.）Rexb. et Wils. 相似。大血藤之名始见于罗思举《简易草药》。《植物名实图考》载有血藤和大血藤，吴氏所述"血藤"与《图经本草》的不同，谓"血藤产九江山坡，蔓生劲茎，赭色，一枝一须。附枝生叶，如菊花叶柔厚有花叉，而末不尖，面绿背白。春时枝梢开花如簇金粟。"以上描述及其附图似为今之葡萄科蛇葡萄属 *Ampelopsis* 植物；其又论大血藤："今江西庐山多有之，土名大活血。蔓生，紫茎，一枝三叶，宛如一叶擘分，或半边圆，或有角有方，无定形，光滑厚韧。根长数尺，外紫内白，有菊花心。掘出曝之，紫液津润。浸酒一宿，红艳如血，市医常用之。"以上描述及其附图则与今之木通科植物大血藤相一致。

目前，全国各地使用的鸡血藤的品种极其复杂，多达 6 科 30 多种植物。多数地区使用豆科植物密花豆 *Spatholobus suberectus* Dunn 或木通科植物大血藤 *Sargentodoxa cuneata*（Oliv.）Rexb. et Wils.，少数地区使用豆科植物香花崖豆藤 *Milletia dielsiana* Harms（福建、江西、广东、广西、云南及成都）或网络鸡血藤 *M. reticulata* Benth.

（甘肃、浙江、江西、湖南、广西及广东），福建另以豆科植物常春油麻藤 *Mucuna sempervirens* Hemsl.、浙江和广西以白花油麻藤 *M. birdwoodiana* Tutcher、广西还以亮叶鸡血藤 *Milletia nitida* Benth.、云南以巴豆藤 *Craspedolobium schochii* Harms 及木兰科植物异型南五味子 *Kadsura heteroclita*（Roxb.）Craib. 和内南五味子 *K. interior* A. C. Smith 的藤茎作鸡血藤入药，后三种主要用于熬制"鸡血藤膏"。全国各地以"血藤""大血藤"或"红藤"之名入药的原植物亦极复杂，包括木通科、木兰科和豆科近十数种植物，大多数地区使用木通科大血藤 *Sargentodoxa cuneata*（Oliv.）Rexb. et Wils.。此外，鸡血藤和大血藤颠倒错用的现象亦较普遍。

香港以木通科植物大血藤作"鸡血藤"，以豆科植物密花豆作"大血藤"入药。

【述评】

1. 鸡血藤为少常用中药，应用历史较晚。《图经本草》载有"鸡翁藤"，从其所述功效及附图与今之豆科植物密花豆 *Spatholobus suberectus* Dunn 相似，但其后之本草皆无更多的记载，故无法确定。鸡血藤之名始见于《滇游杂记》，鸡血藤膏始载于《本草纲目拾遗》，以上两书所述两者产地均在云南。据调查考证认为，古今云南产"鸡血藤胶"有"凤庆（旧称顺宁）鸡血藤膏"和"禄功鸡血藤膏"两种，并以凤庆鸡血藤膏为上品。"凤庆鸡血藤膏"的原植物为木兰科植物内南五味子 *Kadsura interior* A. C. Smith、异型五味子 *K. heteroclita*（Roxb.）Craib. 及黄龙藤 *Schisandra propinqua*（Wall.）Baill.，"禄功鸡血藤膏"原植物为豆科植物巴豆藤 *Craspedolobium schochii* Harms，但从《本草纲目拾遗》所言"鸡血藤，近日云南亦产"可知，其时云南并不是鸡血藤的惟一及主要的产地。近代中医药界皆以豆科植物密花豆作为鸡血藤的正品，符合本草记载"剖断流汁，色赤若血"及"以刀割断，则汁出如血"之特征；而木兰科南五味子属植物藤茎在砍断时均无此特征。《中国药典》2015 年版收载密花豆作为鸡血藤的正品，同时收载内南五味子作为"滇鸡血藤"使用。

2. 大血藤又称"红藤"。据考证，为《图经本草》之血藤及《植物名实图考》之大血藤，均为木通科植物大血藤 *Sargentodoxa cuneata*（Oliv.）Rexb. et Wils.。其功效与鸡血藤有别：鸡血藤补血，活血，通络；大血藤清热解毒，活血，祛风。现代研究结果也表明，两者所含化学成分及药理作用也不相同。因此，不应混淆应用。

3. 鸡血藤与大血藤的品种之如此复杂，名称及应用之如此混乱，皆因两者均为木质藤本、新鲜藤茎均有红色液汁流出或药材断面均呈红色之故。

4. 应对鸡血藤和大血藤及它们的同名异物品进行系统的化学成分、药理作用、毒性及临床疗效等方面的比较研究，以明确它们在上述方面差异及各自的临床适应证，区别应用。

鸡血藤（正品）

【别名】 鸡翁藤（《图经本草》），血龙藤、过岗龙、五层血、猪血藤、九层风（广西），大血藤、血风藤（广东），红藤、活血藤、马鹿藤、紫梗藤（云南）

【处方应付名称】 鸡血藤，大血藤（香港）

【来源】　豆科植物密花豆 *Spatholobus suberectus* Dunn 的干燥藤茎。秋、冬季采收，除去枝叶，切片，晒干。

【植物形态】　木质藤本，长达数十米。老茎砍断面可见数圈偏心环，并有鸡血状汁液从环处渗出。三出复叶互生；顶生小叶阔椭圆形，长 12～20cm，宽 7～15cm，先端锐尖，基部圆形或近心形，上面疏被短硬毛，背面脉间具黄色短须毛，侧生小叶基部偏斜，小叶柄长约 6mm；小托叶针状。圆锥花序腋生，大型，花多且密，花序轴及花梗均被黄色柔毛；花长约 10mm；花萼肉质筒状，5 齿，上面 2 齿合生，两面被黄色柔毛；花冠白色，肉质，旗瓣近圆形，具爪，翼瓣与龙骨瓣长约 7mm，具爪及耳；雄蕊 10，2 组，花药 5 大 5 小；子房具白色硬毛。荚果

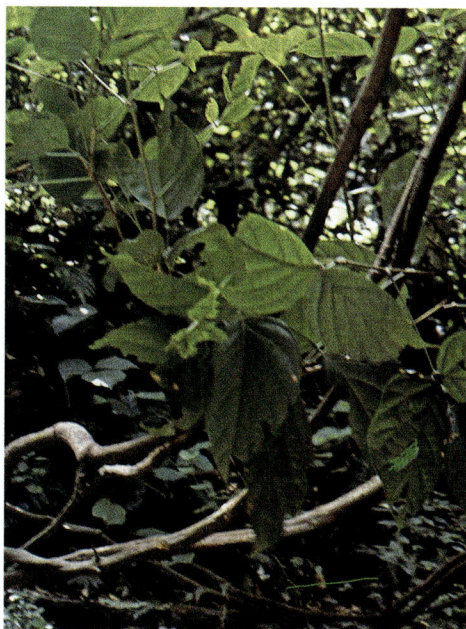

图 4 - 53 - 1　鸡血藤（原植物）

舌形，长 8～10cm，被黄色柔毛；种子 1 颗，着生于荚果先端。花期 6～7 月，果期 8～12 月。（图 4 - 53 - 1）

生长于山谷林间、溪边及灌丛中。分布于福建、广东、广西及云南。主产于广西、福建，广东、云南亦产。

【化学成分】　藤茎含黄酮类成分：刺芒柄花素（formononetin）、芒柄花苷（onon-in）、樱黄素（prunetin）、阿佛洛莫生（afrormosin）、大豆素（daidzein）、3，7 - 二羟基 - 6 - 甲氧基 - 二氢黄酮醇、异甘草苷元（isoliquiritigenin）、3，4，2′，4′ - 四羟基 - 查尔酮、甘草查尔酮（licochalcone）A、苜蓿酚（medicagol）、木豆异黄酮（caja-nin）；另含表无羁萜醇（friedelan - 3β - ol）、β - 谷甾醇、胡萝卜苷、7 - 酮基 - β - 谷甾醇、原儿茶酸（protocatechuic acid）及 9 - 甲氧基 - 香豆雌酚（9 - methoxy - coumestrol）。

【药材性状】　藤茎呈扁圆柱形，直径 2～8cm；表面灰棕色，有的可见灰白色地衣斑块，栓皮脱落处现红棕色。商品多为椭圆形、长矩圆形或不规则形的斜劈片，厚 0.3～1cm；切面可见小形的髓偏于一侧，木部红棕色或棕色，导管孔多数，韧皮部有红棕色或黑棕色树脂状分泌物，与木部相间排列呈 3～8 个偏心性半圆形环；质坚硬；气微，味涩。（图 4 - 53 - 2）

【显微特征】　藤茎横切面：木栓层细胞数列至数十列，有的含棕红色物质。皮层较窄，散有石细胞群，胞腔内充满棕红色物质；薄壁细胞含草酸钙方晶。皮层内为韧皮部和木质部相间排列成数个偏心性环。每轮的韧皮部外侧为石细胞和纤维组成的中柱鞘厚壁细胞带，环带内外两侧薄壁细胞有的含草酸钙方晶；韧皮部分泌细胞常数个至十数个切向排列，纤维束众多，散在分布，壁非木化或木化，其周围薄壁细胞有的含草酸钙方晶；木质部导管多单个或两个并列，木薄壁细胞多环管，木纤维群周围的

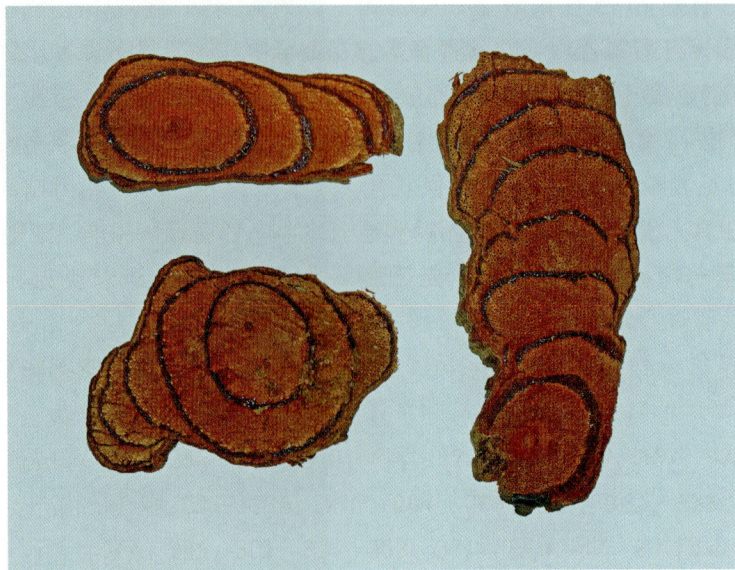

图 4 - 53 - 2　鸡血藤

薄壁细胞有的亦含草酸钙方晶；射线宽 1 ~ 4 列细胞，弯曲，多被挤压；木质部细胞亦多含棕色物质。髓小，偏心性，环髓分泌细胞多数。

　　粉末：棕红色。①石细胞，多成群，长方形、类圆形、三角形或类方形，直径 10 ~ 80μm，有的胞腔内含红棕色物质，少数含草酸钙方晶。②纤维，成束，壁厚，纹孔及胞腔均不明显，纤维束周围薄壁细胞含草酸钙方晶，形成晶鞘纤维。③分泌细胞，众多，内含红棕色树脂状物质。④导管，主具缘纹孔。

　　【紫外光谱鉴别】

　　零阶光谱：峰位 280；谷位 259

　　一阶导数光谱：峰位 233，270；谷位 244，291

　　二阶导数光谱：峰位 225，251，294；谷位 239，283（图 4 - 53 - 3 ~ 图 4 - 53 - 5）

　　【药理作用】

　　1. 扩张血管作用　鸡血藤能增加冠状动脉血流量及心肌营养性血流量，扩张外周血管；其水提醇沉液（20mg/kg）注入犬股动脉，可增加内股动脉血流量 42.7%，降低血管阻力 45.3%。

　　2. 抗血小板聚集作用　上述溶液（100mg/kg）在试管内对二磷酸腺苷（ADP）诱导的大鼠血小板聚集有明显抑制作用，其作用强度较当归和赤芍为强。鸡血藤水煎液对凝血酶原、胶原引起的兔血小板聚集有明显抑制作用；高浓度时可抑制血红细胞凝集，低浓度时又可促进血红细胞凝集。

　　3. 抗变态反应　鸡血藤对迟发型变态反应的诱导相和效应相均有较强的抑制作用。

　　4. 促进磷代谢　鸡血藤对小鼠肾及子宫总磷代谢均有促进作用。

　　5. 其他　鸡血藤能增强子宫收缩力。抗贫血试验结果，对因放血致贫血家兔的外

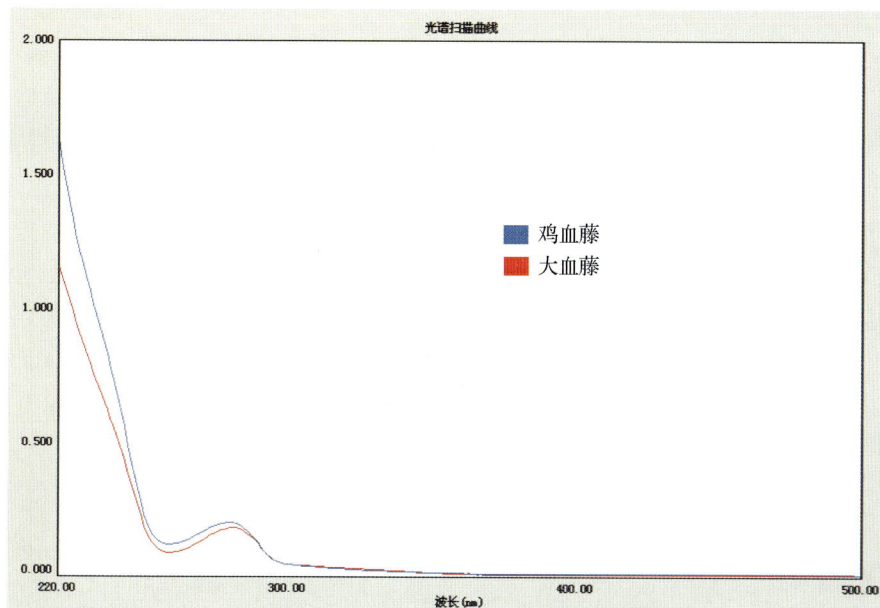

图 4 - 53 - 3　鸡血藤与大血藤的零阶光谱

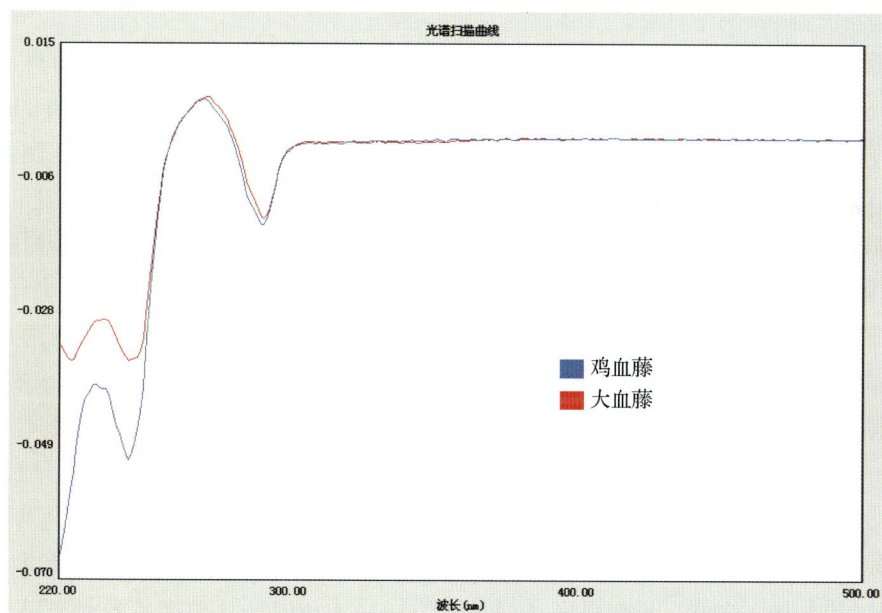

图 4 - 53 - 4　鸡血藤与大血藤的一阶导数光谱

周红细胞数、血红蛋白量的恢复，与对照组无明显差异。鸡血藤的水提醇沉液（2g/kg）静脉注射，实验两犬均迅速死亡，表明注射给药有一定毒性。

【功效】性温，味苦、微甘。能补血，活血，通络。用于月经不调，血虚萎黄，麻木瘫痪，风湿痹痛。煎服，9～15g。用于治疗因放射线引起的白细胞减少症，有较

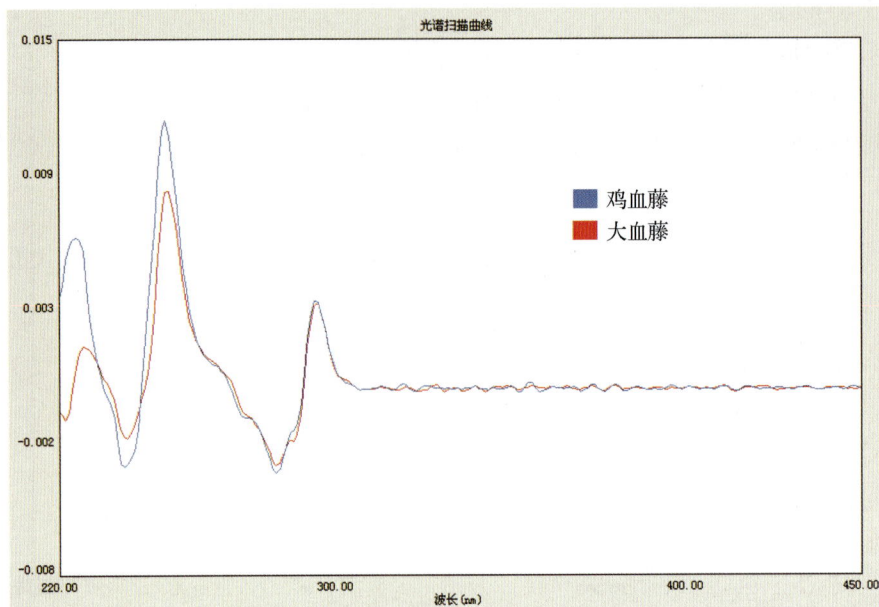

图 4 - 53 - 5　鸡血藤与大血藤的二阶导数光谱

好效果。

【附注】鸡血藤的同名异物品种众多，其他用作鸡血藤的主要品种的药材性状特征：①豆科香花崖豆藤 *Milletia dielsiana* Harms 及网络鸡血藤 *M. reticulata* Benth.：藤茎圆柱形，无异常构造，韧皮部内侧有黑褐色分泌物，渗出物量少，木部宽阔，淡黄色，髓位于中央。②豆科常春油麻藤 *Mucuna sempervirens* Hemsl. 及白花油麻藤 *M. birdwoodiana* Tutcher：藤茎圆柱形，横截面具同心性多环维管束，韧皮部树脂状分泌物棕褐色或黑褐色，木部灰黄色，管孔及射线放射状排列，髓小，位于中央；气微，味微涩而甘。③木兰科异型南五味子 *Kadsura heteroclita*（Roxb.）Craib. 及内南五味子 *K. interior* A. C. Smith：藤茎圆柱形，无异常构造，皮部窄，红褐色或红棕色，木部宽，浅棕色，髓小，位于中央，黑褐色，空洞状；具特异香气，味淡或苦、微涩。

大血藤（正品）

【别名】血藤（《图经本草》），过山龙（《本草纲目》），红藤（明·张介宾《景岳全书》），千年健、血竭、见血飞（《简易草药》），大活血（《植物名实图考》），血木通（《中药志》），黄省藤、红血藤（浙江），五花血藤（四川、陕西、云南），血灌肠、花血藤（江西、湖南），赤沙藤（江苏），山红藤（浙江、河南、广东、云南），活血藤（陕西及华东地区）

【处方应付名称】大血藤，红藤，鸡血藤（香港）

【来源】木通科植物大血藤 *Sargentodoxa cuneata*（Oliv.）Rexb. et Wils. 的干燥藤茎。秋、冬季采收，除去侧枝，截段或切片，晒干。

【植物形态】落叶木质藤本，长达10m。茎圆柱形，褐色，扭曲，砍断时有红色汁液渗出。三出复叶互生，具长柄；中间小叶倒卵形，长 7 ~ 12cm，宽 3 ~ 7cm，侧生小叶较大，斜卵形，先端尖，基部两侧不对称。花单性，雌雄异株，总状花序出自上年生叶腋基部，长达 12cm，下垂；萼片 6；花瓣 6，黄色；雄花有雄蕊 6，与花瓣对生；雌花有退化雄蕊 6 个，心皮多数，离生，螺旋排列，胚珠 1。浆果肉质，具柄，多数着生于球形花托上。种子卵形，黑色，有光泽。花期 3 ~ 5 月，果期 8 ~ 10 月。（图 4 - 53 - 6）

生长于深山疏林、大山沟畔肥沃土壤之灌丛中。分布于中南、华东、西南及陕西等地。主产于安徽、浙江、江西、湖南、湖北及广西。

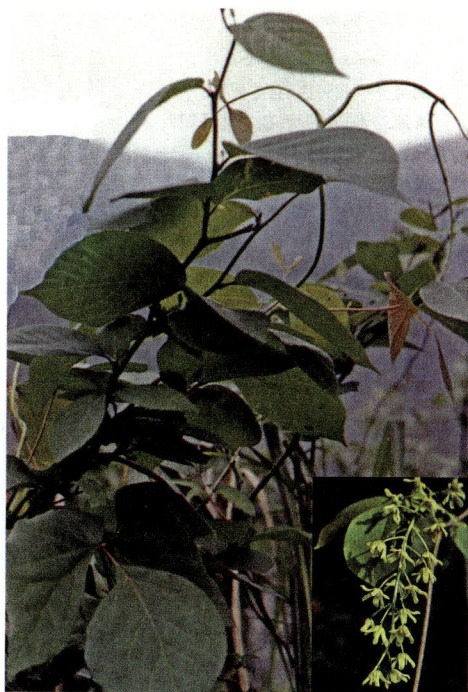

图 4 - 53 - 6　大血藤（原植物，右下角示花序）

【化学成分】藤茎含鞣质约 7%，另含大黄素、大黄素甲醚、大黄酚及 β - 谷甾醇、胡萝葡苷、毛柳苷（salidroside）、鹅掌楸苷（liriodendrin）、原儿茶酸、香草酸及其对羟基苯乙醇酯、右旋丁香树脂酚二葡萄糖苷、右旋二氢愈创木脂酸和红藤多糖。

【药材性状】藤茎圆柱形，略弯曲，直径 1 ~ 3cm。表面灰棕色，粗糙，外皮常呈鳞片状脱落，剥落处显暗红棕色，有的可见膨大的节及略凹陷的枝痕或叶痕。质硬，横切面皮部红棕色，有数处向内嵌入至黄白色木部；木部有多数细孔状导管散在分布；射线红棕色，放射状排列。气微，味微涩。（图 4 - 53 - 7）

【显微特征】茎横切面：木栓层细胞多列，胞腔内含棕红色物质。皮层石细胞常数个成群，有的含草酸钙方晶。维管束外韧型。韧皮部分泌细胞常切向相聚，与筛管群相间排列，亦有少数石细胞散在；木质部导管常单个散在，类圆形，直径约至 400μm，周围有木纤维。射线宽广，外侧石细胞较多，有的含数个草酸钙方晶。髓部亦可见石细胞群。薄壁细胞含棕色或棕红色物质。

【紫外光谱鉴别】

零阶光谱：峰位 280；谷位 259

一阶导数光谱：峰位 236，271；谷位 224，244，291

二阶导数光谱：峰位 227，252，295；谷位 222，240，283，288（图 4 - 53 - 3 ~ 图 4 - 53 - 5）

【药理作用】

1. 广谱抗菌作用　25% 大血藤煎剂对金黄色葡萄球菌、甲型与乙型链球菌、白色

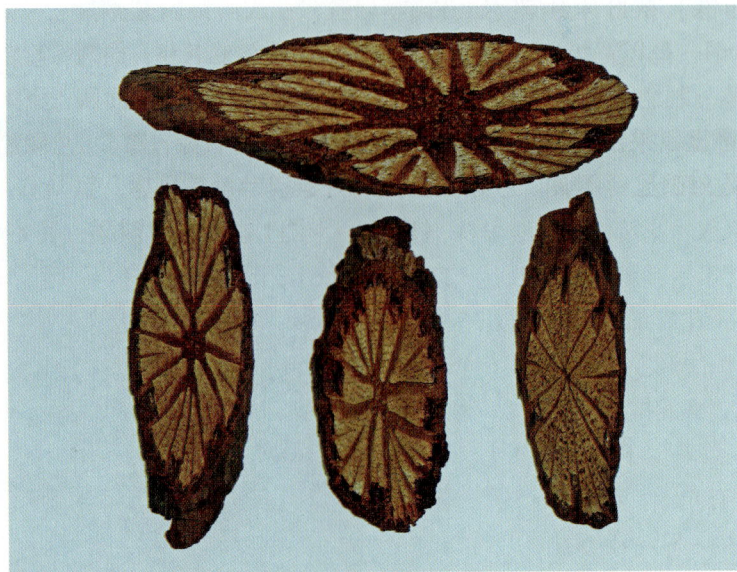

图 4 - 53 - 7   大血藤（饮片）

葡萄球菌、大肠埃希菌、铜绿假单胞菌等均有极强的抑制作用。

2. 抗心肌缺血及心肌梗死作用   大血藤水提物能减轻家兔和犬的心肌缺血程度，缩小心肌梗死范围，改善心肌梗死所致心肌乳酸代谢紊乱，对实验性大鼠缺血心肌有较强的保护作用。

3. 抗自由基作用   大血藤多糖有抗自由基作用。

【功效】性平，味苦。能清热解毒，活血，祛风。用于肠痈腹痛，经闭痛经，乳痈，风湿痹痛，跌打肿痛。煎服，9 ~ 15g；或酒煮、浸酒。孕妇慎服。

54   鹤虱

【考证】   鹤虱始载于唐《新修本草》，谓"鹤虱生西戎，子似蓬蒿子而细，合茎叶用之。"宋《开宝本草》亦谓："出波斯者为胜。"据考证，其原植物为今之菊科植物山道年花 *Artemisia cina* Berg.。由于五代战乱，交通阻隔，此种鹤虱已不再输入。宋《图经本草》载："鹤虱，生西戎，今江淮、衡湘间皆有之。春生苗，叶皱似紫苏，大而尖长，不光。茎高二尺许，七月生黄白花，似菊。八月结实，子极尖细，干即黄黑色。"并附有滁州鹤虱和成州鹤虱图（成州，今甘肃成县）。《证类本草》所载与上述相同。李时珍亦谓："地菘即天名情，其叶似菘，又似蔓菁，故有二名，鹤虱即其实也。天名精嫩苗绿色，似皱叶菘芥，微有狐气。长则起茎，开小黄花，如小野菊花。结实如同蒿，子亦相似，最黏人衣，狐气尤甚。"（《图经本草》所载"天名精"与此不同）根据以上描述及《图经本草》所附滁州鹤虱和成州鹤虱图，可以确定宋代以后鹤虱的原植物为今之菊科植物天名精 *Carpecium abrotanoides* L. 无疑。

野胡萝匐始载于明《救荒本草》，谓："野胡萝匐，生荒野中。苗叶似家胡萝匐，俱细小，叶间攒生茎叉，梢头开小白花，众花攒开如伞盖状，比蛇床子花头又大，结子比蛇床子亦大。其根比家胡萝匐尤细小。"但未言及功效。清《本草求真》在鹤虱条下曰"鹤虱……，但药肆每以胡萝匐子代之。"可见自清代起即有以伞形科植物的果实代作鹤虱使用的现象。

目前，全国各地使用的鹤虱的品种较为复杂，大多数地区（辽宁、内蒙古包头、天津、河北、山西、陕西南部、甘肃、宁夏、新疆、山东、安徽、江苏、浙江、上海、福建、湖北、湖南、江西、广西、四川东部及贵州）均使用伞形科植物野胡萝匐 *Daucus carota* L. 的果实，商品称为"南鹤虱"；少数地区（甘肃文县、湖南部分地区、福建、广东、云南、四川西部）使用同科植物窃衣 *Torilis scabra*（Thunb.）DC. 的果实，商品称为"华南鹤虱"；仅北方部分地区使用菊科植物天名精 *Carpecium abrotanoides* L. 的果实，商品称为"北鹤虱"；东北三省及山西北部、青海、新疆、江苏淮阴则使用紫草科植物鹤虱 *Lappula echinata* Gilib. 的果实，商品称为"东北鹤虱"；黑龙江尚使用同属植物蒙古鹤虱 *L. intermedia*（Ledeb）. M. Pop. 的果实。

香港的用药习惯源于广东，亦以伞形科植物窃衣 *Torilis scabra*（Thunb.）DC. 的果实作鹤虱入药。澳门今使用南鹤虱。

【述评】

1. 根据考证，宋代以前，使用的鹤虱是西域输入的菊科植物蛔蒿 *Artemisia cina* Berg.（山道年花），药用果实（或花）及茎叶。宋代以后，则使用菊科植物天名精 *Carpecium abrotanoides* L. 的果实。至清代，则出现以伞形科植物野胡萝匐 *Daucus carota* L. 果实作鹤虱入药的现象。天名精果实经药理与临床试验研究证实，对蛔虫、绦虫、钩虫等肠道寄生虫均有驱除作用。应该是鹤虱的正品。《中国药典》亦收载本种作为鹤虱的正品。

2. 伞形科植物野胡萝匐果实，虽然自清代始即有以其作鹤虱入药的情况，但纯系药肆之所为（清·黄宫绣《本草求真》），中医生未必知道此情，疗效如何亦无所知。《中国药典》2005 年版始仍将其以"南鹤虱"列条收载，纯是为了尊重目前用药现状，尚缺乏药理及临床试验证据。其他伞形科植物，如窃衣、小窃衣，皆因其果实与野胡萝匐相似而被误用；紫草科植物窃衣等亦因其坚果外表面有钩刺而与上述伞形科果实相似的缘故；均属误用。且上述果实与天名精果实所含成分迥异，亦未有药理及临床研究证实具有与正品相似的作用。因此，必须对上述习用品种与正品进行化学成分、药理作用和临床疗效的比较研究，以明确它们在上述方面与正品的差异及各自的功效和临床适应证，并冠以正确的名称。

鹤虱（正品）

【别名】鹄虱（《新修本草》），鬼虱（清·张志聪《本草崇原》）

【处方应付名称】鹤虱，北鹤虱

【来源】 菊科植物天名精 *Carpecium abrotanoides* L. 的干燥成熟果实。9～10月果实成熟时割取地上部分，晒干，打下果实，扬净。

【植物形态】 多年生草本，高50～100cm。茎直立，上部多分枝，密生短柔毛，下部近无毛。叶互生；下部叶片阔椭圆形或长圆形，先端尖或钝，基部渐狭成具翅的叶柄，边缘有不规则锯齿或全缘，上面有贴生短毛，下面有短柔毛和腺点；上部叶较小，长圆形，无柄。头状花序多数，沿茎枝腋生，具短梗或无，直径6～8mm，横生或下垂；总苞钟状球形；总苞片3层，外层极短，卵形，先端尖，被短柔毛，中层和内层长圆形，先端钝圆，无毛；花黄色，外围雌花花冠丝状，3～5齿裂，中央的两性花花冠管状，先端5齿裂。瘦果条形，具细纵棱，先端有短喙，具腺点，无冠毛。花期6～8月，果期9～10月。（图4－54－1）

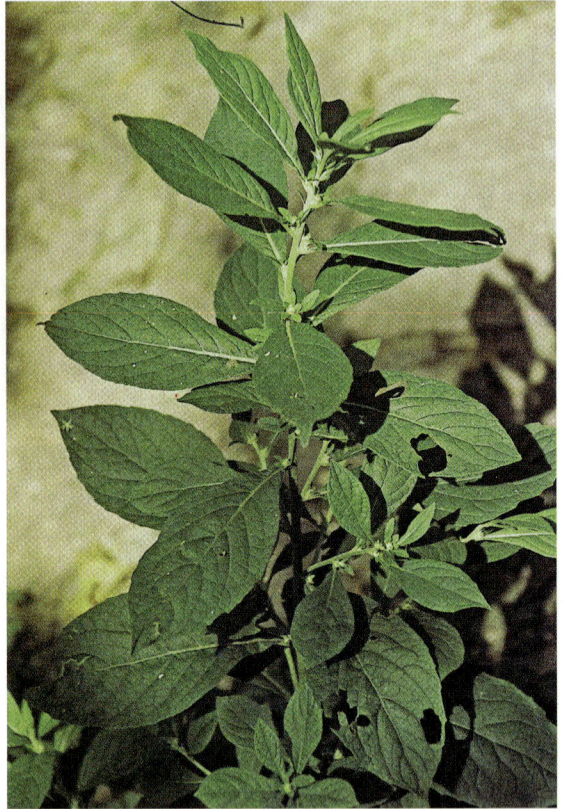

图4－54－1　天名精（原植物）

生长于山坡、路旁或草坪上。广布于我国各地。主产于河南、山西、陕西、甘肃、贵州等地。

【化学成分】 果实含鹤虱内酯（carpesialactone）、天名精内酯酮（carabrone）、缬草酸、三十烷、三十一烷、正己酸（*n*－caproic acid）、棕榈酸、硬脂酸、油酸、亚油酸、豆甾醇等。种子含二十六烷醇。全草含埃瓦林（ivalin）、鹤虱内酯（carpesol）、11，13－去氢埃瓦内酯、天名精酮（carobrone）、特勒内酯（telekin）、11，13－二氢特勒内酯及异埃瓦内酯（isoivaxillin）。

【药材性状】 果实呈细小圆柱形，长3～4mm，直径不及1mm；一端收缩呈细喙状，先端扩展呈灰白色圆环；另端稍尖，有着生痕迹。表面黄褐色或暗褐色，具多数纵棱。果皮薄，纤维性，种皮菲薄透明，子叶2，类白色，稍显油性。气特异，味微苦。（图4－54－2）

【显微特征】 果实横切面：外果皮细胞1列，均含草酸钙柱晶；中果皮细胞数列，棕色，细胞扁缩，棱脊处有纤维束，纤维壁厚，木化；内果皮细胞1列，深棕色。种皮细胞扁平；内胚乳残存；胚薄壁细胞充满糊粉粒和脂肪油滴；子叶最外层细胞尚含细小草酸钙结晶。

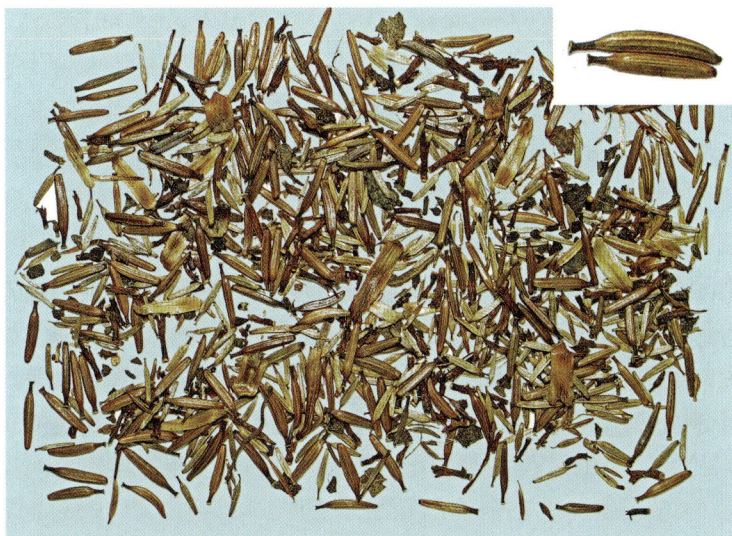

图 4 - 54 - 2　北鹤虱（四川）

【紫外光谱鉴别】

北鹤虱（天名精）的零阶光谱：峰位 328；谷位 266，305

一阶导数光谱：峰位 280，318；谷位 225，245，302，350

二阶导数光谱：峰位 230，239，252，311，363；谷位 235，244，287，336

北鹤虱（四川）的零阶光谱：峰位 283，323；谷位 262，312

一阶导数光谱：峰位 230，241，271，317；谷位 224，238，245，299，347

二阶导数光谱：峰位 227，252，308，356，365；谷位 234，242，284，329，

361（图 4 - 54 - 3 ~ 图 4 - 54 - 5）

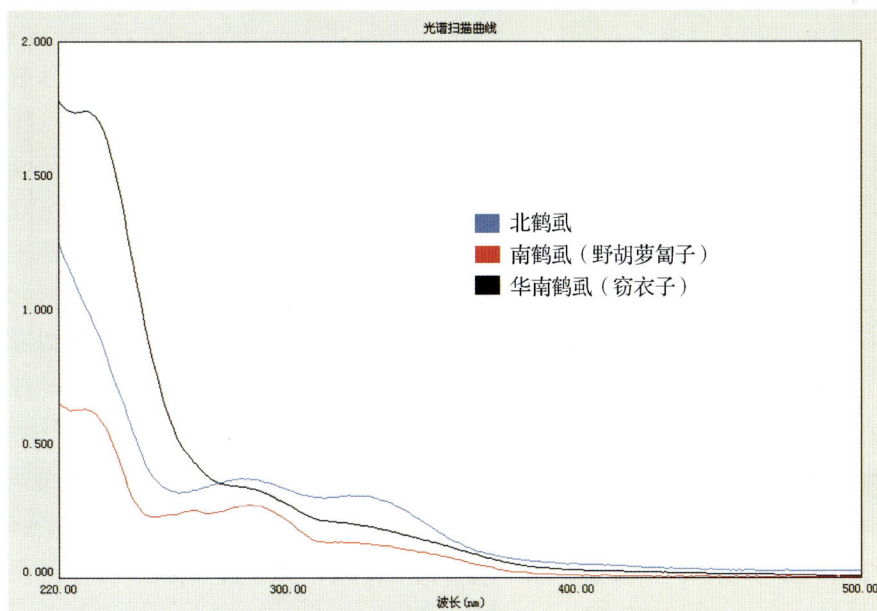

图 4 - 54 - 3　鹤虱的零阶光谱

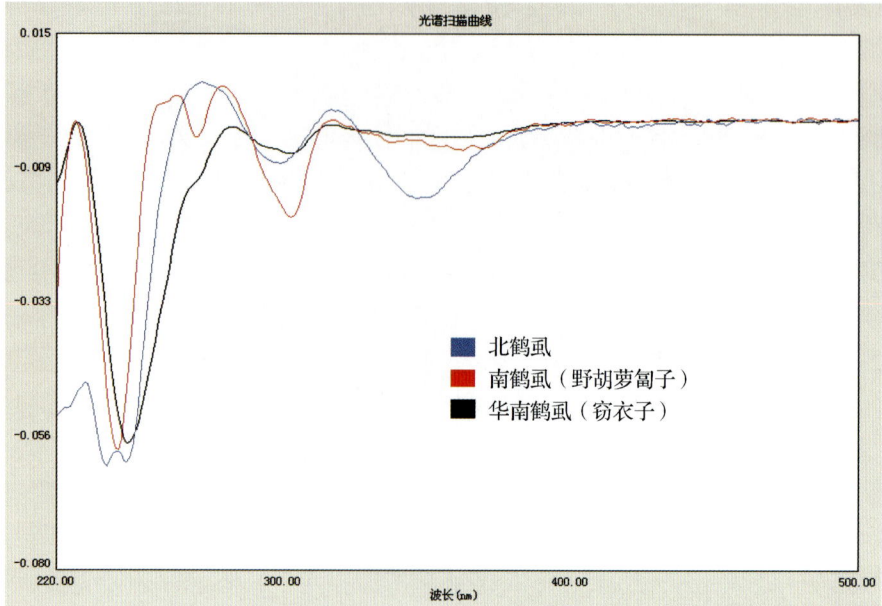

图 4 - 54 - 4　鹤虱的一阶导数光谱

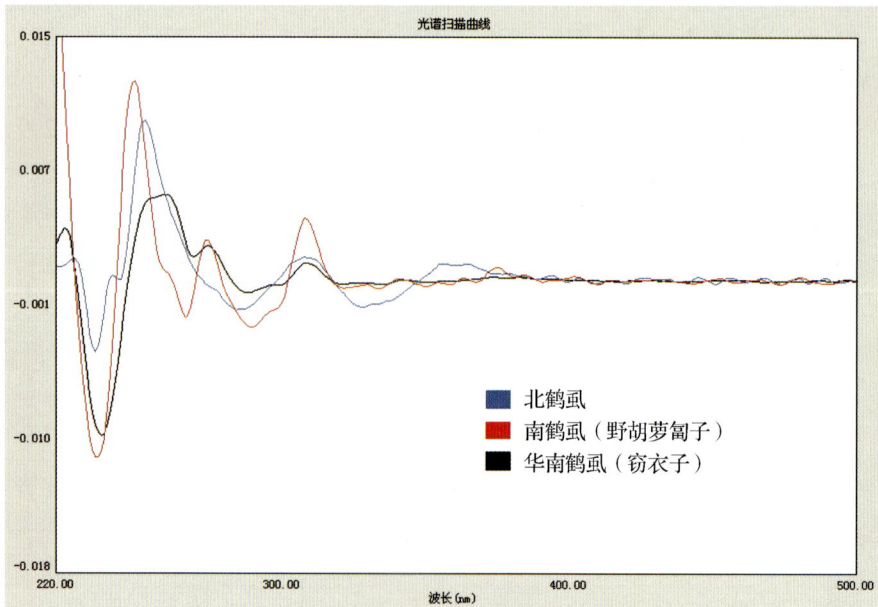

图 4 - 54 - 5　鹤虱的二阶导数光谱

【药理作用】

1. 杀虫作用　鹤虱水提物配成 1∶1 或 1∶4 浓度的水溶液，在体外全部或大多数猪蛔虫于 24h 内麻痹死亡；鹤虱油无体外杀猪蛔虫作用。1% 天名精酊 5 滴加于 0.9% 氯化钠溶液 25ml 中，加温 37℃ 再放入犬绦虫，结果 1～2min 即死亡。

2. 抑菌作用　鹤虱对伤寒杆菌、副伤寒杆菌、大肠埃希菌、铜绿假单胞菌及金黄色葡萄球菌均有明显抑制作用。

3. 其他　鹤虱内酯对动物延髓等脑干部位有抑制作用，并能对抗士的宁引起的惊厥，延长环己烯巴比妥的睡眠时间；抑制大鼠脑组织呼吸；降低家兔体温与血压。

4. 毒性　鹤虱水浸膏小鼠灌胃的 LD_{50} 为 13.7g 生药/kg；鹤虱内酯小鼠腹腔注射的 LD_{50} 为 100mg/kg。

【功效】　性平，味苦、辛，有小毒。能杀虫消积。用于蛔虫、蛲虫、绦虫病，虫积腹痛，小儿疳积。煎服，3 ~ 9g；或入丸、散。临床用于治疗钩虫病，水煎浓缩液（相当于45g生药）睡前顿服，连服 2 天，15d 后钩虫卵阴转率为 79%；治疗前合并蛔虫感染者，治疗后阴转率为 61%。

野胡萝匐子（习用品）

【别名】　南鹤虱（《中国药典》）

【处方应付名称】　野胡萝匐子，南鹤虱，鹤虱

【来源】　伞形科植物野胡萝匐 *Daucus carota* L. 的干燥成熟果实。秋季果实成熟时割取果序，晒干，打下果实，除去杂质。

【植物形态】　两年生草本，高 20 ~ 120cm。全株被白色粗硬毛。根细长圆锥形，肉质，黄白色。基生叶薄膜质，长圆形，二至三回羽状全裂，末回裂片线形或披针形，先端尖，具小尖头，光滑或有糙硬毛；叶柄长 3 ~ 12cm；茎生叶近无柄，具叶鞘，末回裂片小而细长。复伞花序顶生，花序梗长10 ~ 55cm，被糙硬毛；总苞片多数，叶状，羽状分裂，裂片线形；伞辐多数，结果时外缘伞辐向内弯曲；小总苞片5 ~ 7，线形，不分裂或2 ~ 3 裂，边缘膜质，具纤毛；花通常白色，有时带淡红色。双悬果，长卵形，具纵棱，棱上有翅，上有短钩刺或白色刺毛。花期5 ~ 7 月，果期6 ~ 8 月。（图 4 - 54 - 6）

生长于山坡路旁、旷野或田间。分布于江苏、安徽、浙江、江西、湖北、四川、贵州等地。主产于江苏、浙江、安徽及湖北。

【化学成分】　果实含挥发油约 2%，油中主要含牻牛儿醇乙酸酯（geranyl acetate），有的报道主要含

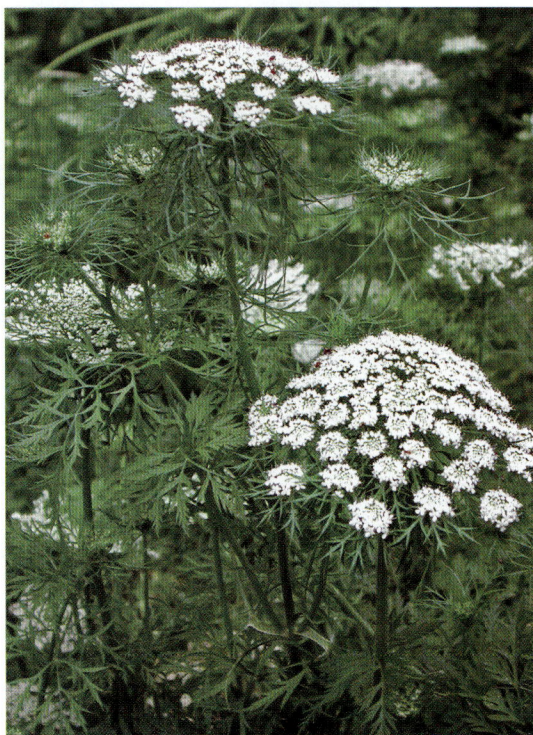

图 4 - 54 - 6　野胡萝匐（原植物）

β－甜没药烯（β－bisabolene，62.66%）；栽培品果实挥发油中则主要含胡萝蔔次醇（carotol，9%～63%）、牻牛儿醇乙酸酯（0～48%）、环氧二氢丁香烯（epoxydihydro-caryophyllin，2.5%～20%）等。尚含黄酮类、生物碱、氨基酸、胡萝蔔苦苷（daucu-cin）、甾醇等。不同产地的野胡萝蔔果实中挥发油成分差异很大，不同样品间牻牛儿醇乙酸酯和胡萝卜次醇含量差异亦很大（0～80%）。

【药材性状】双悬果椭圆形，长3～4mm，宽1.5～2.5mm；表面棕黄色或灰棕色，顶端有残留花柱基，基部钝圆。分果背面有4条窄翅状次棱，翅上横向密生1列黄白色钩刺，长可达1.5mm，次棱间凹陷处有不明显的主棱，其上疏生短柔毛；分果接合面较平坦，有3条暗色纵纹（油管）及3条弧形脉纹（维管束），脉缘上被柔毛。种仁类白色，油性。体轻，搓揉时有特异香气，味微辣后苦。（图4-54-7）

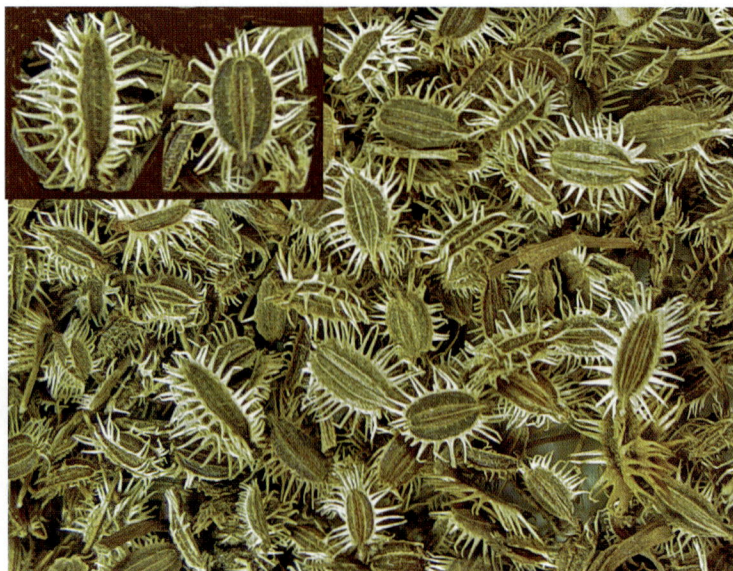

图4-54-7　野胡萝蔔（南鹤虱，左上角示分果：左背面，右腹面）

【显微特征】分果横切面：外果皮为1列扁平细胞；次棱翅上大形钩刺长300～980μm，基部宽75～265μm，先端具一至数个横生或倒钩状弯曲的单细胞非腺毛；主棱上有单细胞非腺毛，长85～280μm，基部常有数个细胞形成枕状垫。中果皮为数列薄壁细胞；每条次棱的基部各有1个大型油管，接合面有2个，内含黄棕色物质；主棱脊内侧各有1细小维管束，接合面2个。内果皮为1列扁平薄壁细胞。种皮为1列薄壁细胞，内含红棕色物质；种脊维管束位于接合面中央。内胚乳细胞多角形，内含脂肪油及糊粉粒，糊粉粒中含细小草酸钙簇晶。

【紫外光谱鉴别】

零阶光谱：峰位229，266，287；谷位253，273

一阶导数光谱：峰位227，263，279；谷位242，270，303

二阶导数光谱：峰位248，273，308；谷位234，266，290（图4-54-3～图4-54-5）

【药理作用】

1. 杀虫作用　南鹤虱水提物配成 1：1 或 1：4 浓度的水溶液，在体外全部或大多数猪蛔虫于 24h 内麻痹死亡。南鹤虱油亦有相似的体外杀猪蛔虫作用。

2. 抑菌作用　南鹤虱对伤寒杆菌、副伤寒杆菌、大肠埃希菌、铜绿假单胞菌及金黄色葡萄球菌均有明显抑制作用。

3. 扩冠降压作用　果实醇提取物对离体猫冠状动脉有扩张作用，种子的苷类成分对麻醉犬有短暂的降压作用。

4. 舒张平滑肌作用　种子醇提取物对离体豚鼠和大鼠的小肠、大鼠子宫、猫支气管平滑肌均有舒张作用，种子的苷类成分能松弛大鼠和兔小肠及末孕子宫。其叶提取物对已孕或未孕猫及豚鼠子宫则有收缩作用。

5. 其他　野胡萝匐种子的苷类成分能抑制麻醉犬的呼吸，对士的宁及戊四氮致蛙惊厥有轻度保护作用。

【功效】　性平，味苦、辛，有小毒。能杀虫，消积，止痒。用于蛔虫、蛲虫、绦虫、钩虫病，虫积腹痛，小儿疳积，阴痒。煎服，6～9g；外用适量，煎水熏洗。

窃衣子（习用品）

【别名】　窃衣子（《中药志》），华南鹤虱，水防风（贵州），广鹤虱（香港）

【处方应付名称】　窃衣子，华南鹤虱，鹤虱（广东、广西、香港）

【来源】　伞形科植物窃衣 *Torilis scabra*（Thunb.）DC. 或小窃衣 *T. japonica*（Hott.）DC. 的干燥成熟果实。夏末秋初采收，晒干。

【植物形态】

1. 窃衣　一年生或多年生草本，全株被贴生短硬毛。茎单生，有分枝，具细纵棱和刺毛。叶卵形，一至二回分裂，小叶片披针状卵形，羽状深裂，末回裂片披针形至长圆形，边缘具粗齿至缺刻或分裂。复伞花序顶生或腋生，花序梗长 2～8cm，总苞片通常无；伞辐 2～4，长 1～5cm，粗壮，具纵棱及向上贴生的硬毛；小伞形花序有花4～12，花瓣白色，倒卵圆形，先端内折，；花柱基圆锥形，

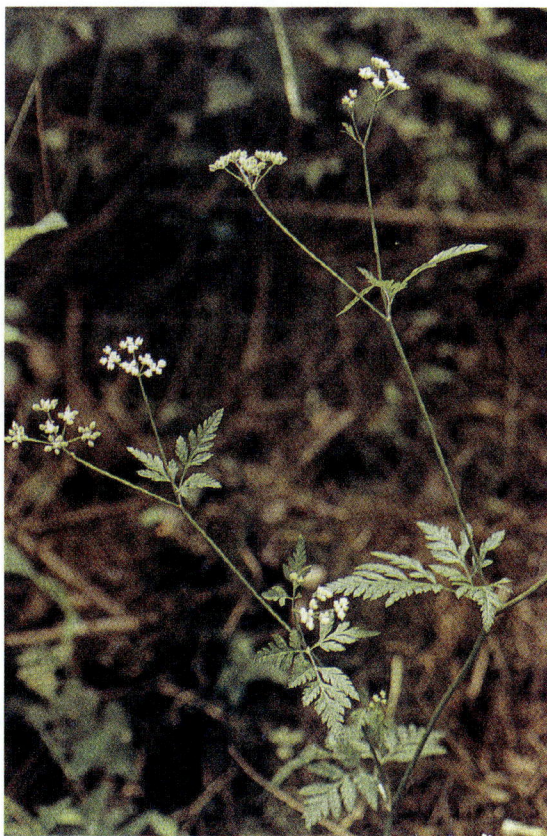

图 4-54-8　窃衣（原植物）

花柱向外反曲。果实长圆形，长 4～7mm，宽 2～3mm，具内弯或呈钩状的皮刺，粗糙，每棱谷下方各有油管 1 个。花、果期 4～11 月。（图 4-54-8）生长于山坡、林下、河边、荒地及草丛中。分布于陕西、甘肃、江苏、安徽、湖南、湖北、广东、广西、四川、贵州等地。

2. 小窃衣　与上种相似，主要区别是，总苞片 3～6，伞辐 4～12，果实卵圆形，长 1.5～4mm，宽 2～3mm。生于杂木林下、林缘、路旁、沟边及溪边草丛中。分布几遍全中国。

【化学成分】窃衣果实含葎草烯（humulene）、左旋大牻牛儿烯（germacrene）、窃衣内酯（torilolide）、氧化窃衣内酯、窃衣醇酮（torilorone）及多个倍半萜成分。含挥发油 0.4%，油中主要含 β-芹子烯（β-selinene，26.48%）、β-榄香烯（β-elemene，8.81%）、石竹烯（caryophyllene，8.02%）。种子含窃衣素（torilin）。

【药材性状】

1. 窃衣　双悬果长圆形，多裂为分果，长 4～7mm，宽 1.5～2mm，顶端有微凸的残留花柱基，基部钝圆，常有小果柄；表面黄绿色、棕褐色或黄棕色，背面隆起，密生钩刺，刺长短不均、排列亦不整齐，状似刺猬；接合面凹陷成槽状，中央有脉纹 1 条。横切面呈半圆形，周边有 4 个棕色小点（油管），接合面 2 个；种仁无色，油性。气味似胡萝卜。（图 4-54-9）

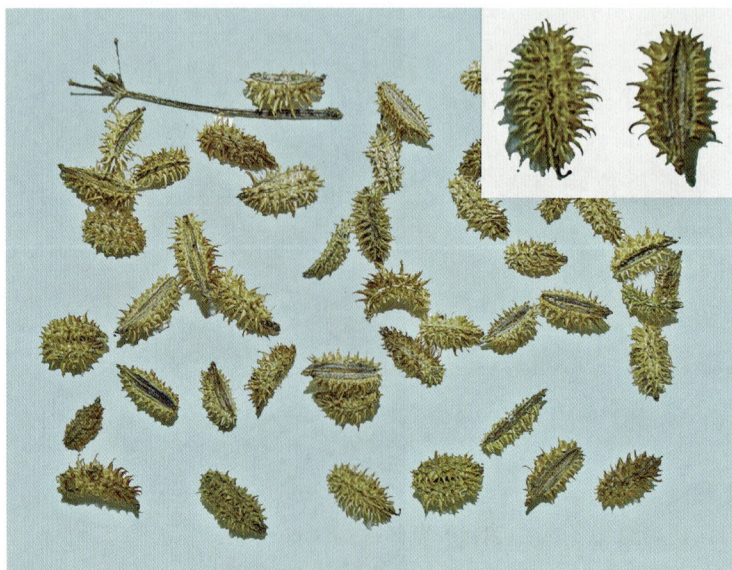

图 4-54-9　广鹤虱（生药，右上角示分果放大：左背面，右腹面）

2. 小窃衣　与窃衣的主要区别点是：分果长 1.5～4mm，表面棕绿色或棕黄色。

【显微特征】小窃衣分果中部横切面：背面有多数长短不等的钩刺和厚壁性枕状毛，毛的主体为一个具疣状突起的窄长细胞，其基部为多个表皮细胞组成的枕状垫；外果皮及钩刺的角质层均有齿状突起。背面中果皮有油管 4 个，两油管间均有一小型维管束。接合面凹陷，有大型油管 2 个。内果皮为长短不一的窄长薄壁细胞。种皮细胞 1 列，内含红棕色物质。外胚乳细胞含脂肪油和糊粉粒。

【紫外光谱鉴别】

零阶光谱：峰位 229；谷位　不明显

一阶导数光谱：峰位 228，282，317；谷位 245，303

二阶导数光谱：峰位 223，259，274，309；谷位 236，269，288（图 4 - 54 - 3 ~ 图 4 - 54 - 5）

【药理作用】 杀虫作用：华南鹤虱水提物配成 1∶1 或 1∶4 浓度的水溶液，在体外杀猪蛔虫作用，24h 内无效，直至 48h 才能将猪蛔虫杀死或麻痹。

【功效】 性平，味苦、辛，有小毒。能杀虫止泻，收湿止痒。用于虫积腹痛，泄痢，疮疡溃烂，阴痒带下，风湿疹。煎服，6 ~ 9g；外用适量，煎水洗。

参 考 文 献

［1］ 苏颂.图经本草（辑复本）［M］.福州：福建科学技术出版社.1988.

［2］ 唐慎微.重修政和经史证类备用本草［M］.北京：人民卫生出版社，1957.

［3］ 李时珍.本草纲目（金陵版）［M］.北京：人民卫生出版社，1999.

［4］ 赵学敏.本草纲目拾遗［M］//张瑞贤.本草名著集成.北京：华夏出版社，1998.

［5］ 吴其濬.植物名实图考［M］.北京：商务印书馆，1957.

［6］ 兰茂.滇南本草［M］.昆明：云南人民出版社，1977.

［7］ 黄宫绣.本草求真［M］//张瑞贤.本草名著集成.北京：华夏出版社，1998.

［8］ 谢宗万.中药材品种论述［M］.上海：上海科学技术出版社，1994.

［9］ 江苏新医学院.中药大辞典［M］.上海：上海科学技术出版社，1977.

［10］ 国家中医药管理委员会《中华本草》编委会.中华本草［M］.上海：上海科学技术出版社，1999.

［11］ 中国药品生物制品检定所，中国科学院植物研究所.中药鉴定手册［M］.北京：科学出版社，1981~1993.

［12］ 国家药典委员会.中华人民共和国药典（2015年版一部）［M］.北京：中国医药科技出版社，2015.

［13］ 楼之岑，秦波，李胜华，等.常用中药材品种整理与质量研究（第1册~第6册）［M］.北京：北京医科大学、中国协和医科大学联合出版社，1995~2003.

［14］ 徐国钧，徐珞珊，金蓉鸾，等.常用中药材品种整理与质量研究（第1册~第3册）［M］.福州：福建科学技术出版社，1994~1997.

［15］ 阴健.中药现代研究与临床应用（1）［M］.北京：中医古籍出版社，1993.

［16］ 阴健.中药现代研究与临床应用（2）［M］.北京：中医古籍出版社，1997.

［17］ 罗集鹏，曾令杰.生药学［M］.3版.北京：中国医药科技出版社，2012.